国家出版基金“回望建党百年”专项资助项目

百年卫生　红色传承

国家卫生健康委干部培训中心（国家卫生健康委党校）　编

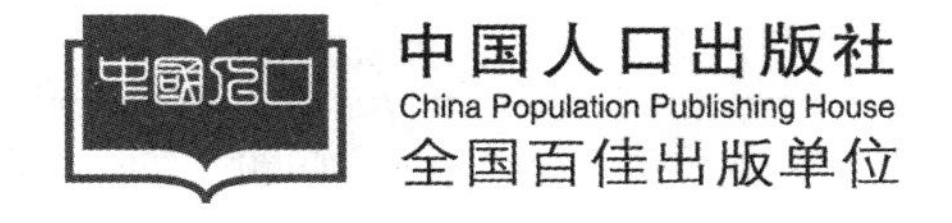

中国人口出版社
China Population Publishing House
全国百佳出版单位

图书在版编目（CIP）数据

百年卫生　红色传承 / 国家卫生健康委干部培训中心（国家卫生健康委党校）编. —北京：中国人口出版社，2021.6（2021.12重印）
ISBN 978-7-5101-7889-4

Ⅰ. ①百…　Ⅱ. ①国…　Ⅲ. ①医疗保健事业—史料—中国
Ⅳ. ①R199.2

中国版本图书馆CIP数据核字（2021）第072939号

百年卫生　红色传承

BAINIAN WEISHENG HONGSE CHUANCHENG

国家卫生健康委干部培训中心（国家卫生健康委党校）编

责任编辑　姚宗桥　刘　亭
装帧设计　刘海刚
责任印制　林　鑫　王艳如
出版发行　中国人口出版社
印　　刷　北京柏力行彩印有限公司
开　　本　787毫米×1092毫米　1/16
印　　张　54.5　插页1
字　　数　911千字
版　　次　2021年6月第1版
印　　次　2021年12月第4次印刷
书　　号　ISBN 978-7-5101-7889-4
定　　价　168.00元

网　　址　www.rkcbs.com.cn
电子信箱　rkcbs@126.com
总编室电话　（010）83519392
发行部电话　（010）83510481
传　　真　（010）83515922
地　　址　北京市西城区广安门南街80号中加大厦
邮　　编　100054

编 委 会

前　言

在庆祝中国共产党成立100周年之际，结集出版《百年卫生　红色传承》，致敬百年来党的卫生事业的创始人、公共卫生奠基人、临床医学开拓者、中医和中西医结合集大成者、抗疫英雄、基层无私奉献者和援华国际主义战士，颂扬他们的丰功伟绩和无私奉献精神，具有特别重大的意义。

习近平总书记指出："我们党的一百年，是矢志践行初心使命的一百年，是筚路蓝缕奠基立业的一百年，是创造辉煌开辟未来的一百年。"

中国共产党百年史，也是中国共产党带领人民创建红色卫生事业、开拓创新、接续奋斗，满足人民对美好生活向往、提高人民健康水平的历史。早在1933年，毛泽东在《长冈乡调查》中就指出："疾病是苏区中一大仇敌，因为它减弱我们的革命力量。如长冈乡一样，发动广大群众的卫生运动，减少疾病以至消灭疾病，是每个乡苏维埃的责任。"1955年11月17日，毛泽东在杭州考察调研时指出："血吸虫病，威胁很大，比其他病都严重，必须消灭。可以消灭，七年完成。"1965年6月26日，毛泽东发表"大量的人力物力应该放在农村，重点在农村……把医疗卫生的重点放到农村去"的"六二六指示"。

党的十八大以来，习近平总书记创造性地把马克思主义基本原理同我国卫生健康工作实际相结合，提出一系列新理念、新思想，作出一系列新规划、新部署，强调"要把人民健康放在优先发展的战略地位""努力全方位、全周期保障人民健康"。习近平总书记关于卫生健康工作重要论述成为习近平新时代中国特色社会主义思想的重要内容。2020年，在习近平总书记亲自指挥、亲自部署下，我们党团结带领全国各族人民，进行了一场惊心动魄的抗疫大战，经受了一场艰苦卓绝的历史大考，付出巨大努力，取得抗击新冠肺炎疫情斗争重大战略成果，创造了人类同疾病斗争史上又一个英勇壮举！

100年来，在中国共产党的英明领导下，一代又一代医学工作者传承红色基因，坚定理想信念，勇立时代潮头，不屈不挠奋斗，历尽艰辛求索，创造了具有中国特色的卫生健康事业，为我国经济发展、社会公平和人口素质的全面提高奠定了坚实基础，是建党百年辉煌成就的重要组成部分，充分体现出中国共产党的初心和使命以及中国特色社会主义制度的强大政治优势。

按照国家卫生健康委党组和直属机关党委统一部署，国家卫生健康委干部培训中心（国家卫生健康委党校）会同健康报社、人民卫生出版社、中国人口出版社、中国中医药出版社、中华医学会有关专家编辑出版《百年卫生　红色传承》一书。该书选取建党以来为我党领导的卫生健康事业作出杰出贡献的116位优秀代表人物，通过讲述感人事迹、回眸辉煌成就，讴歌伟大的中国共产党，再现我党筚路蓝缕、开拓创新的艰难发展历程和人民至上、一切为了人民健康的执政为民理念。入选者以感人事迹展现了党领导的广大卫生健康工作者弘扬“敬佑生命、救死扶伤、甘于奉献、大爱无疆”的职业精神和“生命至上、举国同心、舍生忘死、尊重科学、命运与共”的伟大抗疫精神，以及“大医精诚、悬壶济世”的优良传统。他们以永垂史册的行动和业绩践行了全心全意为人民服务的根本宗旨，特别凸显了他们在面对重大传染病威胁、抗击重大自然灾害时，临危不惧、义无反顾、勇往直前、舍己救人的职业奉献精神。

展望未来，在新百年的征程开启之际，广大党员和卫生健康工作者要学党史、悟思想、办实事、开新局，进一步强化全心全意为人民服务的宗旨意识，始终保持艰苦奋斗的昂扬精神，坚持中国特色卫生与健康发展道路，坚持正确的卫生与健康工作方针，为人民提供最好的卫生与健康服务，为健康中国建设和全面建设社会主义现代化国家作出更大贡献。

国家卫生健康委直属机关党委常务副书记杨建立同志对本书编写给予了精心指导和全方位支持，对于保证正确的政治方向、展现先贤功绩、推进卫生健康事业发展以及先进文化建设贡献了智慧和宝贵意见，在此致以诚挚谢意。

本书编委会

2021年3月

目　录

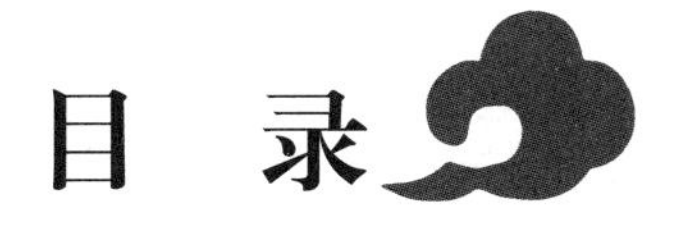

红色卫生创始人

公共卫生奠基人

临床医学开拓者

杏林翘楚之楷模

华夏抗疫英雄谱

基层无私奉献者

援华国际友人榜

红色卫生创始人

“红色华佗”——傅连暲

人物简介

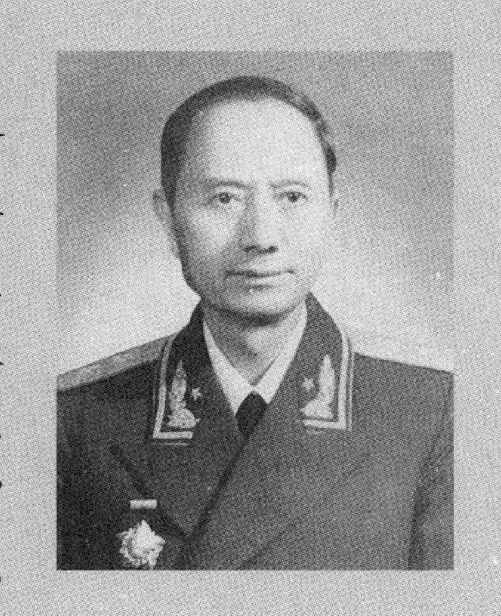

傅连暲（1894—1968 年），原名傅日新，出生于福建省汀州（长汀县）的一个贫苦的码头搬运工家庭。通过半工半读、刻苦学习，1916 年以优异成绩毕业于亚盛顿医馆。后被聘任为汀州八县旅行医生、汀州红十字会主任医师、教会医院医生、亚盛顿医馆教员和福音医院医生等。1925 年“五卅”反帝运动爆发，他被推举为福音医院院长。尔后，他领导医院在全力救治红军官兵伤病的同时，还为红军部队培训了一批医护人才，又利用福音医院院长的合法身份为红军提供许多情报、药品和医疗器械。投身中国工农红军后，将该院全部设备迁至瑞金，领导组建了中央红色医院，任院长，同时兼任红色医务学校校长。1934 年，任中华苏维埃共和国国家医院院长。同年，随中央红军主力长征。1938 年加入中国共产党。后任中央总卫生处处长兼陕甘宁边区医院院长，负责中央领导人的保健工作。

抗日战争胜利后，任中央军委卫生部副部长兼总支书记。新中国成立后，同时任军队和政府两个卫生部的副部长，并曾担任中华医学会会长。

在中国共产党领导下的人民卫生工作历史上，傅连暲同志以自己的忠诚和心血写下了光辉的一页。

从基督教徒到热忱的革命者

傅连暲，字日新，1894 年生，福建长汀人。傅家原为汀州（今长汀）城外 50 里的伯公岭乡一户贫苦农户，在傅连暲出生的前几年，全家流落到汀州城，以出卖苦力为生。傅家兄弟姊妹很多，他排行第 11。因家境贫苦，兄弟姊妹中有一半早夭、送人、丢失，长大成人的只有六人。傅家自迁居汀州城不久，全家即入了基督教（当时称“吃教”，谓穷苦人为得到一些资助而入教）。傅连暲出生后即受了洗礼，成为虔诚的基督徒。

傅连暲从小目睹劳动人民饥寒交迫、伤病无告的苦痛，加之受基督教教义的影响，立志学医，为受苦受难的穷人解除忧患。

傅家贫穷，傅连暲本无力读书，受教会资助才有了读书学习的机会。傅连暲半工半读，白天学习，早、晚给外国人挤牛奶和做其他杂务，如此由小学、中学直至升入五年制的亚盛顿医学专科学习。这所医学专科学校和福音医院都是英国教会办的，据说是以英国的一个贵族的名字命名的。1916 年，傅连暲从该校毕业，受聘为汀州八县的旅行医生。1920 年，改在亚盛顿医学专科学校任教，同时兼任福音医院医生及省立男中与女师的校医，成为汀州一带的名医。事业的成功，改变了傅家的社会地位和经济条件。到 1927 年参加革命工作之前，傅连暲有自己的一套住宅，有优厚的薪俸，在汀州一带的绅商民众中，算得上有名望、有影响的人物。

傅连暲年轻时就富于爱国热情，同情劳动人民，仇恨帝国主义和地主豪绅。他怀有强烈的正义感，一身正气，是个敢作敢为的人。他虽受英国教会培养，但没有丝毫的奴颜媚骨。1925 年，上海“五卅”惨案发生后，消息传到汀州，傅连暲率先发出通电，谴责英、日帝国主义，提出向上海工人赔偿道歉、保证今后不再发生类似事件的要求，并组织当地人民举行了示威游行。汀州福音医院的英籍院长、医生和牧师慑于群众义愤，逃离汀州，群众遂推举傅连暲为该医院院长。

此后，傅连暲接触了邓子恢等共产党人，并开始阅读革命书报，对中国的局势和革命事业的发展有了清晰的认识。

1927年8月上旬，南昌起义部队南下广东路经汀州。当时钱大钧部正从后面追袭而来，情况非常危急。此时，傅连暲的思想已由同情革命转向热忱支持革命。他不顾个人安危，将福音医院变为临时起义部队医院，担负起起义部队伤病员的医疗任务，收容300余名伤病员，给予精心治疗。其中有陈赓和徐特立，陈赓在会昌战斗中左腿负伤，伤势严重。傅连暲否定了截肢的治疗意见，精心组织治疗，保留了陈赓的左腿。徐特立患病在福音医院就医，在傅连暲的治疗下，10多天后即恢复健康。凭借自己的威望和影响，傅连暲发动学校的学生担任看护，以福音医院医务人员和设施，全力开展救护，还以博爱和人道主义名义向商人募捐，作为起义部队伤病员的生活费用，想尽办法来照顾和保护他们。南昌起义部队经过汀州期间，傅连暲多次参加群众集会，聆听过郭沫若的讲演，同周恩来谈过心。在同党和红军领导人的多次接触中，他受到很大启发和教育，坚定了革命意志。

1928年，傅连暲受闽西党组织的委托，利用他与驻汀州地区国民党军队师长郭凤鸣的关系，说服郭凤鸣以“训政人员养成所”的名称办了一所农运干部训练班，训练了100多名农运干部。同年，傅连暲从郭凤鸣那里得知我党组织15名人员名单被国民党军队截获，立即向有关人员报了信。结果我党15名同志安全转移，国民党军队的缉捕扑了空。

从事党的秘密工作

从1929年到1931年上半年，汀州地区成为红军游击活动区。傅连暲根据党的指示，以合法身份为掩护，充分利用自己的地位和声望，秘密为党和红军服务，做了许多有益的工作。

1929年3月，毛泽东和朱德率领红四军打进汀州城。傅连暲得到消息，预先做好了准备，使红军伤病员得到了良好的救治。在这次接收红军伤病员过程中，傅连暲发现有天花患者，建议在红军中普遍接种牛痘，以预防天花蔓延。这一建议被朱德采纳，并在红军中得到实施。红四军在汀州驻留期间，毛泽东和朱德一起视察了傅连暲领导的福音医院，对他的工作十分赞赏。傅连暲提出，他想摘掉福音医院的牌子，改称红军医院，他自己连同这个医院一起参加红军。毛泽东和朱德根据当时的形势，指示傅连暲：医院名字不要改，信仰也不要改，这样可以争取教会出钱买药，对革命更为有利。傅连暲根据这一指示精神，继续以合法身份保持与教会的联系，以人道、博爱的名义取得活动的自由。5月，红军撤离汀州时，傅连暲送自己的两个学生参加了红军。

此后，福音医院不断收治红军的小批伤病员。傅连暲机智勇敢地同敌人周旋，保证了红军住院人员的安全和治疗。应毛泽东的要求，傅连暲还以福音医院的名义订了许多上海、香港、广州等地的报纸，有《申报》《新闻报》《工商日报》《超然报》等。傅连暲将这些报纸隔三五天打成一包，通过党的交通线送往苏区，交给毛泽东等领导同志。后来毛泽东提及此事，当面赞扬傅连暲做的这件事对他分析国内外形势，决定红军的策略起了很好的作用。

这期间，敌人曾使用威胁利诱手段，企图迫使傅连暲脱离革命。他的住宅多次突然被包围搜查，他的一个侄子和一个堂弟都是共产党员，被敌抓捕，在汀州被杀害后示众。由于傅连暲工作细致谨慎，斗争机智英勇，敌人没有抓住他什么有力把柄；同时，由于他的声望和影响，敌人没有敢直接向他下毒手。这期间，他根据地下党的指示，在极端危险的情况下，亲自出诊，抢救了一位八处中弹的赤卫队队长的生命，并送给他 50 块大洋，掩护他离开危险区。

1931 年下半年，汀州变成了中央根据地的一部分。傅连暲仍利用福音医院与外界的合法联系筹集医药经费，采办药品器械，为红军伤病员服务。随着敌人对根据地经济封锁的加紧，医院的经费、药品来源经常被切断。傅连暲派自己的学生曹国煌（共产党员）赴上海采购药品。曹国煌第二次赴上海途中被捕，英勇牺牲。不久，根据党的指示，傅连暲利用福音医院的账户和名义，在上杭、峰市、汕头、上海等地设立药房，收集药品器材秘密转运根据地。这些药房同时又是党的秘密交通点。1932 年敌人大举进攻根据地时，上述药房先后遭破坏，工作人员大多被杀害。

1932 年年初，傅连暲接受根据地政府的指示，借助福音医院的条件，在汀州为红军训练了 60 名看护和 12 名医生，为红军和根据地卫生工作的开展起了积极作用。这便是红色医务学校的开始。

在革命熔炉中百炼成钢

1932 年 4 月，在毛泽东、周恩来等同志的组织指挥下，东路红军胜利进行了漳州战役。这年秋天，毛泽东由于劳累过度，肺病复发，身体十分虚弱，到福音医院住院治疗。傅连暲经过细心诊断，确定了治疗方案，并精心组织了对毛泽东的治疗。毛泽东在福音医院医治和疗养四个多月，到了 1933 年年初离开汀州回到瑞金。毛泽东离开汀州时，同傅连暲讨论了医院问题，又经请示中央，最后决定将福音医院搬到瑞金，成立中央红色医院。

1933 年年初，红军 170 名运输员，整整搬了两个星期，才把医院从汀州搬到相距 40 公里的瑞金。傅连暲动员了医院全部医务人员连同他自己全家一起参加了红军。他还把自己多年的积蓄 4 000 多银圆全数兑换成了苏维埃币，表示破釜沉舟，永不再回“江东”的决心。傅连暲担任了中央红色医院院长，政委是郭秋实同志。毛泽东同志专程赶来祝贺，并对傅连暲在新的环境下的工作作了许多具体指示，包括根据具体条件采用适当办法办院，以及军民兼顾、防治结合、中西医合作等。中央工农民主政府的机关报刊登《红匾送给傅院长》，表彰他为革命作出的重要贡献。

中央红色医院成立时，中央工农民主政府在医院设立了中央红色医务学校，傅连暲兼任校长。不久，红军卫生学校由兴国迁来瑞金。根据党中央的指示，中央红色医务学校并入红军卫生学校，中央红色医院也改为该校的附属医院，傅连暲仍为该院院长。1934 年春，第二次全国工农兵代表大会在瑞金召开，傅连暲被委派承担大会医疗保健工作，不久苏维埃国家医院成立，傅连暲改任该院院长。

到瑞金以后，傅连暲的工作主要是给中央领导同志看病，同时也给红军战士、根据地群众诊治。他努力适应新的环境，既看病，又做卫生防病工作。他看到驻地群众饮水条件很差，就首先打了一眼井，并教育大家都来打井，不要喝不洁净的塘水。他还利用一切机会，向部队和群众宣传卫生知识。作为一名红军医生，他不仅早已由内科医生兼学了不少外科技术，而且掌握了接产技术。傅连暲的工作在中央根据地赢得了崇高的声誉。他与李治、陈义厚、戴济民，被人们称为中央根据地的四大名医，同时又有“四大金刚”之称。

1934 年秋，正当第五次反“围剿”的紧急关头，毛泽东病倒于江西于都。张闻天用电话把傅连暲招来，要他立即前去治疗。傅连暲星夜骑马出发，连续跋涉 90 公里，赶到毛泽东身边。经过仔细诊断，傅连暲确认毛泽东患的是恶性疟疾。毛泽东说：“现在情况很紧急，我没有时间害病，要求你三天之内治好我的病，可以吗？”经过精心治疗，第四天早上，毛泽东的体温由原来的 41 摄氏度降到了 37 摄氏度，他轻松地站起来了。为了表示感谢，毛泽东特地叫警卫员煨了一只老母鸡送给傅连暲。

不久，在傅连暲的一再请求下，他随中央红军开始了长征。途中，随朱德在四方面军司令部担任保健医生。1936 年到达陕北后，担任中央苏维埃医院院长。抗日战争时期，该院先后更名为陕甘宁边区医院、中央医院，傅连暲一直担任院长。1938 年中央书记处决定成立中央总卫生处，傅连暲被任命为该处处长。

1938 年夏天，毛泽东同志在同傅连暲的一次谈话中提到傅连暲的入党问题。毛泽东首先表示了个人的意见，认为傅连暲可以入党。随后指示他去找陈云同志谈谈。陈云（当时负责党的组织工作）安排傅连暲到党的干部训练班去听党课。同年 8 月，傅连暲由训练班主任王德和另一个党员胡嘉宾介绍，加入中国共产党。

傅连暲入党后，除担任医疗行政职务外，还先后担任总卫生处总支书记，党的七大候补代表等。1945 年军委卫生部成立，他被任命为第二副部长兼总支书记。解放战争时期任中央直属机关党委委员。中华人民共和国成立前夕，傅连暲任军委总卫生部副部长。新中国成立后，他同时任军队和政府两个卫生部的副部长。1950 年，在中华医学会第八届代表大会上，他当选为理事长（1956 年起改为会长制，傅连暲为会长），兼该会党组书记。1955 年被授予中将军衔。他是党的八大代表，还是政协第二、第三届全国委员会常委。他担任两个卫生部和中华医学会领导职务，一直到 1968 年 3 月 29 日被林彪反党集团迫害致死为止。

从瑞金到延安、北京，30 多年中，傅连暲一直主要负责中央领导同志的医疗保健工作，为党的高级干部的健康兢兢业业地工作着，作出了自己的贡献。毛泽东等中央领导同志多次赞扬他，热情肯定他的保健工作是有成绩的，并且批评了一些人对他的工作所做的不公正的评价。

傅连暲是一个优秀的医务工作者，是党的卫生工作的主要领导人之一，同时，又是一个卓越的宣传家。他十分重视医药卫生知识的普及，亲自动手做了大量工作。他曾建议并亲自主办中央人民广播电台的“卫生知识讲座”。他不仅多次号召大家写卫生知识普及文章，而且自己动手，长期坚持。他的这类文章刊登在《人民日报》《中国青年报》《健康报》《北京晚报》和《中国青年》杂志上的就有百余篇。在这些文章中，他以自己的亲身经历和战争年代卫生工作的历史，向人民进行光荣传统的教育；以优美流畅、富有情趣的语言宣传卫生防病知识；用满腔热情，娓娓动听地向卫生工作者讲述卫生工作的崇高责任和职业道德。其中结合自己保健工作的丰富经验所写的一部分文章，收编为《养身之道》一书。

（本文摘自北京科学技术出版社 1991 年 4 月出版的《红医将领》，收录时有删减）

供稿：中央军委后勤保障部卫生局

新中国首任卫生部部长——李德全

人物简介

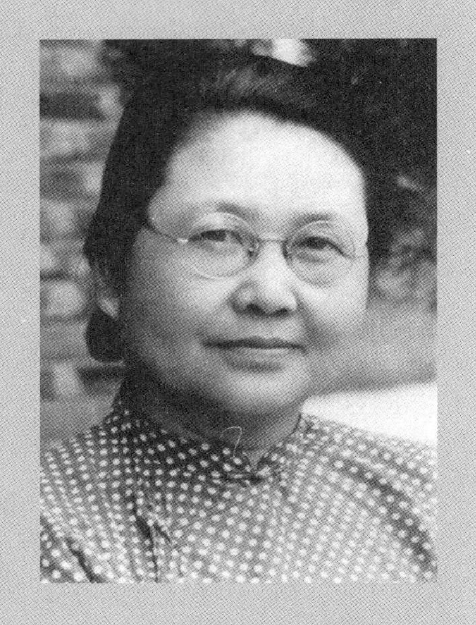

李德全（1896—1972年），直隶通州人（今北京市通州区）。民革创始人之一。早年参加反帝反封建民主运动。抗日战争爆发后，李德全参加全国慰劳总会，与中国共产党密切合作，广泛团结各界妇女，投入支援前线一致抗日的工作。抗战胜利后，组织中国妇女联谊会并担任主席，积极参加反内战、反独裁、争取民主的运动。1949年9月，参加中国人民政治协商会议第一届全体会议，后历任中央爱国卫生运动委员会副主任，中央人民政府政务院卫生部部长兼中国红十字会总会会长，中苏友好协会总会副会长，政务院文化教育委员会委员，中华全国体育总会（后改为中央体育运动委员会）副主席，全国妇联副主席，中国人民保卫儿童全国委员会副主席等职。1958年12月加入中国共产党。第一、第二、第三届全国政协常委，第四届全国政协副主席。第一、第二、第三届全国人民代表大会代表。民革第一届中央执行委员会委员。

夫妻同心，投身社会革命

李德全出身贫苦家庭，父亲是一位牧民，靠省吃俭用供女儿读书，李德全自小在教会学校接受教育，后考入京师女子协和大学。她在学生时期参加过五四运动，热心于慈善活动。1924 年，28 岁的李德全与冯玉祥结为夫妇，从此二人风雨同舟、患难与共，积极投身社会革命。1926 年，李德全随冯玉祥到苏联考察，了解苏联的社会制度和妇女生活状况，开始受到马克思列宁主义的影响。抗日战争爆发后，李德全参加全国慰劳总会，与中国共产党密切合作，广泛团结各界妇女，投入支援前线一致抗日的工作，参与营救被捕的共产党员和爱国民主人士。她还积极投身妇女解放运动，发起筹办中国战时儿童保育委员会，抢救和保护了大批战地难童。

抗战胜利后，李德全组织中国妇女联谊会并担任主席，积极参加反内战、反独裁、争取民主的运动。她还发起组织中国儿童福利事业协进会，推动各大城市创办托儿所，为儿童福利事业作出了毕生努力。

1946 年 2 月 10 日，国民党特务制造了骇人听闻的“较场口血案”，直接破坏了抗日战争胜利后全国人民对于和平民主的期盼。李德全勇敢地站出来，与手持棍棒的特务打手正面抗争。暴徒用铁条、砖块将她的一条腿打伤。李德全就拖着这条伤腿，和章乃器等人举行记者招待会，对国民党反动派的暴行提出强烈抗议和严正要求。冯玉祥也在血案当天赋诗愤怒抨击当局暴行。国民党的反民主高压政策被曝光，激怒了全国各界人士和广大人民群众，一个以声援“较场口血案”为中心的民主运动高潮席卷全国。

李德全同冯玉祥赴美远行期间，参加了国际妇女会议，在大会上发言，提出了《联合世界各国妇女为争取民主和平而斗争》以及《反对美国援助蒋介石发动内战》两个提案，受到了各国代表的欢迎。邓颖超为此给李德全写了一封热情洋溢的信，在国统区的妇女团体也联名给她写信，表示热烈的支持和赞扬。

李德全一直坚定地支持冯玉祥的革命事业。在美期间，冯玉祥广泛开展反蒋宣传活动，呼吁美国人民制止美国政府帮助蒋介石打内战，并取得了很大成效。气急败坏的蒋介石勒令冯玉祥立即回国，被冯玉祥断然拒绝。李德全得知后写信鼓励丈夫：“国民党员要重新登记，老蒋召你回国，这一切都证明你在人民的心目中威望更高了，他怕急了，努力吧！光明就在眼前。”冯玉祥回信说：“接你的来信，我就等着通缉了，这有什么呢？”李德全还记录、整理了冯玉祥口述的《我所认识的蒋介石》一书，以冯玉祥二十年来的亲历见闻，揭发蒋介石反共独裁的真面目。该书在香港出版后，引起了强烈反响。

继承丈夫遗志，踏上参加新中国建设的道路

1948 年 1 月 1 日，中国国民党革命委员会在香港成立，冯玉祥任中央执行委员会常务委员、中央政治委员会主任，李德全任中央执行委员会委员、中央财务委员会委员，夫妻二人“觉得特别光荣”。7 月 31 日，应中共中央邀请，冯玉祥和李德全一家人冲破国民党特务的层层阻挠，登上“胜利号”客轮，计划绕道苏联，回国参加新政协会议。不料，轮船行至黑海敖德萨港附近时突然失火，冯玉祥和小女儿冯晓达不幸遇难，李德全也被烧伤。

在香港的民革、民盟等民主党派与团体、爱国知名人士也纷纷致电表示哀悼与慰问。伤势未愈的李德全并没有被悲痛打倒，她在复电中说：“冯玉祥不幸于 9 月 1 日下午 3 时在‘胜利号’轮船上被焚逝世。我俟健康恢复后即返中国，继续为民主而奋斗。”10 月，她毅然将儿女留在苏联，抱着丈夫的骨灰，只身启程回国，踏上了参加新中国建设的道路。

到达哈尔滨后，李德全当即发表演说，号召原西北军起义反蒋、站到人民方面来。她主动要求加入民革小组开展工作，并积极参加多场新政协诸问题座谈会。在会议上，李德全与朱学范、蔡廷锴就“国民党反动派胁从分子是否能参加”表达意见，认为应该根据形势发展审慎研究，这与冯玉祥主张团结国民党中可以合作的人的观点是一致的。中共中央采纳了这个建议，为争取国民党开明人士及其他方面的进步力量发挥了积极作用。11 月 25 日，李德全倾注了大量心血的《关于召开新的政治协商会议诸问题的协议》终于达成。这份具有政治协商与多党合作特定标志意义的政治文件，承载了中国共产党领导的政治协商与多党合作的历史记忆，也标志着人民政协扬帆起航。

1949 年 9 月，李德全作为民革的领导成员之一，参加了中国人民政治协商会议第一届全体会议，参与了《共同纲领》的制定，见证了中国共产党领导的多党合作

和政治协商制度的建立，见证了新中国的诞生。10 月 19 日，中央人民政府委员会召开第三次会议，宣布了中央人民政府各机构的人员任命名单。在政务院首批部长任命书中，李德全被任命为卫生部部长。她与司法部部长史良共同开创了新中国女性担任中央政府部长的历史。

百废待兴，投入新中国卫生工作

1950 年 6 月 14 日至 23 日，全国政协一届二次会议在北京隆重召开。李德全在这次大会上分别提交了《为建议设立县以下基层卫生组织机构，以加强防疫医疗而利生产事业案》（第 12 号提案）和《请全国各党派各群众团体，协助发动群众卫生运动，以减少人民疾病及死亡率，而保证生产建设案》（第 13 号提案）两份提案。第 12 号提案针对“各地各种地方病，多发病目前仍甚严重”“无基层卫生组织机构，乡村患病率必然增高”的问题，建议在“各地现有的县卫生机构，请准予保留”的基础上，进一步完善基层卫生组织机构。第 13 号提案针对旧中国“中国人民由于长期的受民族压迫，封建摧残，处在迷信、不卫生、贫困的生活状况下”，提出新中国成立后，“人民在政治上已得到解放，为从事生产建设，迫切地需要健康”“卫生运动必须成为群众运动才能开展”，建议“各党派、各群众团体，将开展卫生工作，注意起来，列为工作之一”。

新中国的卫生工作用百废待兴来形容，是再合适不过的了。上任伊始，李德全面临的困难和问题非常多。旧中国遗留下来的医疗基础十分薄弱，仅有的少数医疗设施几乎全部集中在大城市，广大农村几乎没有医疗设施，农民缺医少药，鼠疫、霍乱、黑热病、血吸虫病、疟疾、伤寒等传染病、地方病肆虐，严重危害广大人民群众的健康。衡量一个国家人民健康水平的三大指标（人均预期寿命、婴儿死亡率、孕产妇死亡率），中国 1949 年统计结果是人均预期寿命 35 岁，婴儿死亡率高达 200‰，孕产妇死亡率为 15‰，都远远高于当时世界平均水平。对比之下，更可见新中国卫生工作面临形势之严峻。

那么，想要改变这种现状，新中国卫生工作的切入点在哪里呢？为了能够迅速打开工作局面，李德全深入基层，深入边疆和少数民族地区，深入灾区和流行病区，实地调研，了解疫情。经过反复的思考和论证，李德全认为新中国的卫生工作首先要抓两件事：一是整顿卫生工作队伍，建立健全农村、工矿和城市的基层卫生组织；二是集中力量预防那些危害人民健康的流行性疾病和严重威胁母婴生命的疾病。这也正是李德全两项政协提案诞生的背景。

健全和发展基层卫生组织

新中国成立初期，医疗条件较差，卫生工作队伍和机构以及药品、器械供应严重不足，难以应对疫病的猖獗。为了应对这一局面，李德全指出，基层卫生组织机构是贯彻卫生工作的重要环节，是直接为人民健康服务的机构，是哪里有人哪里就应当有的机构。只有基层组织普及了，才能有效地保证我们宪法上规定的劳动者在疾病时获得物质帮助的权利，这也正是她在全国政协一届二次会议上提交第 12 号提案的初衷。为了能够更有效地应对传染病的蔓延，也需要在完善基层卫生组织机构上下功夫。

在李德全的主持下，第一届全国卫生工作会议作出了《关于健全和发展全国基层卫生组织的决定》（以下简称《决定》），提出“应该有步骤地发展和健全全国的基层卫生组织，特别是工矿区和农村的基层卫生组织。为此目的应当有计划有步骤地动员全国医务人员，培养大量的卫生干部，并与当地人民群众相结合，共同来进行这一重大工作”。《决定》还要求：应当有计划地健全与发展现有的县卫生院、所。此外，在可能条件下，各县可逐步建立区卫生所，及选择经过初级训练的乡村小学教师及新民主主义青年团员等，在不脱离生产的条件下担任乡村卫生工作。《决定》为基层卫生组织的设立与发展指明了方向。

1950 年 3 月，卫生部成立了中央防疫总队，下设 6 个大队。在经过短期的政治学习和技术培训后，防疫总队即前往河北、天津、皖北、苏北及黄泛区等疫病重灾区。他们为尽早消灭、控制疫病，减少人民的经济损失，保护人民的健康付出了难以想象的辛劳和努力。中央防疫队和广泛的基层卫生组织，成为制止传染病流行的一个有力的组织保障。李德全在中央防疫总队灾区工作汇报会议上对防疫队的工作给予了充分肯定：“你们是到了人民最需要卫生的地方去，与老百姓生活在一起。天上下着雨，地下踏着泥……你们都是毫无怨言的工作者。”

为了促进农村卫生建设，改善农村卫生条件，卫生部决定在北京通州建立农村卫生示范区。后来又先后在湖北省麻城县、江苏省句容县创建了农村卫生实验县，并将这些实验区、县的先进经验向全国推广，推动我国农村卫生建设。到1951年10月，全国新设立8个黑热病防治所，18个寄生虫病防治所。全国85%的县建立了卫生院，共计1 865所，并以民办公助的形式建立了1 498个区卫生所。少数民族地区如青海、内蒙古、新疆三地已有卫生院92所，医院24所。在李德全和她的第12号提案的推动下，我国的基层卫生组织机构初具规模。

全力防治流行性疾病

根据中共中央的部署，爱国卫生运动得以广泛开展，李德全把工作重心放在了防治危害人民健康最严重的流行性疾病和严重威胁母婴生命的疾病上。

李德全十分清楚，过去大量的疾病之所以在中国长期存在并严重危害人民健康，主要是由于客观的卫生环境恶劣以及人民群众贫穷愚昧、缺乏卫生常识和个人卫生习惯不好造成的。想要消灭危害人民健康的流行性疾病，粉碎美国细菌战的阴谋，首先需要强有力的方针、政策作引导，切实把爱国卫生运动开展起来。在她的带领下，卫生部首先进行自身建设，对卫生机关的恢复与建立、组织编制、卫生人员管理等工作作出了部署，并迅速发布了《在各城市免费推广卡介苗接种预防结核病的决定》《关于血吸虫病防治工作的指示》《关于预防霍乱的指示》等一系列文件，使新中国的卫生事业逐步走上了面向广大群众、以预防为主的轨道。

随着爱国卫生运动的展开，全国各地也积极行动起来：重点建设和改造卫生状况差的居住区；疏通沟渠，兴修下水道；改建厕所，消除垃圾、粪便；增设自来水供应站，确保人畜饮用水安全。李德全还反复动员，广泛开展卫生防疫宣传工作，重点宣传党和政府对全国各族人民健康的关怀和新中国卫生工作的宗旨，宣传党的卫生工作方针政策，宣传唯物主义思想，帮助群众解放思想，相信科学，破除迷信。在广大人民群众的共同努力下，北京龙须沟、天津万德庄、南京五老村等曾经终年臭气熏天、夏秋季节蚊蝇成群结队的传染病高发区消失不见了，人民生活环境和卫生状况得到了极大改善。爱国卫生运动由此坚持开展了半个多世纪，中国人的面貌因此发生了巨大变化，讲卫生、爱清洁，逐渐形成了一种社会风气。李德全的第 13 号提案中希望通过发动群众运动，减少人民疾病和死亡率的愿望，最终也得以实现。

关心妇女儿童保健事业

妇女儿童的健康水平代表着一个国家人口的总体健康状况。在旧中国，广大劳动妇女由于长期受到反动统治的压迫，生活艰难，文化落后，对科学的卫生知识缺乏、不重视，导致每年孕产妇死亡人数约 25 万人，婴儿死亡人数 330 多万人。孕产妇死亡原因以产褥热占绝大多数，婴儿死亡原因以新生儿破伤风为主。妇幼卫生工作成为新中国卫生建设中重要却较为薄弱的环节。

作为中国妇女运动的先驱，李德全特别关心和致力于妇女儿童保健事业，号召全国广大卫生工作者“必须把预防产褥热与新生儿破伤风的工作摆在我们的日程上”，把防治严重威胁母婴生命的疾病作为她的工作重点之一。她写信给自己的同学、在国外工作的妇产科专家杨崇瑞，邀请她回国主持新中国妇幼卫生工作。她亲自在广播中宣讲妇女卫生保健知识，并深入农村、厂矿，调查了解劳动妇女的生活状况；她为维护妇女尊严，保障妇女健康倾注了大量心血，颁布实施了查封妓院、禁止缠足、改造旧产婆、提倡新法接生等一系列举措。曾任全国妇联副主席的她，还号召并带头加强各级卫生部门与各级妇联之间的密切合作，使妇幼卫生保健工作得以更加顺利和有效地开展。一位曾先后在卫生部门和妇联工作的同志，深有感触地说，李德全对卫生工作和妇女工作是“两副重担双肩挑”。

1954 年初夏，李德全到山西老区视察卫生工作。长治市的卫生工作开展得有声有色，特别是长治市通过实行婚前检查，杜绝了畸形儿问题，多次受到上级领导的表扬。当李德全听到长治市自新中国成立以来卫生工作的情况汇报后，十分满意，她动情地对时任山西省副省长的王中青同志说：“妇幼保健院这种形式很好，在全国还只有两个，一个是北京妇幼保健院，另一个就是你们长治市专署妇幼保健院了。这种专为妇女儿童服务的卫生医疗保健机构，要在国内推广。”透过这个真实的故事不难感受到，李德全对我国的妇幼保健工作的关心和重视，贯穿在工作的每个细节中。她无论走到哪里就要宣传到哪里，与卫生部的副部长和司局长们研究工作时，都常常提到“别忘了妇女儿童啊”。她在国内各地视察工作时，必到的就是当地的幼儿园和妇幼保健站。

在李德全的时刻牵挂与不懈努力下，截至1956年，在妇联和有关单位的配合下，全国培训接生员近50万人，在城市基本实行新法接生，农村也得到进一步普及，对于保护婴儿和产妇健康起到了很大作用；通过加强对儿童保健机关的业务指导，婴幼儿发病率显著下降。我国的妇幼卫生事业作为爱国卫生运动的重点、难点之一，得到了快速的发展，取得了喜人的成绩，为新中国的妇幼保健工作打下了牢固的基础。

1965年，因身体原因，李德全辞去了卫生部部长职务。李德全任内的16年，正是中国卫生事业发生翻天覆地变化的时代。在李德全的领导下，群众爱国卫生运动开展得有声有色，严重危害人民健康的流行性疾病得以消灭和控制，人民群众的生命健康有了保证；妇幼卫生工作受到重视，高生育率、高死亡率的传统生育模式得以改变，使新中国的妇幼卫生工作逐步形成低生育率和低死亡率的良性循环；全国逐步建立起从中央到乡村的医疗卫生组织机构，培养了大量医疗卫生人才……我国的卫生健康事业发生了翻天覆地的变化。可以说，李德全的前半生，与丈夫冯玉祥一起，为民族解放、国家独立而奋斗。而她的后半生则为了新中国的医疗卫生事业，乃至整个新中国的进步，无私奉献、鞠躬尽瘁。

主要参考文献：

[1] 本书编写组. 统一战线人物志 [M]. 北京：华文出版社，2007.

[2] 海伦·福斯特·斯诺. 中国新女性 [M]. 北京：中国新闻出版社，1985.

[3] 冯玉祥. 我的生活 [M]. 哈尔滨：北方文艺出版社，2010.

[4] 舒云. 出身微寒的“政治夫人”李德全 [J]. 炎黄春秋，1995（10）：34-37.

[5] 孙自凯. 中华人民共和国的第一位女部长：记冯玉祥将军的夫人李德全 [J]. 北京党史研究，1995（5）：47-50.

供稿：民革中央宣传部 李 硕

人民卫生事业奠基人——贺诚

人物简介

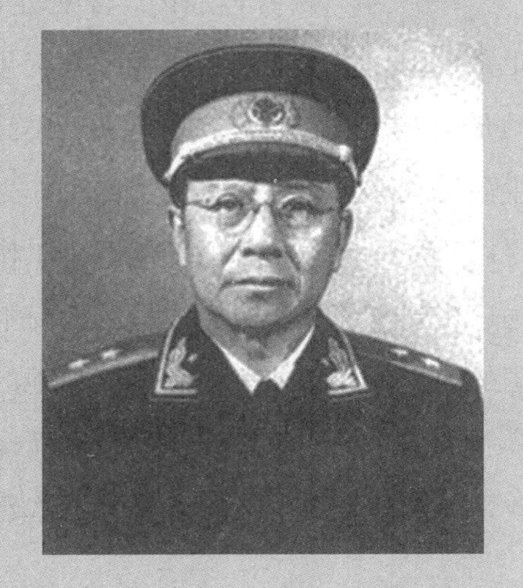

贺诚（1901—1992年），又名李平，四川省三台（今射洪）县人。1925年加入中国共产党。1926年于国立北京大学医学院毕业后，被派往广东国民革命军中做医务工作，参加了北伐战争。1927年参加广州起义，任起义总指挥部军医处处长。土地革命战争时期，任工农革命军第四师军医处处长兼海陆丰后方医院院长，中共汀连中心县委宣传部部长，军委总军医处处长，红军总医院院长兼政治委员，军委抚恤委员会主任，军委总卫生部部长兼政治委员兼红军卫生学校校长和政治委员，中华苏维埃中央政府卫生局局长，中央纵队第三梯队队长兼政治委员。参加了长征。1937年赴苏联先后入民族殖民地问题研究学院和莫斯科中央医师进修学院学习。1945年回国。解放战争时期，任东北民主联军后勤部副部长兼卫生部部长和政治委员，东北军区后勤部副部长兼卫生部部长和政治委员，东北人民政府卫生部部长。中华人民共和国成立后，任中国人民解放军总后勤部副部长兼卫生部部长，中央人民政府卫生部副部长，军事医学科学院院长，总后勤部副部长。1958年被授予中将军衔。是第四届全国人民代表大会代表，中国人民政治协商会议第四、第五届全国委员会常务委员，中国共产党第十一届中央委员。

贺诚，原名贺宗霖，1901年出生于四川三台县（今属射洪）一个农民家庭，1925年加入中国共产党，1926年毕业于北京大学医学院，受党指示参加北伐战争，任军医、医务科科长、医务主任等职。

大革命失败后，贺诚在同党组织失去联系的困难情况下，率领国民革命军第四军军医处参加了广州起义。起义部队撤出广州后，在花县成立红四师，贺诚任该师军医处处长，同时兼任东江工农民主政府卫生处处长。不久，红四师和东江根据地失败，贺诚暂避香港。1928年9月至1930年10月，贺诚在上海、武汉以医生职业为掩护，从事党的地下交通工作。

1931年年初，根据党中央指示，贺诚从上海经汕头、潮州进入中央革命根据地，军委任命他为总军医处处长，负责组建总军医处。这是我军历史上最早出现的最高卫生领导机关。

贺诚担任总军医处处长之后，首先对前后方的情况进行了调查研究，根据红军所处的环境、任务、主要作战形式以及部队卫生工作存在的主要问题，提出并逐步形成了一整套卫生工作的方针、政策，同时各方面的具体工作和建设也陆续展开。

红军中普及卫生知识、预防疾病的工作占有独特地位，单纯治疗或重治疗轻预防的做法都不能完成保障红军指战员身体健康的任务。因此，贺诚认为，我军卫生机构继续沿用其他军队军医处的名称是不适当的。为此，贺诚请示军委同意，从1932年10月起，将总军医处改称总卫生部。全军卫生机构的名称也相应做了改动。 在此前一年召开的中华苏维埃第一次全国代表大会宣告了中华苏维埃共和国临时中央政府的成立，贺诚兼任了政府的卫生事业管理局局长。

由于各方面的积极配合和广大卫生人员的艰苦努力，到1934年10月长征前，中央红军的卫生工作取得了多方面的成绩和质的飞跃。

统一完善了卫生工作体制。红军师及师级以上设立卫生部，团设卫生队，营设卫生所，连有卫生员，同时，设立野战医院、兵站医院、后方医院、总医院。这期间，军委卫生部还颁发了《卫生员工作大纲》《连一级卫生勤务》《师以上卫勤纲要》

和《卫生法规》等，统一和健全了医疗卫生工作的规章制度。

提出了“一切为了伤病员，一切为了指战员的健康”和“预防第一”的工作方针。在这一方针指引下，军委卫生部和各级卫生机关加强了卫生知识的宣传教育，实行严格的卫生管理，并在军民中开展了轰轰烈烈的群众卫生运动，提出消灭痢疾、疟疾、疥疮、下肢溃疡四种常见疾病的目标。军委卫生部在瑞金创办了《健康报》《红色卫生》等报刊。《健康报》是我军创刊最早的一份专业报纸。

1932 年，军委卫生部创办了卫生学校和卫生材料厂，贺诚亲自兼任卫生学校校长。卫生材料厂的建立，改变了红军单纯依赖战场缴获和采购获得药品器材的被动局面，对打破经济封锁、保障红军作战起了积极作用。我军卫生工作的困难局面，根本在于缺乏合格的足够数量的医务人才。创办卫生学校抓住了推动卫生工作的关键一环。在办学过程中，由于实行了正确的切实可行的教学方针和方法，卫生学校成为我军历史上最有名望的干部学校之一。

贺诚领导的我军卫生部门另一个突出、成功的政策，是对待知识分子的政策。20 世纪 20 年代至 30 年代，我国医务人才很少，而且集中在大中城市。处于农村环境的我军为吸收医务技术人才，采取了许多特殊政策。对战场上被我军俘虏的医务人员，我军尽最大努力争取留用，政治上和经济上给予优厚待遇；我军攻占城镇后，则由领导同志出面“礼贤下士”，动员医务人员参军，对参加我军的知识分子除政治经济上优待外，对其思想作风的改造不采取强硬措施，而采取尊重、等待和自觉自愿的政策。我军卫生部门在红军时期就已经形成的知识分子政策，贯穿整个战争年代，除极个别时间出现执行中的偏差外，整体上是落实得很好的，是十分成功的。

此外，贺诚还对根据地政府系统的卫生工作作出了自己的贡献。

在长征途中，一、四方面军会合后，军委卫生部随左路军行动，被张国焘胁迫脱离了党中央的领导。贺诚同张国焘分裂主义进行了原则的斗争。1936 年 10 月，贺诚到达陕北后，奉命陪同王稼祥去苏联治伤。由于交通阻隔，贺诚根据党的指示留在苏联，并在苏共中央民族殖民地研究院学习，以后转入远东局党校学习，同蔡畅一起领导了在这里的中国同志的学习。

1940年年初，贺诚转入苏联中央医师进修学院做研究工作。1941年6月，贺诚等人在回国途中，被羁留在蒙古人民共和国的乌兰巴托。他以医生为公开身份在蒙古中央医院工作，并以自己的收入接济生活困难的中国同志。直至日本投降，贺诚才得以回到国内。

解放战争时期，贺诚任东北民主联军卫生部部长兼政委，全面领导了东北解放战争的卫生工作。贺诚根据解放战争各个发展阶段的变化，倡导学习、运用第二次世界大战卫勤组织的先进经验和医疗技术方面的新成果，提高我军卫生勤务的战术、技术水平。在医学教育上，贺诚从战争需要和即将到来的新中国建设的艰巨任务出发，提出了适合战争需要和中国国情的医学教育方针。

这一时期，贺诚继续发挥了他的政治觉悟、医疗思想和医疗技术的统一的思想。他强调：在医务人员中要提倡为人民服务精神，克服雇佣思想，破除宗派门阀观念，加强团结协作，克服保守思想，大胆吸收新技术。

此外，在医院管理、防疫等方面，东北我军都有新的创造和发展。

新中国成立后，贺诚任中央人民政府卫生部副部长兼党组书记，同时又是军委卫生部部长。为创建新中国的卫生事业作出了巨大贡献。

通过1949年9月第一次全国卫生行政会议、1950年8月第一届全国卫生工作大会和1952年冬第二届全国卫生工作大会，贺诚吸收革命根据地和人民军队卫生工作的优良传统，综合各地、各方面的经验和意见，集思广益，提出促成了“面向工农兵，预防为主，团结中西医和卫生工作与群众运动相结合”的新中国卫生工作方针。在四大方针的指引下，我国在新中国成立初期的短短几年间，卫生工作取得了举世瞩目的光辉成就，甩掉了“东亚病夫”的屈辱帽子。

1957年年底，贺诚就任军事医学科学院院长兼党委书记。1975年，贺诚被任命为中国人民解放军总后勤部第一副部长。此后，贺诚以极大的热忱，为军队卫生工作的发展做了多方面的努力。

历史记载了贺诚人民卫生事业开拓者的地位和作用。他忠诚，正直，善良，克己，积极，勤奋，才思敏捷，富有创业精神，是我党、我军和中华人民共和国历史上卓越的部门工作领导人之一，一个不可多得的内行领导人，一个坚贞不渝的无产阶级革命家。

（本文摘自北京科学技术出版社1991年4月出版的《红医将领》，收录时有删减）

供稿：中央军委后勤保障部卫生局

新中国卫生事业奠基人——钱信忠

人物简介

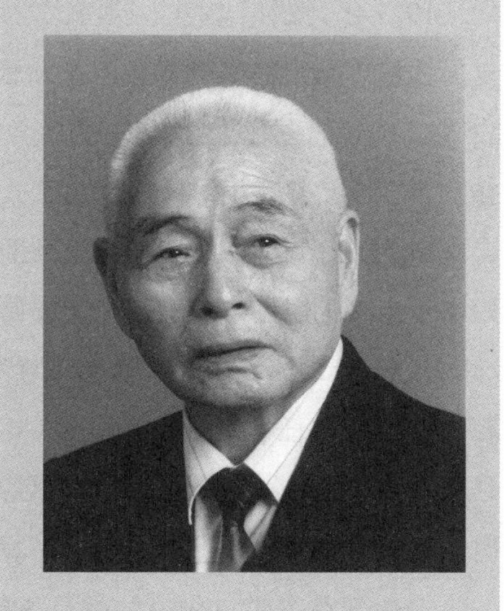

钱信忠（1911—2009年），出生于上海，1932年参加红军，1935年加入中国共产党，历任红十五军团卫生部部长、八路军129师卫生部部长和第十八集团军野战卫生部部长兼政委、第二野战军卫生部部长等职务。1950年任西南军区卫生部部长。1951年赴苏联学习并获医学副博士学位，后任总后勤部卫生部副部长兼军事医学科学院院长，卫生部副部长、部长兼党组书记。后历任中国红十字会总会会长、中华医学会会长、卫生部部长兼党组书记、国家计划生育委员会主任兼党组书记。

1955年被授予少将军衔，是中共十二大代表和中央顾问委员会委员，第三、第五、第六届全国人大代表，第五届全国人大常委会委员，中国人民政治协商会议第一届全体会议代表。

1983年，钱信忠获联合国首次颁发的“世界人口奖”。后主编了《中国医学百科全书》，著有《人口新作》。同时创建了《医学论坛报》。1993年受卫生部委托，担任中国防治性病艾滋病协会会长，为推动中国预防性病、艾滋病事业发挥了重要作用。

2009年因病在北京逝世，享年98岁。

抗日革命根据地有名的"大红人""大忙人"

从参加红军起，钱信忠就义无反顾地投身于我国红色卫生事业。

1911年，钱信忠出生于上海市宝山区一个俭朴勤勉的农民家庭。1926年考入由德国人开办的上海同济大学技师学校，在校期间开始接触到大革命的启蒙教育。在周恩来领导上海工人第三次武装起义时，他毅然参加了同济大学工人纠察队。

1927年，钱信忠考入同济大学附属上海宝隆医院，开始了从医生涯。1932年夏，钱信忠从上海来到鄂豫皖革命根据地，第一个工作单位是陂孝北医院。1933年12月，钱信忠创建了红25军医院并任院长。1934年11月，钱信忠随红25军长征。1935年9月，红25军到达陕北后，与刘志丹率领的陕北红26军、27军胜利会师，合编成为红15军团，钱信忠任卫生部部长。1938年，钱信忠被调到129师后，只用了1年多的时间，就建成了129师完整的卫生服务体系。

1940年2月，129师卫生部与八路军总部野战卫生部合并，成立了野战卫生部，钱信忠被任命为部长兼政委。1940年11月上旬，八路军总部野战卫生部进驻辽县（今左权县）东隘口村，钱信忠带领卫生部所属科、股、政治处及警卫连同时到达。

卫生部在东隘口村一驻就是5年。其间，由于日军"扫荡"和战争形势变化，曾短时间转战离开，但一旦形势允许就回迁，一直到1945年抗战胜利后才迁离东隘口村。在当时，钱信忠部长是太行山抗日革命根据地有名的"大红人""大忙人"。

说他"红"，是因为他既是领导者，又亲自诊病当医生。他不仅看普通伤病员还亲自手术。他为群众治好很多疑难杂症，不吃群众一口饭，不收群众一分钱，东隘口及周围群众几乎都认识他。北方局《新华日报》以"太行山上活神仙"为题报道了他为根据地人民服务的事迹，说他是个"大红人"。说他忙，是因战时的卫生工作头绪繁多，卫生部先后进行3次合编，还创办卫生学校、培训学员，管理下属各医院、卫生材料厂及下属的制药厂、绷带材料厂、玻璃厂、酒精厂……这些都需要建立健全各项规章制度。战时的卫生部至少有4项大任务：救治部队伤病员，仅1941年上半年就救治伤病员7 757名；为当地老百姓看病治病；向广大群众宣传医药卫生知识、新法接生和妇幼保健知识，宣传破除迷信，打击巫婆神汉；自制各种医疗器具和中、西药品，保障各战时医院所需。1942 年就尝试建立卫生合作组织“西营卫生合作社”。

1945 年，钱信忠被任命为晋冀鲁豫军区卫生部部长。1948 年解放战争时期，钱信忠被华北军区司令员聂荣臻调任卫生部部长兼政委。一年后，又被调去担任第二野战军卫生部部长。1949 年新中国成立后，他担任了西南军政委员会卫生部部长。

在苏联留学深造是另一种“战斗”

1955 年，钱信忠在苏联留学深造期间，国内公布了中央军委授予他少将军衔的消息。

“我们是于 1951 年 8 月 13 日出发的，300 多人乘一列北京—莫斯科直达专车。大家穿着清一色的中山装，人人兴高采烈。虽然是迎接学习任务，但在心情上真有点和去前线一样，感到有很大压力。毕竟学习也不是件容易的事。”钱信忠在回忆文章中写道，到了莫斯科，受到苏联方面的热烈欢迎和接待，接着便分配到各自对口的单位学习。这批医学生在苏联所学的内容从基础到临床，还有卫生管理，包括了几乎所有医疗卫生专业。

“出国学习，特别是到比我们条件好的国家学习，并不是如有些人想象的那样舒适快乐，而是另一种‘战斗’。”钱信忠回忆，就拿生活来说，固然苏联当时生活比我们好，黄油天天吃也受不了，吃中餐就得自己做，大米、蔬菜却不易买到。“当时，我去苏联时已年近 40 岁，一点儿不懂俄语。到苏联每天晨练之后我苦读俄文。除学习专修课外，我还旁听了劳动卫生、流行病学课程。每周六下午有一位苏联学员娜塔莎的母亲，自告奋勇为中国留学生讲巴甫洛夫学说，我每课必到。”

一开始钱信忠先在莫斯科第一医院学习外科，后来使馆工作人员告诉他，考虑到他回国后主要搞卫生行政管理，而不是钻研某一专业，要他改学卫生管理。于是钱信忠就按组织决定，专攻卫生保健组织。时光瞬逝，很快到了写论文的阶段。为了系统总结过去卫生工作经验，1954 年钱信忠回国召开专家座谈会，专程到了天津、上海等地收集资料，当时只有北京、上海有较全面的卫生统计，他都一一收集整理，回莫斯科后发表了多篇论文。1956年，他撰写了《中华人民共和国卫生事业成就》，获得副博士学位。

“我的论文在苏联出版了，我将获得的稿费用于资助有困难的同志。由于我比较关心留学生的思想、生活、学习，医学留学生们都把我当成老大哥。”钱信忠说，在苏联学习期间，我们远离祖国和亲人，历经四载，大家牢记党和国家的重托，不负历史赋予的使命，刻苦学习。回国后，这批留学生在各自的岗位上勤奋、努力工作了一辈子，在我国卫生事业的各个方面都发挥了积极作用，把毕生的年华和聪明才智都贡献给了祖国的卫生事业建设，没有辜负国家和人民的培养。

积极推动农村三级医疗卫生网的建设

从苏联学成回国后，钱信忠于1956年被任命为军委总后勤部卫生部副部长兼中国军事医学科学院院长，1957年又被中央任命兼任中央卫生部副部长和第二机械工业部副部长。

兼任卫生部副部长后，钱信忠主管防治疾病和医学科学研究工作，旋即迎来艰巨挑战。当时正值烈性传染病鼠疫和副霍乱的流行，钱信忠临危受命，带领工作组深入疫区实地调查，现场指挥，动员农民参与疾病预防工作，并采取阻断传染源的多种预防策略。在我国农村缺医少药，卫生经费严重不足的情况下，成功地控制了两个烈性传染病的流行。此外，钱信忠主管的防治疾病范畴还包括寄生虫病和地方病的防治。这些疾病绝大多数发生在贫苦落后的农村，严重地威胁着病区农民的健康和生命。钱信忠深入病区，听取专家的意见，找到了成功的防治措施，为以后的防治工作打下了坚实的基础。

钱信忠领导的防控血吸虫病工作也是其职业生涯作出的巨大贡献。新中国成立前，中国南方广大地区曾饱受血吸虫病的危害，因其到处肆虐，而被称为“瘟神”。新中国成立初期的调查显示，我国长江中下游各省有钉螺的地区面积达到148亿平方米，全国血吸虫病患者一千多万，有一亿人受到了感染。为此，1955年，毛泽东在中共中央杭州会议发出了“要消灭血吸虫病”的号召。钱信忠在实践中创造性地形成的“加强领导，部门协作，大兴水利，改造环境，调整作物，管水管粪，改进治疗药物，抓重点抓典型”等原则，突破了传统疾病防治的医学模式。特别是他充分发挥中共中央血吸虫病领导小组以及此后的中共中央北方防治地方病小组的影响和协调作用，对当时迅速控制疾病流行发挥了极其重要的作用。此外，他倡导疫区建立疫情监测制度，如实记录报告疫情，为预防工作积累了大量翔实的科学历史资料。利用这些宝贵的资料，他主编了《中国血吸虫病地图集》，共五卷，已成为我国重要的医学资料宝典。

1965 年，中央决定由钱信忠担任卫生部部长和党组书记。1965 年 1 月，毛泽东主席和党中央批转了卫生部关于组织巡回医疗队下农村基层的报告，很多医疗专家纷纷响应。到 1965 年上半年，全国城市共组织了 2 800 人下农村巡诊。

然而，医疗队大密度的穿梭巡医与居住分散的农民求医渴望相比，也仍无异于杯水车薪。当时中国有 140 多万名卫生技术人员，高级医务人员 80%在城市，其中 70%在大城市，全国医疗经费的使用，农村只占 25%。

得知这样的情况后，毛泽东主席说“应该把医疗卫生工作的重点放到农村去”“培养一大批‘农村也养得起’的医生，由他们来为农民看病服务”。后来，这段话被他的保健医生记录下来，转交给了卫生部。因为那天是 6 月 26 日，人们当时就把这段谈话记录简称为“六二六指示”。其后不久，钱信忠就在卫生部内组织了一次深入的学习讨论，并结合“六二六指示”，作出了一系列的贯彻部署：

其一，由他本人和时任卫生部相关负责人各带一支农村卫生工作队，分赴地方蹲点，主要任务就是通过调查研究和农村防病治病的实践，把一个县的卫生工作整顿建设好，从而总结经验，更好地指导全国农村的卫生工作。

其二，各业务司局 2/3 的人员也要参加下乡蹲点，由卫生部副部长和司局长带队分赴六大行政区进行面上的更为广泛的调查研究，以此来摸清全国各地农村卫生工作的实际情况。

在钱信忠的带动下，全国开展轰轰烈烈的城市医药卫生人员下乡巡回义诊，积极推动农村三级医疗卫生网的建设，还广泛培养“赤脚医生”——半农半医、扎根农村的乡村卫生人员。20 世纪 70 年代，世界银行和世界卫生组织把中国的这一经验称为“发展中国家解决卫生经费的唯一典范”。

为了给发展起来的“赤脚医生”提供最为浅显的入门知识，1969 年，在钱信忠的主持和协调下，上海中医学院、浙江中医学院等单位集体编著的《赤脚医生手册》正式出版。这本深紫色塑料皮封面的手册立刻成了风靡全国的畅销书，各地的“赤脚医生”几乎人手一册，以问题为中心，清晰明了、简单易行、务求实效。这本书后来也被列入了全球医学教育的成功案例。时至今日，人们在一些西方国家的书店里依然可以看到英文版的《赤脚医生手册》。

义无反顾地将个人与公共使命结合在一起

1979 年，钱信忠再次被中央任命为卫生部部长兼党组书记。

在 1979 年这个不平凡的年份里，《人民日报》发表社论《把主要精力集中到生产建设上来》；安徽凤阳县小岗村的农民越过篱笆在承包责任书上按下了红手印；一系列冤假错案得到平反；十一届三中全会以现代化建设为中心、坚持改革开放、坚持四项基本原则的思想开始形成。

钱信忠在接受新华社记者采访时表示：“卫生机构也要按经济规律办事！”这句话成了启动中国医改的第一句！至此，在嗅到春的气息后，中国的医疗卫生体制发生了化蛹成蝶、天翻地覆的变化。

1979 年，中国的各项工作都有待重建，经济建设成为重中之重。在卫生部门，以往医疗卫生体制的弊端已经尽显。这集中表现在两个方面：一是资源短缺，当时“看病难、住院难、手术难”已成为大问题，各个医院都是“病满为患”，人人都向往大医院，在城市的大医院里，一般人不托关系“走后门”，要想看上病、看好病基本不可能；二是医院的经营管理混乱，人浮于事、效率低下，医护人员的服务态度也普遍较差。

当时，农村的家庭联产承包责任制开始风行，而在城市，却显得十分冷清。钱信忠这时的讲话，显得大胆而前卫。事实上，卫生界在一年前，就已经开始“预热”这一改革，已经明确要对医院进行经济管理，但真正发动却一直等到 1979 年。“当时钱信忠部长等人是主要的推动者。”一位卫生部的老干部回忆，“他们轮番对此讲话，鼓励卫生系统放手干。”

1979 年，就在钱信忠接受新华社记者采访后不久，卫生部等三部委便联合发出了《关于加强医院经济管理试点工作的通知》。此后，卫生部又开展了对医院的

“五定一奖”（定任务、定床位、定编制、定业务技术指标、定经济补助、完成任务奖励）工作。接着，在钱信忠等人的大力倡导下，开始尝试对医院实行“定额补助、经济核算、考核奖惩”。为此，卫生部还把黑龙江、吉林、山东、河北、浙江等地的5所医院树立为典型，要求在全国推广其经验和做法。

这些对医院经营管理上的改革是有一定成效的。钱信忠更认为这“对推动医药卫生现代化建设有重要意义”。但改革本身就是个试错纠错的尝试过程，肯定会存在问题。几乎从一开始，这项改革就已经争论甚烈，卫生部下属的《健康报》在1979年11月16日的《情况反映》中，就汇编了7篇持“不同意见”的文章，持反对意见者的主要观点，是医疗卫生事业具有公益性，不应该强调其经济属性。

无论如何，钱信忠是中国医改的开路先锋。他石破天惊的话语，推动了当代中国的医疗卫生体制的不断发展和完善。

1981年，国务院计划生育委员会成立。当年10月25日，钱信忠亲自给中共中央写了《关于计划生育问题的报告》，第一次用人口增长率和出生率，以统计学和控制论的概念，向中央诠释了我国人口增长的严峻态势以及人口问题对社会和经济潜在的严重影响。1982年，钱信忠被任命为国家计划生育委员会主任和党组书记。

退居二线后，钱信忠继续为发展我国卫生和社会公益事业努力工作。他创建了《中国医学论坛报》、中国医学基金会、中国防治性病艾滋病基金会、中国老年保健协会等社会团体组织。他连续4届担任中国残疾人体育协会（原中国伤残人体育协会）主席。

在钱信忠近一个世纪的人生旅程中，他把坚持锻炼和刻苦学习看得同样重要。从早年的勤工俭学，他就养成晨练习惯，目的是以充沛的精力，完成学业和钻研知识。多年来，无论身在何方，他一直坚持每天5点起床锻炼，以充沛的精力投入学习和工作。他甚至在洗手间都摆放上图书。

钱信忠性格豁达，精力充沛。他爱好书法，喜欢体育锻炼，不沾烟酒。他认为吸烟有害健康，提倡戒烟和加强宣传戒烟力度。离休后，他仍经常深入基层，调查研究，了解广大人民群众的健康情况，以“防病治病”“增强体质”作为自己工作的指导思想。此外，20世纪80年代，他还为防治艾滋病积极组织专家学者，动员国内外社会资源，开展多种形式的公益慈善活动，被称作“我国最早的防治艾滋病志愿者”。钱信忠结合工作经历，专心撰写了《人口新编》《中国卫生事业发展与决策》两部著作，并主编了《中国医学百科全书》。在病危期间，他嘱咐将自己病逝后的遗体捐献，为祖国医学科研作最后一次贡献。

在新中国的医疗体系和疾病预防工作中，钱信忠以毕生精力用科学、创新和使命感奠基了新中国的卫生事业。

（根据张基祥、侯俊伟、张景霖、邓黎、张智慧等分别发表在《中国日报》《党史文汇》《中国医学论坛报》《当代医学》《中国卫生产业》等报刊的相关报道综合整理）

供稿：健康报社　叶龙杰

大医精诚　止于至善——吴阶平

人物简介

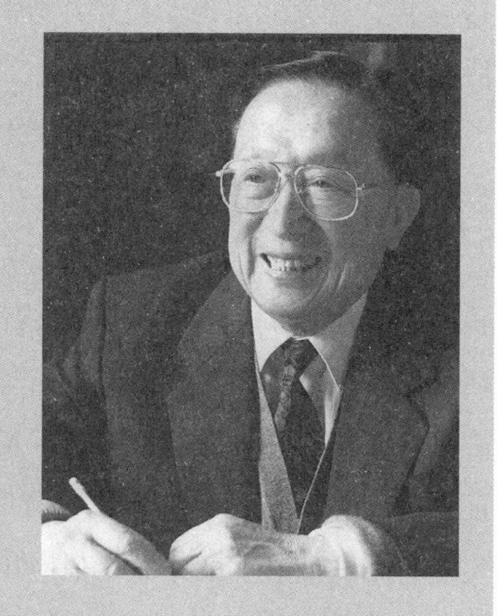

吴阶平（1917—2011年），中国共产党的优秀党员，著名的医学科学家、医学教育家、泌尿外科专家、中国科学院院士、中国工程院院士和社会活动家。

吴阶平出生于江苏省常州市，少年时代在天津读书求学。1933年考入设在燕京大学的协和医预科；1936年考入北平协和医学院，获理学学士、医学博士学位。1942年毕业后，先后在中央医院、北平大学医学院工作，并赴美国芝加哥大学进修，1948年归国。新中国成立后，吴阶平历任北京医学院副教授、教授，北京第二医学院筹备处主任、副院长、院长，中国医学科学院副院长、院长、名誉院长，首都医科大学校长，中国协和医科大学副校长、校长、名誉校长，北京医科大学名誉校长，中华医学会会长、名誉会长，中国科学技术协会副主席、名誉主席，欧美同学会会长、名誉会长。第五、第六届全国政协委员，第八、第九届全国人民代表大会常务委员会副委员长。

吴阶平把自己的命运与国家的发展和科学的进步紧密相连，始终对国家和人民忠心耿耿，无私无欲，把毕生的精力都奉献给了祖国的医学、教育和多党合作事业，为推进中国特色社会主义事业、实现中华民族伟大复兴作出重要贡献。

医术精湛，医德高尚，为推动我国医学事业发展作出卓越贡献

吴阶平是享誉海内外的医学家，新中国泌尿外科事业的创始人。1949 年，他在北京医学院第一附属医院的外科病房中开辟了 3 张病床，专门收治泌尿外科患者，标志着新中国的泌尿外科事业由此正式起步；1959 年成立泌尿外科病房，设床位 36 张，并设专科门诊和检查室，标志着泌尿外科确立为外科系统的一个独立专科；1978 年，建立北京医学院泌尿外科研究所。他还协助北京协和医院重建泌尿外科，协助北京友谊医院建设泌尿外科，积极推动我国泌尿外科事业的发展。

吴阶平医术精湛。他最具代表性的三项重大医学成就：肾结核对侧肾积水、男性绝育和肾上腺髓质增生的研究，奠定了他在我国泌尿外科发展史上的学术地位。

20 世纪 50 年代，结核病在亚洲极为普遍，泌尿外科在临床上最常见的是肾结核。如果是单侧病变，摘除结核肾后可依靠另一侧健康肾部分甚至完全代偿而存活；如果判为双侧肾结核，在当时是不治之症，这是医学界的共识。作为一名责任心强、工作严谨的临床医生，吴阶平注意到在部分被诊断为双侧肾结核的患者中，证据并不充分——有的一侧肾有明显破坏，而另一侧肾虽无功能，但并无证据证实是肾结核病破坏的结果。他应用“肾穿刺”的方法，从患者无功能的肾中取得尿液，进行结核菌检查，随即从穿刺针注入静脉造影剂进行肾造影，并对诊断为“双侧肾结核”晚期患者的尸体进行解剖。根据大量资料和临床实例，他发现在诊断为双侧肾结核的患者中，约有 15%实际是单侧肾结核的患者，对侧的肾只是由于肾积水丧失功能而已。因此，他提出“肾结核对侧肾积水”的新概念。这一研究挽救了数以千计的晚期肾结核患者。该研究成果在 1954 年《中华外科杂志》上刊出后，迅速引起了国内外泌尿外科界的广泛重视。他随后进一步对肾切除后留存肾的代偿性增长进行了全面的研究，这是学术观念的突破，使人们对医学研究的认识上了一个新台阶。

输精管结扎术是通过结扎并切除一小段输精管，使精子不能排出体外，从而达到不育的目的。但是残留在结扎术后远端输精管内的精子，依然有可能使对方受孕。对于这种已有百年历史的结扎术，吴阶平提出改进措施。他在用手术切断输精管尚未结扎之前，向远段精道（输精管、精囊、后尿道）注入少量杀灭精子的药物。这项输精管绝育术，方法简便、效果良好，具有很强的推广应用价值。这一成

果与“肾结核对侧肾积水”研究，同时荣获了1978年全国科学大会奖，载入了中国医学史册。

肾上腺属于人体非常重要的内分泌腺，但在临床实践中，由于解剖位置毗邻肾脏，手术归属于外科。1960年，吴阶平应邀为一例患嗜铬细胞瘤的患者做手术，但奇怪的是，手术切除的病理标本中未见嗜铬细胞瘤，病理报告是“嗜铬细胞瘤样增生”。当时医学的常识是，肾上腺皮质、髓质都可以发生肿瘤，而“瘤样增生”这个名称前所未闻。通过查阅文献，他发现6例类似的病例，即原来都认为是嗜铬细胞瘤，经过尸检才证明是髓质增生。尽管病例罕见，但吴阶平决定要弄清缘由。1960—1976年，他一共收集了17例此类病例，足以证明这一全新的病种。1978年，吴阶平在《中华医学杂志英文版》上发表了《肾上腺髓质增生问题》的研究论文。该论文1979年被《美国泌尿外科年鉴》收录，国际学术界开始承认肾上腺髓质存在增生。基于这项研究成果，卫生部授予他科技成果甲等奖。

吴阶平毕生致力于泌尿外科医学研究，先后撰写学术论文150余篇，出版专著21部，取得一系列重大研究成果，不仅在国内引起轰动，在国际上也产生了重大影响。他建立泌尿外科研究所、创办《中华泌尿外科杂志》和建立中华医学会泌尿外科分会，推动了我国泌尿外科专业理论研究和学术交流。1981年，他当选中国科学院学部委员；1995年，获国际泌尿外科界公认的最高荣誉——美国泌尿外科学会荣誉会员称号；1997年获香港中文大学荣誉博士，2001年获香港大学荣誉科学博士。他还先后担任发展中国家科学院院士、美国医师学院荣誉院士、英国爱丁堡皇家外科医师学院荣誉院士、比利时皇家医学科学院国外院士、香港外科医师学院荣誉主席、国际外科学会荣誉会员，为推动我国医学事业国际交流作出了卓越贡献。

吴阶平医德高尚，平易近人，毕生心系患者、服务群众，始终保持为人民无私奉献的大爱之心。他主张医生必须把患者当作亲人，诊疗时一定要考虑到患者的痛苦和心情。上至国家领导人，下至普通民众，他都一视同仁、用心对待。对来自国内外素不相识患者的求医信，他都第一时间亲笔回复，从不让他人代劳。他总结亲身经验，撰写了一系列有助于医生成长的文章，以生动的事例和富于哲理的语言阐述“医生是为人民服务”的道理，强调要做一名好医生，一定要全心全意为人民服务。

春风化雨，润物无声，热心教育的医学“伯乐”

吴阶平是著名的医学教育家。他认为抓好教育、培养人才是第一要务。改变我国医疗卫生的落后状况是一项浩大的工程，只靠少数名医的努力是远远不够的，也不是一代人的努力能够完成的。

吴阶平从独立工作时起，就重视人才培养问题。20 世纪 40 年代末及 50 年代初，他开始带进修生、研究生、住院医生，要求学生必须细致、全面、严格、周到。在北医创立泌尿外科时就建立了科内学习制度，每月举行“读书报告会”，要求大家报告自己的学习心得及体会，达到知识沟通及共享目的。

1960 年春，北京市委决定从北京医学院抽调部分骨干师资，创办“北京第二医学院”即现在的首都医科大学，吴阶平被任命为筹备委员会主任。他带领师生员工，齐心协力克服各种困难，仅用半年时间就实现了“在自己的宿舍里，由自己的教师，用自己的教材进行教学”的目标。作为一所医学院校，不但要有教师、教材，还需要有附属医院进行临床教学实践。然而，建校之初的北二医并没有专门的附属医院。基于当时的实际情况，吴阶平从尊重医学教育规律的科学精神出发，大胆创新，在国内率先提出并安排基础课教师到北京现有的医院开展临床教学和实习工作，在教学医院成立教研室，“教学相长，真抓实干”。这种全新的“基础与临床紧密结合”的方式，既可以解决基础医学教师理论脱离实际的做法，又提高了临床医生有关学科的基础理论水平。如何更好地推行这种独特的医学教育教学理念呢？作为“局内人”显然可以更清楚地通过师生的互动和反馈来体会和调整。于是，在兼顾行政管理和临床研究重担的同时，吴阶平仍然不忘自己作为一名教师的责任和义务，他亲自参与教学。他讲课逻辑清晰，概念准确，风趣幽默，注意学生的感受，他的这种兼具逻辑性和艺术性的授课方式，深受学生的欢迎。有的学生 30 多年后见到他还说：“吴老师，您当初上课讲的内容，我现在还记得。”他还总结出做一名好教师要从三方面努力：一是科学的内容；二是逻辑的展现；三是艺术的表达。他认为教师在课堂上不仅要把课本上的知识传授给学生，更重要的是帮助学生把知识转化为有用的本领。本领需要知识，但知识不是本领，教育要用“学本领”来代替“学知识”，提倡废除“填鸭式”“灌输式”教学，主张启发式教学。

一所高校的毕业生质量最能反映学校的教学水平。作为北二医的负责人，吴阶平尤为重视毕业生的未来去向和人生发展。他亲自前往各大医学院校参观调研，详细了解兄弟医院各个科室的发展状况和人才需求。同时，他还联合北二医的导师们对每一位学生在校期间的表现和兴趣进行严谨而负责的评估，引导他们选择最适合自己又满足祖国和学校发展的人生规划，最大限度地做到人尽其才。他告诫青年学生，学习、思考、实践都十分重要，应该尽早结合、不可偏废，只有扎扎实实地打好基础，厚积薄发，生命力才会长久。

为了表彰吴阶平对医学教育事业和人才培养作出的重要贡献，1987年，北京医科大学颁发给他首届“伯乐奖”。他说：“我平生获得的奖励不计其数，但我最重视授予我的‘伯乐奖’，因为这涉及培养下一代的问题。”

吴阶平善于把自然科学与社会科学紧密结合在一起，用自然科学的成果不断更新人们的意识和观念。他在我国性医学、性教育的起步和发展过程中发挥了巨大的推动作用。他强调开展青春期教育必须进行正面性教育，对性教育既要有知识教育，又要有道德教育。1982年出版的《性医学》一书是吴阶平指导教学时主持编译的，这本书是中国改革开放后有关“性”问题的第一本正式专著。由于他的努力，从20世纪80年代开始，青春期教育被列入中学生教育计划。

矢志爱国，拳拳报国，坚决维护中国共产党的领导

吴阶平是爱国知识分子的杰出代表。他的中学时代，正逢军阀混战、日军入侵我国东北三省。残酷的现实将“天下兴亡，匹夫有责”的信念深深印在他的心中。1935年，他参加了“一二·九”运动，并在运动中深受教育。为报效祖国，1948年他谢绝美国导师的挽留，毅然回国。1951年，他担任北京市抗美援朝志愿军手术队队长奔赴长春。在他的带领下，全队工作出色，收治的几批危重伤员无一死亡。新中国的巨大变化和抗美援朝志愿军将士的火热报国情怀，使他在思想深处受到了巨大的震撼和洗礼。1952年，他郑重地向党组织递交了入党申请书，并于1956年1月光荣加入中国共产党。在中共中央关于知识分子问题的会议上，他聆听了周恩来同志的报告，被中国共产党对知识分子在政治上的理解、信任深深打动，积极响应“向科学进军，向知识进军，赶超世界先进水平”的号召，满腔热情地投身到工作

中。1967年，他担任中共中央领导同志保健组组长，为保障党和国家领导人的健康作出了重要贡献。他还远涉重洋，先后11次为5位外国元首进行治疗，以精湛的医术不辱使命，为增进我国与有关国家的友谊呕心沥血。改革开放后，他更是积极投身于社会主义现代化建设。

吴阶平是九三学社的杰出领导人。他1952年加入九三学社，是九三学社第七届中央委员，第八届中央副主席，第九、第十届中央主席，第十一届中央名誉主席。他深知九三学社在民主革命、社会主义革命和建设中能够作出贡献，发挥作用，都是在同共产党亲密合作、共同奋斗的历程中取得的，没有共产党的领导，就没有九三学社的今天。他带领广大九三学社社员，继承和发扬与中国共产党亲密合作的优良传统，自觉地坚持和维护中国共产党的领导，模范实践中国共产党领导下的多党合作和政治协商制度，积极履行参政议政、民主监督职能。在他担任九三学社中央主席期间，九三学社先后制定关于加强自身建设、参政议政等工作的制度规范，各项工作得到全面加强。特别是他代表九三学社中央就纪念抗日战争胜利和世界反法西斯战争胜利50周年、建设延安革命传统教育基地、建立国家农业建设基金等问题提出的建议，得到中共中央的高度重视和充分肯定。在他的领导下，九三学社充分发挥人才优势，持续推动与地方的科技合作，为革命老区、边疆地区、贫困地区的经济社会发展提供了有力支持。

吴阶平是有广泛影响的社会活动家。他在担任第八、第九届全国人大常委会副委员长期间，积极参与全国人大及其常委会的立法、监督和其他活动，为坚持和完善人民代表大会制度、推进社会主义民主与法制建设作出了贡献。他十分重视教育、科学、文化、卫生方面的法制建设，不顾年事已高，深入实际、深入基层，进行立法调研和执法检查，率组赴内蒙古、四川等地检查教师法、教育法等的贯彻实施情况，为推动和促进我国教育、科学、文化、卫生事业的改革和发展做了大量工作。他高度重视全国人大及其常委会的对外交往活动，会见许多来访的外国政要，增进了中国人民和世界各国人民的友谊。他积极参加各种国际交流活动，利用自己的特殊影响广泛结交各国朋友，为促进世界和平，推动中国与世界各国的医学交流、文化沟通和友好合作，做了大量卓有成效的工作。

吴阶平一生勤奋工作、锲而不舍，始终恪守为党和人民事业殚精竭虑的进取之心。他在医学、教育、政治、社会活动等多个领域成就斐然。这些卓越的成就，不仅是依靠个人的天赋，更来自他的辛勤耕耘和不懈努力。吴阶平一生坚持真理、追求进步，始终保持对共产主义和中国特色社会主义的坚定信心。他紧跟时代进步的潮流，树立和坚定对共产主义的信仰，立下加入中国共产党的志向，并成为中国共产党的优秀党员。

吴阶平的一生，是伟大和光辉的一生，是追求真理、献身医学的一生。

供稿：吴阶平医学基金会

为了八亿农民的健康——崔月犁

人物简介

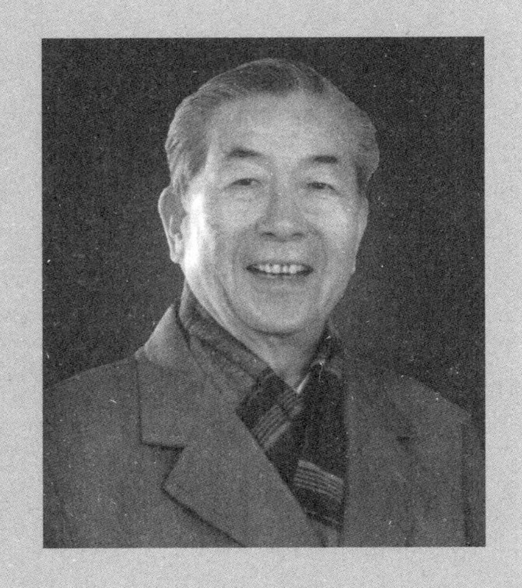

崔月犁（1920—1998年），原名张广胤，出生于河北深县。1937年6月参加革命，同年12月加入中国共产党。1943年被派往平津从事地下党工作。任北平学生工作委员会委员兼秘书长、职员工作委员会书记，为争取傅作义起义和北平的和平解放作出了杰出贡献。

1949年起，先后任北京市委统战部部长、市政协秘书长，中国保卫世界和平委员会副秘书长。后任北京市副市长兼市委卫生体育部部长、统战部部长，市政协副主席兼秘书长，中国保卫世界和平委员会常务理事。

1975年，任北京市政协副主席。1978年任卫生部副部长、党组成员、纪检组组长。后兼任国家计生委副主任、党组副书记，全国中医学会会长，中国保卫儿童委员会副主席。1982年任卫生部部长、党组书记，兼任中国红十字会会长、全国爱卫会副主任，世界医学气功学会理事长。为中医药事业倾注了大量心血。在党的十二大上当选为中央委员。

1987年在党的十三大上当选为中顾委委员。

1998年病逝于北京，享年78岁。

1982 年，正值改革开放初期，崔月犁被任命为卫生部部长兼党组书记。在农村经济大变革中，如何当好一个为人民服务的部长，除了责任，还有一份难以割舍的情感。他是农民之子，十七岁离乡北上，在太行山区经历了六年艰难的抗日岁月。人民给了他生命，保护了他和战友们。

当时农村卫生工作面临着三个挑战：一是医学高等教育中断使农村人才短缺雪上加霜；二是农村改为家庭联产承包责任制，使长期依托集体经济生存的农村合作医疗难以为继；三是长期以来的“大锅饭”体制使国家对农村卫生院的补贴不能有效使用。他实事求是，敢于改革，在六年任期内，深入农村调查研究，足迹遍及全国 27 个省（直辖市、自治区），侧重于老、少、边、穷地区。他雷厉风行，敢于拍板，保住并发展了农村的医疗卫生队伍，落实了中央的各项政策，为改善和发展农村医疗卫生事业做了大量工作。

一竿子插到底

中国卫生工作难就难在农村人口占 80%，地域广，患者多，卫生人员少且水平低，资金短缺。崔月犁每年都安排一两次到农村基层调查研究，每次一两个月。和别人不同的是，他的做法是一竿子插到底，他一定要看到公社的卫生院和村里的卫生所，还要到农户小院儿里坐一会儿，聊一聊。即使在酷暑时节，他也在低矮的农舍里坐下和老乡唠嗑：家里几口人，包着几亩地，种的啥庄稼，刨掉种子化肥钱是赔是赚，婆娘生娃能去卫生院不，老人病了到哪请大夫，娃娃打了预防针没有……他一边调查一边帮助解决问题。下面反映的问题，只要到了他那里，就不会置之不理。发现普遍存在的问题，他会进一步组织调查，找出解决方案。

一次，崔月犁在新疆视察，他看到县医院的病床就是一张空床板，不少患者坐在地上输液。护士担心患者重名，在患者头上贴上编了号的橡皮膏。医院没有病床，只能利用附近小学放假时空闲的教室收治手术患者。他很痛心，说：“这哪叫病房，简直就是患者收容所。”

1984 年 9 月，根据党中央关于“大西南要进一步开发”的指示，卫生部首次组织大型调查组去西藏实地调查，崔月犁是第一位入藏的卫生部部长。调查组足迹遍及拉萨、日喀则、山南等地区的10个县、35个医疗卫生单位。调查组日程满满，一边调查一边商讨解决办法。随行人员都知道崔月犁心脏不好，替他担心。他一边挂着氧气瓶一边在会上布置任务。当走到城关医院时，他拍板把这所医院改建成了西藏第一所妇幼保健院。

调查组在西藏进行了15天全面调查。1984年9月18日离藏，9月19日调查报告已全部完成，这就是崔月犁的速度。报告详细介绍了西藏卫生状况并提出了发展西藏卫生事业的总体设想。除了要求内地4所重点医学院每年定向培养藏族学生，还要求为拉萨建立藏医学院，并要求内地10个省和10所医学院分别和西藏的7个专区建立长期对口支援。回京路上，他给国务院副总理万里写了一封信，建议中央和地方财政拿出一千万元补贴西藏医疗保健。为了尽快落实对口支援西藏，调查结束不久，他又赶往重庆主持召开卫生单位支援西藏的三方协商会议，并拟定了《关于进一步做好对口支援西藏卫生事业建设的几点意见》。

1986年7月至9月，崔月犁带着卫生部老少边穷地区卫生工作调查组的干部先后到了辽宁、内蒙古、宁夏、新疆、甘肃和青海等省和自治区，走访了地（市、州、盟）、县（旗）、乡（苏木）、村（嘎查）的170多个医疗、预防、保健、教学、科研机构和农、牧、山区的基层卫生组织，访问了鄂温克、鄂伦春、达斡尔、蒙、藏、回、东乡、裕固、撒拉、维吾尔、土家等少数民族的猎、牧、农户。那年崔月犁已经66岁，这次调查为后来卫生部制定决策提供了可靠依据。尤为重要的是，他的到访不仅以其脚踏实地的务实精神增进了中央和民族自治地区的关系，也大大激励了边远地区基层卫生人员的敬业精神。

1986年年底，崔月犁又去了浙、赣、桂、黔四省13个地市共20多个县。那次出差近50天，其中有一半时间在县以下地区。在云南，他奔波多地，行程达两千多公里。在黔南布依族苗族自治州，他曾到过一个小山村，汽车快到村口就无路可走了，崔月犁带头走下车，踏着泥泞的小路，走进村民家。很多没有领导干部去过的地方都留下了他的足迹。

两项重大改革保住了农村保健网

崔月犁相信只有卫生部干部亲眼看到农村的变革与机遇，才有可能提出切实可行的政策和措施。他要求大家有机会都到农村看看，让卫生工作适应农村的发展，这是以前的部长从来没提过的要求。

崔月犁一直认为，卫生工作重点应该放在为八亿农民服务上，而55 000多个乡级卫生院是关键。当时，农村卫生经费短缺，乡镇卫生院的“大锅饭”和低效率很普遍。1966年，国家陆续把公社卫生院从集体所有制过渡到全民所有制，不恰当地实行了统负盈亏的全包办法，造成基层干部利用特权把非医务人员不断调进卫生院吃国家饭。国家年年补贴，卫生院却越办越穷。有的卫生院的病床就是一张床板，没有被褥，也没有护理，只铺了些草。他严肃地批评这种做法：“咱们现在有的卫生院把被子都吃了。”

改革开放前中国农村以集体经济为基础，“赤脚医生”和农民一样，半农半医，防疫工作不再收取报酬。1978年以后，农村陆续实行家庭联产承包制，农民生产积极性大增，农业生产形势一片大好。可是农村卫生保健形势却是另一番景象：以集体经济为依托的合作医疗面临集资困难；挣工分的“赤脚医生”不再有报酬；“赤脚医生”也分到了责任田，经济利益吸引他们弃医务农。这些现象被称为合作医疗“滑坡”，其实就是解体。面临着农村基层医疗保健人员流失的严峻现实，这一变化牵涉到全国130多万“赤脚医生”和61万个农村大队卫生所。

1983年9月，崔月犁组织召开了全国卫生防疫工作改革座谈会。代表们建议：把国家给乡、村一级民办卫生事业的补助费转成预防补助费；收取防疫接种劳务费。他在会上坚决地说：过去的制度、办法，只要不适合的都要改革。关于收取防疫接种劳务费的问题，他坦诚地说：“必须实事求是，如果国家‘包’得下来，无疑是好事！问题是没有这个力量。”

1985年，崔月犁组织卫生部起草了《关于卫生工作改革政策问题的报告》，把基层防疫中最难解决的经费问题上报国务院。同年，国务院62号文件批转了卫生部报告，遵照国务院新政策，他果断改革了民办事业费的使用办法——从按“人头补贴”改为按防疫任务补贴。他推动预防补助费（原来的民办事业费）和卫生防疫的劳务收费的改革，基本解决了防保人员的劳务补偿，把任务和报酬挂钩，把专业人员留在了岗位上。这正是他想达到的目的：基层有医有药、能防病治病。

培养农村留得住的医学人才

崔月犁惦记着农民，过年也想看看农村。1985 年 2 月 21 日，农历大年初二，他便和卫生部的同志来到北京郊区顺义。他喜欢听干部反映问题，认为凡能提出问题的都是动了脑筋的人。谈到农村人才十分紧缺时，县卫生局局长王占鳌说："能不能让协和和北医为我们顺义办个大专班？去年分到顺义 48 名医学生，头天报到就问什么时候让他们回城，留不住哇！"崔月犁说："农村卫生技术人员缺乏的问题不光你这儿有，北京各县都有，全国也普遍存在。你这儿办个医专吧，为各县培养留得住的卫生人才。"事情就这么定了。

当时，北京远郊县总人口是 370 多万，有病床 5 600 张。随着经济实力增长，乡镇医院设施已经有了很大改善，但卫生人员却只剩下不到 2 000 名医生，而且学历大多为中专。由于人才培养的中断和削弱，全国恢复高考后的连续几届医学院校毕业生几乎全都留在了城里。在农村和乡镇医院，年老的医生每年在退休，年轻的医生年年盼不来。农民有了病怎么办呢？农民需要一所姓"农"的医学院，关键是要培养"留得住"的人才。

旅途疲劳加上天气严寒，崔月犁在顺义病倒了。晚上发烧，夜不能寐，他抱病给时任北京市市长写了一封信："今日到顺义县，了解到首都郊县对人才的需要也是存在严重问题的，如不加快培养，在农民群众生活不断提高的情况下，势必越来越被动，使农民不能就近就医。"为此他建议："在远郊县成立一所医学专科学校，专门为农村培养留得住的大专医学人才，以解决在相当一个时期内农村对医学人才的急切需求。"

四个月后，北京市计委、市文教办公室和市高教局批准成立北京医学专科学校（简称北京医专）。崔月犁指示卫生部为建校留出 200 万元专项资金，并指示北京医科大学在教学方面给予大力协助。崔月犁是雷厉风行的人。依他的脾气，恨不得当年建校当年招生。

1986 年，北京医专进入了紧张的建设阶段。医专的建设让崔月犁看到了为农村培养人才的可行之路。他在全国卫生厅局长会议上重申要加快培养农村卫生人员的步伐，要求部里尽快制定一套乡村医生的进修办法。他提出，当前医学教育要采取灵活多样的形式，适合农村特点，加快培训和提高农村卫生人员的步伐，打开人才通向农村的路子；有条件的省、市要逐步建立医学专科学校，为本地区和基层培养人才，全国的1 300多所卫校在同等条件下要优先录取农村初级卫生人员和乡村医生。

1987年4月，崔月犁离任时，《健康报》以“老部长离任一席话”为题刊登了他的告别之言：“当我向卫生部和全国卫生战线上的战友们辞行时，向他们说些什么呢？说来说去，就是一个问题——千方百计要为我们十亿人民培养医护人才。这个是百年大计，智力投资重于基建和设备投资。不要将人才匮乏的焦虑像接力棒似的从一任部长手里传到又一任部长手里。”

在崔月犁不断协调和鼓励下，北京医专建设了80亩校园、2万多平方米的教学楼，聘请了49位教师和各类管理人员，初步具备了招收大专生的条件。1987年9月，崔月犁收到了邀请：北京医专将于16日举行首届开学典礼。

医专开学是县城的大事。顺义县城热闹非凡，老老少少像过节一样。崔月犁是这所学校的倡导者和筹划者，从建校申请立项、筹款、教师来源，无不亲自协调。他的到来给开学典礼增添了光荣和喜悦。典礼上，他对来自远郊区县的120名学子说：“你们是学校招收的第一批从农村来的孩子，希望你们刻苦学习，全面成才，三年后报效家乡，为京郊卫生事业奉献自己的才智。”

北京医专不负崔月犁所望。到了2001年，这所医专已经开办了6个专业，全日制在校生上千名，夜校学生上千名，累计为北京农村和基层培养了2 800名毕业生，成为北京远郊县医学人才的主要输送者。它的最大成功是培养出的人才留在了农村。借鉴北京医专的做法，几年后全国各地先后创办了十几所医学专科学校，这些医专的毕业生不同程度地向农村基层卫生机构倾斜，为培养农村医学人才发挥了不可忽视的作用。

崔月犁离世三周年时，北京医专撰文回忆了他和这所学校的故事：“创建一所学校是不容易的，实践一个有利于人民的思路是需要坚定信念的。北京医专发展的历史，就是我们从崔月犁部长身上学习实事求是、心系人民的高尚品质的历史。我们的事业越发展，我们就越怀念这位可敬可亲的老人。”

农村现有卫生人员的培训也得到他的关注。那时，全国有130多万“赤脚医生”，其中80%没有经过正规培训。崔月犁认为应该加强对他们的培训和考核，使“赤脚医生”逐步专业化。1984年只有8.4%“赤脚医生”获得乡村医生证书，

38.3%的人获赤脚医生证书（低于中专水平）。到1987年崔月犁任职的最后一年，已经有40%左右的“赤脚医生”经过培训获得乡村医生证书。

1986年10月，一个别开生面的学术交流会——全国乡村医生学术经验交流会召开，崔月犁特地赶来参加。他对代表说：“我很少参加学术会议，但你们乡村医生举行学术报告会，这是中国历史上的第一次，因此我一定要来。”来自全国27个省（直辖市、自治区）的200多名小医院代表参会。在会上，崔月犁提出，以后要多开这样的交流会，推动农村基层医生的学术活动，提高乡村医生的业务和管理水平，巩固农村三级医疗保健网，增进八亿农民的健康。

尾声

崔月犁部长在卫生部工作的九年，也是他为广大农民服务的九年。正像他自己在上任时说的，我们中国是世界上人口最多的，农村人口也是世界上最多的；中国不管进行什么工作，只要是带战略性的工作，都离不开“为八亿农民服务”这个基本出发点，谁不考虑这个问题，工作上就不会有成绩。他这样说，也这样做了。

供稿：北京崔月犁传统医学研究中心　张晓平

公共卫生奠基人

抗疫先贤——伍连德

人物简介

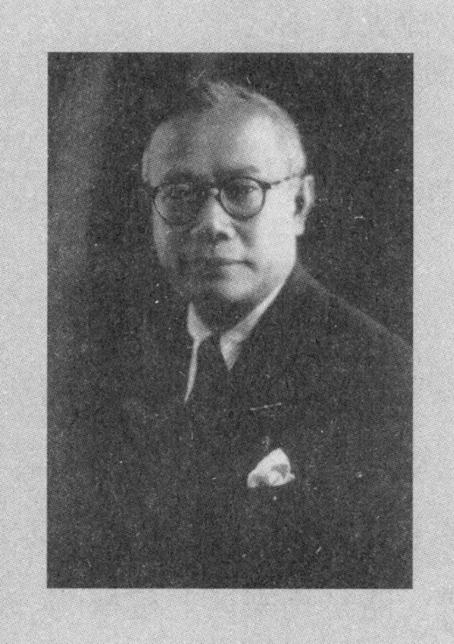

伍连德（1879—1960年），字星联，出生于马来西亚槟榔屿。17岁留英考试位列榜首而获奖学金，赴英国剑桥大学攻读医学。

1903年，他通过剑桥大学博士资格考试，荣归故里行医。1907年，他回到贫穷落后、动荡不安的中国，立志将自己的所学知识和报国热忱奉献给祖国。他践行了自己的诺言。

梁启超1924年这样评价他：“科学输入垂五十年，国中能以学者资格与世界相见者，伍星联博士一人而已。”1937年，伍连德返回马来西亚行医。1960年，伍连德于槟州家中病故，享年81岁。

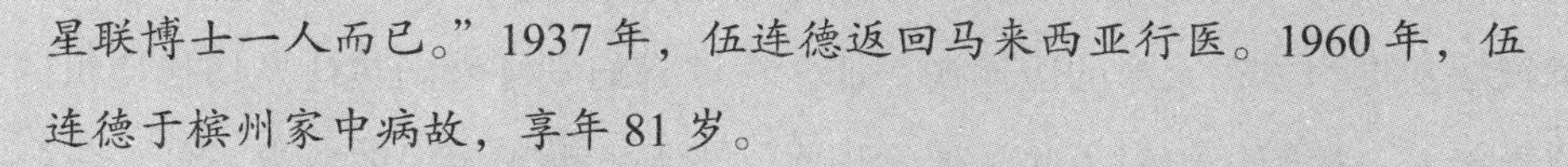

他是中国公共卫生体系的创始人，是中国现代医学的奠基人。他建立了现代检疫制度。到现在我们都能从这个制度中不断获益。

1910年，清宣统二年冬月，历经义和团运动、八国联军入侵、慈禧西逃、庚子赔款，大清国已是风雨飘摇，国运凋敝，民不聊生。此时东北又传来一个天大的噩讯——瘟疫？！黑死病？！鼠疫？！每天死数十人，自满洲里到哈尔滨，又至长春、奉天，沿中东铁路和南满铁路自北向南，席卷而来。时至岁末，瘟疫将随几十万返乡劳工而一举入关。

清外务部，俄、日发来大量照会，谴责当地治疫无能，侵害俄、日利益，提出派人、派兵进行抗疫，实际要借机夺取东北三省主权，侵占这片沃土，外务部大惊失色。

孤独的逆行者

1910年12月18日晚，一封发自京城外务部的加急电报送到了天津北洋陆军军医学堂，收件人为军医学堂帮办（副校长）伍连德；发件人为外务部右丞施肇基，电报内容是急召伍连德入京。施肇基时年33岁，美国康奈尔大学文学硕士，处事细致干练，有极好的中英文能力。1905年他随同清政府代表团赴欧洲考察宪政担任参赞，路经马来西亚槟榔屿。而伍连德从英国取得学位不久，作为槟州华人代表接待了来自祖国的代表团并发表演讲，给随团的施肇基留下深刻印象。国难思良将。此时施肇基想到了在天津的伍连德，那个在槟榔屿满怀爱国热忱亲切接待祖国来访团的青年人。尽管年纪轻了些，但学识水平不差，爱国保民的境界不低，急赴东北担当钦差大臣，调查疫情非他莫属。于是一封加急电报将他召到外务部，开诚布公地向他通报了东北形势。

伍连德在欧洲著名的巴斯德研究所和哈勒学院专门研究过细菌学和传染病，当即表示“我可以接受外务部派遣”。当日下午伍连德直接返回学校，选择英文较好的学生林家瑞作为助手。第二天（21日）一早，伍连德及其学生作为最孤独的逆行者，毅然登上了北去的列车。

伟大的胜利

1910年12月24日，哈尔滨火车站。由于疫情影响，这里几乎已经没有新来的旅客，当伍连德和林家瑞拎着各种器材下车时，接站官员看到伍连德年轻稚嫩的面孔，不免有些失望。

12 月 25 日一早，师生二人去拜访了哈尔滨的行政长官并开始了流行病调查。哈尔滨道台于驷兴是一位典型的中国旧式官员，他对现代科学，特别是医学一无所知，面对规模如此之大的瘟疫，他显得茫然无措。

为了寻求病原的真相，伍连德和助手来到了疫情的中心地带——恐怖的傅家甸。

傅家甸是在 1898 年中东铁路修建时，中国劳工与民众大量涌进哈尔滨、不少商人和手工业者在此开店设坊，渐渐形成气候的。但在疫情暴发时期，傅家甸还属于相对贫困的地区，与俄国人控制的区域无法相提并论。

伍连德在傅家甸的商会里，见到了后来成为他重要助手的两位来自北洋医学堂的年轻医生。与他们的交谈中，伍连德进一步确认了患者的发病症状，而种种证据都把这次疫情指向了鼠疫。

在伍连德来到傅家甸之前，一位日本医生也到了这里，并开设了一间简易的实验室。可惜在他收集解剖了几百只老鼠以后，依然没有找到鼠疫杆菌的身影。可是如果不找到病源，就无法确认这次疫情的真相，也就无法制订出合理有效的防疫措施。伍连德决定铤而走险。

1910 年 12 月 27 日清晨，伍连德等人匆匆赶到傅家甸的一家客栈，这里年轻的老板娘刚刚因病去世，她是一位嫁到中国的日本女人。在简陋的客栈房间里。伍连德和他的助手们，冒着法律风险与传染的风险，开始了中国现代医学史上第一次人体病理解剖。

死者的血液和脏器分别被取出，放入培养液中。死者的皮肤被重新缝合，穿戴整齐后用政府提供的棺木装殓，以便下葬。

商会的一间空房子里，伍连德从天津带来的贝克显微镜等设备已经架设完毕，这里就是他们简陋的微生物实验室和细菌培养室。

12 月 30 日，通过在显微镜下对组织切片的观察，伍连德很快就从中辨认出了大量的鼠疫杆菌，见到了那些两头着色的卵圆形微生物。这是一种令人生畏的微型生物，它们小小的身躯，却能给人类带来灭顶之灾。在中世纪的欧洲，它就曾以黑死病的威名，肆虐了整个大陆，几乎断送了整个欧洲文明。

伍连德立刻让同事上镜观察，并亲手绘制了彩色图片。接着又请于道台等官员上镜观察，这是他们第一次受到现代医学教育，看到在镜头下游动的鼠疫杆菌而唯唯称是。证据确凿是鼠疫，但不是常见的腺鼠疫，而是造成肺部及呼吸道感染坏死的肺鼠疫，传染方式多为飞沫与空气，属于人传人，传染期 2 ～ 3 天，病死率近 100%。

至此，伍连德给朝廷发去了电报，提出了 9 条结论和建议，制订了以隔离防疫为核心的抗疫方案。

伍连德仅带一名医学院的学生，在病源不明、资料不足、沟通不畅、没有外援的情况下，凭借简单的器材，冒着生命危险，在傅家甸进行了中国有史以来的第一例人体病理解剖，确定了此次瘟疫为肺鼠疫，作出了鼠疫在人与人之间传播的正确判断，并提出了切中要害的防疫措施。伍连德在地方官员及施肇基的支持下开始行动了。

为了有效防治这种可以通过呼吸传播的新型鼠疫，伍连德自创了一种可以用于大量生产的防护口罩——伍氏口罩，并在哈尔滨开始推广。

他对傅家甸地区实行了封锁与隔离；他借了 120 节火车车厢作隔离与疑似病院；他呼吁内地医生支援，并请求派出军队与警察执行“封城”命令。

此时，正值中国春节的前夕，大量百姓都将返乡过年。为了避免更大范围的传播，伍连德提出了关闭铁路和口岸的政策，把疫情封锁在可控范围之内。

就在防疫工作陆续走上正轨之际，伍连德又迎来了一个意想不到的挑战。另一位防疫医官——法国医生梅聂教授于 1 月 2 日到达哈尔滨。梅聂是北洋医学堂的首席教授。1908 年曾在唐山煤矿防治一场腺鼠疫，算得上伍连德的前辈。第二天伍连德登门做礼节性拜访，陈述了疫情缘由及防治措施，没想到换来的是暴怒与斥责。他骂伍连德是“中国佬”，说他“顶撞前辈”。原来他来前到奉天向总督锡良提出任命他统筹防疫事务而被婉拒，为此迁怒于伍连德。伍连德回酒店后马上致电施肇基，陈述无法与固执己见的人共事而提出辞呈。

1 月 5 日，外务部复电责成伍连德主持工作，调回梅聂医生。当天梅聂医生不戴口罩去俄国铁路医院考察并随诊了 4 个鼠疫患者。3 天以后，即 1 月 8 日，梅聂医生出现发烧、咳嗽、呼吸困难等症状，虽经救治已经回天乏术，于 3 天后 1 月 11 日病故。

梅伍之争是学术观点之争，也是权威与真理之争。没想到一位资深医生只是维护自己的权威而忘却了真理，牺牲了自己的生命。

1911 年 1 月 28 日，全面隔离防疫已经进行了 1 个月，死亡人数居高不下，最高日死亡 187 人。伍连德意识到，肯定有哪个环节出了漏洞。在一番调查后，他终于在傅家甸的坟场发现了自己认知上的漏洞。那里停放着几千具尸体没有下葬，那并不是工作人员的疏忽或者懒惰，而是因为在寒冬的中国东北，根本无法挖开冻土掩埋尸体。

哈尔滨的冬天十分寒冷，鼠疫杆菌可以在室外存活很久，再加上猫啃犬咬，这里成了最大的传染源。想斩断疫情，这些尸体必须被处理。没有别的办法，只有焚尸，才能彻底消除隐患。

在 1911 年的中国，死者为大、入土为安是伦理也是法律，怎么可能焚烧？

为了彻底消灭疫情，伍连德联合当地官员一起，冒死给朝廷发了一份电报，请奏焚尸。

焦急地等待了 3 天。终于，一匹快马的马蹄声响彻了深夜的傅家甸。朝廷准奏焚尸！

1911 年 1 月 31 日，大年初一。傅家甸坟场点燃了一场燃烧了 3 天的大火。而与此同时，伍连德下令全城燃放鞭炮，一是为了振奋幸存者的人心，二是为了告慰牺牲同胞的在天亡魂！

30 天后，也就是 1911 年 3 月 1 日，哈尔滨达到鼠疫零死亡。哈尔滨防疫总指挥——伍连德，一战成名，名扬全球。

鼠疫开始流行时，势如破竹，旦夕之间上万人死亡，整个东北如人类末日。正是伍连德的防疫策略，让这场吞噬了 6 万多条性命的大瘟疫被挡在了傅家甸内。这是人类历史上第一次大规模主动控制传染病的行动，此后一直作为样板在历次传染病流行中被仿效。在对抗 SARS，以及如今的新冠病毒时，也依然在指导着当今的隔离防疫策略。

1911 年 4 月 3 日，在中国奉天（今沈阳），举办了中国历史上第一次国际学术会议——万国鼠疫研究会。而这次大会的主席，就是中国政府代表、哈尔滨防疫总医官伍连德。

尽管抗击鼠疫取得了阶段性胜利，但伍连德清醒地认识到，此刻还远远未到可以庆祝的时候，鼠疫虽然已经消失，但并不等于灭绝。东北鼠疫的来源还要进一步研究，防治鼠疫的机构还有待建立。从历史上看，类似的鼠疫大流行往往会在几年或几十年内再度出现。他的当务之急是要彻底搞清鼠疫的来源，建立可靠的卫生防疫系统，对流行病进行常态防治。

基于这个思想，伍连德开始了建立东北防疫总处的计划。总部设在哈尔滨，在满洲里、齐齐哈尔设立分支，建立了若干防治医院，有疫防疫，无疫治病。

计划上报后，伍连德来到满洲里，实地考察了旱獭的捕获情况，还亲手进行了旱獭解剖。他了解到，旱獭一旦染上鼠疫就会失明失声、行动迟缓，被健康的同类逐出巢穴。在北满，猎人们很久以来约定成俗，不捕获染病的旱獭。但是由于闯关东的人日益增多，加上旱獭皮高额利润的诱惑，无数人加入了捕捉旱獭的行列。他们不能辨认染病的旱獭，反而因其容易捕获而不放过。导致鼠疫从旱獭传给了人类。

以上这些关于东三省防治肺鼠疫的科学论文，于1913年发表在著名的*LANCET*杂志上。

创建中国现代防疫体系与医学体系

1911年辛亥革命爆发，王朝帝制崩塌，民主共和国建立。但贫穷落后、民不聊生的状况并未改变，至于人民的健康更是没有保障。缺医少药，再加上陈规陋俗、封建迷信，那时人均寿命仅30多岁。

伍连德先生初步建立起东北防疫体系后，依靠自己的影响与能力，成为推动全国防疫体系及法规制度建立的开拓者。

1913年他向当局提出《拟改组全国医学教育备忘录》；1914年进而提出《拟改组全国医学教育意见书》，大力推进现代医学院校创建，促进生理、病理、人体组织等学科的建立，包括一直为法律与民俗禁锢的人体解剖。1913年11月以总统文告允许后，于1914年4月发布内务部命令及补充命令，以法律形式予以肯定。

接着伍连德又以其丰厚的学识与组织能力兴办起医学院、医院和传染病院。

1915年2月，颜福庆与伍连德等人为推动中国医疗事业，筹组了中国医生自己的学术组织——中华医学会，他们分别出任第一届和第二届会长。同时创办了《中华医学杂志》，伍连德出任杂志总编辑。

1916 年，伍连德向政府筹集 20 万元、向个人筹集 10 多万元，其中本人捐出 2 500 元，筹建北京中央医院（现北京人民医院前身）。该医院于 1918 年建成，是我国第一座由中国人出资、中国人管理的世界一流水平的综合型医院。

1913 年起，伍连德多次代表当时政府接待来华访问的洛克菲勒基金会，力荐在中国投资建设现代化医院与医学院。1921 年 9 月协和医院及协和医学院在北京落成，伍连德协助制订教学计划，推荐大量学界英才进入医院管理层与技术层。

伍连德在中国先后兴办了 20 多座医院、研究所。1926 年，他在哈尔滨创建了“滨江医专（哈尔滨医科大学前身）”并出任第一任校长。

1923 年以来，伍连德多次向国联卫生组织及政府呼吁，从外国人手中收回海关检疫权。在他的努力下，1930 年 7 月 1 日全国海港检疫管理处在上海成立；伍连德担任第一任处长并制定了《海关检疫章程》等系列法规。如今海关检疫部门在抗击新冠肺炎疫情、外防输入中依旧发挥着至关重要的作用。

1919 年哈尔滨发生大规模霍乱，第二年又发生鼠疫大流行；1932 年上海霍乱大流行；以及 1942 年日本对中国浙江、湖南发动细菌战，伍连德及他培养的学生利用他的防疫理论与防疫体系，都很快控制并扑灭了疫病大流行。

丰厚的学识与能力

伍连德 1879 年 3 月 10 日生于马来西亚槟榔屿。其父原籍广东台山，是位闯南洋的工匠，养育了 11 个孩子，他排行第八。自小他就勤奋好学，刻苦读书。

1896 年，17 岁的伍连德在当地大英义学考了第一名，获得每年 200 英镑奖学金，考取了英国剑桥大学伊曼纽学院学医，成为剑桥大学的第一位华人医学学生。

1902 年 4 月，伍连德获剑桥大学文学学士、医学学士和外科学士学位。他的每年 200 英镑奖学金是不够一年开销的，第一年还借了些钱。第二年开始，他几乎囊括了学校的各项奖学金，满足了学习的需要还稍有结余。

最后的一年，他到利物浦热带病研究所、德国哈勒大学与法国巴斯德研究所随从名师，专门研究细菌学与传染病。1903 年，他通过了资格考试，获得文学硕士与医学博士的学位，这也是剑桥大学第一位华人医学博士。

此后以他的功绩与世界影响力，还相继获得香港大学法学名誉博士、上海圣约翰大学名誉理科博士、日本帝国医科大学荣誉医学博士等称号。

值得一提的是，伍连德主攻的是细菌学与传染病学，获得了这么多荣誉仍感学识不足，后于 1924 年 8 月，在他 45 岁时赴美国约翰·霍普金斯大学进修公共卫生学，获得公共卫生学硕士学位，真是学无止境。

伍连德的骄人业绩也得到国际同行的认同。国际卫生组织多次聘请他为专家、顾问、中国委员等职务，11 次代表中国出席国际卫生会议，发表了百余篇专业论文，得到了“鼠疫斗士”称号。

爱国热忱

“我随时准备报效国家并甘受任何艰难，以期向我的人民表示我为他们而生活、工作，我心潮涌”，这是伍连德的心声。他 1907 年 28 岁来到中国，1937 年 58 岁离开中国。他把 30 年的青春才华献给了祖国，还把自己的爱妻与 3 个儿子也奉献给了祖国。

伍连德自幼生长在英属海峡殖民地，在学校接受全盘英式教育。除华人家庭的宗族教育外，对祖国知之甚少。而他对祖国的热爱，首先来自他的舅舅。

他有 6 个舅舅，先后在福州马尾船政学堂毕业，分别在南洋水师和北洋水师任职。二舅林国祥曾任北洋水师“广乙舰”管带，甲午海战中负伤落海。后携部下谭学衡、程璧光来英国监造“海天”和“海圻”号巡洋舰，以重振水师。

伍连德在英国学习之余，赶过来看望二舅，一是享受亲情；二是聆听舅舅与二位兄长讲述甲午海战、中法海战的故事。了解三舅林国裕在甲午海战中英勇牺牲的故事，让他树立了精忠报国，洗雪国耻的爱国情怀。

伍连德眼看学业结束，便抱着满腔热忱准备回乡干一番事业，没想到第一次毕业求职竟撞了“南墙”。

当时他的家乡招聘“行政医官”，他满怀期望带着大堆文凭、奖状前去伦敦英殖民部应聘。官员审阅一番说，你的学历学识水平很好，完全符合要求。但你不能担任这个职务，因为你是华人，这个职务只能留给英国人。“种族歧视”如同一盆冰水，从头到脚浇凉了这个满腔热血的青年人。

返回南洋家乡后，他开了私人诊所谋生，同时致力于家乡的民主和改革。他与林文庆、宋旺相成为“南洋三杰”，兴办海峡华人杂志，提倡禁毒禁赌，主张剪辫放脚，影响很大。当时南洋的华人稍有钱财便吸食鸦片消磨意志。伍连德竭力禁毒，成为槟州禁毒协会主席，从而得罪了利益集团。他们勾结殖民司法当局，选择性搜查伍连德诊所，搜出一盎司治病用鸦片汀便定罪藏毒，被判罚100英镑。而法官也承认，这里医生都有鸦片汀以作医用，但就选择你伍连德执法，使伍连德备受侮辱，从而坚定了返回祖国、报效祖国的决心。

这里有必要提及的是一部《中国医史》，是王吉民与伍连德先生用英文合著，于1932年由天津印字馆出版，面向国际的一本巨著。合著这本书的起因是1913年一位名叫嘉里逊的美国人出版了一本《医学史》，成为当时国际权威著作与教材。该书对中国医学的论述不足一页，充满了无知和偏见。如：“中国很少有外科手术”“阉割实际上是他们唯一实施的手术”等。伍连德致函嘉里逊，询问他为何对中国医学介绍至少、评价之谬，嘉里逊回答未见西文著说，非余之咎。

为把中国几千年伟大的医学史介绍给世界，王吉民与伍连德先生联手，花费了16年的时间，收集查阅了上至公元前2 600多年前、下至当时的4 000多年的医学历史传说和古代医史资料，以及随教会进入中国而带进的西医活动，完成了这本巨著，填补了中国医学史的空白，对世界影响巨大。按照伍连德的说法是“保存国粹、矫正外论”，实际上就是弘扬了中华民族的历史文化，体现了爱国主义精神。

永远的纪念

1960年1月21日，伍连德因脑中风病逝于槟州家中，享年81岁。当地为他举行了隆重的葬礼，全世界十几家报纸杂志发文悼念。

1995年6月，中华医学会医史学分会等单位联合举办了“伍连德博士及中华医学会成立80周年国际学术研讨会”。

1999年3月，卫生部、卫生检疫总局、中华医学会、医学科学院在北京举行“纪念我国现代医学先驱伍连德博士诞辰120周年座谈会”。

2000年9月，北大人民医院为第一任院长伍连德塑立铜像，并将学术报告厅命名为“伍连德讲堂”。

2001 年 9 月，哈尔滨医科大学图书馆前广场上第一任校长伍连德铜像揭幕。

2005 年，北京市东城区东堂子胡同 4 ～ 6 号伍连德故居定为东城区文保单位。

2006 年 9 月，哈尔滨利用东北防疫处旧址恢复建设为“伍连德纪念馆”，定为省级文物、青少年教育基地。

2015 年 12 月，哈尔滨医科大学“伍连德研究所”成立，并完成首部《伍连德学术文集》编辑工作，收集专著 178 篇。

2019 年 12 月，国内出现新冠病毒。为鼓舞人民抗疫的决心，报纸、杂志和互联网上先后发表纪念伍连德抗疫斗争文章几十篇。北京电视台拍摄放映了两部纪念专辑；中央电视台拍摄的《战疫》专题节目，第一集为“鼠疫斗士伍连德”，于 2020 年 4 月 5 日清明节当天在国际频道全天滚动播放。

供稿：伍连德孙辈亲属，伍连德在华权益授权维护人　黄建堃

中华医学会　游苏宁

为千万人提供“托命之场”——颜福庆

人物简介

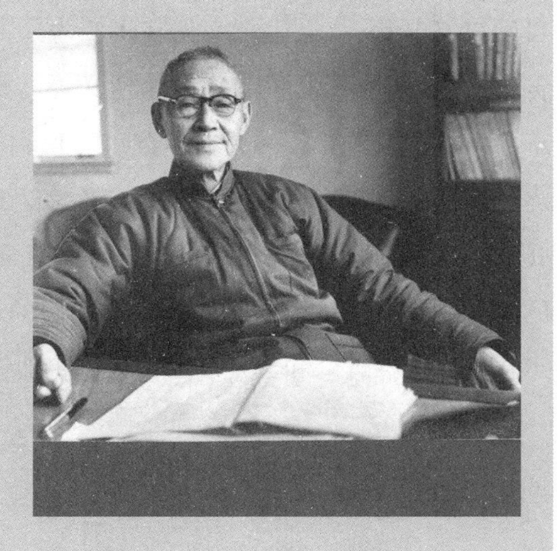

颜福庆（1882—1970年），上海市人。一级教授，医学教育家、预防医学家。1904年毕业于圣约翰大学医学院。1909年毕业于耶鲁大学医学院，获医学博士学位。曾任湘雅医学专门学校（湘雅医学院前身）校长、北京协和医学院副院长。1927年创建上海医学院并任院长至1938年。1938—1940年任国民政府卫生署署长。1949年7月起一直担任上海第一医学院副院长。曾当选为第一、第二、第三届全国人大代表和全国政协委员，九三学社中央委员兼九三学社上海分社副主任委员，中华医学会首任会长、名誉副会长等职。

人生意义何在乎？为人群服务。服务价值何在乎？为人群灭除病苦。可喜！可喜！病日新兮医亦日进。可惧！可惧！医日新兮病亦日进。

噫！其何以完我医家责任？歇浦兮汤汤，古塔兮朝阳，院之旗兮飘扬，院之宇兮辉煌。勖哉诸君！利何有？功何有？其有此亚东几千万人托命之场！

这是国立上海医学院（复旦大学上海医学院前身，简称“上医”）的校歌，上医莘莘学子传唱的一首慷慨激昂、豪情满怀而意蕴深远的校歌。

这首校歌，由上医的缔造者颜福庆的好友黄炎培作歌词，徐希一谱曲。校歌以自问自答开头：“人生意义何在乎？为人群服务。服务价值何在乎？为人群灭除病苦。”将医者为人群灭除病痛的意义提高到人生意义和价值上衡量。那么，医者要不要求功，求利？回答是“勖哉诸君！利何有？功何有？其有此亚东几千万人托命之场！”将几千万人的性命托付给医者，医者的责任重矣！培养医者的医学院更是几千万人托命之场，医学院的责任重矣！医者和医学院的功在此，利也在此。这样的功利观，充分体现了颜福庆创办上医的理念、追求和崇高的情怀，是颜福庆的心声。正是这种理念和其崇高的情怀，将他铸造成了中国医务界的一代耆宿。

医生的责任是什么

历史给颜福庆的定论是“公共卫生学家、医学教育家”。颜福庆似乎没有今人看重的重大发明和鸿篇巨制，他的价值往往会被遗忘。其实，他的业绩、他的英明是永垂的。

1910—1927 年在湖南湘雅行医、办学期间，颜福庆曾经是一位出色的全科医生，尤其擅长精细的眼科手术。由于种种原因，他没有机会继续在专科深造，成为外科某领域的专家。这实在是中国医务界的幸事。中国医务界少了一位眼科专家，成全了一位不可多得的医学教育家和曾经统领整个中国医务界的领袖人才。在他的引领和教育下，一大批杰出的各科医学专家成长起来，例如湘雅医学院的高才生张孝骞、汤飞凡、高镜朗、吴绍青、应元岳、龙伯坚、董秉琦、李振翩、谢少文，上医的高才生林兆耆、杨国亮、张昌绍、苏德隆、钱悳……

药到病除，是民众对医生的普遍心理期待，一般医生也以开药方、治好病作为自己的责任。即使今天，依然如此。颜福庆坚信，医生的天职不仅是把患者的病治好，更要预防疾病的发生。他深刻地预见到，应该是理性地意识到，20 世纪中国现代医学发展的趋势必须重视预防医学，这是一个贫弱的泱泱农业大国的医学现状所决定的。他和伍连德、俞凤宾等中华医学会创始人在重视预防医学上是高度一致的。

早在 1916 年中华医学会第一次大会上，颜福庆就发表题为“医家之责任”的演讲，批评把治病作为医生唯一天职的旧医学观念。他在《黄帝内经》“上医治未病”的基础上阐述了“防病于未然，不仅在疗治于已病”的新医学思想。他认为治病只是医家众多责任之一，医生要分清长远目标和近期目标。看门诊治病是近期目标；启发开导民众，宣传教育健康知识，使全体民众身心和谐健康，这才是医生的长远目标。也就是说，防病比治病更有意义和价值。没有预防观念，只满足于治病的医生，是还没有完全尽到医生的职责。心中确立预防观念并身体力行预防疾病，这才是符合社会需要的医生，才是民众真正需要的社会福音。医生所从事的是“福国利民”职业，有其特殊的职业道德，不允许有世俗的“畏难心、苟安心、登高垄断心”蒙蔽心灵而玷污医生神圣的职业。普通大众往往不明白预防医学的道理，要实现公共健康，需要政府、人民与医界三者的密切团结，才能切实有效。

“医家之责任”是颜福庆作为中华医学会首任会长对公众的首次公开演讲，既是他医学思想的集中表达，又可看作他对中国医务界的殷切期望。演讲末尾百余字值得我们反复品味：“吾医界同人，定当晓然于大者、远者，不当务其小者、近者。施诊疗病，乃小者、近者之事也。其所谓大者、远者，乃对于人民尽开导启发之责，教其所不知，匡其所不逮，使健康生存之正义，充塞两间。对于医界，则以平日经验，胸中蕴蓄，为之镇中流而标正鹄，不许神圣不可侵犯之名誉，稍蒙不洁。不许有畏难心、苟安心、登高垄断心，参错其间。但欲收福国利民之效，非市政设法以补助之，不能进行无碍也。要之，蚩蚩者氓，不明此理，徒法又不足以自行也。是在政府与人民与医界，团结一气，各尽其责，庶将来四万万之圆颅方趾，受福无疆。”

未来的医生的责任是什么？颜福庆对此有很多论述。1931 年 3 月 6 日，时任上医院长颜福庆应上海沪江大学医预学会之邀，前去演讲“现代医学教育的趋势”。演讲简单回顾了中国现代医学发展的过程，重点阐述了医学教育的几个趋势，末了就学医的目的同与会者坦陈自己的看法。颜福庆说："学医的目的，有许多人以为能多赚钱，我想他跑错路了……若然有人拿服务人类、为公众利益为目的去学医，这才是最好的。取这种目的的人，才是人类的服务者。"这篇演讲稿由顾学箕记录后发表于《民国日报》。受这次演讲的影响，次年顾学箕考取了上医，并终身从事预防医学事业，成为国内有影响的预防医学家。

为了中国的医务事业

如果只停留在校歌头两句，那么我们的理解是肤浅的，还没有懂得这位上医创办人和词作者的意图，并且很容易与"为人民服务"混淆起来。歌词出彩在第三、第四句，"可喜！可喜！病日新兮医亦日进。可惧！可惧！医日新兮病亦日进"。新疾病的产生推动了医学的进步，医术随疾病的发展而进步，这是科学家征服疾病的心态。一般的医学家和绝大部分民众会沾沾自喜，并在此驻足。但医学进步的喜悦，随即被新疾病产生的恐惧所替代。颜福庆没有满足于医学科学进步的成果，而是看到了医术的有限性和疾病的无限性，因此感到做医生的无奈和可悲，连道两声"可惧！可惧"！这是医学科学的局限，也是人类的局限。医学与疾病，永远处于相互博弈之中；医学永远处于被动的追赶之中。人类只有在认识上确立预防为先的观念，才能最有效地驾驭疾病。这是颜福庆的医学哲学思想。

把"病"与"医"的关系看得如此辩证，并且坦白地承认医术的局限性，使这首校歌具有了哲学的高度。"病"与"医"的关系既如此，那医生怎么办？更直接地说，上医人怎么办？校歌第二段作了说明。

"噫！其何以完我医家责任？歇浦兮汤汤，古塔兮朝阳，院之旗兮飘扬，院之宇兮辉煌。勖（勉励）哉诸君！利何有？功何有？其有此亚东几千万人托命之场！"

歌词里又出现了"医家责任"4个字，与颜福庆在中华医学会首次大会的演讲有异曲同工之妙。颜福庆勖勉上医人，做医生的"责任"不在求利，不在求功，而是"正谊明道"（上医院训），在于为"亚东几千万人"提供"托命之场"。这是何等悲悯的胸怀！这是多么庄严的承诺！

责任的背后反映的是人们的思想和观念。颜福庆心中的医学，不仅仅是个体医学、治疗医学，而是整体医学、社会医学、预防医学，需要全社会（政府、人民与医界三者）的通力协作才能办好。中国是农业国，广大农村缺医少药。因此，20 世纪 20 年代末开始，颜福庆更多地把关注的目光转向了农村，而中国预防医学的重点也正是在农村。在《中国医学教育的过去与未来》一文中，他指出：“中国无疑急需更多的医生。大城市需要医生，内地和农村就更需要医生。我们需要愿意生活在农村、过乡村百姓同样生活，并且甘愿领取贫穷农民能支付得起报酬的医生。”

中国的医疗卫生制度有一个不断学习、借鉴西方并不断本土化的过程。到了 20 世纪 30 年代中期，在兰安生、伍连德、刘瑞恒、林可胜等中外医学家的推动下，“公医制度”逐渐被政府采纳，颜福庆也是其中一位积极的推动者。他根据当时中国的国情，完整地提出了覆盖城乡的公医制思想。简单地说，就是建立一张从乡村到县再到省的三级医疗卫生服务网络，确保民众的健康。具体说，“在一万人口之内，设立一乡村医疗站，从事简易的医疗工作。每五到十个乡村医疗站，设一个区医疗所，从事基本的医疗卫生工作。每个县设立一个医疗中心，包括一家医院、一个简单的实验室，一个医疗行政机构，监管辖区内的医事工作。依此类推，每个省设立一个更大范围的医疗中心，监控、帮助各县医疗中心，并负责县医疗中心以外的卫生工作。在上述地方组织之上，设立一个全国的卫生行政机关，以组织和监督全国的卫生事业。在这种医疗保护体系下，才有可能合理、有效地保护所有人群的健康。为实现公医制，全国所有的医事卫生机关，应充分利用并遵循上述政策。”80 年前，颜福庆提出这些思想，并在上医长期的办学实践中付诸实施，反映了他对中国国情的深刻认识。

实现公医制需要人才。为此，各医学院必须培训各类合格的医务人员。颜福庆认为，省立医学院应担负起这项重任，实际培训由省级医院、实验室以及县乡一级的医疗中心来承担。从事培训的医学院将由 4 位主任负责：理论医学系主任（包括先修科即预科、临床前期各科）；应用医学教务主任（包括内科、外科、产科、妇科等各专科），同时担任医院院长；社会医学教务主任（预防医学、公共卫生学、社会学、心理学）；医疗教务主任（护理学、产科学、药剂学、实验技术）。这些学校的学生应免收学费，但毕业后须在政府医疗机构内服务一定时间。

时至今日，我国国情发生了巨大的变化，但他的上述理念至今不失其重要的现实意义。

医学教育该怎么办

医学思想直接影响医学教育。颜福庆的医学教育生涯是从湖南开始的。1914年，年仅32岁的颜福庆与美国约翰·霍普金斯大学高才生胡美共同创办了湘雅医学专门学校（Hunan-Yale Medical School；简称湘雅）并担任院长至1927年。这是美国雅礼会与湖南省政府合办的，也是中国第一所中美合作的医学院。创办仅十余年，湘雅就在中国医务界获得了崇高的声望，被誉为仅次于北京协和医学院的高水平医学院。“北协和，南湘雅”，湘雅如今还是享誉海内外的著名医学院。

1927年大革命时期，颜福庆离开湘雅，应邀担任中国医学最高学府——北京协和医学院副院长。这是一所美国人办理和管理的世界一流医学院。同年，他带着湘雅的数位高才生，带着湘雅的经验开始创设上医。1928—1938年，颜福庆一直担任这所完全由国人自办的医学院院长。中外合作办学、外国人垄断办学、国人自主办学这3种办学模式，颜福庆都经历了。从1932年开始，颜福庆又长期担任中华医学会“医学教育委员会”主席。他协助国民政府教育部，积极推动国联卫生部来华调查医学教育，发表著名的费伯（Knub Faber）报告，极大地引起了中国医学教育家的兴趣，并成功地促使国民政府教育部于1933年成立医学教育委员会，颜福庆担任该委员会主任，为当时乱象丛生的中国医学教育界制定统一的标准，努力通过政府的力量，尽力使现有的医学课程和医院达到所需的标准。

丰富的国内办学经历，加上他广泛的国际医学交流经验，使颜福庆成为当时中国医学教育界当之无愧的领袖。他办医学教育的经验异常丰富，但有一点是关键，就是要抓住医学教育的自主权。自主权包括两方面：对外，要从外国人手里夺回医学教育主权；对内，要保持教育的独立性。没有自主权，办一流的医学教育是一句空话。

新中国成立之初，颜福庆在总结自己的历史时谈到两点。第一点，“中国要发展科学医学，必须国人自办，医学教育权不能操于外人”，如外籍董事退出湘雅、创办中华医学会、博医会归并中华医学会等例子都证明了这点。这是他从湘雅和协和医学院的办学经验中得出的结论。因此，他坚持中国人自己办医学院，制定中国人自己的医院标准，培养懂得中国人生理、心理的医生。第二点，颜福庆主张“集中公私（政府和民间）两方面的力量共同开拓医学事业”，为此需要创设一套科学的管理制度。其中最典型的例子是“上海医事事业董事会”。正是依托这个董事会，颜福庆创办以上医、中山医院为核心的“上海医事中心”的理想才得以实现，经费才有了充分的保障。举例说，1927—1935 年，政府拨给上医的维持费一共 111 万余元。而“上海医事事业董事会”向洛克菲勒基金会、中华医学基金（CMB）、英国庚子赔款基金委员会 3 家机构争取的捐助高达 93 万元，几乎接近政府的拨款。1934 年，经颜福庆多年不懈的争取，洛克菲勒基金会最终向上医捐赠天文台路地产 100 多亩（后通过土地置换方式，颜福庆在枫林桥购买 100 多亩土地建成了上医新校舍和中山医院）。当年这笔地产的价值更是高达 600 万元。有了充足的资金，颜福庆才有足够的底气从海内外延聘到一流的教师，实行精英教育模式，选留最优秀的学生补充教师队伍。中英庚款奖学金医学名额每年仅 2 名，上医学生几乎每年都能拔得头筹。上医办学仅短短 10 年，就在医务界声名鹊起，以无可辩驳的实力，跻身国人自办医学院的翘楚地位。

迈出实质性的步伐

新中国成立后，“预防为主、面向工农兵、团结中西医、卫生工作必须与群众相结合”成为全国卫生政策的四大方针。这与颜福庆的医学理想几乎如出一辙，他早年倡导的西医“大众化、中国化”和“公医制”，至此迈出了实质性的步伐，中国的医学教育进入一个重大转折关头。1949 年，年过花甲的颜福庆再次出山，担任上医副院长。1955 年 6 月陈同生出任上医院长，同年 10 月兼任党委书记，颜福庆和黄家驷等专家担任副院长。以颜福庆与陈同生为首的上医党委齐心协力，密切合作，真正做到了“肝胆相照”，上医又迎来了一个黄金时期。上医采用“母子校”的办法，既保留了上医，又圆满完成了国家交给上医的建设重庆医学院的任务。校园面积从东安路以东，扩展到东安路以西，建成了六、七、八号楼，与东安路以东的一号楼、中山医院大楼对称。

20 世纪 50 年代的颜福庆，是作为一名医学教育大家，民主党派的领导成员，为共产党建言献策。颜福庆看到了医学教育的快速发展，也清醒地看到快速发展给正常教学秩序带来的冲击，这与他千辛万苦为中国医学教育界制定的医学教育标准是有所背离的，与他坚定信守的第一流医学教育标准也是有所背离的。为此，抓住各种机会，积极建言，呼吁稳定医学教育队伍，提高医学教育质量，成为他这一时期最主要的工作。

20 世纪五六十年代，上医除援建重庆医学院外，还援建了大连医学院、山东医学院、新疆医学院、中国医学科学院、解放军医学科学院等兄弟院校。这样大规模的调整，对上医的教学产生了不小的冲击。例如，1957 年 3 月，上医有学生 3 178 人，附属医院 6 所，病床 1 695 张，还有护校、干校；而全院教学人员只有 476 人。以此有限的人力，要负担教学、医卫、研究的任务，又要提高教学质量，困难很大，因此影响到教学人员的健康。当时的统计，上医 76 位高级教授中，患病的就有 11 人，占 14.5%，其中有半休、全休，也有带病从教的。颜福庆在全国政协二届三次全会（1957 年 3 月 25 日）上发言，陈述了上医的这些现状，认为“过去事业发展得太快，必须暂缓发展……就现有基础加以整顿提高。把提高质量作为一项中心工作”，呼吁“必须巩固基本队伍，要这只母鸡能够下蛋，首先就要充实和培养它的孕育机能”。他尽力为党的医学教育事业的健康发展，实事求是地向党提出建议。

颜福庆逝世于 1970 年。他生前立下遗嘱：遗体供医学研究。他毕生从事医学教育，引领和见证了中国现代医学教育的成长和壮大。这位医学教育家倡导的医学教育理念、开创的医学教育事业，留给我们无穷的启发和思考。

供稿：复旦大学校史研究室　钱益民

衣原体之父——汤飞凡

人物简介

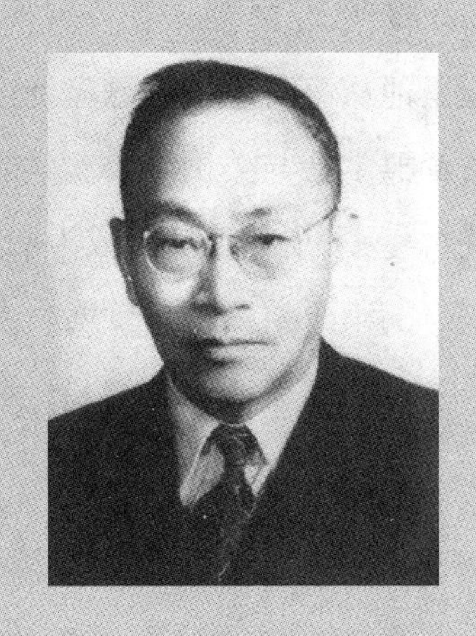

汤飞凡（1897—1958年），湖南醴陵人，著名的医学微生物学家、病毒学家，沙眼衣原体的主要发现者，被誉为“衣原体之父”。

汤飞凡1921年毕业于湘雅医学院，获医学博士学位。1921—1924年，在北京协和医院细菌学系进修，后受聘为助教。1925年，前往美国哈佛大学医学院细菌学系深造。1929年，受颜福庆的邀请回国，担任中央大学医学院（现复旦大学上海医学院）细菌学系副教授，兼任上海雷士德医学研究所细菌学系主任。1938年，主持重建中央防疫处并担任处长。其间，研制出中国第一批临床级青霉素和世界首支斑疹伤寒疫苗。1949年，任卫生部生物制品研究所所长，生产出中国的卡介苗和丙种球蛋白。1950—1952年，主持组建中央生物制品检定所，主持制定中国第一部生物制品规范——《生物制品制造及检定规程（草案）》。他领导选定的牛痘“天体毒种”和由他建立的乙醚杀灭杂菌的方法，为我国提前消灭天花奠定了基础。1961年，我国成功消灭天花病毒，比世界早了16年。

1955年，成功分离出世界上第一株沙眼病毒TE8，成为世界上发现重要病原体的第一个中国人。1973年，世界卫生组织专门委员会正式将沙眼病毒定名为“衣原体”，沙眼病毒改称“沙眼衣原体”，汤飞凡被誉为“衣原体之父”。

少年立志济世为怀

汤飞凡1897年出生于湖南醴陵汤家坪。汤家属当地望族，但家道中落。汤父汤麓泉设馆教书以维持家计。汤飞凡幼名瑞昭，排行第三,五岁启蒙。汤父遵循“易子而教之”的古训，送他到二十里外的何家义塾就读。何家在当地也属大族，与汤家世代交好。

汤飞凡12岁入长沙城南小学堂，三年后毕业并考入甲种工业学校。虽然学工，但是他从小有志学医悬壶济世，只是一直没有机会。1914年，湖南省政府委托湖南省育群学会与美国耶鲁大学雅礼协会合办湘雅医学专门学校（现中南大学湘雅医学院），汤飞凡弃工从医成为湘雅医学专门学校的首届学生。

湘雅医学专门学校创始人之一爱德华·胡美[①]在自己的回忆录中这样写道：

> 姓汤的学生是从长沙以东不远的醴陵来。他出于学生的好奇心时常去参观萍乡煤矿，看人们从大矿井中运煤出来。一天他在煤矿上遇见两个中国客人，他向他们鞠了一躬，鼓起勇气问他们那闪亮的木盒子里装的是什么东西。他们告诉他说是一架显微镜。他们是来给下班的矿工检查钩虫的。他马上感到很新奇，问他们可否让他看他们的工作。他们建议说：“来给我们帮忙吧！”
>
> 他们告诉他怎样使用显微镜，怎样在标本上找钩虫卵，当他在没有他们的帮助下自己在一张切片上找到了钩虫卵时，他高兴极了。那一天这个姓汤的孩子就决定做一个医生，不仅要治疗疾病，而且要研究致病的原因。他向那位年纪较大的中国先生——颜医生问道，他要怎样才能研究医学科学？他知道几个月内湘雅医学院就要从长沙开学了。就在那一天，他答应颜医生说，他一定要进入第一班学习。

---

① 爱德华·胡美（Edward Hume，1876—1957年），美籍医师，1906年在湖南长沙创办雅礼医院（现中南大学湘雅医院），1914年与颜福庆共同创办湘雅医学专门学校（现中南大学湘雅医学院），颜福庆任校长，胡美任教务长。

湘雅医学专门学校多数是外籍教员，采用英语教学，因而在招生入学时需考试英语。汤飞凡从未学习过英语，这意味着他连报考的条件都还达不到。但这是他好不容易等来的机会，无论如何也不甘心轻言放弃。他鼓起勇气找到学校招生负责人，希望能准许他免试英语，而他也保证可以马上开始学习，一定突破语言障碍。这位招生负责人正是爱德华·胡美，他对汤飞凡十分赞赏，最后答应汤飞凡可以破格免试英语。考试结果出来后，汤飞凡被录取了。他没日没夜地学英语，到开学时已经能够勉强听懂百分之五六十。不懂的地方他就向同学借笔记、看参考书。一年的时间里他翻烂了一本英文字典，眼睛也变成深度近视，但他终于突破了语言难关。

七年的医学训练，不仅磨炼了汤飞凡坚韧刻苦的精神，也使他对济世有了新的认识。19 世纪与 20 世纪的世纪之交的二三十年，正是微生物学的黄金时代，以法国的巴斯德（Pasteur）和德国的寇霍（Koch）为代表的一代细菌学和传染病学天骄，陆续发现了大部分重要传染病的致病菌。寇霍的学生日本人北里柴三郎发现过鼠疫和破伤风的病原菌，人称东方寇霍。年轻气盛的汤飞凡曾言："日本能出东方的寇霍，中国为什么不能出一个东方的巴斯德？"

湘雅医学院第一届招收的 30 名学生，因为课程紧、要求严，很多人承受不了而中途退学，到 1921 年仅 10 人毕业。这 10 人中除了汤飞凡，还有后来声誉卓著的内科学家张孝骞和热带病学家应元岳。

从湘雅医学院毕业后，有同学邀请汤飞凡一道开业行医，汤飞凡说："当一个医生一辈子能治好多少患者？如果发明一种预防方法却可以使亿万人不得传染病。"这也成为汤飞凡毕生志愿。

1917 年，美国洛克菲勒的洛氏基金会在北京创办协和医学院，各方面条件可与美国国内医学院一比。其中细菌学系主任由美国著名的细菌学家田百禄（TenBroeck）担任。汤飞凡立志研究细菌学和传染病，因而慕名申请到协和医学院细菌系进修。

异乡深造应召回国

1921 年秋，汤飞凡到了北京协和医学院细菌系。田百禄教授十分注重学生实验技术的培养。汤飞凡到了之后照例被分配到准备室，做一些洗刷玻璃器皿，制作细菌培养，饲养、管理实验动物等准备工作。尽管这些工作看上去简单而琐碎，但汤飞凡仍然干得非常认真细致，而且主动观察和学习，有疑问也会查阅文献或请教教授。半年多后，汤飞凡被田百禄看中，聘请他为助教，聘期三年。三年的时间里，汤飞凡熟练地掌握了细菌学理论和实验技术，经田百禄和学校推荐，汤飞凡获得美国哈佛大学医学院奖学金，准备赴美深造。

20 世纪 20 年代是病毒学的拓荒时代，汤飞凡所进修的哈佛医学院细菌系的研究重点此时正转向比细菌更小的微生物，拓荒者的首要任务是找到新的方法。作为投身病毒学研究的第一个中国人，在哈佛的三年里，汤飞凡主要研究了病毒学实验方法，包括离心、过滤、吸附以及病毒体外培养等，同时用这些方法了解病毒的物理性状和发生过程。在秦瑟教授①的指导下改进除菌滤器，使用醋酸火棉胶制成滤膜，测出了病毒颗粒的相对大小，这也是第一代超滤膜的雏形；他与同事沃德用肉汤制备病毒悬液，用伯克菲 V 形砂棒过滤疱疹和牛痘病毒，解决了滤器对病毒的非特性的（或物理的）吸附问题，得到了高滴液（含量高）的病毒悬液。汤飞凡因此在美国《实验医学》等杂志上发表了 6 篇相关研究论文。

三年的时间很快过去了，汤飞凡已经成为秦瑟的得力助手，他们的研究进展顺利，硕果再望。秦瑟多次恳切地想留他在哈佛，但汤飞凡仍有犹豫。正在这时一封来自祖国的信使他下定决心——回国！

写信的人是他的老师颜福庆。颜福庆 1909 年毕业于美国耶鲁大学，获得医学博士学位。1910 年回国到雅礼医院工作，1914 年与胡美共同创办湘雅医学院，并担任首任院长。汤飞凡就读湘雅医学院时，颜福庆任院长。1927 年颜福庆离开湘雅担任北京协和医学院副院长。鉴于当时国内几所较好的医学院都是外国人创办，颜福庆矢志创建中国自己的医学教育体系。他抓住南京国民政府成立第四中山大学的机会，倡议设立医学院被批准。医学院于 1927 年 9 月在上海正式开学，后因“第四中山大学”改名“中央大学”，医学院也改为“中央大学医学院”。颜福庆辞去协和的职务，专任中央大学医学院院长。

医学院虽然设立，可是经费靠中华教育文化基金会和中国红十字会资助，十分困难，师资尤为缺乏，开学时只有教师 8 人。百废待兴的颜福庆想起了正在美国深

① 秦瑟（Hans Zinsser，1878—1940 年），美国细菌学家和免疫学家。

造的汤飞凡。

颜福庆在信中，没有提到丰厚的报酬，也没有任何天花乱坠的许诺，只是一五一十地列出中国医学艰难前行的现状和学校的重重困难。汤飞凡感受到了祖国的召唤，感受到了老师对学生的殷切希望，因而当即决定归国。1929 年春，汤飞凡携夫人回到上海，就任中央大学医学院细菌系副教授。

汤飞凡从零开始建设细菌学系，他把自己的显微镜捐出来，又通过私人关系多方求援，才勉强装备起一个简单的试验室。在教学之余开始利用极其简陋的设备进行研究工作。1932 年，中央大学医学院独立，改名为国立上海医学院，汤飞凡晋升正教授，同时受聘为英国在上海的雷氏德研究所细菌系主任。1935 年汤飞凡到英国国家医学研究所进行短期协作，于 1937 年年初归国。

从 1929 年到 1937 年的八年中，汤飞凡在病毒的本质及有关的方法学，牛胸膜肺膜炎以及沙眼病原学等方面的研究均有重大进展，所发论文中多篇被权威性专著或教科书引用。

如果照此势头发展下去，汤飞凡要实现“东方的巴斯德”的梦想不是没有可能。可是爆发于 1937 年的全面抗战，打断了他的进程。

有人说这是命运，但汤飞凡自己却说：“不是命运，是我自己的选择。”每当民族存亡的紧要关头，汤飞凡都有自己的选择，一个中国人的选择。

临危受命　构筑防疫长城

1937 年 9 月，侵华日军进攻南京，上海随之沦陷。“做了亡国奴，研究出再好的东西又有什么用？！”1938 年，颜福庆担任卫生署署长。他再次写信给汤飞凡，打算请他去长沙负责重建中央防疫处。汤飞凡一直怀着一颗赤诚的爱国之心，早已无法在上海这座孤岛上苟且偷安，于是他答应了。汤飞凡到长沙后不久开始着手重建事宜。但日军已向武汉逼近，国民政府迁往重庆，汤飞凡带领防疫处迁往了昆明。

在抗战时期，国内的科学研究，尤其是微生物学、免疫学的科学研究几乎全部中断。由汤飞凡重建的中央防疫处，不但生物制品的生产取得显著发展，科学研究也取得重要突破。

中央防疫处的研究人员在深居内地的云南地区，也坚持阅读世界各国的学术资料，交流讨论世界微生物学的发展情况。每周，汤飞凡都在自家举行读书会进行文献讨论，也正是通过这样的文献讨论会，拉开了我国研制青霉素的序幕。

汤飞凡在《吾国自制青霉素的回顾与前瞻》一文中写道："1941年秋，昆明中央防疫处文献会之某次周会内，曾由魏曦技正报告：关于Abraham，Chain和Florey诸氏在《柳叶刀》杂志上，所发表对于青霉素或盘尼西林之研究一文，据称青霉素，既无毒质，且具充分杀菌效能，对于战争必有莫大贡献。因此引起吾人深切之注意，同时以青霉素既系霉菌所产之物，则其制造，自属生物学制品范围之内，是以吾人深欲一为试探。"

制造青霉素首先要找到能产生青霉素的青霉菌。受云南霉豆腐制作方法的启发，汤飞凡号召研究员们从旧衣、家具、水果等一切可能之处收集霉菌，涂布到培养基上，寻找纯种霉菌。终于一次偶然的机会，他们从一名工作人员鞋子的霉菌上发现了令人满意的结果。

分离菌种的工作从1941年冬一直进行到1944年春，经过上百次试验，共获得帚状霉菌40余株，能产抗生素的有11株，"以汤飞凡所长分离的菌种为最佳"。

1944年9月5日，中国自行研制的青霉素在昆明高峣村诞生。第一批出品仅5瓶，每瓶5 000单位，其中两瓶送往重庆，两瓶分送英、美两国鉴定，均获好评，随后大量投入生产，甚至能供欧美的盟军使用。

当时《自然》杂志中有一篇关于中国中央防疫处的特写："这个工厂只有一台锅炉，而且常漏，不安全，每晚用毕都要检修……就靠它，解决了所有的器皿消毒和蒸馏水供应等""这里还有一个小型的青霉素车间……汤博士的工厂保持了高水平，虽然没有自来水，但他的马厩和动物房都非常清洁。他有一个效率高的培养、分装和检定系统。尤其有趣的是，他有一个自己的玻璃厂，能制造各种中性玻璃器皿。"

就在这个简陋到没有自来水的"工厂"里，汤飞凡带领中央防疫处不仅生产了中国自己的青霉素、狂犬疫苗、白喉疫苗、牛痘疫苗，以及世界首支斑疹伤寒疫苗，还培养了一批中国未来微生物学、免疫学的骨干，为中国防疫事业筑起一道坚实的长城。

成就非凡破解沙眼之谜

1949年新中国成立，全国上下朝气蓬勃。1950年中央防疫处改名为中央政府卫生部生物制品研究所，汤飞凡任所长。1951年兼任新成立的中央生物制品检定所所长。

新中国成立伊始，卫生部门最紧迫的任务是控制传染病流行，保障疫苗供应。汤飞凡集中精力组织大规模生产和解决各种技术问题，在全所努力下，防疫处制品1951年产量比1949年增加7倍，1952年又比上年增加13倍。旧中国时期天花流行，接种牛痘是预防天花的有效手段。新中国刚一成立，卫生部就制订了扑灭天花的计划，在全国范围内普遍种痘。生物制品检定所承担了制造痘苗的任务，经过十几年的努力，中国于1961年消灭了天花，比全球消灭天花早了16年。

在各项工作进入正轨以后，汤飞凡摆脱行政事务，重新回到实验室，恢复了中断近20年的沙眼病原研究。

今天的人们已经不知道何为沙眼了，可是在1954年，沙眼流行极广。世界卫生组织估计，全球有六分之一的人患有沙眼，高发区因患失明的超过1%，视力严重受损的超过10%。在中国，沙眼发病率约55%，致盲率5%，有的边远农村患病率甚至高达90%，所谓“十眼九沙”。研究沙眼病原体，从而找到预防治疗的方法，在当时的确是一项非常有意义的工作。

沙眼是一种非常古老的疾病。埃及是沙眼的古老多发区，有“沙眼的故乡”之称。根据《黄帝内经》的记载，公元前2 600多年中国已有此病。正因为沙眼历史悠久、流传广泛、危害巨大，自现代微生物学创立始，沙眼的病原问题就极受重视。七十年间，始终没有定论，沙眼病原是细菌病原还是病毒病原一直是争议的焦点。

1887年，微生物学创始人之一寇霍从埃及沙眼患者中分离出一株杆菌，称为寇－魏氏杆菌（Koch-Weeks bacillus），认为是沙眼的致病菌，开始了沙眼的细菌病原说。但该杆菌很快被证明是引起埃及流行的另外一种病——眼结膜炎的罪魁祸首。按照这个思路，在以后的几十年里，30多种细菌曾被冠以沙眼病原之名，又被一一否决。而从20世纪初在沙眼患者眼中取材发现包涵体，到20世纪20年代证明沙眼材料滤掉细菌仍有感染性，沙眼的病毒病原说似乎占了上风。

汤飞凡从沙眼包涵体开始研究，他花了一年的时间，每周带助手在同仁医院沙眼门诊工作半天，采集了201例典型病例样品，对沙眼病程和包涵体的形态演变有了较为清楚的认识。同时，汤飞凡用恒河猴作为动物模型，进行猴子的人工感染试验，并首次成功地在猴子的感染材料中发现了包涵体，纠正了过去几十年认为猴子患沙眼不产生包涵体的认识。

与此同时，沙眼病毒分离的工作也在紧张地进行。1951年和1953年日本学者荒川和北村都分别发布了分离病毒成功的报告，但他们的工作都因为没有得到其他实验室的证实，所以没有得到承认。1954年，汤飞凡和助手按照他们报告的试验方法不断地进行病毒分离实验，但是无一成功。

汤飞凡丝毫没有放弃的念头，经过一年的探索，他认识到，不能再重复别人的病毒分离方法，一定要走自己的路。

根据对沙眼病毒的了解，他决定采用鸡卵黄囊分离病毒，并意识到分离病毒的关键是如何抑制患者样品中的细菌，在没有可靠数据的情况下，他决定同时使用青霉素和链霉素。新的分离方法建立后，开始分离试验。

1955年8月10日，汤飞凡用新的方法进行第八次分离试验，传了三代后成功地分离出病毒——这便是世界上第一株沙眼病毒。汤飞凡将它命名为TE8，T代表沙眼（Trachoma），E代表鸡卵（Egg），8是指第8次试验。后来世界上许多国家的实验室更愿意将它称为“汤氏病毒”。汤飞凡成为世界上发现重要病原体的第一个中国人，也是迄今为止的唯一一个中国人。

沙眼病毒分离成功的结果一经发表，长期低迷的沙眼研究一下就被推上了高潮，英国、美国、沙特阿拉伯、以色列等国家和地区的医学者们也纷纷使用汤飞凡的方法，相继分离出沙眼病毒。

有了病原体便可进行系统的、深入的研究，从而确定了沙眼和鹦鹉热及鼠蹊淋巴肉芽肿的病原体同属于介于细菌与病毒之间的一组微生物。这导致了微生物分类的重大变革。1970年，国际上将沙眼病毒和其他几种介于病毒和细菌之间的、对抗生素敏感的微生物命名为衣原体。沙眼病毒正式改名为沙眼衣原体，而汤飞凡也当之无愧地被称为“衣原体之父”。

1980年6月，中国眼科学会收到国际眼科防治组织（IOAT）的一封短函：由于汤博士在关于沙眼病原研究和鉴定中的杰出贡献，IOAT 决定向他颁发沙眼金质奖章。1982 年 11 月中国科学院追授汤飞凡的沙眼病毒研究以二等科技成果奖。1992 年 11 月 22 日国家邮电部发行了汤飞凡纪念邮票，以纪念我国这位世界上最早发现沙眼病毒的著名专家。

直至今日，国际上最权威的微生物学教科书 *Bacterial infections of humans*：*epidemiology and control*（Alfred S. Evans，Philip S. Brachman 编著），病理学教科书 *Robbins and Cotra Pathologic Basis of Disease*（Professional Edition，8th ed，Kumar 等编著）上，任何关于衣原体的综述，都写到了“Dr. Tang”——这个必须镌刻在世界医学史上的中国人。

主要参考文献：

[1] 爱德华·胡美 . 道一风同 [M]. 张庆镒，陈慕竹，李传斌，译 . 长沙：岳麓书社，2014.

[2] 刘隽湘 . 医学科学家：汤飞凡 [M]. 北京：人民卫生出版社，1999.

[3] 黎波 . 汤飞凡画传 [M]. 北京：民主与建设出版社，2017.

[4] 曹璇绚 . 汤飞凡：他是“衣原体之父”，他是“东方巴斯德”，他来自百年湘雅 [EB/OL].（2015-11-05）[2021-03-12]. https://www.xiangya.com.cn/web/Content.aspx?chn=3652&id=33667.

供稿：中南大学湘雅医院 舒 媛

新中国职业医学的奠基人——吴执中

人物简介

吴执中（1906—1980年），辽宁省新民县人，中共党员，著名的医学教育家和内科学家，英国皇家医学协会外籍院士，我国职业医学奠基人。曾任湘雅医学院教务主任、中国医科大学教务长、中国医学科学院劳动卫生研究所副所长、名誉所长。吴执中治学严谨、敬业爱群、安贫乐道，为我国职业医学学科的创建与发展和劳动者健康贡献了毕生精力。

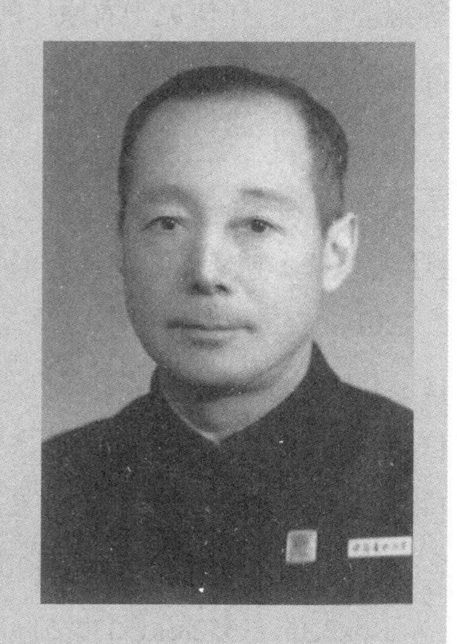

吴执中，原名吴绍棠，1906 年 3 月 14 日出生于奉天省（今辽宁省）新民县一个满族家庭。他年幼时居住在乡村，粗知稼穑。长大后随家迁居县城，在县城读书。其父早年以教书为业，家有一妹三弟，人口多，收入少，生活颇为窘迫，因之弟兄们互相勉励发愤用功。吴执中中学时期受五四运动影响，对列强染指中华、军阀混战、国破民穷的状况痛心疾首，萌发了反帝反封建的爱国思想，立志走科学救国、医学救国、教育救国的道路。1924 年，他从新民县师范学校毕业后考入奉天医科专门学校（后改称盛京医学院，系英国教会所创建，校址在今沈阳市东关风景秀丽的万家河畔，社会上称为小河沿医学院）。此时其父进入辽宁银行界任职，家境有所改善，使他得以坚持完成了 7 年严格的高等教育。吴执中在学习中目睹了白内障患者手术后立见光明的情景，以及伤寒、痢疾等众多疾病的患者就医者生、未医者亡的结局，使他深深印下医者济世活人的印象。在他的影响下，其弟妹 4 人中有 3 人（吴英恺、吴咸中、吴振中）都走上了医学道路，皆成为中国医界名流。

1931 年夏，吴执中从医专毕业后，到北平著名学府协和医学院内科做临床研究生及助理住院医师各一年。1933 年夏，他返回盛京医学院工作，同年年底，到英国北部城市格拉斯哥大学医学院进修内科。次年，经资格考试获皇家医师学院格拉斯哥市分院院士荣誉，随后转赴伦敦大学附属盖氏医院考察。1935 年年初返国，回盛京医学院工作兼任盛京医学院讲师。1936 年春，被日伪逮捕入狱 5 日，严刑不屈，经保释出狱后遂赴北平协和医学院内科任教。1937 年 6 月，应聘至长沙湘雅医学院（湖南医科大学前身）任内科讲师。他授课内容详细、逻辑严密、旁征博引、联系实际，深受学生爱戴。一年后，擢升副教授，又一年后受聘为内科教授。1941 年，被任命为医学院教务主任兼内科主任教授，执掌教学实务，时年 35 岁。1947 年，吴执中获美国医药援华会的资助赴美考察内科的新进展。

中华人民共和国成立后不久，遵卫生部调遣，吴执中赴沈阳中国医科大学任教务长兼内科系主任。他用了 6 年的时间，把中国医大从短学制重点训练场所转变成全国屈指可数的医学教育基地之一。他培养了一大批人才，撰写了大批中文教材，还配合抗美援朝运动，做好后撤伤员的医疗工作，并参与反细菌战的斗争，成绩卓著，在 1952 年第二届全国卫生会议上获卫生部颁发的奖章和奖状。

1956 年，卫生部组建全国性职业病防治研究机构，调吴执中负责专业建设，时年 50 岁。他先赴苏联考察、进修，回到北京后担任中国医学科学院劳动卫生研究所

（1966 年改称卫生研究所）的副所长，开始了一项新的业务工作。20 多年中，他跑遍祖国南北，深入矿山、工厂，直接为第一线工人的健康服务。即使在晚年病重卧榻之时也未停止工作。

吴执中为了促进中外医学的国际交流而尽心竭力。1955 年，代表中国赴印度参加国际内科学术会议；1957 年，代表卫生部出席在芬兰赫尔辛基召开的国际工业卫生会议，参加中国科学代表团在莫斯科与苏联进行的双方科技合作的谈判；1958 年 9—10 月，参加卫生部代表团访问波兰、民主德国、捷克、罗马尼亚以及保加利亚，考察东欧社会主义国家的卫生工作；1958 年 10—11 月，作为中国卫生部代表团专家组成员，参加了在布拉格召开的首次社会主义国家卫生部长会议；1964 年，代表中国赴雅加达参加远东劳动卫生学术会议；同年，在北京作为中国医学代表团卫生学组长参与北京国际科学讨论会的组织和学术交流工作；1965 年 12 月奉派赴阿尔巴尼亚讲学。

为了祖国的建设事业及医疗卫生事业的兴旺发达，吴执中积极参与社会活动。他先后担任辽宁省人大代表，第二、第三届全国人大代表，第五届全国政协委员，中国民主同盟中央委员，中华医学会理事，《中华卫生杂志》（1978 年改称《中华预防医学杂志》）副总编辑、总编辑，中华医学会劳动卫生与职业病学会主任委员，对我国的医学教育、医学发展尤其是职业病防治的开拓，作出了重要的贡献。

积极参加抗日救亡运动

1926 年“五卅”运动后，全国抗日救亡运动走向高潮，吴执中逐渐接受了新思想，并在抗议日本帝国主义暴行的活动中受到锻炼和考验，被推选为学生会领导成员。他一面学习救人的医术，一面从事救亡的宣传，组织学生向当局请愿，起草并散发告全市市民书，唤起民众共同抗日。在抗日爱国运动中，他参加了中国共产党。1927 年 3 月，因党组织遭受破坏，他几经转移到了哈尔滨，进入政法大学以学习法律做掩护从事工人运动。8 月，哈尔滨的形势更加恶化，吴执中在数次转移中与党组织失去了联系，因家人的强制手段被迫离开哈尔滨，返回沈阳盛京医学院。他虽然与党组织失去了联系，但救亡思想和向往共产党的心从未消沉。1931 年

“九一八”事变发生时，他已离开沈阳来到北平。留在盛京医学院的一批爱国师生不甘心做亡国奴，秘密举行抗日宣誓大会，向国际联盟写控告信，向国际联盟代表团送控诉书和宣言书。吴执中与他们一直保持联系，在他们所有的宣言书等文件上签名。1935 年年初，吴执中返回盛京医学院工作，参加抗日救国宣传活动的热情仍不减当年。同年 12 月，他被伪满政府以反满抗日嫌疑逮捕，后经保释出狱。他目睹了日本帝国主义各种暴行，亲身体验到亡国受辱的滋味，因而爱国忧民之心始终不变，并成为以后能在艰苦环境中奋斗不息的力量支柱。

积极参与湘雅三迁

1937 年，吴执中到湘雅医学院工作不久，全面抗日战争爆发。学校在战乱中有两次传奇式的长途搬迁。先是在日军逼近长沙时迁往贵阳，后在湘桂战火蔓延时迁往重庆。身为教务主任的吴执中积极协助院长张孝骞完成迁校任务。他不仅要管病房、管学生，还要管交通运输和仪器图书，甚至还要靠医德的威望，与搬迁途中遭遇的土匪周旋。学校在战乱的年代把一班班学生招进来，将一批批医生送入社会，靠的是什么精神？除他们对医学专业的执着追求外，更靠的是一腔爱国忧民之心。抗战胜利后，他再次主持搬迁回长沙，在大火余烬中重建湘雅，靠的也是爱国忧民与对专业献身的精神。学院培养的人才遍布全国各地，大多已成长为一代业务骨干。他除坚持教学外，临床研究工作也一直未曾停顿，其特点是选题从实际出发。在这一时期，完成“结核病临床观察”“鸦胆子治疗阿米巴痢疾”“甘草流浸膏对溃疡病的疗效”以及“溃疡病饮食疗法与药物配伍相互作用”等课题。

吴执中在教学中有着强烈的责任感与精益求精的进取精神。他对学生的生活和精神上的关心、爱护超越了课堂的界限。学生有难题，愿意找他商量。战乱流亡中的青年学生最怕有病，一旦发生这种情况，吴执中就负起医生和家长的双重责任，曾几次救护了贫病交加的重病学生。

1948 年，吴执中从美国考察后回国，认清国民党政府无药可救，只有共产党可以救中国，他全心投入护校、护学生、“等天亮”的活动中。他和其他爱国师生共同抵制了国民党溃兵的骚扰破坏，保护进步学生免遭黎明前的迫害。长沙解放时，他们将湘雅医学院完好地交给了人民。

三建专业成就突出

吴执中在医学教育和临床实践中，不断创新，不断履新，先后有三次重大专业转折和建树。在湘雅医学院 13 年，是一建内科专业。要在战火中求生存，还要在苦难中承继传统。抗战中长沙大撤退是历史上扣人心弦的一页，湘雅医学院的搬迁不仅是一堆图书、仪器、后勤辎重的转移，也不仅是一群师生员工、老少妇孺的安置，还是一次办学办医意志的考验。长途跋涉，固有千辛万苦，教学水准和医疗质量要维持下去不能降低，则要有理想和有抱负者才能坚持。湘雅医学院最困难的时刻是抗战后期，经费来源断绝，物价一日数涨，湘桂战火逼近，迫使师生员工辗转流亡到重庆。吴执中等在山城高滩岩借一旧仓库继续开学、开诊，仍不误这一年学生毕业和新生入学的大事。抗战胜利后，他带领首批人员沿湘渝公路跋山涉水返回长沙。不久，废墟上的湘雅医学院，重新又屹立起来了。

吴执中在沈阳中国医科大学 8 年，是二建内科专业，在我国社会主义过渡时期的社会转变中求发展。1950 年，沈阳中国医科大学刚刚完成组织调整，把旧满洲医科大学、盛京医学院和原属部队及地方的各医学专业学校的短学程专修科合并起来。这时教学体系还没有调整理顺，不仅有教学内容上的长远安排和短期需要的矛盾，还有要将教学主导思想从解决战争需要的短期速成训练迅速转变到适应长远需要而进行正规培养的轨道上来的问题，以及合并在一起的各组人员间的团结问题。吴执中担任教务长，身处各类矛盾的中心，但他能处理得当。他一方面抓临床工作，一方面抓教材工作。他的行政组织工作再忙，也不脱离诊疗和课堂第一线。医学院组织体系有多次调整变更，他一直兼任内科学系或临床内科的业务领导工作。他始终坚持实践第一、患者利益第一的原则。当时，调整教学、执行教学大纲的主要困难是缺乏完整的中文医学教科书，而保证贯彻教学大纲唯一有效的办法是统一教材。吴执中面对这个难题，着手自编自撰讲义，同时还接受了卫生部交给的编译苏联教科书的任务。他的编撰工作大部分在业余完成，先后编写了《临床内科教程》《肺结核临床诊疗纲要》，编译了苏联塔列也夫的《内科学》（与朱浜生合译）、《内科学进展 1951》、《现代治疗学》（胃的部分）等书。这些教材有极大的实用价值，不仅满足教学需要，还据此编制了各种临床工作常规，提高了基础医疗质量。吴执中在这一次的业务建设中，统率教务，理顺教学秩序，也提高了业务宏观控制的能力。

吴执中在卫生研究所22年，是三建职业病专业，成绩最大，特点是依托国家经济建设的发展，填补并发展预防医学领域中的空缺。中华人民共和国成立前，我国没有职业病专业。新中国成立初期，仍然存在医学院不教职业病的课、医院没有治疗职业病科的状况。但随着工业发展，职业病发病情况日益严重。1957年，卫生部颁布了职业病范围与管理办法的文件，宣布了职业病专业正式成立。吴执中受命负责我国职业医学的创立工作。他赴苏联考察学习回国后，根据我国实际需要，从临床实践入手，从中国最多见的职业病入手，总结经验，很快就在尘肺病防治、铅中毒、苯中毒、汞中毒及农药中毒诊疗规律等方面研究出第一批防治成果。他还从建设需要中选题，分列若干研究项目，与全国各地职业病防治队伍协作。经过几年努力，在“常见职业病诊断治疗常规”“铍病诊断”“铀矿开采中粉尘与氡联合作用对尘肺发病的影响”“有机磷农药中毒的防治”“有机汞农药中毒的临床研究”等研究课题上获得了进展。在吴执中的领导下，我国职业病专业水平提高很快，可惜当时有的研究项目工作停顿，有的走了弯路，专业建设有所迟缓，但在尘肺和常见职业中毒流行病学方面仍有所前进。1980年他辞世前，全国职业病防治网络已基本形成。

医德师德高尚　榜样力量无穷

吴执中在从医、为师的50余年中，无论哪一方面，都起到了表率作用，得到了后人的尊敬和社会的尊重。

坚持维护患者的利益。一个医生，为患者做点好事并不难，50年如一日，处处考虑患者的利益则不容易；终生奋斗不息，不断提高医术，则只有少数良医才能做到；为人师表，言传身教，开创良好的医风。吴执中从医为师50年，在以上三方面均堪称楷模。他年轻时，不怕劳累，勤查细问，随叫随到，对患者体贴耐心，患者视他为可亲可信赖者。成年后，行动成自然，生活宽裕时是这样，窘迫艰难时还是这样。

由于善于多想多看，思想活跃，医术与日俱进。而医术的每一分提高，都意味着患者受惠范围的扩展。医术、思想风格、行为导向等与患者受益的关系，下述实例可见一斑。1964 年，在北京协和医院一次全院性特殊疑难病案大会诊中，安徽省农村的表亲两姓 11 口人，半年内因同一病症先后 8 人去世，余 3 人皆生命垂危，神经、心、肾、电解质多系统受损，在当地医治无效送来北京，大会诊中各科讹疑。吴执中从掌握宏观特征入手，寻找特异外源病因，一举准确诊断为一组有机汞农药中毒病例而轰动全院。经采用驱汞治疗立见成效，救治了濒危患者。随后，吴执中受命作有关学术报告，报告主旋律不是炫耀个人医术的高明，而是强调“外源性疾病”是可以预防的以及预防的规律。20 世纪 60 年代初，我国农村还没有从饥饿灾难中缓解过来，一再发生农药拌种谷物充当食粮而致中毒的悲剧。这种中毒本不属职业病范畴，但为了预防这类外源性致病悲剧的发生，吴执中大会呼吁，小会宣传，组织力量研究这一问题，希望把农药中毒的诊断治疗规律搞清。他不辞辛苦，到甘肃省、海南省等地农村诊疗第一线，收集了第一手资料，从中总结分析规律，广为宣传，促使全国范围控制重大农药中毒事故的工作逐步展开。

执着的追求，强烈的时代责任感。吴执中在 50 年的医疗生涯中充满了艰辛与磨难，抗战期间受尽颠沛流离之苦，还经常受到穷困的困扰。在贵阳、重庆时他一心坚持办学，不肯个人开业，甚至对授课之余附带行医的劝告也不接受。有人提议利用滇缅公路做点药品生意给学校赚点钱的事也遭到他的拒绝。在最困难的时期，学校经费一时接济不上，是吴执中带头减薪协助学校渡过难关。可以想象在生活已甚困苦时减薪的现实含义。

1970 年，吴执中到湖南矿山进行防治尘肺的工作，工作之余，喜欢做群众义务保健医生，回答各种医疗咨询。他居住的小屋，每晚宾朋满座，矿工来访者络绎不绝。为了多作贡献，他每周要去 10 余里外某结核疗养所查房，来去步行，乐此不疲，一年多坚持不懈。1976 年春，他受命到东北做“松花江水体汞污染”课题的有关现场调查。天寒地冻，他所乘的车翻倒，造成脊柱压缩性骨折，但仍坚持不离现场，卧床指挥调查，直至完成任务才返回。

建设职业病专业，创业起步有许多困难，如缺乏助手、临床基地建设方案多变、设备添置慢等。他面对困难毫不动摇，认为国家困难，专业建设速度不理想应该理解，但个人信心不能削弱，进取心不能懈怠。

吴执中平日惜时如金，出差、开会之余暇，手不释卷。20 世纪 60 年代，为了深入掌握化学物质毒性规律，他以花甲高龄，开始系统地自修有机化学。

吴执中晚年虽患恶性肿瘤被截肢，但仍身残志坚，借召开科学大会的春风，组织力量，以惊人的毅力，主编了 130 万字的巨著《职业病学》（上、下册）一书（人民卫生出版社出版）。此书是该领域我国的开山之作，此后成为专业医生的案头必备的工具书，获 1982 年全国优秀图书奖。

吴执中在学术上坚持真理，敢于触动权威和顶住压力、态度鲜明。在“大跃进”“放卫星”年代里，曾多次传来治疗硅肺有特效的喜报，有的还得到高层领导的赞许和推荐，吴执中告诫调查的同志要持客观冷静的态度，调查后将“不能推广应用”的结论如实上报。

爱护下级，团结互敬。吴执中对所有共事的下级和助手，都以爱护与提携的态度对待。20 世纪 50 年代初他顶住压力，鼓励下属注意外文学习。到苏联考察回国还把建议加强年轻医生的外文训练写进考察报告。要求下属做学问要循序渐进与全面发展，在病中还亲自给下属教授英文。

职业病防治要结交许多人，要和不同专业和各种层次的人员共事，他从不以专家自居，也不因地位、身份特殊搞以我为中心。相反，在他与别人的接触中，充满了相互尊重的气氛，与任何人都能建立起平等相待的合作伙伴关系。对一切来进修学习或合作研讨的人，他都满腔热忱，以谦和、尊重和鼓励作为回报，从而温暖了许多人的心。他生前建立起的多边协作网络，至今仍保持相互主动配合的传统。

严格要求自己。他外出办事，随身携带的一块洗衣小搓板，最能反映他处处以普通一兵要求自己的品质。在他做恶性神经纤维瘤手术后，仍不改此习惯。他出差时谢绝住高标准宾馆，不通知到站，自行乘公共汽车前往办事处所等已成为他的习惯。

吴执中出差时还要随身携带大批书籍，好像携带了一个微型图书馆。有人奇怪地问他，这么多的书看得过来吗？他回答，带它主要不是读，是为了查找资料方便。他外出时总要在工作之余审稿，对稿件中的观点、数据需提出有根据的意见，因此要不断地查阅资料。再者，由于患者病情各异，年轻的医生咨询问题也各异，他也要查书，核实后才予以回答。他认为不查不考，以想当然作回答，是没有根据的。

在他病重住院期间，由于肿瘤压迫、腹水多，呼吸困难，很难平卧，终日不能休息。他的下肢肿胀，水肿液从毛孔外渗，坐半小时硬板凳可洇湿一大片地板。如此痛苦之际，他不仅不诉不烦，还尽量想着少给医护人员添麻烦。他生前立下遗嘱，将遗体交给医院作解剖研究，作最后一次贡献。

供稿：中国疾病预防控制中心职业卫生与中毒控制所

毕世耕耘自有功——黄祯祥

人物简介

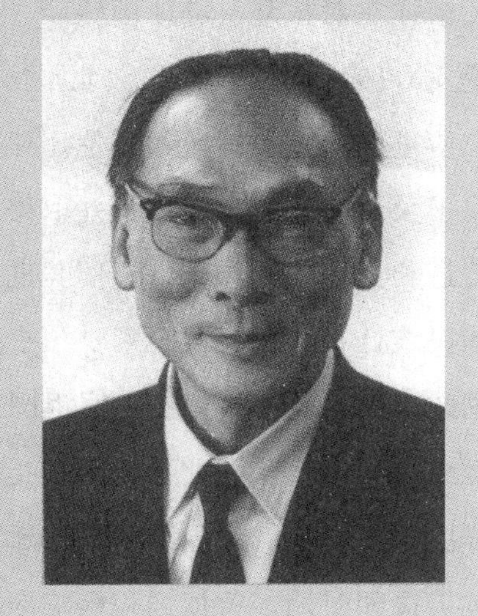

黄祯祥（1910—1987 年），出生于福建省厦门市，世界著名病毒学家，中国医学病毒学奠基人。1930 年毕业于燕京大学，获硕士学位；1934 年毕业于北京协和医学院，获医学博士学位。曾任中国协和医科大学教授，中国医学科学院病毒学研究所研究员、名誉所长。1980 年当选为中国科学院院士（学部委员）。

1943 年，黄祯祥在世界上首创病毒体外培养新技术，为世界病毒学界所公认，为现代病毒学奠定了基础；对流行性乙型脑炎、麻疹等病毒性传染病的病原、流行规律、免疫诊断、发病机制和疫苗研究，从理论和实践上给予指导，为中国控制乙型脑炎、麻疹的流行作出了重要贡献；首先发现自然界中存在着不同毒力的乙脑病毒株，并对其生态学与流行的关系、变异的规律、保存毒株的方法及疫苗等进行了研究；发明了用福尔马林处理麻疹疫苗的新方法。

黄祯祥毕生致力于医学病毒学研究及人才培养，为人类病毒性传染病的控制作出了卓越贡献。其代表作有《常见病毒病实验技术》《中国医学百科全书——病毒学》和《医学病毒学总论》等。

笃信好学　报效祖国

1926年，黄祯祥以优异的成绩考取了当时中国医学最高学府——北平协和医学院，开始接受严格的医学教育。1934年大学毕业后，黄祯祥留在北平协和医院任内科医生。8年的临床实践，不仅为黄祯祥打下了坚实的医学基础，而且培养了他善于观察、发现问题和独立解决问题的能力。凭着敏锐的洞察力和坚实的医学基础，黄祯祥在对霍乱、链球菌感染、鼠疫等的研究方面颇有建树，发表了一系列研究论文。1941年，黄祯祥被北平协和医院选送到美国留学。在美国普林斯顿医学研究所进修及在美国纽约哥伦比亚医科大学内科及微生物科任讲师期间，黄祯祥汲取了大量前沿医学知识，并取得重大研究成果和开业医生执照，拥有着优厚物质待遇和良好的工作条件。留美期间，正值日本侵略军在中华大地上肆意蹂躏，中华民族处于生死存亡的紧要关头。1943年年末，怀着忧国忧民之心，抱着科学救国的理想，黄祯祥毅然返回祖国，奔赴中央卫生实验院。1947年8月黄祯祥被调至中央卫生实验院北平分院，担任院长兼病毒室主任一职。北平解放前夕，黄祯祥决定留下来，等待新中国的诞生。新中国成立后，黄祯祥的专业特长得以发挥。抗美援朝时期，黄祯祥积极响应党和国家的号召，为粉碎敌人的细菌战争，他冒着生命危险深入中国东北和朝鲜前线开展调查，用自己的专业技术为捍卫人类和平作出了贡献。

开拓进取　谱写华章

20世纪初，国际上对病毒学研究刚刚起步，病毒学研究工作很不成熟，方法落后。病毒培养是病毒学研究工作中最基础、最关键的环节，如果没有病毒培养新技术的建立，就没有病毒学研究的突破与发展。1943年，黄祯祥发表了一篇在人类病毒学发展史上具有重要影响的论文——《西方马脑炎病毒在组织培养上滴定和中和作用的进一步研究》，即首创了令世界病毒学界瞩目的病毒体外培养新技术。美国1982—1985年各版的《世界名人录》均称这一重大发现“为现代病毒学奠定了基础”，被认为“在医学病毒学发展史上的第二次技术革命”。此后，世界各地的病毒学家根据他的发现与推论，分离出许多病毒病的病原体，并制备了相应的疫苗。20世纪50年代，美国著名病毒学家E. 恩德斯（E. Enders）获得诺贝尔奖，就是在采用了黄祯祥这一技术的基础上取得的成果。实践证明：病毒学研究发展到今天的分子病毒学水平，黄祯祥所发现的病毒体外培养这一新技术发挥了重要的作用。这一新技术至今仍广泛应用于病毒性疾病的疫苗研制、诊断试剂的生产和病毒单克隆抗体、基因工程等高新技术研究领域。世界上许多国家采用这种技术分离了诸如流行性出血热、麻疹、脊髓灰质炎（小儿麻痹）病毒等。20世纪80年代初在全球引起震动的艾滋病病毒也是采用这一技术分离得到的。

1954年，世界上分离麻疹病毒获得成功。用组织培养技术研制麻疹疫苗成为当时世界病毒学界探讨的重要课题。1961年，黄祯祥与著名儿科专家诸福棠合作，对麻疹病毒的致病性、免疫性进行了深入研究，极大地推动了中国麻疹病毒的研究进程。

自20世纪60年代初起，黄祯祥和他领导的科研团队在麻疹病毒血凝素、麻疹疫苗的佐剂、麻疹疫苗生产工艺等方面进行了广泛深入的研究。用野毒株及抗体结合的方法，成功地免疫易感者；用半减毒株成功地免疫带有母体抗体的婴儿；用福尔马林短期处理麻疹病毒制成的快速减毒活疫苗成功地免疫易感者。《福尔马林处理的麻疹疫苗》是黄祯祥发表的重要论文之一，这篇论文曾在第四届国际病毒大会上宣读，得到了与会者的好评。

1973—1978年，黄祯祥以极大的热情和充沛的精力投入乙型脑炎及其疫苗的研究工作中。从新中国成立之初至今，中国乙型脑炎疫苗的研制工作一直在进行着，从最初研究灭活疫苗，到目前利用组织培养技术进行乙型脑炎减毒活疫苗研究，所有的研究成果无一不渗透着黄祯祥的心血。人民将永远铭记黄祯祥在中国乙型脑炎及其疫苗研究中开拓者的地位和他在取得这项成果中发挥的重大作用。

1976年，黄祯祥创造性地提出“病毒免疫诊治肿瘤”的新设想。他认为：利用病毒感染肿瘤细胞，不但可能有直接杀伤肿瘤细胞的作用，而且在病毒感染后还会改变肿瘤细胞膜的抗原性，有利于调动机体免疫系统识别肿瘤细胞，控制肿瘤的发展。黄祯祥和他领导的科研团队在病毒免疫治疗肿瘤研究领域探索前行，先后发表了《被动免疫对活病毒自动免疫的影响》《不同病毒两次治疗腹水瘤小鼠的初步研究》《病毒与环磷酰胺联合治疗小鼠瘤的研究》《肿瘤抗巨噬细胞移动作用的研究》等多篇论文。为了验证“病毒免疫诊治肿瘤”的实验研究结果，黄祯祥主动提出并实施了对自己的白血病进行自身实验。“病毒免疫诊治肿瘤”实验研究成果为人类寻找抗肿瘤治疗方法提供了有思考价值的线索和依据，为我国肿瘤诊治研究勾画了一幅前景广阔的蓝图。

融贯中西　终集大成

新中国成立后，黄祯祥先后出访过苏联、罗马尼亚、荷兰、埃及、法国、菲律宾、美国等十几个国家。特别是1983年他率领中国微生物代表团应邀参加第十三届国际微生物学大会后，美国丹顿市授予他该城的“金钥匙”和荣誉市民称号，为祖国赢得了荣誉。黄祯祥的学术成就一直为国际病毒学界所公认，享有很高的国际声望。美国学术界把他作为世界著名科学家，列入1982年及1983年出版的《世界名人录》。

黄祯祥曾是美国实验生物医学会会员，苏联与东欧社会主义国家合办的《病毒学杂志》编委，还曾担任美国《国际病毒学》《传染病学论丛》杂志的编委。1983年，黄祯祥被选为美国传染病学会名誉委员。

黄祯祥热心祖国医学病毒学事业。他倡议和创建了中华医学会病毒学会，创办了《实验和临床病毒学杂志》(《中华实验和临床病毒学杂志》前身)；先后主编了《医学病毒学总论》《常见病毒病实验技术》《中国医学百科全书——病毒学》《病毒性肝炎研究进展》等专著；曾发表《北京市一九四八年至一九五〇年流行性脑炎(日本乙型)流行病学的调查研究》《北京市流行性脑炎病毒的分离和鉴别》《北京市流行性脑炎媒介的推论和防预》《麻疹减毒活疫苗的研究》《麻疹病毒的分离》《影响麻疹病毒血凝素滴度的某些因素探讨》《肿瘤抗巨噬细胞移动因子的生物学特性及用于肿瘤诊断》等论文。在他晚年生病住院期间还主持编写了《医学病毒学基础及实验技术》和《医学病毒学词典》。

由于黄祯祥在医学病毒学研究领域的重要贡献，1980 年，当选为中国科学院生物学部委员（院士），被任命为中国预防医学科学院病毒学研究所名誉所长。黄祯祥还先后担任过中国微生物学会常务理事、中华医学会微生物学和免疫学会常务理事、中华医学会病毒学会主任委员等职务。

黄祯祥去世后，为了纪念他在医学病毒学研究取得的巨大成就，他在海内外的同事、亲友共同发起成立了中华医学病毒学基金会（黄祯祥医学病毒基金会），以黄祯祥的名义颁发奖学金，以奖励在医学病毒学研究领域作出贡献的新人。

1990 年，中华医学会病毒学会、中国预防医学科学院病毒学研究所（中国疾病预防控制中心病毒病预防控制所的前身）共同主编、出版了《黄祯祥论文选集》，以纪念他在病毒学研究的突出贡献。

黄祯祥一生致力于医学病毒学研究，为新中国培养了大批医学病毒学人才，为我国医学病毒学事业的发展作出了杰出贡献。

供稿：中国疾病预防控制中心病毒病预防控制所

血吸虫病研究的先驱——毛守白

人物简介

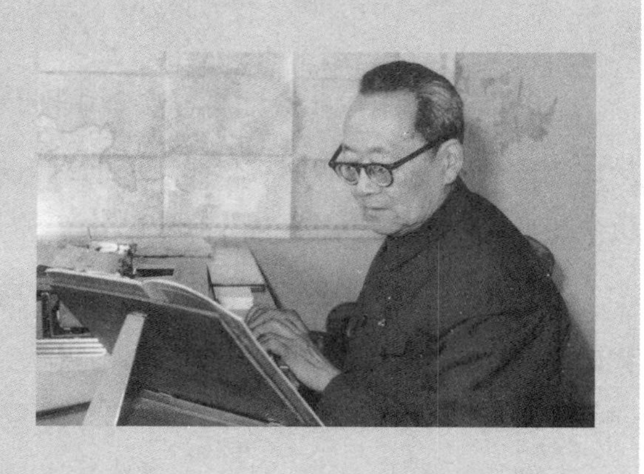

毛守白（1912—1992年），上海市人，二级教授，医学寄生虫学家，中国血吸虫病研究开拓者之一。

1937年毕业于上海震旦大学医学院。1938—1939年，在法国巴黎大学医学院攻读热带医学、公共卫生学和疟疾学，并进行科学研究。先后被任命为中国医学科学院寄生虫病研究所副所长、所长和名誉所长。

在系统总结我国血防研究进展和经验的基础上，主编了近80万字的专著《血吸虫病学》。他主编或合作主编的尚有《寄生虫病学》《中国医学百科全书·寄生虫学与寄生虫病学》《血吸虫生物学与血吸虫病的防治》。他创刊并担任《寄生虫学与寄生虫病杂志》首任主编（1987年更名为《中国寄生虫学与寄生虫病杂志》）；担任《中华医学杂志》（英文版）副总编辑，《中国寄生虫病防治杂志》顾问及《美国临床寄生虫学进展》编委。

1984年5月14日，在日内瓦召开的第37届世界卫生大会上授予毛守白“里昂·伯尔纳”奖，以表彰他在社会医学，特别是在血吸虫病防治研究方面的卓越贡献，这是我国学者首次获此殊荣。1989年，由法国佩皮尼昂大学提名，经法国国家教育、体育与青年部批准，授予毛守白该大学的名誉博士称号。

毛守白与血吸虫病的不解之缘

毛守白1937年毕业于上海震旦大学医学院，时值“八一三”事变爆发，他基于爱国热情，投身抗日医疗救护工作；1938—1939年，在法国巴黎大学医学院攻读热带医学、公共卫生学和疟疾学，并进行科学研究；1940年任上海信谊血清疫苗厂厂长；1941年兼任上海医学院寄生虫学讲师，从此开始了他整整半个世纪的寄生虫学教学与科研生涯。毛守白1942年随上海医学院内迁重庆，担任寄生虫学与细菌学副教授；1944年在重庆受聘于中央卫生实验院，担任寄生虫学技师。抗战胜利后，毛守白随中央卫生实验院迁至南京，并于1946年受聘兼任中央大学医学院寄生虫学教授。

毛守白与血吸虫病的不解之缘始于20世纪40年代。1946年，他前往无锡、苏州血吸虫病流行区进行调查，展现在他面前的是一幅幅凄惨景象，他怔住了：路旁的露天粪缸里，大多有红白色的鲜血和黏液与粪便混在一起；几乎家家户户都有大腹便便而又骨瘦如柴的血吸虫病患者；凋敝或倒塌的破房提示屋主人早已离开了人世……那时，他也提出了在一些小范围内防治血吸虫病的建议，向所在单位及当地政府一次次恳求实施经费，但一次次碰壁。那时，为民除病只能是一位医学科学家无法实现的善良愿望。但是，毛守白从来没有想过放弃。他的《中国的日本血吸虫病流行病学》《日本血吸虫形态记录》《中国江苏苏州、无锡地区日本血吸虫中间宿主》《日本血吸虫尾蚴从钉螺逸出的探讨》4篇论文分别发表于1947—1949年的美国热带医学杂志和寄生虫学杂志，受到国际学术界的关注。1947—1948年，毛守白获世界卫生组织资助，赴美国、英国和埃及进行血吸虫病专项进修和考察，并在美国国立卫生研究院从事血吸虫病研究。

在灾害深重的旧中国，尽管血吸虫病流行猖獗，但仍得不到重视，连起码的研究条件都没有。新中国的成立为毛守白提供了得以施展才华的广阔天地。为了解决中国人民解放军指战员南下作战和水上训练中的血吸虫感染问题，当中国人民解放军卫生部代表进驻前中央卫生实验院时，他向军代表递交的第一份书面报告就是提请原籍北方的指战员南下后必须注意预防在南方广泛流行的血吸虫病和疟疾，并积极培训部队医务人员，参加诊治工作，为此荣立二等功。

中国寄生虫学界的一代宗师

1950年，针对全国十分缺乏寄生虫学专业人才状况，毛守白向卫生部提出建议，培养寄生虫学高级师资是当务之急。在他的倡议下，卫生部委托寄生虫病研究所于1951年与1952年先后举办两期为期一年的寄生虫学高级师资进修班，造就了75名人才。学员结业分配到全国各地，先后担任了全国各高等院校、研究机构的教学研究负责工作，成为新中国第一代寄生虫学教学和科研的高级专业人才。在他从事寄生虫学50周年纪念会上，当年由他培养的，时已成名的寄生虫学教授们不无感慨地说："是毛守白教授把我们引入了寄生虫学的科学殿堂。"他不愧为中国寄生虫学界的一代宗师。

1956年，中央卫生研究院组建为中国医学科学院，原中央卫生研究院华东分院更名为中国医学科学院寄生虫病研究所，毛守白先后被任命为副所长、所长和名誉所长。在寄生虫病研究所，毛守白主持了血吸虫及其中间宿主钉螺的生物学研究。他与同事们通过对采集自各地的钉螺标本进行比较研究，作出了"中国大陆的钉镙是一个同属种，即湖北钉螺"的结论，并指出以往国外学者提出的以齿舌公式作为钉螺分类的依据是不可靠的，从而澄清了国际寄生虫学界认为"中国大陆的钉螺有十几个种"的错误论点。为提供血吸虫病实验研究的手段，他指导同事们研究、建立人工饲养钉螺、毛蚴感染钉螺、尾蚴感染动物、童虫体外培养，以及实验治疗、药物筛选等一系列实验方法和常规。20世纪50年代初，为在短期内查清血吸虫病在我国的分布范围和感染血吸虫的人数，毛守白从当时尚处于开创阶段的免疫诊断研究入手，利用肝卵抗原做皮内试验。1957年，全国流行区推广应用肝卵抗原皮内试验，完成了6 000余万人的筛查，为制订防治血吸虫病的规划提供了依据。毛守白在主持抗血吸虫新药研究中，由于抓住了化学合成、筛选、药理和临床试验等主要环节，开展多学科研究，并与生产、防治单位协作攻关，使在研制口服、高效、安全、短疗程的抗血吸虫新药方面取得了突破性进展，沿用了几十年的锑剂终于被完全取代。在系统总结我国血防研究进展和经验的基础上，主编了近80万字的专著《血吸虫病学》。

长期以来，毛守白在寄生虫病防治研究中作出了杰出的贡献，尤其在血吸虫病研究方面，他花费了大半生的心血。他的论文专著有近四分之三是他在血吸虫病研究的理论与实践中的突出成就的记录与反映。我国血吸虫病的流行病学、钉螺生物学及防治技术、免疫血清学、实验治疗学、血吸虫生物学等每个研究领域都留下了他辛勤的汗水和创新的足迹。

毛守白勤于笔耕，著述丰富。从1939年开始至1991年，先后在国内外用中、英、法、俄文发表了论文、论著130余篇。他主编和合作主编的主要著作有《血吸虫病学》《寄生虫病学》《中国医学百科全书——寄生虫学与寄生虫病》《中国人体寄生虫病文献提要（1949—1986）》《血吸虫生物学和血吸虫病的防治》。其著述以严谨翔实驰誉国内外。这些论文和专著在寄生虫学界有广泛和深远的影响。其中《血吸虫生物学和血吸虫病的防治》一书被誉为中国血吸虫病最经典的著作，戏称为血防系统的“毛著”，曾被血吸虫病防治研究单位指定为血防人员由中级职称晋升高级职称考试的内容范围。WHO曾建议由WHO出资把它译成英语向国外出版发行。

他创刊并担任《寄生虫学与寄生虫病杂志》（1987年更名为《中国寄生虫学与寄生虫病杂志》）首任主编；担任《中华医学杂志》（英文版）副总编辑，《中国寄生虫病防治杂志》顾问及《美国临床寄生虫学进展》编委。他为《中华医学杂志》英文版的工作也值得一提。他原是该杂志的编委，除认真审稿以外，还认真阅读杂志当期刊出的论文，对论文中的问题和编辑的缺点，多次写信向杂志编辑部诚恳指出。鉴于他学术上的严谨和在学术界的崇高威望，该杂志后来特聘请他为副总编辑，一直任职到去世。

毛守白学识渊博，受到国内外的广泛敬重。毛守白被推举或受聘担任的职务有：中华人民共和国医学科学委员会委员兼血吸虫病研究委员会主任委员，卫生部寄生虫病专家咨询委员会主任委员，卫生部全国丝虫病防治科研技术指导组顾问，全国棘球蚴病防治中心顾问，中华医学会理事，中华预防医学会医学寄生虫学会名誉主任委员，世界卫生组织全球医学研究咨询委员会委员，世界卫生组织西太平洋地区医学研究咨询委员会委员，世界卫生组织疟疾、血吸虫病和丝虫病合作中心（设在寄生虫病所）主任，中美医药卫生科技合作协议寄生虫病领域中方协调人，美国热带医学与卫生学会名誉会员，法国国家药物科学院通讯院士等。1984年5月14日，在日内瓦召开的第37届世界卫生大会上授予毛守白“里昂·伯尔纳”奖，以表彰他在社会医学，特别是在血吸虫病防治研究方面的卓越贡献，这是我国学者首次获此殊荣。1989 年，由法国佩皮尼昂大学提名，经法国国家教育、体育与青年部批准，授予毛守白该大学的名誉博士称号。

毛守白治学严谨，珍惜时间，博览各种书刊，做了大量卡片，数十年如一日。有不少阅读和卡片工作是在他出差途中或外地宾馆中完成的。他去世后留下了一个书柜和几千张分类编写的读书文摘卡片，这是他学术生涯几十年多少个日日夜夜阅读文献的记录。毛守白科研作风严谨，科学道德高尚，热心培养人才，在同代人和中、青年中有很高的威望，为青年人树立了良好的榜样。

毛守白为人光明磊落，待人热忱，严于律己，乐于助人。作为国内外知名度很高的寄生虫学专家，他不愧为我国医学科学界的精英，医学工作者的一代名师。毛守白诲人不倦，门下人才辈出，成绩斐然。毛守白十分关心后辈的成长。除开办多批进修班、训练班、讲习班为全国培训一批批寄生虫学专业人才外，对所里科技人员的培养也费尽了心血。对新进所的大学毕业生，从如何读书、做文摘卡片，到掌握国内外研究进展，进行传、帮、带。他用自己跟踪国际寄生虫学进展的经验告诉我们，有两本期刊——英国出版的《蠕虫学文摘》和《热带病通报》如能每期阅读，国外寄生虫学领域的研究新进展大致可以心里有底。针对所里法语人才稀缺的问题，在他花甲之年，从 1981 年起，利用每个星期天上午，几年如一日，在家里教 3 名研究人员法语，帮助他们提高法语水平。当时国家还未实行双休，两百多个休息日他就这样无私地贡献于培养后辈。20 世纪七八十年代，科研人员还很少用英语发表论文。他竭力主张并鼓励他们用英语写科技论文，送《中华医学杂志》英文版发表，并最好送国外有影响的杂志发表，以扩大中国寄生虫学研究成果的国际影响。他曾表示，只要你们用外文写，我一定为你们好好地修改。他实际上也这样做了。光是一位研究人员先后就有十多篇用英语写的科技论文、书稿、国际会议发言材料，得到过毛守白的修改、润色。毛守白改好后还当面告诉他为什么要这样改，提高了此人论文的文字写作和科学水平，文章也全部得到了发表。他这种热情帮助后生的美德一直延续到他重病倒下。1991 年，一位研究人员为卫生部组团出访几个血吸虫病流行国家写了一篇介绍我国血吸虫病流行情况及防治经验的英语稿，用于对外交流，写好后请他修改。尽管刚从外地出差回来，身感不适，他还是接受了。但两天后又退了回去。他写个字条说："很抱歉，昨日在华东医院因病体检发现胸腔积液，需住院治疗，介绍稿无法给你改了。你现在的英语水平也应该没有问题。”这位研究人员很后悔不应该在他生病时还去麻烦他。他自己文字写作十分严谨，对下属的论文写作也从严要求。他曾说，这次把你的错误改正了，可下次不允许你犯同类的错误。科技人员就是在他这样言传身教之下，提高了写作和英语水平。但他又有科技人员的谦虚美德。有一次他改稿件时把原来正确的也改了。这位科技人员小心翼翼地向他提出。他连忙说：“谢谢你，这是我的错。你这样做非常好。”

毛守白担任寄生虫病研究所领导工作的30年中，呕心沥血，认真负责，对该所的建设和发展及在我国重要寄生虫病防治规划中发挥了重要作用。他担任联合国世界卫生组织血吸虫病专家咨询组成员、中美医药卫生科技合作协议寄生虫病领域中方联系人、国际医学联合会理事会理事、第三世界科学院学术讲座专家、法国国家药物科学院通讯院士、法中促进生物学与医学协会通讯会员、美国热带医学与卫生学学会名誉会员、华盛顿大区热带医学协会名誉会员、美国《临床寄生虫学进展》编委、世界卫生组织全球及西太区医学研究顾问委员会委员等职期间，多次应邀出席国际学术会议，宣传新中国防治寄生虫病取得的伟大成就，积极促进我国与国际上在寄生虫病领域的科技合作，引进先进技术，打开了与国际组织及外国研究机构进行学术和人员交流的局面。作为寄生虫病研究所的主要领导者，在历任寄生虫病所所长中，他对该所的建设和发展起了最为重要的作用。寄生虫病研究所建所七十年，人才辈出，硕果累累，出现了多位我国寄生虫病防治研究工作的领军人物，取得了多项国家级、省部级研究成果。

毛守白为了祖国的寄生虫病防治研究奋斗了一生。直至病重住院期间，仍在为他所魂牵梦萦的寄生虫病研究工作操劳。也在病床上手持放大镜逐篇审阅《中国寄生虫学与寄生虫病杂志》，再三嘱咐编辑部注意提高杂志质量。为招收博士研究生拟考题。摘译国外141篇有关寄生虫病的文献，供国内广大的寄生虫病工作者阅读。对于他的身后安排，毛守白曾表示不举行追悼会，不搞向遗体告别，不留遗体，不留骨灰，遗体捐献给自己的母校——上海第二医科大学，贡献给祖国的医学科学事业。他以自身的实践，显示了一个中国知识分子的执着追求和共产党员的闪光足迹，为我国从事寄生虫病研究的广大科技人员树立了榜样。

自1941年，毛守白从医学院毕业后赴法国进修回国参加工作，直到1992年去世，他为寄生虫学和寄生虫病防治研究工作奋斗了51年。他工作的51年是勤奋、严谨、创造性工作的51年，是兢兢业业、一丝不苟、坚持真理的51年。迄今不仅是在他领导下工作多年的寄生虫病所职工，而且不少我国寄生虫学界人士，甚至国外友人，还在缅怀这位学识渊博、对寄生虫病防治研究作出重大贡献的老专家。他热爱祖国、热爱人民、热爱自己事业的高尚品德和对事业执着追求和无私奉献精神是我们学习的光辉榜样。

供稿：中国疾病预防控制中心寄生虫病预防控制所

环境卫生学奠基人——王子石

人物简介

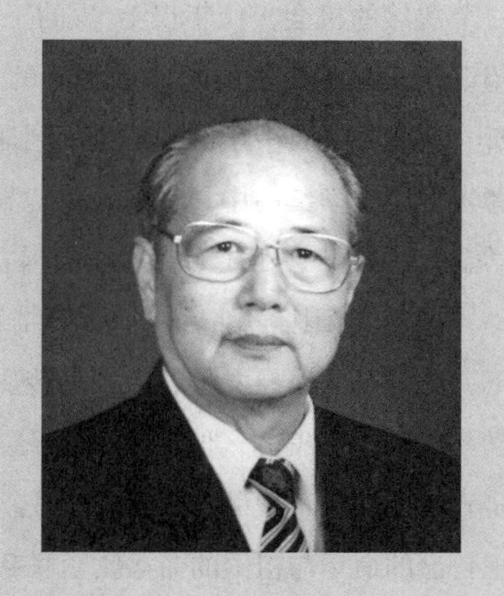

王子石（1924— ），我国著名的环境卫生学专家。出生于河北省饶阳，虽然10岁才入读小学，但自幼渴望读书，克服重重困难读完小学、中学，于1949年考入沈阳医学院（中国医科大学），1950年加入中国共产党，1951年大学毕业，同年6月继续在中国医科大学进修学习，1953年获硕士研究生学位。1955年赴苏联列宁格勒公共卫生医学院进修，1959年获副博士研究生学位。回国后分配至中国医学科学院卫生研究所工作，曾先后担任环境卫生研究室主任、卫生研究所副所长等职务，1985年晋升为研究员，享受政府特殊津贴，1992年离休。

王子石同志长期从事环境卫生特别是水卫生方面的调查研究工作，长年奋斗在环境卫生科研工作第一线，为我国的环境卫生事业作出了杰出贡献。

王子石出生于河北省饶阳县的一个农民家庭，当时的中国正处于半殖民地半封建社会，人民群众身处苦难深渊。在兵荒马乱的年代，再加上连年的滹沱河河水泛滥，有地不能种，生活非常艰难，村里人都纷纷外出谋生。

漫漫求学路

直到王子石 10 岁时，母亲才送他到本村小学读书。断断续续读了几年小学，一个偶然的机会，让年仅 16 岁的王子石成为本村小学一名临时教员。1941 年，盼望继续读书的王子石来到了当时的北平。经老乡介绍，他来到了北平燕冀中学旁听。从北平燕冀中学的旁听生，到通过插班考试，成为初中二年级正式学生，再到考入汇文中学读高中。王子石以优异的成绩，一路读完初中、高中，并多次获得奖学金。1949 年，王子石考入沈阳国立医学院。

入读沈阳医学院后，王子石结识了一些进步青年和共产党员。在他们的影响下，王子石的思想发生着巨大的转变。1949 年 2 月，沈阳医学院更名为中国医科大学并改为军事编制，他也参军入伍。他先是参加了中国共产党的地下外围组织“进步青年同盟”，然后加入了共青团。1950 年 7 月，正式加入了中国共产党。从此他把自己的命运与祖国的命运紧紧联系在一起。

新中国成立初期，百废待兴。由于连年的战争和灾荒，卫生环境恶劣，疫病流行，严重危害人民的生命健康。国家提出了“预防为主”的卫生工作方针，开展了轰轰烈烈的爱国卫生运动，对于“改善人民卫生状况，提高人民卫生知识水平，养成良好卫生习惯，消灭传染病传播”起到非常重要的作用。由于国家需要大批公共卫生方面人才，中国医科大学开始设立卫生专业。“国家的需要就是我们的使命”。当时，正在沈阳国立医学院读大二的王子石，虽然从小就怀着当一名临床医生的梦想，但他没有任何犹豫，无条件服从国家安排，从医学本科转到卫生专业学习。大学毕业后，他继续深造，完成硕士研究生学业，于 1953 年毕业，并在中国医科大学卫生系留校任助教，成为与新中国卫生专业一同成长的一代人。

1955 年 8 月，根据组织安排，王子石前往苏联列宁格勒公共卫生医学院学习，专攻环境卫生。在苏联 4 年的系统学习，让王子石拥有了坚实的专业基础，特别是对环境卫生学有了深入的了解和认识，这也奠定了他日后的研究基础。

专注于饮用水与健康的科学研究

在20世纪60年代，他主持开展了苯胺及苯乙烯在地表水最高允许浓度的研究。这项研究是我国最早开展的有害物质在环境中最高允许浓度的研究，为我国开展环境中有害物质卫生标准研究制定工作积累了资料，提供了依据。

1978年，中国共产党十一届三中全会将人民健康管理、环境卫生保护作为重要内容，纳入了国家发展规划。20世纪80年代初，王子石带领他的团队，对渤海黄海污染对人体健康影响进行了调查研究。在项目实施的三年中，他多次亲自带队深入现场，统一规划、有序实施，对沿岸36个观测点接近128万人进行了健康相关的流行病学调查。为了了解环境污染状况以及污染物对人体健康的影响，他和他的团队共采集了包括人发、人体脂肪、人乳、尿等生物样品以及海产品、海水、粮食、饮水等环境样品，总数超过1万份，并对所有样品中铅、镉、汞、砷、DDT以及六氯环己烷等污染物的含量进行了测定。如此大规模的流行病学调查，以及应用多种生物指标对健康进行评价的研究工作，是当时国内外从未有过的。这项研究在科学严谨的设计框架下，有明确的研究目标，得到完整可靠的资料，数据处理和结论推断严密。研究得到的数据及结论，为国家制订渤海黄海污染防治规划提供了科学依据，获得了卫生部甲级科学技术成果奖。

牵头制定生活饮用水卫生标准

人每天都要喝水。生活饮用水，对人民的身体健康是至关重要的。一个国家生活饮用水的标准，代表着这个国家饮用水的水平。由于饮用水对人体健康的影响是低剂量长期慢性影响，如何让国人喝上更加健康的水，保证国人一生饮水安全，是摆在制定标准的人面前的一道大题。中国地域辽阔，水质差别大，水资源数据采集及分析困难重重，需要研究者极大的耐心和付出。王子石带领着他的团队一起，通过统一规划、统一标准、统一要求，统一总结，对国内饮用水数据进行分析；同时，通过查阅并翻译大量国外资料、比对国外标准，参考世界卫生组织《饮水水质准则》，与中国国情相结合，创新性地提出适合我国国情的生活饮用水标准，彻底改变了我国生活饮用水标准。1985 年，王子石牵头完成的《生活饮用水卫生标准》（GB 5749—85）正式颁布实施，并获得卫生部乙级科技成果奖。为了确保这个标准的顺利实施，王子石和他的团队还组织编写了标准说明，对标准进行解读；组织编写了生活饮用水标准检测方法，为标准中有关指标建立了配套的测定方法。在此后的 21 年中，这个标准一直为国人的饮水安全保驾护航。

世界卫生组织认为，享有安全用水是人类生存的一项根本需求。1981—1990 年，联合国倡导了第一个水与卫生十年行动计划。为落实我国参加的《国际饮水供应与卫生十年规划》，卫生部及全国爱国卫生运动委员会开展了全国生活饮用水水质与水性疾病调查。在饮用水卫生标准和污水处理方面有着丰富经验的王子石，担当了这次调查的负责人。接到任务后，他组织有技术条件的省市，编写调查提纲，确定调查项目。经过 5 年的调研，共获得了 200 多万个有效数据，建立了全国和各省的水质数据库，绘制了由 85 幅地图组成的大型《中国生活饮水地图集》，为我国饮水改良规划的制订，提供了科学的依据。这项研究获得了 1989 年国家科学进步一等奖。

投身救灾防病和改善农村环境卫生事业

在专注科学研究的同时，王子石也在抗击自然灾害和改善农村环境卫生方面奉献着自己的力量。1951 年的辽宁特大洪水灾害、1966 年的邢台地震灾害，王子石作为队长，率领救灾医疗队，深入灾区，开展救灾工作。

“大灾之后必有大疫情”已是新中国成立前的历史规律。1966 年邢台发生地震。卫生部组织包括来自中医研究院、医科院以及北医等单位在内的 54 人，组成邢台地震灾区卫生医疗队，承担卫生防疫及医疗任务，由王子石率队，赶赴灾区。到达灾区后，大家放下行李，在当地人员帮助下搭好帐篷，马不停蹄地投入工作中。由于当时的老百姓的文化和生活水平都很有限，加上缺乏必要的卫生常识，地震后很容易对水源造成污染。在王子石的带领下，全体队员就靠两条腿和一张嘴，挨家挨户进行卫生防疫知识的宣传。卫生医疗队在进行宣传的同时，开展治疗救治工作。经过几个月的努力，他们实现了中央要求的“大灾之后无大疫”的目标。

作为一个农业大国，改善农村环境卫生状况也是一项非常重要的工作。王子石于 1960 年率领农村卫生工作队深入昌平农村、1974 年带领北京医疗队深入西北河西走廊地区、1975 年带领卫生工作队深入山西昔阳县，指导农村地区开展管理饮水、管理粪便、改水井、改厕所、改畜圈等改善农村环境卫生状况的工作。

在接到率医疗队支援西北农村任务时，正好赶上王子石的女儿在插队，儿子小学刚毕业，爱人胳膊骨折。“谁家能没有困难！一切以国家的利益为重！”他放下自己的小家，肩上扛起责任，带队出发，直奔敦煌。在人烟稀少的西北地区，有时骑着骆驼走一天也许只能走访一户，屁股被颠得肿痛，连坐都不能坐。有些他和队员们走访的地方，连当地公安人员都未涉足过。在他与队员们的共同努力下，终于圆满地完成了为期一年的支援西北任务。

积极参加环境卫生国际交流与合作

让世界知道新中国成立后在卫生方面取得的成就，是十分必要的。同时，学习国外先进经验也是非常重要的。1972 年，王子石作为中国代表团科学专家顾问，参加在瑞典斯德哥尔摩召开的第一届联合国人类环境大会。他主持起草了中国代表团大会发言、分会发言以及应对方案等相关文件材料，向世界展示中国，让世界了解中国。

1976 年，王子石赴美国进行了环境科学考察。回国后，撰写《赴美参观考察报告》中环境与健康部分，介绍美国相关领域情况，并对国内环境与健康领域的发展建设提出建议。

1980 年，王子石参加了在日内瓦召开的联合国环境理事会国际潜在有毒化学品的专家组会议，了解国际对潜在有毒化学品的研究动态，获取经验，为在国内开展该项研究打下基础。回国后，他成立了潜在性有毒化学品研究室。

筹建环境卫生监测站

从事科研工作，硬件设施是必不可少的。1975 年，根据国务院精神，卫生部决定成立中国医学科学院环境卫生监测站。筹建工作由王子石牵头负责。作为项目负责人，他奔波于相关部门之间，为建设环境卫生监测站筹集资金；他穿行在北京的多个区县，为建设环境卫生监测站选择地点；他倾听不同专业实验室的特殊要求，设计工程方案；他亲赴施工现场，检查施工进度；他倾注了大量的心血，组织协调工程的方方面面，终于将规划变成了现实。

社会兼职

王子石曾任中华人民共和国科学技术委员会预防医学专业组成员；中华人民共和国科学技术委员会环境保护专业组成员；中华人民共和国卫生部医学科学委员会常务委员；中华人民共和国卫生部医学科学委员会卫生学专题委员会委员；全国卫生标准技术委员会委员；全国卫生标准技术委员会副主任委员；全国卫生标准技术委员会环境卫生标准专业委员会主任委员、副主任委员、顾问；中国预防医学科学院学术委员会委员；中国预防医学科学院研究生部学位评定委员会委员；中华医学会环境卫生学会主任委员；中国环境科学学会第一届副秘书长；中华医学会卫生学会委员；中华医学会北京分会环境卫生学会委员；医学百科全书环境卫生分卷编委；中华人民共和国医学科学委员会委员等职务。

离休不离岗

王子石离休后，还一直关心着环境卫生事业和环境所事业的发展。他常说，是国家培养了他，尽一切所能回报国家和社会是他朴实的情感，“提高人们的卫生水平，做好防疫工作”是他一生的追求。

虽然年过九旬，王子石仍然坚持学习，关心国内外大事，按时参加离退休支部的党员活动，缴纳特殊党费，向组织提合理化建议。他酷爱书法绘画和篆刻，曾多次参加中央国家机关和卫生部离退局举办的各种书法绘画比赛，并获得多个奖项。

作为《中国疾控中心环境所志》（以下简称《所志》）审稿人之一，王子石在审稿时写到，《所志》记录了环境所近 70 年来复杂的沿革以及取得的成就，为后人了解这段历史、传承光荣传统，留下了非常宝贵的资料。每代人都有每代人自己的历史使命，特别是现在，社会经济的迅猛发展，带来的环境与健康问题也越来越多，时代赋予了环境所更重的社会责任，也给环境所提供了更广阔的发展空间。他期待着环境所的同人站在新的历史起点上，奋发图强，攻坚克难，不忘历史不负未来，为国家的环境卫生事业续写新的篇章。

2019 年 7 月，王子石受邀参加国家卫生健康委为庆祝新中国成立 70 周年制作的大型系列专题访谈节目《人民的医生——我从医这 70 年》节目的录制，其中第 19 集《水碧无尘埃　长流尽开颜》，专题介绍了王子石的事迹。95 岁高龄的王子石冒着酷暑，多次前往环境所实验室接受采访，完成了节目的拍摄工作。从一个侧面反映了像王子石这样的老一辈卫生工作者，奋发图强，与祖国同呼吸共命运的人生经历，也真实地记录了我国环境卫生事业的发展过程。

2019 年 10 月，王子石获得了中共中央、国务院、中央军委颁发的“庆祝中华人民共和国成立 70 周年”纪念章，中国疾病预防控制中心为他颁发了“杰出贡献奖”奖杯和证书。

王子石对于他所从事的工作以及他们这一代人是这样说的：卫生工作是一项社会工作，不可能一个人完成。卫生工作主要是社会效益。那个时代塑造了他们这一代人，他们经历了新旧两个社会的对比，很珍惜来之不易的一切。努力工作是他们最朴实的情感。他们从内心里感谢党，也为祖国的今天感到骄傲和自豪。

供稿：中国疾病预防控制中心环境所

营养学奠基人——陈春明

人物简介

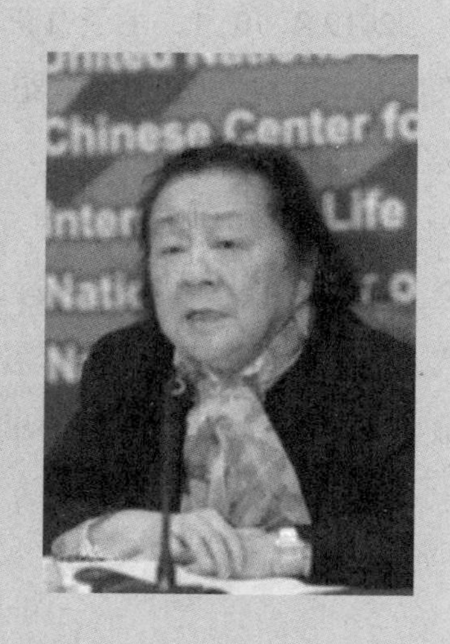

陈春明（1925—2018年），祖籍江西，出生于北京，1947年毕业于国立中央大学农业化学系，随后在南京中央卫生实验院营养实验所从事营养学研究，其间秘密加入中国共产党。1949年，陈春明家人南下广州，而她则毅然选择留在南京。1949年9月，陈春明与营养生物化学研究生同学谈论国家大事直至深夜，她激动地说道："全国即将解放，新中国前途无限好！"

回顾中国公共卫生的发展史，陈春明是绕不开的名字。

她1982—1984年任卫生部卫生防疫司司长；她一手组建了中国预防医学中心（后更名为中国预防医学科学院），1983—1992年任中国预防医学中心主任、中国预防医学科学院首任院长，其间她组建了联合公共卫生学院（现协和公共卫生学院）。

她退而不休，1992—2018年一直担任中国预防医学科学院、中国疾病预防控制中心科技顾问；1993年与陈君石院士共同建立国际生命科学学会中国办事处（简称ILSI中国办事处）；2001年创办新探健康发展研究中心。

陈春明1993年当选为第八届全国政协委员，1995年被聘为中国营养学会名誉理事长；1979—2002年，她被世界卫生组织聘为营养专家组成员；2002—2011年，她担任全球改善营养联盟董事会董事一职。

学生时代与工作初期

陈春明祖籍江西，1925 年出生在北京，是家中长女，其父陈方曾担任中华民国政务局局长及总统府第二局局长。陈春明 1947 年毕业于国立中央大学农业化学系后在南京中央卫生实验所从事营养学研究，其间秘密加入中国共产党。

1949 年 11 月至 1950 年 2 月，陈春明与同事多次赴浙江省沿海一带为三野指战员的营养缺乏病开展防治。当她获悉有些战士在河道练习游泳时被血吸虫尾蚴感染后，十分痛心。在她的积极建议下，卫生部派出吴征鉴指导防治血吸虫病和卫生工程组胡汉升去开展部队给水指导，有效地保障了战士健康。

1950 年春，实验研究院院委会动员全院职工义务劳动，清理家属院一段宽约 2 米的河滨，陈春明不怕劳累、忘我投入之举，带动了妇幼组一名怀孕职工也穿上胶鞋站在水边挖脏土，这段故事曾被传为佳话。

1950 年 6 月 29 日，为响应卫生部迁京指示，陈春明同实验研究院第一批迁京员工和家属一百多人，从南京下关站包乘一节绿皮硬席车厢，挂在装载全院设备木箱的专列货车后面一起出发，并于 30 日晚安全抵达北京前门站。

1950—1980 年，陈春明教授参加建立和壮大中国卫生实验院（后改为中国医学科学院）营养学系。她支持和亲自参加硒与克山病科研防治工作。

在营养学研究领域，陈春明组织领导了 1959 年和 1982 年第一、第二次全国营养调查工作，为以后的定期开展全国营养调查和营养改善奠定了基础。

创建中国预防医学科学院　领导组建预防医学国家队

20 世纪 80 年代，我国人民温饱问题初步解决，现代生活带来的慢性病困扰也初见端倪。当时，中国公共卫生面临两大短板问题：其一，在医学各领域中，预防医学发展十分滞后，科研和政策开发能力严重不足；其二，我国尚未建立全国疾病预防控制的国家队、工作中遇到多次波折，全国省级及以下的卫生防疫站人才不足，难以在公共卫生政策和科学技术上跟上世界发展潮流。在这一关键的历史时刻，当时担任卫生部防疫司司长的陈春明，受命负责组建中国预防医学中心，她克服重重困难、白手起家，于1983年组建了中国预防医学中心（后更名为中国预防医学科学院），并出任第一任中心主任和院长，任职时间长达10年之久。

建院初期，院部为天坛西里一座两层简易小楼的临时建筑，办公条件甚至不如一家区/县防疫站。但是，就是在这种条件下，陈春明带领全体员工，满怀激情地开始了中国预防医学国家队的建设。她提出并领导贯彻了“五四三”办院方针，“五”是指“五项任务”，即科学研究、技术指导与培训、监督监测、为制定卫生法规和标准提供科学依据以及情报收集和交流；“四”是指“坚持四个面向”，即面向实际、面向基层、面向世界和面向未来；“三”是指“建成三个中心”，即预防医学的科学研究中心、技术指导中心和培训中心。该建院方针成为中国预防医学科学院发展的纲领性文件，其后20年，在各方面都取得了丰硕成果，也为2002年建立中国疾病预防控制中心奠定了基础。

指导开展疾病防治工作

参加建院的科研院所，大多来自中国医学科学院，过去以科学研究为主，很少承担传染病监测和防治工作，建院后的第一件事，即从卫生部接手了全国传染病疫情报告工作。

陈春明亲自主持召开了建院后第一次全国传染病疫情会，迈出了在业务上领导全国传染病防治工作的第一步。当时全国疫情是按月邮寄报告，手工打算盘汇总全国疫情会议的数据，工作效率低下，在陈春明的带领下，通过开展院内外联合攻关，克服了重重困难，在1987年即实现了全国疫情计算机联网报告，使中国步入世界先进行列。

陈春明领导推动了全国肝炎、疟疾、丝虫病、鼠疫、流行性脑脊髓膜炎、流行性出血热、钩体病防治工作，获得了许多高水平的科研成果。例如在全国鼠疫疫源地调查、消灭丝虫病、控制流行性脑脊髓膜炎20世纪80年代流行高峰等工作；从无到有增设计划免疫、碘缺乏病和疾病监测点等新领域科室等，在防治工作中取得了众多重大科技成果。

全国营养调查和监测

陈春明领导的早期全国营养调查，为后来的全国营养调查奠定了基础，再以后又发展为全国营养与健康监测项目。

她于1989年牵头建立国家食物和营养监测系统，为《国家儿童发展纲要》制定、世界卫生组织和联合国儿基会《中国儿童营养状况报告》提供了最主要的数据支持。

她强调应用型研究。持续长达20年的食物和营养监测系统监测结果显示，12～24个月是我国儿童营养不良的高峰段，这也是儿童辅食添加关键时期，改善贫困农村2岁以下儿童生长迟缓和贫血状况又是关键问题和重点人群。为此，她带领团队研究出营养包方案。2001年开始，在甘肃省5个贫困县农村启动以豆粉为基础的婴幼儿辅食营养包项目，该项成果于2012年成功转化为国家政策——“贫困地区儿童营养改善项目”，累计540多万名儿童受益。2008年汶川大地震后，时年83岁的陈春明担心灾区儿童营养状况，她亲自到现场考察，推动营养包发放。

“肥胖是一种病”

20世纪90年代末，中国广大百姓生活已经发生了一些变化，不仅物资供应丰富，而且人们的钱袋也日渐充盈，满足口腹之欲成为人们追求的一种时尚，一时间在一些经济发达的地区，肥胖人群快速增加。

当人们还在为自己的饮食状况得到充分改善而欣喜的时候，已在公共卫生及公众健康领域默默耕耘了半个世纪，并充分掌握国际相关研究前沿进展的陈春明却敏锐地意识到，如果不尽快对国人的肥胖问题加以防控，不对国人饮食状况予以指导，未来中国肥胖及相关慢性病将是重大的公共卫生问题。

曾与陈春明长期共同工作的中国工程院院士陈君石撰文回忆，当时是陈春明率先在国内组织了一系列关于肥胖防控的学术讨论。按照当时国际通用判定标准，*BMI*≥25为超重，*BMI*≥30为肥胖（*BMI*是身体质量指数，算法为用体重千克数除以身高米数的平方）。我国学者普遍认为此标准不适合于中国人。陈春明带领中国肥胖问题研究组，历时九个月，汇总分析了21个省24万人的相关数据，基本确定 $BMI \geqslant 24$ 作为中国成人超重的界限，$BMI \geqslant 28$ 作为肥胖界限。

同时，她开始利用自己能调动的资源，将政府相关机构、疾病预防控制专业机构、肥胖相关疾病的临床专家，以及相关企业和众多媒体联合起来，开展学术研讨、制定相关防控措施，并面对不同人群进行专业培训及科普宣传。这种多方联合进行肥胖防控的模式当时在高血压及糖尿病等防控方面也在应用。

她还敏锐地意识到，肥胖问题与高血压等疾病防控在科普宣传方面有所不同。在当时，人们已对高血压是一种疾病有所认识，但对肥胖却并没有这样的认识，科普宣传要通过媒体传达给公众，不仅要科学真实，更要信息准确、易懂。

在陈春明的支持下，项目组成立了媒体专业组，要求参与报道的媒体派出的记者要相对固定，并对这些固定的记者进行了多次专业培训，让记者们初步掌握相关专业知识，从外行变成“内行”，以求在今后的相关报道中准确传达信息和知识。这样的专业培训为后来的“肥胖是一种病”相关的科普宣传奠定了坚实、可靠的基础，也为肥胖相关疾病防控的知识得到广泛传播，并在肥胖控制等方面起到了积极的作用。

这一创新，后来在中国疾控中心开展的许多疾病防控科普宣传方面得到应用。再后来，中国疾控中心曾光研究员还在中华医学会预防医学分会中专门成立媒体传播专业组。

崇高的国际声誉

陈春明在国际营养学领域享有崇高威望，她是该领域公认的资深专家，多次得到国际组织的认可与奖励。1979—2002年，她长期被世界卫生组织聘任为营养专家组成员；在1992年联合国粮农组织、世界卫生组织联合召开的第一届世界营养大会上被选为大会副主席；1992年获得联合国粮农组织颁发的营养工作贡献荣誉证书；1997年被国际营养科学联合会授予名誉个人会员；2003年获得印度营养学会哥帕兰2003年度奖；2002—2011年，她一直担任全球改善营养联盟董事会董事一职，在任期间她重视国际学术交流，积极宣传我国预防医学成就，不断扩大技术交流。

关心儿童营养与早期发展

为了改善我国农村2岁以下儿童的营养不良状况，陈春明于2001年开始，在甘肃省5个贫困县农村启动了以豆粉为基础的婴幼儿辅食补充品（后被命名为营养包，YYB）的研究。跟踪6年的结果表明，6～24月龄的婴幼儿每天补充一包营养包，不但能够改善体格发育、降低贫血率，而且其智力发育效果一直延续到八九岁。经过不断地扩大试点和在汶川地震灾区的应用，已转化为国家政策。中央财政逐年增加免费为贫困农村儿童发放营养包的范围和经费，到2014年已达到5亿元人民币，为300个贫困县的全部6～24月龄儿童免费提供营养包。

开展艾滋病防治工作

陈春明不仅卓越领导了预防医学科研，更是以其科学严谨与远见卓识推动公共卫生政策制定。记得艾滋病传入我国之初，预科院即成为一支出色应对艾滋病的国家队，1988年成立了艾滋病研究及检测中心、艾滋病监测中心，并为国家防艾政策策略制定立下赫赫功绩。1990年卫生部国家预防和控制艾滋病专家委员会正式成立，由全国30多位相关学科专家组成，陈春明任主任委员，委员会为国家艾防决策提供政策建议、为重大防治行动提供技术支撑。

20世纪90年代末，她到美国国会参加艾滋病防治论证会，用英文阐述了中国艾滋病防治的立场，争取到技术援助，启动中国艾滋病防治工作。

她也是国内较早宣传要向高危人群推广使用避孕套的学者。当时全国报告HIV感染人数已突破万例，疫情进入了快速增长期。形势逼人，迫切需要终止争论。然而那次会上双方仍唇枪舌剑、争执不下。有关部门也认为在公共娱乐场所放置避孕套有鼓励卖淫嫖娼之嫌，上海甚至出现过在宾馆推广使用避孕套的志愿者被逮捕的情况。陈春明立场鲜明并通过多方呼吁：“在艾滋病综合防治体系中，性道德、性健康等教育与宣传推广使用避孕套，是关系互补的两项措施。若将其对立起来，两项工作都做不好。”正是以此为基点，这一观点才被专家采纳。

注重人才培养，选送业务骨干赴国外进修学习

陈春明选送了一大批有作为的中青年学者到国外进修、学习。为了让美国CDC接收更多的访问学者，她与国际著名公共卫生专家、美国CDC原主任Jefferey Koplan博士联系，建立了长期合作关系。很多访美中国学者系由她亲自写信推荐给Jefferey Koplan博士。

在出访学者临行前谈话中，她每每叮嘱出国后要保持通信联系，回国后也直接听取汇报，安排工作时考虑发挥其专业所长。这些送出回国的学者大多成为科研和疾病预防控制工作的骨干，其中有的成为以后的院长、副院长、所长、研究室主任等各级管理和业务骨干，也包括现在的一些院士和首席专家。陈春明为组建我国预防医学国家队作出了不可磨灭的功绩，成为新中国成立后中国公共卫生发展史上里程碑式的人物。

创建联合公共卫生学院

陈春明同样重视国内的公共卫生教育改革，1998年她牵头北京医学院、中国协和医科大学共同建立了“联合公共卫生学院”（后更名“协和公共卫生学院”），并出任院长直至1999年。此举在中国首创了培养实践型公共卫生人才的教学之路，现在在工作岗位上的一大批公共卫生精英都是该学院的毕业生。

个人出资，创办国内第一家英文公共卫生学术期刊

为了使国际社会了解中国的科研成就和加强国际交流，1989年陈春明与美国著名毒理学家F. Coulstin共同创建了*Biomedical and Environmental Science*（*BES*）英文国际杂志，两人出任共同主编，编辑部设在原中国预防医学科学院。创刊初期由美方提供经费支持，后来，由于该杂志属于中国，F. Coulstin不能继续提供经费。在杂志发展关键时刻，陈春明个人一次捐献3万美元，支持*BES*运转。目前*BES*杂志已成为我国预防医学和公共卫生学领域颇有影响力的英文学术期刊（2012年影响因子达

到 1.345），并得到了中国疾控中心的全方位支持。2013 年，杂志入选国家新闻出版广电总局发布的中国“百强科技期刊”名单、获得国家卫生计生委“首届优秀期刊奖”，并入选中国科学文献评价中心、中国学术期刊光盘版电子杂志社、清华大学图书馆联合评出的“2013 中国最具国际影响力学术期刊”名单。2014 年 *BES* 杂志获国家新闻出版广播电影电视总局主持评定的“第三届中国出版政府奖”提名奖。*BES* 现在是中国疾控中心的官方英文期刊，发挥着重要的国际学术交流作用。

淡泊名利，积极推动和参与公益活动

担任预防医学科学院院长期间，她专注管理与服务，放弃自己带研究生的机会，积极组织申报预防医学科学院的博士点工作；她不分心去写论文，更不申请做课题负责人或申报成果。

陈春明淡泊名利。担任院长期间，她参加学术咨询活动一律谢绝劳务费；几十年多次出国考察，她把外汇补贴省下来上交组织，总计 10 万美元以上；她关心农民工子弟教育，多次捐助北京蒲公英打工子弟中学；每每国内发生自然灾害时，她的捐款额度都是全院第一。

退而不休

1993 年，陈春明倡导成立了国际生命科学学会中国办事处并担任主任至 2004 年，通过开展学术交流和科学研究，在政府、学术界和企业间发挥了桥梁和纽带作用，成为我国营养及食品安全领域了解世界和展示中国新动态的窗口。

80 岁高龄时的陈春明曾牵头编写了两本指南并由卫生部疾控局发布，一本是 2003 年出版的《中国成人超重和肥胖症预防控制指南》，一本是 2007 年《中国学龄儿童少年超重和肥胖预防控制指南》。其肥胖方面的研究成果于 2015—2016 年分别获得中华医学会、中华预防医学会和华夏医学会的科学技术二等奖。

也是在她年逾八旬之后，仍亲赴灾区推动婴幼儿营养包发放，仍为慢性病预防撰写科普文章，仍为控烟工作宣传倡导，仍保持着旺盛的工作精力与昂扬的斗志。

2008 年汶川地震后，陈春明不顾 83 岁高龄，亲赴灾区现场考察儿童营养状况，联合其他专家针对灾区儿童营养保障提出建议，积极推动婴幼儿营养包发放项目，并在现场直接参与工作，有效地控制了灾区儿童的营养不良和贫血发生率。在此基础上，联合国儿童基金会在四川、陕西、甘肃的 8 个地震灾区免费发放营养包，对于灾后婴幼儿营养不足的控制发挥了重要作用，陈春明参与了此项国际慈善项目的设计、实施和总结评估。

陈春明于 2014 年荣获第十五届吴阶平－保罗·杨森医学药学奖特殊贡献奖，2015 年荣获中国营养学会终身成就奖，2017 年荣获宋庆龄儿科医学终身成就奖及中国反贫困与儿童发展终身成就奖。

陈春明为了人民群众健康全心全意地服务，她为我国公共卫生事业贡献了大部分的精力。

供稿：中国疾病预防控制中心

毕生防治丝虫病——史宗俊

人物简介

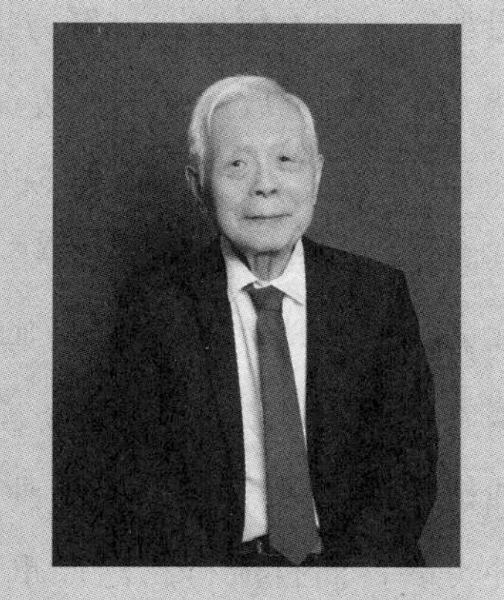

史宗俊（1925— ），江苏省人，研究员，中国丝虫病防治研究著名专家。

1952年毕业于同济大学医学院医疗系。1953—1961年，在哈尔滨医科大学寄生虫学教研室任助教、讲师。1971—1981年，在中国医学科学院医学生物学研究所做科技管理工作，历任业务组组长、所长。1981年以后，先后任寄生虫病所流行病学研究室主任、所党委书记，卫生部全国丝虫病技术指导组副组长、组长、顾问。

史宗俊重点研究丝虫病防治后期传播规律。由他所做的课题设计、总结或以第一作者发表的论著主要有：《浙江省妙西公社消灭马来丝虫病现场实验研究》（署名流行病学室），《马来丝虫病急性淋巴管、淋巴结炎反复发作的研究》《我国丝虫病分布和防治现状》（署名技术指导组），《与班氏丝虫病传播有关的几个昆虫学参数的调查和分析》《丝虫病防治后期低密度微丝蚴血症者传播作用的研究》《丝虫病传播阈值的研究》（署名协作组）。主持编写的专著主要有：《丝虫病防治手册》（修订版）、《中国丝虫病防治》。2001年“中国阻断淋巴丝虫病传播的策略和技术措施研究”获国家科技进步奖一等奖（第一完成者）。2008年获上海市第五届医学荣誉奖，同年获卫生部全国丝虫病防治先进个人。2010年被中国疾病预防控制中心寄生虫病所授予建所60周年突出贡献奖。2020年获上海市首届“医德之光”奖。

来自农村，立志从医

1925 年，史宗俊出生在江苏省六合县西北部偏僻的农村——曲涧乡，1946 年秋季考取上海国立同济大学医学院，终于圆了上大学读书的梦。1945 年 9 月，抗日战争胜利，“两耳不闻窗外事，一心只想上大学”的史宗俊开始接受反对封建专制独裁，支持民主自由平等的新思想，开始思索、探寻人生的意义，建立了新的思想观：人生不仅要通过努力把自己的生活过好，还应该对社会和国家做些有益的事情。在上海解放前，史宗俊加入了中国共产党。

1952 年，史宗俊医学院毕业。为适应我国高等医学教育事业发展的需要，卫生部向 1951、1952 两届高等医学院校毕业生发出号召，希望他们自愿参加基础医学和公共卫生学各学科高级师资进修班的培训。史宗俊响应号召，放弃了原来想搞临床外科的志愿，选择了寄生虫学专业。他做这个选择，与他的寄生虫学老师姚永政教授有关。姚老师在课堂上和文章中说，在我国的农村，寄生虫病不仅种类多，而且流行广泛严重。他把疟疾、血吸虫病、黑热病和钩虫病称为危害农民健康和生命的“四大家族”，是我们医学工作者应该与之战斗的敌人。除了这个主要因素，史宗俊还想过从事寄生虫病防治研究工作是很苦的，而他来自农村，能吃得起这个苦。

1953 年夏，从南京中央卫生研究院华东分院第二届寄生虫学高级师资进修班结业后，史宗俊被分配到哈尔滨医科大学生物学教研室（1954 年哈尔滨医科大学成立寄生虫学教研室）任寄生虫学助教。在完成教学任务的同时，于 1956—1957 年，与黑龙江省卫生防疫站合作，深入小兴安岭林区伐木厂第一线，对森林脑炎的传播媒介蜱虫进行调查研究，查明了该林区蜱的种类，分布和动物宿主，查明了森林脑炎主要传播媒介全沟蜱的生活史。

从事丝虫病防治研究的一辈子

1961 年史宗俊工作调动到上海，被分配到中国医学科学院寄生虫病研究所丝虫病研究室工作。几十年来，除曾被调往昆明中国医学科学院医学生物研究所工作10年（1971—1981年）外，其余时间大部分是在现场从事丝虫病防治研究。

史宗俊先后在江苏和浙江农村驻点进行消灭丝虫病的现场实验。1964年，在总结江苏吴江县震泽人民公社研究点两年经验教训的基础上，史宗俊到浙江吴兴县选择一个三面环山、相对隔离、人口近万的妙西人民公社进行消除丝虫病的实验研究。该公社属马来丝虫病中高度流行区，采取乙胺嗪（海群生）1.5克全民普服作药物诊断兼治疗，对出现发热或（和）淋巴管结节反应者再用乙胺嗪治疗两个疗程，最大限度消灭传染源的措施，加上两年的蚊媒防治，使丝虫病的传播得到有效控制，急性淋巴管（结）炎（流火）发作的人数大幅下降，措施经济、简便，效果好，取得初步成果。

1970年1月，史宗俊还在宝山县农村“接受贫下中农再教育”，一天突然被通知回所，说是有重要任务。原来是中共中央血吸虫病防治领导小组要求对丝虫病和钩端螺旋体病的流行和防治情况进行一次调查。调查分两个组，一组赴湖北和福建两省以丝虫病调查为主，兼作钩端螺旋体病的调查，史宗俊参加了这一组的工作；另一组赴云南和广东两省以钩端螺旋体病调查为主，兼作丝虫病调查。经过三天的学习讨论和情况交流，为了减少行程中的时间，调查组决定乘飞机分赴湖北和云南。当时乘的是苏制伊尔17，只有20多个座位的小飞机，这还是史宗俊第一次坐飞机，他印象深刻。这次调查相当深入，从省、地、县、乡一直到村，听汇报、开座谈会、访问患者，晚上大多还要和当地卫生人员一起采血，第二天参加看血片，调查历时一个多月。调查结果向中央报告后，很快就于5月中旬以文件形式下发。这次调查在丝虫病方面主要的收获是：总结了20世纪50年代后期武汉市洪山区大面积连续3～4年高质量的反复查治的成功经验，人群微丝蚴率从原来的20%左右下降至1%左右。历时11年，调查组抽查1 420人，微丝蚴阳性者仅6人，未发现新感染，从而进一步证明采取以乙胺嗪消灭传染源为主导措施的丝虫病防治策略是可行的。报告也同时提出当时在防治中存在的突出问题：一是夜间查血不方便群众，二是治疗药物乙胺嗪过敏反应很大，群众不易接受；为科研指明了方向。经过一段时间准备，中央血防办于1970年10月在上海召开《全国丝虫病防治科研座谈会》，学习中央文件，交流各地情况，讨论防治科研工作中的问题。随后，各地相继出现丝虫病防治科研新高潮。

20世纪80年代初，我国丝虫病防治工作已取得了可喜的成就，回到寄研所的史宗俊首先用两个多月时间查阅国内外文献了解新进展。根据当时我国丝虫病防治进展情况和国外防治丝虫病的经验以及科研动向，经过反复思考，他认为，当时我国丝虫病防治科研工作应着力解决防治后期丝虫病的传播规律，解决丝虫病能否消除和如何消除的问题。因此，史宗俊提出了两个课题：一是到现场进行《防治后期低密度微丝蚴血症者传播作用的研究》；二是《丝虫病传播阈值和监测方法的研究》。1981年，史宗俊与浙江省卫生防疫站合作，在德清县进行第一个课题的研究；1982年，与河南省卫生防疫站合作，在确山县进行第二个课题的研究，并在卫生部的支持下，组织全国11个有关单位协作。经过5～9年的长期观察，以上两项研究结果为我国制定阻断丝虫病传播的指征和建立消除丝虫病的监测系统提供了理论依据。

1990年离休后，史宗俊仍然没有离开他为之奋斗几十年的寄生虫病防治研究工作，他继续协助卫生部总结我国丝虫病防治经验，编写《中国丝虫病防治》一书；参与制定消灭丝虫病标准及其审评方案；参加有关会议和评审工作，对我国丝虫病防治与研究工作进行技术指导，为我国消灭丝虫病献计献策、尽心尽力。

寄生虫病是严重危害人类健康的疾病。我国曾是寄生虫病流行严重的国家之一，1956年《农业发展纲要》要求积极防治、限期消灭的九种危害严重的疾病中，寄生虫病占了五种，这五种寄生虫病成为新中国成立后疾病防治的重点。丝虫病是我国和全球热带地区流行严重的寄生虫病之一。经过几代丝虫病防治研究科技人员矢志不渝的奋斗和广大流行区基层卫生人员几十年的共同努力，1994年我国实现基本消除丝虫病。经过近半个世纪的不懈努力，2006年我国率先实现了在全国范围内消除丝虫病的目标，2007年5月经世界卫生组织认证，中国是世界上第一个实现消除丝虫病的主要流行国家，2008年11月卫生部召开大会宣布中国消除丝虫病，取得了疾病控制史上一项重大的历史性成就。这是全球公共卫生的成就和重要里程碑。这一成就的取得，归因于各级政府和卫生行政部门的高度重视；归因于坚持科研为防治服务的方向，使防治对策和措施不断完善，适合我国不同时期丝虫病防治的需要；归因于一大批有担当的科技人员，他们在极为艰苦的科研条件下，以不畏艰辛、无私奉献、勇于创新、团结协作的精神，付出了他们一生中最宝贵的青春年华。我国总结的丝虫病防治研究经验，为其他丝虫病流行的发展中国家提供了借鉴，对世界卫生事业的发展作出了一份贡献。史宗俊为自己能参与这个历程，为改善人民健康、提升中华民族的国际地位做出努力而无比欣慰！

离而不休，奉献不止

离而不休，奉献不止，是史宗俊的真实写照。1997—2006 年，史宗俊连续 9 年担任寄生虫病所离休党支部书记，他工作认真负责，结合单位实际情况和老同志的自身特点，本着有利于老同志参加活动、有利于开展思想沟通和交流、有利于发挥老同志作用的原则，通过组织学习、讨论和参观等活动，增加老同志的凝聚力，努力成为团结老同志、关心单位发展、为寄生虫病防治事业建言献策和为社会服务的桥梁和纽带。在单位开展的“深入学习科学发展观”的活动中，他作为特约群众代表，为全所的发展建言献策，提出许多宝贵的意见和建议。他还多次受所里邀请参加各类主题教育活动和报告会，对全所职工进行职业道德教育。在他担任离休支部书记期间，把保持老干部“政治坚定、思想常新、理想永存”作为党支部思想建设的重要内容。他心系大局，自觉学习，根据党中央、市委精神和所党委确定的中心任务开展学习讨论，就群众关注的热点问题交换看法，离休支部党员们都能严格要求自己，支部内部团结、相互坦诚相见，并注重表率作用。在群众中树立了良好的声望，在卫生系统中受到广泛赞誉。

史宗俊多次受原上海市卫生局邀请，给卫生系统的入党积极分子上党课。他以几十年寄生虫病防治和研究工作的丰富经历和切身体会，向后人诠释了什么是奉献精神，如何践行共产党员全心全意为人民服务宗旨。他有一句人生格言：“人要有信念，要有艰苦奋斗的精神，搞科研就要甘于寂寞，甘于清平，勇于奉献。”凡是听他上课的入党积极分子都非常感慨，深受教育。

史宗俊热心公益事业，在捐款的名单上常常能看到他的名字。2008 年 5 月，我国四川汶川发生特大地震后，史宗俊以一个普通共产党员的身份，向灾区捐献特殊党费 1 万元。2001 年史宗俊接受上海市向明中学的聘请，担任该校课外辅导员，他先后联系了两个班级，历经 5 年，每学期由学校安排活动 2 次，每次活动他都事先认真准备，史宗俊用自己的亲身经历与深刻体验和同学们畅谈交流，取得了较好的效果。他还多次带领同学到寄生虫病标本馆进行参观、学习。为了帮助家乡农村的医务人员提高医疗水平，2013 年开始，史宗俊自费为家乡 7 个村卫生室各订阅了一份《中华全科医学杂志》月刊，各买了两本大型参考书《全科医学》和《全科医学手册》，以敦促和鼓励他们努力学习业务，并鼓励他们积极参加职业助理医师资格考试。此外，他还承诺，对通过参加考试，获得助理医师资格者，每人发放 5 000 元鼓励奖，2014 年已有 1 人通过上述考试。史宗俊的真情付出和无私奉献，得到了当地医务人员的高度赞誉。

2000 年由中国预防医学科学院寄生虫病研究所牵头，全国 16 个丝虫病流行省（直辖市、自治区）防治机构协作完成的“中国阻断淋巴丝虫病传播的策略和技术措施的研究”获国家科学技术进步一等奖，史宗俊是项目第一完成人。史宗俊 2001 年获杜邦科学技术创新奖；同年被评为上海市优秀共产党员；2008 年获第五届“上海市医学荣誉奖”；同年被评为卫生部全国丝虫病防治先进个人；2009 年获“上海市教育卫生系统离退休干部先进个人”；2010 年被中国疾病预防控制中心寄生虫病预防控制所授予建所 60 周年突出贡献奖；2015 年获“国家卫生计生委直属机关离退休干部先进个人”；2020 年获上海市首届“医德之光”奖。

史宗俊用他的精彩人生和突出贡献展现了一个共产党员的高尚风范和医学大家的德艺双馨。

供稿：中国疾病预防控制中心寄生虫病预防控制所

一生牵挂一件事——顾方舟

人物简介

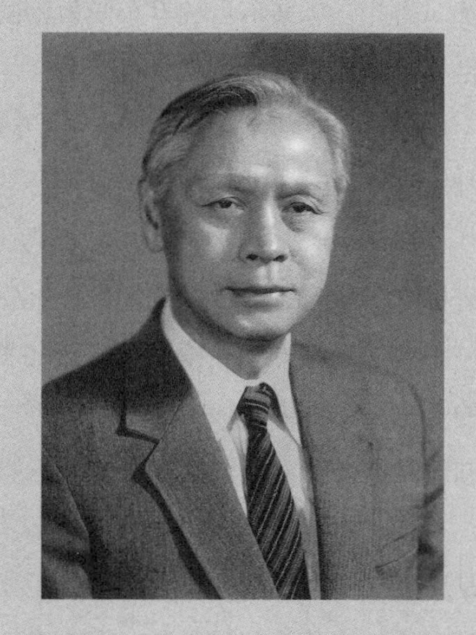

顾方舟（1926—2019年），我国著名的医学科学家、病毒学家、教育学家和社会活动家。原中国医学科学院院长、中国协和医科大学校长。他把一生献给了脊髓灰质炎的防治工作，他发明的糖丸（脊髓灰质炎疫苗）让无数儿童免予致残。

在国内首次用猴肾细胞培养法分离出脊灰病毒并定出型别；和同事先后成功研制出3批脊灰活疫苗，并把活疫苗剂型由液体型改为糖丸；在昆明筹建了疫苗生产与研究基地——中国医学科学院医学生物研究所；制定了我国第一部脊灰活疫苗制造及检定规程和操作细则，为我国最终实现全面消灭脊髓灰质炎作出了巨大贡献。

1978年任中国医学科学院副院长、中国协和医科大学副校长，6年后升任院长、校长。任第七、第八届全国政协委员，第九、第十届北京市人大代表，中国免疫学会理事长，中国生物医学工程学会理事长，北京市科学技术协会主席等职。获何梁何利基金科学与技术进步奖、卫生部授予的全国消灭脊髓灰质炎工作先进个人称号、英国皇家科学院（伦敦）院士、第三世界科学院院士等荣誉和奖项。

结缘病毒：走上卫生防疫之路

1926 年，顾方舟出生在浙江宁波，父亲在海关工作。顾方舟的少年时期是不幸的，才 5 岁父亲就被黑热病夺走了。但他又是幸运的，因为有一位坚强能干的母亲。父亲病逝后，有着兄弟 4 人的顾方舟一家顿时陷于困顿。当时年仅 32 岁的母亲拒绝了别人让她改嫁的劝告，决心学一门手艺来养活自己的孩子，以及尚年幼的小叔子。为此，母亲不惜放弃小学教师的职业，考取了助产职业学校，毕业后在天津英租界挂牌开业，成了一名助产士。

在母亲的教育和影响下，顾方舟从小就学会了自立自爱，刻苦用功，也有志“做一个对社会有用的人”。

1944 年，顾方舟高中毕业后考上北京大学医学院。一年后，抗战胜利，国民政府接管了学校，随后内战爆发，“偌大的校园里摆不下一张平静的课桌”，原本只是一心向学的顾方舟在中国共产党北平地下党同学的影响下，积极投身到第二条战线的学生运动中去。1947 年冬，他参加了地下党“什坊院保健院”为北平郊区农民举办的义诊活动。北平解放前夕，他如愿参加了中国共产党。

1950 年，大学毕业的顾方舟没有像同学们所预想的那样成为一名外科医生，而是欣然接受学校的分配，到大连卫生研究院从事公共卫生防疫事业。之所以会选择当时被认为是冷门的学科，顾方舟说，主要是受医学院公共卫生系严镜清教授的影响。严镜清的讲课内容常涉及社会、经济、生活方式、生存环境与疾病的关系。“从他的课上，我知道了中国当时卫生状况的恶劣、传染病的肆虐、妇幼保健的悲惨现状，也因而明白了公共卫生事业的重要性和意义所在。”顾方舟说自己正是从那时逐渐意识到，当一名医生固然可以解除许多患者的痛苦，但那是有限的，如果从事公共卫生防疫工作，却可以使千百万人受益。正是这种信念，决定了顾方舟的职业生涯——走上卫生防疫之路。

辽宁省大连卫生研究院是一所以研究微生物为主（如传染病病原）和生产预防疫苗（如伤寒疫苗）的研究所，顾方舟被安排到了该研究所的噬菌体科工作。科主任是来自苏联的一位噬菌体女专家，她研究的题目是“痢疾噬菌体的防治作用”。在顾方舟的记忆里，自己与病毒打交道即始于此。

1951 年 6 月，朝鲜战争爆发后不久，顾方舟突然接到上级任务：带着几箱新生产的痢疾噬菌体到鸭绿江边的丹东市，因为在丹东的志愿军后方医院伤病员中发生了痢疾流行。25 岁的顾方舟怀着满腔热血领命奔赴前线控制疫情，从此，与病毒结下了不解之缘。

留苏取经：带回了活疫苗技术

在丹东执行任务还不到一个月，顾方舟就迎来了人生的一次重要转机。

一份“顾方舟速回”的电报把他召回了大连卫生研究院。一回到研究所，领导就对风尘仆仆的顾方舟说：“叫你去苏联。”回程中一直忐忑不安的顾方舟听了这个消息，顿时乐开了怀。“去时只知道是去学习的，后来才知道国家是把我们送往苏联作为研究生培养的。”就这样，顾方舟有幸成为新中国成立后派往苏联的第一批留学生中的一员。

1951 年 8 月，结婚才 7 天的顾方舟启程去往苏联。坐了 7 天 7 夜的火车到达莫斯科后，顾方舟被分在苏联医学科学院病毒研究所念研究生，师从苏联著名病毒学家列夫科维奇和邱马可夫教授。顾方舟说：“刚去苏联时，我还不会俄语，语言不通成了最大的障碍。在留学的第一年，我在病毒所听课简直云里雾里，根本听不懂。”但是，他没有气馁，而是迎难而上，争分夺秒地学习。半年后，他就基本能听懂文法复杂、发音颇难的俄语了。也是靠着这股冲劲，顾方舟在留苏的 4 年里刻苦攻读。其间，他不曾回过一次国，只是通过信件与新婚妻子联系。毕业时，顾方舟以出色的论文答辩获得了医学副博士学位。

回国后，他被任命为卫生部微生物流行病研究所脑炎室副主任，时年 29 岁。1957 年，卫生部派他带领一个小组赴上海中国人民解放军军事医学科学院，协助苏联专家工作。

1958 年回到北京后，顾方舟即被调入中国医学科学院病毒学研究所，任脊髓灰质炎研究室主任。从此，他就把毕生精力投入消灭这一可怕的儿童急性病毒性传染病的战斗中去了。

1959 年，顾方舟再次领命赴苏，任务是考察苏联有关脊髓灰质炎灭活疫苗（又称死病毒疫苗）的生产工艺。和他同去的还有董德祥、闻仲权、蒋竞武 3 人。当时的背景是：1955 年，江苏南通发生了我国有史以来第一次“脊灰”大流行，共发现麻痹型患者 1 680 人，病死率为 27.75%。卫生部和全国医学界为之震动。当年，卫生部就把“脊灰”列为法定传染病。此后，脊灰流行日趋严重，上海、济南、青岛等地相继报告发生“脊灰”流行。

苏方安排顾方舟一行在俄罗斯血清疫苗研究所考察。在这个正制造脊灰灭活病毒疫苗的研究所，顾方舟了解到美国虽在 1954 年发明了死病毒疫苗，但同时还有人在研究口服的减毒活疫苗。有心的顾方舟进一步向苏联同学打听，得知苏联医学科学院正在与美国合作研究这种疫苗。

原来，美国 Sabin 减毒株所制造的活疫苗虽在成人志愿者中试用过，但它的安全性、免疫原性和流行病学效果还需要在大规模数量的儿童中进行试用才能得到证明。然而，美国 FDA 因一些病毒学家担心这种活疫苗毒力返祖，迟迟不批准 Sabin 活疫苗进行临床试验。研究工作受阻的 Sabin 于是把活疫苗分送给世界知名的“脊灰”实验室寻求合作。让顾方舟喜出望外的是，Sabin 与苏方的合作对象正是自己当年留苏的导师、苏联医学科学院病毒性脑炎与脊灰研究所所长邱马可夫教授。

然而，由于当时我国与苏联的关系已陷入紧张，苏联对顾方舟一行严格保密美苏合作研制“脊灰”活疫苗的情况。顾方舟只好多方打听，查阅了所有能得到的、公开的资料，比较了两种疫苗的优劣。

“死疫苗虽然安全性不成问题，但其所需的综合培养液得靠进口，价格非常昂贵。且这种疫苗要注射 3 次，才能获得可靠的免疫力。另外，由于死疫苗只能在血液里产生免疫，不能产生肠道的免疫，所以免疫不充分，阻断不了脊灰病毒在人群中的散播。事实上，在‘脊灰’的防御上，第一道防线在肠道，第二道防线在血液。要消灭脊髓灰质炎，就必须在这两道关上都把住。相比较而言，活疫苗的好处在于不仅克服了死疫苗的缺点，而且符合多、快、好、省的原则。”基于这种认识，顾方舟认为，根据我国国情，若要想控制和消灭“脊灰”，只能采用活疫苗的技术路线。于是，他大胆地向中国医学科学院党委提出书面报告，建议走活疫苗的技术路线。

“你的思路是对的。”在看了顾方舟的汇报后，中国医学科学院领导肯定了他的想法，并批复：“你们一方面要了解他们死疫苗的情况，另一方面，同意你们了解他们活疫苗的情况。”这项建议同时得到当时卫生部部长钱信忠的赞同和大力支持。

在苏联留学时，顾方舟的导师邱马可夫教授曾转赠他若干原始的、供临床试验的 Sabin 脊灰减毒活疫苗样品和几千人份的苏制活疫苗。为了抢时间及早对这种疫苗进行试验，顾方舟请示了当时在苏联访问的钱部长，能否将这些材料带回北京安排试验。经钱部长和驻苏大使商量，破例获得批准。1959 年 6 月，顾方舟亲自把这些宝贵的资料和活疫苗毒种带回北京。

回顾这段留苏的经历，顾方舟说："如果当年不采取活疫苗技术的路线，我国预防控制脊髓灰质炎就没有今天这个局面。"

不辱使命：让"脊炎"与儿童绝缘

从苏联回国后，顾方舟即着手对带回的脊灰活疫苗进行临床试验。1960 年，顾方舟即组织进行了第一期临床实验。他和研究室的同事以身试药，服用了脊灰活疫苗，观察一段时间后，一切正常。但仅有成人的试验还不够，必须要通过孩子的试服才能确定活疫苗的安全性。如果疫苗不安全，孩子服用后会导致脊灰的发生。考虑到这个后果，顾方舟不忍在陌生孩子身上做实验。经过一番痛苦的抉择后，他和科室研究人员瞄向了自己的孩子。

顾方舟瞒着妻子给出生还不到 1 个月的孩子喂服了活疫苗，这可是他们的第一个孩子。尽管对"脊灰"活疫苗的有效性和安全性有一定的把握，但万一……初为人父的顾方舟开始挂心不已。一下班，他就抱着尚在襁褓中的幼儿仔细端详，生怕孩子有异样。孩子哭闹了，他就会紧张不安。

焦急的等待终于过去，科室同事的孩子们都安然无恙，顾方舟和同事们悬着的心终于放下。

接下来，是进行二期临床试验。他们和北京市防疫站合作，在 2 000 名 7 岁以下的小儿中试服苏制活疫苗，取得了满意的结果。

为了研究活疫苗的流行病学效果，还需要进行三期临床试验，这需要通过对上百万服苗后儿童的观察才可能获得科学结论，而进行这项试验必须有足够数量的活疫苗。当时美苏两国不可能供给我国，必须自己研制合格的活疫苗。为此卫生部和医科院决定先在北京生物制品研究所生产第一批活疫苗。在组长顾方舟、副组长章以浩的领导下，第一批活疫苗于 1960 年顺利完成。另外，就是要建立疫苗生产基地。由于脊灰病毒的培养需要猴肾细胞（活疫苗的安全性决定需要猴子），在疫苗生产方面云南有着得天独厚的条件——猴子多。于是，卫生部派顾方舟领队到云南昆明筹建医学生物研究所。

1960年，顾方舟带着7个人来到了昆明西山区的一个山沟里，开始研究所的筹建工作。在一片荒野之地，顾方舟和大家一起挑土修路，鸟儿筑巢似的建造实验室和住房。当时中苏关系破裂，苏联撤走了所有的专家，国内正赶上3年自然灾害时期，条件非常艰苦，全体工作人员勒着裤腰带，憋足劲埋头苦干，终于在9个月后建成了有19幢楼房、面积达13 700平方米的疫苗生产基地。同时，顾方舟和同事还在活疫苗生产、检定以及人群试用的基础上制定了我国第一部《脊灰活疫苗制造及检定规程》，它指导了我国后来20多年数十亿份疫苗的生产与鉴定。

“研究工作要取得成功，一方面要有知识、技能和经验，另一方面要有一种精神，即使命感和奉献精神。没有这种精神和劲头，是坚持不下来的。”回忆在云南的艰苦创业，顾方舟颇为感慨。

1960年3月，顾方舟即带领所里的成员生产了两批Sabin型脊灰活疫苗。从1961年开始，共有10个城市450万7岁以下的孩子参与到临床实验中来。试服结果证明，国产脊灰活疫苗是安全有效的，降低了发病率，削平了季节高峰。“从此，Sabin的脊灰减毒病毒经过我们的临床试验研究，在中国成为有实用价值的疫苗。”

顾方舟并未就此停止科研探索的步伐。由于目前我国自主生产的“脊灰”活疫苗是液体剂型，在服用时需要稀释10倍，再取一滴0.1或0.2毫升，滴在饼干上喂给小孩吃，这其实相当于稀释了100倍，很难掌握好一个量。液体疫苗的另一个缺点是，稀释后的疫苗在常温下很快失效，因此，在给农村地区运送和给农村儿童喂服时，不但操作很不方便，并且浪费很大。怎么解决这个难题呢？顾方舟和董德祥、闻仲权等人与上海信谊药厂合作，经过反复试验，终于在1963年研制出一种活疫苗新剂型——活疫苗糖丸。它不但保存了稀释100倍的活疫苗病毒的效力，而且疫苗在常温下（20～22 ℃）延长了保存期，在4～8 ℃的家用冰箱中可保存两个月。1963年经过在300万儿童中试用，其效果与液体活疫苗相同。

1993年，消灭“脊灰”最后的歼灭战在我国拉开序幕。国家领导人给儿童喂服“脊灰”糖丸的画面时有出现。

2000 年 7 月 21 日，“中国消灭脊髓灰质炎证实报告签字仪式”在卫生部举行。被聘为中国国家消灭“脊灰”证实委员会委员的顾方舟在报告上庄严地签上了自己的名字。他在签字仪式上发言时说：“我参与我国消灭‘脊灰’的工作已经 42 年了，今天终于看到中国成为 Polio-free 的国家。我内心感到十分激动。”

消灭“脊灰”是人类继消灭天花后的又一个伟大成就。由于顾方舟在病毒学上的成就，他先后被聘为英国皇家内科学院（伦敦）院士，欧洲科学、艺术和文学科学院院士，第三世界科学院院士，以及坎伯兰卫生学院名誉院士。

在顾方舟的晚年，他仍十分关注我国脊灰歼灭战的最后胜利。他介绍说，因为活疫苗可以在有免疫缺陷等疾病的儿童中引起麻痹型脊灰，致病率为 1/2 000 000 ～ 1/1 000 000。另外，由于脊灰疫苗病毒变异，产生脊灰疫苗衍生病毒，也可能引起有免疫缺陷的小儿服用疫苗后发生麻痹型脊灰。目前，全球已发生数起这种病例。我国已于 2000 年宣布为“无脊灰”的国家，但为了防止国外输入脊灰野病毒，每年仍在使用活疫苗。而每年都会发生若干例由于服用活疫苗发生“脊灰”的情况。顾方舟表示，“停止使用活疫苗，用灭活疫苗取代活疫苗”成为当务之急。

为师之道：打造“协和精品”

1985 年，担任了 7 年中国医学科学院副院长和中国协和医科大学副校长的顾方舟升任院长、校长。就在他执掌的第一年，中国协和医科大学正式由中国首都医科大学更名成立。作为校长，顾方舟在协和医科大学继续实行 8 年制的医学精英教育。在培养人才方面，中国协和医科大学追求的是“少而精”，每年只招 30 个学生。为了打造“协和精品”，顾方舟不仅督促学生扎实、刻苦地学习，而且在学生临床实习时，实行“小导师制”，即一个老师带一个学生。之所以这样做，顾方舟说是担心“人数过多了，质量达不到要求”。

在担任院长、校长期间，顾方舟还做了几件有开拓性的工作。1985 年，他率先在全国开始 4 年制护理系的招生；自 1986 年起，院校实行国内的开放政策，先后建立黑龙江、浙江、华西、西安、武汉分院，通过资源共享，互利互惠，使院校发展壮大；与美国哈佛大学医学院、澳大利亚西澳大学医学院等签订了学生交换协议，并与加拿大多伦多大学医学院等国外医学院校建立合作关系，不仅拓宽了学生培养渠道，还增强了与国际的交流。

尽管行政事务繁忙，他仍不脱离“脊灰”实验室和研究生培养工作。他创建的病毒实验室，自1988年以来承担国家科委资助的“863”“七五”攻关以及卫生部和教委等资助课题，多次获得省部级科研成果奖。

（本文原载于2009年4月10日《健康报》。编入本书时有删改）

供稿：健康报社　李阳和

肿瘤病毒学先驱——曾毅

人物简介

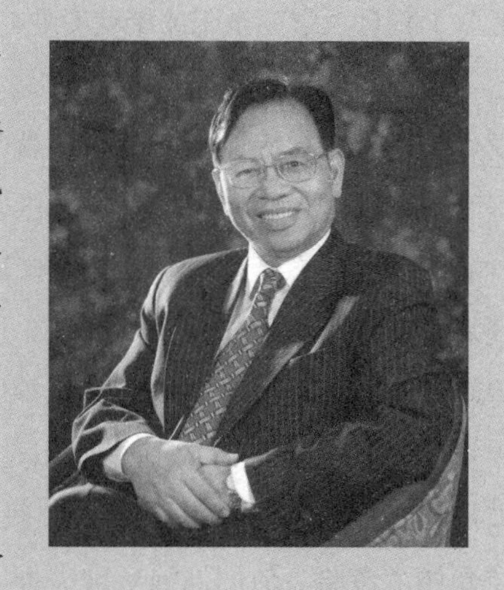

曾毅（1929—2020 年），中国共产党党员，我国著名病毒学家，中国疾病预防控制中心病毒病预防控制所研究员，中国科学院院士，曾任中国预防医学科学院院长、中华预防医学会第三届理事会会长、北京工业大学生命科学与生物工程学院原院长等职务。

曾毅 1929 年出生于广东揭西，1948 年 12 月参加革命工作，1952 年毕业于上海医学院，先后在上海医学院、中山医学院、中国医学科学院病毒学研究所、中国预防医学科学院病毒学研究所工作。1993 年当选为中国科学院院士，2002 年、2003 年分别当选俄罗斯和法国医学科学院外籍院士。曾任国际微生物协会执委、中国预防医学科学院院长、中华预防医学会会长、中国预防性病艾滋病基金会理事长。

曾毅同志长期从事病毒学研究，首次在国际上证明了 EB 病毒是鼻咽癌发生的诱因，建立了鼻咽癌的早期诊断方法，极大地提高了早期诊断率，挽救了众多患者的生命。曾毅同志是中国最早从事艾滋病研究的科学家之一，在我国首次分离出 HIV 毒株，率先研制出中国 HIV 的快速检测方法，证实了 HIV 最早是随血液制品从国外传入我国。针对艾滋病防治策略，他多次向党中央、国务院建言献策，为中国艾滋病防控作出了重大贡献。

青年励志 艰辛求学 投身革命

曾毅同志，曾用名曾汉忠，1929 年 3 月出生于广东省揭西五经富陂头圩。受母亲家族的影响，曾毅从小立志学医，1943 年 1 月，曾毅考入梅县东山中学读高中，高中毕业后，于 1946 年 8 月前往上海报考上海医学院。由于货轮在路上时间较长，到达上海时间太晚而错过上海医学院的入学考试，曾毅便去参加复旦大学的考试，考取了复旦大学商学院的统计专业。

曾毅同志在青年时代追求进步，追求光明，积极参加中国共产党领导下的爱国学生运动。进入大学后，他很快就与同宿舍老乡邹剑秋（邹剑秋是一名地下党员，当时为复旦大学“据点”领导核心小组成员）熟络了起来。当时全国解放战争已经打响，国内形势混乱。在他的影响下，曾毅积极投身于学生运动。1947 年，曾毅接到复旦大学地下党进行转移的通知。反复思量后，他决定离开复旦大学。同年 9 月，曾毅考入上海医学院。1948 年，参加上海医学院地下党外围组织——枫林社；1949 年 4 月 26 日，上海解放前夕，国民党军警特务闯进上医宿舍抓人，当时在上医校内被捕的有曾毅等在内的 12 人。曾毅在狱中仍坚强不屈，与敌人进行了坚决的斗争，经受住了考验。他们被捕后被关押了近一个月，5 月 21 日，“飞行堡垒”原本准备当晚将抓捕的人员全部枪毙，后因部分警员起义，“飞行堡垒”前往镇压，被捕人员由当地的青年军临时代为看管，而青年军自顾不暇，于是曾毅等人在 5 月 24 日得以逃脱。逃脱后，他在上海第五医院躲藏，直至上海解放才得以回到学校继续完成学业。提及这段与死神擦肩而过的经历，曾毅从没有后悔过。“我的命是国家的。”90 岁的他曾如是说。1949 年 12 月，曾毅加入青年团（中国新民主主义青年团），先后担任团支部书记、组织委员、宣传委员等职务。

1950 年 3 月，曾毅同志作为上海医学院三年级的学生参加上海市解放军防治血吸虫病工作，立三等功。同年任上海常熟区第一届人民代表大会代表。1950 年 12 月，曾毅经任青岛、贾谊诚同志介绍加入中国共产党。

伉俪携手 济民所困 报效祖国

1952 年，曾毅从上海医学院毕业，在分配工作时，他坚定地写下："服从祖国分配，到最艰苦的地方去。"新中国成立后，急需高水平的医务工作者，国家号召医学生毕业后从事基础医学研究，并在几所著名的医学院校举办高级师资培训班，为搭建医学院校培养骨干力量。曾毅毕业后即留校参加国家高级师资培训班，专攻微生物专业，在林飞卿教授和陈鸿珊教授的亲自授课下学习并进行实习。

在上大学期间，曾毅同志做团支书工作时认识了比他小一届的药理学专业同学李泽琳。李泽琳同志后来成为我国著名的药理学家，是青蒿素药理、毒理的主要研究者之一。两人因为理想志趣相投而彼此欣赏。曾毅同志 1953 年高级师资培训班毕业时恰逢李泽琳同志毕业，两人选择了一起到祖国最艰苦的地方海南岛，筹建海南卫生专科学校。由于当年李泽琳同志所在班级没有去海南岛的名额，他们选择了结婚，婚后学校又为李泽琳同志争取到一个去海南的名额。最后，他们与其他 16 名学生被分配到海南岛，参与筹建海南医专。

刚到海南的第二个月，一场 12 级的台风将原本就是茅草屋的学校毁坏。1953 年年底，华南党委决定停办医专，二人重新被分配到华南医学院（现中山大学中山医学院），曾毅同志在微生物教研室任助教，开始了钩端螺旋体、恙虫病立克次体等课题的研究工作；李泽琳同志则被安排在药理系工作。1955 年，李泽琳同志被选拔到中国中医研究院（现中国中医科学院）进修，结束后留在了北京。1956 年，曾毅同志也调到北京的中国医学科学院微生物系病毒学室，跟随著名的病毒学家黄祯祥教授开展研究工作。在病毒室，他最初是研究脊髓灰质炎病毒和肠道病毒。1957—1959 年，他和院所的同事们一起，首次在国内各地进行脊髓灰质炎病毒型别的流行病学调查，对不同城市脊髓灰质炎病毒进行分离与鉴定，后又参与了顾方舟教授组的脊髓灰质炎减毒活疫苗的研究工作。

当时，国外有科学家提出病毒可能会导致肿瘤，但该理论还处于争议状态。1959 年组织选派曾毅同志留苏深造，他选择了苏联最好的动物肿瘤病毒学家做自己的导师，后因各种原因留学计划搁浅，但研究肿瘤病毒的方向保留下来。他用减毒病毒免疫不同年龄的母鸡，发现免疫后的母鸡产下的鸡蛋带毒率大大下降。

1960年，曾毅同志开始研究多瘤病毒、鸡白血病病毒等肿瘤病毒。他与卫生部生物制品研究所和药品生物制品检定所的合作者首次发现我国母鸡感染一种淋巴白血病病毒的比例很高，通过检测发现鸡蛋里病毒的阳性率高达80%。他与合作者为不同年龄的蛋鸡注射了减毒病毒后，鸡蛋带毒率大大下降。这个工作为后来建立不含淋巴白血病病毒的鸡群，提供了有效的措施，而七年后国外才有同类的研究报道。

广东、广西、福建、湖南等省是鼻咽癌的高发区。但当时国际对鼻咽癌的早期诊断和防治并没有很有效的方法，不少鼻咽癌患者确诊时往往已经是癌症晚期。1964年，英国学者Epstein和Barr发现了一种新的疱疹病毒（Epstein-Barr Virus），简称EB病毒。1966年，美国学者L. J. Old证实EB病毒与鼻咽癌存在着血清学关系。这一研究引起了曾毅的特别关注。1973年，基于长期的病毒与肿瘤相关性的科研积累和敏锐的专业洞察力，曾毅同志决定研究EB病毒与鼻咽癌的关系，并将其作为阐明人类癌症病毒病因的突破口。1974年，曾毅同志作为客座研究员赴英国哥拉斯哥医学研究理事会病毒研究所做客座研究员，是新中国成立后第一批被派往英国进修的科技工作者。在英期间，由于曾毅同志科研能力突出，研究所室主任挽留他在英继续从事研究。曾毅同志心系祖国，不为国外的高薪吸引，毅然决定回国，继续从事EB病毒与鼻咽癌的研究工作，报效祖国。

1976年8月，曾毅同志首次从一例鼻咽癌患者的活检组织中成功建立了鼻咽癌病毒株，在国际上建立了第一个鼻咽癌细胞株（CNE-1）。此后曾毅又在1980年建立了国际上第一个低分化癌细胞株（CNE-2），1987年又从裸鼠的鼻咽移植癌建立了转移鼻咽癌细胞株（CNE-3），同时，他建立了研究鼻咽癌病因多因素和作用机制的模型。这些实验都证实了癌细胞株内存在EB病毒DNA，直接证明了EB病毒能诱发人鼻咽癌。经过多年研究，曾毅提出了鼻咽癌病因的假说：遗传因素和免疫力是鼻咽癌发生的基础，EB病毒在鼻咽癌发生中起病因作用，但不是唯一的因素，环境中的促癌物和（或）致癌物起协同作用。

确定了鼻咽癌的病因后，还需要建立一种简便易行的早期诊断方法对高危人群进行筛选。1976年，曾毅首先从国外引进了免疫荧光法来检测血清抗体，但这种方法需要使用当时并不普及的荧光显微镜，难以在基层推广。对此，他又经过一年多的反复试验成功建立了用普通光学显微镜就能检测的免疫酶法。该方法通过酶联免疫吸附法和抗补体免疫酶法测定 EB 病毒 IgA/EA，用于基层鼻咽癌早期筛查，极大提高了早期诊断率，挽救了众多患者的生命。1978 年，曾毅带着这种新的检测方法来到广西，在当地政府的帮助下，在苍梧县、梧州市开始了国际上第一个鼻咽癌血清学普查和追踪工作。

曾毅发现现有的治疗手段对于晚期鼻咽癌患者治疗效果有限。从 20 世纪 90 年代，曾毅开始着手研究通过免疫学方法治疗鼻咽癌患者。经过多年的潜心研究，曾毅院士课题组研制的 EB 病毒潜伏膜蛋白 2（Latent Membrane Protein 2，LMP2）疫苗已获国家药监局批准，正在进行临床试验。应用疫苗感染患者树突状细胞免疫常规治疗的鼻咽癌患者，获得了较好的免疫反应和治疗效果。曾毅的团队希望通过早期诊断和疫苗防治，降低病死率，控制鼻咽癌的发生。

远见卓识 攻坚克难 蜚声中外

1981 年 4 月，曾毅同志出任中国医学科学院病毒学研究所副所长；1983 年 4 月晋升为中国医学科学院病毒学研究所研究员；同年，任中国预防医学中心（经国务院批准，1983 年 12 月中国医学科学院的病毒学研究所、卫生研究所等 7 个单位整建制划出组建中国预防医学中心）病毒学研究所所长、研究员；1984 年被卫生部任命为中国预防医学中心副主任、中国预防医学科学院（中国预防医学中心于 1986 年改名为中国预防医学科学院）副院长；1991 年 12 月被国务院任命为中国预防医学科学院（现中国疾病预防控制中心）院长（1992 年 1 月由时任国务院总理李鹏同志颁发任命书）。

曾毅同志是著名病毒学家，长期从事医学病毒研究，在疾病预防控制领域作出了巨大贡献。在科研领域，从 1961 年开始在国内率先开展肿瘤病毒研究，后在肿瘤医院建立肿瘤研究组，成立了免疫室。他所从事的 EB 病毒与鼻咽癌防治工作，不仅为中国的卫生事业，也对全人类的卫生事业作出了巨大贡献。除了 EB 病毒，曾毅同志还开展了许多其他的病毒研究，比如在国内首次阐明了 HTLV-1 病毒在我国的分布及其与成年人 T 淋巴细胞白血病及神经系统疾病的关系；研究 HPV 与宫颈癌的关系等。

曾毅同志是我国最早从事艾滋病研究的科学家之一。作为一个从事肿瘤病毒已有 20 余年的研究者，自从 1981 年曾毅得知美国的报道以来，他就敏锐地意识到这种疾病可能会传入中国，并引起严重后果。因此，他开始做积极的知识与技术储备工作。1984 年，曾毅在国内率先进行了艾滋病毒（HIV）的研究，通过对流行病学调查和实验室研究，他证明了 HIV 是 1982 年随血液制品从美国传入中国，1983 年首次感染中国公民。1987 年，曾毅分离到第一个中国的 HIV-1 毒株（HIV-1AC 株），进行了 HIV-1 分子流行病学的研究，建立了 HIV 的快速诊断方法，该试剂盒在获得卫生部批准后，在全国推广使用，为我国艾滋病防控提供了技术支持。

1985 年，为加强艾滋病研究，曾毅计划从德国引进中国首个 P3 实验室。由于受到美国等国家的阻挠，1987 年该实验室才被批准出口到我国。此后，该实验室在艾滋病研究以及 2003 年 SARS 病毒流行期间都发挥了巨大的作用。

除了流行病学研究以及诊断方法建立等工作，曾毅在 2006 年以后带领团队投入艾滋病疫苗研制工作中。此前，研发 HIV 疫苗在国际上已有很多先例，但都以临床试验失败告终。曾毅的团队在研究中发现，DNA 加载体的疫苗，免疫以后可以产生较高的特异性细胞免疫，但是很快就下降了，不能长期发生作用。这是由于同一种载体对疫苗免疫 3 次以上，机体就产生很多载体抗体，会把载体中和掉，载体里包含的疫苗也就没有作用了。

为了让 HIV 特异性细胞免疫力保持更长，曾毅提出了多载体共同抗原的疫苗，用这个方法来使疫苗的免疫效果增高和延长。

曾毅使用 DNA 疫苗、rAAV 疫苗、rSev 和 rAdv 疫苗序贯连用，在小鼠试验中产生良好的效果。他们进一步使用猴子进行试验，通过序贯注射腺病毒疫苗、仙台病毒和痘苗疫苗，猴子第一次细胞免疫反应可以维持 8 ～ 9 个月，第二次免疫后细胞免疫可以维持一年多。通过这种序贯连用，三次疫苗以上就能够大大延长疫苗作用时间。这种序贯免疫的策略为国内外同行普遍接受和采纳。目前，由曾毅同志主持研制的治疗艾滋病治疗性疫苗已进入临床试验阶段。

艾滋病被发现以来，人们普遍缺乏对艾滋病的认识，社会上歧视艾滋病患者的现象也很普遍，为宣传预防艾滋病知识，1989 年 10 月 16 日由国家民政部、中国人民银行正式批准成立“环球性病艾滋病基金会”，业务主管部门为卫生部。1994 年更名为“中国预防性病艾滋病基金会”。曾毅于 1997 年开始担任基金会第二届理事会会长。曾毅除作为科学家身份在为中国的艾滋病预防和控制做了大量工作外，还作为基金会领导做了大量的宣传工作。

曾毅同志十分重视人才培养与国内外交流，在中国疾病预防控制中心病毒病预防控制所与北京工业大学培养了一大批硕士、博士研究生、进修人员等，其中有不少人员已经成为相关单位的科技骨干。

曾毅同志的病毒学研究工作得到了国内外高度评价。1986 年当选世界卫生组织癌症专家咨询小组成员，任国务院学位委员会委员、学科评议组成员；1989 年任中华医学会第二十届常务理事；1991 年荣获国务院颁发的政府特殊津贴；1993 年当选中国科学院学部委员（1993 年 10 月改称为中国科学院院士）；1994 年任中华医学会第二十一届常务理事、《中国医学论坛报》第二届理事会理事；1995 年被卫生部聘请为医药卫生科学技术进步奖第四届评审委员会委员、中国科学技术协会中国科学院院士候选人评审委员会委员；1997 年任中华预防医学会会长、中国预防性病艾滋病基金会常务副会长；1998 年任中国预防性病艾滋病基金会会长；2002 年任中国疾病预防控制中心性病艾滋病预防控制中心首席科学家。1995 年当选俄罗斯医学科学院外籍院士；2003 年当选法国国家医学科学院外籍院士；2014 年当选俄罗斯科学院外籍院士。

学界泰斗　民族脊梁

曾毅同志在病毒学研究和疾病防控领域取得的巨大成就，赢得了国内外的高度赞誉，荣获首届全国科学大会奖、公共卫生与预防医学发展贡献奖、全国预防与控制性病艾滋病先进个人和多项国家科技奖，获首届柯麟医学奖、陈嘉庚医药科学奖、英国 Barry-Martin 基金会艾滋病防治贡献奖、美国马里兰大学“公共卫生终身成就奖”等重大奖项。

曾毅同志把毕生精力贡献给了我国的病毒学研究和疾病防控事业。他的一生是历经磨砺、坚持理想信念的一生；是求真务实、不断奋进的一生。他坚持原则，实事求是，认真负责，敢于担当；他为人师表，治学严谨，勤勤恳恳，任劳任怨；他正直坦荡，严于律己，作风民主，平易近人；他爱党爱国爱人民，生命不息，工作不止，一直工作到生命的最后一刻，是一名优秀的中国共产党党员、伟大的科学家。

供稿：曾毅院士实验室　张晓光

基因药物和传染病防控奠基人——侯云德

人物简介

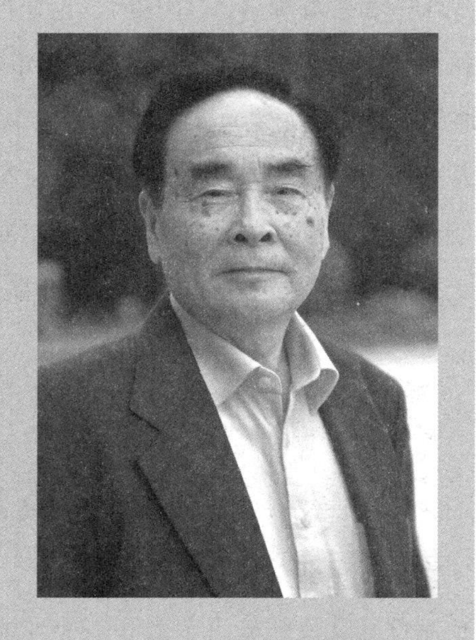

侯云德（1929—　），江苏常州人，1955年毕业于同济大学医学院，1958—1962年在苏联学习期间，由于其在科研上的突出成就，被原苏联教育部破格越过副博士学位直接授予苏联医学科学博士学位。归国后投身于我国医学病毒学事业，取得了一系列原创性成果。研发出国际独创的我国首个基因工程药物——重组人干扰素α_1b，实现了我国基因工程药物“零”突破，带领团队研制出国家Ⅰ类新药1个和Ⅱ类新药6个。1994年当选中国工程院院士，曾任中国预防医学科学院病毒学研究所所长、三届国家高技术研究发展计划（863计划）生物技术领域专家委员会首席科学家、中国工程院医药卫生学部主任、副院长等职务。2008年任“艾滋病和病毒性肝炎等重大传染病防治重大专项”专职技术总师，领导全体专家组顶层设计了2008—2020年我国应对重大突发疫情和降低“三病两率”的总体规划，首次提出建立“五大症候群”的检测平台，成功应对了多次新发突发传染病疫情。2017年荣获国家最高科学技术奖。

勤奋求学之路，成就殊堪嘉许

1929年7月13日，侯云德出生在江苏省武进县（现常州市），祖父经营钱庄，父亲是职员，彼时家庭较为富裕。1937年“卢沟桥事变”爆发后，侯云德随家逃难至苏北，常州的家产被洗劫，家道中落，贫苦的生活培育了他吃苦耐劳、不怕困难的品格。1945年，侯云德考入当时全国有名的省立常州中学，高中毕业时，学籍表上的印章“品学兼优，殊堪嘉许”是母校对他的最终评价。1948年，抱着治病救人的远大理想，侯云德毅然选择上海同济大学医学院七年制本科就读，1955年大学毕业后分配到北京中央卫生研究院微生物系病毒室，从此开启他与病毒搏斗的一生。

20世纪50年代，侯云德赴苏联求学之时，国内学习细菌学的人很多，专门的病毒学研究机构屈指可数，但年轻的侯云德一直坚定学习病毒学的信念，选择了去苏联圣彼得堡的伊万诺夫斯基研究所攻读副博士学位，师从戈尔布诺娃教授研究副流感病毒。强烈的求知欲和上进心不断激励他刻苦学习和勤奋工作，几乎每天都是全研究所最后一个离开实验室的人。1958—1962年读博士期间，侯云德发表了17篇学术论文，由于频频发稿，苏联《病毒学杂志》的编辑特意到病毒研究所探问：侯云德是谁？他是什么样的人物？他的论文怎么会发表这样多？1961年，他发现仙台病毒导致细胞融合现象并阐明了其融合机理，这一开创性的研究发现是独立于日本和英国科学家的同期报道，为随后蓬勃发展的单克隆抗体技术奠定了基础，而这一年，他才32岁。1962年侯云德凭借他敢为人先的创新意识完成了关于副流感病毒研究的学位论文，这是一篇用全俄文书写的独创性极高的优秀论文，因其杰出的科研贡献和成绩，苏联高等教育部破例越过副博士学位直接授予侯云德苏联医学科学博士学位，这在伊万诺夫斯基病毒学研究所几十年的历史上前所未有。在为侯云德荣获博士学位举行的宴会上，他的导师热泪盈眶地说：“侯云德博士是我从事科研工作30年来遇到的唯一一位如此优秀的科学家，这不仅是我的骄傲，也是病毒所的荣誉。”

深耕基础研究，奠定学科基础

侯云德是我国分子病毒学的开拓者之一。早在1984年他就前瞻性地开始痘苗病毒基因组测定，这是我国第一次从基因组学的角度去解析和改造病毒生命体的开创性工作。历经十年的不懈努力终于完成当时我国首个最大生命体痘苗病毒基因组序列（189，274kb）的测定，并有多项重要发现。1985年他在英国《普通病毒学杂志》上首次报道了痘苗病毒基因组的Hind Ⅲ P片段，补充更正了国外学者的结论，随后被国外其他学者所证实。1989年他发现痘苗病毒血凝素是免疫球蛋白超家族的新成员，这是已知功能的病毒蛋白属于该超家族的首例报道。该工作首先被英国牛津大学的同行所验证并推荐给美国《实验医学杂志》免审发表。在该工作的基础上，英国和美国学者在痘苗病毒及其他痘病毒蛋白中发现了更多的免疫球蛋白超家族成员。该项研究成果被认为对病毒的起源与进化及病毒与宿主关系的研究具有重要启发意义。1990年他又发现痘苗病毒Hind Ⅲ K片段编码一种丝氨酸蛋白酶抑制剂蛋白，该蛋白可能与痘苗病毒的毒力有关。1992年他又发现我国痘苗病毒疫苗株与国外哥本哈根株的基因组序列在侧翼区存在较大差异，为比较和阐明痘苗病毒的毒力机制提供了重要线索。上述研究成果表明，他所领导的我国痘苗病毒疫苗株基因组结构与功能的研究在国际上具有较高的学术地位。

侯云德在国际上首次发现了大肠杆菌增强子样序列并应用到高效表达载体的研发，这是我国原核载体元件研发的国际创新，该成果1996年获得国家科技进步奖二等奖。侯云德及其团队还构建了系列的新型大肠杆菌高效表达载体，这些载体的成功研制一举突破了我国基因工程药物研制瓶颈，为我国基因工程药物的迅猛发展提供了核心技术支撑，该成果1996年获得国家技术发明三等奖。此外，侯云德在20世纪80年代末和90年代初就成功完成了一系列新型病毒载体研制和应用工作，这一工作奠定了我国基因治疗载体研发的基础，推动了我国基因治疗药物的研发，该项成果1999年获得国家科技进步奖二等奖。侯云德及其团队还发现了丙型肝炎病毒核心蛋白抗原表位及其致癌性分子基础，这一原创性的发现为丙型肝炎诊断试剂的创新研发及其致癌分子机制的深入研究奠定了基础，该项成果2001年获得国家自然科学奖二等奖。上述一系列工作是我国分子病毒学研究的开创和基础，在中国分子病毒学学科的建立和发展中起到了重要作用。

创新药物研发，引领产业发展

“认识世界的目的应当是要改造世界”。侯云德认为，学习病毒学的目的应当要预防和控制病毒病，为人类作出更加切实的贡献。这一思想指导他成功研发了我国首个基因工程药物及随后的一系列生物工程药物，成为我国生物基因工程药物的奠基者和生物科技成果转化的引领者。

1962 年，侯云德学成回国，在黄祯祥院士的支持下开展呼吸道病毒感染的病原学研究，在国内首次分离出 1 型、3 型和 4 型副流感病毒，并率先发现了 1 型副流感病毒中存在着广泛的变异性。可他并不满足于已取得的成绩，他认为，在病毒学研究工作中，重要的问题不在于“认识世界”，更在于要“改造世界”，应当设法解决全国数以亿计的病毒病患者的痛苦。在这种认知的推动下，他由基础研究转向了抗病毒药物研发，并选择人体的自然抗病毒物质——干扰素，作为治疗病毒病的突破口。

20 世纪 70 年代初期，科研条件非常艰苦，但侯云德仍敏锐地抓住全国卫生战线受命攻关慢性支气管炎的机会，利用中草药受到青睐的时局际遇，对我国传统中药黄芪抗病毒效果和对干扰素的作用进行了开拓性研究，发现黄芪可以抑制某些病毒复制，诱生干扰素，并通过临床实验证实黄芪可预防感冒，并发现黄芪与干扰素的协同作用。

20 世纪 70 年代中后期侯云德发现人脐血白细胞具有较强的干扰素诱生能力，培育出高产病毒株 NDV-F 系，最终研制成临床级干扰素制剂。1979 年，侯云德和研究团队经历了无数困难，终于从上万毫升人血白细胞中，经病毒诱导后提取出承载着干扰素遗传密码的信使核糖核酸（mRNA），另辟蹊径采用非洲鲫鱼卵母细胞进行显微注射并获得成功，建立了干扰素 mRNA 在非洲鲫鱼卵母细胞翻译系统，这一方法得到国际高度认可，并被选入 1981 年出版的国际权威书籍《酶学方法》。

1982 年他发表了 α 型干扰素 cDNA 克隆与表达的论文，成为我国基因工程研究的开创性文献之一。在此基础上，他成功研发出我国首个基因工程创新药物——重组人干扰素 α_1b，实现了我国基因工程药物从无到有的突破，具有划时代的里程碑意义，获国家科技进步奖一等奖。

在随后的 10 年间，侯云德及其团队又相继研制出 1 个国家Ⅰ类新药（重组人 γ 干扰素）和 6 个国家Ⅱ类新药。他所研制的基因工程药物已应用于上千万患者的临床治疗，成功替代国际进口产品并产生了数十亿人民币的经济效益。这些基因工程药物的产业化对我国改革开放初期科技成果转化具有重要的指导意义。侯云德连任三届国家“863 计划”生物技术领域专家委员会首席科学家（1987—1996 年），顶层指导了我国医药生物技术的布局和发展。在此期间，我国在基因工程疫苗、基因工程药物等五大领域取得了巨大成就，奠定了我国现代医药生物技术产业的基础。

构筑防控体系，科学应对疫情

在多年的职业生涯中，侯云德并没有将视野完全局限于自己所研究的领域，而是从传染病防控和国家安全的角度思考问题，完成了从病毒学家向战略科学家的转变。

2008 年，79 岁的侯云德被国务院任命为“艾滋病和病毒性肝炎等重大传染病防治”科技重大专项技术总师。侯云德带领专家组设计了我国 2008—2020 年降低“三病两率”（艾滋病、病毒性肝炎和结核病的发病率、病死率）和应对重大突发疫情的总体规划。他提出“集成”防控体系思想，重点布置了病原体快速鉴定、五大症候群监测、网络实验室体系建立的任务。此时距离 2003 年的“非典型肺炎”（以下简称“非典”）疫情已经过去 5 年，公众或许已淡忘了当时的恐慌，侯云德却不敢忘。“‘非典’来得太突然，我们没有准备，病毒研究不充分，防控体系太薄弱了。传染病在历史上是可以让一个国家亡国的，老的控制了，还会不断出现新的，传染病防控绝对不能轻视！”他说。

挑战很快就来到面前，2009 年全球突发的甲型 H_1N_1 流感疫情，在国务院领导下，我国成立了由卫生部牵头，38 个部门组织的联防联控机制，侯云德作为专家组组长。当时，尽快研制出疫苗是最为首要的问题。传统的疫苗研发投产，少则半年，多则十年，见好几位企业家面露难色，这位 80 岁的老人激动得直拍桌子，“我要快，要救人！”经过不懈努力，我国科研人员仅用 87 天就首先成功研发出国际上第一种甲型 H_1N_1 流感疫苗，并在甲型 H_1N_1 流感大规模暴发前上市使用。

当时世界卫生组织建议注射两剂甲型 H_1N_1 流感疫苗，侯云德却提出不同观点："新甲流疫苗，打一针就够了！"打两针是国际共识，在疫情随时有可能暴发的情况下，只打一针万一达不到免疫效果怎么办？这是很多人的担忧，国内卫生领域的众多专家也为此讨论激烈。这一提议并非侯云德凭空想象，而是他依据长期积累的经验，结合新疫苗的抗体反应曲线和我国当时的疫苗生产和免疫接种能力做出的判断，认为我国一次接种的免疫策略经济有效，国家有关方面在综合分析以后采用了侯云德的建议。最终，侯云德的这一方案大获成功，我国实现了人类历史上首次对流感大流行的成功干预。而后，世界卫生组织也根据中国经验修改了"打两针"的建议，认为一次接种预防甲型 H_1N_1 流感是可行的。

受联防联控机制和国务院应急办公室的委托，清华大学作为第三方的系统评估结果表明，我国甲型流感的应对措施大幅降低了我国发病率与病死率，减少了 2.5 亿人次发病和 7 万人住院；病死率是国际报道的 1/5，社会收益约 2 000 多亿。这一重大研究成果还获得了 2014 年国家科技进步奖一等奖。

举国体制协同创新的传染病防控综合技术平台和网络的成功建立，使我国传染病防控技术和能力从看跑、跟跑西方发达国家到并跑和部分领跑全球。我国传染病防控工作和能力已经发生了从被动应对转变为主动介入的实质性突破。从 2009 年的甲型 H_1N_1 流感大流行，到最近几年的人禽流感 H_7N_9、$H_{10}N_8$、H_5N_6、中东呼吸综合征冠状病毒、寨卡病毒、埃博拉病毒和新型冠状病毒等新发突发传染病疫情的成功控制，使我国成为世界公共卫生防控的新坐标。

呕心沥血著书，鞠躬尽瘁育人

侯云德不但科研上取得了非凡的成就，也是一位著名的病毒学教育家，他十分重视培养青年人才，勤于著述。1990 年侯云德个人编著了 105 万字且专业跨度极大的《分子病毒学》一书，是我国病毒学界第一部全面系统的分子病毒学专著。在国内外学术刊物上共发表论文 500 余篇，著书 8 本。2001 年至今，侯云德亲自收集全球最新科研成果资料，编制生物信息数据库，截至目前已达 500 多期，数百万字，为我国传染病控制、新药和新型疫苗的研发提供了最及时、最前沿的科技信息。

侯云德关心人才、爱惜人才，无论是在生活上还是在工作上。侯云德的学生、中国医科院病原所所长金奇研究员回忆道，他读研究生时，侯老师工作非常忙碌，但仍然会在下班后到实验室找学生聊天。“聊什么？聊的就是他掌握的最新技术和动态，通过‘侃大山’的方式实时输送给我们。侯老师对我们这些学生，对年轻人，在培养提携上总是不遗余力。”学生们在他身体力行的感召与带领下不懈努力，一次次面对失败而仍不气馁，这样的努力在侯云德看来是应该的、正常的，无须表扬；在学生们看来是快乐的、自然的，无须骄傲。

真正的领袖，不仅要自己德高望重本领高强，振臂一呼从者如云，更重要的是要有意愿和有能力帮助他人成功。在学生和同事眼中，侯云德是无私的，愿意将自己的知识与技术传授给他人。“己欲立而立人，己欲达而达人”，能够越多越好地帮助他人成功，自己离成功也就不远了。在做干扰素研究的初期，试剂紧缺，大都是他自己从国外带回来的，但其他同事有需要，他二话不说就分享给大家使用；20世纪80年代初他的实验室建立了一系列基因工程技术后，不少人到他的实验室取经，而他乐于分享，从不“留一手”，常常还要赔上昂贵的试剂。有人认为他这么做不利于保持本室的技术优势，侯云德却不以为然。他说：“我国科学家应当团结起来，不能把持技术不外流，技术优势要靠不断创新，只有不断创新才能使自己处于优势地位。”

侯云德担任所长或主任期间的中国预防医学科学院病毒学研究所成为20世纪90年代国内外知名的医学病毒学研究中心、科研成果转化中心和人才培训中心。截至2020年，侯云德共培养博士、硕士研究生200余名，其中很多学生都成了我国病毒学和生物医学领域的优秀领头人。

不忘初心，方得始终。侯云德用60年时光专注于科技创新和防病事业，其科研成果根植于祖国大地。2017年，在庄严的人民大会堂，侯云德从习近平总书记手中接过了国家最高科学技术奖，这也是祖国对他科学奉献的高度认可。“吐尽腹中丝，愿作春蚕卒；只为他人暖，非为自安息。”这是侯云德写给自己的一首名为《决心》诗作中的诗句，也是对他最为真实的写照。

供稿：侯云德院士实验室　郑丽舒

毕生献给职业病防治——何凤生

人物简介

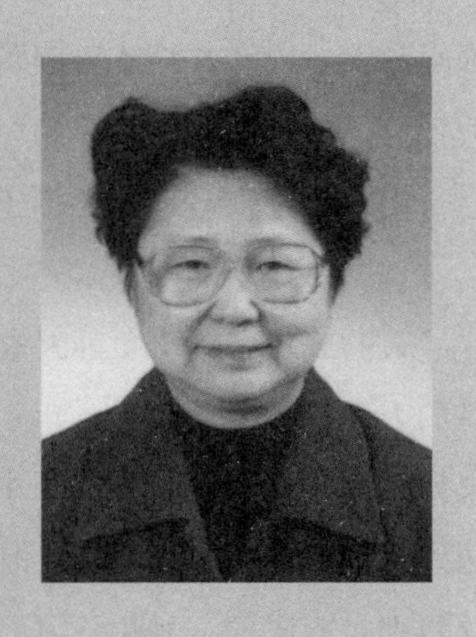

何凤生（1932—2004年），出生于江苏南京，中国疾病预防控制中心职业卫生与中毒控制所研究员、博士生及博士后导师，世界卫生组织职业卫生合作中心（北京）主任，1994年当选中国工程院院士。1991—1994年任世界卫生组织日内瓦总部职业卫生顾问。她长期从事职业病防治研究工作，在对多种毒物引起的神经系统损害研究方面，取得了独创性成果，曾荣获西比昂·卡古里国际奖、国家科技进步奖二等奖及三等奖、中华医学科技二等奖、卫生部科技进步奖一等奖及三等奖。是全国五一劳动奖章获得者、国家级有突出贡献的中青年专家、全国先进科技工作者、首都卫生系统先进个人。

何凤生是获得英国皇家内科学院名誉院士殊荣的唯一的中国职业医学专家，是亚洲职业卫生学会成立40年来第一位担任主席的中国学者，是国际职业卫生委员会成立80余年来第一位被邀请在国际职业卫生大会上做特邀报告的中国专家。何凤生曾先后任国务院学科评议组成员、卫生部职业病诊断标准委员会主任委员、中国科协理事、中华医学会卫生学会副主任委员、中华预防医学会常务理事、国际职业卫生委员会农药学术委员会副主任委员。何凤生在从事职业病预防控制研究的40多年里，培养了大批学科带头人和青年学术骨干。2004年，何凤生在北京逝世，享年72岁。

何凤生，1932 年 6 月出生于南京。父亲何兆清，曾留学法国，南京东南大学（中央大学）哲学系教授，新中国成立后，院系调整中赴北京大学哲学系任教。母亲梁兆纯，东南大学教育系任教职，新中国成立后在中国文联民间文学研究所担任《民间文学》的编辑。哥哥何麟生，我国著名钢铁专家。弟弟何麒生，我国著名激光工程专家。妹妹何愉生，中国中医研究院西苑医院主任医师。丈夫钱方毅，原解放军第 306 医院主任医师、副院长。

她自幼聪颖好学，5 岁读小学，高中阶段以连年第一名的成绩被保送到中央大学医学院，并获奖学金。毕业后分配到解放军总后勤部的北京和平医院任神经内科临床医生。1961 年调入中国医学科学院卫生研究所担任吴执中教授的助手。

机遇青睐有实力、有准备的人

人的成功有赖于多种因素，天赋、勤奋、机遇，甚至更多。何凤生是一个有天赋的人。她 5 岁上小学，年年考第一,五年级就跳班考取初中。进入当时的南京中央大学附中（现南京师大附中）高中后，她又以连年第一名的成绩于 16 岁时被保送到南京中央大学医学院。但她却认为，从科学的角度来讲，人与人之间在天赋上的差别是有限的。她说："你要想取得比别人更好的成绩，就要比别人付出更多的努力。"

何凤生是改革开放后第一批公派出国的进修人员，那时她已经 46 岁了，凭着知识的储备和经验的积累，她顺利地通过了全国选拔考试。1979 年 9 月，何凤生如愿以偿来到英国进修神经病理专业。可是按照英国文化委员会的要求，中国留学生必须先通过 3 个月的英语训练，考试合格后才能开始专业进修。这可难不住何凤生。在爱丁堡语言学院学习的第一个月，她就因两次考试都顺利通过而提前进入伦敦大学神经病学研究所进修。

1984 年，意大利劳动医学基金会首次设立西比昂・卡古里国际奖，奖励在劳动医学方面有独创性的科研成果。何凤生带领的课题组对氯丙烯的周围神经毒性卓有成效的研究成果，在来自全球的 70 多篇征文中脱颖而出，成为这一奖项的唯一中奖项目。由各国专家组成的国际评审委员会的评委们谁也没想到，如此高水平的成果竟然出自中国。可当她站在领奖台的时候，有谁知道这项研究的第一篇论文是她在伦敦进修时利用圣诞节假期，谢绝了朋友们的邀请，独自躲在实验室里写出来的。

每一段经历都是一份宝贵的积累

何凤生大学毕业后做了神经内科医生。神经系统的结构与功能是极为复杂的，但当时 CT、MRI 等影像技术尚未问世，神经系统疾病的定位诊断必须依靠丰富的神经解剖与神经生理知识，并需要准确地掌握神经系统检查方法。经过几年的刻苦钻研，她已经熟练地掌握重要神经通路的复杂解剖，积累了一定的神经病学临床经验。正当何凤生全身心地投入临床工作并决定把毕生精力献给神经病学的时候，一纸调令改变了她的人生轨迹。

我国职业医学的奠基人吴执中当时急需一名神经内科专业的助手。正是吴执中 41 年前的这一决定，使我国少了一位优秀的神经科临床医生，而多了一位有突出贡献的职业病防治专家。虽然那时她还不了解自己原来从事的专业与职业病有多大关系，但却无条件地服从了组织的安排。两个月后的一个突发事件，使何凤生一头扎进了职业病防治事业，就再也没有跳出来。

何凤生回忆说："那天突然接到卫生部通知，甘肃某地农村发生了有机汞农药中毒，几十名中毒者生命垂危。我随吴执中教授立即赶赴现场。经过检查，我发现患者有广泛的脑、脊髓和周围神经系统损害。如此大量、严重的神经系统疾病患者，我还是第一次遇到。在生活十分艰苦、条件十分简陋的情况下，我们深入每家每户给患者检查病情，进行中毒原因调查，积极采取防毒措施，就地进行排毒治疗，很快控制了中毒势态的扩展。正是那次抢救工作，使我第一次真切地感受到神经病学和职业病防治间的密切关系。从那时起，劳动卫生和流行病学对预防中毒的重要性开始在我心中扎根。"

此后，何凤生又多次因工作需要下工厂、进矿山，也从事过一些中毒性神经损伤以外的职业病防治工作，虽然与自己的专业关系不大，但她总是认真对待，无论干什么都力求干得最好。她深有体会地告诉记者，实践证明，这些工作经历对她日后担任劳动卫生与职业病研究所所长和世界卫生组织日内瓦总部职业医学卫生顾问都有很大帮助。她的体会是，不要轻易放弃任何机会，人生路上的每一段经历都是一份宝贵的积累。

致力于职业医学的防治及科学研究

十年揭开氯丙烯中毒奥秘

20世纪70年代初期，北京一家化工厂因成批工人出现手脚麻木和四肢无力症状而濒临停产。何凤生等对患者进行神经系统和神经肌电图检查后证实，他们患的是多发性神经病。经现场调查发现，工人们接触到的化学物质有三种，其中一种物质叫作氯丙烯，在车间空气中的浓度高得惊人，而其他两种化学物的挥发性不强，何凤生便怀疑在常温条件下易于挥发的氯丙烯可能就是危害工人健康的罪魁祸首。

但是，所有能够查到的文献都提示，氯丙烯对实验动物具有肝、肾毒性，却没有任何周围神经毒性的记载。她决定带领研究人员通过动物实验来揭开这个谜。可当时没有检查周围神经损害的仪器——肌电图机。他们找到一部搁置很久的电生理机代用。实验结果十分鼓舞人心，染毒的家兔表现出四肢瘫痪的症状，证实了氯丙烯对周围神经的中毒作用。

1976年，何凤生收治了一批较为严重的氯丙烯中毒患者，开始从临床方面对氯丙烯中毒进一步研究，工作中她四处奔波寻找肌电检查设备，后来在解放军总医院的支持下，完成了患者的肌电检查，第一次发表临床中毒患者的肌电图结果。

1978年，何凤生等又着手从神经病理上对氯丙烯中毒进行研究。通过建立家兔中毒模型，在显微镜下发现了周围神经轴索变性，首次获得了氯丙烯是周围神经毒物的病理证据。

1979年下半年，何凤生到英国伦敦神经病学研究所进修，她的心里还是挂念着氯丙烯中毒的问题。她想，解除氯丙烯中毒患者的痛苦，制定卫生标准和诊断标准，保障工人的身体健康，是职业医学工作者的职责。她把自己研究氯丙烯中毒已取得的初步结果向导师做了介绍，希望把这项研究继续下去，导师感于她这股执着劲头，终于同意了她的请求。

一次，她用小鼠做氯丙烯中毒实验，两个月过去了，小鼠没有出现周围神经损害的症状，她心里有点发急了。一些外国学者甚至对她的研究课题产生了怀疑，好心人劝告她换个研究题目。而她却冷静地思考了在国内临床、实验的结果，坚信自己走的路是对的。于是，她换了一批小鼠，加大了染毒剂量。终于，小鼠出现了轻瘫表现。正当她制作神经病例标本接近完成时，子宫肌瘤症使她的血色素降到5.9克，大夫要她立即住院做子宫全切手术。作为一个医生，她完全清楚自己的病情，可时间对她来说是那么紧，想着还有四个动物没解剖，她急哭了。大夫只得打电话找来她的导师，导师表示帮她把解剖完成，她才住进了医院。手术后第三个星期，她又开始工作了。

在英国进修期间，她完全被氯丙烯中毒这个课题迷住了。从1980年8月到1981年元旦，每一个星期天她都是在实验室里度过的。圣诞节到元旦期间，因为过节，实验室没人上班，暖气也停了，她穿上所有的衣服，把自己关在实验室里，赶写“小鼠氯丙烯中毒神经病理的研究”的论文。论文于1981年11月在联邦德国国际性神经病理杂志上发表后，20多个国家100多名学者来函索取论文的单行本。

1982年回国以后，她又以更大的热情、更不怕吃苦的精神把研究继续下去。她和一位年轻人为了到河北一山区工厂取样，来回两次坐夜车，没有卧铺，连续48个小时不能睡觉。她分期分批地收进住院患者，为他们做详细的检查，发现一部分患者有轻微的周围神经损害，对肌电图的早期诊断意义有了更明确的认识，提供了氯丙烯中毒诊断标准的科学依据。

根据这些研究成果，他们为国家制定了氯丙烯的卫生标准。并主持研制了氯丙烯中毒的诊断标准及处理原则，这对今后防治氯丙烯中毒将起到指导作用。后来，正是这项研究获得了西比昂・卡古里国际奖和国家科技进步奖二等奖，并被作为经典载入美国神经病学教科书中。

发现变质甘蔗中毒毒素，挽救众多生命

20世纪70年代，我国北方农村每年初春流行一种非炎性脑病，主要发生于儿童，起病急骤，表现为抽搐与昏迷。存活的患者，因出现迟发性肌张力不全，遗留终身残疾。经中国预防医学科学院专家研究发现，这些儿童病前都有吃甘蔗的历史，南方秋季收获的新鲜甘蔗运到北方，如甘蔗储存不当，污染霉菌致内部变质，到20世纪80年代初期，阐明了该病由霉菌节菱孢产生毒素3–硝基丙酸引起，在国内外首次报道这种霉菌毒素导致迟发性肌张力不全，病童头部CT和MRI的特征性改变主要为两侧豆状核对称性的坏死。何凤生通过动物实验，用节菱孢提取液

及3–硝基丙酸成功地复制出脑部两侧纹状体选择性病变的动物模型，证实3–硝基丙酸损害动物和人的锥体外系神经的一致性，进而用神经生化实验，研究了其发病机制。这一结果为其后彻底控制该病作出了重要贡献，并被国外学者引用为研究Huntington舞蹈病的动物模型。在出差参加一起变质甘蔗中毒患者的抢救中，他们向当地政府提出了预防建议，经采纳后，连夜通过电视广播宣传，卫生防疫站派出精干队伍，封闭果品仓库，根据线索查封出售的变质甘蔗，在很短的时间内终止了这起中毒事件的扩展。这次预防工作的威力和成效，使她终生难忘，深感临床工作者挽救患者生命固然重要，预防工作者使更多的人免于患病，功不可没。通过查明病因，各地加强食品卫生管理，1992年后，这一危害严重的中毒性神经系统疾病已在我国基本得到控制。为此，该课题荣获卫生部科技进步奖一等奖。由她撰写的“3–硝基丙酸中毒性脑病”被载入2000年美国出版的权威著作《临床与实验神经毒理学》。

混配农药中毒的防治研究

为提高杀虫药效，农民普遍将农药自行混配，混配农药中毒的病例日渐增多，并已成为当时广大农村劳动人群重要的职业卫生与公共卫生问题。

有鉴于此，她牵头负责，组织“九五”国家重点科技攻关计划项目“混配农药中毒的防治研究”，1996年5月启动后，课题组从流行病学、生物标志物、毒理学和临床对混配农药进行了系统深入的研究并取得多项成果。初步阐明了农药混配后毒性增加的机制，在国内外首先发现农药混配后增毒效应与其毒代动力学变化有关。在对8种有机磷杀虫剂、6种拟菊酯杀虫剂及3种氨基甲酸酯杀虫剂相混配的13种二元混剂进行的联合毒性实验中，发现绝大多数混剂呈增毒效应或协同作用；经毒代动力学研究证实，混配农药在生物体内的代谢消除速率明显减慢，半消除期延长。以上研究结果为优选开发高效低毒的农药提供了毒理学依据。在国内外首先建立甲基对硫磷单克隆抗体酶联免疫测定法；并研制成功可测定乙酰胆碱酯酶、血红蛋白及血糖的便携式多功能生化仪。这些新技术、新方法对我国当时应用最多的含有机磷的混配农药的监测、中毒诊断、治疗及预防都具有重要的应用价值。

通过对有机磷及其混剂中毒所致IMS系统深入的实验与临床研究，首次明确重频刺激肌电图和单肌纤维肌电图对IMS具有诊断意义。发现IMS出现肌无力是由于有机磷及其混剂导致神经–肌接头突触后传导阻滞，其机制可能因大剂量有机磷使

nAChR失敏，并同时直接阻滞乙酰胆碱通道的开放；还发现存在PON1第55位点突变型等位基因、GSTM1与GSTT1均缺失的急性有机磷中毒者发生IMS的危险性增高。何凤生提出应以“中间期肌无力综合征（Intermediate Myasthenia Syndrome，IMS）”取代既往的“中间综合征（Intermediate Syndrome，IMS）”的命名，以突出此综合征“肌无力”的临床特点，这一新的命名已被国际学术界广泛接受。她指明防备呼吸肌麻痹和及时建立人工气道为该病的治疗重点，这一治疗方案在抢救患者中起到了重要作用，由此明显降低了IMS患者的病死率（由19%降至0）。对有机磷与氨基甲酸酯混配中毒进行的实验治疗，肯定了肟类胆碱酯酶复能剂不宜用于治疗有机磷与西维因混剂中毒，但可对其他氨基甲酸酯与有机磷的混剂中毒发挥保护作用。根据以上研究结果对有机磷单剂与混剂所致IMS提出了分级诊断标准和治疗原则，并据此修订了有机磷杀虫剂中毒和拟除虫菊酯杀虫剂中毒两项国家诊断标准，荣获2001年中华医学科技奖二等奖。起到指导和提高我国农药中毒诊治水平的作用。

正己烷中毒性周围神经病的神经生长因子治疗研究

正己烷作为一重要的有机溶剂，在工业生产中的不当使用，容易引起职业性化学品中毒性周围神经病。意大利、日本等国曾有多例报道。我国自1990年后已发生急、慢性职业性中毒超过百例，无有效治疗药物，该病使患者丧失劳动能力，严重影响患者的生活。

何凤生组织开展101例正己烷中毒周围神经病应用我国自制的神经生长因子（Nerve Growth Factor，NGF）治疗，进行Ⅱ/Ⅲ期临床试验，采取多中心、随机双盲、安慰剂平行对照和成组序贯法设计，治疗8周，其疗效显著，未发现有严重不良反应。从而证明NGF是治疗该病的一种安全有效的药物，是该病治疗的一项突破。

环境与健康高水平研究的奠基人

何凤生先后对汞，铅，锰，丙烯酰胺，溴氰菊酯及氯戊菊酯，一氧化碳，二硫化碳等的健康危害进行了研究，并获得了重要成果，对防治这些有害物质作出了贡献。

她十分重视基础医学与预防医学研究的意义与结合，组织全国十多个大学和科研院所申请并实施国家重点基础科学研究项目，即“973”项目“环境化学污染物致机体损伤及其防御机制的基础研究”，这个项目不仅取得大量的原创性发现，也培养了很多公共卫生领域的学科带头人，有多名研究骨干获得国家自然科学基金杰出青年基金的资助和院士荣誉称号，为提高我国的预防医学研究水平作出了贡献。

活跃于国际职业医学学术界，推动了国际交流和合作

1984—2003 年的 20 年间，何凤生曾被邀请参加重要国际学术会议及讲学 80 余次，涉及五大洲 50 多个国家和地区，作为职业卫生学术界国际的一位友好使者，使世界各国对我国自新中国成立后在预防医学和职业卫生领域取得的重要科研成果有了更多的了解。她曾获得英国皇家内科学院名誉院士的殊荣，于 1987 年 9 月在澳大利亚悉尼举行的第 22 届职业卫生国际会议上，被大会邀请作主旨学术报告，是国际职业卫生委员会成立 80 余年来首位被邀请在国际职业卫生大会上作特邀主旨报告的中国专家。1991—1994 年她在日内瓦世界卫生组织（WHO）担任职业卫生顾问期间，积极组织了多个职业卫生的国际合作项目。1994 年应邀以“杰出访问学者”名义到香港中文大学讲学，同年应邀至德国洪堡大学医学院作专题讲学。她担任十余个国际和国内专业杂志编委，12 个国内外专业学会的委员或理事。

在 1994 年 10 月北京举行的 WHO 职业卫生合作中心会议上，何凤生作为主要发起人和倡导者，提出并代表中国签署了“人人享有职业卫生保健”（occupational health for all）的长城宣言，鼓励各国政府部门制定特殊的职业卫生政策和计划，保证世界上所有劳动者，不分年龄、性别、民族、职业、就业形成或劳动场所的规模或位置，都能享有职业卫生服务。这个宣言被 WHO 采纳成为全球职业卫生发展战略，堪称全球职业卫生事业发展的里程碑。这反映她的工作不但为保护我国劳动者健康作出了突出贡献，也推动了国际的交流和合作。

毕生献给了职业健康事业

通过 40 余年的勤奋努力和不懈追求，何凤生将神经科学与职业医学相结合，

取得了独创性科研成果，开创了我国职业医学新学科——职业神经病学，推动了中毒性神经系统疾病的防治。她一直领衔承担国家重点攻关课题。她主持的“九五”国家攻关课题“混配农药中毒的防治研究”，攻克了多种农药成分引起中毒的机制、诊断与治疗难题。她倾注大量心血，组织我国有关科学家申报国家重大基础研究“973”项目“环境化学污染物致机体损伤及其防御机制的基础研究”。她担任10个国际和多个国内杂志的编委，8个国内专业委员会的委员或理事，现正带领4个博士和3个硕士研究生，经常还要和研究生一起到职业危害严重的现场去调研，出席国际会议、外出讲学，参加项目评审也常常如期而至。在她的办公室里，有一个台式小月历，那上面密密麻麻记载着每天的行程，几乎没有空白。

为了最大限度地利用有限的时间，她在下现场时总是婉言谢绝与工作无关的社会活动，来去匆匆。同时她也这样要求自己的学生：“我们出去是为了工作，吃住行都要以工作为出发点，要不怕吃苦，要抓紧时间，在现场工作对我们是一种全方位的锻炼。”每一个春节、国庆等长假期都是何凤生埋头笔耕的黄金时段，由她主编的200多万字的《中华职业医学》和数十万字的《神经系统中毒及代谢性疾病》等大型参考书都是利用节假日和晚上完成的，是职业卫生从业人员的宝典。

供稿：中国疾病预防控制中心职业卫生与中毒控制所

“甲肝克星”——毛江森

人物简介

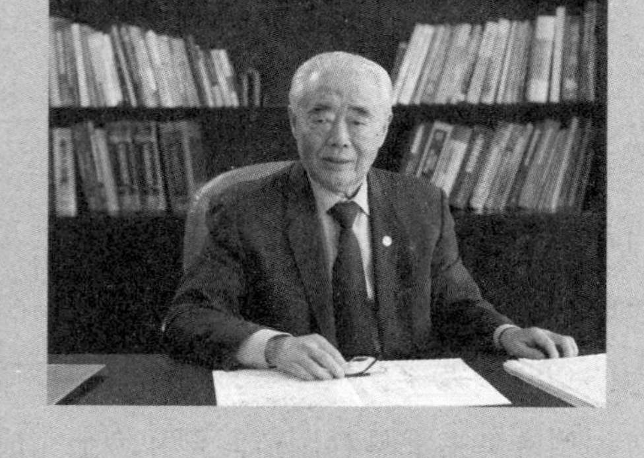

毛江森（1933— ），浙江江山人，著名病毒学家，中国科学院院士，博士生导师，浙江省医学科学院名誉院长，浙江省科协副主席，浙江省医学会副理事长，美国病毒学会会员。

1956年毕业于上海第一医学院，1957—1970年任中国医学科学院助理研究员，1970—1978年在甘肃省基层任医生，1978年至退休在浙江省医科院做研究工作。

20世纪50年代末，从事脊髓灰质炎减毒活疫苗和病毒细胞培养技术的研究，对发展脊髓灰质炎活疫苗作出贡献。1961年后，任黄祯祥教授助手，开展了干扰素的研究，发现乙型脑炎病毒——鸡胚单层细胞是良好的干扰素产生系统，发现重水（D_2O）能显著增加病毒的热稳定性。1978年始，开展了甲肝病毒和甲肝疫苗的研究，成功地分离并建立了我国的甲肝病毒株。研制成诊断试剂盒，创立了甲肝减毒株的选育方法，并成功地获得了遗传稳定、对人安全、免疫效果良好的甲肝病毒减毒株（H_2株）。成功研制甲肝减毒活疫苗，为控制甲肝流行取得重大突破。

先后获国家发明奖和省部级科技进步奖一等奖等5项。荣膺国务院授予的“全国先进工作者”、卫生部“全国卫生系统优秀留学回国人员”等称号。1991年当选为中国科学院学部委员。中国共产党十四大、十五大代表。

从医学院毕业后的40多年里，著名病毒学家、中国科学院院士、原浙江省医学科学院名誉院长毛江森一直在科研单位从事重要的医学病毒研究工作。他研制出的甲肝减毒活疫苗，填补了国际空白，大大减少了世界范围内甲肝的传播，成为我国载入史册的一项重大科技发明成果。毛江森也由此成为名副其实的"甲肝克星"。

5岁上小学

毛江森1933年出生在浙江江山一个农民家庭，家境贫困，父母识字不多，希望他多读书。毛江森5岁就上了村里小学，四年级时，转到全县最好的小学住校。他学习名列前茅，但他因为体弱多病还常被大孩子欺负，常哭哭啼啼闹着不想去上学。初中毕业后，他考上了有100多年历史的浙江省立杭州高级中学，"一个中学出过不少院士，这在全国也是少见的"。如今谈起母校，毛江森仍引以为豪，并力所能及地给予资助。

"杭高是我的母校，杭高老师于我而言，就像是慈祥可亲的母亲"，毛江森至今还记得刚到杭高时，老师给予他的帮助。"我当时在班级里的成绩很好，老师都挺喜欢我的，但是我当时个子在班里算矮的，老师就送了我一瓶鱼肝油，我吃完以后，个子蹿了6厘米，超过了一米六。在当时来说，能吃到鱼肝油不容易，不是贵不贵的问题，是很难买得到。"

毛江森说，当时老师的这个举动，不但解决了他的身高困扰，也让他深切感受到杭高的温暖。在杭高期间，在快要面临高中毕业选择的一天晚上，已经是深夜10点多，教物理的老师敲开了毛江森姨妈家的门（毛江森住在姨妈家），连夜帮毛江森规划人生，分析前景，鼓励他好好考大学。"这个老师并不是我的班主任，只是教我物理的，本来完全可以不管这事。可能看到我要放弃考大学，有点着急了。"回忆起往昔，毛江森万分感慨，"我人生的重要转折点，是从杭高开始的。"无论是彼时懵懂的少年学生，还是如今作为著名的病毒学家，毛江森都打心眼里感激杭高。

毛江森在高中最喜欢物理和数学，本想大学报考数理专业，但父母的一封信使他改变了志愿。信中说："你从小体弱多病，把你带大实属不易，你还是学医吧。"

想起儿时的那些经历，以及当时农村无医无药、生存不易的现状，毛江森作出了人生的第一个决定，学医，做一名人民的健康卫士。

1951 年，高中还未毕业的毛江森考上国立上海医学院（后来的上海医科大学）临床医学专业。6 年的学医生涯，毛江森明白了“医学走的是一条奉献之路”，也在心里深埋下了“行医救人”的种子。

虽然毛江森学医的初衷是成为一名医生，想通过行医帮助更多需要帮助的人，但当时新成立的中国医学科学院更需要一批新生力量。于是，毕业后的他被分配到中国医学科学院病毒系，从事病毒学研究，致力于脊髓灰质炎减毒活疫苗免疫学及病毒学研究，并与他人合作提出和建立了人胚肾传代细胞系，传代应用至今。

这期间，聪明好学的毛江森凭借工作中严谨的科学态度和对科研的一片热忱，受到所在病毒系主任——我国医学病毒学奠基人、中国科学院学部委员黄祯祥的青睐，被提拔为助手，共同开展干扰素的研究工作。经过两年多的努力与探索，他们发现乙型脑炎病毒——鸡胚细胞系统是良好的干扰素产生系统，并较全面地研究了高滴度干扰素产生的影响因素，开创了我国干扰素研究的新领域。毛江森还在《中国科学》等杂志上发表了 6 篇论文，分析了干扰素的产生机理、测定方法和抗病毒作用等因素，这是中国最早的干扰素研究文献。自此，毛江森与病毒的“缘分”便再也解不开了。

“国家发明奖”竟然始于大便

毛江森对甲肝的研究始于 1978 年。当时国内外病毒学研究的热门课题是肿瘤病毒、干扰素及澳抗等，且他早在 1960 年就对干扰素很熟悉。但毛江森认为，科研选题要选人民健康最迫切的题目，要适合我国国情。在立题前，他用半年时间深入浙江农村做疾病调查，发现在浙江水网地区，甲肝流行是人民健康的巨大威胁。在袁浦乡的一个自然村，一次甲肝流行，全村 42%的人被感染，他亲眼看到了一家 5 口人同时发病的悲惨情景。岂止浙江，全国各地大量资料证实，我国是甲肝高发区，人群总感染率高达 70%以上。毛江森没有追风逐潮，而是义无反顾地投入对甲肝疫苗的探索中，一搞就是 24 年。

当甲肝疫苗研究取得辉煌成果时，谁能想到，毛江森的这项“国家发明奖”成果，竟始于和大便打交道。他当时的助手回忆说：“那时，听说哪里发现甲肝患者，毛医师会马上追踪而去。一人发病，全家人的大便都要收集，且从发病前一直到病后一星期。”这样采集的大便样本就有上千份。“有一次装粪便的塑料包装袋包扎得不够严实，乘车时臭味散发出来，一车的乘客都对我颇为不满。但这些粪便是研究病毒的基础，再难也要坚持。”毛江森说。

当时的毛江森所在的浙江省医科院没有电镜设备，为了观察甲肝病毒是否被分离出来，除夕夜，毛江森和助手赶到河北医学院借用电镜室做实验观察病毒，当那些漂亮的甲肝病毒图像在电镜下被分离出来时，毛江森欣喜若狂，终于找到了甲肝致病元凶！可以想见，当20面球形的甲肝病毒颗粒通过电子显微镜清晰地出现在中国病毒学家毛江森的视野中时，该是怎样一个惊心动魄的时刻！这幅中国人首次分离出的甲肝病毒颗粒的照片及论文，发表在美国权威学术刊物《美国传染病学》杂志上。

在成功分离出甲肝病毒的基础上，毛江森建立了甲肝猕猴动物模型及检测抗原、抗体的实验室方法，研究进入了选育安全有效毒种的关键阶段。为减低毒株的毒性，毛江森把分离出的经过20代减毒传代的毒株在人胚肺二倍体细胞中低温适应又传了7代，终于培育出可用于疫苗研制的毒株。在动物实验的基础上，经两期、139人人体接种观察，证明H_2减毒株具有良好的安全性和抗体反应性。1987年，时任卫生部部长陈敏章亲自参加了该项目的部级鉴定，并给予高度评价。

4年研究甲肝病毒，4年培育毒种，4年研究工艺，毛江森用12年时间成功研制出甲肝减毒活疫苗。当这神奇的疫苗注射到人体内后，就不必再害怕被染上甲肝病毒了，凶狠无情的甲肝病毒“恶魔”终于被人类降服了。临床使用表明，毛江森主持研制的甲肝减毒活疫苗安全有效，获得卫生部批准开始大规模生产和推广。疫苗的问世，使我国甲肝发病率以年均20%的速度下降，甲肝疫情得到有效控制。

从1992年至今，毛江森研制的甲型肝炎减毒活疫苗在全国接种已达上亿人次，有关研究先后列入“七五”“八五”“九五”国家重点科技攻关项目。10年的大规模使用及大量学术论文证明，我国的甲肝活疫苗十分安全、有效。过去甲肝高发地区，由于甲肝活疫苗的使用，发病率已大幅下降至历史最低水平，有的普种地区已连续 7 年降至零。毛江森乐观地预言，随着甲肝疫苗在全国普遍接种，我国终将摘掉“肝炎大国”的帽子，让甲肝流行在中国成为历史。

在科研中既异想天开又实事求是

凡是和毛江森共过事的人，都会惊叹他在科研中敏锐的洞察力。也许这正是一个科学大家特有的禀赋。1987 年他成功地预测了上海甲肝暴发流行即广为人们称道的一例。在一次甲肝流行情况调查中，毛江森发现当地人群甲肝抗体水平明显下降，这本来是一项很平常的调查结果，但联想我国河湖等环境污染的情况，使他陷入了思考。为此他在一篇学术文章中写道：“……一旦有意外的传染发生，如由带甲肝病毒的泥蚶所引入，由于大量易感人群的存在，将会引起大规模的甲肝流行。”这一预测不幸言中，仅仅半年后，一场空前的甲肝大流行在上海暴发，发病达 32 万人，而传播媒介正是毛江森所预言的带病毒毛蚶。

西欧疯牛病疫区使用牛组织为部分原料的制品潜存的危险性，今天已引起了政府有关部门的高度重视，而早在 1996 年英国正式公布人脑海绵样变脑病时，毛江森等科学家已敏锐地预感到疯牛病的潜在威胁，他和朱既明、李河民等专家联名上书陈敏章部长，建议为防患于未然，严格控制从西欧进口以牛组织为部分原料的与健康有关的产品（包括化妆品和一些生物制剂等）。1997 年又就此事再次给卫生部写了报告。

而这种敏锐的洞察力在青年时代的毛江森身上就已显露出来。遗传信息从 DNA 传给 RNA 是被当时科学界公认的“中心法则”。在我国，毛江森是最早研究干扰素的科学家，他在阅读大量论文时，敏锐地捕捉到具有普遍遗传学意义的重大苗头。在《病毒感染细胞机理》的文章中，他提出“遗传信息有可能从 RNA 传给 DNA”的大胆设想。这是对当时的“中心法则”的一大冲击。数年以后的科学研究证实了 RNA 逆转录酶的存在和意义。

除了天赋，毛江森还非常勤奋。他的夫人当年在北京协和医院做内科医生，她回忆说，当时协和图书馆藏书十分丰富，这深深吸引着毛江森。每天草草吃完晚饭，他就一头钻进图书馆，直到闭馆。一个寒冷的冬日，埋头读书的毛江森从图书馆出来时，才发现他御寒的蓝布棉大衣已不翼而飞。

在科研中既异想天开，又做到实事求是，这使毛江森的研究充满激情，也使他在科研中能独具慧眼，从纷繁的现象中发现苗头，从看似混乱的数据中理出规律。甲肝疫苗研制动物实验阶段，一只死去的红面猴被经验不足的实验员随手扔掉，毛江森知道后千方百计找了回来。经检验那只猴子体内的抗体为阳性，证实已感染甲肝，具有典型的意义和科研价值。这件事使科研人员深受教益。

回顾几十年的科研历程，毛江森说，科学研究只有在不断揭示自然奥秘中，才能显示出旺盛的生命力。科研是非凡的苦旅，永远没有止境，每深入一步，就会有一个新的目标出现，也许这正是科研工作者孜孜以求的乐趣。

既是弄潮儿又是初心不变的普通人

1998 年，浙江在全国率先颁布了《浙江省鼓励技术要素参与收益分配的若干规定》，允许高校、院所科技人员办企业，转化职务成果，积极推行技术入股。

2000 年，在浙江省委、省政府的大力支持和帮助下，浙江省医学科学院普康生物技术公司顺利改制成股份制公司。时任医科院院长的毛江森以甲肝疫苗研究成果作为技术入股，获得了普康公司 2 000 万股的股份。

这一创新之举在浙江省乃至全国引起巨大反响，毛江森成为科技体制改革浪潮中的弄潮儿和擎旗手。作为技术入股的先例，甲肝减毒活疫苗的研制和产业化成为我国科技成果转化的重大典型。

科技成果转化一直是科技体制改革的重中之重，毛江森的成功案例给众多在科研领域彷徨的专家学者们树立了标杆。无数科研人员紧随其后，将科研成果与市场接轨，实现产业化。

“科技成果转化是大势所趋，不能像过去那样，国家不投资，科技成果就转化不了。”毛江森说，无论是科技成果转化还是科研奖励的增加，都在一定程度上给予了科学家极大的鼓励，对国家、对百姓、对个人来说都是好事。

也正是有毛江森这样一批学识厚、眼界宽、魄力深的科研先锋，从科技体制改革的春风里走来，为浙江创新强省建设和经济高质量发展添薪加火，注入了源源不断的活力。

在毛江森的生命历程中，有两个至关重要的女性——他的母亲和妻子。

谈起母亲，毛江森仍像孩子一样动情。他说：“母亲和我几十年相依为命，对我恩重如山。”说到妻子张淑雅，毛江森言语中饱含厚爱和感激之情。几十年中，她同丈夫相濡以沫，荣辱与共。在毛江森最艰难的岁月，她以女性的坚韧守候在丈夫身边，养育儿女，照顾老人，一针一线缝补衣服，从无怨言。是她的鼓励使毛江森的心中从未泯灭对医学研究的热情。在毛江森研制甲肝疫苗的过程中，作为内科主任医师，她主持了疫苗的两期临床试验及大规模使用中的安全监控，并保存、整理了 56 卷珍贵的科研资料……

正是身边这两位普通女性的奉献和包容，正是这几十年萦绕于心的三大“情结”：大众“情结”、创新“情结”、母子和夫妻“情结”，成为毛江森人生深厚的根基和不竭的动力，使他在科研的“苦旅”中不敢有一丝一毫的懈怠，在辉煌的成就面前不敢有一点儿满足，也使他在科技界的浮躁中，始终保持一份清醒和冷静。

毛江森的家在杭州一套普通住宅内，陈设朴素。“住这里，习惯了。”20 世纪 90 年代初，单位分配了这套房子，毛江森和夫人就一直住在此地。这里距他工作的浙江省医学科学院仅百米之遥。退休后的毛江森，在夫人看来有点“宅”：每天早上看报纸了解世界，偶尔去浙江普康生物技术股份有限公司参加董事会会议。毛江森说，如今虽然老了，但最大的心愿仍是“希望中国和世界能尽早消灭甲肝”。

经历了过去的清苦和今天的富足，毛江森的心态始终没有改变。他衣着随意，不嗜烟酒，很少在外吃饭，唯一的爱好就是钓鱼。当一个人坐在湖畔时，面对静静的湖水，他思维的翅膀常常会掠过湖面，在科学的天空中飞翔。

（本文根据《健康报》2002 年 5 月 28 日报道的《毛江森的三大“情结”》,《都市快报》2019 年 9 月 14 日报道的《“甲肝克星”毛江森院士一生与传染病毒作战》等内容综合整理）

供稿：健康报社　姚常房

大医情怀——桂希恩

人物简介

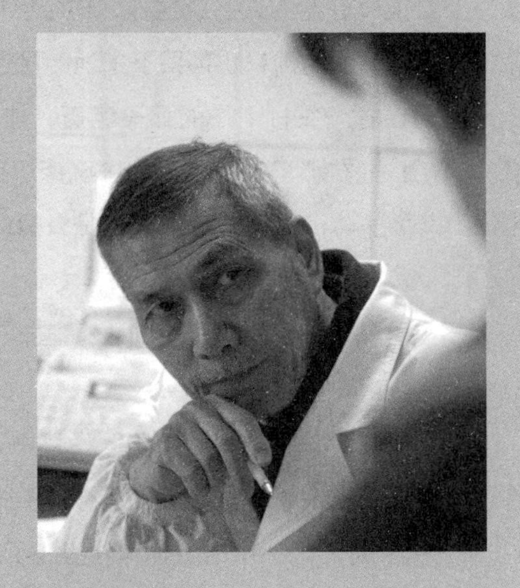

桂希恩（1937— ），武汉大学中南医院感染科教授，博士生导师，享受国务院政府特殊津贴专家，湖北省艾滋病临床指导培训中心主任。

桂希恩长期致力于传染病的预防、临床诊治、教学和研究工作，认真参与了血吸虫病、流行性出血热、组织胞浆菌病及碘缺乏病等疾病的防治工作，在发现我国中部地区血源性艾滋病的流行及综合预防艾滋病、乙肝及梅毒母婴传播中作出了卓越贡献。他现在仍工作在一线，经常参加和从事公益活动。

曾被授予“全国劳动模范”“白求恩奖章”“全国艾滋病防治先进个人”“人民医学家”等称号。2004年当选感动中国年度人物。

报效祖国，青春支边16年

桂希恩，1937年7月出生，湖北武汉人。1960年，桂希恩即将从武汉医学院（现华中科技大学同济医学院）毕业，不少同学都想方设法留在大城市，但年轻的他心中有一个抱负——将自己的所学献给缺医少药的边区人民。他向父母表达自己的这一愿望时，父亲桂质庭对他说，你以后的路由你自己选择，你只要把握一点，做一个对人民有益的人。就这样，桂希恩毕业后便志愿赴青海从事地方病防治和临床工作。青海的沟沟坎坎都留下了他的足迹。这一干就是16年。

说起在青海农村工作的那段经历，桂希恩深情地说："它给我留下了人生最珍贵的回忆！"在那里，他曾参加了麻疹、伤寒、血吸虫病等传染病的防治工作，后来走上艾滋病防治之路，于他"也是自然而然的事"。

历尽艰辛，率先揭开疫情

中央电视台曾在"感动中国"栏目中这样评价桂希恩："一个教授努力了5年，将惠及整个民族500年！"这段话有着不同寻常的来历。

1999年夏天，一位来自河南上蔡县的医生告诉桂希恩，村里很多人得了一种"怪病"，发烧、拉肚子，怎么也治不好，还有一些人因"怪病"而相继死亡。多年养成的职业敏感，驱使桂希恩要去实地"看一看"。

在当地医生带领下，桂希恩第一次来到了这个村，他抽取了11份血样带回了武汉，经过化验有10份血样HIV（艾滋病病毒）呈阳性。他将自己的调查结果向当地有关部门做了汇报。第二次，他进村抽取了140份血样，结果竟有一半HIV呈阳性——这些人都卖过血，经过他的调查核实，血站非法采血交叉感染导致了艾滋病的流行。惊人的数字，沉痛的代价让这位花甲老人忍不住流泪了……

桂希恩曾数十次下河南，为500多名艾滋病高危人群做检测，每确诊一位患者需600元，而这些费用均出自他自己的腰包——那是他省吃俭用攒下的。当得知当地政府缺乏资金，他便从自己的积蓄中拿出1万元钱寄过去，"希望他们能为艾滋病患者真正做些事情"。而他自己每次到河南住的都是最便宜的旅店，有时太晚了就寄宿在患者家里，碰上生活困难的患者他总要留下一点儿钱。凡是他接触过的艾滋病患者，几乎都得到过他经济上的资助。

“必须依靠政府的力量”，1999 年 10 月，桂希恩提笔给中央领导写信，把自己在文楼村的所见所闻一并寄了过去，很快，中央领导做了批示。就是这样一位普通的医生，揭开了中原地区艾滋病流行的实情，也就是这样一位普通医生，从此与艾滋病防治结下了不解之缘。文楼村的老百姓，把这位花甲老人敬作救难的神，他们喊桂希恩是“白求恩”。

敬畏生命，与患者同吃住

2001 年 5 月，河南 4 位成人、一位幼童共 5 名感染者来武汉求医，来的路费都是桂希恩提供的。

为让艾滋病患者享有同样的生命尊严，为了证明正常的生活接触不会传染艾滋病，桂希恩毅然将 5 位艾滋病患者接到自己家中，与他们同吃同住了 5 天。

简单的几样旧家具，最值钱的“家当”是一台彩电，没有任何装修，由于是改造后的旧房子，墙上的油漆都新旧不同，这就是桂希恩的家。

床头柜上一张放大的照片格外醒目，这是桂希恩的全家福，照片上面足有几十人，各种肤色的人都有。桂希恩的母亲是美国人，女儿也在美国工作，许多亲戚都在国外，然而一生节俭的桂希恩对待自己却到了“苛刻”的地步。由于忙于工作，馒头、方便面成了夫妻俩的主要食物。5 位艾滋病患者住进他家的第一天，他特地从餐馆买来“鱼香肉丝”等菜肴，桂希恩说这是他在家中吃得最“奢侈”的一顿晚餐。

为艾滋病患者抽血是件很危险的工作，如不小心扎破自己的手就有被感染的危险——桂希恩都是自己动手，从不让助手给患者抽血。有两次在为艾滋病患者抽血时，桂希恩不慎将抽过血的针头扎在了自己的手上，他并没有慌张，简单处理后，又为下一个患者抽血。万幸的是，他并没有因此被感染。

一位感染者住在桂希恩家发现，桂希恩竟没有一件像样的衣服。在离开武汉前，他将好心人捐给他的一件崭新的衬衣，悄悄压在桂希恩的枕头底下，他在纸条上写下留言：“作为一个专家，您的穿着也不比我好，这件衣服您留着比我更有用。

我知道当面给您，您不会接受，所以在临走前将衣服放在您的枕头底下，只有这样才能再次表达对您的感谢……”

桂希恩有500多位艾滋病朋友，他们会找桂希恩拿药，寻求方案，而更多的患者是向这位亲人般慈祥的长者倾诉心中的恐惧和苦闷。是桂希恩给了这些患者生活的勇气和生存的希望。为了这些患者，一向低调、回避媒体的桂希恩也四处奔走争取社会各界和国际社会的援助、支持，为艾滋病患者捐药、为艾滋病孤儿捐款。为使艾滋病孤儿不失去受教育的机会，他资助500多位儿童走进学校。

践行宗旨，言行堪为典范

作为医生，几十年来桂希恩始终用自己的一言一行践行着“救死扶伤，全心全意为人民服务”的神圣使命和宗旨。

对“红包”“回扣”“讲学费”“会诊费”桂希恩是从来不收的。有一次，省内一家基层医院请桂希恩讲学，院方给了他1 000元讲课费，桂希恩实在推脱不了，就暂时收下。回汉后他想到该院经济困难，又自己贴上500元钱，寄往医院。

1990年的一天，一位重症肝炎的患者发生消化道大出血，经过抢救止血后近一周没解大便，多次使用开塞露和灌肠都没能奏效，患者十分痛苦。由于大便在肠道停留的时间太长，分解产生的有害物质吸收过多，患者已经出现了肝性脑病的症状。桂希恩得知这个情况后，赶紧戴上手套，顶着恶臭，一点一点地帮患者从肛门往外掏，长达半个小时。

2004年9月22日，桂希恩上专家门诊时，有人发现他晕倒在洗手间，是胆绞痛击倒了这位坚毅的老人。醒来后，桂希恩怎么都不肯回家休息，他微笑着说：“门诊患者还在等我呢。”同事们实在拗不过他，只好几个人架着他，给他挂上了点滴。但他还是放心不下患者，硬是挂着吊瓶坐到了诊断桌前。患者见他带病上门诊，纷纷劝他回家休息，但他笑着拒绝了。因为他不想让慕名而来的患者失望。

有次，一位被确诊为艾滋病的患者要回应城，医院安排了艾滋病培训中心的一名护士护送患者。出发前，桂希恩突然出现在大家面前，一定要亲自将患者送回家，大家认为他年龄这么大，往返旅途非常辛苦，劝他不要去了。但桂希恩诚恳地说：“这个患者的爱人抛弃了他，父母也不接受他，不把他安顿好，我不放心。”救护车从早上出发，桂希恩先去云梦县患者自己的小家，后又辗转到应城老家，直到与当地政府有关部门协商，让患者得到妥善安置后方才返回武汉。

传播爱心，彰显社会责任

几十年来，桂希恩始终把服务社会、服务患者作为己任，践行着爱国主义、集体主义、社会主义的理想；他用生命求证科学，用知识服务人民，用爱心教育学生，用真情感动社会，深刻诠释了一个知识分子铁肩担道义的社会责任感。

为帮助艾滋病孤儿上学，桂希恩与香港“希望之友”教育基金会联系。2008 年 5 月，香港“希望之友”基金会与中南医院设立艾滋病孤儿爱心助学基金。资助湖北省艾滋病所致单亲或双亲死亡的孤儿完成高中（含中专）及大学（含大专）学业的相关费用，捐助总额发到 150 万元。2009 年共资助艾滋病孤儿 63 名，今年遴选后新增 52 人，资助总人数达到 112 人。

为了让艾滋病青年感到社会大家庭的温暖，桂希恩经常与他们相聚。2010 年 10 月，桂希恩邀请河南和湖北省部分地区受艾滋病影响的青少年在中南医院聚会，这些青少年和湖北省志愿者们在游戏中愉快地交流和游戏。

让科学研究为患者造福

桂希恩不仅是一位德艺双馨的好医生，更是一位卓越的医学科技工作者，他始终高扬科学发展的旗帜，在传染病尤其是艾滋病防治领域，追求卓越，勇攀一流。

行医 50 年来，桂希恩一直将自己的科研创见与患者需求紧密结合，创下武汉省乃至我国医疗界的众多“第一”。

——他是我国首批将大剂量干扰素应用于乙肝治疗的临床专家。为了验证效果，打消患者顾虑，他像神农尝百草一样，用自己的身体亲身尝试大剂量干扰素。此举推动了新型干扰素疗法在乙肝患者中的及时应用；

——针对湖北省血吸虫病局部流行的现实，他深入疫区开创了以医学干预和生活干预为核心的综合防治工程，使得当地血吸虫病的感染率由 30%降到 4%以下，为我国的血吸虫病防治指引了一个方向；

——在血吸虫病和乙型肝炎的综合防治上，他率先发现血吸虫病患者在按照传统检测方法检测时，容易出现乙肝高发的假象，摘掉了众多血吸虫病患者头上的乙肝帽子，此举促使我国检验界将那一套旧的检测方法淘汰；

——20世纪90年代初，湖北省部分地区陆续报道“黑热病”发生，部分患者不治而亡。桂希恩多次以一个普通医生的身份深入发病地区，对患者逐个进行调查，最终确定本地发生的所谓“黑热病”其实是一种罕见的组织胞浆菌感染，从而避免了临床误诊；

——他潜心于流行性出血热治疗的研究，利用中美合作项目，建立了我国流行性出血热病原治疗的新方法，具有重要的医学和社会意义。

湖北省是全国闻名的血吸虫重疫区，为了防治血吸虫病，从20世纪80年代开始，桂希恩将该病作为自己的研究方向，为解除血吸虫病患者的痛苦，他的足迹遍及江陵县、阳新县、钟祥县的村村寨寨、沟沟坎坎，为消灭江陵县高兴村血吸虫病，他呕心沥血，经过20年的不懈努力，硬是把这个村的血吸虫病发病率由30%降到4%以内，达到了省内先进水平，他的研究课题《血吸虫病乙肝表面抗原间接血凝假阳性反映的研究》《血吸虫与脾免疫的研究》《血吸虫病与病毒性肝炎的研究》也分获湖北省科技进步奖。同时他还将这些血吸虫疫区办成暑期大学生社会实践基地，连续十年带领大学生到江陵县等血吸虫重疫区开展调查和防治工作，向村民宣传疾病的防治知识。

为降低我国艾滋病母婴传播率，桂希恩与美国艾滋病防治专家何大一联手实施的预防艾滋病母婴传播项目，从2005年6月就开始投入专项资金，在我国湖北、河北、山西三省19个国家艾滋病防治综合示范区建立母婴阻断项目办公室，经采取抗病毒治疗、人工喂养等阻断措施后，母婴传播率从阻断前的36.8%下降到5%以下，且无一名孕妇死亡。同时桂希恩在调查中还发现，儿童因母婴传播感染艾滋病，其潜伏期要短于经血液感染艾滋病。而生育对HIV阳性孕妇的健康没有太大影响。由桂希恩撰写的论文《人类免疫缺陷病毒夫妻间传播的调查研究》及《受血与母婴传播感染人类免疫缺陷病毒者潜伏期的研究》分别发表在《中华传染病杂志》和《中国艾滋病性病杂志》上。

桂希恩所在的湖北省艾滋病临床指导培训中心常年对国家艾滋病防治示范区的技术骨干进行培训，并给予技术上的支持和帮助。培训对象涉及湖北、河南、安徽、山西等省地一线防治人员，成为我国防治艾滋病的骨干力量。

在艾滋病母婴阻断，艾滋病与乙肝、梅毒等相关疾病研究等领域，桂希恩做了大量基础性和开创性的工作。他的科研目光紧盯着时代和社会的需求——血液传播肆虐的时刻，他采集了第一手的流行病资料；母婴传播危害严重的时刻，他探索出了阻断母婴传播的有效途径，并成功将传播率由38%下降到5%；农民工建筑工人感染问题突出时，他和世界银行一起做了“十漫高速公路防治艾滋病”的项目，使农民工艾滋病感染率大幅下降。

我国是病毒性肝炎高发区，丙肝、乙肝和戊肝的传播途径与艾滋病相似。桂希恩在研究中发现，在艾滋病的高发区，感染者常合并丙肝、戊肝感染。他的这一流行病学研究成果，为我国今后制定艾滋病、病毒性肝炎综合防治措施提供了科学依据。

2004年6月11日，当时的国务院总理温家宝在湖北考察期间专程登门看望了桂希恩，“你是一位好医生”，温总理这样评价桂希恩。

此后，每年参加艾滋病日大会，温总理都不忘听取桂希恩这位基层医生的防艾建议。2010年9月22日，在纽约联合国总部出席联合国千年发展目标与艾滋病讨论会上，温家宝总理面对联合国和各国防治艾滋病的官员和专家，用亲身经历的故事，宣示中国防治艾滋病的决心，并介绍桂希恩用爱减轻患者痛苦的经验。

“我希望和大家一起，为老百姓做更多有益的事。”这是桂希恩在与温总理的交谈中讲的话，也是他对于人生的理解，他正是远远超越了自我的狭小世界，而将人类的幸福作为一生追求的目标。

桂希恩以其博大的爱心和对生命的尊重，将其医术发挥到了极致。唐代医学家孙思邈描述“大医精诚”时说道：凡大医治病，必当安神定志，无欲无求，先发大慈恻隐之心，誓愿普救含灵之苦。桂希恩将传统医道和现代社会主义核心价值完美结合，他热爱祖国，敬业奉献，学识渊博，医术精湛，医德高尚。他在我国艾滋病和传染病防治领域做的许多工作都是开拓性的，为我国医疗卫生事业和现代传染病防治作出了杰出贡献，在构建和谐医患关系的临床实践上为我国600万医务工作者作出了表率。

桂希恩无愧于“人民医学家”的称号！

供稿：武汉大学中南医院　高　翔

与瘟神搏击的一生——左家铮

人物简介

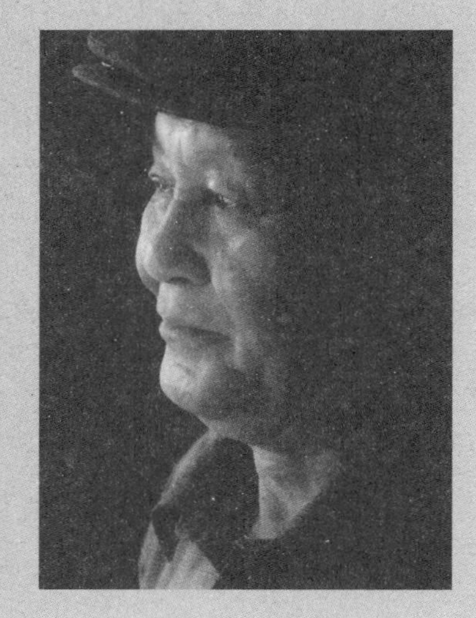

左家铮（1935—2011年），湖南省株洲市醴陵人，湖南省血吸虫病防治研究所研究员，农工党岳阳市委第一至第三届主委，第四、第五届名誉主委，岳阳市第二、第三、第四届政协副主席，第五、第六、第八届省政协委员，第七届省政协常委，农工党湖南省委第二、第三、第四届常委。

两项血防工程设计作为中华人民共和国水利行业标准收录入库。获得十余项国家级、省级科技成果奖。享受国务院颁发的“政府特殊津贴”。

1989年获得中共中央统战部颁发的各民主党派、工商联“建设四化”先进个人荣誉称号。2004年被提名为中央电视台“感动中国·年度人物评选”候选人。2006年获得中共中央统战部颁发的各民主党派、工商联“为全面建设小康社会作贡献”先进个人荣誉称号。2011年被评为湖南省统一战线“身边的感动——树立和践行社会主义核心价值体系先进人物”。

2020年春节前夕，中国遭遇新冠肺炎疫情突袭。全国人民在党中央、国务院领导下打响抗击新冠肺炎疫情阻击战。军人、医务工作者奋战抗疫一线，党员干部下沉基层，普通民众坚守家中。全国人民同心同德，通过互联网传递必胜信心。毛泽东主席的著名七律《送瘟神》成为网上最火的励志诗。

有一位老人，与瘟神搏击一生。他最爱读的诗句是毛泽东主席的《送瘟神》，最喜欢讲的鼓劲儿话是“天连五岭银锄落，地动三河铁臂摇。大家团结一心，没有克服不了的困难”。

到祖国最需要的地方去

他就是左家铮，全国著名血防专家。

1949年，株洲市醴陵少年郎左家铮从雅礼中学毕业，考入湖南省第一卫生学校。1954年，年仅18岁的左家铮从省第一卫校毕业。本来，以他全班第一的成绩完全可以留在城市医院工作。但是，年轻的左家铮，响应党中央的号召，“到祖国最需要的地方去”，选择了最需要充实专业力量的血防战线。所谓血防，就是血吸虫病防治工作的简称。

血吸虫病是由于人或哺乳动物感染了血吸虫所引起的一种疾病。20世纪50年代以前，我国由于血吸虫病流行十分严重，造成疫区居民成批死亡，无数患者的身体受到摧残，致使田园荒芜、满目凄凉。人们称血吸虫为“瘟神”。

中华人民共和国成立后，党和国家领导人高度重视血吸虫病防治工作，对血吸虫病进行了大规模的群众性防治工作。“绿水青山枉自多，华佗无奈小虫何！”在周围人纷纷谈“虫”色变的时候，一个年轻的知识分子主动要求去血防一线，这需要多么无畏的勇气啊！

1958年，毛泽东同志从《人民日报》上看到余江县消灭了血吸虫的消息，发表了著名七律《送瘟神》，表明了党中央、国务院对人民疾苦的无限关心和战胜严重影响人民群众身体健康的重大疾病的坚强决心。当时，许多人乐观地认为血吸虫病在中国大地得到了很好的控制，但是，对于血防一线的工作者来说，事实状况是血吸虫疫情的形势十分严峻。湖南岳阳、益阳、常德等地成为血吸虫病的重灾区。洞庭湖区流传这样的民谣：“头大肩膀拢，肚子像水桶，骨瘦如柴棍，命短早进坟。”

湖区很多村的人都死于血吸虫病，人们纷纷逃离家园，很多地方成了“千村薜荔人遗矢，万户萧疏鬼唱歌”的无人区。

从这一年肃杀的秋天起，左家铮和同事们就义无反顾地进驻了“无人村”。在“瘟神”肆虐的疫区里，左家铮来回奔波，在满是血吸虫的湖水里取样，在各个村庄采集不同的病例标本，最后病倒在抗击血吸虫疫情的第一线。这是他第一次感染血吸虫病。他发烧一个多月，而当时用于治疗的药物不良反应很大，剂量稍有差错，就会有生命危险。那时候，他参加工作才 5 年。病愈不久，他又奔赴血防一线。

1978 年，左家铮的研究重点转到血吸虫病传播的媒介——钉螺。为此，不管三九严冬，还是烈日酷暑，左家铮总是挑着工具步行到乡下调查钉螺生长的情况。渴了，就喝一口白开水；饿了，就吃一口干馒头、咸萝卜；累了，就躺在湖畔的干草地上休息一会儿。有一次，倾盆大雨从天而降，为了赶在洪水上涨前把实验做好，左家铮在水中继续工作。湖水一浪一浪地扑过来，雨水哗啦哗啦地从头上浇下来，红雨随心翻作浪，青山着意化为桥，左家铮仍专心专意做测量。终于，左家铮赶在洪水来临前获得了实验结果。但不幸的是，他又一次感染了血吸虫病。

1983 年，为了完成国家重点科研课题“湖洲螺口动力学”的研究，左家铮率领他的团队，采用等高测量法，测量出钉螺的大致分布，然后用机械手段固定实验网，大量采集钉螺，甚至采到了水下 13 米。左家铮夜以继日地做着实验，为控制钉螺数量，研究血吸虫病传播途径获得了第一手资料，终于实现了血吸虫病研究领域的重大突破。这是我国第一次对钉螺进行系统的研究，为了这一科研重大项目，左家铮付出的代价是，他再一次感染血吸虫病。

公而忘私，国而忘家

1989 年，已年过半百的左家铮，作为著名专家和课题带头人，他完全可以坐在办公室统筹安排课题组成员做好一线工作，自己只负责对报来数据进行分析处理。但是，左家铮身先士卒、率先垂范，依然带着课题组成员，奔波在安乡县血防一线做定量分析实验。为了搞清楚钉螺的数量，他们打开了疫水的闸门，在水流经过的不同地方安置拦截网，每两个小时起一次网，观察被拦截的钉螺的数量、年龄分布和落点情况。突然，一个拦截网由于水量太大被冲开。如果拦截网不及时归位，不仅会直接导致实验报废而且会造成下游水域的污染。左家铮来不及多想，急忙跳到水中，迅速系好拦截网。当天晚上，他却因血吸虫病急性感染被送进医院。在病床上，他对前来探望他的技术员问的第一句话是："拉网测试的结果怎么样？"

左家铮与血吸虫50年搏击中，先后7次感染血吸虫病，如此频繁地受到血吸虫病威胁，他从未想过要退缩。左家铮总是轻描淡写地说："选择了与'瘟神'搏斗，就不能怕这怕那，你若怕它，它就猖狂！作为血防工作者，就得要冲在一线！"7次感染的血吸虫给他留下了后遗症，看上去壮实魁梧的身体，慢慢地被病魔侵蚀。

春华秋实，左家铮辛勤耕耘的事业成就斐然。左家铮参与和见证了共和国血吸虫病防治的前前后后，其科研成果为我国血吸虫病防治工作作出了重要贡献。他的"沉螺池设计"和"中层取水防螺涵管设计"作为"中华人民共和国水利行业标准"收录入库。获得十几项国家级、省级科技成果奖。个人多次获得市、省、全国"优秀科技工作者"表彰，并于1992年起享受国务院颁发的"政府特殊津贴"。

岁月如磐，时光如梭。1981年，年近半百的左家铮加入了中国农工民主党。此后30年来，无论是作为农工党市委主委，还是名誉主委，左家铮的高风亮节和求真务实的人格魅力，对岳阳市全体农工党员产生了深厚的凝聚力和感召力，为祖国的统一战线工作尽自己最大努力。左家铮作为一名党外干部，他始终不渝地坚信，中国共产党领导的事业，是为全体中国人民谋福利的事业。

顾大家忘小家。面对两难情境，左家铮不得不做这样的选择。因为经常要到下面的血防站搞研究，一下去就是十天半个月。有些重大课题，要持续记录数据，一下去就是两三个月。多少次出发，儿子还在甜甜酣睡；多少次归来，只见孤灯下妻子缝衣补被的瘦削背影。

有一次左家铮碰巧坐上顺风车，回家较早。他心血来潮要去小学接儿子。儿子的小学就在省血防所大院的后门对面马路。左家铮站在校门口等，等学生走光了，也未看到儿子出来。左家铮奇怪，赶紧往单位财务室跑，妻子韩丕良是单位出纳。左家铮又急又慌："儿子呢？会去哪呢？"一屋人都笑。韩大姐笑着笑着眼泪止不住地流。旁人拍打左家铮："好个左教授，你儿子都上初一哩！你儿子比你都高哩！"左家铮不好意思地退出财务室，到菜市场买了三斤五花肉，在家用心炖了一砂锅红烧肉。韩大姐后来告诉笔者："我做了一世饭菜，赢不得老左一顿砂锅红烧肉。儿子左微老念叨爸爸的砂锅红烧肉。"

感动身边的人

左家铮的一言一行，让身边的人为之动容。他的一言一行，阐释了什么是务实、民生、创新、奉献、先忧后乐……左家铮以自己与"瘟神"搏斗五十年的实践，表现了一个民主党派人士思想上与中国共产党同心同德，目标上与中国共产党同心同向，行动上与中国共产党同心同行的坚定信念。

从健壮如牛到病魔缠身，他用身躯直搏顽恶的"小虫"；从满头青丝到白发如霜，他用一生追求自己的理想；在一个个艰难险阻面前，他用科学攻坚克难；当天道酬勤硕果累累时，他用淡泊成就自己的谦和。

左家铮 1989 年获得中共中央统战部颁发的各民主党派、工商联"建设四化"先进个人。2004 年，左家铮被提名为中央电视台"感动中国·年度人物评选"候选人，左家铮的感人事迹被更多的国人所了解。中央电视台"新闻会客厅"栏目对左家铮进行了专访，中央电视台"东方之子"栏目也对左家铮进行了专题报道。当投票工作在全国展开时，年近七十的左家铮又奔赴在血防第一线，参加洞庭湖血防工作一个国家重大项目的论证，天天与农业、水利方面的专家沟通配合，解决了不少跨领域的难题。左家铮对主持人白岩松说过这样的话："我不过是个普通的科研工作者，做了些普通的事情，很多人都和我一样在做。为国家、为人民，尽自己最大力量，做更多有益的事，这才是我最关心的。"

2006 年左家铮获得中共中央统战部颁发的各民主党派、工商联"为全面建设小康社会作贡献"先进个人等荣誉称号。2011 年 6 月，左家铮被评为湖南省统一战线"身边的感动——树立和践行社会主义核心价值体系先进人物"。

一年一年风霜染白了青丝，一步一步奔波佝偻了身躯。长年奔波在环境恶劣的血防一线，左家铮积劳成疾。2011 年 5 月，76 岁高龄的左家铮病倒了，笔者去医院探访他，问他回首在血防战线的日日夜夜，是不是后悔当年的选择。左家铮挥动着没有打吊针的手臂，坚定地说："天连五岭银锄落，地动三河铁臂摇！如果让我重新选择，我还是要选择与'瘟神'搏斗！"

2011 年 10 月 1 日，左家铮迎来人生最后一个国庆节，他留下最后一句话：“祖国生日，好——好——好——”

庚子年伊始，新冠肺炎疫情突发，如今疫情席卷全球。然而，中国抵住瘟疫的侵袭，取得了疫情防控和经济社会发展的“双胜利”。这是全国人民上下一心、众志成城的结果。春风杨柳万千条，六亿神州尽舜尧。借问瘟君欲何往，纸船明烛照天烧。

蓝天碧水，岁月静好。因为有无数负重前行的人们。谨以此文，深切缅怀为了人民健康幸福与瘟神搏击而殉职的医务和科学研究工作者。

供稿：中国农工民主党岳阳市委员会　刘燕林

临床医学开拓者

内科宗师——张孝骞

人物简介

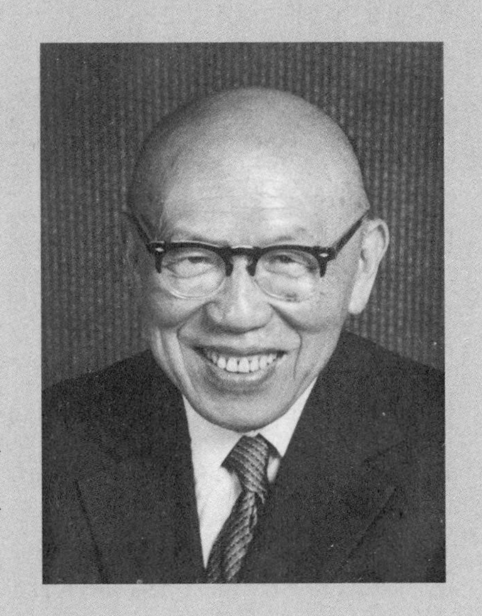

张孝骞（1897—1987年），中国科学院院士，中国现代医学先驱，卓越的临床医学家、医学科学家和医学教育家，中国现代胃肠病学创始人。2019年被评为“最美奋斗者”。

张孝骞，号慎斋，湖南长沙市人。新中国成立后，他担任了31年的协和医院内科主任，并先后担任中国医科大学副校长、中国医学科学院副院长、中国科学院学部委员等重要职务。20世纪30年代，他创建了我国第一个消化专业组，对胃的分泌功能进行多方面研究，有的论文至今仍被国际学界引用；20世纪50年代，他在北京协和医院建立了我国第一个消化专科，对内科学系建设、人才培养、医学教育和临床实践倾注了全部心血。为了做好临床第一手资料的收集，和疑难病例的研究，每次门诊或查房他随身都会带上一个小本，从医生涯中记录的五十六个小本就是他身体力行写成的关于实践的书。诊治患者“如临深渊，如履薄冰”；在临床中牢记四个字“戒、慎、恐、惧”；“每一个病例都是一个研究课题”，在60多年的医学生涯中，这都是他对“如何做一个好医生”的朴素回答。

一摞小本子、一根拐棍、一个听诊器，这是张孝骞的三样遗物。

很多协和医院的医生都满怀敬畏地提起它们，似乎这几个普通物件背后藏着道不尽的秘密。

如今，知道张孝骞这个名字的人不多了，他已经离世30年。生前，他职位不算高，连一本书都没出过，也没有给子孙攒下多少财富，却留给后世一笔巨大的精神遗产。

医生们景仰他，将他视为一个时代的高峰。

患者们怀念他，说让他看病是一生的幸运。

小本子："医道秘诀"究竟在哪里?

巴掌大小的笔记本，几十册，整齐地码放在协和医院院史馆一张老木桌上。打开来，里头密密麻麻地记满了患者的姓名、年龄、病案号、病情、初步诊断等，纸张已然泛黄。

作为新中国首批学部委员（院士），张孝骞有着崇高的学术地位，却终生没有一部独立著作。在今天看来，这着实有些不可思议。除一些单篇文章外，他留下的就是这些小本子。

现任北京协和医院内科学系主任张奉春说："他绝不是随随便便记的，那简直就是一个资料库。"

"85后"内科医生夏鹏刚来协和医院就听人讲过，当年查房，张孝骞总拿着小本子，遇到一些特殊病例，随口就说，你去参考某书的某页，就摆在图书馆哪个书架的什么位置；或者说，这类病哪种杂志报道过，截至哪年，总共有多少例。年轻医生跑去一查，果然丝毫不差。起初，夏鹏还以为这只是传说，后来偶然翻阅20世纪60年代的旧病历，才发现这样的情况竟不止一次被记录在案。

曾有不少人想整理张孝骞的小本子，从中探求医道秘诀，却都迷惘而归，无人能够还原那些只言片语背后的幽深思考。

1977年10月，医生们对一名习惯性骨折的患者束手无策，请张孝骞来会诊。只见他那双布满老年斑的手一遍又一遍在患者身上摸索着，忽然，在右侧腹股沟停了下来，那里有个谁都没在意的小肿块。他想了想说："这大概就是病根。"

医生们一头雾水：肿块究竟是什么性质？与患者的症状有什么关系？张孝骞建议，把肿块切除。大家惊奇地发现，术后，患者的病情很快好转了。

而更大的惊奇还在后面——病理诊断证实，肿块为功能性间叶瘤。这是一个极为罕见的病例，在此前的世界医学文献中，总共只报道过 7 例。

“张老的判断力太惊人了。”张孝骞“重徒孙”辈的消化内科医生吴东说，“在那个信息匮乏的年代，要不是极热爱医学，不可能掌握这么渊博的学识。”

1981 年，在一次全国性的学术会议上，会议组织者提出了一个极为困难的临床病例，作为“擂台赛”题目。来自各地的专家们纷纷作出诊断，但分歧很大。最后，所有目光都聚焦到了张孝骞身上。他精辟分析，得出了与众不同的结论。而病理诊断结果证实，他的论断完全正确，全场无不叹服。

张孝骞总能见人所未见，思人所未思，洞察力之强，有时甚至超过机器。张奉春回忆，有一次会诊一个胃肠患者，超声检查没有发现异常。“张老亲自给患者查体，手法很复杂，哪里深，哪里浅，位置、角度都有考虑，过一会儿说：‘这儿有个肿块。’大家又去摸，都摸不出来。既然张老说有，那就重新做超声，调换角度，左转位，右转位，终于看出来了。”

一次又一次的“奇迹”积累起了张孝骞传奇般的声望。人们说，他为中国医学写下了一部“无形的巨著”。年事已高时，他每次都由人搀扶着，颤颤巍巍地去查房。年轻大夫们前簇后拥，毕恭毕敬，如众星捧月。

然而，他常挂在嘴边的两句话是，“如履薄冰，如临深渊”。他不止一次谈起自己的失误：20 世纪 50 年代，由于他没能及时发现一位患者的静脉炎病史，间接导致其出院后因肺动脉栓塞死亡。

“当医生的时间越长，信心反而越小。”他在文章中写道，“我看了一辈子病，我总觉得，一个医生不管他的本领多么高，他对患者病情的了解，是无限度的，是无止境的。”

张孝骞参加会诊的协和老楼 10 号楼 223 大教室迄今保持着原貌，一些上了年纪的大夫还记得当年的情景：他总是歪着头，眼睛凑近小本子，仔细地记录。晚年的他右眼几近失明，左眼一米以外就看不清人，每天要靠扩瞳药物维持视力，但仍坚持做笔记。他小心吃力地记着，字还是不知不觉写串了行……宁静的灯光照着他的白大衣，照着他衰老的秃顶和驼背，照出的不像一位被尊为“医圣”的“大权威”，反倒像个认真听课的小学生。

真正的秘诀，也许并不在那字里行间。“我们最应该继承的，就是张老真诚对待医学的态度。”张奉春说，“无论何时，踏实行医、虔诚治学的心不能变。”

“医生能离开患者吗？”

那根竹拐棍，是张孝骞晚年另一个“标配”。他去哪儿都拄着，用得太久，手柄都磨掉了漆。直到 89 岁，他还拄着拐棍去诊治患者。

1986 年 7 月，呼吸内科医生陆慰萱想请张孝骞帮忙看一个疑难患者，又很犹豫。那时张孝骞已被确诊为肺癌，一直痰中带血。后来，张孝骞还是听说了，拄起拐棍就出了门。

正是酷暑，烈日当头。从门诊楼到老楼的 8 楼 2 病房，要走 500 多步，爬 42 级楼梯。有电梯，但按规定只能用于转运患者，张孝骞严守规定，步履蹒跚地去爬楼梯。不难想象，对这个生命只剩最后一年的老人来说，那段路是多么沉重的负担！

当他气喘吁吁地出现在病房门口时，陆慰萱和患者感动得都呆住了。那天，张孝骞为这个患者忙了两个多小时。这，是他一生中看的最后一个患者。

张孝骞离不开患者。直至 85 岁高龄，他早已辞去内科主任职务，还坚持一周两次门诊、4 次查房的惯例。

查房时，他常会指出，以前哪年、在哪个病房、哪位医师主管过类似患者。有时连主管大夫本人都忘了，他却记得很清楚，让众人目瞪口呆。甚至二三十年前看过的患者，他都能说出姓名、病历号，仿佛一直陪伴在患者身旁。

在现实生活中，张孝骞生就一副耿直、执拗的性格，不懂得、不了解的东西，绝不随声附和。对不勤奋的学生，他会暴跳如雷；对不负责任的医生，他会当面训斥，甚至把写得不合格的病历摔在地上，绝不顾及什么面子。连子女们都怕他。他的次子张友会说：“只要父亲在，家里就静悄悄的。”

但是，从来没人见过张孝骞对患者发脾气。“很多患者找到家里请父亲看病，他从不拒绝，而且不厌其烦。”张友会说，“有时候我们都有点烦了，他还一遍遍地讲解，生怕患者听不懂、记不住。”

1981 年年初，北京郊区某医院一位医生来找张孝骞，请他为一个年轻农民作书面会诊。看了病历，他感到单凭现有材料还不能下结论，就叮嘱那位医生，再给患者完善两项检查。

两天过去了，一直没有回话，张孝骞越等越焦急。让助手打电话一问，检查只做了一项。他脸上掠过一道阴影，从座位上站了起来，在办公室内转了几圈，然后说："不能等了。走，马上去看患者！"说着，拉上助手就向郊区出发了。当然，又拄上了他的拐棍。

那么冷的天，那么大的专家，那么大年纪，却亲自跑来，那个从未见过张孝骞的农民患者和他的医生们几乎不敢相信自己的眼睛……

作为一代名医，张孝骞什么身份的患者都见过，却从不以衣着华朴、地位高低、关系亲疏来决定医疗态度，从来都一视同仁。

无论什么人写信求医，他都亲笔回复。协和档案中，至今保存着他与各地老百姓的很多通信。如果来信人是北京的，他还会随信附去一张门诊预约条，客气地写上："你要是方便的话，来医院我再给你看看。"

后来他年纪大了，回信越来越吃力。学生想代写，却被他婉拒："患者啊，因为尊敬我，才给我写这封信，如果我马马虎虎让别人回答一下，对患者是很不礼貌的。"再后来，他实在写不动了，为此深感自责。

1986 年 1 月 4 日，89 岁的张孝骞在日记中写道："复几封人民来信，占去不少时间，有些字的写法记不清了，必须查字典！衰老之象，奈何。"这几行字，不知让多少后辈唏嘘慨叹。

听诊器：不仅仅是一个工具

张奉春注意到一个细节：张孝骞晚年总是用一个特殊的听诊器——管子比通常的听诊器短半截。所以，他总是弯着腰听，几乎要趴在患者身上。

当时，张奉春看他吃力，就说："您换我这个吧。"张孝骞笑笑："我耳朵不好了，短点才能听得清楚些。"

原来，他是自己剪短的，就为了不失去最直观的临床感受。他一向不习惯靠下级大夫的汇报来诊断病情，而要亲自查看。

有人说，张孝骞对临床的坚持几乎到了偏执的程度。不管现代化检查手段多么丰富，他都认为不可以取代临床直接观察。并且，他最反对一上来就开一大堆检查单，增加患者经济负担。

“这不仅是医疗方法问题，背后是深沉的悲悯之心和浓浓的家国情怀。”曾仔细研读过张孝骞生平的吴东说。

年少时，张孝骞家境贫寒，上中学连做校服的钱都交不起。因此，他曾以实业救国为理想。可祖父说：“其实，中国又何止贫穷呢？疾病也是一种灾祸啊。所谓贫病交加，生灵涂炭，才真是百姓的绝境。”这一席话，让他选择了从医。

“七七事变”仅一周，张孝骞就出人意料地辞去协和医院的优厚职位，举家南下，宁肯去做一名普通教师，也不愿待在沦陷区给日本伤兵看病，不愿充当侵略者的工具。

早年他曾两次游学美国，不仅亲身体验了西方优越的科研条件，还研究出了引起全美医学界关注的成果，却都婉拒了“留下来”的邀请。他有一句名言：“生命的泉，即使拌和着血和泪，也要在自己的国土上流淌。”

只因心怀抱国之志，张孝骞觉得，戴上听诊器解除百姓疾苦，是一件神圣的事，容不得半点玷污。

1979 年夏天，张孝骞突然说：“我准备到上海去休息一段时间。”奇怪，张主任几十年来从没主动提出过休息的要求啊！同事们劝他：“您要休息，也不能这种热天往上海跑啊。”

张孝骞很坚决：“我现在必须离开北京。”

为什么？

他迟疑了一下，终于道出实情：“在今年报考医院内科的研究生中，有一个叫张振新的学生，是我的孙子。我留在这里，出题、阅卷、录取均不方便，必须回避。”

大家只得同意他去上海。这次考试，张振新因成绩不佳而落选。

“我这是自私吗？是对孩子不负责吗？”事后，张孝骞也曾这样自问，但他对当年的一位采访者说：“有一点是可以自慰的，在我的一生中，从来没有因个人私利而侵犯过社会的道义。”

他去世后，家人把他用了几十年的一个听诊器送给罗慰慈留作纪念。罗慰慈是张孝骞人生最后阶段住的呼吸组病房里的主管医生，他把那个听诊器又用了几十年，仍崭新如初，足见保管之精心。

如今，罗慰慈也早已是耄耋之年，却还清晰记得张孝骞的座右铭——“戒、慎、恐、惧”。“张老常说，患者把身家性命都交给了我们啊！我们怎能不感到恐惧呢？”

不熄的光彩

1985年8月19日，张孝骞的痰中发现了癌细胞，X光显示他左上肺有个三角形的阴影。可是，他仍旧拄起拐棍，照例去参加查房，助手怎么拦也拦不住。随后，他又戴起助听器大声地为大家分析病例，脸都红了，像个兴奋的孩子。

他一生没有什么嗜好，最大也几乎是唯一的乐趣就是看病。“当患者终于康复时，我就会有一种爱情爆发般的幸福感，会觉得天是蓝的，树是绿的，迎面吹来的风都是甜的。”他曾这样说。

他还说过：“我准备看病看到90岁，到那时我就退休。”当他倒下时，已行医65个年头。

1987年3月，他已卧床不起。一天夜里，他刚从病痛中得到片刻解脱，一睁眼，就要求找内科副主任朱元珏：“我有要事商量。”

朱元珏从家里匆匆赶来。张孝骞问：“医院这么大，患者这么多，夜里有事找得到大夫吗？”朱元珏凑近他耳边轻声做了解释。

“哦——”他满意地应了一声，放心地睡去。

那时，距他去世只有几个月了。在神志迷茫之际，他魂牵梦绕的依然是他的患者。当他痛苦呻吟时，只要谁讲起患者，他就陡然有了精神，脸颊因兴奋而微微发红，眼睛里会立即闪出光彩。

那光彩，仿佛从来不曾熄灭，至今，仍闪现在人们眼前。

供稿：新华社全媒编辑中心　李柯勇

大医精诚——沈克非

人物简介

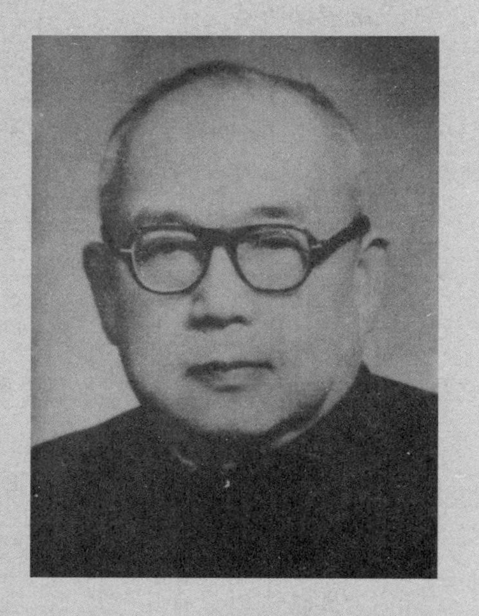

沈克非（1898—1972年），浙江省嵊县人。著名的外科学家和医学教育家，中国现代外科学的奠基人和先驱者之一，国家一级教授，中国科学院学部委员。1924年毕业于美国俄亥俄州克利夫兰西余大学医学院，获医学博士学位。回国后，于1925年任北京协和医院外科住院医师。沈克非于20世纪30年代末开始在国立上海医学院任教外科学。此后数十年间，除1951—1958年，赴北京中国人民解放军医学科学院担任副院长外，一直在上海医学院任教。1959年，他重新担任上海第一医学院副院长和中山医院院长。1943年沈克非当选为中华医学会会长，他亦是国际外科学会中国分会负责人之一，英国皇家外科学会会员。

沈克非离开我们已近50年了，他将自己毕生的精力投入祖国的医疗卫生事业，对普通外科的发展和提高以及神经外科、血管外科等学科的开拓和创建作出了重大贡献。他重视临床教学，强调基础理论和技术训练，为我国医学人才培养作出了重大贡献。无论时隔多久，无论身处何处，他的一言一行总是激励着我们这些后来人，为祖国的医疗卫生事业贡献自己的一份力量。

祖国需要，永为第一

沈克非的一生中有过多次重要选择，每一次他舍弃的都是自己优越的生活和工作条件，选择的都是祖国和人民的需要。1924年他在美国克利夫兰西余大学医学院以名列前茅的成绩获得医学博士学位后，曾被校方以优厚的待遇留用，但当接到北京协和医院的邀请时，他毅然选择回国。协和医院的工作和生活条件在当时的中国属于一流，可是当国家卫生署署长刘瑞恒邀请他筹建中国人自己的医院时，他毫不犹豫地放弃协和医院的良好工作条件，挑起了筹建国立中央医院的重担。

抗日战争胜利后，他弃政从医，毅然辞去了卫生署副署长之职，应聘担任了国立上海医学院外科教授，兼附属中山医院院长和外科主任。新中国成立之初，中央军委决定组建军事医学科学院，他又心甘情愿地从医界名人的光环中走进隐姓埋名的军事医学科研队伍。他随时听从国家的召唤。1941年太平洋战争爆发后，他不顾个人安危，随中国远征军先后亲赴印度、缅甸战场，救治伤员。抗美援朝时期，他担任第二批志愿医疗队技术顾问团的主任顾问，工作在中朝边境，亲自救治志愿军伤员。

“国家兴亡，匹夫有责。”沈克非这种时时刻刻以祖国和人民的利益为重，以祖国和人民的需要为己任的思想品格，至今为广大医务人员所敬重。

重视实践，勇于创新

沈克非十分重视临床实践，强调病史和体检是每位医生不可或缺的基本功。在1963年武汉召开的全国腹部外科学术会议上，他发言鼓励年轻外科医生要独立思考，刻苦钻研，理论联系实际，并强调外科医生要重视“三基”（基本知识、基本技能和基础理论）。

“实验外科是为临床外科服务的，是为了解决外科临床上发现的许多问题而进行工作的。临床必须依靠理论研究来提高，理论研究必须面向临床，因此我们制定研究课题必须要密切结合临床。”这是沈克非一贯的主张。实际工作中，他从外科的临床问题着眼，制定一系列研究课题，例如用淀粉制作止血海绵，以填补我国在止血海绵方面的空白；以大网膜包裹肾脏来促进门、体静脉之间的侧支循环，作为治疗门静脉高压的方法之一；直肠脱垂悬吊手术的改进等，均是当时切合临床实践的课题。这些研究都是先在实验动物身上做细致的观察，然后运用于临床，均取得一定的效果。

为了推动中国外科学的迅速发展，繁荣学术氛围和提高中国外科医师的学术水平，沈克非主编了国内第一部大型外科参考书《外科学》，其间他邀请了国内一百多位外科专家、教授，撰写和总结中国外科界各方面的工作成果，介绍外科的基础理论和实践经验。在编写过程中，沈克非周密策划，先定出编写内容和原则，然后分工编写。稿件集中后，他一丝不苟地阅读每一章节，逐字逐句地仔细进行修改。该书在 1956 年出版后，获得广大外科医师的普遍欢迎，供不应求，先后重印 6 次，发行数十万册。为了及时反映 20 世纪 50 年代后中国外科学的新发展和新成就，他又倾注全部心血重编《外科学》第 2 版。原上海医科大学党委对此十分重视，特选派 2 位高年资外科医师协助他的编审工作。他不仅扩大了编写队伍，还将原来的内容彻底更新和扩充。《外科学》第 2 版于 1963 年出版后，立即获得国内外的普遍好评，被誉为中国的“克氏外科学”。在第九次全国外科学术会议上，该书获得卫生部的嘉奖；至今仍然是外科领域的权威参考书。

治学严谨，师德垂世

沈克非对“做到老，学到老”身体力行。新中国成立之初，提倡学习俄语，当时科学院组织了一次 3 个月的短期突击学习。沈克非当时已经是年过半百的人了，也一起学习，并且为了巩固学习成果，他提出翻译一本俄文外科学，还对一些学生的翻译做了修改。这种孜孜不倦的好学精神使得一起学习的年轻人敬佩不已。

1957年冬，沈克非相濡以沫的夫人、儿科医院院长陈翠贞不幸罹患肺癌，住在中山医院胸外科病房。每天下午，到了医院规定的探望时间，沈克非总要到病房看望夫人。老两口的交流经常低声细语，似乎生怕因交谈而影响病房安静的环境。有时碰到医生带领实习生走进病房，沈克非便悄悄离开，或在窗外阳台上逗留片刻，唯恐影响同学们学习。20世纪50年代初，沈克非兼任中山医院院长期间，他还是坚持以普通患者家属的身份，不折不扣地遵守医院的探望制度，不搞特殊化。这在当时被医院上下传为佳话。

沈克非在学术和业务知识方面从不居高自傲，“知之为知之，不知为不知”。据黄文华、赵雄飞回忆，他们就曾遇到过多次，当某位患者的治疗方案一时决定不下来时，沈克非经常去征求黄家驷的意见，两个人共同商讨，甚至将下级医生也一同带去聆听。

沈克非手术操作技术精湛，解剖细致，层次分明。他十分爱护正常组织，尽力减少创伤，严禁大块钳夹或结扎组织。据盛志勇院士回忆：有一次，在一台胃大部切除术的过程中，助手忽视了在胃体部覆盖盐水纱布保护。沈克非严肃地提出了这个问题，并再三说明：凡是显露的内脏都应该用盐水纱布覆盖，予以保护，勿使之干燥。沈克非对无菌术十分重视，从术野皮肤无菌处理，到铺巾保护，都有严格要求。施行胃肠道手术时他喜欢用小纱布条擦拭术野，要求严格分清黏膜和浆膜，擦拭黏膜后绝不允许用同一纱条触及浆膜，违者必受斥责。他的手术记录内容详尽，而且从不要别人代写，总是自己写好底稿由秘书打字，经他签名后送到病房，非常及时，从不拖延。曾有人问他，为何对解剖这样熟悉？沈克非回答，每次他在做手术前都要看一遍解剖学内容，手术后还要再看一遍，写手术记录时又回顾一遍。这样反复多次，还能不熟悉吗？

沈克非对待患者非常负责，且不论贫富都以诚相待，和蔼可亲。他总是亲自询问病史，亲自为患者进行体格检查，对每一例手术都认真对待。在他心目中，做医生就是应当把解除患者的痛苦放在第一位。一次查房时，一位患者大便解不出，十分痛苦。沈克非立刻询问管床医生和护士有没有采取措施，当得知措施没有奏效后，他二话不说，要了一只手套，亲自为患者掏大便。跟随查房的医生非常感动，也很不安，扪心自问：为什么我们没能为患者做到这一步。

春风化雨，诲人不倦

几乎每一位沈克非的学生，对老师的第一印象就是：严格、非常严格、极其严格！每天早上 8 点钟，他准时到病房查房，而管床医生如果没有把自己所管的患者病情熟记于心，提问时答不上来，他会毫不留情地当众严厉批评。每当大查房时，从实习医生到主任医生，每一个人都会认真做好准备，提前看书和查阅文献，因为沈克非问实习医生答不出来时，就问住院医生，直到主任医生。在这样的严格要求下，各级医生的收获也很大。他善于观察细节，及时纠正错误，如查房时发现有的医生不自主地叩碰床沿时，他会问道："如果你是手术后的患者，床铺受到碰击，你的伤口会痛吗？"这种及时直率的指出，使医护人员养成对患者的良好举止和关心患者的习惯。

在手术台上的沈克非更是严格，不论助手年资多高，手术配合多么熟练，手术护士递器械多么敏捷，他仍然不时要指出操作上的不足，指出手术配合中的缺点，使得台上、台下的医生、护士思想集中，配合默契。据苏应宽回忆：一次在手术进腹的过程中，当分离腹直肌时，自己迅速拿甲状腺拉钩蘸水去拉，立刻被沈克非严肃批评。实际上拉腹膜时才需要蘸水，以便更好地保护腹膜。他要求下级医生做任何事情都要明白道理，不放过任何一个可以教育学生的机会。等到手术结束，脱去手术衣和手套，那时的他会轻松友好地拍拍年轻人的肩膀，聊上几句。而助手们，也在这一过程中学到了宝贵的经验，感受到他的人格魅力。

虽然大家都怕沈克非那出了名的"严格"，但是却又都非常喜欢他全面的查房和生动的讲课。他不常做长篇大论的专题报告或学术讨论，更多的是经常结合实际病例，随时随地地教，下级医生则是从他的讲述、提问和一言一行中随时随地地学。他一般习惯用英文讲课，讲授的内容可深可浅，浅的可以是一般的医学常规，深的可以是前期研究与临床应用的交汇。吴之理至今仍清晰地记得当时沈克非花了 2 个小时亲自讲的"切开排脓"课程。当时沈克非说："你们将来会大量做这种看起来简单，而实际很重要的手术，弄不好也会增加患者痛苦或者破坏患者形象甚至面容，所以我要亲自讲课。"他引用生动的例子来说明切开排脓不容易：脓包熟否；不要和动脉瘤相混；要先用大针抽抽看，不可马马虎虎；刀口的位置和方向要选择好；对切口大小，引流物的选择，放置时间等问题，无一不做了详细的交代。他还不指名地介绍了一位“名医”，不事先用针穿刺，就一刀切入动脉瘤的故事，患者侥幸未死，该医生却获得“× 一刀”的美名，令大家捧腹。真是“听君一堂课，胜读十年书”。沈克非的课总是这么生动：当讲到什么人容易患胆结石的时候，就是3F（female，forty，fatty）；当讲到脊椎结核时，他说：“扔个东西在地上，小孩子必然是直着身体、屈膝、屈髋部蹲下来拾取”，这样形象的比喻使你立刻牢记脊椎结核病灶侵犯椎体，弯腰势必使椎体受压，引起疼痛，所以不敢弯腰；当谈及如何才能成为真正的外科医生的时候，他说：“什么叫外科？外科就是内科加开刀”，说话的同时，右手贴近嘴边，好像怕此话被内科医生听到那样。这样的例子不胜枚举，深深印刻在大家的脑海里，永远无法忘怀。

供稿：复旦大学附属中山医院　王越琦

儿科学奠基人——诸福棠

人物简介

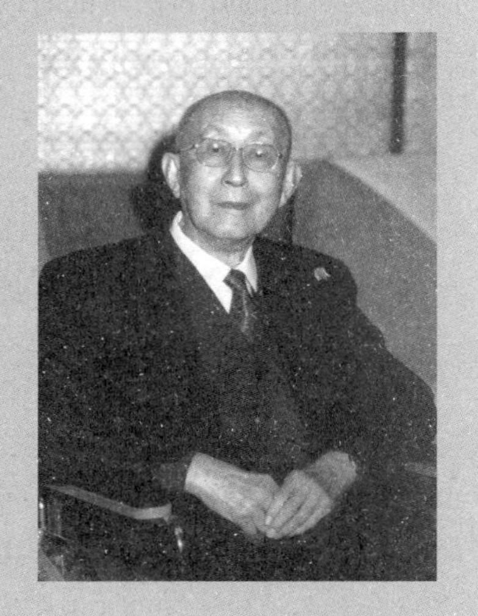

诸福棠（1899—1994年），出生于江苏无锡，1919年考入北平协和医学院，1927年毕业后留在协和工作，后担任小儿科主任，为协和临床科室首位中国籍科主任。为第一至第六届全国人大代表；1950—1981年，任中华医学会儿科学会主任委员和《中华儿科杂志》总编辑；1955年，被聘为中国科学院学部委员（现改称院士）；1956年，加入中国共产党，曾任中国人民保卫儿童全国委员会副主席。

诸福棠是我国著名的儿科医学家、医学教育家、中国现代儿科学奠基人，被尊称为“中国儿科之父”。他毕生致力于儿科医疗和保健工作，培养了几代儿科医务人员。他最突出的学术成就是用胎盘球蛋白预防麻疹，并带头研究麻疹减毒活疫苗。他主编了中国第一部现代儿科医学全书《实用儿科学》。与吴瑞萍、邓金鍌创办北平私立儿童医院（北京儿童医院前身），并无偿捐献给国家，为我国的儿童健康事业作出了卓越贡献。

1994年，诸福棠走完成就斐然的一生，享年94岁。他艰苦奋斗、严谨治学、勇于攀登、无私奉献的精神流芳百世，影响着一代又一代儿科工作者。

在北京儿童医院西门花园内，一座铜像耸立在苍松翠柏之间，大理石基座正面镶刻着卫生部部长陈敏章的题字：中国现代儿科学奠基人——诸福棠。作为北京儿童医院的创始人、缔造者，诸福棠在这里被无数儿医后辈和患儿瞻仰。作为我国现代儿科事业的开创者，他将毕生精力和心血奉献给了儿童健康事业，其艰苦奋斗、严谨治学、勇于攀登、无私奉献的精神，影响着一代又一代儿科工作者。

学医济世，利国强民

1899 年 11 月 28 日，诸福棠出生于江苏省无锡县东庭乡杨亭村的一个知识分子家庭。祖父是以正直闻名乡里的儒医，父亲则一生办教育。姑母诸希贤是终身未嫁的教育家，对他树立“独立谋生，为国为民”的理想影响甚大。

诸福棠五六岁随长辈读古书，8 岁起正式上小学，后就读于上海南洋公学附小、南洋公学中学部。他体弱多病，在南洋公学几年曾被白喉、伤寒、菌痢等疾病折磨。中学毕业之时，他决心学医，以济世救人为己任。

1919 年，他考取了北平协和医学院。毕业时，诸福棠的学习成绩居全班首位，并获得协和医学院毕业生最高荣誉奖“文海奖”。在协和医学院学习期间，受客座教授美国著名儿科医生豪慈（L. Emmett Holt）影响，萌发了专攻儿科的念头。

1927 年，诸福棠毕业后留在协和医院儿科工作。诸福棠全力以赴、争分夺秒，从早到晚穿梭于病房、门诊、实验室、图书馆之间，只用了一年半就当上了第一助理住院医师、助教。在协和的医疗实践中，他亲眼看见天花、白喉、伤寒、黑热病和先天性梅毒等残害着无数儿童，他倍感痛楚，立下志愿，要以毕生精力解救患病儿童。

1928 年，美国儿科医生魏吉（Alexander Ashley Weech）来到协和医院管理儿科。魏吉非常赏识诸福棠，想方设法将他培养为卓有贡献的儿科专家。他曾回忆道：“我最满意的是同住院医生诸福棠一起工作。诸福棠是一个出色的学者和科学家，他对患儿特别关心，担心患儿的痛苦，甚至夜间都睡不踏实，是我一生中所遇见的最负责任的住院医生。”

事实上，魏吉也是诸福棠人生关键转折点最重要的人物之一。1929 年夏，诸福棠的双亲不幸在同一个月里相继去世，他回无锡奔丧，并被当地普仁医院强烈挽留协助院务。正是魏吉一封接一封写信催促返京，诸福棠反复权衡，才最终于1930年春返回协和医院。他后来说，如果没有听从魏吉的召唤，将来可能无法在儿科学界有大的建树。

诸福棠的青年时代，正值国难当头。1931年“九一八”事变发生时，诸福棠正乘坐日本轮船“大洋丸”，奉派前往美国哈佛医学院附属波士顿儿童医院研修。当“大洋丸”上响起事变消息的广播时，诸福棠和三位同事悲愤交加。此情此景，剜人心窝，漂洋过海求学深造的诸福棠决心此行务求有所作为，实现科学救国的宏愿，决不甘做任人宰割的亡国奴！

研修期间，他如饥似渴，虚心好学，处处拜师求教。离开波士顿儿童医院时，全院职工给他的信上写道：“诸大夫不但是一个好医生，而且是一位人格完善的人。”后来，他又只身前往欧洲多国求学。

但诸福棠心中挂念的始终是千疮百孔的祖国。学成回到协和医院后，1936年，他很快升任小儿科主任。在当时的协和医院临床科室中，他是担任科主任的第一位中国人。当时，协和所有教材全是外文的，儿科一直沿用着豪慈所著的《婴儿和儿童的疾病》一书。在繁重的工作之余，诸福棠迫切地感到应该编写一本具有中国特色的现代儿科医学全书。

诸福棠和同事及助手范权、苏祖斐、吴瑞萍、邓金鍌等人共同耕耘，苦战数载，1943年，80万字的《实用儿科学》终于出版了，成为中国第一部系统介绍儿科医学的专业学术著作。诸福棠在写作初稿时，亲自动手写了80%的内容，并开了儿科同道分工合作、集体著述的医学著书先河。《实用儿科学》在解放区得到广泛翻印，对解放区的儿童医疗保健工作起到了重要作用。新中国成立后，该书亦受到党和政府的高度重视。2015年，该书出版第8版，为上、下两册，共计600余万字，至今仍是儿科医务工作者不可缺少的工具书。经70余年积淀，是儿科领域的经典巨著。

消除麻疹，挽救无数患儿

诸福棠是一名具有远见卓识，责任心极强的儿科专家。在新中国成立前贫困落后、医疗卫生事业困难重重、举步维艰的环境下，他就考虑到整个儿科事业的发展。他从青年时代就明确了要医、教、研、防全面发展。

诸福棠最突出的学术成就是用胎盘球蛋白预防麻疹，并领头研究麻疹减毒活疫苗。1927 年刚当医生时，诸福棠发现麻疹是一种严重危害儿童身心健康的传染病，且没有预防和治疗办法。他想起大西洋法鲁岛麻疹流行时，近三分之一患者死亡，而许多得过麻疹的母亲所生的新生儿却安然无恙。是不是患过麻疹的母亲，产生了一种抗体可以通过胎盘传递给胎儿呢？

1931 年，年仅 32 岁的诸福棠，在哈佛医学院附属波士顿儿童医院研修时，利用良好的设施开始了世界上最初的儿科免疫学科研工作，并开始证实他的上述设想。他收集了健康产妇的胎盘，以 2% 的盐水浸泡。浸液中用不同浓度硫酸镁液沉淀下来两种不同的球蛋白。其中一种易溶于生理盐水，叫假球蛋白（Pseudoglobulin），这就是含有抗体的球蛋白。诸福棠在兔子身上做试验，证明它含有白喉抗毒素成分，后来还证明它含有猩红热抗毒素成分。用肌肉注射的方法给予接触麻疹的易感儿，证明在较早的潜伏期使用可以预防发病；即使发病，至少可以减轻症状，不致并发肺炎而危及生命。

诸福棠把这一新发现报告了导师麦肯，得到了他的支持。那些日子，诸福棠废寝忘食，隔一两天就提着一个消过毒的小桶送到旁边的哈佛妇产医院，求那里的护士把健康产妇的胎盘留下，他再取回作为试验研究材料，从中提取出宝贵的假球蛋白。反复多次实验研究后，终获成功。

诸福棠把试验报告和临床报告写成论文，分别发表在《美国传染病学杂志》和《儿童疾病杂志》上。美国《时代周刊》记者闻讯前来采访，写出《麻疹病儿的福音》一文，立即成为轰动全美国的新闻。一名年轻中国医生的科研成果不但造福了美国儿童，而且使全世界的儿童受益。

20 世纪 60 年代初期，麻疹减毒活疫苗在国际上迅速发展。作为儿科专家、免疫学先驱的诸福棠参加并组织领导了我国的麻疹疫苗相关工作，与北京、上海、长春的病毒、生物制品和儿童保健工作者一起团结协作，用我国自制的疫苗，到托儿所、幼儿园和小学进行接种，并观察临床反应、免疫作用和流行病学的效果，最后取得成功。

1964 年，诸福棠在北京召开的国际科学讨论会上代表 7 个研究单位做了题为《麻疹人工自动免疫的研究》的学术报告，受到国内外科学家一致赞扬。这项成果在北京城区推广。1965年秋，为了在广大农村推广，诸福棠在顺义县张喜庄公社工作了3个月，并日夜出诊，随叫随到。他发现，农村麻疹流行期比城市长，于是为当地大批易感婴幼儿集中注射麻疹疫苗，为周围接触易感儿肌肉注射胎盘球蛋白。

第二年春天，此地已不见麻疹流行。这个经验很快在全北京市农村推广，纷纷为易感儿注射疫苗，做麻疹自动免疫，从此北京儿童免遭麻疹流行之苦。该经验后续推广到全国后，婴幼儿麻疹病死率大大降低。在诸福棠和同道们的共同努力下，人类面对麻疹听天由命、束手无策的历史终于结束了，无数儿童免受麻疹摧残！

卫生工作的方针之一是“预防为主”，这也是诸福棠一生追求的目标。1958年，他在《中华儿科杂志》上发表了《全面推动地段保健是做好儿科工作的重要关键》一文，主张让街道地段担负起家庭宣教、防疫注射等任务，使预防保健工作深入每家每户，减少儿童患病率。这种做法在全国推广，取得明显成绩。次年，他在《建国十年来儿童保健事业的成就》一文中介绍该项预防工作取得的可喜进展。晚年，诸福棠仍反复强调预防工作的重要性。

国难当头创办医院，开启现代儿科新事业

1941年年底，诸福棠放弃协和教授可到国外休假进修的待遇，于国难当头之际留守国内。不料，1941年12月7日，太平洋战争爆发，协和医院被日军占领被迫关闭。诸福棠没有固定收入，要维持一家五口人的生活非常困难。但他心灵深处蕴含着一个更大的历史责任，他决定动手创办一所儿童医院。

诸福棠找到同事吴瑞萍、邓金鍌，三人一拍即合，克服万难，于1942年建立了北平市第一所私立儿童医院（北京儿童医院前身），诸福棠任院长。

院址是吴瑞萍自家的一座院落，位于东城区东堂子胡同13号。医疗用房由二层小楼改建而成；购药资金是诸福棠夫人朱定一找来亲戚卖掉房子的钱；院内桌椅家具，则是三家共同凑齐的。

建院初期，医院工作人员有13人，每天门诊量约200人次，上午院内门诊，下午离院出诊。后来医院增设了6张病床，人员也增加到18人。人手不够时，医生兼财务，护士兼采购，化验员兼挂号。三位学者创办儿童医院，一时成为新闻。一家发行量很大的报纸对此进行了整版报道。

1946年北平私立儿童医院迁入位于市中心的府前街，使用面积扩大，日门诊量、病床、工作人员均有所增加，并吸引了越来越多的外地患儿。由于名声在外，前门老火车站的三轮车工人，不等患儿家长开口，就会主动把患儿拉到府前街来。

医院的工作异常忙碌，诸福棠和医生同事只能晚上查房。全院职工都住在院内，团结得像一家人，职工不分高低，吃住一律由院方免费提供。诸福棠还经常自己做东道主，组织职工郊游。尤为难得的是，这座小小的私立儿童医院有个颇具规模的图书馆，医院随时购置医疗卫生书籍和新出版的期刊。

诸福棠高超的医疗技术，对患儿的一片慈心柔肠得到了人们交口称赞，也影响着医院职工。医生们至今记得诸福棠当年的谆谆教诲："要把患者当作自己的弟弟妹妹，看作亲人。冬天给孩子叩诊或触摸身体的时候，要先在热水里或暖气上温温手……"在诸福棠带领下，大夫到贫苦人家出诊经常减收药费甚至免费施诊。在门诊看病，如果患儿骨瘦如柴，家长衣衫褴褛，大夫也会在处方单写上"free"字样，为患儿提供免费服务。

20世纪40年代，胡亚美、江载芳、李同先后来到北平私立儿童医院工作，形成了诸福棠、吴瑞萍、邓金鍌"三老"带"三小"的医生队伍。胡亚美、江载芳当时均为地下党员，她们成立了地下党小组，开展党的工作。

1949年，诸福棠根据自己行医多年积累的从业经验和心得体会，经同吴瑞萍、邓金鍌酝酿研究，反复推敲，制定了"公慈勤和"四字院训，并亲自挥毫，将其悬挂于门诊大厅。"公慈勤和"作为北京儿童医院院训精神，延续至今，影响着一代又一代儿医人。

全力以赴新中国儿童健康事业

1949年，中国发生了历史性的巨变。10月1日，诸福棠被邀请参加开国大典。他站在天安门前的观礼台上，亲耳聆听毛泽东主席向全世界宣布：中华人民共和国成立了！中国人民从此站起来了！

诸福棠认定共产党和人民政府比自己还要重视祖国新一代的健康成长，国家的力量比个人大得多。他对两位医院创办人掏出了考虑多日的心里话："咱们把医院交公吧！"吴瑞萍伸出双臂高兴地说："我举双手赞成！"邓金鍌也表示完全同意。

三人的无私奉献和诚恳请求，最终得到了北京市人民政府的批准。

1951 年秋高气爽的一天，时任北京市市长彭真指着复兴门外北侧护城河西一片田野和荒地，对诸福棠说："在这里可以建一个大型儿童医院。"诸福棠担心地问："这里方便吗？离城区是不是远了点？"彭真市长解释道："用不了几年，这里会变成繁华地区，交通会便利的，对孩子和家长会方便的。"诸福棠接受了彭真市长的建议，就此确定新院址，占地 100 亩。

在人民政府不遗余力地投资和支持下，经三年施工，1955 年"六一"儿童节，倾注了诸福棠满腔心血的新儿童医院大楼矗立在复兴门外。该院的诞生翻开了中国现代儿科历史的新篇章。

在诸福棠的领导下，新建成的北京儿童医院吸引了大批优秀医务工作者的加入。他非常知人善任，堪称中国现代儿科界的伯乐。他安排胡亚美专攻小儿白血病和血液系统疾病，左启华主攻小儿神经病学，江载芳研究小儿结核病和呼吸系统疾病，张金哲、潘少川、黄澄如分别深入开展和钻研小儿外科的普外、骨骼系统、泌尿系统等专业……这些人均成长为国内外著名的儿科专家，成绩斐然。

诸福棠立足北京，面向全国，着眼于全国儿科事业的发展。他盼望着儿童医疗保健机构遍地开花，并为此不辞辛劳。新中国成立前夕，全国只有 3 家小型儿童医院。21 世纪初，全国已经有近 50 所省市级儿童医院或妇儿医院。截至 2018 年年底，全国的儿童专科医院达 228 所。

诸福棠是第一至第六届全国人大代表；1950—1981 年，任中华医学会儿科学会主任委员和《中华儿科杂志》总编辑；1955 年，被聘为中国科学院学部委员（现改称院士）；1956 年，加入中国共产党，曾任中国人民保卫儿童全国委员会副主席。

诸福棠将毕生精力都放在儿童医疗保健事业上。80 岁以前，他一直坚持出门诊、查房。1982 年，83 岁的诸福棠毅然辞掉北京儿童医院院长和中华医学会儿科学会主任委员的职务。他说："在儿科事业方面……人才辈出，后继力量非常雄厚，正是我引退的时刻。从此，我将愉快地从旁协助会务，尽心力所及，对儿科建设工作略尽天职，稍就一得之见。我认为新陈代谢是自然界永恒的现象，我们医务者更明白这个道理。老中青团结协作，使新的社会日臻完善，才能加速自然界的进化。"

20 世纪 80 年代末，久负盛名的加拿大多伦多儿童医院与北京儿童医院结成姊妹医院，合作仪式上，加拿大籍华裔著名儿科教授、加中儿童健康基金会主席谢华真尊称诸福棠为“中国儿科之父”。1990 年，我国卫生部和加拿大加中儿童健康基金会决定正式设立“诸福棠奖”，表彰为祖国儿科事业作出重大贡献的人和单位。

与诸福棠相处半个世纪之久的吴瑞萍对诸福棠的一举一动、一言一行，知道得最多，体会得最深。他曾感叹道：“他的特点是目光深远，心胸开阔，事业心强、决心大、意志坚，有勇往直前、不屈不挠的精神，有先人后己、重视团结的美德，待人接物的真挚诚恳，尤为感染。能有这样的良师益友朝夕相伴，确实是我毕生莫大的幸运。”

诸福棠始终认为，儿科医疗事业将不断发展，前途无量，他自己开了个头，算是跑完了第一棒，这接力棒必然要靠后生晚辈一棒一棒传下去。1994 年 4 月 23 日，诸福棠走完成就斐然的一生，享年 94 岁。追随着诸福棠的脚步，秉承他大公无私、勇于攀登、全心全意服务患儿的精神，北京儿童医院和全国儿科同道一起，继续将我国的儿童健康事业发展壮大。

供稿：北京儿童医院 江大红 刘京艳

万婴之母——林巧稚

人物简介

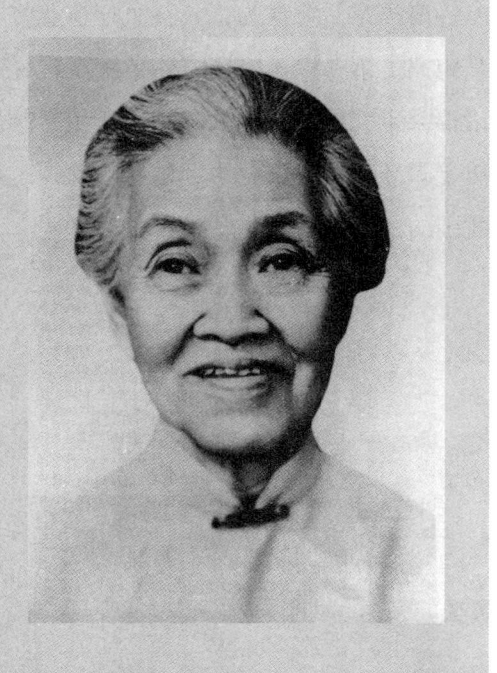

林巧稚（1901—1983 年），祖籍福建厦门，中国现代妇产科学的奠基者和开拓者，新中国第一位中国科学院女学部委员。北京协和医院妇产科主任，兼任中华医学会副会长。北京协和医学院医学博士，无党派人士。20 世纪 30 年代，研究胎儿宫内呼吸窘迫、女性生殖道结核；40 年代，研究滋养细胞肿瘤和其他妇科肿瘤；50 年代，提出和组织北京地区大规模的子宫颈癌普查普治，成功诊治新生儿溶血症；80 年代主持编纂《妇科肿瘤》一书。她亲手接生了 5 万多个孩子，筹建了北京妇产医院，为我国妇产科学界培养一代又一代的优秀接班人。先后获得北京市先进工作者、全国三八红旗手等荣誉。2009 年被评为“100 位新中国成立以来感动中国人物”之一，2019 年被评为“最美奋斗者”。

我们每年都要开会纪念林巧稚大夫。也许，现今大多数医生并没有见过林大夫，但大家都会感觉到她的存在。这使我想起一位城市市长的墓碑上写道：如果你想寻找他的纪念碑，就请看看你的周围。林大夫永远在我们周围，林大夫永远在我们心中。

这是笔者于 1981 年给林巧稚 80 寿辰的献诗：

从鼓浪屿日光岩的小路，
到协和汉白玉的台阶，
您的脚步总是那样轻盈、快捷；

从曼彻斯特医学院的校园，
到芝加哥大学的讲堂，
您还是那一成不变的中国旗袍
和梳理不乱的发髻。

从说“男同学能得一百分，
我要得一百一十分！”的
好胜、倔强的小姑娘，
到为妇女的解放和健康
奔走操劳的不屈战士，
您清瘦的身体里蕴藏着怎样
深刻的睿智和
铁打的刚强！

从“不为良相，当为良医”的志愿，
到为祖国、为同胞
抽丝到老的春蚕，
您从不停歇、从不停歇啊，
甘于奉献。

您亲手接生的孩子千千万万，
她们又有了孩子万万千千。
谁能说您总孑然一身？
您是真正的母亲啊，
孩子无数，仁爱无限。

您悉心培养的学生桃李满天下，
她们又有了学生，天下满桃李。
这到处结实的硕果，浓郁的芳菲，
不正是您用毕生的心血
撰写的巨著鸿篇。

今天，我们为您
点燃八十支红烛啊，
您却早已在亿万人心中
点亮起生命的绿灯——
照耀到永远！

无论是白发苍苍的前辈，还是风华正茂的中青年，大家都在谈论林巧稚——她是协和的象征，她是协和的光荣！

人们始终在怀念这位卓越的医学家。半个世纪以来，林巧稚的名字家喻户晓，她的事迹有口皆碑。一个医生享有这样的尊崇和殊荣是颇为少见的，诚然，她当之无愧。

我们都清楚地记得：林巧稚正是1921年进入协和医学殿堂的，她的从医活动恰与协和医院同龄。1990年10月，邮电部发行了林大夫的纪念邮票，2001年12月23日人民大会堂举行隆重大会，纪念林巧稚大夫100周年诞辰，卫生部再一次通告成立林巧稚妇产科研究中心，林大夫的事业不断延续发展。

我们永远纪念林大夫，永远学习林大夫伟大的医学思想。

追求真理，魂系中华

林巧稚大夫是位旧知识分子，青少年时代受基督教的影响很深，她曾以“仁慈博爱”“乐善好施”为信条，“不为良相、当为良医”为志愿。

林大夫的信奉也许并不为错，但是黑暗与苦难、战争与动乱的年代，一个医生之所为实在微不足道，她所施行的仁术也被限制在一个狭小的范围。

在一个划时代的变革中，林大夫看到了祖国和事业的希望，以满腔的热忱和勤奋的劳动投入了国家的建设。1955 年，她成为中国科学院第一批，也是唯一的女学部委员；1959 年，她被任命为中国医学科学院副院长、北京妇产医院院长；她还是人大代表、人大常委、全国妇联副主席等。

她能为国家参政议事，为制定《婚姻法》《妇女劳动保护法规》等筹划陈言，能组织大规模的宫颈癌防治普查。理想变成了现实，弱者变成了强者。一个女医生所追求的真理，所走过的道路告诉人们：只有把自己的志愿与国家、民族的命运结合在一起，才有出路。林巧稚说得好：个人奋斗的力量是渺小的，党、祖国和人民才是巨大力量的源泉。

林巧稚大夫较早接受西方文化的影响。她考入协和后，可以说受的是美式教育，1929 年毕业，拿的是纽约州立大学的文凭。1932 年林大夫到英国伦敦和曼彻斯特进修，1933 年去奥地利维也纳，1939 年去美国芝加哥大学医学院学习。但她多次辞退居留海外的重金约聘，坚持回到祖国母亲的怀抱。1949 年，又有人送来了飞往美国的机票，她莞尔一笑地谢绝了。她的思想也许很质朴，只是想为自己的姐妹同胞效力，为祖国与民族尽责。她曾这样深情地回答：“这大概是我的一种责任感，一种难以割舍的眷恋……”

而当她代表中国出访的时候，那种自豪与骄傲却是从未有过的。1953 年林巧稚赴维也纳参加世界卫生大会，访问苏联、捷克斯洛伐克。1972 年出访美国、加拿大。1978 年去西欧四国。“从前，我搭乘邮船，一叶孤舟漂洋过海，不胜凄凉。而今，前面有红旗引路，后面有亿万人民相依！”这是她当时激动的心声。

从 1973 年到 1977 年，林大夫被世界卫生组织研究顾问委员会（这是世界范围的最高级卫生顾问团）聘为顾问，出席此间一年一度的会议。她坚持医学发展和援助的正确方向，维护国家与民族的尊严和利益，表明了她伟大的爱国主义精神。她的教育背景很“洋化”：流利的英语、某些习惯；她的行为很“中式”：始终留发髻、着旗袍、穿布鞋。在外国人眼里，她是一位彬彬有礼，却又令人有些敬畏的中国老太太。

预防为主，实践第一

林巧稚大夫的医学思想很值得研究和学习，其哲学内涵已不仅仅在于医学本身。

林大夫非常重视预防。她常说，妇产科，特别是产科的根本是预防，是医疗保健。“妊娠不是病，妊娠要防病”是她的一句名言，是她对妊娠保健的深刻见解，也是近年来发展较快的围产保健医学的认知基础。

20 世纪 70 年代，有一度产前初诊（孕妇的第一次全面检查）拖到妊娠 7 个月才开始，有的地方产前定期检查做得也不好。林大夫得知后，非常生气。她认为，让一个孕妇有了问题才来找医生，这是产科医生的耻辱！她告诫我们，一个只会处理难产，而不会去预防难产的产科医生，其责任已经丢掉了一大半。所以，她强调产前检查应该提前，最好从妊娠一开始便接受保护，定期检查，严密监护，确保母婴安全。

普及医学科学知识是贯彻“预防为主”方针的重要组成部分，林大夫十分重视科普工作。她著文、演讲、接见妇女和青少年；到门诊、病房，做面对面的宣传。1965 年，她参加中国医学科学院赴湖南医疗队，在湘阴县巡回医疗四个月，去到田间地头为农民看病治病，并培训当地的“赤脚医生”。根据农村基层的实际情况，她编写了《农村妇幼卫生常识问答》—— 一位最高权威专家亲手编写的最通俗的科普读物，用心何其良苦！此后，她又主编了《家庭卫生顾问》《家庭育儿百科大全》，都是深受广大人民群众喜爱的畅销书。无论林大夫走到哪里，都会有人认出这位满头白发、慈祥可亲的老人，向她咨询问题，她都会耐心地回答和解释。每天都会收到不少来信，林大夫都认真阅读、认真回复，她与姐妹同胞心心相通。

临床医学有着应用科学的显著特点，林巧稚强调的另一个观念就是“实践第一”。她认为，一个临床医生绝不要离开患者。要临床，不要离床，离床医生不是好医生！林大夫经常说，医生的工作对象是活生生的人，她们有思想、感情、意愿、要求，有家庭与社会等各种因素的影响。看病不是修理机器，医生不能做纯技术专家，不要只凭数字报告下诊断、开处方，要到患者床边做面对面的工作，悉心观察、关心照顾患者。这是何等重要的真知灼见和医生的行为准则，在今天，更是熠熠闪光。

一生辛劳　无私奉献

也许很少有人像林巧稚大夫这样辛苦：她勤勤恳恳地工作了几十年，直到80岁高龄，在病中、在梦中，还在想着接生，想着妇女和儿童……

她没有结婚成家，医院和病房就是她的家。她的办公室就在产房对面，产妇一声不寻常的呻吟，她便会敏感地听出来。外出开会回来，她首先去看的是患者。她还有个家，在东单的一个小楼上，离医院不过百米之遥。与其说这是家，毋宁说是她暂时逗留歇息的地方。就是在这个家里，一部电话也始终连着妇产科。几十年来，电话一直牵动着林大夫的心。我们都知道林大夫的脾气，她喜欢别人向她请示商讨问题，厌恶自以为是。电话打过去，她从不厌烦，从不敷衍，总是仔细询问，给予具体指教。有时觉得情况不够清楚，便撂下电话，赶到医院来，无论盛暑严冬、刮风下雨或是深更半夜。她还喜欢同事把处理的结果告诉她，否则她会一夜惦记着，睡不好。

我们都会有值班或者休息的时候，可林大夫却是“一辈子的值班医生”。

这就是我们的林大夫！人们信赖她，崇敬她，因为她有丰富的经验、高超的技术，还因为她对患者无限的关切和爱护，极端的热忱和负责。当实习大夫的时候，她就愿意为产妇擦擦汗、拉拉手，这是一种不可低估的力量；个人开业时，她将钱偷偷放在贫苦产妇的枕下；成为著名专家后，她还是愿意摸摸患者的头，掖掖患者的被角……她的一启齿、一举手、一投足都体现了对患者深切的爱，这种理解和同情就是一种仁慈的爱，一种奇特的情，一颗真正母亲的心！

林大夫的塑像坐落在北京协和医院门前，慈爱、沉静，面对每一个走过的人。人们也会驻足，敬仰、缅怀这位平凡而伟大的人。她的一幅油画悬挂在妇产科学系的教室里——她永远是我们的导师。

林大夫逝世以后，遵照她的遗嘱：一笔资金给了幼儿园的孩子，一部分留作奖掖有作为的青年医生基金。她的遗体供医学解剖，骨灰撒向大海。一个完全无私的人！

她于2009年被评为“100位新中国成立以来感动中国人物”之一，2019年被评为“最美奋斗者”，被誉为“世纪智者”。我们和许许多多被她教育、被她救治、被她感动的人们一样，永远谨记她留给我们最好的礼物：对知识和技术的渴望，对真理的追求和理解，对人的善良、同情和关爱，以及用毕生力量改善人与社会健康的智慧。

她留给我们的是伟大的精神。

一位妇女的保护神——永远激励着我们，永远保护着我们！

供稿：中国医学科学院北京协和医学院　郎景和

永远的灯塔——黄家驷

人物简介

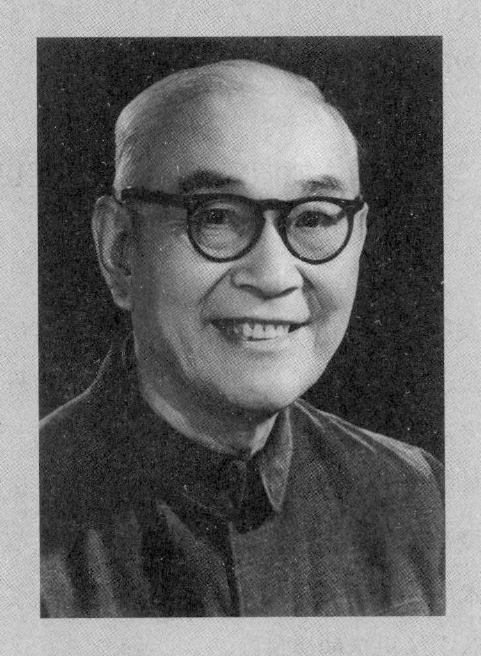

黄家驷（1906—1984年），江西玉山县人。中国科学院学部委员，一级教授，外科学家、医学教育家。1933年毕业于北京协和医学院，获医学博士学位。1935年来上海医学院任教。其间赴美国密歇根大学医学院研修胸腔外科数年，获美国外科专家和外科学硕士两项证书。历任上海第一医学院副院长兼中山医院、上海胸科医院院长，上海医务工作者工会副主席。1958年调任中国医学科学院院长、协和医科大学校长。曾任苏联和印度医学科学院院士和委员，中国科学院主席团成员、学部委员，国家科委医学组副组长、生物医学工程组组长，国务院学位委员会委员，国家发明评选委员会副主任，卫生部医学科学委员会副主任，中国科协副主席，中华医学会副会长、中华医学会外科学会会长，中华医学教育学会副理事长及中国生物医学工程学会理事长等职。曾当选为第一、第二、第三、第四届全国人大代表，第五、第六届全国政协委员。

黄家驷是医生们心中永远的灯塔。他的名字为一代又一代的医生、医学生所传颂。他那里程碑式的著作《黄家驷外科学》是每个外科医生踏入外科殿堂的必读之书。几十年过去了，医学在不断发展。也许，名医时代已经告别，但黄家驷等灿若星辰的名字将永远为世人所敬仰。

2006 年，世界顶尖心胸血管外科杂志、美国《胸外科年鉴》（*Annals of Thoracic Surgery*）刊登了一篇纪念黄家驷的署名文章。作者写道："为了纪念黄教授对于中国现代外科学的功劳，使之不为后人所遗忘，我们特意写此篇纪念文章。"今天，我们在这里也剪取黄教授辉煌一生中彰显大师情怀的点点滴滴，以寄托后辈对这位为祖国医学教育和外科事业奉献了一生的大师的怀念与崇敬。

"外国人能做的，中国人一定也能做"

20 世纪 40 年代的中国，一批有志于祖国现代化建设的医生正紧跟西方医学的发展，使现代医学的火种在这贫穷落后的国度逐步发出耀眼的光芒。肺结核病曾经是严重影响人类健康并危及生命的头号流行病，世界人民深受其害。在抗生素药物发展不充分的年代里，肺结核的治疗手段十分匮乏，重症肺结核等同于不治之症，外科手术仅限于萎缩疗法，胸内手术风险极高。美国密歇根大学医学院亚历山大教授带领下的外科团队对胸科手术做了革命性的改进，极大提高了肺叶切除等胸内手术的安全系数，为无数重症患者免除了死亡的威胁。赴美留学的黄家驷正是这个团队中的出色的成员。

黄家驷在美留学期间，关注祖国命运，组织募捐活动和战后祖国建设的研讨。1945 年第二次世界大战结束，他拒绝国外优越待遇的诱惑和殷切的挽留，第一时间回到祖国，在国立上海医学院创建中国的胸腔外科学，实行并推广改进后的开胸手术，培养胸外科人才，大量救治国内的危重胸科患者，由上海遍及全国。新中国成立后，医药卫生事业迅速发展，在 20 世纪 50 年代，中国的胸外科在世界上居于领先地位。肺叶切除、全肺切除以及食道、支气管、动脉导管、心包等先进手术很快在这个古老的东方国度顺利发展起来。凭借大量的临床病例数，中国医生在一些手术技能方面所取得的进步甚至较西方世界同行更胜一筹。与此同时，黄家驷进一步向肺部的癌症发起挑战，早在 1953 年，具有远见卓识的重要论文《为肺癌的早期诊断而呼吁》为肺癌诊治指明了方向。黄家驷用自己的实践，一再证明："外国人能做的，我们中国人一定也能做。"

——他在20世纪60年代，不畏风险，率先完成了经颈、胸、腹三切口食管癌根治手术。与传统的经左胸食管手术相比，这一术式难度更大，但清扫淋巴结更为彻底。同样的手术西方学者需要一整天功夫才能完成，而黄家驷凭借精湛的手术技艺，将手术时间控制在6～7个小时，大大缩短了手术创伤。

——他在1965年完成了国内首例针刺麻醉下胸外科手术，接着又完成了高难度的针刺麻醉下外侧切口全肺切除术。

黄家驷——这位来自江西玉山的少年已练就一身本领，成为一个上台持刀手术、下台握笔成文的医学大家。的确，外国人能做的，他做了；外国人没有做的，他也做了。黄家驷主编的权威性外科学专著《外科学》，第四版命名为《黄家驷外科学》，以后出至第七版，是当代学习外科学必读的参考书。

名师与高徒

黄家驷是一位载誉中外的名医，又是一位深得学生爱戴的名师。上医学生是幸运的，黄家驷通过言传身教、手把手地外科技能培训，把在美国学到的和自己创新发展的外科理论与技能毫无保留地传授给了年轻的学子们，并鼓励他们在掌握现代医学技能的前提下开拓创新，发展外科新技术。名师出高徒，许多学生就是在他的教导下后来成了出类拔萃的外科名家。

60年前的某一天清早，在上海市西南角的上医，一群衣着整洁、神色匆匆的外科医生正陆续赶到中山医院讲堂。这注定又是不寻常的一天，年轻的外科大夫们早早地准备好了当天要会诊的病史资料，加上相关的文献学习体会，安静地等待外科主任黄家驷的早会查房。"黄教授来了！"几十双眼睛注视着他。那年，他40岁。高个、英俊、儒雅，一如既往地平和。这样的早会自黄家驷来到上医起就成为一种惯例，但是今天却有一点儿不同寻常。

"报告，有一位医生缺席！"

会场里起了一阵小声的议论，大家纷纷猜测是哪位医生睡了懒觉。这下免不了要挨黄家驷的批评了，要知道在整个上医，黄家驷的严格是众所皆知的。

“知道了，我们先开始病例讨论吧，患者的问题先解决。”黄家驷讲话了。

大家听了都为那位缺席的医生松了口气，心中暗暗祈祷黄家驷会忘记这件事。

下午，手术室传来消息：原来，急腹症使那位缺席的医生变成了患者，黄家驷非但没有责怪他的学生，还亲自为他实施了阑尾切除术。很快，这位医生又回到了工作岗位上。这位得到黄家驷亲自治疗的年轻医生，经过日后不断地努力，也和他老师一样，成了赫赫有名的心胸外科医生。他叫石美鑫，那一年，他 28 岁。

2012 年岁末，笔者拜访了快 100 岁的石美鑫教授。他至今仍能回忆起黄家驷当年为他行阑尾切除术后查房时的情景：黄家驷面带微笑走到他床边安慰他说，“手术很成功！”谈起当年黄家驷的种种往事，石美鑫仍然心潮澎湃：“他总是很和蔼，不爱发脾气，从来没有在手术台上扔过钳子。”石美鑫指着黄家驷指导他做手术的照片说道：“他教起我们来都是一招一式的。当时他和沈克非是我们这些学生又敬又怕的教授。”石美鑫还提到当年黄家驷派他去援助肺科医院建设的一件往事：援建任务完成后，肺科医院院方为表示对此次援助的酬谢，曾开出了一张大额支票给黄家驷，当即被黄家驷退回。石美鑫说，那是肺科医院他们不知道黄家驷的脾气，否则断然不敢。

黄家驷常把自己的学生带在身边，在实践中锻炼和培养。1951 年，抗美援朝中，黄家驷担任上海市首批抗美援朝医疗手术队总队长，奔赴东北救治志愿军伤员。与他同行的，就有他当年的学生石美鑫。这对师徒在那里实施了大量手术，并将手术死亡率控制在了极低的水平。后来黄家驷调任北京，石美鑫留在上海，建设中山医院心胸外科。他不断开拓、创新，成为我国心胸外科名家，中山医院胸外科也早已成为全国闻名的临床重点学科，但石美鑫还是说：“做了那么多年学生，我仍然觉得跟不上黄老，他很全面，对临床，对学术，甚至对政治，对管理都有很全面的理解，这点我们都比不上他。”

1958 年，卫生部将刚刚改名为“中国医学科学院”的中央卫生研究院与北京协和医学院合并，成立国家的医学科学研究领导核心机构中国医学科学院，国务院调黄家驷到北京为首任院长，直至 1984 年任职 26 年（1983 年起为名誉院长），为中国医学科学研究的发展和医学科研国家队的建设不遗余力。为提高中国医学教育的水平，丰富高等医学教育的层次，为医药卫生事业的发展输入高层次的人才，在上级领导的支持下，黄家驷主持协和模式八年制医科大学的复校，并兼任协和医科大学的校长，从 1959 年直至生命的最后一息。中国共产党领导下社会主义中国的长学制高端医学教育由黄家驷主持而建立，如今已经在更多的医学院校得到推广，在医学现代化的征程中发挥引领作用。鉴于黄家驷在医学教育方面卓越的贡献与成就，其生前获得世界医学教育家的褒奖。

战士，卫士，“白头翁”

作为一名胸外科医生，黄家驷一直以国家安危为己任。一旦国家需要，他就是一名白衣战士奔赴前线冲锋陷阵。在抗美援朝时期如此，在以前抗日战争时期也如此。1932 年，日军进逼长城古北口时，黄家驷便毅然参加协和医疗队，奔赴热河前线。1937 年，淞沪抗战期间，他又勇挑上医医疗队副队长的重任赴无锡筹建伤兵医院。

黄家驷从不把自己当作象牙塔里的教授。他是一位为国为民的侠之大者，甘冒风险，勇当正义的保护者、革命的卫士。全国解放战争时期，上医校园内活动着的地下党人面临着白色恐怖的威胁。有一次，国民党特务包围了上医校园并展开对地下党员的搜捕。当时上医的学生会会长是中共地下党员，处境危险。黄家驷在中山医院闻讯后，当即带上担架，和几位医生来到上医，把这位爱国学生乔装打扮成患者带回中山医院“救治”，事后又将这位特殊的“患者”打扮成“家属”以助其逃离医院。为了让“家属”顺利“出院”，黄家驷还贡献了自己的一套西服。那时，黄家驷的家几乎成了上医进步学生的“避难所”。一有风吹草动，大家就会往黄家驷家里跑，因为大家知道：“黄老师会保护我们。”

黄家驷曾获得一个别名——“北京来的白头翁”。

1964 年，黄家驷化名黄盖明，住进了湖南湘阴县的关公潭公社，在那里参加农村“四清”运动。工作之余，他常与农民一起，参加挖土、插秧、修堤等劳动，老乡亲切地称呼他“北京来的白头翁”。第二年，黄家驷又带领由北京协和专家、教授组成的巡回医疗队来到湖南湘阴，与贫下中农“同吃、同住、同劳动”，给农民看病，并向农民宣传医学知识。面对农村缺医少药的现状，为了能留下一支不走的医疗队，与教授们为农村青年办起了半农半医学习班，授课并编写出版专用的教材，是我国培养“赤脚医生”最早的尝试。

在农村的巡回医疗中，黄家驷对食管癌的危害有了进一步了解。由于环境、习惯等因素，食管癌已成为我国农村高发疾病之一。在农村广泛调查的基础上，黄家驷决定开展食管癌的防治工作。业内人士都知道，食管手术风险大，并发症高，是西方外科医生不愿意经手的高难度手术。巡回医疗中，有人曾劝黄家驷说，患食管癌的患者多是穷人，不如找点"富贵病"来诊治。黄家驷听后很不理解："我就是要看老百姓的病！医生怎能嫌贫爱富？"他坚持组织力量进行研究、攻关。由于黄家驷的坚持和努力，食管癌防治工作取得了很大成绩。时至今日，我国食管外科水平仍然位居世界前列。

黄家驷留下的开拓、创新精神，激励着一代代外科人遵循着前辈的足迹，勉力前行！

供稿：复旦大学附属中山医院　沈亚星

胸心血管外科奠基人——吴英恺

人物简介

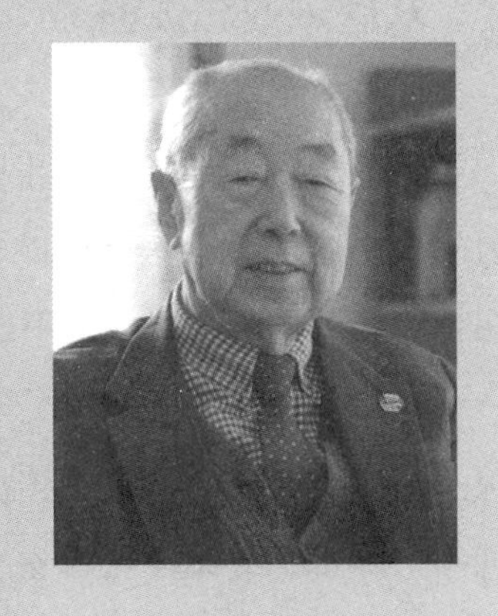

吴英恺（1910—2003年），辽宁省新民县人，中国科学院院士、我国胸心血管外科奠基人。

1933年毕业于沈阳小河沿医学院（中国医科大学前身），毕业后于北京协和医科大学读研究生，后留学美国。1940年，他成功完成中国外科史上第一例食管癌切除术；1944年，成功施行了中国第一例未闭动脉导管结扎术；1955年，当选为中国科学院生物学部第一批学部委员（院士）。

1956年加入中国共产党，历任全国人民代表大会第一、第二、第三届人民代表，全国政协第五、第六届委员。

从医70多年，吴英恺以严谨的治学态度，创造了我国医学史上的多项第一，为我国的胸心血管外科、心血管流行病学及预防医学的发展作出了卓越贡献。他组建了中国第一个心血管病流行预防教研组，在中国率先研究心血管病的流行学，开创了我国心血管患者群防治工作。他先后创立了重庆中央医院外科、解放军胸科医院、北京阜外心血管病医院、北京安贞医院，培养了大批胸心外科和普通外科人才，并在科研、教学和国际医学学术交流等方面作出了杰出贡献。

没有人能想到，110 年前从辽宁省新民县一个清贫教书匠家庭走出的那个少年，会成为我国医学界最具传奇色彩、开拓精神的医学大师。后来，定格在我国著名医学家、中国胸心外科开创者吴英恺身上的标签数不胜数，但他自己总结：“我不是天才，也不是了不起的人，我就是老老实实、本本分分地做事罢了。如果你问我有什么长处，那就是不怕困难，敢于面对困难。人是要有一点精神的，我就是有这点精神——只要我认为是该做的事，我决不放弃！”这点精神，贯穿了吴英恺的一生。

从医未敢忘忧国

吴英恺的职业理想萌生得很早。小时候，家境贫寒，家人多病，但县里几位知名的老中医和教会医院的院长仍会登门治病。厚德精医、止于至善的医者形象，印在少年吴英恺心上，让他对医生这个职业心向往之。

1927 年夏，17 岁的吴英恺考入小河沿医学院。1933 年毕业后进入北京协和医院。1940 年，30 岁的吴英恺在北京协和医院主刀，成功完成中国外科史上第一例食管癌切除术，终结了中国医生无人能做食管癌手术的历史。从此，他的名字和“中国第一例食管癌切除术”一起，永远载入史册。

在美国进修期间，年轻的吴英恺凭借出色的工作受到美国同行的瞩目，高尚的医德也让他备受患者爱戴和信任。在美国著名的圣路易华盛顿结核病医院进修时，患者们甚至自发凑钱送了他一块手表，并在手表的背面刻上他的名字。

第二次世界大战风起云涌时，吴英恺毅然决定放弃在美国的学习，回国效力。他的导师愕然了，睁大一双灰蓝色的眼睛直视他：“吴，你在我这里干，会有很好的前途！”他也直视着老师：“您应该晓得，我的国家正在遭受别国的侵略，迫切需要像我这样的医生，我怎能待在国外呢？”

告别无限惋惜和遗憾的导师，吴英恺回到了心心念念的祖国。1943 年，归国后的他经过近一年的准备，在抗战大后方的重庆参与创建了中央医院。其担纲主任的外科，是当时国内一流的外科。

重庆中央医院的创建只是吴英恺创业的开端，他一生共创建了三所医院、两个研究所和五个心胸外科。30 多岁的青春年华里，他还创建了天津中央医院外科；40 多岁最年富力强的黄金年龄，他主持创办组建中国第一所胸外科专科医院——中国人民解放军胸科医院，以及后来的中国医学科学院阜外医院。古稀之年，他又挑起组建北京安贞医院的重任……创业之艰难以尽数，但为了祖国的卫生事业，吴英恺每次都不辱使命。

精研医术　为患健康

作为我国胸心血管外科和心血管病流行病学的重要奠基人，吴英恺认为，做医生就要急患者所急，痛患者所痛，千方百计、及时有效地解除患者痛苦。为此，抗战硝烟弥漫的艰苦环境里，他在重庆中央医院，精心培养出一批专业人才，完成了我国第一例动脉导管未闭结扎术。这是我国心脏外科的先声，也是抗战大后方医学界的一个奇迹。1947 年，他又在天津中央医院主持完成了我国第一例慢性心包炎心包切除术。

1958 年年初，吴英恺积极响应党中央“向科学进军”的号召，提出“向科学进军和发展专科学术”的办院方针，把“发展胸心外科专科新技术、集中精力为人民搞好医疗服务”作为阜外医院发展的首要任务，大量开展了胸廓成形术、肺切除术、食管癌切除术，以及低温直视与体外循环心脏直视手术，填补了多项技术空白。

虽然在手术台上缔造了多项纪录和奇迹，吴英恺却有着清醒的认识。他经常教育医生，不要做单纯的“手术匠”，而要有“做学术性医师”的意识。一个理想的外科医生必须在长期的医疗实践中刻苦钻研业务，不断提高医术，及时总结经验，积累学术资料。他说：“在临床医学领域成才的要求可以概括为两条，一是出色地完成本职医疗教学科研工作，有良好的医德学风，受到患者和同行同业的信任和尊重；二是有强烈的事业心，学术上不断提高创新，具备有成为优秀学科带头人的基本条件。”这些宝贵的思想财富，在吴英恺创造的多项医疗新技术和编写的众多著作中表现得淋漓尽致。

在人才培养上，吴英恺坚持“三风”“三基”和“四多”，即“医风、学风和工作作风要端正，根本的问题是解决为谁服务的问题；基础知识、基本理论和基本技术必须脚踏实地、循序渐进地掌握；多看、多思、多帮，从而达到多能”。他强调培养人才要尊重科学规律，鼓励老同志做好青年人的“传、帮、带”。在他的带领下，一批批人才脱颖而出并日臻成熟，在医学界创造了一个又一个“神话”。

矢志防病　壮心不已

在提升诊疗技术的同时，他更时刻不忘国人的胸心疾病预防工作。他说：“我开一辈子刀，能治好多少患者？百姓都懂得预防知识，不得病了，就算医生失业了，我也欣慰。”

20世纪五六十年代在阜外医院任院长期间，吴英恺在治疗食管癌时发现，许多患者来自山西、河南、河北的农村，特别是河南林县发病率更高。是什么原因使那里的农民百姓遭受癌痛？他亲自走到了农民中间。那时，当地的农民们认识了这位身穿中山装、上衣口袋里插着钢笔的大专家。他三下林县，带领他的科研协作组深入农民家中，与农民一起吃饭、聊家常，终于发现，当地农民食管癌高发，与饮食习惯有关——农民常吃用米面、糠等做成的糠饼，常吃红薯秧、榆树叶发酵过的酸菜，常吃热度在70摄氏度以上的粥和汤。协作组马上提出预防方案，告诉农民：不吃糠饼和酸菜，多吃青菜附加维生素A、维生素B、维生素C，改善口腔卫生，提倡刷牙，宣传“粗粮细做，细嚼慢咽”。经过吴英恺耐心地劝说，当地群众改变了饮食习惯，从此食管癌的发病率明显下降。农民兄弟常常提起：“要不是那位穿中山装的吴院长，我们不知道还要受多少罪啊。”

对此，吴英恺说：“高明的医生首先是防病，然后是治病。预防那是四两拨千斤啊！”为了这“千斤”，吴英恺倾注了大量心血。

曾任北京安贞医院副院长的吴兆苏是吴英恺的大弟子。1978年他考上中国医科院吴英恺教授的研究生时，目睹了吴英恺的忙碌：“他当时身兼数职，有很多社会工作，但每周还坚持抽出一两天时间到石景山和首钢高血压、冠心病防治区进行流行病调查，回来要分析整理大量数据。”在吴英恺的努力下，中国参与了世界卫生组织28个国家46个中心为期20年的心血管病监测研究计划，即MONICA计划，这是世界上第一个高水平、大规模、长时间的心血管病协作研究。在吴英恺的组织下，我国展开了覆盖29个省（直辖市、自治区）近4百万人的高血压普查。其成果，至今仍被国内外学者广泛引证。

1997年，吴英恺倡导开展了“爱心护心工程”，他利用自己在医学界的威望，带领北京各大医院众多专家，用“走下去、请进来”的方法，多次深入京郊县医院，免费向来自乡镇卫生院、村卫生室的基层医务人员进行预防心脑血管病的培训。

有一次到怀柔区医院讲课，正好电梯坏了，已经88岁高龄的吴英恺不顾工作人员劝阻，在他们的搀扶下，硬是一步步爬上4楼，给学员上了一节生动的科普教育课。后来，吴英恺还将中国医科院授予他中国医学科学最高荣誉奖——医学科学奖的10万元奖金全部捐给了“爱心护心工程”，用于出版心血管病防治和自我保健的科普读物。

这批奖金最终用在印发了20多万册的《劝您戒烟》《肥胖的防治》《高血压冠心病脑卒中预防保健知识》等多种普及心血管病的科普小册子上，分别放在急诊科、心内科和门诊大厅咨询台上，让患者免费取拿。吴英恺自己则经常身揣几份，见到吸烟或肥胖的人就发，并耐心劝人戒烟减肥。就在他髋关节骨折住院的最后日子里，床头还搁着一摞小册子，隔几天就让同事再拿些过来。这些小册子后面都写着“没有版权，欢迎翻印”。

视名利如草芥，视事业如生命

“吴老受人敬重，主要是他有一颗无私的心。”一位在吴英恺身边工作了20年的同事说。1987年，吴英恺从北京安贞医院院长和北京心肺血管研究中心主任岗位退了下来。忙惯了的他，一闲下来反而不习惯了。经过几个星期的思考，他琢磨出了一套“退而不休，来而不扰，有问则顾，议而不决”的“减灶法”。此后，他坚持定期到单位上班，门虽开着，但从来不到科室巡视和发号施令。上门的同志谈事情也好，发牢骚也罢，吴英恺只做建议不做评判，尽量让登门的人满意，同时竭力维护现职领导的威信和决断。院领导换了两班，每次的合作都很愉快。

91岁时，吴英恺开始筹划他的“身后事”。他开始认真思考并撰写遗嘱，上面的文字令人肃然起敬：“倘若发现不治之症，不必积极治疗，尽量减少痛苦，让我自然归去；死后做病理解剖，与病例（历）对照，有教学作用的标本由病理科保存；不保留骨灰，不化妆，不举行告别仪式，不开追悼会。请安贞医院向北京市卫生局、中国医科院通报，并可在《北京日报》《健康报》发一短消息，也给我有会籍的美国外科学会、美国胸外科学会以通知。保存在我办公室内外的个人纪念品和资料由安贞医院保存……”

对自己的“后事”如此坦然、淡泊，熟悉吴英恺的人说，视名利如草芥，视事业如生命，这是他的一贯作风。

北京安贞医院原心内科主任陈湛说：“早在1993年我们就发现吴老有冠心病，但症状不严重。他向人们宣传健康的生活方式，自己也以身作则，从不吸烟喝酒，非常注意合理膳食和运动。我们是在2002年春天一次例行体检中，意外发现他肝脏上有一个像乒乓球大小的肿块，诊断为肝癌。”吴英恺面对死亡既不恐惧也不逃避，在听取了各方面专家的意见后，决定放弃手术，放弃放射治疗，回到家里养花、锻炼、写书、读书看报，同时不忘提一些提高改善医疗水平和医院建设的建议。在他生命的最后时刻，他还关心医院的新楼盖得怎么样了……

2003年11月13日，吴英恺走完了不平凡的一生。遵从他的意愿，北京安贞医院在他病危时没有惊动任何人，只有朝夕相处的同事和亲人守护在身旁，伴他安详地走完人生最后一步。

留下供后人用不尽的“遗产”

按照遗嘱，吴英恺没有留下骨灰。但很多后来者，记住并继承了他的“精神遗产”并受用无穷。

吴英恺虽身居高位但始终保持谦和，关心基层、关心群众。山西省永济市人民医院的陈南医生记得，20世纪70年代吴英恺曾到山西农村会诊。在诊治患者中，吴英恺耐心地向基层医生讲解和传授技术。后来，陈南医生在工作中遇到困难写信请教吴英恺，他每信必复。

大弟子吴兆苏最了解吴英恺的个性。他说：“老师常常教导我们，一个学者一定要有真才实学，不要徒有虚名。做人一定要诚实，不要弄虚作假。”在吴兆苏的印象中，吴英恺到基层讲课从来不要报酬，还要给听讲人免费发放教材。有人曾开玩笑地对吴英恺说：“您是名医，在家里开一个咨询门诊肯定赚大钱。”对此，吴英恺笑着回答：“我现在够吃够用，要那么多钱干吗？我一个人最多能看几个患者？把医院办好了，千百万的人能受益，这才是我们做医生应该追求的事业。”

吴英恺说：“做个普通医生不难，但做一个深受患者和家属信任和同行同道尊敬的好医生却不容易。德学兼优，并能经常解决患者和家属的困难，才称得起好医生。”70 多年的从医生涯中，吴英恺用言语行动为“好医生”做了诠释：一名好医生要有良好的医德医风，而医生精湛的技术是在不断学习、实践、总结和积累中产生的。在北京协和医院做实习医生时，他就勤奋严谨、一丝不苟。那时，他负责的患者分散在几个病房，他每天都起早摸黑，在病房、门诊、手术室几个地方巡视多遍。他说，当医生的不可一日不读书。当实习医生和住院医生时，他几乎没有整段时间读书，但每晚 8 点钟以后和所有的周末，他都是在图书馆度过的……多思、多看、多学，才能达到多能，这是他给后人留下的重要“遗产”。

吴英恺认为，学医不难，学成良医则不易，没有什么窍门或捷径，主要靠勤学苦练，还必须持之以恒。每个医生都要结合日常工作，温故知新，不断创新，盘旋上升，达到高峰，但没有顶峰。临床医生要学会“床旁艺术”。对待患者既要热忱，又要庄重，平易近人，以礼相待，取得了患者的信任才能做好诊查、治疗工作。除医学医术外，临床医生一定要懂得一些社会学和心理学。吴英恺认为，贯彻预防为主的方针是医院的职责，预防工作应受到各级各类医院的重视。在日常医疗工作中，医生也永远要提倡防治结合和预防为主，体现医院和医生对患者负责的全面性和完整性。医院的门诊和病房要成为预防保健科普宣传的场地，每个医院都应有专职的医护人员经常深入厂矿、村舍、机关、学校开展预防工作。

“原来医生做科普，没人看得起，是吴老带了头。现在已经有越来越多的医生认识到，做一个好医生，就要像吴老一样教会老百姓自我保健。”健康教育专家洪昭光说，吴英恺是他最佩服的人。

而吴英恺身边的医护人员们说，那就是位和蔼可亲的老头，有点幽默，有点执拗。就像吴英恺自己说的，他不是个天才，只是一生凭着为国为民的执着与韧性，做了自己认为应该做的事。

（本文根据《健康报》2002 年 7 月 23 日报道的《不老的吴英恺》、2003 年 11 月 16 日报道的《长河落日》、2003 年 12 月 10 日报道的《吴英恺留下的精神遗产》、2010 年 4 月 30 日报道的《用爱心还人民一颗健康的心》等内容综合整理）

供稿：健康报社 崔 芳

毕生献给肿瘤外科事业——李月云

人物简介

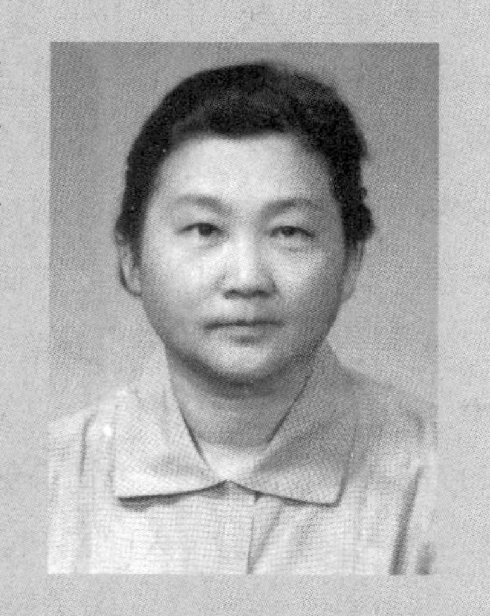

李月云（1911—2006年），广东清连县人，我国肿瘤外科的先驱，著名的肿瘤外科学家，复旦大学附属肿瘤医院奠基人之一，肿瘤外科创始人，国务院特殊津贴获得者。

李月云于1935年从上海女子医学院毕业，1939年赴美国宾夕法尼亚大学医学院学习攻读硕士学位。第二次世界大战期间转入美国著名肿瘤医院——纽约斯隆·凯特琳纪念医院工作。1945年第二次世界大战结束，李月云经过在纽约斯隆·凯特琳纪念医院4年肿瘤外科的“摸爬滚打”之后，清醒地意识到中国肿瘤医学与西方发达国家存在巨大的差距，因此萌发了回中国的想法，希望用自己的双手救治更多与癌症做着抗争的祖国同胞。1946年4月26日，李月云身怀六甲，告别了新婚才6个月的丈夫，带着美国友人捐助的全部设备和器材，踏上了返回祖国的邮轮……

1946年回国后，她先后在上海第一医学院妇产科医院和中山医院外科工作。1956年肿瘤医院归属上海第一医学院后，她受命组建肿瘤外科，任第一任肿瘤外科主任。她主译了《癌的播散》一书，参与编写了《实用肿瘤学》《医学百科全书——肿瘤学》《外科学》等专著。历任中国抗癌协会常务理事、中华医学会上海肿瘤学会副主任委员等职，曾荣获全国“三八红旗手”、“上海市先进科技工作者”等光荣称号。

她，热爱祖国、学贯中西、医术精湛、淡泊名利。她，用自己娇小的身躯挑起了中国肿瘤外科事业开创和发展的重担；用自己的国际化视野开创了中国肿瘤外科的新纪元；用尽一生心血，培养了一批又一批肿瘤外科的“接班人”；她，更是一名智者，勇闯肿瘤“禁区”，缔造了一个又一个生命“逆转”的传奇……

她，就是李月云，我国著名的肿瘤外科学家。

心系祖国肿瘤患者的疾苦

1945 年第二次世界大战结束，李月云经过在纽约斯隆·凯特琳纪念医院 4 年肿瘤外科的“摸爬滚打”之后，清醒地意识到中国肿瘤医学与西方发达国家存在巨大的差距，因此萌发了回中国的想法，希望用自己的双手救治更多与癌症做着抗争的祖国同胞。

可此时的李月云，虽在美国工作了 4 年，但却连回国的旅费都凑不够，怎么能回到当时医疗设备仍极其落后的中国去大展宏图呢？

正当她一筹莫展之际，一天，一位陌生人打电话给李月云，声称已经知道了她的回国打算和困境，想约她面谈。

那天，李月云按时赴约，陌生人告诉李月云，她早就耳闻李医生的才华和敬业精神。因此，她给李月云买了当时足够在上海开一个肿瘤诊所的全部医疗设备和器材，要求李月云能在中国开出第一个肿瘤诊所，以示她对中国人民的一片爱心，唯一的条件是别将她的名字公布于众。后来计算了一下，这位陌生人总共捐助了 7 700 美元。这对当年的李月云医生来说，简直就是一个天文数字。

1946 年 4 月 26 日，李月云身怀六甲，告别了新婚才 6 个月的丈夫，带着美国友人捐助的全部设备和器材，踏上了返回祖国的邮轮……

经过两个月轮船的颠簸，李月云医生终于在 1946 年的初夏回到了上海。她一回国就将美国友人捐助的所有医疗器材和设备，存放在上海西门妇孺医院，并于 1946—1952 年兼任上海西门妇孺医院肿瘤科的主任医生。

1952 年，李月云被调到上医中山医院，创建了该院的肿瘤外科。1954 年 1 月，上海市镭锭治疗院并入上医，成立了附属肿瘤医院。1956 年，中山医院肿瘤外科合并到肿瘤医院，李月云挑起了创建肿瘤医院肿瘤外科的重任，这是李月云开始探索中国肿瘤外科事业里程碑式的转折点。

肿瘤外科手术的传播者和践行者

旧中国物资匮乏，人民生活穷困。医疗技术也颇为薄弱，对于肿瘤的治疗方法更是少之又少。许多肿瘤外科的医生没有经过专业的肿瘤治疗学习，手术中往往只关心“无菌”操作，却忽视了“无瘤”概念，致使一些患者治疗不久后便出现复发和转移。当时，北京某知名医院的一名外籍医生在做卵巢癌切除术时，一刀从皮划到肿瘤内，以致带有肿瘤细胞的瘤内容物喷射到腹腔，给复发埋下了祸根。

李月云听闻此类噩耗，痛心疾首。肿瘤外科，在当时还是一个鲜有人敢闯的“禁区”，她身为一名中国女性却毅然前行。她在纽约斯隆·凯特琳纪念医院整整4年的学习与工作，不仅在工作中掌握了肿瘤病理诊断技术、放射治疗的物理学基础，更重要的是她了解了肿瘤外科治疗的最基本原则——无瘤手术、整块切除，以及体现肿瘤手术规范的三大区域性淋巴结清除术（颈、腋窝及腹股沟淋巴结清除术）。

1956年，中山医院肿瘤外科合并到肿瘤医院后，病种的收治面也从局部扩展到了全身。李月云结合自己在国外的所学知识，对肿瘤外科的发展做了全面的规划，经过数年的努力，患者越来越多。她从学科的发展出发，成立了头颈肿瘤外科、胸部肿瘤外科和腹部肿瘤外科3个专科，开展了各种大关节截肢，乳癌扩大根治术、食管癌、胃癌、肺癌、直肠癌以及盆腔脏器清除术等手术，使肿瘤外科的治疗领域有了很大的扩展，治疗效果也显著提升，拯救了许多患者。

工作中，她将在纽约所学的肿瘤外科治疗原则和技术，运用在中国患者的治疗上。在肿瘤外科治疗中，李月云将治疗过程分成三部分：术前定方案、治疗循原则、术后重维护。她在手术台上，总是眯起双眼，小心翼翼地分离组织和皮瓣，做到关键动作时，有时大气不出，屏住呼吸，生怕自己的手术刀因呼吸的颤抖而破坏瘤床，致使癌细胞扩散。“做肿瘤外科手术一定要胆大心细”，这是李月云对青年医师的要求，也是她对下级医生说得最多的告诫。手术中，她身体力行，边做手术边对助手和观摩手术的医生传授肿瘤治疗的基本原则，并根据规范化的治疗原则，用手术刀充分暴露，仔细解剖，整块切除，进行各种根治术。

清晨7时，深夜10点，周末假期，你总能在医院的病房中发现李月云的身影。

就连患者的换药工作，她也是亲力亲为，当别人劝她好好休息时，她总是微笑着摆摆手说："你们可别小看换药，换药的规范与否，直接关乎患者的预后和伤口的愈合，马虎不得，否则就前功尽弃了。"

"慧眼"识规律，指引前行路

李月云，虽是一位平凡的肿瘤外科医师，但其非凡的远见至今还被学界啧啧称赞。她的远见，既是长期临床工作经验的积累与总结，又是一种对肿瘤外科发展规律的驾驭，更是对未来发展趋势的准确判断。

翻阅医院历史档案，李月云20世纪80年代的博士生师英强在他写的一首追忆老师的诗歌"追思"中提到，1954年李月云就在《中华肿瘤外科杂志》上提出了肿瘤要综合治疗的理念。她认为肿瘤存在异质性，一种治疗手段难以攻克同样的肿瘤，唯有将治疗武器合理搭配使用，才能使治疗效果上一个台阶。半个多世纪后，临床实践证明，肿瘤多学科综合诊疗已经被世界公认为是攻克肿瘤的重要方法。肿瘤的多学科综合治疗如今已是肿瘤学界家喻户晓的重要治疗理念。

按现在的说法，李月云是一个不折不扣的"海归派"。在工作中，她将自己所学到的肿瘤外科治疗技术和基本原则，与当时中国患者的实际情况相结合，走出一条具有"中国特色"的肿瘤外科新路子。例如当时许多外科医生主张缩小手术范围，其实并不规范。但李月云基于自己对肿瘤生长规律的研究和中国收治患者中晚期患者较多的实际情况，指出国内放射治疗条件有限，应该坚持肿瘤广泛清扫的"无瘤治疗"原则，以提高生存率。

正是由于她的坚持和"慧眼"，乳腺癌根治术仍然是手术治疗的方法，在当时的有限治疗时代，以其"彻底性、安全性、有效性"的优点得以普及和推广，救治了成千上万的乳腺癌患者。

20世纪70年代末80年代初，李月云指导科室同人，在国内率先开展了乳腺癌的术前化疗。这在现在看来也是颇为领先的治疗理念。"患者通过术前使用国产药'嘧啶苯芥'，先将肿瘤缩小然后再进行手术。"复旦大学附属肿瘤医院终身教授沈镇宙说，"根据李教授的治疗理念，我们经过对照分析发现，这种方法明显提高了三期及淋巴结有转移的乳腺癌患者的疗效，这也是当下新辅助化疗的'前驱'。"目前，乳腺癌的治疗，通过术前、术后综合治疗使患者的生存率有了明显的提高。

回首过去，李月云的肿瘤外科治疗理念，犹如茫茫大海中的一个灯塔，指引着中国肿瘤医师，沿着一个科学、正确的道路不断前行。船越行越远，灯塔逐渐变得模糊起来，但那束灯光却像一位老者始终凝视着晚辈前进的道路。

让医生掌握国际交流媒介

知不足，方能迎头赶上。在半个世纪前，中国肿瘤外科事业的发展才刚刚起步，正处于摸着石头过河的阶段。遥想当年，国内外交流的大门还未开启。李月云辗转反侧，思考着怎样能够让我们的医生不出国门，却能在第一时间获悉世界上先进发达国家最新的诊疗理念和技术？

她决定加强每位医生英语听、说、读、写能力的培养。"唯有培养良好的英语阅读能力，才能将外文文献读懂读透，掌握肿瘤外科发展的新动态。"李月云经常这样对年轻医生说。对于老师的教诲，当时的医生言听计从，他们为李月云拥有纯真的"美音"感到羡慕和骄傲。

李月云出色的英语表达能力众人皆知，一则关于她在美国期间的小故事也广为流传。1938 年李月云医生只身去美国进一步深造。在船只到达西雅图港口时，她被美国海关通知"暂时不能离开当地"，要对她进行国籍审查。原因是她的英语讲得太漂亮，就像在说自己的母语，竟然没有丝毫中国口音。后来，父母紧急寄发证明材料，美方才予以放行。

英语，是一种架构在不同国度之间沟通交流的重要媒介。李月云重新担任肿瘤医院外科主任后，她作出规定，每周有一天清晨，李月云会召集各级医生，讲授英语文献阅读。

每周一次的英语学习，李月云要求所有与会者在会上用英语进行交流，部分医生羞于自己蹩脚的英语口语，每次开会都显得异常紧张，脸涨得通红，声音也极其微弱。李月云非但没有责怪之意，反而走到他们身旁，拍拍肩膀鼓励他们："你们说得很好啊，大声一点儿，说给大家听哟。"一来二去，他们的英语表达能力从过去的"梗阻"渐渐变得流畅，英语用词也更显精准。

渐渐地，大家对于英语文献的阅读能力明显提高。李月云针对文献中的常用表述给予了整理归纳，开辟了一条捷径，使医生能够更快地掌握文献的行文规律和阅读要求。久而久之，各种英文文献堆满医生的案头，他们趴在书桌上，在淡黄色的光线下，啃完了一篇篇英文论文，一部部英文著作，借助这扇通往世界的“窗口”，紧跟世界肿瘤外科事业发展的脚步……

播撒事业发展种子，架设国际沟通桥梁

肿瘤外科事业要发展就需要传承，李月云作为一名学科带头人，在工作中颇为重视肿瘤外科知识和学习方法的传授和普及，全方位地进行育人，培养学术梯队接班人，为中国肿瘤外科事业的发展播下希望的种子。

20世纪60年代初，李月云开始招收医院首批研究生。沈镇宙就是其中之一。据沈镇宙回忆，李月云当时的选题不是单纯的临床课题，而是结合国际研究前沿来定的，她帮助学生一起找参考文献，建立实验方法，待论文完成后还多次与学生讨论，亲自修改到深夜。

工作中李月云还经常帮助同事克服一个又一个治疗中的难点，建立了很多的治疗方法，例如她和晚辈王弘士一起成功完成的“带状肌肌皮瓣修复舌癌切除后的缺损”曾获得国家发明奖。她作为国内开展各部位的淋巴结清扫手术以及肿瘤整块切除术的“第一人”，其高超的医术早已闻名遐迩。医院的肿瘤外科成立后，各地医生纷至沓来“取经”，学习肿瘤手术方式。当时最远的进修医生是来自西藏的军医。

之后，肿瘤外科被批准为卫生部的肿瘤外科学习班的基地。20世纪80年代初期，科室每年招收来自全国各地的进修医生20余位。李月云亲自为每期学习班授课，深入浅出地为全国同人讲解肿瘤治疗原则以及新进展，开阔他们的视野，丰富他们的临床经验，希望他们将自己的所学知识带到基层，造福肿瘤患者。

春去秋来，每次学习班都有一群如饥似渴的医生在李月云讲授的知识中“遨游”，汲取肿瘤外科治疗新理念和新技术。尽管李月云早已离我们远去，但她当初的授课经验、方法、内容依然是晚辈们所津津乐道的。一些学习班的学员事隔30余年，在国内国际会议召开碰面之际，依然能够完整地复述出李月云所表述的“无瘤”原则和“综合治疗”理念。

对于自己的学生和晚辈，李月云常说：“中国肿瘤外科事业要发展，在国内做

到权威还是不够的，唯有走出去，发现差距，学习新的治疗理念，才能知道今后的努力方向。”

适逢改革开放的契机，李月云在中美医院之间积极架起一座沟通的桥梁。20世纪80年代初，李月云凭借她在纽约肿瘤中心的影响力，帮助她的学生联系进修的奖学金。纽约肿瘤中心对李月云认可的同时，也相信李月云教出来的学生一定也是品学兼优的人才。从此上海肿瘤医院外科医生赴美学习交流的大门打开了。医院陆续有多位医生受Mammadi Sodavar奖学金基金资助至美国学习深造，并自此建立了肿瘤医院和纽约斯隆·凯特琳纪念医院友谊的桥梁。

沈镇宙回忆，Miller医生当时是Mammadi Sodavar奖学金基金会主席。该基金会每年资助国外两位医生去国际上著名的肿瘤医院学习半年。1985年，他去美国参加国际学术会议时，李月云要他去拜访Miller医生，Miller医生给了他3份申请表，李月云就让3位医生申请前往。1987年沈镇宙再次赴美，Miller医生非常高兴地说：“李医生送来的医生都很优秀。”沈医生再请Miller医生给予申请表时，Miller医生又给了一份，并说：“你可以复印！”有如此的信誉，肿瘤医院前后有6位医生获得此项奖学金赴美学习。

1984年，美国纽约斯隆·凯特琳纪念肿瘤医院的外科主任Gerome Urban来肿瘤医院参观访问，他曾是李月云当时在纽约时高一级的同学。参观结束后，Gerome Urban对李月云说：“纽约有一个肿瘤医院，那是纽约纪念肿瘤医院（Memorial Sloan-Kettering Cancer Center），在上海有同样的一个肿瘤医院，那就是上海第一医学院肿瘤医院。”的确，李月云是中国肿瘤外科事业的先驱者，经她培养的肿瘤外科事业的“接班人”如百年大树，葱郁繁盛，也正沿着先辈的足迹阔步前行……

主要参考文献：

[1] 王弘士，彭廉媛．李月云略传[M]// 复旦大学附属肿瘤医院．情缘．上海：上海人民出版社，2011：89-91.

[2] 沈镇宙．相忆五十载[M]// 复旦大学附属肿瘤医院．情缘．上海：上海人民出版社，2011：155-158.

作者：复旦大学附属肿瘤医院宣传部　王懿辉

十亿人的耳鼻咽喉科主席——姜泗长

人物简介

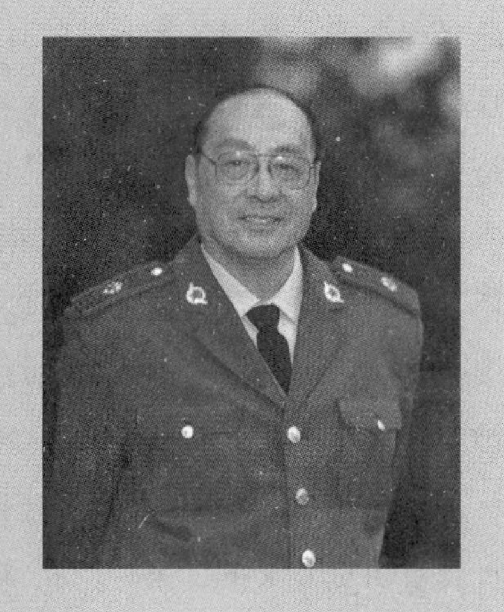

姜泗长（1913—2001年），耳鼻咽喉科专家，天津市人。1961年加入中国共产党。1994年当选为中国工程院院士。中国人民解放军耳鼻咽喉研究所原所长、教授，解放军总医院、原军医进修学院耳鼻咽喉科主任、教授、副院长，是第四至第六届全国人大代表，1993年被中央军委授予“模范医学教授”荣誉称号。先后荣立二等功2次，三等功3次。在中国第一个开展显微镜下内耳开窗术、镫骨底板切除术；国内最先将纤维内诊镜技术，应用于诊治气管、食管疾病；主持对爆震性聋、老年性聋、感音神经性聋等的发病机理进行深入系统的研究并取得丰硕成果，创建的专科研究所为国家重点学科点，开创了几十项高难度手术新技术，完成了由普通耳鼻咽喉外科向耳神经外科、头颈外科、颅底外科发展的转变，达到国际先进水平。

刀尖上跳舞 创造无数个“第一”

解放军总医院耳鼻咽喉研究所高悬着一幅画像，画像的主人公就是该科奠基人姜泗长。

由姜泗长创建的解放军总医院耳鼻咽喉科早在20世纪八九十年代，就成为医院对外交流的重要窗口。截至1993年，每年有几百名来自不同国家不同地区的人来此参观学习；全国各大医院的耳鼻咽喉科主任大都出自姜泗长门下。在国外，欧洲耳科协会会长鲍特曼则在全法国耳鼻咽喉科学大会开幕式上这样介绍姜泗长：“这是10亿人的耳鼻咽喉科主席。”

1950年，姜泗长被任命为南京大学医学院附属医院院长兼耳鼻咽喉科教研室主任。当时，内耳被视为“禁区”。就在1950年，他成功地施行了我国第一例治疗耳硬化聋的内耳开窗术，取得满意疗效。此后，他发表的有关耳硬化症开窗术的论文被美国耳鼻咽喉学汇刊收入文献索引中，受到国外同行的重视。

新中国诞生之初，姜泗长不断地作出开创性工作，他敢在刀尖上跳舞，使一批具有历史意义的“第一”相继诞生：1951年，他完成国内第一套成人颞骨切片；1954年，他牵头编写了国内第一部《临床耳鼻咽喉》专著；1962年，他和助手田钟瑞在国内开展第一例镫骨底板摘除术获得成功，这是继内耳开窗术后，用以治疗耳硬化症聋效果更好的手术方法，并打破了国内施行此项手术采用全麻的惯例，用局麻成功地施行了手术。

前来进行学术交流的法国著名听生理学家Aran曾这样对姜泗长说：“你们所做的工作非常出色，以后我要派人来学习，而不是讲学。”

如今，姜泗长培养的学生遍布世界各地，就像一颗颗璀璨的星星，闪耀在各自的工作岗位上。

1993年，中央军委授予姜泗长“模范医学教授”荣誉称号。原解放军总后勤部为其举办了隆重的宣布命令大会，并作出决定，在总后勤部系统广泛开展向姜泗长学习的活动，赞誉他是“军队医学界的一面旗帜”。

恩师引路 创业平台任驰骋

1937 年，姜泗长以优异的成绩毕业于北平大学医学院。从医之后，姜泗长遇到第一位让他永生难忘的恩师沈克非，他是前中央医学院院长。沈院长渊博的知识、非凡的气度，给年仅 25 岁的姜泗长留下难以磨灭的印象。

正在抗战紧张工作忙乱关口，刚参加工作不久的姜泗长不幸患上肺结核，当时这种病九死一生。在医院工作相当繁重的情况下，沈院长对这位患了结核病的住院医生给予了父亲般的爱。

在战火纷飞之时，姜泗长又投奔成都存仁医院的胡懋廉——当时在全国有名的耳鼻咽喉科教授。

1940 年，在胡懋廉的带领下，姜泗长等年轻医生背着麻袋，收捡到 200 多副完整的头颅骨，在一个破旧的小屋摆上了收集来的大小不一的瓶瓶罐罐和各种器具。在这里，胡懋廉开始指导姜泗长进行严格的解剖训练。在此后的求学、科研、医疗以及培养学生中都可以看出恩师对他的深远影响。

1947 年，在胡懋廉的支持下，34 岁的姜泗长终于实现了多年的梦想，赴美国芝加哥大学医学院进修。1948 年 12 月回到了祖国。

1959 年，一纸调令把已经在西安任第四军医大学附属医院耳鼻咽喉科教研室主任的姜泗长调到北京，担任解放军总医院耳鼻咽喉科主任。

当时总医院的耳鼻咽喉科和妇产科合为一个病房，只有 13 张床，5 名医生。没有办公室，更谈不上实验室，只能做扁桃体和鼻息肉一类的小手术。姜泗长曾陷入深深的苦恼。胡懋廉鼓励说：“有志者事竟成，相信你有能力有毅力重新开始！”胡懋廉身上强大的人格力量再一次激发了姜泗长，他开始了第三次创业：在一间 11 平方米的小房间里筹建起解放军总医院的第一个临床实验室，1964 年再度扩大为 70 平方米。姜泗长和他的学生在这里学习研究有关病理和临床知识，不断取得可喜的成果。

敢破敢立 不拘一格用人才

1978 年 3 月，全国科学大会在北京召开，这是中国划时代的科学盛会。同年，姜泗长被任命为解放军总医院副院长。他领导的耳鼻咽喉科分别于1978年和1985年成为国家教委批准的首批硕士、博士学位授予点。1996年，他所领导的耳鼻咽喉科被国家教委批准为博士后流动站。

1986年，姜泗长在胃癌手术后，在写给院党委的一份报告上说：我一生想做两件事，一是治聋，二是建立一个耳鼻咽喉研究所。治聋我已经做了一些事，能在有生之年建立一个研究所是我一生的夙愿。

他的愿望得到了总后勤部首长和院党委的支持。1990年，投资100万元的我军第一个耳鼻咽喉研究所在解放军总医院拔地而起。从此，姜泗长所领导的耳鼻咽喉头颈外科在国内外产生重要影响，被人们誉为一座耳鼻咽喉的科学大厦。

1984年，姜泗长打破论资排辈用人模式，把48岁的杨伟炎推上了耳鼻咽喉科主任的岗位，成为全院最年轻的科主任，这在当时引起了巨大轰动。为了让杨伟炎更有经验和资历，姜泗长又派他去美国进修一年。回国后，杨伟炎果然不负众望，短短几年时间，在临床上展开了一系列新技术、新业务。一位教授曾这样评价杨伟炎，说他是扩张主义者，因为他把手术做到了颅内，做到了食管。事实上，杨伟炎是国内同行公认的耳外科头颈外科的权威，用姜泗长的话说，他往日一系列的头衔和重任都卸在了杨伟炎的肩上。

1984年，姜泗长是总医院第一个让贤的老主任。1989年，又是他向院党委提出搞一次全院公开式的答辩，以发现人才、选拔重用人才。

1990年，在姜泗长的提议下，解放军总医院举行了一场晋升高级职称公开答辩会。这种别开生面的答辩会被称为技术职务擂台赛。“竞赛规则”是公开标准，公开审报，公开评议，不拘一格。

韩东一就是这次擂台赛的直接受益者，此后他被破格提升为主任医师、教授，1995年，成为全院最年轻的博士生导师，1996年，被原总后勤部评为科技“银星”。1997年，韩东一成为继姜泗长、杨伟炎后的解放军总医院耳鼻咽喉科第三任科主任。

受益者当然不只是姜泗长的学生，擂台赛使医院一批中青年担任了科主任和学科带头人，随之而来的是一大批科研新成果。总医院擂台赛的做法被原总政治部通报，向全军推广。

改革开放后，全国首届耳鼻咽喉科中青年论文报告会在北京举行，解放军总医院耳鼻咽喉科参赛的6位中青年医生的论文全部获奖。

治学严谨 引领弟子修医德

全军首届青年优秀论文评选会上，解放军总医院耳鼻咽喉科选送的8篇论文全部获奖，再一次显示了姜泗长弟子的雄厚实力。但在这次获得一等奖的一位学生，曾在为患者进行输血准备时没有认真查对，将患者血型写错，写错之后他还满不在乎。

“拿患者的生命当儿戏？”不负责任的态度让姜泗长震怒。于是立刻召开全科大会。静静的会议室里只有姜泗长发怒的声音：“如果做交叉试验的人也像你一样不认真，那后果是什么！”姜泗长的拳头突然重重地捶在桌子上，在场的人无不为之震撼。为了教育学生，姜泗长曾不止一次地向学生们讲述自己年轻时有过的失败教训。他多次在全科会上拿出自己失败的教训讲给学生。拿自己曾有过的失败来教育学生，为的是对患者生命的高度负责，体现的是医者必须具备的极端认真和担当精神。他以这种精神多次举办耳鼻咽喉科重点班，先后为军内外培养了讲师、主治医师以上的进修生百余人，这些学生遍布军内外，多数成为主任、教授。1978年以后，他培养的硕士、博士生、博士后达40多名。他领导的科室及耳研所接收了全国各地进修生千余人次，可谓桃李遍天下。

1995年，82岁的姜泗长当选为中国工程院院士，成为中国耳鼻咽喉科第一位中国工程院院士。几十年来，他获得国家科技进步奖二等奖两项，军队科技进步奖一等奖3项、二等奖17项。1996年，他荣获光华科技奖和陈嘉庚奖。

2018年，解放军总医院耳鼻咽喉科被评为国家耳鼻咽喉疾病临床医学研究中心，成为中国耳鼻咽喉头颈外科学界的一艘“航空母舰”。

供稿：解放军总医院耳鼻咽喉头颈外科　张晶平

围产保健之母——严仁英

人物简介

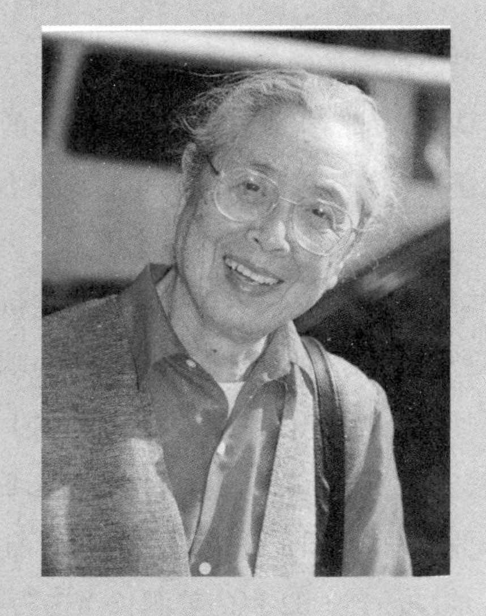

严仁英（1913—2017 年），出生于天津，1940 年获得北京协和医学院博士学位。1951 年 12 月加入九三学社，1979 年加入中国共产党。中国著名妇产科、妇女保健专家，北京大学医学部终身教授，北京大学妇儿保健中心主任，世界卫生组织妇儿保健研究培训合作中心主任，中国关心下一代工作委员会专家委员会主任委员，卫生部妇幼卫生专家咨询委员会主任委员，中国疾病预防控制中心名誉主任，北京大学第一医院名誉院长，北大“蔡元培奖”获得者，被誉为“中国围产保健之母”。

曾任九三学社中央第六至第八届常委，全国人大第三、第五、第六、第七、第八届代表，全国政协第二、第三届委员。

她是大家闺秀，1913 年出生于天津的一个书香门第，祖父严修是中国近代教育的先驱，南开大学的奠基人。

她从小立志学医，为新中国妇幼事业倾注了毕生心血，花甲之年扛起我国妇幼保健与围产医学的大旗；她是北大医院的名誉院长，90 多岁高龄时，每周仍坚持上两个半天的班。

她就是被赞誉为“中华知识分子典范，我国围产保健之母”的严仁英。

考入协和，师从林巧稚

1913 年 11 月 26 日，严仁英出生于天津城西北角严翰林胡同的严家大院，祖父是中国近代著名教育家严修。此时，严修的大儿子、严仁英的父亲严智崇正在英国，按照严家孙辈“仁”字的排序，祖父严修为她取名“仁英”。严仁英从 5 岁即走进中国最早的幼儿园之一，也是祖父一手创办的严氏蒙养园。

在主张男女平等的家庭环境中，严仁英经历了严氏蒙养园、严氏女学和中西女中的学习后，考入南开女中。几十年后，已年逾九旬高龄的严仁英仍不忘祖父及南开女中的教育和培养：“我 6 岁时父亲就去世了，母亲生了 7 个孩子，4 个女儿都受到了良好的教育，正是爷爷先进的教育思想才能使我们受益……”

在南开女中，十几岁的严仁英坚定了一生从医的志向。她曾说：“严家没出过医生，每每碰到病痛，全家几乎是束手无策，特别是我的三哥，老早就得了肺结核，不得不退学在家养病。为了照顾三哥，我的母亲付出了很多。所以我很早就有了当医生的愿望，而我想当医生的最初愿望，就是能够给家里人看病。”然而，严仁英想要去协和学习的决定遭到老师的反对。

“南开的老师不让我去协和。他们觉得协和太‘洋化’，学的东西可能在中国用不上，推荐我去‘齐鲁’。”那时正值“九一八”事变发生不久，面对窗外的一片兵荒马乱，守寡多年的母亲担忧地望着严仁英：“可别去这么远的地方……”

此后，严仁英怀着求学从医之志，带着南开“敬业、乐群”之心，迈入清华园，成为生物系 1932 班最引人注目、最受欢迎的学生。在清华园的 3 年，对于严仁英来说就是“6 年”，因为她选择了“双肩挑”。

“生物系的老师都知道我想学医，就允许我选修协和医预科的必修课程。”每隔一个学期，严仁英就要揣着一个小本子从清华跑到协和，抄下医预科的新课表回家选课。背着两个“书包”的严仁英没有被学业压垮，也没有当“书呆子”。各科学习出类拔萃的她仍是校队的主力，还参加了合唱团和话剧社。

1935 年，22 岁的严仁英终于以优异成绩完成了清华大学生物系学业和协和预科课程，以前三名的成绩如愿考入了著名的北平协和医学院，并获得了协和医学院的奖学金。正是在协和，这座 20 世纪中国医学最高学府，严仁英遇到恩师妇产科专家林巧稚。

在协和做学生的时候，严仁英一有空就去产房感受“甜蜜”。“老师们忙着做手术，我们就在那儿守着。产妇有的喊叫，有的呻吟，可是我的老师一过来就都没有声音了。我就奇怪，心想老师她有什么魔法啊，只要她一坐到产妇身旁，手摸一摸产妇的肚子，给她听胎心，跟她说现在进展到什么情况了，一边聊天一边给她做检查，本来很热闹的产房就立刻安静下来了。我就觉得这位老师真是很神奇！”严仁英说的这位老师，就是中国妇产医学界的泰斗、被誉为“万婴之母”的著名妇产科专家林巧稚。几十年后，91 岁高龄的严仁英回忆说，恩师林巧稚仍然是她心目中最好的大夫。

实习快结束时，协和医院的妇产科和小儿科都想留下成绩优秀的严仁英，但在林巧稚的鼓励下，学习优异并取得协和博士学位的严仁英选择成为协和医院妇产科的一名住院医师。正如她说过的那样：“产科都是一个人来两个人走，母亲和孩子走的时候都高高兴兴的，所以我觉得做产科还不错，还比较心情舒畅，所以决定学产科了……”

抗战结束后，1946 年年初，严仁英到北京大学医学院附属医院妇产科任住院总医师。1949 年，在林巧稚的帮助下，严仁英远赴美国哥伦比亚大学进修妇产科内分泌学一年。回国后，严仁英到北大医学院任教。

20 世纪 50 年代初，中华医学会妇产科学会恢复工作。1952 年妇产科学术会议上，阔别 4 年的中华医学会妇产科学会主任委员林巧稚和分会秘书严仁英正式相聚了。这次她们赶上了欣欣向荣的社会主义新时代，在恩师林巧稚的带领下，严仁英参加了中华医学会妇产科学会，并参与《中华妇产科杂志》的相关工作。1953 年 4 月，我国历史上第一本妇产科专科杂志《中华妇产科杂志》正式创刊。1953—1985 年，严仁英一直担任《中华妇产科杂志》的副总编辑。

改行围产保健，“革临床医学的命”

1979年，66岁的严仁英早已成为新中国著名妇产科专家，更以全票当选为北大医院院长。但让人没有想到的是，严仁英上任后第一个决定就是从临床改行做“围产保健”。这一举动，曾被她戏谑地称为“我革了临床医学的命”。

围产保健，是20世纪70年代才逐渐发展起来的新兴学科，当时少有人知，在国外当时称为“母胎医学”——即将母亲和胎儿作为一个整体来研究和服务。对严仁英这个“弃临床、选保健”的举动，许多人不理解。保健医生待遇不高，不像临床医生可以做手术，还能提高业务、知名度和收入，因而一直少有医生愿意去从事保健工作。严仁英却说：“临床医生固然可以将危险的重症患者治好，可是医疗只能救治一个人，而预防则可造福一大片。”

从临床医生转到做保健研究之初，连去郊区调研的路费都很困难，严仁英就捐出自己的津贴作为公用，是妇幼保健工作的重大意义支撑着他们坚持工作。

严仁英在90岁时曾回忆说：“我60多岁从临床转入保健，这并非一时冲动，也非出于无奈。早在20世纪50年代参加北京市妇女健康普查期间，我就开始意识到，在未感觉有病时早期发现妇科肿瘤，容易根除疾病。相反，那些到门诊就医的晚期子宫颈癌的患者，我们则一筹莫展，那副惨状，真令人痛心。”

她还提到，使自己下决心转行的原因是受老前辈杨崇瑞博士感召。抗日战争全面爆发后，严仁英曾来到由我国妇幼事业先驱杨崇瑞创办的国立第一助产学校的附属产院（今北京东四妇幼保健院）工作和学习。杨崇瑞通过改造旧接生婆，培养助产人员，并把学生派往各地开展工作，使全国孕产妇和新生儿死亡率大大降低。对这一伟大创举，严仁英感到深深地佩服……更令人钦佩的是，早在20世纪30年代，杨崇瑞就提出“限制人口数量，提高人口质量”的主张，创办“节育指导所”。在节育指导所里，严仁英看到了令她终生难忘的一幕：医生们几乎是在用“求”的口气，“求”患者们一定要采取避孕措施，告诉她们为什么要避孕，怎么采取措施。这些都让严仁英开始体会到“预防”和“保健”的重大意义。

“转行”选择做保健是严仁英的追求和发自内心的愿望，她常开玩笑地说：“我是革了临床医学的命吧！”

20世纪70年代末，严仁英创建了北大医院妇产科“优生保健组”，开始了艰苦卓绝的围产医学研究和推广之路。1984年，在严仁英努力下，妇产科“优生保健组”正式命名为“中国儿童发展中心妇儿保健分中心”。1989年，又被世界卫生组织命名为“世界卫生组织妇儿保健研究培训合作中心”，每4年确认一次，延续至今。

严仁英将“中心”的宗旨定为：通过多领域（社会、经济、环境、心理、生物医学和预防医学）、多角度和多部门的合作研究，促进妇女和儿童的健康。如今，中心走出了一条预防与临床，个体与群体，宏观与微观研究，教学、培训与临床实践相结合的发展道路。

开拓创新，医学模式转变的推动者和实践者

如今，早孕门诊和孕妇学校早已为人熟知，但在当时，产前检查初诊要等到妊娠7个月才开始。严仁英则认为，产前检查应从妊娠初期开始，并应坚持定期检查，确保母子安全。于是，她率先在妇产科增设了早孕门诊，这是全国最早的早孕门诊。而配合门诊工作开办的“孕妇学校”每天为近千名孕妇提供着优质的服务，来听课的常常都是一大家子人。这正是严仁英为我国优生工作所做的最早贡献。

要做优生保健，首先需要大量的调研。20世纪80年代初，严仁英选择了当时经济欠发达、围产儿死亡率高的京郊顺义农村为试点，开始对1981—1982年的孕产妇及围产儿死亡率进行监测观察，并推广围产保健的高危管理措施。在这个过程中，他们发现，神经管畸形发生率高达4.7‰，是造成围产期死亡率第一位的死因。

为此，严仁英向卫生部汇报，并提出开展国际合作，进行科技攻关。几经波折和努力，中美预防神经管畸形合作项目于1990年启动，严仁英出任北京医科大学项目领导小组主任。经过中美科学家和中国4省30余个县（市）超过1.2万名基层卫生人员的共同努力，追踪观察25万名新婚妇女及其妊娠结局，结果证实，如果妇女在妊娠前后每日单纯服用0.4毫克叶酸增补剂，在神经管畸形高发区有85%预防率，在低发区有41%的预防率。

这一研究成果，让严仁英感到无比欣慰。如今世界上已有50多个国家据此科研成果，调整和制定了公共卫生政策。我国政府也已实施免费为育龄妇女发放叶酸

增补剂的政策。

严仁英不仅为降低围产儿死亡率呕心沥血，对降低孕产妇死亡率也牵肠挂肚。1989—1992年，严仁英开展针对降低孕产妇死亡率方面的研究。她通过对孕产妇死亡水平不同的两个省（江苏、河南）进行调查，发现孕产妇死亡与家庭经济状况、孕妇保健知识、生育的计划性、保健服务的提供及利用等社会因素有关。于是，她率先提出将社会因素纳入孕产妇死亡高危因素的观点，并据此在河南省建立健全了农村三级妇幼保健网，对孕妇进行分级管理和高危转诊制度，加强对孕产妇的健康教育等工作，使河南省3个试点县孕产妇死亡率降低了一半。此项研究引起全国乃至全世界的重视并得以推广。这种降低孕产妇死亡率需采取综合措施的观点一直沿用至今。

20世纪90年代初，她关注孕产妇心理保健，提出待产过程中的陪产与心理疏导，促使开展导乐服务降低剖宫产率。她带领中心研究人员翻译了《妇产科身心学》并开展了有关影响更年期症状发生的社会和心理因素研究以及产后抑郁流行病学研究，开拓了妇产科临床与妇女保健服务相结合的新思路。

为进一步提高我国围产医学的水平，1998年，严仁英领导成立了中华围产学会，并当选为主任委员，后任名誉主任委员。同年，严仁英创办了《中华围产医学》杂志。此后，她赴日本、意大利参加国际围产医学学术交流活动，力争使中华围产医学会在国际组织中占有一定地位。经过10余年的努力，我国围产医学迅速发展，并在国际上崭露头角。

不仅如此，严仁英还培养了一批批优秀的学生，并主持修订妇幼卫生专业“妇女保健学”和“儿童保健学”教学大纲，为中国妇女保健学的发展作出了重要贡献。她当了25年的全国人大代表，8年的全国政协委员，为我国医药卫生事业的发展呕心沥血、建言献策。

坦然宽容，永葆赤子之心

严仁英有一个令人羡慕的家庭，她和丈夫、著名皮肤病专家王光超被誉为“杏林双彦”，夫妻携手走至耄耋之年。

抗日战争全面爆发后，中共地下党工作者在北平西郊什坊院开了一家诊所，名义上为老百姓看病，实则以此为掩护向八路军秘密供应药品和医疗器材，王光超也积极参与了这项工作，他为民族救亡甘冒风险的精神和正义果敢的气节深深地吸引着年轻的严仁英。

1942年，王光超和严仁英喜结连理，严仁英辞去工作和丈夫在家开业。在北平不断掀起抗日救亡运动的时刻，夫妻二人始终没有忘记作为医生济世救人的使命，将自己的私人诊所作为革命根据地药品输送站，无数次冒着生命危险为党组织传送医疗物资。

1948年，在恩师林巧稚的帮助下，严仁英远赴美国纽约哥伦比亚大学医学院进修妇产科内分泌学一年。报到后，严仁英惊奇地发现科里的女同事大多从事文秘和实验员的工作，病房的医生中只有两位女性，都是年轻未婚的，一位已婚女医生则专门出门诊，再也没有当教授、做主任的“出头之日”。“原来一向标榜‘民主’‘自由’的美国竟如此严重地歧视妇女！”

1949年，新中国成立。严仁英不顾美方的阻挠与威胁，怀着报效祖国的赤子之心毅然乘船回国。“大家特别兴奋，10月1号那天就在甲板上一起庆祝。”听说新中国的国旗是“五星红旗”，严仁英便找来一块白布，用红墨水染成红色，又用黄纸剪出了五颗五角星，凭着自己的想象把大星放在布的中间，四周各放上一颗小星，然后在甲板上挥舞着“国旗”一起唱歌、跳舞。

新中国成立后，为了消除民族隔阂，严仁英勇于担当，访问西北，甘于为祖国和人民奉献；20世纪50年代初，为调查美帝国主义在朝鲜北部发动的细菌战罪行，她曾两度去朝鲜收集罪证；此后，她又多次参加全国妇联组织的出国访问团，到亚洲和欧美多国访问。

严仁英生活简朴，却总在关键时刻挺身而出。她为奔赴“非典”一线的医务人员捐款购买降温设备，又慷慨解囊为地震灾区的重建献出自己的一份心意。她90多岁高龄时，只要身体允许，每周仍坚持上两个半天的班。对于严仁英而言，生命意味着工作每一天。

“在与严大夫共同工作的岁月中，我深深感觉到，严大夫对工作有着远大的理想和在实践中为了实现工作目标的执着努力与矢志不渝。工作中，在她的口中听不到‘困难’与‘退却’，永远是鼓励我们想尽各种办法，摸索各条路径勇敢前进，把事情办成。严大夫的乐观主义精神也很感动我们，她做每件事都充满信心，即使遇到困难也会高高兴兴客观地分析原因，想办法解决。”北京大学第一医院妇产科主任医师赵瑞琳回忆昔日和严仁英共事时说，“听不到叹息、埋怨，更见不到眼泪，我们总是高高兴兴、情绪饱满地与严大夫一同工作，没有克服不了的困难，没有完不成的任务。”

常有人问严仁英长寿秘诀，她答道：“能吃能睡，没心没肺。”所谓没心没肺，就是心胸宽大，不计较名利得失，对人友善，能宽容，能合作，就寝时就能心情平定安然入睡。

“在绵延了一个甲子的人生沧桑和命运变幻中，这位老人就像一支永不熄灭的蜡烛，曾用她的光明照亮了多少人的生命道路，曾用她的炽热温暖了多少母亲、儿童和家庭。”严仁英的学生段得琬如此缅怀她的恩师。

在一个世纪的人生路上，严仁英始终情系围产，胸怀妇幼。她一手创建的中国围产保健事业，也从无到有，从小到大，日渐茁壮，守护着千万母婴平安与健康。

（本文根据《北京晚报》报道的《中国围产保健之母严仁英：协和学子的百年传奇人生》、《光明日报》报道的《严仁英：从临床到保健的涅槃》、北京大学第一医院提供的《慈母仁英——中国围产保健之母的百年记忆》等内容综合整理）

供稿：健康报社　陈晓曼

眼科事业创始人——张晓楼

人物简介

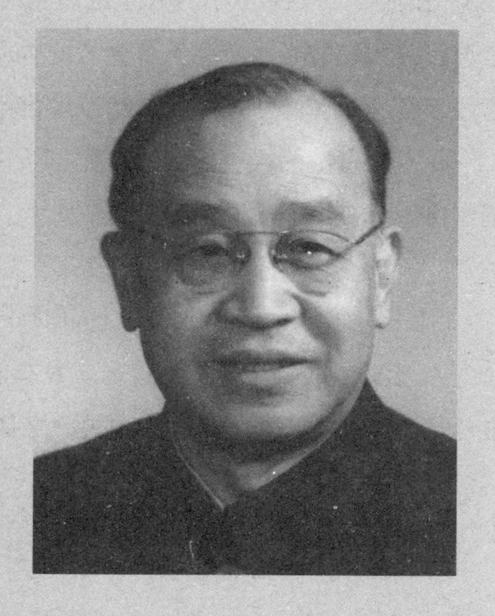

张晓楼（1914—1990年），河北省正定县人，著名眼科专家。1940年毕业于北平协和医学院，获医学博士学位。历任北京同仁医院眼科主任、副院长，北京市眼科研究所所长，协和医学院、首都医科大学眼科教授。中华医学会眼科学分会主任委员、世界卫生组织防盲组咨询委员，北京市第六届人大代表、第七届政协委员。1954年张晓楼与时任卫生部生物制品研究所所长汤飞凡合作，探讨沙眼病原。1956年首次用鸡胚成功分离培养沙眼衣原体，并用分离出的衣原体经体外传代培养后，接种于自身结膜囊，出现典型沙眼体征，从而明确了长期危害人类的沙眼病原问题，填补了微生物学领域一项空白，被列为1957年世界科学界十大贡献之一，为国家赢得了荣誉。1978年获全国医药卫生科技大会沙眼防治奖；1981年，国际防治沙眼组织在巴黎授予其“国际沙眼金质奖章”；同年获亚洲太平洋眼科学会卓越工作奖；1982年获中华人民共和国国家科学技术发明奖。20世纪50年代末，张晓楼还率先在中国创建了第一个眼科科研基地——北京市眼科研究所，全方位开展眼科应用基础研究。

张晓楼为人坦诚，性格直爽；俭朴无华，不尚安逸；始终保持着平民本色。他是一位情操高尚、淡泊名利、平易近人的祥和长者，更是一位勤奋有为、把事业追求和人民健康幸福结合起来的专家学者。他在北京同仁医院不到8平方米的主任办公室里筹划奠基了同仁眼科的快速发展。同仁眼库成立之日，卧床住院治疗的张晓楼亲题了“造福盲人，让光明充满人间”的题词，坦诚地抒发了他的心声。3个月后，即1990年9月14日，张晓楼病逝，依照生前愿望，他的双眼角膜分别捐给了两名角膜盲的工人，做了角膜移植手术。他是同仁眼库的倡导者，也是同仁眼库第一位捐献者。春蚕到死丝不尽，留在人间谱丹心，他以博大的爱心向人民做了最后的贡献。缅忆张晓楼的一生，他忠诚于自己、忠诚于事业、忠诚于人民、忠诚于祖国、忠诚于党，不愧是一代宗师、眼科楷模。

秉承医者风范，开拓我国眼科事业

医生的天职是战胜疾病，保卫人民健康。20世纪50年代，张晓楼在门诊期间，我曾作为助手，深切感受到他亲切接待患者，关爱患者的高尚医德。同仁眼科患者很多，但他依然详问病史，仔细检查治疗，耐心解释病情，交代预后和注意事项，加班加点，从无敷衍搪塞之意。他对患者一视同仁，不怕累，不嫌脏。当年眼科门诊患者很多是工人和农民，他们经济条件、卫生条件都很差，患者身上、眼部手术后包扎的绷带上常有虱子附着。张晓楼对此视而不见，亲自轻轻地为患者解下绷带，拭去污物，和颜悦色地贴膝俯身，为患者检查换药，温馨的医患情在时刻地教育着年轻医生应该如何为患者服务。正如他常说的“患者半夜爬起来排队挂号看病，多难啊！”他对疑难重症从不放过，他说“自己有把握的就诊断治疗，有疑问的就应该请教别人”。他经常通过查找相关文献资料，请相关专业医生会诊或组织病例讨论会商讨解决疑难病例。他在医疗中一贯兢兢业业，认真负责，曾在人民日报发表文章，其中写道“医疗卫生事业不同于别的专业，医生工作对象是患者，出不得废品”。

张晓楼的一生是以饱满热情为眼科事业尽心竭力、勤奋工作的一生。他一贯早来晚走、以院为家，工作上严格要求、不讲条件、不畏困难、不辞劳苦。记得北京同仁医院扩建后，动物房一度迁到城南莲花池，去做动物实验交通非常不便，须走过一条东西流向的莲花池水域。当年该小河是用钢丝捆扎数根钢管组成一米多宽的“钢管桥”作为临时渡桥，桥的两侧全无扶手，只能单人通过。一般年纪较轻者过桥都要目不旁视，小心翼翼地疾步走过该桥。年近花甲、体胖的张晓楼在无法相扶的情况下怎么办？他决定自己想法过桥，居然俯身用手抓钢管屈膝跪在钢管上，一步一步地爬过“钢管桥”。当时让年轻人既担心又不忍，既紧张又可笑的情景下，他站起身来拍拍身上、手上的土，若无其事安然地走向动物房去进行他的实验观察。在进行猴结膜沙眼衣原体感染实验时，张晓楼不辞劳苦亲临昌平养猴场，按要求身穿只露双眼的隔离服进入钢丝网编造的猴笼。立即惊扰了数十只猴子，四处跑跳、上下腾跃，时而跳到头上，时而抓到身上撕咬，动物园的两位饲养员协助用大网一只只捕猴做眼部检查。当时的混乱场面真是异常紧张，有一次从养猴场很晚回到研究所，十分疲惫的张晓楼竟伏桌呕吐，但次日早晨依旧按时上班，工作如常。

热心医学教育，培养眼科学人才

古训“非学无以广才，非志无以成学”。医生这个职业需要勤勉学习，不间断地充实提高技能。出于责任感、使命感，据张晓楼的女儿讲，他习惯深夜读书，从不在12点钟前休息，每逢周日上午就骑车到协和医院图书馆查阅眼科文献资料，包括与眼科相关或相交叉的基础学科的文献书籍，然后借三四本合订杂志用一个大布口袋装上回家阅读。他以学为友，以学为乐，如饥似渴般汲取新知识、新进展，了解掌握学科的前沿信息用以提高业务水平，提高服务质量。他常告诫大家“你们绝不要满足于做一个熟练的手术匠”，有时还“逼”着年轻人抓紧时间学习，提高理论水平，用理论指导临床实践。在中西医药结合方面，张晓楼遍访市内老中医、老药店、老药工虚心请教，然后研制眼用复方片剂、丸剂、冲服剂、滴眼液、熏剂等，开创了同仁医院眼科中医药治疗的先例。在图书匮乏的年代，张晓楼在眼研所建立了图书室供大家阅览借用，开设情报室，承编“医学文摘第十分册眼科学”期刊向全国发行，推动了我国眼科事业的发展。

张晓楼悉心培养年轻医生，定期组织医生召开读书报告会、病例讨论会等。当年，北京市眼科学分会组织的全北京市眼科学术报告会就设在同仁眼科的候诊大厅内，张晓楼鼓励大家积极参加报告。从20世纪50年代中期，张主任就开始在科内组建外眼病、眼底病、青光眼、眼病理、眼生理专业组，此后增加药理、防盲等组。选派培养年轻医生到国内外进修学习基础医学，委以任务和职责，促使同仁眼科多方位发展。新中国成立初期，同仁医院承担了为我国陆、海、空部队培养眼科医生的任务，进修后回到陆、海、空军医院主持眼科医疗。相继制定了面向国内、省、市、县、地区、少数民族地区、边缘地区的定期进修培养眼科医生制度延续至今，桃李遍及全国。1958 年前后开始兼任北京协和医学院眼科副教授、教授。1979 年北京市开始医科研究生培养，张晓楼率先获得首都第二医学院（现首都医科大学）研究生导师资格，开始培养眼科硕士研究生。

重视基础研究，创建国内首家眼科研究所

20 世纪 50 年代医院的重点任务是医疗。当时曾有人把医、教、研比喻为饭、菜、汤，研究可有可无。但是张晓楼认为“任何疾病的有效防治都是建立在对该病深层次认识的基础上”。他强调“仅关注疾病的表面现象，仍使用常规的经验手段，不能发展”。“作为临床医生，必须进行眼病的科学研究”“对疾病要知其然，进而知其所以然，才能防患未然”。记得 1956 年春季的一个下午，张主任把笔者叫到他的办公室，语重心长地说：“门诊有那么多重沙眼患者，每天 20 ～ 30 台外眼手术，时常需要星期日加班手术，治不胜治，防不胜防。应该做实验研究，深入认识它，从根本上攻克沙眼这个严重危害视力的眼病。通过研究沙眼去创造条件，进而对很多感染性眼病进行深入研究，来提高诊疗水平。”问笔者是否愿意做这项工作。当时笔者思想上毫无准备，没有张晓楼这样高的思想境界和超前意识，也舍不得放下已经熟悉的临床技能，同时对从头学习基础研究存在畏难情绪。张晓楼晓之以理，深情地说“患者的需要就是命令”“要提高诊疗水平，必须进行基础研究”。笔者是以试试看的心情在张晓楼组建的沙眼三人小组中开始步入了感染性眼病基础研究路程的。与笔者相似的几位年轻医生也在他的指引鼓励下开始了眼科其他方面的基础研究。张晓楼认为我国应该有眼科的科研基地，他说：“想建立眼科研究所有很多困难，但是不管多难，我一定要办到，否则死不瞑目。”在他执着的努力筹措下，在罗宗贤教授的大力支持和北京市领导的关怀下，1959 年终于建立了国内首个眼科研究所——北京市眼科研究所，聘请罗宗贤为所长，张晓楼为副所长，开了国内第

一个眼科应用基础研究的先河。他在科研工作中要求严格、严肃、严谨、严密，实验结果要重复—重复—再重复验证。要求确切翔实，不能疏漏、虚假或凑合，对不诚实零容忍。原沙眼三人小组中一位技师擅自用蒸馏水代替生理盐水洗染涂片，被发现后说谎搪塞，因不诚实不适宜做科研工作而被调离岗位。研究所各室的研究课题源于临床所需，科研成果回馈服务于临床。张晓楼特别强调“院所结合，科所结合”，多次在科研会议上阐述科研与临床相互依存的重要性，激励着医、护、技和医学基础学科人员朝向更高的目标奋进。

精诚合作，研究沙眼病原及其防治

在半个世纪以前，沙眼是一种使全世界1/6以上人口感染的致盲眼病。旧中国是沙眼重灾区，全国人口平均沙眼患病率约为50%，边远农村有些地区竟高达80%～90%，流传着“十人九沙”的说法。北京同仁医院眼科因沙眼就医的患者占所有眼病的30.8%，仅张晓楼接诊的沙眼患者就达到日均六七十人。面对那些饱受沙眼折磨的男女老少，特别是看到那些因重沙眼而丧失劳动能力，以致丧失生活能力的沙眼盲人，张晓楼心情十分沉重。

20世纪30年代初期，中国微生物学家汤飞凡已经注意到沙眼对人类的危害，曾和眼科周诚浒教授合作进行过沙眼病原研究，实验结果否定了日本学者野口英世的“颗粒杆菌病原说”。此后汤飞凡对沙眼病原的研究因日本侵华而中断。新中国成立后，经济复苏，烈性传染病已被控制，汤飞凡认为，“从给人类带来的危害和造成的经济损失来看，沙眼在全世界，特别是在中国，已经成为一个大问题”，为此决定再次组织力量研究沙眼病原。1954年6月，时任卫生部北京生物制品研究所所长的汤飞凡来到同仁医院找张晓楼，提出合作研究沙眼病原。研究沙眼恰是张晓楼多年愿望，他欣然同意与汤飞凡合作，参加沙眼课题组。1954—1958年4年时间里，微生物学家和眼科学家携手合作，向一个不明的微观领域循序开始了顽强探索。

课题组在同仁医院眼科门诊严格挑选患相当MacCallan分期Ⅱ期沙眼，无并发症且未经治疗的沙眼患者201例，从患眼结膜取材，分别保存用于研究。为了了解结膜上皮细胞内包涵体和沙眼病原的关系，课题组首先进行了包涵体研究。结膜涂片染色后在光学显微镜下寻找包涵体。从包涵体形态分型，讨论了各型包涵体间联系，从而提出包涵体是沙眼病原体原体、始体的集落形式，原体是沙眼病原体的传染单位，即沙眼的传染源，始体是它的繁殖相。基于一般实验动物对沙眼不敏感，课题组以恒河猴为实验动物，将沙眼患者的结膜材料直接接种于恒河猴眼，致猴的接种眼发病，结膜出现滤泡和炎症，且病程中有的猴的未接种眼相继自身传染而发病。从病猴的结膜上皮细胞内检出和人结膜上皮细胞内相同的包涵体。

沙眼病原研究的中心工作是分离培养病原体。为验证荒川（1951）、北村（1953）接种鼠脑分离出沙眼病毒的报道，课题组重复他们的实验，用同样方法或加用额外刺激方法将结膜标本接种于小白鼠、乳鼠脑内，盲目传 2 ～ 8 代，共用鼠 2500 多只，皆为阴性结果，未分离出病毒。汤飞凡考虑“生物学分类上接近的微生物常存在某些共性”，沙眼病原体形态学方面和立克次体、鹦鹉热、淋巴肉芽肿病毒有相似之处，可能同样也能在鸡胚卵黄囊内生长。因此，课题组决定试用鸡胚分离沙眼病原体。眼表经常暴露于外界环境，结膜囊存在正常菌群，沙眼患者的结膜囊更有多种细菌滋生。将取自结膜的标本直接接种于鸡胚卵黄囊，细菌繁殖后，鸡胚全部染菌死亡。课题组通过相当长时间的摸索，试验了多种可能控制细菌滋生而不影响沙眼病原体的物理、化学、抗菌药物及不同的预先处理标本方法。标本接种于鸡胚卵黄囊后，盲目鸡胚传代，逐代观察。鸡胚分离实验一次次重复，终于在 1955 年 8 月分离出首株沙眼病原体，当时称为沙眼病毒。病毒在卵黄囊内繁殖，致鸡胚规律性死亡，剖检鸡胚充血、出血，细菌、真菌培养皆阴性。卵黄囊膜稀薄，涂片染色光学显微镜下见大量病毒颗粒，卵黄囊膜病理切片检查，见典型沙眼包涵体。201 份标本先后 68 次病原体分离试验，获 11 株沙眼病毒。课题组以分离的 6 株病毒分别接种于猴眼，全部典型发病，从猴眼结膜上皮细胞内检出包涵体，也从病眼分离出同样病毒。论文“沙眼病原研究：接种鸡胚分离病毒”，1956 年发表于微生物学报，1957 年发表于中华医学杂志英文版。1982 年获国家自然科学奖二等奖。

沙眼衣原体分离成功的报道引起世界微生物学家、眼科学家的极大重视。1957 年英国医学代表团访华时向汤飞凡索要毒株，汤飞凡将冷冻干燥保存的 TE55 和 TE8 两株赠予英国学者带回英国。Lister 研究所病毒学家 Collier 将毒种接种鸡胚复活病毒，验证了中国的科研成果，并于 1958 年按照同样方法在西非冈比亚分离出命名为 G1 的沙眼病毒。中国分离的 TE55 株作为沙眼病毒的标准株，被称为汤氏株，用于世界范围的沙眼病原研究。其后沙特阿拉伯、美国、以色列、埃及、澳大利亚、苏联、南斯拉夫、葡萄牙、日本……相继在当地分离出沙眼病毒，得到世界公认。1963 年世界卫生组织完全同意肯定中国研究成果，国际沙眼主席 Lepine 对中国沙眼病毒分离工作给予很高评价。沙眼病毒分离成功被列为 1957 年度世界科学界十大贡献之一，1981 年国际防治沙眼组织对此颁发了沙眼金质奖章。

张晓楼的确是我国眼科界的一代宗师，心系患者疾苦，竭诚开拓我国眼科事业，取得了显赫业绩。他毕生勤奋、爱民、笃实和真诚奉献的风范是医务工作者学习的楷模。“春蚕到死丝不尽，留在人间谱丹心”。为纪念张晓楼对中国眼科事业作出的卓越贡献，同仁眼科中心后人在张晓楼工作过的眼科研究所竖碑立像，永志不忘。

供稿：首都医科大学附属北京同仁医院　金秀英　梁庆丰

消化专业开路人——郑芝田

人物简介

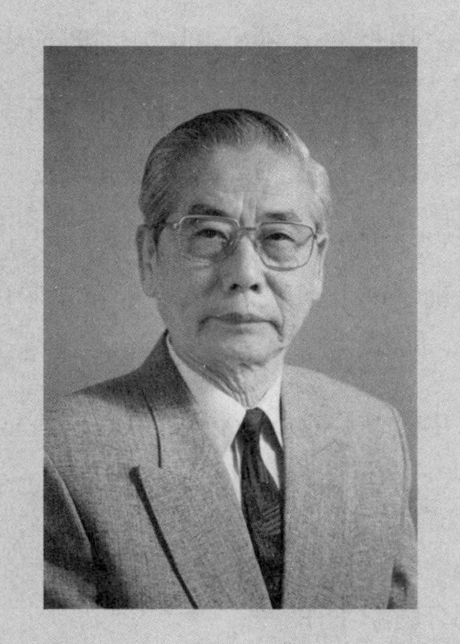

郑芝田（1914—2006年），河北省丰南县人。我国著名的消化疾病专家，消化内镜学奠基人之一，原中华医学会消化病学分会主任委员、北京大学第三医院内科主任。

1942年毕业于国立北京大学医学院。1979年晋升为教授，1981年被聘为博士生导师。历任中华医学会北京分会内科学会主任委员、中华医学会内科学会常委、中华医学会消化病学分会主任委员、名誉主任委员、中华医学会内镜学会名誉顾问、肝病学会名誉顾问、卫生部医疗卫生技术鉴定咨询专家；《中华内科杂志》及《中华消化杂志》副总编辑等。1992年开始享受国务院颁发的政府特殊津贴。

郑芝田在肝病和胃肠病的临床和科研方面都有很深的造诣，尤其在慢性胃炎和溃疡病的研究方面贡献突出。他以创新性的研究先后获得北京市科技进步奖三等奖、卫生部科技成果二等奖。关于呋喃唑酮对消化性溃疡的治疗作用及多巴胺对胃肠道黏膜的保护作用及其机制的研究居国际领先地位。先后在*Lancet*、*Scan J Gastroenterol*、《中华医学杂志》等国内外著名杂志发表论文60余篇。主编《胃肠病学》《消化性溃疡病》《医学缩略语词典》等专著。

郑芝田是我国著名的消化疾病专家，是我国消化系内镜学的奠基人之一，曾担任中华医学会消化病学分会主任委员。他是国内最早开展胃镜、腹腔镜及肝穿刺等检查的专家之一，在肝病和胃肠病的临床和科研方面都有很深的造诣，尤其在慢性胃炎和溃疡病的研究方面贡献突出。

选择消化领域

1942 年，郑芝田从国立北京大学医学院（现北大医学部）毕业，留校在北大医院（现北京大学第一医院）内科工作。

这一时期，太平洋战争爆发，协和医院被迫关闭，大批医护人员进入北大医院，其中不乏一批知识渊博、治学严谨的知名教授。协和老院长王锡炽将住院医生培训制度带到了北大医院，推动了医教研工作的开展。

郑芝田也在北大医院经历了严格的住院医生培训。在当时，与他同宿舍的住院医生是翁心植。王锡炽还聘请了已经是主治医师的邓庆曾做住院总医师。肾脏病专家王叔咸、心血管病专家马万森都在内科担任教授。由于北大医院是教学医院，住院医师既负责医疗，又要承担教学。郑芝田还承担了北大医学院临床物理诊断学的部分教学工作。

当时的内科不分专业，每个大夫喜欢哪个领域，就侧重哪个领域。新中国成立前，中国卫生条件差，门诊经常见到肝炎患者。郑芝田认为常见病、多发病应该特别重视，便开始侧重消化专业。

中华人民共和国成立后，中苏交好，一切“向苏联学习”。北大医院内科也学习苏联模式，将医疗纳入教学轨道，分为基础内科、系统内科和临床内科等几个教研组。郑芝田在系统内科教研室，主任是王叔咸。

20 世纪 50 年代，中国消化专业刚刚起步。当时，胃肠病的诊治手段有限。A 型超声波诊断在 50 年代末期才在中国应用，现在大家所熟悉的 B 超（B 型超声）则要等到 70 年代后才被广泛使用。

“当时，胃的检查手段只有‘X 线造影’，患者吃了‘钡餐’后，进行 X 线检查。

但这种检查方法准确度不高，郑大夫就琢磨，怎样能更清楚、更准确。”李益农回忆说。1956 年，李益农开始在时为副教授的郑芝田手下当住院医生，自此与其共事多年。

消化内镜先行者

郑芝田一直对“镜子”很感兴趣。他动手能力强，善钻研，又敢于尝试新技术。

19 世纪，德国人受“吞剑艺人”的启发而发明了胃镜。早期的胃镜材质坚硬，无法弯曲，此后百年内虽经多人改进，但使用仍不方便。郑芝田曾在《消化性溃疡病》一书中回忆：“我在北大医院工作时，曾用一台 Korbsch 式胃镜，因操作困难未能发挥作用，直至可屈式胃镜，操作较为容易。新中国成立后，我们用此型胃镜检查 1 000 多例次患者。”

郑芝田所说的“可屈式胃镜”是 1932 年由德国人发明，其前端是软的，在胃内的弯曲可达 30 度。这种胃镜在 20 世纪 50 年代，由兰州杨英福教授首次引入中国。

为了掌握胃镜观察技术，熟悉胃镜功能，郑芝田就坐在办公桌前拿着胃镜阅读报纸。科里同事们看到这个场景就开玩笑说：“看，郑大夫又拿胃镜看《人民日报》了。”

就这样，自 1954 年开始，郑芝田在全国率先开展了胃镜的诊断检查。“当时，全国做胃镜的一个是北京的郑芝田，一个是南京鼓楼医院的吴锡琛，被称为‘南吴北郑’。”李益农回忆说。

“胃镜的优点是能直接看到胃里的情况，因此胃炎的诊断，几乎全依靠胃镜。如果遇到较大的溃疡，由于直接的观察可以判断溃疡是良性还是恶性以便决定是否实行手术。”在 1956 年出版的《胃和胃病》一书中，郑芝田详细介绍了胃镜的检查方法。

在北大医院，跟着郑芝田做胃镜的年轻大夫中，有一位名叫张树基，后来被称为“抢救大王”。

同一时期，郑芝田还在国内率先开展了诊断性腹腔镜检查。李益农就跟着郑芝田做腹腔镜。

腹腔镜检查需要在腹部切开一个小口子，将气体注入腹腔，然后进入观察。郑芝田便先在狗的身上做实验。

“早期的胃镜、腹腔镜都无法照相记录病变，郑大夫就联系了北医绘图室，请绘图员一起来看，用笔绘图记录。”李益农说，“后来我们进口了一台带照相机的腹腔镜，彩色照片在一次学术会议发表后，全国参加会议的大夫纷纷前来参观。”

腹腔镜检查对各种肝脏病的诊断帮助非常大。郑芝田在实践中总结：“早期肝硬化的检查方法不多，而腹腔镜可发现肝硬化的早期表现，是确诊早期肝硬化的有效方法。腹腔镜还可以直接看到癌瘤组织，对原发性肝癌和转移性肝癌的诊断有帮助。”

1958 年，时年 44 岁的副教授郑芝田，接受组织安排，从北大医院调至新成立的北医三院。他创建了内科教研室，并担任内科主任。

同时，郑芝田和几位对消化疾病有兴趣的年轻大夫组成了内科消化组，其中也包括李益农。

此时，美国已经发明了纤维胃镜，后经日本的奥林巴斯和富士等公司改进生产，日本的胃镜技术走在了国际的前沿。中国在 20 世纪 70 年代引进纤维内镜后，消化内镜迅速发展普及，成为常用的诊断工具。

“买胃镜需要外汇，当时国家外汇不多，外汇指标需要卫生部或者外经贸部批准。郑大夫就多方争取，一遍一遍地跑部委。后来，北医三院得到了一批型号不全的内镜，其中包括一台十二指肠镜。”李益农回忆说。

十二指肠镜可用于开展“经内镜逆行性胰胆管造影术（ERCP）”，但操作难度大。已是花甲之年的郑芝田又重新学习，他参考日文资料，钻研琢磨，操作熟练后，用于临床。

随着中国经济发展，申请外汇指标的艰辛已不复存在。做了一辈子胃镜的郑大夫和他所在的北医三院，终于得以配备到型号齐全的内镜，胃镜室也建立起来。在这里，又率先开展了诸多内镜检查，如放大内镜、超声内镜、电子内镜，甚至超声腹腔镜等。

虽起步艰难，设备掣肘，但郑芝田在消化内镜领域披荆斩棘，从不放弃。他用手中的“镜子”，为临床患者的诊断解决了各种疑难问题。

小杂志上的大发现

20 世纪 70 年代，一份地方医学杂志上的简单报道，引起了郑芝田的注意。

山东的“赤脚医生”报告了用痢特灵（呋喃唑酮）治疗溃疡病 12 个成功病例的初步观察。他们认为用治疗细菌性痢疾的痢特灵，口服治疗溃疡病也有很好疗效，且无毒性反应，价格低，使用方便，但治病原理尚不明了，远期效果也有待观察。

这则报道让郑芝田对痢特灵产生了兴趣。溃疡病的发病率高，1960 年，郑芝田在论文中提到该病“占门诊初诊人数的 8.54%”。以往，溃疡病的治疗常常是“治标不治本”，吃点药不疼了，但没多久就复发，最后不得已，只好做手术进行胃切除。看到这则报告后，郑芝田决定“试试看”。

1978 年，郑芝田团队与北医消化生理专家王志均团队合作，发表了论文《痢特灵治疗溃疡病的临床效果及动物实验的初步观察》，进一步证实了痢特灵治疗溃疡病的疗效，同时通过对胃液分析检查，证明其治疗作用并非对胃酸分泌的抑制作用。

“郑老师非常注重对临床问题的探讨和研究，他与王志均教授常常一起进行相关的学术和科研讨论，可以说是临床与基础结合的典范。”郑芝田的学生、现任北京大学医学部副主任的段丽萍说。

在随后的十年中，郑芝田持续对痢特灵进行了深入的临床和实验研究。

郑芝田以临床随机双盲对照的研究方式，证实了大剂量呋喃唑酮对消化性溃疡具有明显疗效，愈合率明显提高，2 周溃疡愈合率超过 70%。随后在 2 ～ 4 年随访中，他发现呋喃唑酮治疗组在治疗后 2 年和 3 年的复发率明显低于对照组。1985 年，郑芝田的研究成果发表在国际著名的医学杂志 *The Lancet* 上。

郑芝田使用痢特灵治疗消化性溃疡病获得成功，开创了抗生素治疗溃疡病的先例，属于国内领先。由于应用痢特灵治疗溃疡病，北医三院外科胃切除手术都大幅下降。

对于痢特灵治疗溃疡病的作用机制，郑芝田尝试推测了几种可能性，包括“抑制体内单胺氧化酶活性，调节自主神经功能平衡”等。他写道：“痢特灵治疗溃疡病确有佳效，但机制尚待阐明，愿有志者共同努力！”

郑芝田的系列研究在1988年获得北京市科技进步奖二等奖，1989年获得卫生部科技进步奖三等奖。

1995年，郑芝田组织召开了北京国际溃疡病会议，来自美、加、日、英、澳等国的相关专家学者参加了会议。时任北医三院消化科主任的林三仁在当时负责筹备会议。“当时，在中国召开国际会议还是很困难的一件事，资金、场馆、设备处处不如人家。但郑大夫在国际上很知名，很多著名的溃疡病学者都出席了会议。”林三仁回忆说。会议就溃疡病基础研究和临床治疗上的九大主题进行了讨论，业内反响甚佳。这也是在中国首次举行的关于消化疾病专题的国际研讨会。

值得一提的是，郑芝田研究溃疡病的同一时期，澳大利亚科学家首次从人体胃黏膜分离培养出幽门螺杆菌。在随后的研究中，人们发现这一细菌是导致胃炎和消化性溃疡的重要原因，而呋喃唑酮正是有着较好的清除幽门螺杆菌的作用。多年后，澳大利亚科学家因为这一研究而获得了2005年诺贝尔生理学或医学奖。国内学者惋惜郑芝田的研究只差一步，错失诺贝尔奖。

段丽萍记得当她将这一消息和有关评论告诉病榻上的老师时，郑芝田笑着说：“这是人家在恭维我，我当时的研究主要集中在呋喃唑酮通过对多巴胺的影响而治疗溃疡，根本就没有想到它是因为发挥了抗菌作用而治愈溃疡的。”

有一说一，实事求是，郑芝田对待科学严谨、求实的精神从始至终。北医三院首任院长左奇曾说：“郑芝田最大的特点就是学风正，坚持独立自主、创新搞研究。”

一生致力研究消化疾病

郑芝田一生致力于消化疾病的临床和研究工作。他常说：“看准一个问题，长期深入研究下去，必然会有成就。”北医消化疾病研究中心的建立，凝聚着他多年的心血和努力。

从20世纪50年代，郑芝田就利用一台显微镜，自己研究胃黏膜活检和肝穿刺的病理标本。之后，郑芝田利用一间示教室改造成消化实验室。消化科离不开病理组织学的验证。利用这小小的一间消化实验室，郑芝田又在全国率先建立了消化专科病理组，病理医师在这里进行胃大体标本和胃黏膜活检组织切片的观察和诊断工作。这对消化专业的持续发展产生了深远的影响。

1978年，郑芝田申请成立消化疾病研究室，获得批准。研究室的成立使得人员和经费得以充实，北医生化、生理专业的研究人员加入进来，能够开展相关研究的动物实验。研究室进行了早期肝硬化、胃癌、慢性胃炎、溃疡病等的研究。

随着学科的发展，1984年，消化专业从内科分离出来，独立建科。北医三院消化科也是全国首个消化专科。

同时，郑芝田申请创建消化科研究基地的工作，也得到了卫生部和北医领导的支持。消化科在病房、门诊、急诊的基础上，建成面积300平方米的临床试验基地。一层为胃镜室，引进了电子内镜、超声内镜、超声腹腔镜等先进诊疗设备；二层为实验室，由生理室、生化室、病理室、细胞室组成。这一规模在当时国内尚不多见。

1985年，郑芝田退休前，集临床、消化病理、胃肠造影及实验室于一体的北京医科大学（现北大医学部）消化疾病研究中心终于成立。

退休后，郑芝田谢绝了许多社会活动，居家潜心研究，将自己大半生医教研的经验进行总结。

郑芝田重视教材、参考书的编写，他主编的《胃肠病学》于1986年第一次出版，并于1993年和2000年完成第二版、第三版修订。在再版前言中，郑芝田写道："医学领域科研工作进展迅速，基础理论和临床方面都取得了显著成就。随着形式的发展，消化系统疾病的诊断和治疗水平也有了明显的提高。”郑芝田希望将最新的医学进展及时更新到书中，以满足临床工作者的需要。

1998年，郑芝田完成了《消化性溃疡病》专著。“我从事消化专业工作多年，深知消化性溃疡病尚存在很多问题，且不易解决。为此，特邀请国内外各专业的专家，从不同角度阐述各自的临床经验及研究的心得体会，以期对消化性溃疡病的一些问题的解决，有所启发和帮助。”在前言中，郑芝田如此写道。这本专著获得了2000年北京市科技进步奖图书类二等奖。

即便在生命的最后几年，郑芝田仍以90岁高龄，带病坚持主编完成了《医学缩略语词典》。

精神的光芒照亮后人

郑芝田一生豁达、谦逊、淡泊、孜孜不倦。80岁时，他写下诗句：“历尽沧桑八十年，回眸弹指一挥间。少壮坎坷难言表，老来无成自当然。不图荣华与富贵，但愿造福伤病员，阎君倘能假我寿，余当奋力再向前。”

“郑大夫脾气非常好，跟谁都相处得很好。”李益农说。与郑芝田共事多年，李益农从未见过郑大夫对人发脾气。曾经，医院里一位火暴脾气的医生，跟谁都吵架，只有到了郑芝田这里，这“架”可吵不成。

1966年，当刚毕业的林三仁第一次见到郑芝田时，他不是科主任、大专家，而是打扫厕所的卫生员。但林三仁对他印象深刻：“戴着金丝眼镜，头发一丝不乱，虽身穿工人服，但一眼就能看出他不一般。”

对患者，郑芝田全心全意，精心救治。他多次下乡为缺医少药的老百姓解除病痛。1950年，他随卫生部西北各民族访问团，去西北地区进行医疗救治。他开展胃镜检查，致力于发现早期胃癌、诊断胃部疾病；开展腹腔镜检查是为诊断早期肝硬化，使患者得以及时治疗。退休后，郑芝田仍每周参加科室巡诊，亲自到病床前查看患者，直至九旬。“对患者的每一项主诉、每一个体征都会认真对待，对患者的每一项诉求、每一个困难都会提供尽可能的帮助。”段丽萍回忆。

对待学生，郑芝田常常是循循善诱，润物无声。从1956年起，郑芝田开始带研究生，培养了一批高质量临床和科研人才。段丽萍记得老师审阅论文时必定字斟句酌。郑芝田常说：“不是烦琐就好，要学会提炼。”老师的认真严谨，也让学生们

“绝不敢再有马虎”。

对同事，郑芝田严于律己，宽以待人，事事以身作则，这一点深深影响着科室的同事。杨雪松大夫在急诊科时，曾遇到一个疑似“布氏杆菌”的病例。她打电话向郑老师请教。郑芝田刚刚心脏病痊愈出院，此时又正值午休时间。但他毫不介意，仍是详细地讲述了自己的诊疗经验。但有一点郑芝田表示自己记不太清，需要查一下书。半个小时后，杨雪松再次接到郑芝田的电话，告知查阅文献的结果。这样的小事，经常发生，让同事们感慨不已：“90 多岁的老人，思绪仍如此清晰，办事一丝不苟，令人敬佩。”

2006 年 3 月 5 日，郑芝田在京逝世，享年 92 岁。他的一生献身给祖国的医学科学事业，执着追求。他高尚的人格、精益求精的作风、创新求实的精神永远激励着后人。

供稿：北京大学医学部党委宣传部

心系大众的医学巨擘——裘法祖

人物简介

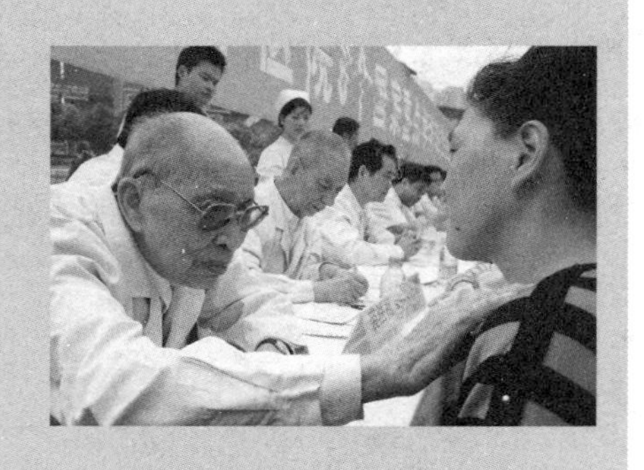

裘法祖（1914—2008年），浙江杭州人。我国腹部外科和普通外科发展的主要开拓者，我国器官移植外科的主要创始人和奠基人之一。

1936年结业于上海同济大学医学院前期，1939年毕业于德国慕尼黑大学医学院，获医学博士学位。1939—1945年在德国慕尼黑大学医学院附属医院任外科住院医师、主治医师、副主任医师。1945年获德国“外科专家”称号。1946年受聘为德国土尔兹市立医院外科主任。1947年年初回国，任上海同济大学医学院教授、外科主任。1954—1981年任武汉同济医科大学教授及附属同济医院外科主任。1978年任同济医科大学副校长兼器官移植研究所所长，1981—1984年任同济医科大学校长。1984—2000年5月任同济医科大学名誉校长，2000年6月至今任华中科技大学同济医学院名誉院长。1993年当选为中国科学院院士。1978年被评为全国科技先进工作者，2000年获中国医学科学院“中国医学科学奖”，2001年获中国医学基金会“医德风范终生奖”，2003年获何梁何利基金科学与技术进步奖。2004年德中医学协会授予裘法祖和其夫人裘罗懿首枚“宝隆”奖章，以表彰他们对发展中德文化交流和医学科学合作所做的杰出贡献。裘法祖是第三届全国政协委员，第四、第五、第六、第七届全国人大代表。

立志从医　学成归国

1914年，裘法祖出生在西子湖畔一个“书香世家”，他学习刻苦，成绩优异，18岁考入同济大学医学院预科班学习德语。1933年春天的一个傍晚，裘法祖的母亲突然腹内剧痛，呻吟不止，医生、郎中都束手无策。不久，母亲就痛苦地离开了人世。裘法祖含悲查阅西医书籍，发现他的母亲竟是死于在国外只需要十几分钟做个手术就能解决问题的阑尾炎。他一拳狠狠地打在桌子上，立志要解除千万个母亲的病痛。从此，他更加勤奋学习医学知识，课余时间几乎全部泡在图书馆里，被同学们称为“图书馆长”。

1936年，裘法祖西渡德国就读于慕尼黑大学医学院。在异国他乡的裘法祖，以中国人特有的智慧和勤奋潜心攻读，1939年秋通过了德国严格的国家考试和论文答辩，14门功课全部优秀，获得医学博士学位，并被留在慕尼黑大学医学院所属施瓦本医院当外科医生。由于勤奋努力，不到5年就被晋升为副主任医师，之后又受聘于土尔兹市立医院任外科主任。这在当时的德国是绝无仅有的。

在德国前程无量的裘法祖始终没有忘记自己的祖国，没有忘记自己是一个中国人。1946年年底，中国抗日战争胜利后，他婉拒了导师和友人的挽留，毅然辞去外科主任的职务，卖掉汽车，退掉房子，带着他的德国籍妻子和他们的孩子，回到阔别已久满目疮痍的祖国，受聘于同济大学医学院。一年后，他接任同济大学医学院附属中美医院（现同济医院）外科主任一职。

开拓创新　攀登高峰

20世纪40年代，在我国外科界有“全才”之称的裘法祖敏锐地觉察到，传统的“大外科”已不能适应外科医学的发展，于是着手勾画在外科领域建立专科的蓝图。不久即在国内率先将外科分为普通外科、骨科、胸心外科、小儿外科、泌尿外科、脑外科（神经外科）等。在他的精心扶植下，各专科按其自身的特点和规律逐步发展，自成体系。

在门静脉高压症外科治疗方面的不懈探索，是裘法祖在生命科学领域不断创新的一个缩影。传统的脾肾静脉吻合术，出血多，手术时间长，成功率低于50%。裘法祖经过反复摸索，采用肠钳夹胰尾的方法，使脾静脉处于无血状态，大大降低了分离难度，手术时间缩短到2～3小时，成功率提高到80%以上，被国内医院广泛采用。1970年，他又首创“胃底横断术”，在外科学上，这个成就被视为“分流型手术向断流型手术”转变的开端。在此基础上，他又创建了别具风格的“贲门周围血管离断术”，使断流型手术更趋完善，成为治疗晚期血吸虫病和肝硬化一种有效的常规手术。这一成果获得了1978年全国科学大会奖。

20世纪60年代，器官移植在美国崭露头角，裘法祖和他的学生吴在德、夏穗生闻风而动，于1965年9月创建了腹部外科研究室。其后，施行百余例异体原位肝移植，并建立起我国自己的肝移植模型，在中国掀起了器官移植的热潮。1980年，中国第一个器官移植研究所经卫生部批准成立，裘法祖任所长并随即建立起全国第一个器官移植病房。20多年来，该研究所已发展到6个研究室，拥有一批先进仪器的卫生部重点实验室，能开展包括肝、肾、胰、脾在内的14种人体器官和细胞的移植。1988年他倡议成立了中华医学会器官移植学会，接着又创建了“中国器官移植发展基金会”。

裘法祖当时最主要的工作是为1999年5月在武汉起草的《中国脑死亡临床诊断标准》和《人体器官移植法》鼓与呼。现代医学领域里，器官移植已成为救治某个脏器功能完全丧失患者的有效措施。但在我国，由于人们的思想观念与立法滞后，器官移植的发展受供体短缺的制约，每年有上万患者在等待器官，只有极少数的人能够得到，绝大多数患者在等待中死亡。

裘法祖就是这样，即使到了晚年，也要站在医学的前沿。

教书育人　桃李芬芳

裘法祖不愧是“全才”，除医疗实践外，他著书立说、教书育人也成就斐然。

从1948年与同事在上海创办我国第一本医学科普刊物《大众医学》起，他先后主编过《一般外科手术学》《医学百科全书（外科学基础分卷）》《医学百科全书普通外科学分卷》，全国高等医学院校规划教材《外科学》。他与吴阶平共同主编的《黄家驷外科学》是我国医学经典著作，被新闻出版署先后评为全国优秀科技图书一等奖和国家图书奖。他还兼任我国权威学术杂志《中华外科杂志》副主编和总顾问,《中华器官移植杂志》总编辑,《腹部外科杂志》和《中华医学杂志》总编辑,《德国医学》杂志主编等。

从20世纪60年代开始培养研究生，裘法祖已培养出三代学术带头人。仅在同济医院，经裘法祖先后培养起来的副教授以上的医学人才就达50人之多。他治学严谨，注重理论联系实际，读书——看病——再读书，是他指给学生的求学之道。他强调外科医生务必做到“三会”，即会做手术、会写文章、会讲课。裘法祖用他的科学态度、技术特色、道德情操和人格风范影响了外科学界的几代人，被他的学生们自豪地称为“裘氏风范”。

吴孟超、夏穗生……不少名医都是裘法祖的学生，并得益于他那严谨的治学。他强调外科医生要会做（手术）、会写（论文）、会讲（学术报告），果真造就了一批“三会”人才。

裘法祖熟悉国外医学发展的历史和现状。他以自己在德国学术界的影响，广泛与德国医学界人士联系，打开了交流的渠道。同济医学院先后与德国的5所大学建立了校际合作关系。

精益求精 用之于民

“医学归于大众”，是裘法祖在1948年创办《大众医学》杂志时为该刊确立的宗旨，而且在终生的医学生涯中，裘法祖始终遵循着这一宗旨。

长江中下游地区是我国血吸虫病重疫区。1964年，裘法祖受国务院、卫生部的委派，担任全国血吸虫病防治协作组的外科负责人。他率领医疗队直奔疫情最重、条件最艰苦的偏远农村。施行脾切除术是治疗晚期血吸虫病患者最有效的手段。对于裘法祖来说，手术技术毫无问题，然而，在穷乡僻壤，哪里有手术条件呢?

那一张张被血吸虫病折磨得痛苦不堪却满怀期望的脸，紧紧揪着裘法祖的心。他亲手布置手术室：在凹凸不平的地上铺一层砖，桌子就是手术台。在顶棚上蒙一层塑料布，农舍就成了手术室。没有无影灯，就用100瓦的电灯泡，没有高压消毒器，就用蒸笼代替……最大的困难还在于这种手术出血量大，当地没有血源，怎么办？裘法祖灵机一动，将切除的巨脾内的血液收集起来，重新回输给患者，难题迎刃而解。

多年来，裘法祖的患者中有中央、省市的领导，有普通工人和农民，也有港澳台同胞和国际友人。在患者面前他恪守医德，无论是谁，都一视同仁，绝无高低贵贱之分。在裘法祖身边工作的人都知道他有一套不成文的“规矩”：凡他参加的手术，无论工作多么繁忙，术前必须亲自检查患者，术后的几个晚上要亲自察看患者。凡外出会诊或抢救危重患者，无论多累，下车后必须直奔病房或手术室，不允许丝毫拖延，直至患者脱险才能离开。手术所用的器械、纱布等物品，术前他要仔细检查，术中的摆放位置都有严格规定，术后要一一清点，一根针、一块纱布都不能少。因而，长期以来裘法祖的手术台被患者视为最安全的手术台。

裘法祖有一句格言：“技术上有高低，但医德必须是高标准的。”许多年前，当裘法祖做第一年住院医生时，由他施行的一例阑尾切除，患者突然死去，尽管尸解证明与手术无关，但他的导师却目光严肃地对他说：“她是一个4个孩子的妈妈！”半个多世纪过去了，这句话一直深埋在裘法祖的记忆中，使其终身受益。

裘法祖说，只有高尚的人才有资格当医生！唐代的孙思邈，明代的陈实功，治病不分贵贱、不别亲疏、不计报酬的美德，足可以引发后人深深自省。裘法祖行医从不收患者礼物，外出会诊坚持不吃会诊饭，不拿会诊费。在医德医风的自我评价一栏上，他用遒劲的字体写着“50年来尚能做到‘想患者之所想，急患者之所急’”。

他曾在《假如躺在你面前的是你的亲人》《回忆五十年外科生涯》等文章中强调：医生要把每一位患者当作自己的亲人。全国各地许多素不相识的患者和医生，出自对裘法祖的信赖，写信向他咨询病情和求救，每月平均达六七十封，每年有800多封。对一位87岁高龄的老人来说，光读完这些信件，就是一项繁重的工作。可是，裘法祖仍坚持亲笔回复，经常回信到深夜才上床休息。他的学生们要求代笔，均被谢绝。裘法祖就是这样把自己的全部学识、精力、情感无私地奉献给了他的患者。

医生应多下农村育“杏林”

在数十年的医疗生涯中，裘法祖虽不能忆及每一位患者和每一次手术经过，但下乡巡回医疗的情景总是记忆犹新。那是1964年到1974年，裘法祖在湖北参加下乡巡回医疗，虽然工作十分辛苦，生活也较困难，但裘法祖却感受深刻，学到了许多书本上没有的知识，留下不少一生难忘的体会。

裘法祖回忆说：“每次下乡我都带领一个小而精的5人手术队。除了我，还有一位麻醉医生和一位手术护士。当时主要的困难是要在我们蹲的医疗点上布置简易手术室，而唯一的好办法是自己动手创造条件。我们在手术室的地上铺好平砖，在天花板上蒙了一张塑料布；狭长的桌子就是手术台，照明一般用100瓦的灯泡。没有高压消毒器就用蒸笼代替，绷带和纱布全都自己动手洗涤。一天要施行大小手术四五个，一般上午行大手术，下午做小手术，同时看门诊收留患者住院。清晨和傍晚则安排巡视病房，还要抽时间走访农民家庭，探望手术后出院的患者，了解他们生活的细枝末节。”

裘法祖曾遇到两位较年长的患者。经过仔细询问和检查，了解到他们都是五六年前由于乙状结肠扭转坏死，在切除坏死肠段后留下了人工肛门。裘法祖做了指检，发现直肠下端只有五六厘米长，且呈现萎缩状。再次手术难度较大，但考虑再三，决定为他们重建肠道，使他们重新从原来的肛门排便。他们在痊愈出院时，都流下了感激的热泪。

有一次，来了一位年轻女子，说她的粪便自阴道排出。仔细检查后发现她的阴道后壁有一个拇指大的裂孔，与直肠相通，但边缘光滑，这是一个先天性缺陷。一般矫治这种先天缺陷，要做三次手术，即先做腹部人工肛门，暂时改变排便出口，然后再修补缺陷，半年后再关闭人工肛门，恢复正常通便。但考虑到减少患者的痛苦和经济负担，裘法祖决定做一次手术矫治她的疾苦。手术前彻底清洗了肠道，修补终于成功了。几十年来，每逢春节她总要来信，字里行间充满了深情厚谊。

裘法祖巡回医疗所在的农村，都是血吸虫病流行的地区，当时还有不少晚期血吸虫病患者。患者极度贫血消瘦，大量腹水和巨大的脾脏使肚腹异常膨大。他们丧失了劳动力，有的妇女还失去了生育能力；儿童发育很差，体形都像侏儒。有效的治疗是切除脾脏，但由于脾脏巨大，又多粘连，手术时出血异常严重，而当地又没有血源，无法输血。在这种情况下，裘法祖手术非常细心，操作非常谨慎，严格止血；在切除巨脾后，立即收集脾内血液，重新输还给患者，收到了极好的效果。多数患者在切除脾脏后恢复了劳动力，那些不孕的女患者也恢复了生育能力，侏儒样病孩在手术后一年开始正常发育。

裘法祖想通过以上几个例子，说明广大农民是何等需要起码的医疗条件。城市大医院里设备齐全，许多辅助检查，特别是各种新的影像检查，能对各种疾病作出可靠的诊断；良好的设备还给治疗带来了良好的条件。还有，可以随时向有经验的上级医生请教。农村的情况就截然不同了，诊断疾病要靠深入询问病史，要靠最基本的体格检查，如视、听、叩、触等，换句话说，就是要通过两只手的检查所得，用头脑来思考问题，分析问题。对手术治疗要格外严格，不但要严格掌握指征，还要严格遵守无菌准则，在操作中细致谨慎，一丝不苟。这实在是一种活的考试———考医护人员基本功是否扎实，考他所作出的诊断是否正确，考他采取的处理措施是否合适。

裘法祖说："相传三国时的名医董奉为乡民治病从不计酬，只请治愈的患者种几株杏树，他行医一生，屋后的杏树竟蔚然成林。我已是 90 多岁的老人了，恐怕没有机会再去农村巡回医疗了，但我真诚地希望广大医务工作者多下农村育'杏林'。"

患者康复是医生最大幸福

"患者对医生的信任不是宣传出来的，而是在与患者相处中一天一天建立起来的。一个医生要理解患者，就应该知道患者在想什么。这些话讲起来很简单，做起来却不容易。在我夜不能寐的时候，我常常扪心自问，我还有很多失误的地方，对患者做得还很不够，我因此感到惭愧和不安。"裘法祖一再强调，做医生最重要的是要端正服务态度，因为医生的工作关系到人的生命。端正态度，就要处理好学习和服务的关系，要在服务中学习，然后用学到的知识再为患者服务。遗憾的是，很多医生对此认识不够。

对医生来说，做人就是如何对待患者，做事就是如何诊治患者，做学问就是如何爱惜时间，读书钻研，掌握新知识新技术。裘法祖说，自己的座右铭讲起来很简单，就是做人要知足，做事要不知足，做学问要知不足。

曾经，裘法祖的导师说过这样一句话：“一个医生的真正幸福是用他自己的才智辛劳换来了患者康复！”裘法祖也奉献给年轻医生们一句话：“经常思考、深刻体会什么是一个医生的真正幸福。”

（本文根据《健康报》2001年6月26日报道的《裘法祖：医学归于大众》、2003年10月29日报道的《医生的幸福是什么》、2005年4月25日报道的《什么是名医精神》等内容综合整理）

供稿：健康报社　杨金伟

医学界的钱学森——苏鸿熙

人物简介

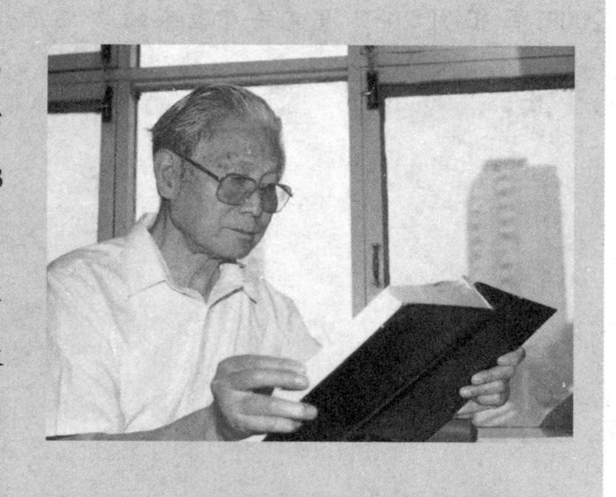

苏鸿熙（1915—2018年），中国体外循环创始人，中国心血管外科学开创者之一。1943年毕业于中央大学医学院，1949年赴美国留学。解放军总医院原胸外科主任，一级教授，博士生导师，第六届全国政协常务委员会委员。

苏鸿熙把一生都奉献给了他热爱的祖国和心外科事业。他见证了民族的磨难和新中国的崛起，带着满腔赤诚，用精湛医术一心报国，被誉为“医学界的钱学森”，是当时留美的50名优秀中国科学家之一。

2018年，苏鸿熙在北京去世，享年103岁。

一针出名却一心归国

1915年2月2日，苏鸿熙出生在江苏省铜山县的一个大户农民家庭。1943年，他从南京中央大学医学院毕业后留校，先后任住院医生、总住院医生及外科主治医生。1949年9月15日，苏鸿熙乘船从天津港启程前往美国芝加哥，在西北大学附属医院进修麻醉学。

在西北大学附属医院麻醉组进修的第一天，科主任就让他做腰麻，他连做几例都是针一进去脑脊液就出来了。日子一久，麻醉科就传出了“一针苏”的称号。麻醉科主任看中苏鸿熙的才华，希望他成为医院正式的麻醉师（第一年的年薪5 000美元）。“主任，我的目的不在这里，而是胸外科，我的国家需要这项技术！”苏鸿熙婉言谢绝。

外科的海德教授对苏鸿熙的工作能力和学习态度很欣赏。他指导苏鸿熙做肺部肿瘤切除术及肺叶切除术，后又教给他慢性心包炎切除术和二尖瓣狭窄分离术。

自1955年起，苏鸿熙来到伊利诺伊州大学医院胸心外科，此时的他已经可以主刀做一些简单的胸科手术了。这时从美国费城托马斯·杰斐逊大学传来约翰·格本发明体外循环机的消息。这给医学界带来了心外科革命，使无数的心外科医生能够从容地为心脏病患者进行各种心内手术。格本的这一伟大创举，开启了现代心外科之门。苏鸿熙非常兴奋并渴望学到这一最先进的技术。

1956年2月，伊利诺伊州大学医院购置了一台体外循环机，苏鸿熙受命对该机进行研发使用。苏鸿熙心灵手巧，不久就熟练掌握了这门高新技术。此时能掌握此高精尖技术的人为数不多，苏鸿熙完全可以留在美国，但他却一门心思想着如何将这一最新技术带回国内。

在伊利诺伊州大学医院学习期间，苏鸿熙结识了一位小他14岁的美国姑娘——杰妮·麦克唐纳，不久两人陷入了爱河。“我是要回中国的，也许就在不远的将来，你能同我一起回去吗？”苏鸿熙在杰妮面前毫不掩饰自己对未来的设计。在潜意识里，能否随他一起去中国成为他择妻的一个重要标准。

此时的杰妮已无法拒绝苏鸿熙，因为这个聪慧开朗、勤奋工作的中国人给她带来了一个崭新的生活世界。她深深感觉到，这是一个值得自己为他抛弃一切托付终身的男子汉。1956 年 9 月 15 日，苏鸿熙和杰妮举行了简朴的婚礼，他给爱妻取了一个中国名字：苏锦。这是他离开祖国 7 周年的日子，也是从这一天起，他和妻子苏锦开始实施重返祖国的计划。

“学成归来酬故土”，这是苏鸿熙踏上赴美留学之路时写下的诗句。7 年间，他从最初的外科麻醉医师已经成长为一名颇有声望的心脏外科医生，掌握了当时最先进的体外循环手术技术，年薪高达 6 000 美元，两个州相继送来移民申请表，他只要在上面签上名字，就可以成为美国公民了。连美国移民局的官员都找他谈话：“你是在美 50 名优秀的中国科学家之一，我们不希望你回国。”

可苏鸿熙回国的愿望变得越来越迫切，他和自己说：“该走了。”此时，苏锦已经怀孕，两台自费购买的心肺机又被列为禁运品，他自己也早已被联邦调查局盯上，并不断受到威胁：“心肺机，你一个部件都别想带走，否则，依法扣留你。”

归国之路曲折艰难

20 世纪 50 年代中叶，中国科学家要返回自己的祖国成了一件非常困难的事情。首先是苏锦作为一名美国公民要同苏鸿熙一起回国能否得到祖国的许可。如果苏锦和他一同进入中国，以后再回美国，等待她的将是许多麻烦。为此，苏鸿熙给在北京的外甥写了信，请他征询国家有关部门意见并办理一切手续。

为了保险，苏鸿熙将信先寄给一位在加拿大的好友，然后又转寄到中国。外甥很快从有关部门获得了欢迎苏锦入境的保证。他迫不及待地给舅舅发了一纸“一切齐毕”的电文。没想到，就是由于这件事，苏鸿熙的行动受到了美国情报机关的监视。不久，苏鸿熙被指令到美国联邦调查局总部接受了数次约谈。联邦调查局软硬兼施，极力阻拦这对夫妇去中国。

为了躲过联邦调查局和美国移民局的刁难，苏鸿熙和苏锦两人急中生智，决定分头行动。1957 年 1 月 3 日午夜，苏鸿熙离开纽约机场取道欧洲，苏锦以旅游为名取道加拿大再抵达伦敦，并与苏鸿熙在苏格兰会合，然后二人再取道法国、捷克经苏联，共辗转 6 国，行程 10 万里，耗时 51 天，终于在 1957 年 2 月 23 日回到祖国的首都——北京。与他们一起回到祖国的，还有苏鸿熙用自己多年积蓄购买的两台 Dewall-Lillehei 体外循环机。

20世纪50年代的西北，许多土生土长的北方干部都无法适应黄土高原的困苦和寂寞，但苏鸿熙和苏锦，却在这片土地上扎下了根。他们几乎一无所有，一张破旧的单人床，就是夫妻俩的栖身之地。

从海外归来的苏鸿熙夫妇成了农村老家亲人们眼中的“救星”。夫妇俩把年迈的母亲从徐州乡下接来，年逾古稀的老人，一身污垢、一头虱子……洗头、捉虱子、剪指甲、洗脚，国籍不同，语言不通，但是这位洋媳妇儿和中国老太太的感情却如母女一般。紧接着，苏鸿熙的二姐也带着一个小孩儿投奔他们，一家5口人的口粮要供应8个人，而苏锦就把仅有的口粮让给操手术刀的丈夫和家里的老人小孩儿，她饿极了，才往嘴里填上一小块儿碎糖。

“Jane，have you ever regretted to come to China with me？（锦，你曾经后悔和我来中国吗？）”期颐之年的苏鸿熙紧紧地握着妻子的手，用英语深情地问道。

“我从来没有后悔过，我一直很高兴，我能一辈子跟你就很高兴。”已是耄耋的苏锦用汉语这样回答。那个金发碧眼的美国姑娘如今已更像一位普通的中国老太太，她用一生演绎了一段“生命诚可贵，爱情价更高”的动人故事。

“当年，许多有为的留学生没能回国，大多是因为太太拖了后腿。我这个美国妻子，不但支持我回国，还在事业上给了我很大的帮助，这不能不说是我一生的荣幸。”多年前，苏鸿熙在一次归国老友聚会上不无自豪地说道。后来，他用那双操惯了手术刀的手，为自己的妻子写下了一首情深意长的诗：

携卿二十年，弹指一挥间。
忆昔巧相遇，月老配奇缘。
识我报国志，爱君美心田。
天涯比翼飞，共尝终身愿。
他国风俗异，娴心处泰然。
扶老兼携幼，慈母妻子贤。
助人多赤诚，诲人永不倦。
笑谈天伦乐，儿女身心健。

他无怨，是因为他将自己的赤诚之爱献给了生之育之的祖国；

她无悔，是因为她将自己的爱恋之情全部献给了可亲可信的丈夫；

他和她都无怨无悔，为了自己选定的路。

掀开中国心脏外科崭新一页

回国后，苏鸿熙决定去位于西安的第四军医大学（现称空军军医大学）报到。就是在这里，他掀开了中国心脏外科崭新的一页。1957 年 4 月，苏鸿熙正式上任并负责心血管外科工作，5 月起开始进行体外循环的动物研究。42 次动物实验后，他所领导的团队已具备临床应用体外循环的能力和信心。

1958 年 6 月 26 日，苏鸿熙主刀，成功地为 1 个 6 岁男孩修补室间隔缺损。这是中国第一例体外循环下心内直视手术，亦是中国第一例室间隔缺损修补术。手术顺利完成，患儿恢复良好。

中国体外循环下心内直视手术的成功仅比美国晚 5 年，而早于加拿大、联邦德国、苏联和印度等国。两天之后，全国 22 家新闻媒体报道了这一消息，称其为我国心脏外科史上的一个伟大创举。此时的苏鸿熙心情无比激动，他终于实现了 8 年前在留美的客轮上自己写下的“客轮载我赤子情，学成归来酬故土”的鸿鹄之志。

接着，苏鸿熙于 1963 年在国内首次成功应用人造血管进行主动脉－颈动脉搭桥术。他还在国内首先在动物实验中发现了高浓度钾盐对心肌的损害。为了避免临床应用后的不良后果，他又在国内首先对体外循环下心脏手术后颅内出血和血肿致死性并发症的产生机制和规律进行了深入探讨，其中包括：探索体外循环下心脏手术中、手术后钾的代谢规律，并提出了有效的防治方案，且取得良好的临床效果。他的这些研究和防治措施使体外循环这一新技术更加成熟和安全。

1998 年，在我国首例体外循环手术开展 40 周年纪念会上，吴英恺院士说：“以苏鸿熙为首的第四军医大学心脏外科于 1958 年 6 月成功地完成了我国首例体外循环下心内直视手术。这是我国心脏外科发展史上一次具有里程碑意义的成就。有了体外循环这个基本条件，心脏外科才得以安全地在直视下进行细微可靠的技术操作，许多先天、后天心血管病才有了根治的可能。”

心脏外科手术，术后排尿量是判断体内循环是否正常的一个重要指标。一位刚刚闯过手术关的患者，尚未脱离危险，苏鸿熙格外关注，当他看到接尿瓶顺着管道被置于床下时，当时这位年近六旬、身高一米八的老专家几乎没有丝毫犹豫，“理所当然”地趴在地上观察尿量，为的只是让目光与液面平行，更准确一点。数完瓶子上的刻度，他转身对学生们说道：“这样计量液体才是最准确的。”

他常说：“医生，要有爱。”

体外循环心脏直视手术中，需要用泵回收失血，经过处理再回输到患者体内，当时的回收泵缺乏，费用也较高。一位来自农村的四联症患者实施手术时，失血量极大，苏鸿熙就用自制的吸引器回收失血，再输回他的体内，既避免了输血带来的并发症，又为患者节约了一笔高昂的医药费。这位患者出院时，只花了 400 多元。

“半个赤脚医生”，谁能想到，这是一位医学大家的外号。急促的电话铃划破了周末宁静的夜晚，科里收治了一位危重症患者，情况复杂，正在抢救……没顾得上穿袜子，套了只鞋就往外跑，一口气跑到病房，诊断病情，安排手术，直到进了手术间，大家才发现，苏鸿熙是光着一只脚进来的。术后，同事们调侃道：“苏主任，您今天可当了回‘赤脚医生’。”而他，更是诙谐，说道：“不对，是‘半个赤脚医生’。”

入党夙愿终实现

除医病救人外，苏鸿熙的一生还有一个不懈的追求：加入中国共产党。因为有海外关系，多年来，这个心愿一直未能实现。“实际上，从美国回来后，我从思想上就把自己当成了共产党员。”晚年的苏鸿熙坐在轮椅上艰难地说。由于患过脑中风，他身体的右半侧活动不便，表达也受到影响。

2013 年 6 月 26 日下午，解放军总医院金沟河干休所第三党支部召开会议，正式吸收苏鸿熙入党。2013 年 7 月 1 日，98 岁的苏鸿熙用左手托起活动不便的右臂，郑重宣誓加入中国共产党，他多年的夙愿终于得以实现。

中美混血的苏海鑫，是苏鸿熙的孙子。平时说英文的海鑫，在爷爷的要求下认真学习中文：“爷爷教我背诗词，一寸光阴一寸金……他耐心、幽默、智慧，他每天必读《参考消息》，带着我一起看新闻联播、焦点访谈。”

苏海鑫说，爷爷 102 岁时还每天上网查资料，每天坚持学习最新的医学知识。苏鸿熙的学生、心外科原主任医师余翼飞细数苏鸿熙的习惯：“凡是主刀手术后的患者，苏鸿熙都要亲自守候 48 小时，直到患者度过危险期。曾经有位患者术后血压不稳定，苏老就在病房里整整守了一个礼拜。每天两次查房，亲自查体，早晨很早就到病房，观察每位患者的病情，什么变化都逃不出他的眼睛。”

“苏老的学生不好当。”采访中，这些我国医学领域赫赫有名的专家、教授都“叫苦”不迭。我国著名的心血管外科专家、年过七十的朱朗标也忍不住“吐槽”：“我的儿子、孙子都比我同龄人的小好几岁，这和当苏老的学生脱不了干系。”

5 年内不许谈恋爱，30 岁前不准结婚；手术日早晨 5 点必须起床，6 点吃饭，6 点半到手术室洗澡；必须戴双层口罩，不准穿袜子，女同志一律不准留长发……有一次，当苏鸿熙知道自己的学生把一只死亡的实验犬未经解剖就埋掉后，没留一丝情面，给予了严厉的批评。这一次，研究组彻底明白，苏鸿熙的任何一项规章制度都是不容碰触的。但正是苏鸿熙这样的“冷酷”，才让 20 世纪 50 年代中国的体外循环心脏直视手术技术进入“春天”。

“苏老师经常带头为来自农村的贫困患者捐款捐物，影响了身边许多人。”余翼飞记得，“有患者送东西来，苏老就把别人送的东西折成钱寄回去。他还拿自己的稿费买新书，办了一个小型图书馆。那时候，心脏外科的专业书籍也少，都借给我们这些青年医生看。”

苏鸿熙晚年时，仍能够精确复述半个多世纪前的往事，如哪一年的几月几日，他离开中国，几月几日到达何地，又何时何地离开美国，经何国绕何地到达北京。

说着说着，苏鸿熙还会突然开始用流利的英文讲述心脏外科史，如 Gross、Lillehei 等人的贡献，特别是 Lillehai 的 Cross Circulation 交叉循环方法……他对心脏外科的发展史如数家珍。

有人曾问苏鸿熙长寿的秘诀，他笑眯眯地说：“我没有秘诀，如有的话，就是与人为善。我视所有我认识的人都是亲人和朋友。”

（本文根据《健康报》2016 年 12 月 14 日报道的《用心耕耘，在点滴中追求卓越》、2018 年 8 月 10 日报道的《苏鸿熙：学成归来酬故土》等内容综合整理）

供稿：健康报社　魏婉笛

圆梦中国核医学硅谷——王世真

人物简介

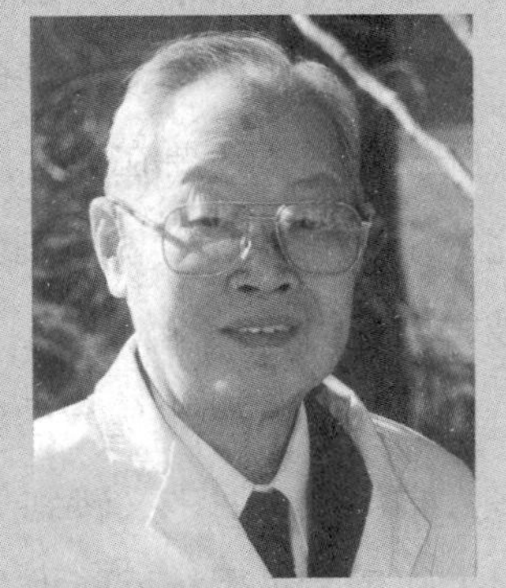

王世真（1916—2016年），中国科学院院士、中国共产党党员，是我国核医学事业的创始人，也是世界上合成放射性标记化合物的早期成功开拓研究者之一。他亲自领导团队合成了两百多种生命科学研究亟须的放射性核素与稳定性同位素示踪剂，被誉为“中国核医学之父”。

王世真，祖籍为福建，1916年出生于日本千叶市。自1933年起，先后在燕京大学、清华大学、中央大学和贵阳医学院、加拿大多伦多大学、美国衣阿华大学及衣阿华大学放射性研究所学习、任教和工作。1951年他携全家冲破重重障碍回到祖国。回国后，王世真就职于北京协和医学院生化系，曾担任中国医学科学院首都核医学中心主任。1956年，他创办了中国第一个同位素应用训练班，1973年受卫生部委托主持“同位素新技术经验交流学习班”，为全国各地培养了大批核医学学科带头人。1981年，他创办了中华医学会核医学分会并担任首任主任委员。他担任中国核学会常务理事，创办中国核学会核医学分会并担任理事长；创办了《中华核医学杂志》并担任首任主编等。他还是世界核医学联盟委员及亚太地区核医学联盟国际顾问。1980年，王世真院士当选为中国科学院生物学部委员并担任生物学部常委至1997年，1998年转为资深院士。他心系医学学术发展，和其他院士一道，率先建议在中国工程院设立医学部，为推动中国核医学事业深入发展方面作出卓越贡献。

王世真堪称中国核医学事业的“活化石”和掌舵人。

科学没有国界，但科学家有自己的祖国

王世真，祖籍为福建，1916年3月生于日本千叶市。他的父亲王孝缃曾投身辛亥革命，并结识了林则徐的重孙女——以笔锋犀利著称的才女林剑言，两人结为伉俪，东渡日本，就读于著名的学府千叶医科大学。

王世真一生铭记林则徐的名言："苟利国家生死以，岂因祸福避趋之。"抗战期间，已从清华大学化学系毕业的王世真辗转到贵阳医学院任教。那个学院当时是由一些茅草屋组成的，他就在茅草屋里做实验。每到夜晚则把被褥铺在狭窄的实验台上睡觉，雨夜还要在头上撑起一把雨伞。在常人难以想象的困境中，他居然出色地完成了急需的高效杀虫剂的合成研究。出色的教学科研工作，使得他在27岁时被破格提升为副教授。

1946年，他以优异的成绩得到班廷（诺贝尔奖获得者）奖学金，到加拿大多伦多大学深造，后来又转到美国衣阿华大学进修，获化学硕士及博士学位。第二次世界大战后，军用核反应堆开始生产民用放射性核素。王世真很快在放射性核素化合物研制领域崭露头角。他对甲状腺激素（TH）进行了大量系统性研究，包括TH有关代谢物的标记，TH类似物的合成及活性研究，TH对脂质、蛋白质、核酸代谢的影响，药物对TH的作用，TH对微生物的作用以及激素间的相互作用等，提出了许多独到的新观点，完成了许多开拓性工作。这为他以后致力于中国核医学事业的发展奠定了坚实的基础。

海外的生活经历使王世真认识到，祖国的兴衰与个人荣辱紧密相连，一个强大的祖国才能保证海外子女的尊严。衣阿华实验室的百叶窗从未隔绝他对祖国的关注和对亲人的思念。新中国诞生了，王世真欢欣鼓舞，急切地盼望着来自祖国的消息。

研制放射性核素化合物在当时具有保密性质，美方以多种方式阻挠王世真一家回国。然而任何事物都无法动摇王世真的赤子之心，终于在1951年8月，他受聘为北京协和医学院生物化学系副教授，回到了阔别多年的北京。

用心血凝铸无数个“第一”，为中国核医学奠基

王世真一生的科研历程经历了三次转折，从制药研究转到甲状腺激素研究，以后又转到同位素应用的研究中。

1956年的春天，年轻的共和国制订了“12年科学技术发展规划”，同位素在医学中的应用被列为国家重点科研项目之一，王世真受命拟定我国在这个领域的第一个规划，中国核医学事业从此起步。他和丁德泮主持了在西安的我国最早的同位素测量仪器训练班和同位素应用训练班。在这个学习班上，我国第一批国产放射性同位素测试仪诞生了，第一批放射性同位素试剂研制出来了，第一批放射性同位素自显影实验完成了，第一批从事核医学研究的骨干从这个班走向全国。

1957年，王世真在协和医学院建立了中国第一个同位素中心实验室。在这个实验室里，他第一个将同位素应用于人体。他用新合成的放射性药物，第一个在自己身上做实验。第二年，他出任中国医学科学院同位素应用委员会首届主任。1959年，他参与筹建了中国医学科学院放射医学研究所，翻译了《生物学中的同位素示踪法》，首次把国际先进的同位素液体闪烁测量技术介绍给国内科技工作者。1963年他和协和著名内分泌学家刘士豪及其研究生陈智周合作创立了用放射免疫分析测定胰岛素含量的方法，使放免分析方法逐渐成为临床及科研工作中不可缺少的重要手段。

可以说，中国所有的同位素医学应用技术——医用活化分析、稳定同位素应用、酶的放化测定、微生物的放射测定、放射受体分析、放射免疫显像等都是在王世真的主持和倡导下创建并向全国推广的。“那时，没有方法，没有技术，没有仪器设备，从无到有，全靠自己创造，没有一件事是容易的。”王世真对当时的艰苦情景记忆犹新。

花甲之年的王世真迎来了他科研道路上的第二个春天。他创办了我国核医学会，并担任主委；又创办了《中华核医学杂志》并担任主编，担任世界核医学联盟国际联络委员会委员和亚太地区核医学联盟国际顾问，赢得了极高的国际声誉。他被美中核医学会授予“核医学优异成就奖”。他主持召开的有二十几个国家代表参加的北京国际核医学大会，被认为是我国核医学走向世界的里程碑。他所创建并领

导的中国医学科学院核医学中心，是国家教委唯一的核医学重点学科点，多年来致力于研究和攻克世界核医学尖端技术，为全国培养了大批博士生、博士后等高层次的核医学人才。

20 世纪末，当正电子发射断层显像技术（PET）崛起时，王世真敏锐地断言，“PET 是活体生化显像”“分子核医学将改变未来的医药学，将使人们对正常的和病态的生命现象的认识进入新境界”。于是他发起倡议申请并积极联络国内外有关专家，促成了以“PET 与 21 世纪生命科学”为主题的第 49 次香山科学会议，于 1995 年 12 月成功举行。

来自美国、英国、德国、加拿大、瑞典的 10 位著名专家和我国 4 位中国科学院院士及各地各系统的 40 多位专家全程出席会议。与会专家代表涵盖核医学、肿瘤学、心脏病学、心理学、神经病学、药理学、物理学、生物工程学、化学、生物化学、分子生物学、仪器分析、计算机、加速器、生物医学工程、同位素生产等诸多学科与专业领域。

聚焦 21 世纪生命学科前沿的香山科学会议，对医学等多学科与工程技术紧密结合的新产物 PET 的独特优势及其诸多领域的应用前景加深了认识，并达成共识。应当把握住国际相关发展新趋势，尽快引进建设我国的 PET 中心。会议第二天，王世真不顾疲劳连夜召集工作人员，逐句拟呈会议简报。1996 年，已是 80 岁高龄的王世真，一方面牵头联合 19 位院士上书中央有关领导提出“在我国建立 PET 中心”的建议；另一方面，他亲自撰文论述 PET 将开辟分子核医学的新纪元，将为生命科学的突破作出重要贡献，并且撰写科普文章发表于《中国科学报》《健康报》等。王世真比喻 PET 是匹“黑马”，有着不可或缺的优越性和广阔的应用前景。

历经数年坚持不断地呼吁和不懈奔走，由财政部拨款资助，于 1998 年在北京协和医院终于建成我国第一个临床 PET 中心。如今我国的 PET 尤其是 PET/CT 融合一体机等已经装备到各省份的大医院。

回国后的这些年，王世真领导研究室先后合成了 200 余种放射性药物及生物医学所需的示踪剂，其中不少属创新产品，为放射性核素推广应用创造了必要条件，为国家节约了大量外汇。他还在稳定核素的标记制备、测试及临床应用这一新领域进行了系列研究。他用双标记呼气试验快速鉴别胰源及肠源脂粒，实验表明该法优于国外单标记法；率先建立了 13C– 尿素呼气实验诊断胃幽门螺旋杆菌（HP）的方法；用氘标记数种中药有效成分及质谱分析，研究药物动力学及代谢，为应用核技术研究中医药开辟了一条新途径。在中国，液闪测量、放免分析、医用活化分析、放免显像、受体分析、酶放射测定等核医学技术也都是在王世真院士领导下创建并推广的。

呕心沥血编撰医学百科全书

新兴学科的建立与发展迫切需要人才队伍建设以及出版重要学术专著引领。在各个历史时期，王世真都非常注重及时整理出版重要的学术专著（仅主编的便有18部），以推动学科发展。从20世纪50年代中期开始，王世真陆续举办多期全国生物医学同位素的基础和临床医学应用培训班、经验交流会，到20世纪70年代，在“三线”建设中迁入四川省简阳县的放射医学研究所举办全国高级核医学研讨。其间，王世真主编了第一部专著《同位素技术及其在生物医学中的应用》（1977年由科学出版社出版），该书在1978年荣获全国科学大会奖。

1978年我国迎来了“科学的春天”。卫生部组织了一大批全国医学界著名的专家、教授和中青年骨干，参加编写《中国医学百科全书》。由卫生部钱信忠部长出任总编委会主任。其中核医学卷的主编重任，理所当然地落到了王世真的肩上。《中国医学百科全书核医学》于1986年由上海科学技术出版社出版，共计55万字，属于整套《中国医学百科全书》各卷中较早问世的。

编写的6年多时间，王世真主持多次编委会反复集思广益，亲自敲定全书涵盖全面的十大类框架（核医学总论，核物理基础，核射线的探测及核仪器，辐射剂量和核射线的防护，核反应堆，加速器及核素试剂，医学上应用的主要核技术，放射性核素在临床诊断中的应用，放射性核素在临床治疗中的应用，稳定核素及其在医学上的应用等），几经推敲最后确定入选118条词目。这118条词目都分别向该领域第一线的权威专家约稿撰写以保证质量。除基础与临床医学界外，全书的许多编撰作者涉及中国科学院、中国原子能研究院、北京大学、北京师范大学等高校科研机构。王世真曾说，把全书的词条及其作者与单位编个索引便能看到多学科交叉融合催生的核医学在我国的概貌。

为编撰《中国医学百科全书》，王世真严谨求精，呕心沥血。编委会几次审稿会，编委在传阅各词条前，所附稿笺上的评述意见字数常有远超该词条正文的。王世真在编委传阅评述词条基础上，又按小专业分组审核修改，最后主编把关定稿。这都是为了确保我国第一部医学百科全书的科学性和权威性，让每个词条内容比词典详细、比教材深入、比专著精练；既阐明基本概念和技术要点，又体现新进展；同时借此统一核医学的名词术语。

编撰《中国医学百科全书核医学》后期，王世真继续着手策划主编了一套“核技术及其在生物医学中的应用丛书”作为全书的进一步拓展充实。从1985年到1996年，科学出版社陆续出版了《稳定同位素分析法》《闪烁照相与临床应用》《放射自显影技术》《激素和药物代谢的示踪动力学》《甲状腺核医学》《核医学中的辐射防护》《时间分辨荧光分析》7本专著。

在核医学朝向分子核医学深入发展的关键时刻，王世真及时着手主编《分子核医学》作为研究生教材。2004年，由中国协和医科大学出版社出版的《分子核医学》第二版，荣获了北京市高等教育精品教材，被教育部推荐为研究生教学用书，推动了我国分子核医学的发展。

2009年，王世真还在《基础医学与临床》第29卷第10期的“院士论坛”栏目发表了《加强发展我国核医学的建议》，系统地梳理了我国核医学的历史与现状，精辟论述了核医学在生命科学和卫生保健中的作用，用近一半的篇幅敏锐指出我国核医学所存在的问题并提出六方面的具体对策。

厚德载物，自强不息

在协和80岁以上的老教授中仍能骑自行车往返于医院和家之间的，也就王世真老先生一人。强健的体魄得益于他从未间断的体育锻炼，他还是早年清华大学的乒乓球冠军呢。

在十几平方米的办公室里，一排高高的书橱里，挤满了中英文书刊及各种奖牌、奖杯。儒雅的老先生也很健谈，且思路清晰，反应敏捷，言谈中透着率真和朴实。

王世真非常怀念他在清华大学的读书岁月。他说：“20世纪30年代，清华大学化学系的课程安排是很有道理的，使我终身受益。系里二年级学生每周要有5个下午做实验，每人都要测定包括数种混合物在内的30余种未知物的样品，其误差不许超过0.2%。不少同学一开始就遇到了困难，一个样品要重复测十余次，饿着肚子开夜车是常事。这的确很苦，但是使我们养成了认真、严谨的科研习惯。”

王世真从小学习出类拔萃，但他总说：“我知道自己既不聪明，也不能干，从不抱侥幸心理。要想办一件事，攻克一个难关，就要坚持不懈地去拼搏。”在协和医科大学举办的“院士论坛”上，王世真说：“创新是科学的生命力。要创新，就要敢想，就要解放思想。”这句话概括了王世真一生实践凝聚而成的科学思维。

王世真的另一个科学思维特点是主张“用发展的、实事求是的眼光动态地看问题”，他要求所有研究生，“只要做实验，就要即时如实做详细记录，不许事后补记，哪怕是加错了试剂，打破了瓶子，或出现计算上的错误，也要如实记下。认真写出完整可靠的原始实验记录，是对研究工作者的起码要求。因为，从事先没有料到的实验现象或偶然观察到的物质变化中，有可能发现新的规律，甚至有可能成为科研新的突破点。”

作为国际公认的核医学著名专家，王世真不满足于仅仅自己能经常参加国际核医学学术活动，他始终积极创造条件带动我国核医学赶超世界先进水平。经他精心策划和推进，1988年10月11—14日，由中国医学科学院首都核医学中心与中国国际科技会议中心联合筹办的大型国际核医学学术会议在京隆重召开。时任卫生部部长陈敏章在开幕式上致辞。来自28个国家和地区的159位国外专家学者，以及来自22个省份与军队的120多位国内专家代表参会。诺贝尔奖获得者Yalow博士在会议上做了《放射免疫分析新进展》报告。此次大会盛况空前，被国际权威杂志赞誉为高水平的国际学术会议。

作为福建籍院士，王世真多年来还积极促进海峡两岸同行的学术交流。在他的策划下，中国核学会主办的第一届海峡两岸辐射医学应用研讨会，于1993年8月底在北京成功举行。此后，两岸核医学相关同行的往来以及学术交流日渐频繁与深入。

凭借扎实的专业知识和强烈的事业心，王世真1956年起培养研究生，90岁后依然坚持亲自带博士生，指导年青一代。他曾说：“青出于蓝，质重于量；这是我们这些超龄服役老兵的唯一愿望。”

作为一名优秀的共产党员，他将对祖国的忠诚、对人民的热爱和对信仰的坚持，融入无怨无悔、兢兢业业的医学科学事业中。他一生恪守“严谨、求精、勤奋、奉献”的协和精神，为所有医学工作者和科学工作者树立了学习的楷模。1911年清华大学建校之初，将他的校训镌刻在大礼堂的圆形拱顶，也镌刻在一代又一代清华学子的心上。“厚德载物，自强不息”，这正是清华老学长王世真一生科研实践的真实写照。

2016年5月27日，王世真在北京协和医院逝世，享年100岁。在他去世后，遵照王世真的遗愿，家属即把遗体捐赠给北京协和医学院。王世真真挚的家国情怀和刚毅的精神与境界，是晚辈须永远铭记和学习的典范。

供稿：北京协和医院　段文利

中国疾病预防控制中心辐射防护与核安全医学所　郑钧正

仁医巧手创奇迹——张涤生

人物简介

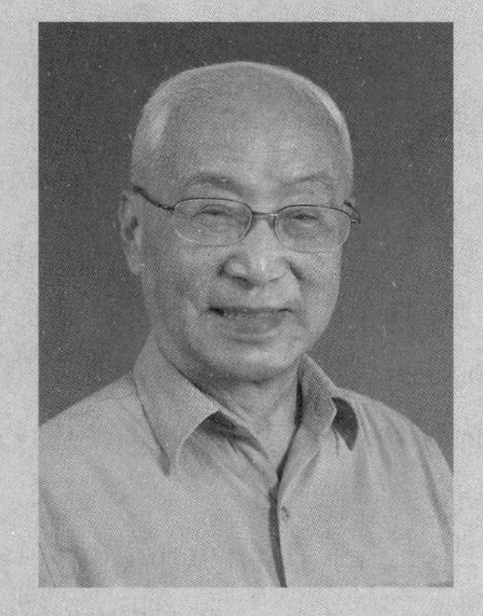

张涤生（1916—2015年），出生于江苏无锡，中国工程院院士，中共党员，中国人民政治协商会议第五届全国委员。

张涤生院士是中国整形外科和修复重建外科的开拓者和奠基人，卓越的医学家、教育家、科学家，上海市劳动模范，上海交通大学医学院终身教授、一级教授；曾任上海第九人民医院院长、整复外科主任，上海市整复外科研究所所长，中国修复重建外科学会主任委员。

张涤生一生获奖颇丰，先后获得40余项国家级、部级及上海市级科技成果奖。2000年获何梁何利基金科学与技术进步奖；2008年获“第七届光华工程科技奖”；2009年入选“上海科技创新杰出贡献人物”和“‘城市魂、英雄谱’上海市建国60周年60位杰出人物”；2010年获“中国显微外科终身成就奖”。

张涤生在国际整形外科学界享有隆盛的声誉，是美国整形外科学会通讯会员和荣誉会员、国际显微外科学会理事会员、国际颅面外科学会终身荣誉会员、国际淋巴学会终身会员、国际美容外科协会理事会荣誉主席。

世间最宝贵的是生命。人们在有限的生命里演绎着一个个美丽动人的故事。但是，有的人先天畸形，有的人因后天意外造成功能障碍，他们的生命由此暗淡。

作为中国颅面外科的先行者，张涤生为开创发展中国的整复外科奋斗了60个春秋，不仅实现了一个个零的突破，为众多患者重塑美丽人生，而且把我国整复外科推向世界高科技的前沿。

峥嵘岁月练就“神刀”

1935年，张涤生考入南京国立中央大学医学院，求学期间加入了进步组织“南京学联”，参与抗日活动。

“我学医有些阴差阳错。本来想考上海交通大学的工学院，却被中大口腔系录取了！”一开始，张涤生心不甘、情不愿，不久却改变了想法。

1937年，日军发动了“卢沟桥事变”，因为学过“战时救护”，张涤生被无锡学生抗日救亡后援团任命为救护队队长，教学生们包扎伤口、换药。在“八一三”淞沪抗战期间，他组织护理淞沪战线转移下来的伤病员，“逐渐觉得这个专业还是大有用处的”。

1941年，张涤生从中大毕业，被分配前往贵阳市图云关的中国红十字会救护总队，成为一名抗日救亡医疗工作者。虽然那里地处偏僻，生活艰苦，却有许多可遇而不可求的名师和学习、实践机会。

“我在第18分队的后方医院工作，得到了张先林教授的指导。”张涤生说，张先林是他整复外科的启蒙老师。张先林曾任协和医院的外科主任，在美国留学期间曾随当时美国整形外科前辈之一韦伯斯特（Jerome Webster）学习整形外科。张涤生主动请缨，做张先林的助手，从而奠定了普外科和整形外科的基础。

1943年，张涤生接受老友薛庆煜的邀请，去缅甸前线为印度远征军服务。报到后不久，师部美军联络官里德（Leed）中校发现，张涤生的外科技术水平比普通军医高很多，而且能讲英语，便向上级汇报了情况，推荐他去美军43流动手术队。

前线的伤员很多，有的头颅裂开，有的缺胳膊少腿。张涤生从未经历过这种场面，不免心惊肉跳。

一次在八莫前线，张涤生正与其他军医在旷野帐篷中进行手术，只听得耳中传来“嘘……嘘……”两声。他们不以为意，继续手术，后来才知道是两颗炮弹。碰巧炮弹没有爆炸，否则恐怕非死即伤。逃过这一劫，对于生死，张涤生的体验更加深刻了。

日军投降、战争结束后，张涤生受到表彰，1946 年被公派赴美国宾夕法尼亚大学医学院，在著名教授艾伟的指导下进修整形外科。他因表现出色受到艾伟的赏识，被破例提拔为艾伟的第一助手。

学成归国后，张涤生先后在上海同济大学医学院附属中美医院（今上海长征医院）、同济医院工作，1952 年晋升为教授，任颌面外科主任。

1951 年 12 月，朝鲜战争爆发。张涤生又一次奔赴战场，任上海市抗美援朝医疗手术队副大队长兼颌面外科中队队长。他发现，前线伤员分散在东北三省各地军医院，没有专科、专病治疗。为了使伤残伤员能集中治疗，张涤生反复争取，在长春建立了一个战时“冻、烧伤治疗中心”。中心设有 60 张病床，是新中国第一个整形外科治疗中心。战后，张涤生因此荣获抗美援朝后勤卫生部颁发的三等军功奖励。

1958 年，张涤生参加抢救罕见大面积烧伤患者邱康财成功，受到卫生部表彰，在中国整复外科史上写下重要的一笔。这位患者是上海钢铁三厂的工人，烧伤总面积达 92%，三度烧伤面积达 22%，最终能够救活在当时是烧伤医学史上的奇迹。这件事经报道后，数以千计的烧伤患者（包括烧伤后期瘢痕挛缩的患者）从全国各地涌到上海，要求接受修复重建治疗。

1961 年，张涤生在广慈医院（今瑞金医院）成立整形外科。1966 年，他调到上海第二医学院（今上海交通大学医学院）附属第九人民医院整复外科任主任。

中西合璧治好“象皮肿”

20 世纪 60 年代，我国长江流域和南方各省流行丝虫病。丝虫病到了晚期，患者发生肢体的淋巴水肿，下肢粗肿，形成“象皮腿”。当时对于“象皮腿”的治疗，国内外普遍采用手术切除的办法，即把肿胀的大腿切掉然后植皮，但效果不好，复发率很高。

1963 年的一天，张涤生阅读《健康报》时，发现了这样一则消息：福建泉州市人民医院有一位老中医用砖炉加热烘烤及内服中药治疗大脚疯，效果良好。

这是中国古人在长期的治疗实践中摸索出来的“土方法”：用砖块砌成外方内圆的土炉，治疗前先用木柴在炉内燃烧 20 ～ 30 分钟，然后灭火即刻清除余灰，趁土炉尚温热时，将患腿伸进炉内烘烤。温度的高低以患者的耐受力为度，一般在 80 摄氏度上下为宜，不宜低于 60 摄氏度，直到砖炉转冷为止，时间可维持 1 小时。烘烤完毕后，擦干患腿汗液，从脚趾到膝盖用弹力绷带加压包扎。除平卧睡眠外，应随时维持在包扎状态。

看到这条报道，张涤生灵机一动，“造个砖炉多麻烦，天天生火，烟熏火燎的，又不好控制温度，显然没有用电方便”。

1964 年，在一位技工老师傅的帮助下，张涤生制备成了一台电热烘疗器。电热烘疗器可通过调节器由低温逐渐调至高温，患者可根据自己的耐受力自行调节，最低不低于 60 摄氏度，个别患者可耐受至 120 ～ 130 摄氏度，一般维持在 80 ～ 100 摄氏度。每天治疗 1 次，每次 1 小时，连续 20 次为 1 个疗程，治疗后同样需要用弹力绷带包扎患处。

1964—1979 年，张涤生用这种方法治疗了 1 000 多例淋巴水肿患者，都取得了理想的治疗效果。

1984 年 2 月，张涤生参加在泰国曼谷召开的第二届亚洲整形外科学术会议。他将积累了 15 年的淋巴水肿治疗经验写成论文，在大会上报告。因该论文研究的课题在东南亚国家具有很强的实用性，因此大受好评，被评为会议最佳论文。

自 20 世纪 70 年代开始，医疗界开始流行微波治疗，这给了张涤生启发。烘绑疗法治疗肢体慢性淋巴水肿虽然疗效满意，但疗程与每次治疗时间均较长，治疗时患者出汗较多，体力消耗较大。如果用微波代替普通电热炉，效果岂不更佳？ 1983 年，上海九院整复外科与复旦大学联合研制了微波烘疗机。

3 个长条形的辐射天线间隔 120 度，均匀排列于铅板制成的圆形微波烘箱内壁。烘箱严密封闭，其一端开口容肢体伸入。治疗时肢体伸入烤箱，置于托架上，开口处用屏蔽布包裹肢体直到距开口处 10 厘米处。张涤生用微波烘疗机治疗了 98 例患者，单侧肢体淋巴水肿有效率达到了 100%，优良率达 75%。

1986 年，张涤生主持的“烘绑疗法治疗肢体慢性淋巴水肿、微波烘疗器研制及临床应用”项目获得上海市科技进步奖二等奖。1991 年 7 月，张涤生获国家教委颁发的科学技术进步一等奖。

烘绑疗法是一个古为今用、洋为中用的例证，其被国际淋巴学会所承认，被认为是世界上治疗肢体“象皮肿”最好的保守疗法之一，在不少国家推广应用。

显微镜下拓展修复乾坤

利用精细的专用器械及缝合材料，通过手术显微镜的放大作用，对细小的组织实施精细手术，这就是外科手术中的高端技术——显微外科手术。

显微外科技术的出现，促进了显微血管外科、显微淋巴管外科和显微神经外科等的发展。在临床上进行许多自体组织（如皮瓣、骨骼、肌肉、神经、肠组织、大网膜等）的游离移植，周围神经的修复和移植，颅内颅外血管搭桥手术、淋巴管外科手术等，为治疗各种创伤和疾病引起的功能障碍和畸形开辟了新的途径。

中国对显微外科技术的探索可以追溯到 20 世纪五六十年代。1962 年，陈中伟成功完成世界首例断手再植手术，引起了外科学界的震动。在此之前，张涤生一直为整形外科发展遇到的瓶颈所困扰。当他听到这个消息时，精神为之一振，思路也豁然开朗——如果具备了成熟的组织血管吻合技术，皮瓣游离移植就不再遥不可及。

陈中伟吻合的桡、尺动脉和静脉，口径有 3 ～ 4 毫米，操作完全可以在肉眼下进行，而皮瓣的供血血管细得多，对操作的要求也高得多。张涤生带领的研究小组既没有手术显微镜，又没有微细的缝线和缝针，只能绞尽脑汁自制代用品。比如，取一段细钢丝，一端磨尖，另一端用小槌打平，并钻出一个小孔，用作缝针；将 6 ～ 0 的缝线分成 5 ～ 6 股，用作缝线。缝线的另一来源是护士的青丝，拔下几根细发，常规消毒以后就成了小血管缝合线。

最困难的是没有手术显微镜，如果不把手术视野放大 2 ～ 4 倍，仅凭着肉眼吻合小口径血管（1 ～ 2 毫米）是不可能做到的事。一开始，张涤生只搞到一种国产放大镜，使用效果欠佳，后来他终于找到了一副有 6 倍放大率的德国放大镜，如获至宝。

器械的问题解决后，张涤生决定先从动物实验入手，在动物身上磨炼手术技巧。1964 年夏季，张涤生以大白鼠、兔、犬为实验对象，从股动脉和股静脉开始，循序渐进，逐步将吻合血管的口径从 2 ～ 3 毫米缩小到 1 毫米左右。两个月以后，张涤生和两位年轻医生都熟练掌握了小血管的吻合手法和技巧。

1965 年夏季，这个三人小组又开始了第二期的显微外科动物实验，进一步把小血管吻合技术用于皮瓣的游离移植。他们首先尝试的是犬腹股沟皮瓣，在犬的腹壁上解剖出腹股动脉及大隐静脉分支后，分别再做原位再植和对位移植。同年，张涤生在《中华外科杂志》上发表题为《大块皮肤组织瓣游离再植的实验研究》的论文，这是中国第一篇有关显微外科血管吻接游离皮瓣移植获得成功的文献。

1973—1978 年，在张涤生的领导下，上海九院整复外科致力于将显微外科技术扩展应用到人体各个部位的组织修复，开创了不少新的修复手术，增加了整形外科的治疗手段和治疗范围。比如，各种游离皮瓣修复面部伤残缺损，肠段移植修复食管缺损，大网膜移植修复头颅部慢性溃疡，头皮撕脱再植，阴茎一期再造，足趾移植拇指再造，手部撕脱伤早期处理等。1976 年，张涤生开展了国内第一例肠游离移植再造食管手术。

1978 年，陈中伟、杨东岳、张涤生主编的《显微外科》由上海科学技术出版社出版，该书是中国显微外科领域的第一部专著。

1982 年，张涤生成功进行了世界第一例一次性阴茎再造手术，轰动了国际医学界，该术式被称为“张氏阴茎再造术”“中国卷筒技术”。而在过去，阴茎再造至少要半年或一年，经过三至五次手术才能完成。

精雕细琢巧施“改头换面”

在相当长的时间里，我国颅面外科没有得到很好的发展，因为骨科医生并不涉及头面部的骨骼，整形外科医生又只涉及骨骼以上、皮肤以下的部分，专科医师只能做一些小的修补手术，对复杂的颅面畸形束手无策。

1976 年，张涤生偶然读到了世界颅面外科巨匠、法国医生 Paul Tessier 的文章，受到了很大的启发和鼓舞。已满 60 岁的他，决定做国内“第一个吃螃蟹的人”。

除尽力搜索、熟读 Tessier 的所有论文外，张涤生联系了上海第二医科大学（现为上海交通大学医学院）解剖教研室，准备在尸体上模拟开颅手术。

每个星期日的上午，张涤生和一名助手在解剖室里反复模拟开颅、眼眶截骨、去除中央部位的鼻骨、将两侧眼眶向中间靠拢固定等手术步骤。没有电锯，没有电钻，没有任何现代化器械，用的是手拉锯、钢丝、骨凿、小锤子等简单工具。在这样艰苦的条件下，连续做了6次尸体解剖后，张涤生对手术设计和手法技巧都有了深入的体会。

1977年5月，6岁的小女孩金凤从佳木斯到上海第九人民医院整复外科就诊，经张涤生诊断为先天性眼距增宽症。经过反复推敲，张涤生决定使用Tessier的方法，做经颅内径路的眼距修复术。之前，Tessier在1964年治疗一例先天性眼距增宽症获得成功，直到1977年，世界上无第二例成功手术。而对小金凤来说，除采用这个手术方案外，别无选择。

张涤生决心冒一次风险，主刀为小金凤施行中国第一例眼距增宽症矫治手术。在神经外科和麻醉科医师、助手和护士等的配合下，经过7.5个小时的奋战，张涤生终于将小金凤的眼眶从6.5厘米缩短到3.5厘米，接近正常人的眼眶距离。手术中出现几次险情，如颅内压增高、眼球突出、血压下降等，但在张涤生沉着冷静的指挥下，一一得到了控制。术后，小金凤没有出现任何并发症或后遗症。

中国颅面外科的发展由此拉开序幕。1977—1994年，上海第九人民医院整复外科开展颅面外科各类手术135例，成功率达95.4%。除眼距增宽症外，治疗涉及颅面畸形的病种还有颅缝早闭所致的狭颅症、Crouzon综合征、各类上下颌骨畸形、颅眶骨纤维异常增生症、颧骨畸形、严重颅面外伤。

双重“盾牌”修补缺损胸骨

胸骨裂畸形是一种罕见的先天性畸形，它压迫胸骨前壁，使两侧肋骨在中央部位合拢、融合，把心脏挤出胸腔，患者存活率极低。

1996年2月，张涤生在《报刊文摘》上读到一篇文章。湖北省仙桃县的9岁小女孩吴青不幸患上了这种疾病，全家跑遍全国各大医院，均被拒绝救治，只好通过报纸求救。张涤生设法联系到孩子的父母，请他们来上海第九人民医院整复外科就诊。

张涤生判断吴青的症状属于先天性胸骨裂畸形合并腹壁疝突出症。他查阅国内外文献了解到，世界上当时只有 44 例这种畸形病例的记录，而中国还没有记录。

多数先天性胸骨裂畸形患者同时合并心脏畸形，所以手术非常困难。在当时已经掌握的 18 例此类手术中，只有 1 人存活。虽然深知手术的危险性，但张涤生对吴青深怀同情，80 岁的他决定亲自手术。

手术的关键，是为心脏再造坚实的屏障。保险起见，张涤生设计了双重“盾牌”。首先是“骨盾”，选择髂骨作为骨片来源。术前测量胸骨裂两侧软骨缘的间距，最大处宽约 6.5 厘米，长约 9 厘米。若切取肋骨，势必对患儿造成较大的损伤，术后被吸收的可能性也较大。而从腰带下方的髂骨取骨，其中央区的骨组织骨质坚实、厚度均匀，且不会损伤骨化中心，不会影响患儿日后行走。其次是“肉盾”，即通过局部皮瓣转移来覆盖髂骨，重建胸壁。

1996 年 4 月 2 日上午 8 时，在张涤生的指挥下，吴青在上海第九人民医院的手术室里开始接受手术。6 个小时后，手术顺利完成。4 月 4 日，吴青度过危险期。4 月 10 日，张涤生正带领几位医生到病房看望吴青，护士递给张涤生一封从北京寄来的快件。张涤生打开一看，是中国工程院寄来的通知书，祝贺他当选中国工程院院士。在场的医护人员和患者兴奋地为张涤生祝贺，获此殊荣，他当之无愧。

吴青手术成功后，国内外媒体广泛报道，张涤生又创造了整形外科领域的一个奇迹。3 年后，吴青回上海第九人民医院复查，植入的骨片质地致密，生长良好。

生如夏花　死亦奉献

“行医道路不可能是一条坦途，患者病情可以千变万化，疑难杂症又是那么千奇百怪，但这才是考验医生技术和医德水平的试金石。要做一名能获得广大患者信赖的医生，还得要树立勇于探索、敢担风险的精神。”张涤生说。

张涤生很少对患者说“不”，他在遇到疑难危重患者时总是想办法“跳一跳”，把“不可治”转化为“可治”。这种敢担风险、无私无畏的精神和行动，成就了他医学生涯中的无数个第一。

生如夏花，死亦奉献。2015 年 8 月 19 日，张涤生走完了人生的最后一程，享年 100 岁。在世时，他几乎穷尽一生，为患者造福；死后仍然为患者、为医学事业献上最后一份力。

90 岁生日那天，张涤生为自己准备了一份特殊礼物——遗体捐献书。

捐献书中，张涤生这样写道：“捐献仍可应用的本人的组织及脏器，以造福病友，如角膜、皮肤、骨骼等组织，以及仍存良好功能的脏器，以挽救延长患者的生命，此点还得请专家及早诊断给予决定。遗体可进行病理解剖，我患颈椎病多年，腰椎病变，椎管狭窄，骨质增生，但近年来又逐渐趋向康复，症状趋向平稳，相信病理解剖可以观察到这种病变的病理过程。我在 1998 年曾接受过左下肺部癌肿切除手术，也可观察一番术后病变情况。如体内某些器官可制成标本，以利教学之需，亦可摘除进行制备。”

（本文根据《健康报》2001 年 11 月 13 日报道的《张涤生：重塑美丽人生》和 2015 年上海九院院报刊发的相关内容综合整理）

供稿：健康报社　乔　宁

烧伤医学的奠基人——黎鳌

人物简介

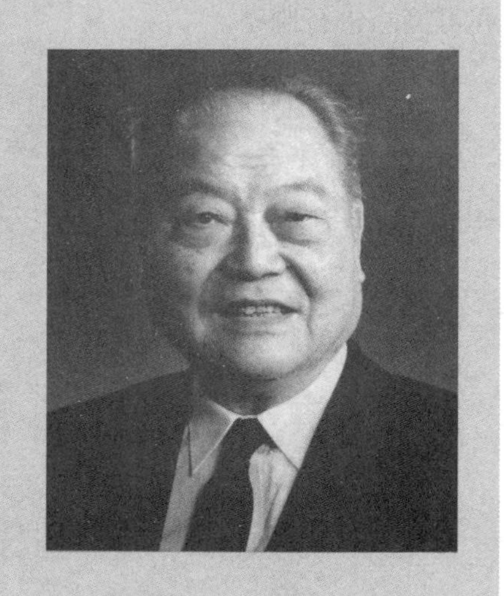

黎鳌（1917—1999年），湖南浏阳人，中国工程院院士，烧伤外科专家。1935年8月，黎鳌考入国立上海医学院，1937年7月，因战乱原因，转入湘雅医学院就读。1939年9月，国立上海医学院迁到昆明，他回到国立上海医学院就读。1941年，毕业于国立上海医学院。曾任南昌中正医学院外科助教、附属医院外科副教授。中华人民共和国成立后，历任第四军医学院、第六军医大学外科副教授，第七军医大学外科副教授、普通外科教研室主任、教授、野战外科主任兼军事医学科学院野战外科研究所烧伤研究室主任，第三军医大学外科教研室副主任兼烧伤科主任、博士生导师、副校长兼烧伤研究所名誉所长。1994年荣获世界烧伤医学最高荣誉伊文思奖。1995年当选为中国工程院医药与卫生学部院士，1998年被国务院授予“中国工程院资深院士”称号。

他是中国烧伤学、创伤学主要奠基人之一。他参与开创了我国的烧伤学、创伤学学科，总结了一整套适合国情、有独创性、行之有效的治疗方案，在我国较早地开展一系列实验研究，为我国我军的烧伤救治与研究跻身世界先进行列作出了突出贡献。

1917年5月4日，黎鳌诞生于湖南省长沙市一个知识分子家庭。

十余载寒窗苦读，只为等待时代召唤

黎鳌的父亲黎书棠是中学教员，母亲周霞是一个勤劳贤惠的典型的中国妇女。在严格的家教和父母的熏陶下，黎鳌6岁起接受新式教育，并酷爱数理化。父辈期望他能够学有所成，报效祖国，他自己也很发愤用功。

1935年夏，黎鳌以南京会考总评第三名，数理化第一名的成绩完成了高中学业，一人累获两项奖学金。为此，当时的中学校长力荐他报考南京中央学院数理系，黎鳌也跃跃欲试，此时，他收到病榻之上父亲的信："孩子，我与你伯父曾立志以工业振兴民族而学工，然数十年来的中国以工救国，太难了！我今深染沉疴，又备受庸医之害、勒索之苦，病痛中思虑再三，欲劝我儿改学医学。若我命长，可望儿学成之后医我之病；若我无福，则望儿修成良医，解除天下似为父般的百姓之病痛……"

召唤与心跳怦然共鸣。这年夏夜，18岁的黎鳌在南京钟英中学空旷的操场上捧读着父亲病重关头写下的书信，感到一副沉重的担子正渐渐落在自己的肩头。

秋季，黎鳌奔赴上海，以优异的成绩考入国立上海医学院。几年后，两个弟弟紧随大哥的脚步，也先后考入医学院。

1937年，战火纷飞，黎鳌辗转求学于湘雅医学院；1939年，国立上海医学院迁到昆明，他又回到母校。

在他上大学二年级时，饱受疾病折磨的父亲带着遗憾，撒手而去，家庭顿时陷入困境。黎鳌靠借贷和半工半读完成了大学学业，1941年6月，获得国立上海医学院学士学位。

毕业后，黎鳌被选调到南昌中正医学院，当了一名助教。当时正值日寇在中华大地上肆意践踏，学院从南到北，几经搬迁，条件一处比一处艰苦。与他同去的5名同学受不了，纷纷调离学院，黎鳌却一直"钉"在那里。在艰苦和简陋的条件下，他用自己过硬的医术，一边夜以继日地救治前线送下来的伤员，一边为当地老百姓看病治病。他的医术日臻精熟，被誉为"黎氏一把刀"，刚过而立之年，就晋升为副教授。

国难当头，不久医学院南迁至南昌。在医学院陷入困境濒临崩溃之际，黎鳌临危受命，主管医学院庶务主任之事，后冒险闯入当时任赣南地区专员的蒋经国府上，慷慨陈述医学院的困境，请求政府给予资助，才挽救了岌岌可危的医学院。

在混乱的时局中，黎鳌带领一帮热血青年学生轮流站岗，彻夜巡视，维护医学院的安全，与妄图抢占学舍的各种“散兵游勇”做斗争。

后来，解放军隆隆炮声逼近南昌，中正医学院的许多人携家带口纷纷逃往香港、台湾地区。医学院长官叫他一起逃难，同事好友纷纷相劝：“你当过庶务主任，共产党来了绝对饶不了你。”他坦然道：“我当庶务主任完全是为了学校的生存，一路搬迁，我连家里的所有东西都丢光了。我没有做什么亏心丧理的事，说得清楚。”随后，黎鳌便以母亲体弱多病，需要照料为由，拒绝逃亡，坚守医学院。

1949 年 5 月 23 日黎明，当人民解放军刚刚肃清残敌，出现在南昌的街头，在护校的黎鳌马上带领学生迎上前去，热情地呼喊：“欢迎解放军！”新中国成立后经报告审查，中正医学院正式纳入我军体系，编入第四军医大学，黎鳌任外科副教授。1952 年，编为第六军医大学，1953 年 2 月，因组织疗法成绩显著，黎鳌荣立三等功一次。

1954 年 9 月，第六、第七军医大学合并为第七军医大学，黎鳌继续任外科副教授，并荣立三等功一次。1955 年 10 月任第七军医大学一院基础教研室副主任。1956 年 6 月任普通外科教研室主任。1957 年、1958 年、1960 年分别荣立三等功一次。

功成之时毅然“改行”，只为填补烧伤空白

在黎鳌事业正处于鼎盛时期，全国进入“大跃进”年代，掀起了大炼钢铁的热潮，烧伤患者日益增多，黎鳌所在的普通外科也不得不腾出床位收治。看到这些惨不忍睹的烧伤患者，黎鳌想起了 1945 年美国给日本广岛、长崎扔下的两颗原子弹，使这座城市 90%的市民被烧伤的情景；想起了朝鲜战场上大批军民被美军燃烧弹烧伤的惨状……他意识到，烧伤是人类一大天敌，是军事医学研究与平时临床医疗的一项重要课题。作为人民军医，不能眼睁睁地看着前线将士被“烈火”吞噬，人民群众被“烈火”撂倒。于是，黎鳌萌发了向“火魔”挑战，从事烧伤医学研究的念头。在党的生日这一天，经过一番思想斗争，黎鳌奋笔疾书写了一份烧伤防治研究的请战书，连同第二份入党申请书，一并交给了党组织。新中国成立初期，他就向

党组织递交了一份入党申请书，然而，有人以他是从旧军队过来的人为由，未能通过。对于黎鳌的请求，校、院两级党委十分重视，恰逢总部也发出了在全军开展烧伤研究的号召，很快批准了他的请求，并决定由他牵头在普外科组建烧伤救治小组。

1958 年 9 月，在原第七军医大学第一附属医院（西南医院），我军第一个烧伤专科病房挂牌开诊了。一切从零开始，这个烧伤专科病房，面积仅 20 平方米、6 张床位，几名刚刚改行的医生护士，没有一件像样的仪器，没有一点儿启动资金，白手起家，举步维艰。是迎难而上主动想办法解决困难，还是坐等上级拨款添设备？有的同志开始抱怨："干工作都得有一定的条件，没有条件，我们怎么干？"黎鳌却对大伙说："干工作是要讲一定条件但不能依赖于条件，更不能等、靠、要。没有敬业精神和良好的工作姿态，条件再好，照样搞不出什么名堂，有了一种敬业精神加工作拼劲，没有条件，可以创造条件上！"

没有动物致伤器，他们就到核试验和火灾现场找标本，后来，干脆用廉价的高压锅自行改装成动物致伤仪器从而建立了一个烧伤动物标本和模型库。

没有专业实验室，他们瞅准大外科实验室星期天、节假日不做实验的空隙，见缝插针地做实验，获得了一个个极有价值的参数。

当时，尽管全校上下大造舆论，但在国内尚属空白的烧伤医学还是不大为人们所重视。同事好友对他主动放弃自己钟情并为之奋斗多年的普外专业无不惋惜和担心，40 多岁的人了，何必抛开自己所熟悉的专业，半道改行。烧伤医学外国人搞了几十年，也没有搞出啥名堂，凭我们现在的实力，还能超过外国人？这不是自己给自己出难题，毁了自己美好的前程嘛。

黎鳌说："选择烧伤，并不是我一时心血来潮，而是祖国医学事业的需要。为了未来反侵略战争，也为了使越来越多的烧伤患者获得新生，我甘愿用自己的心血和汗水去开垦和浇灌这块处女地。"

暗潮不断来袭，只为守护为民初心

烧伤病房开诊接收的第一批患者，就是来自重庆钢铁公司的 6 位炼钢工人，其中 2 人烧伤面积在 80%左右。按当时国外烧伤权威的说法，烧伤面积超过 70%，就不可救治了。

刚上路就遇到拦路虎。这无疑是对刚刚成立的烧伤救治小组一个严峻的考验，人们拭目以待，还有许多人等着看笑话。

在救治小组术前讨论会上，黎鳌说："我们是人民军医，不能眼睁睁地看着自己的骨肉同胞死去，无论有多大困难我们也要把他们救活！"

于是，黎鳌带领他的弟子们，凭着一股闯劲、一腔热情，日夜守护在患者床前。他们根据病情的变化，及时采取相应对策，摸索着进行治疗。遇到技术难题，就跑到图书馆向书本求教，涉及其他学科的问题，就请兄弟科室帮忙。经过数十个日日夜夜的奋战，不仅使4个轻伤员康复出院，两个烧伤面积达80%的重伤员也奇迹般地救活了。这是他们向烧伤医学迈出的可喜的第一步，也是我军成功治愈大面积烧伤患者的第一例。全校上下为之振奋，重庆钢铁公司工人敲锣打鼓送来了感谢他们的金字红匾。

初战告捷，这大大增强了黎鳌他们战胜"火魔"的信心。

正当他们雄心勃勃，准备大干一场的时候，一股暗流涌来，说什么搞烧伤费钱费力，又脏又臭，没什么前途。刚开始搞烧伤那股热乎劲也随之降温，军内外一些烧伤救治和研究单位相继下马，许多从事烧伤治疗研究的人员也纷纷调离。于是，有人也趁机来了个"调虎离山"，让黎鳌带领一个治疗小组到野战部队去巡回查体，目的是想解散他们刚刚起步的烧伤救治小组。

面对这股暗流，黎鳌毫不退缩，继续为烧伤研究事业的生死存亡而上下奔走。他说："大家都不搞了，难道真要让外国人笑话我们没出息，作为炎黄子孙，决不能让祖国医学事业留下这片空白！"

黎鳌的远见卓识和他那股执着追求的韧劲儿，赢得了领导的支持，烧伤救治小组终于保留下来，并发展为烧伤科。黎鳌倾心热爱的烧伤医学事业才得以延续下去。

可好景不长，一个波折刚过去不久，又一场风暴席卷而来。

1966年，四川合江一支钻井队不幸遭遇井喷，数十人被烧得面目全非。黎鳌率领一支精英救治小组赶赴现场投入抢救战役中，他本人更是几天几夜没合眼，将一个个烧伤患者从死亡线上夺了回来。及时有效的救治让黎鳌带领的救治小组在当地获得高度评价和赞扬，可刚回到医院，黎鳌却遭到造反派的阻挠，他心里涌出一种不祥的预感：没想到这场风暴来得这么快，我的工作权利又将被剥夺，烧伤事业又要“触礁搁浅”……

果然，没多久黎鳌就被“揪”了出来，天天挨批斗，夜夜写交代，不仅如此还叫他负责打扫几个厕所的清洁卫生，每天早、中、晚挑三担水到三楼病房。

被迫放下手术刀的黎鳌，痛苦和忧愁常常使他彻夜难眠。更让他痛心疾首的是，一帮不学无术的人，将他苦心经营的实验室砸烂，把他多年精心积累的300多例十分有价值的病历资料付之一炬，又将他流放到黄河入海口的垦利马场劳动改造，过了近一年的“牧马人”生活。

花甲之年坚守一线，只为重振烧伤事业

1979年，终于云开日出，迎来了科学的春天。已是两鬓斑白的黎鳌，复出后的第一件心事，就是重振烧伤事业，再展宏图。他感慨万千地说：“我已是60多岁的人了，再经不起折腾了，必须抓住这一机会，争取把烧伤医学事业推上一个新台阶。”他拟定学科发展规划，筹建烧伤实验室，申报全军烧伤研究中心，夜以继日，废寝忘食，每天工作16个小时以上，就像一台开足马力的机器，不停地运转。

1985年金秋时节，首届中美国际烧伤会议在山城重庆召开；1986年，经过多方努力，在上级领导的支持下，一幢集研究室和病房于一体的“烧伤楼”终于建成投入使用。

1987年黎鳌被选为中国共产党第十三次全国大会代表，曾任重庆市第六、第七、第八届政协委员。

没有国内外资料和经验可借鉴，他们摸着石头过河，一方面向书本求教，一方面在救治实践中总结。他们大胆跳出国内外传统救治模式，创用暴露疗法，大胆取消陪伴，经过大量的临床实践和正反两方面的经验总结，在国内率先提出了“从整体出发，维护肌体本身抗病能力”“危重烧伤患者应就地创造条件抗休克”等一系列重要观点，总结出了一套富有独创性、行之有效的治疗方法，救治水平有了突破性的进展……一路走来，黎鳌所领导的烧伤研究所收治的万余例患者中，大面积深度烧伤患者半数治愈面积高达90%，显著高于国外报道的治愈水平。

吸入性损伤，发病机理复杂涉及知识面广，死亡率极高，一直是国内外烧伤研究中十分棘手的课题。美国早在20世纪40年代就夸下海口要攻克这一难关，可一

直未拿出系统的研究成果，可见其难度之大。具有超人胆识的黎鳌却毅然选择这一课题作为烧伤研究的突破口，并响亮提出：我们要走洋人没有走过的路，敢于研究洋人没有研究过的题目。他带领大家因陋就简，土法上马。一个科室攻克不了，他就倡导科研大协作，组织全校 20 多个科室、上百名专业技术人员加入协作攻关行列，在 10 多年的时间里，完成 40 余项 100 多个分题的研究，取得了数万个实验数据，从而探明了吸入性损伤的主要祸根不是火，而是烟雾中的有害化学物质——氢氧化物、一氧化碳，这些有害物质从呼吸道侵入，引发早期肺气肿，导致患者呼吸衰竭而死亡。在基本弄清吸入性损伤的病理形态、生理变化、发病规律的基础上，黎鳌提出了与众不同的治疗方案，制定了适合我国人体的计算烧伤面积的“中国九分法”，并首先总结了我国自己的输液公式。这一系列研究成果，不仅获得了国家科技进步奖三等奖，而且在第六届国际烧伤学术会报告后，受到与会各国烧伤专家的高度重视和一致好评。国际烧伤权威、美国烧伤学会主席亚历山大赞叹：“此项研究的广度和深度均属罕见，世界上没有任何一个国家像中国这样对吸入性损伤进行如此系统、深入的研究。”

1978 年以来，黎鳌带领烧伤研究所的弟子们，先后取得军队科技进步奖二等奖以上的科研成果近 30 项，其著作《烧伤的研究》1985 年获得国家科技进步奖一等奖；“烧伤早期损害与创面愈合机理研究”成为我国医药卫生领域有史以来第一个国家自然科学基金资助的重大研究项目；主编《烧伤治疗学》《创伤治疗学》等 11 部专著。烧伤研究所也由一个不为人们注意的小科室发展成为全军烧伤专科技术中心、国家级重点学科，成为国际上颇具影响的“四大烧伤家族”之一。至此，黎鳌从一个普通外科医生成长为驰名中外的烧伤专家，被国家科委、国家教委联合授予“全国高校先进科技工作者”称号，1994 年，黎鳌捧回了美国烧伤学会的最高奖——伊文斯奖，这是对他参与开创中国烧伤医学，总结了一套适合国情、有独创性、行之有效的治疗方案，远见卓识地在国内较早开展烧伤实验研究，为我国我军烧伤救治与研究跻身世界先进行列作出卓越贡献的高度肯定！

1995 年 3 月的一天，当得知“抱走一团火，救出一车人”的战士梁强即将转送到烧伤研究所救治，黎鳌当即决定退掉次日前往贵阳主持召开一个全国性学术会议的机票，亲自出任技术指导组组长，负责指挥对梁强的一切救护工作。

一次次地分析伤情，精益求精地制订救治方案；一项项地预测病变，反反复复地调整治疗计划……

术中，台上精心指导；术后，床前仔细观察。

一周过去，梁强病情所趋稳定；两周过去，梁强各项指标趋向正常；三周过去，黎鳌宣布：梁强脱离危险。梁强得救了，可一直带病坚持战斗的黎鳌，却因长时间的过度劳累病倒住院。

师者情怀甘为人梯，只为赓续科研精神

1995年6月黎鳌首批当选为中国工程院医药与卫生工程学部院士，1996年6月，获首届中国工程科技奖和首届全军专业技术重大贡献奖。

1996年6月8日，刚刚从北京参加两院院士大会载誉归来的黎鳌，一下飞机就从怀里掏出一张10万元的汇票，庄重地交给前来迎接他的王谦校长："这是我获得首届中国工程科学技术奖的奖金，现在我把它交给学校，作为人才培养基金。"

王校长捧着这张沉甸甸的汇票，内心被黎鳌一生淡泊名利、倾心扶植新秀的人梯精神所深深震撼。回到学校后，王校长立即召开会议，对黎鳌捐赠的10万元奖金的使用和安排进行了研究，决定专门设立"黎鳌烧伤医学基金"。

从教数十载，黎鳌先后指导培养博士生34名、硕士生51名，可谓桃李满天下。他的学生也不负众望，均成为挑大梁的科研骨干，在我军烧伤研究领域不断崭露头角，其中两位得意门生还分别获得"中国有突出贡献的博士""中国医学中青年科技之星"等荣誉称号。

黎鳌常说："长江后浪推前浪，青出于蓝胜于蓝，只有一代更比一代强，烧伤医学事业的未来才有希望。"他甘为人梯，用坚实的臂膀，扶植着一个个新人向烧伤医学高峰攀登。

在黎鳌带领下，烧伤研究所先后完成了上百个研究项目，发表了上千篇学术论文。许多研究项目，他不仅是指导者，而且亲自设计，组织实施。绝大多数论文，他都出思想，并参与总结修改，有的论文，几乎是整段整页地重写，可是发表后却很少见到他的名字。有的论文作者悄悄把他的名字署上，黎鳌在审读时，又默默地把自己的名字勾掉。他说："论文发表了，成果获奖了，只要对烧伤发展有利，有没有我的名字，无关紧要。我的名望和荣誉已经够多了，现在关键是要把年轻人推

上去，扩大他们的知名度。”

1995 年，中国人民解放军原总后勤部党委把他献身祖国烧伤医学事业、自主创新几十年的感人事迹和杰出业绩提炼赞誉为“黎鳌精神”，即赤诚报国的爱国精神、艰苦奋斗的创业精神、勇创一流的攻关精神和精心育人的人梯精神，并将其事迹材料印发让总后勤部所属部队宣传学习。军医大学医院党委为传承精神、激励后人，特为他塑造、竖立了铜像，军医大学还将教学馆前的广场定名为黎鳌广场。

供稿：中国人民解放军陆军军医大学西南医院

勤勉一生　淡泊无痕——牟善初

人物简介

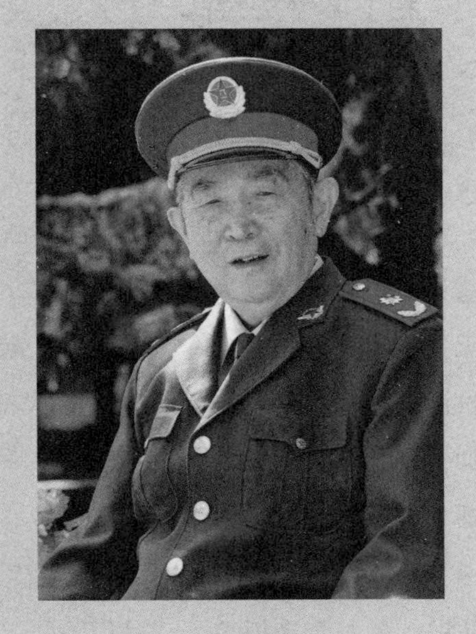

牟善初（1917—2017年），出生于山东省日照县北疃庄的一个乡村家庭。1936年考入济南齐鲁大学医学院学习，次年考入南京中央大学医学院学习，毕业后先后在国民党军医署流动手术大队、前南京中央大学医学院就职。1949—1974年，在第四（五）军医大学任副教授、教授、硕士生导师。1974年起，在解放军总医院先后任教授、博士生导师、医院副院长、总后专家组成员、中央保健领导小组副组长。

牟善初行医65年，先后获得军队医疗成果一等奖一项，军队科技进步奖二等奖一项，1994年、1996年获得中央保健委员会颁发的特殊贡献奖，1997年被总后勤部评为"一代名师"，1997年荣记一等功，1998年获"中国工程院技术奖""全军医疗保健特殊贡献奖"，1999年获"中国人民解放军专业技术重大贡献奖"，2005年获得了"中央保健杰出专家"称号。牟善初著作颇丰，先后编撰《现代老年急症学》《新编内科学》《现代老年肾脏病学》等著作。

牟善初，一个把生命的4/5用于帮助别人与各种各样的疾病去战斗的人，在中国的最高层领导中享有颇高的知名度——这样说并不过分，因为他为几代党和国家的最高领导人做过保健诊疗，众多将帅弥留之际都是他坚守在床旁。

“我和患者的关系好似大树离不开土地。”牟善初曾说，“在我有生之年还能为我的患者做点事，是我最大的安慰。我的座右铭就是伟大的教育家陶行知曾说过的‘捧着一颗心来，不带半根草去’。”

私下调换成军医

牟善初1917年出生于山东日照县一个名叫北疃庄的乡村家庭。父亲是省城济南工业学校的一个教员，在那个兵荒马乱的年代经常面临失业。母亲是一位小脚家庭妇女，会织布缝衣，但常年疾病缠身。“我要当个好医生为母亲看病”，牟善初说，这是他走上从医路的最初动因。1936年他高中毕业考入济南齐鲁大学医学院，但因无力负担高额学费，遂于次年考入南京中央大学医学院公费就读。抗战爆发后，学校南迁，牟善初随之辗转重庆、成都等地。尽管学校几经搬迁，但由于名师汇集，加上制度严厉、教学严谨，以致同一批进校的40名学生，读完6年课程后只剩下包括牟善初在内的8名学生得以毕业。按照当时的规定，这一批毕业生的去向有“军用”和“民用”两个方向，8个学生不好分，便采用抓阄的办法决定。一心想去部队锻炼的牟善初抓着了“民用”的字条，另一位想去地方工作的同学却抓着了“军用”的字条，于是两人私下里做了调换。牟善初当上了手术队的一名上尉军医。从此，在医学领域一干就是65个春秋，先后担任包括呼吸、心脏、肾脏、消化、脑系等专科在内的“大内科”主任，悬壶济世，最终成为桃李遍天下的医学大师。

“今之华佗”——骁将

“面黄如南瓜，臂瘦似丝瓜；腿细如黄瓜，腹大似冬瓜；脚未跨门槛，肚子先进屋”，这是新中国成立前对血吸虫病患者的形象描述。1946年，牟善初在南京中央大学医学院附属医院工作期间，一次出门诊，见到一位金陵大学的学生不明原因地发烧、腹泻、身上起风疹，一查体，发现该患者肝脾增大，白细胞在1万以上，嗜酸性粒细胞升到30%多（正常人为1%～2%）。他蓦地想起以前在学校一名教授讲热带病课时曾提到的血吸虫病患者特征，且患者多为生活在长江周围的农民和经常到江里去游泳的人。经过仔细询问患者病历，他了解到原来金陵大学有30多位学生参加夏令营，其间多次到江北的池塘游泳。当时，国内尚无这方面的报道，牟善初便根据患者症状，初步疑为“血吸虫病”。接着，他对患者做了进一步的检查，果然在显微镜下看到了血吸虫的虫卵。诊断证实后，马上给药治疗，并嘱咐患者回去后让其他同学也来检查，结果不出他所料，那一批参加夏令营的学生全都感染了血吸虫病，后经药物治疗，全部康复。

新中国成立后，吹响了消灭血吸虫病的号角。由于有治疗血吸虫病的经验，1950年牟善初参加了华东某地血吸虫病的防治工作，并担任防治站副站长。其间，他结合当地的条件，因地制宜制定了一套治疗血吸虫病的措施，还首创了以心电图及肝功能检查方法来验证有关药物在治疗血吸虫病过程中对人体心脏及其他脏器损害的情况，从而摸索出新的治疗方案，大大提高了疗效，同时为国家培养出了一大批血吸虫病的防治人才。1958年，我国消灭血吸虫病取得重大突破，毛泽东主席闻讯夜不能寐，欣然写下了那首脍炙人口的《送瘟神》，牟善初就是毛泽东主席所说的“今之华佗”中的一员骁将，他因杰出成就被中央军委授予二等功一次。

患者无尊卑　都是求医人

“看人先看病”是牟善初多年行医养成的特殊职业习惯。

20世纪60年代初，牟善初在中国援助阿尔巴尼亚医疗小组工作，60多位来自中国的各类专家在一个食堂里就餐。有一天吃饭时，牟善初发现身旁一位不知姓名的专家脖子上有一个拇指大小的肿块，立即警觉这可能是恶性肿瘤转移，如不及时进行治疗，后果不堪设想。于是他叮嘱这位专家去医院检查。这位专家到医院做了检查，被告知一切正常。但牟善初坚持让他回国检查，回国一检查，确诊是鼻咽癌，由于发现及时，得到了较好的治疗。

“看病不看人，患者在我的眼里没有贵贱高低之分，只有病情的轻重缓急之别。”牟善初对笔者说。

开国元勋们的健康卫士

1974年，牟善初奉命由解放军第四军医大学调到解放军总医院，由主要负责内科医教研工作转为主要负责党和国家领导人的保健工作。此后30多年里，他在多次抢救中力排众议，制订出得力有效的治疗方案，被誉为“开国元勋们的健康卫士”。

一次，某患者因患急性大叶性肺炎，大剂量使用抗生素后，开始出现严重腹泻，病情危重。来自国内的40多位专家学者围坐在一起，进行一次又一次病例会诊，大家在讨论一个问题：是先治肺炎，还是先治腹泻？先治肺炎就必须继续使用抗生素，先治腹泻就要停用抗生素。说到情急处，甚至有人拍桌子。

牟善初稳坐其间，耐心听大家充分发表意见。待会场安静下来时，他语调平和，不急不慢却果断地说：“停用一切治疗肺炎的抗生素！”一瞬间，各路专家的目光一齐投向牟善初，有两三分钟没有人再说话。此时大家都知道，如果你提出反对意见你就要承担风险，你表示赞同意见你也要承担风险，谁有如此胆量呢？临床医疗特别讲究个体针对性，很难离开具体情况评论某个方法的好坏。

治疗肺炎的抗生素全部撤了，可单纯停用抗生素并不能解决患者肠道内的菌群失调，又一个难题摆在了大家面前：如何让肠道内正常菌群恢复正常状态？国内外尚未见任何报道。一个突发奇想的念头在牟善初的脑海中闪现，提取正常人肠道里的细菌，通过灌肠注入患者的肠道里。

当牟善初提出这个建议时，大家你看看我，我看看你，甚觉新鲜，闻所未闻。

方法实施后，牟善初就住在了病房，24小时不离左右，随时观察病情的变化。一天，两天，三天，患者的病情开始好转……

现在患者的腹泻是控制住了，肺炎也一天天好起来，但多日腹泻导致肠胃功能还很虚弱，尚不能进行正常的食物消化，那么营养从哪里进入人体维持生理需要呢？

来自四面八方的专家们又坐在了一起讨论。

“我看可以采用大静脉切开输入营养，这样可使胃肠道得到充分的休息和恢复。”又是牟善初提建议，但国内尚无先例。

又是他下了最后的决策令。这样，我国第一例静脉切开插管应用输液泵进行营养输入的方法在患者身上实施了。40余天，患者静静地躺在床上，神情安详，病情稳定，葡萄糖、脂肪乳、白蛋白都通过那根细细的管道昼夜不停地输入身体里。

眼看着患者一天比一天好起来，大家的心情也一天天地明朗起来。然而，还没等大家欣慰些许，一个令人焦虑的新问题又出现了。大家发现患者的头怎么胀大了，身体肿胖了一圈，腿部的皮肤泛着异样的亮光。

在常理看来，人体只有两个器官出问题，才会导致浮肿：一个是心脏，另一个是肾脏。可从心电监护仪的曲线上看，患者的心功能是正常的，无任何不适的临床表现，这就排除了心脏问题；再观察尿量，也在正常范围，这说明心肾功能都在正常状态。心肾问题都排除了，可患者却表现为浮肿，这又怎么解释呢?

满心疑问的牟善初拿过患者的病历记录，一行一行地仔细阅读着。在每天的出入量一栏中，他的目光停住了，一串串营养物质的输入量引起了他的警惕。从理论上讲，从静脉补充营养不仅不会引发水肿，反而有利尿消肿的作用，可目前患者的病状却很反常，以往的文献也未有类似的病例可供借鉴。

凡遇到找不到症结的问题，牟善初就喜欢泡图书馆。他对生理学专著中的“单纯的白蛋白高，不会引起浮肿”这一理论产生了质疑。

牟善初和外科、营养科发生了意见分歧，两科人员均认为每天输入的白蛋白量及热卡，都是经过了周密的计算，有理论依据，来华访问的美国营养专家也认为蛋白质不可能从血管中漏出。

但这并没有让牟善初对质疑的问题就此罢休，经过整体考虑、分析，他又一次单枪匹马坚持己见，果断地下了“减少白蛋白输入量”的医嘱。

一天，二天，三天过去了，患者身上的浮肿渐渐消退，精神也一天比一天好。40天后，患者竟奇迹般地可以下床活动了。

一次又一次，牟善初经历了太多关系到患者生与死的医疗抢救重大抉择，而他所表现出来的临危不乱和博学儒雅，既给首长们留下了深刻的印象，也令来自全国各地的医学同行们心悦诚服，而很多重大抢救，往往也只有他到场做出决定，首长们才放心、安心。

牟善初先后4次获得中央颁发的特殊贡献奖。中国工程院颁发的20万元光华基金奖金，牟善初分文未取，拿来设立了“牟善初医疗保健奖”。1997年，时任军委主席的江泽民签署命令，授予牟善初一等功。同年，他被总后勤部评为“一代名师”。2005 年，中央保健委员会和国家人事部授予牟善初“中央保健杰出专家”荣誉称号。

“患者有事，随时叫我！”

“患者有事，随时叫我！”这是耄耋高龄的牟善初多年不变的口头禅。

无论是在秋风萧瑟的凌晨，还是在严寒刺骨的深夜，病房一个紧急呼叫电话，牟善初就会披衣来到病房，大家有时也实在不忍心将老人从睡梦中叫醒，但许多问题只有让牟善初拍板，实施起来才踏实。

一天深夜，从病房来的抢救电话又响起来，还没等接他的车来，牟善初已先行在路上。夜色朦胧，加上青光眼，脚步匆忙的他迎面撞上了路边施工的脚手架，摔倒在地，半边脸当即高高地肿起。他费力地爬起来，拍拍身上的土，继续向病房走去。第二天，变形的脸上涂满绿绿紫紫的药水，他仍坚持查房，像什么事也没发生一样。

对于所有求诊的患者，无论是名人高官，还是普通百姓，他一视同仁，尽心尽力。一位湖北小伙子从报纸上看到牟善初的事迹后，慕名写信求助。牟善初在回信中给予了详细的指导，小伙子又登门求诊，时年 88 岁高龄的牟善初不厌其烦，进而又向学生亲自推荐，建议采用更为妥帖的方法予以治疗，很快患者康复，感激涕零，无以言表，老人却是一笑了之，云淡风轻。一位维吾尔族老人肺部感染持续哮喘，在当地治疗无效的情况下，打电话向牟善初求救。他二话没说，寒冬腊月两次飞往新疆，经过一个多月的精心治疗，患者痊愈了。对于一个视俭朴为人生美德的老人来说，金钱已是他生活中最不重要的东西。就连从医 65 年来所获的那些荣誉证书，他都“支持”家人当破烂卖掉了，他哪里还需要什么名利来“武装”自己的人生?

几乎所有得到牟善初帮助甚至救命之恩的人，在谈起他时，都赞不绝口。因为在这样一个浮华的时代，牟善初绝对是一个“非典型”的典型。你不必担心由于匆忙而忽略了对他的感谢，从而得不到下一次的真诚帮助。他所能给予别人的帮助毫不保留，但也仅仅局限在业务上，除此之外，他没有能力在业务之外帮助别人。牟善初作为一个人，一个真诚的人，他拥有了完全属于自己的丰富的内心世界：没有城府，从不设防，不曾算计，也不曾显贵，不张扬，不势利，不虚伪。所以他很安静，说话、做事、做人，淡泊坦然，无欲无求，自然无痕。

大医牟善初，善始亦善终。

（本文原载于2006年11月6日《健康报》。作者：解放军总医院张晶平、王继荣、丁殿春。编入本书时有删节）

供稿：健康报社　赵星月

心电图学永远的旗帜——黄宛

人物简介

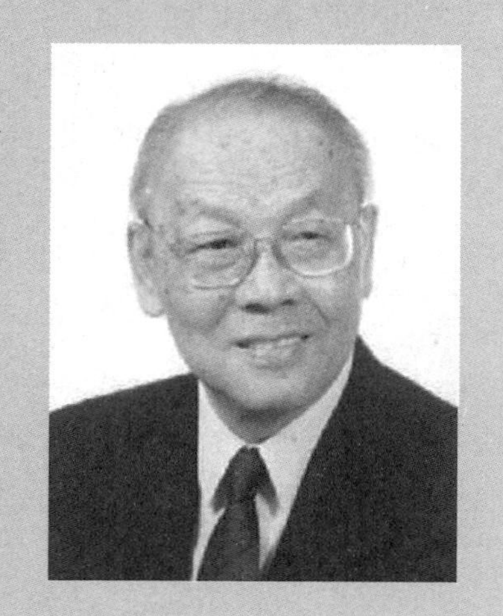

黄宛（1918—2010 年），浙江嘉兴人。1943 年毕业于北京协和医学院，获医学博士学位。1947 年赴美国纽约罗切斯特大学心肺功能研究室和芝加哥麦克瑞斯研究所从事心肾病学研究。1950 年回国，任北京协和医学院内科心肾组组长，历任内科副教授、教授；1958 年 10 月任北京阜外医院心脏内科主任；1966 年 3 月调入解放军总医院工作，曾任南楼临床部心内科专家组成员。

黄宛是中国现代心电图学的奠基人。1950 年 8 月，他放弃美国优越的条件毅然回到祖国，并将心电图“单极导联”的原理和应用带回国内。1953 年，他在我国首次成功将右心导管检查技术用于心脏病的临床诊治，并积极在全国推广普及右心导管技术和知识，奠定了现代心脏病介入诊治技术的基础。他主编的《临床心电图学》6 次再版，成为我国广大心脏病医师和心电图工作者公认的经典心电图学专业著作。

黄宛 1954 年荣立二等功；1963 年获越南社会主义共和国友谊勋章；1969 年获越南社会主义共和国最高勋章；1985 年获中央保健局颁发的荣誉证书；1990 年获卫生部一等奖；1991 年起享受国务院政府特殊津贴；1998 年被解放军总后勤部评为“一代名师”。

家道中落，不辍医学之梦

黄宛1918年出生于北京，其父黄子美曾是中国银行的高级职员，与徐志摩、梅兰芳、齐如山等名士交往甚密，曾在20世纪20年代，陪同梅兰芳远赴美国。黄宛姐弟共4人，年龄依次相差一岁，名字都取自北京的地名。长女黄宣，取字“宣武”；长子黄燕，取字“燕京”；次子黄宛，意为“宛平”；幼子黄昆，取义“昆明湖”。

由于家中经常请一位曾留学德国的医生看病，并看到家人对医生十分尊重，这使黄宛从小便萌生了从医的愿望。然而，家境的变故使黄宛的生活发生重大转变。在他刚刚上学时，父亲黄子美因银行倒闭而失业，家道中落，此后父亲出走，全靠母亲一人工作而勤俭持家度日。苦难促人上进，挫折催人发奋，经过了这场动荡后，黄宛和姐弟读书更加刻苦。

1935年，黄宛中学毕业，面临人生的重要选择，其本意想成为一名医生，但是报考协和医学院需要先读3年医预科，然后才能进入协和医学院攻读医本科，长达8年的学习时间对于日渐窘迫的家庭不堪重负。与此同时，他收到几所大学的录取通知书，想到含辛茹苦的母亲，黄宛忍痛放弃了学医的念头，而选择了学费较低的清华大学化学系，但医学梦想却仍然埋藏在黄宛的心底。

曲线上协和

同室学友林风见黄宛学习成绩很好，只是由于昂贵的学费而放弃了理想，很为黄宛惋惜。林风是燕京大学化学系的高才生，本科毕业后来到清华大学攻读化学硕士学位。4年的燕京大学求学经历，使他对名噪一时的燕京大学医预科知之甚深，当时燕京大学医预科堪称协和医学院的“预备队”。于是告诉黄宛，在协和医学院只要名列前茅，就能获得优厚的奖学金或贷学金，足够学习所需的费用。这个信息重燃了黄宛的希望。1936年，他便转到清华大学生物系学习。

1938年，20岁的黄宛顺利考上北京协和医学院，并获得了“入学奖金”和奖学金，圆了他学医的梦想。进入北京协和医学院之后，黄宛体会到学医的艰辛和不易。北京协和医学院独特的教学方法、严谨的学风和注重实效与能力的严师都给他留下了极其深刻的印象。他在后来漫长的从医生涯中所形成的工作作风和工作习惯，无不与北京协和医学院4年的教育有关。

有一次，董承琅让他们三四个学生给一个法洛四联症的白俄姑娘查体。黄宛几个人看到她口唇发绀，听诊心前区有响亮的杂音，还有典型的杵状指，便诊断为“法洛四联症”，满以为可以向董承琅交卷了。不料两个小时后，董承琅回来，先不问他们是什么诊断。开口便问：“心浊音界叩出来，画好没有？”他们被问得一个个瞠目结舌、不知所措。继而董承琅又问：“最大心搏点在哪里？点清了没有？”4个人又傻了眼。脾气很好的董承琅看看他们，只说了一句话，“这是体格检查，不是猜谜语”，便拂袖而去。这时他们再查书，书上对如何按顺序检查心脏写得明明白白。这件事给黄宛印象极深，从此知道应该如何正规地检查心脏了。

协和医学院的丰厚土壤为黄宛提供了极其广阔的天地，无论是撰写论文，还是在基础研究和临床技能方面都突飞猛进，每次考试都能得到导师的加分。

1941年，太平洋战争爆发，日本和美国变成了交战国，这使燕京大学和协和医学院被迫关闭。一时间众多国外教授被送往山东潍县的战争集中营，而尚未毕业的学生也不得不自己寻找临床实习医院，黄宛不得已来到上海一家红十字会医院见习。

学成归国，锐意进取

1943年，黄宛从北京协和医学院毕业并取得医学博士学位。1947年秋，黄宛以总分第一名的成绩取得美国救济总署医药援华会奖学金，到美国罗切斯特大学医学院学习。1947年10月，当黄宛踏上美国的土地，到罗切斯特大学医学院学习时，他的学习热情一发不可收拾。他一头扎进图书馆和实验室，如饥似渴地学习，几乎没有在凌晨两点前睡过觉，也从未休过节假日。由于过度劳累，年轻的黄宛患了严重的失眠症。

半年后，黄宛转入芝加哥麦克瑞斯研究所（该研究所后来成为芝加哥大学的心脏病中心），在鼎鼎大名的Louis N. K. 领导下工作。这位世界闻名的心脏病学大师曾在25年前指导过另一位中国医生戚寿南，此时他对黄宛也是关爱有加。如果说

Louis N. K 是一位心脏病学的全能大师，那么他的两位同事 Richard L. 和 Alred P. 则是痴情心电图的超级天才，尤其是 Richard L.，他撰写的《复杂心律失常》至今仍被奉为心电学的传世经典。这 3 人都非常赏识黄宛的才华，在他们的极力推荐下，黄宛获得了当时的最高奖学金。黄宛在麦克瑞斯研究所工作的两年表现十分出色，不仅在心电图领域成绩斐然，还带动了该研究所心导管术的发展。

1948 年，黄宛成功完成了该研究所第一例新导管检查，麦克瑞斯研究所的档案记录也明确将心导管术的发展过程分为“黄宛之前”和“黄宛之后”两个阶段。这位年纪不足 30 岁的中国青年赢得了美国同行的一致好评，并开始承担教学工作。

1950 年，黄宛已学有所成，强烈的爱国之情在他胸中激荡。于是，黄宛开始写信与协和医学院联系。协和医学院接到他的信后非常高兴和重视，立即给他发出了聘书，张孝骞主任还亲自给他写信：“你回来，祖国同样给你发展的地方！”如鱼得水，似鸟归巢，回到协和医学院的第一天，黄宛就投入紧张的研究中。可刚从废墟中站起来的新中国，还带着战争的严重伤痕。偌大的协和医院也面目全非，实验室和图书馆布满了灰尘，心电图室也根本不能记录心电图，更谈不上做心导管检查了。

黄宛被任命为北京协和医院心内科组主任时，全国心电图技术几乎是一片空白，北京协和医院也只有一台 1928 年董承琅购置的弦线式心电图机。在日本人占领协和医学院后，心电图机的零件严重丢失与破坏，最终只有 3 支完整的弦线。黄宛明白了张孝骞催他回协和医学院的良苦用心，他和方圻、刘士珍一起将纤细的弦线装在仅有 1 毫米的缝隙中，终于恢复了心电图机。凡事都爱思考的黄宛在使用旧式心电图机的过程中一直在思考，美国此时已经应用 12 导联心电图机了，能不能把这 3 导联心电图机改造一下呢？经过许多不眠之夜，心电图机终于改造成功。这台已经工作了近 30 年，老态龙钟的“功勋心电图机”，竟在黄宛的努力下一跃成为当时世界级的“高端设备”！

在随后很短时间内，心电图室就积累了大量 12 导联心电图的资料，继 1928 年董承琅开创中国心电图新纪元后，在黄宛的主持下协和医学院再次成为中国心电图学的圣殿！

1951 年开始，黄宛就连续在《内科学杂志》上发表文章，介绍多导联心电图的诊断意义和使用方法，并积累了一些临床资料。他想，仅北京协和医院能做这样的心电图还远远不行，我们要有一批掌握技术的专业人才。他决定举办全国性的学习班。就这样，黄宛继承了董承琅的衣钵。1951 年春，他在全国各大医院招收学员，每期五六名，学时为 6 周左右。掌握了技术后，黄宛对所有的学员要求说，回去后要迅速担任起教员的任务，继续办好小班。一时间，心电图技术如星星之火燃遍神州大地！

历史总是将责任与重担交付勇于担当、不畏艰难的强者。当时，中国心电图事业已走过 20 余年的历程，从开创到积累，一路风雨，一路艰辛，但中国人自己编写的心电图专著仍是凤毛麟角。而黄宛恰逢其时，承担了这一历史使命。1956 年，他以心电图培训班的讲义为基础，编著了第 1 版《临床心电图学》。或许他的初衷只是为了更快地普及心电图技术，但黄宛却因此而确立了自己在中国心电图学科领域的崇高地位。这位伟大的旗手高擎中国心电图的旗帜长达半个世纪！到黄宛 78 岁高龄时，他已完成了《临床心电图学》一书的第 5 个版本，印数达几十万册。

多年来，黄宛以“心电图大师”的称号闻名于世，但历史也庄重地记录了他对中国心血管病事业作出的其他开创性贡献。在积极普及心电图技术的同时，黄宛极力争取将心导管技术用于临床。经过 3 年的努力，终于获得主管部门的同意，他利用带回国内做示范用的两根 6F、7F 心导管，自制了血氧测定仪，成功开展了我国第一例右心导管检查。1956 年，他不仅举办了右心导管学习班，同时还在《中华内科杂志》上发表文章介绍右心导管技术，把这项新技术推向全国。而这一举措也为心脏病的介入治疗奠定了基础。

阜外时光

1958 年，中国医学科学院将当时不满 40 岁的黄宛调到北京阜外心血管病医院内科，使他成为当时该院最年轻的主任，他也将严谨踏实的工作风格带到新的工作环境中。他不仅在心电图学的征途上锐意进取，在心血管病的其他领域也取得了骄人战绩。他倡导用额奎尼丁逐日增量法使奎尼丁转复心房颤动的效果变得既好又安全。他对每例患者都亲自检测给药，认真细致观察，他一丝不苟的严谨治学态度使青年医生收益很大。他还先后完成了乙胺碘呋酮（胺碘酮）、硫氮酮、氟卡胺（氟卡尼）等抗心律失常药物的临床观察和实验室电生理的研究。

20世纪60年代，黄宛提出使用低分子右旋糖酐慢静脉滴入改善冠状动脉侧支循环的治疗方法，成为当时临床常用的有效治疗手段。20世纪60年代初，他在临床高血压的研究中，发现有些青年患者的高血压因肾动脉狭窄引发，便把多种当时不同命名的类似疾病予以综合，并首次提出“多发性大动脉炎”的概念，相关论文在《心脏内科杂志》上发表。但由于历史原因，中国与世界处于隔离状态，限制了这一概念的传播。20世纪70年代，日本学者也提出了这一概念，并向世界推广。当时日本学者来阜外心血管病医院讲学时，中国同行向他们展示了黄宛的文章，他们才知道自己的研究落后于中国10年，承认是中国人最早提出了这个概念。当时，卫生部在了解到该情况后，为黄宛补发了卫生部科技进步奖一等奖。

军旅辉煌

1966年的春天，黄宛再次服从上级安排，调到中国人民解放军总医院（301医院）任一部副主任兼心内科主任。他由一名温文尔雅的谦谦学者变为一身戎装的飒爽将军，变化的是外表，而坚持的仍是恒久的热忱与执着。当时301医院建院不久，很多条件尚不成熟，但富有挑战精神的黄宛毅然走马上任。在解放军总医院，他创立的正压呼吸抢救急性左侧心力衰竭严重肺水肿患者的方法，被广泛采用，挽救了大量严重患者的生命；他打破了心脏病患者做大手术的禁区，打破了当时肺癌患者活不过两年的说法。

军旅生涯中，黄宛不仅执着进取，还培养了王思让、盖鲁粤等一批名医。

20世纪70年代末，年逾花甲的黄宛再次为中国心血管病专业和心电学的发展积极奔走，他与多位老专家共同筹划成立了中华医学会心血管病学分会，并促成《中华心血管病杂志》的创刊。1982年，黄宛退居二线，但他并未停止在学术领域的探索，不改赤子求学之心，积极发挥专长，仍然活跃在学术第一线，为中国心电学和心血管病学的发展摇旗呐喊。

作为一名年逾古稀的老专家，黄宛早已是功成名就、万人敬仰的一代宗师，但他却从不以专家自居、名师自傲，甚至对所有心电学的新进展均抱有如饥似渴的旺盛求知欲。上海第二医学院的戚文航教授一直珍藏着两封黄宛的来信，通过这两封亲笔信，一代宗师的清冽心胸，一代学者的严谨和深邃跃然纸上。正是在这样的坚持下，黄宛的学术生命力依然旺盛。1998 年，80 岁高龄的黄宛以极大的热情再度出了新版《临床心电图学》，至今《临床心电图学》依然是内科医生公认的权威著作。

（本文根据葛均波、霍勇主编的《知心——中国心血管内科发展历程》、杨进刚主编的《不忘初心——讲述·见证阜外医院 60 年历程》等文献综合整理）

供稿：健康报社　高艳坤

博深兼备的内科大家——翁心植

人物简介

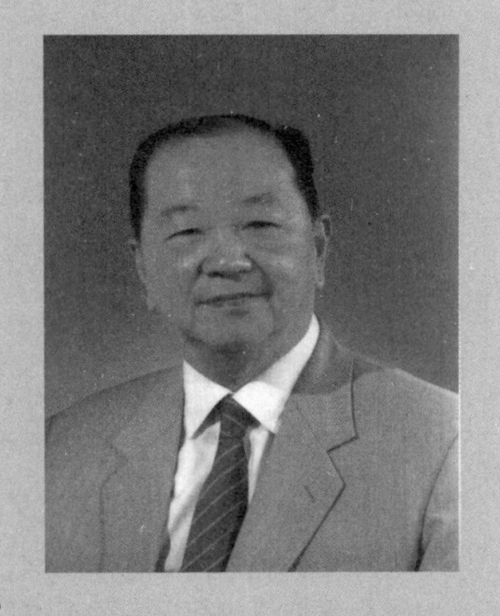

翁心植（1919—2012年），医学家、内科学与呼吸病学家、医学教育家、中国工程院院士，浙江宁波人。1946年毕业，获华西协和大学和美国纽约州立大学医学博士学位。北京朝阳医院名誉院长、教授，曾任北京呼吸疾病研究所所长，中国吸烟与健康协会常务副会长，中国医学会常务理事。从医近70年，在内科学、寄生虫病学、心血管病学和呼吸病学诸领域均有创造性贡献。20世纪40年代，发现和诊断了国内首例戈谢病；50年代，致力于研究吸虫病，创建用于诊断黑热病和血吸虫病的简制抗原方法；60年代，在世界上报道了首例白塞病并发心脏瓣膜损害，并提出结核自身免疫是发病的原因之一：70年代起，在慢性阻塞性肺疾病和肺心病方面进行了大量研究，创建呼吸重症监护室，使中国在这一领域达到国际水平；在国内最早开始控烟运动并取得显著成效，获世界卫生组织金质奖章，被该组织誉为“中国控烟之父”。是我国大内科体系建设和医师培养的倡导和实践者。是继张孝骞后，我国最负盛名的博与深兼备的内科学家，也是迄今为止中国工程院中唯一一位大内科院士。

钟灵之地育俊才：辗转求学，胸怀家国

1919年5月10日，翁心植出生在浙江宁波石塘村，村中翁氏家族“存字辈”和“心字辈”两代人中出现了一个密集型科技人才家族群体，层次之高，举世罕见。“石塘翁氏”得以与“高桥史迹”“梁祝胜景”名扬江浙，而出类拔萃的翁氏子弟中就包含了后来的中国工程院院士翁心植。

翁心植8岁随家移居天津，父亲翁文澜是翁家的第二个洋博士，在津开设诊所，是当地颇有名气的医生。老一代“为人者不为良相，便为良医”的思想对翁心植产生了教化。后来他考入南开中学，“允公允能”的校训成了他终生恪守、坚持不渝的座右铭，爱国爱群之功德，与服务社会之能的观念伴随了他的从医生涯。

1937年5月，18岁的翁心植考入燕京大学医学预科系，就读三年后顺利考入“医学家的摇篮”北平协和医学院。1941年日军偷袭珍珠港爆发太平洋战争，侵华日军占领协和，勒令在读学生必须转到日寇控制的北平大学医学院。只学习了一年半医学理论的翁心植义愤填膺，拒做亡国奴，毅然离校南下上海转入尚未遭受控制的圣约翰大学医学院、上海医学院继续学习。1943年法国宣布把上海的法租界移交给汪伪政权，满腔家国情怀的翁心植再度离校前往大后方，历经34天的长途跋涉，冲破艰难险阻抵达成都，借读于中央大学医学院四年级，同年九月又转入华西协和大学医学院。他的医学求学和实习生涯，历尽坎坷，前后进过6所大学，在4家医院实习，时间长达10个年头，空间横跨大半个中国。一路走来，其间艰辛与磨难，并非常人可以想象和承受，也正是这些独特的经历赋予了他独特的禀性与日后非凡的成就。

小荷已露尖尖角：甄别国内首例戈谢病

1946年，翁心植回到阔别5年的北平，成为北大医院内科的住院医师。一天，病房收进了一名13岁的男孩，病历上写着：原因不明脾肿大，伴白细胞、血小板减少。一些高年资的大夫和教授都诊断为班替病，但是按照班替病治疗后，患者病情并无好转。看来是没能对症下药，翁心植对诊断产生了怀疑。他根据患者的症状

及其家族病史，想到国外文献曾报道过的一种世上罕见的遗传疾病——戈谢病，于是，在一次内科大查房时，翁心植向教授们提出了自己的看法。北大医院等级森严，医生分为主任医师、副主任医师、主治医师、总住院医师、实习医师5个等级，此外还有教授、副教授、讲师等，住院医师跟随教授查房时，一般只有听的份儿，翁心植的主动发言，发表的又是怀疑教授诊断的意见，顿使全场惊愕。

戈谢病在世界上以犹太人中为最多见，但在那时的中国尚未有过报道，一位毕业不久的住院医师，毫无临床经验，凭什么向权威发起挑战？教授们当场予以否定，有人还讽刺地说，真要是戈谢病的话可以把这个患者送去故宫博物院了。翁心植本着为患者负责的态度，不畏权威，坚持己见，请求给患者做骨髓穿刺，结果所获穿刺物的涂片以瑞氏染色找到戈谢细胞，确定是戈谢病无疑。而这位国内第一例戈谢病患者，在明确诊断后得以接受有效治疗，最终健康地活了下来。

这件事不仅引起了全院的注意，也引起了后来任职全国人大常委会副委员长、中国医学科学院名誉院长吴阶平的注意。他说这是翁心植工作勤奋、善于思考、敢于突破旧框框的一种表现，断定他后来必定卓尔不群。

初见锋芒勇担当：致力解决寄生虫病问题

1949年，翁心植受我国著名的内科及热带病学教授钟惠澜之邀，从北大医院转往中央人民医院工作，开始黑热病研究。他以非凡的聪明才智研究出用于诊断黑热病的抗原简易制备方法，简单方便、经济实用，准确率达到96.9%，满足了我国当时对黑热病流行进行普查普治的需要。

1953年年底，中央人民医院接收了30多位抗美援朝战场上的志愿军病员。为了保家卫国，他们在战场上付出了沉重代价，有时候战士们一连几天也吃不上一口饭。因此，不少战士饥不择食，看到山沟溪流里的石蟹、蝲蛄就抓来生吞活吃。然而不幸的是，朝鲜半岛正是肺吸虫病的流行区，这些动物体内，寄生着可怕的肺吸虫。这30多名病员正是从东北某医院转来的，服用了盐酸依米丁（当时治疗肺吸虫病唯一有价值的药物）却不见效果，只能求助大名鼎鼎的钟惠澜。钟惠澜凭借对寄生虫病的丰富经验想到了用氯化奎宁治疗，试用后效果相当不错，所有患者的症状都明显减轻。不过，肺吸虫病的临床诊断是当时更为棘手的难题，转来的志愿军里有 13 位患者通过当时的主要检查方法并没有查到虫卵，肺部症状也不明显。

钟惠澜对翁心植等助手提出依靠血清免疫学方法明确诊断的设想。而这项工作国内还没人研究过，翁心植责无旁贷地毅然承担此重任。他怀着对志愿军的敬仰，锐意进取，很快制备出皮肤试验的抗原，成功地完成了血清免疫学从理论到实践的过程。之后面临制备抗原必须要有肺吸虫成虫等一系列困难，翁心植又参考了他的黑热病简制抗原，和他的同事们经过对各种替代品的反复试验，最终制成肺吸虫干抗原，攻克了制备肺吸虫病抗原的难题。这项科研成果，填补了国内空白，对开展大规模流行病学调查意义重大。后来翁心植跟随钟惠澜，使用该简制抗原对吉林省境内松花江、图们江、鸭绿江三大流域内 9 个县的 32 个村进行调查研究，从而确定了这里是肺吸虫流行区。

1955 年，党中央发出“一定要消灭血吸虫病”的号召。翁心植又创造发明出用于诊断血吸虫病的抗原，成功解决了疫区广泛、疫情严重、需要巨量抗原的问题，从而使血吸虫病的普查工作顺利地提前完成。

从提高诊断诊治水平到研制抗原方法使之大范围推广应用，翁心植有力地解决了我国当时严重的寄生虫病问题，促进了我国寄生虫病的防治工作。

杏林翘楚为人先：在复杂疑难的大内科攀登巅峰

1957 年翁心植随钟惠澜调往北京中苏友谊医院，全面负责内科工作，兼中心化验室主任，他开始将专业重点转移到心血管疾病方面。

当时，冠心病已经有了高血糖、高血脂、吸烟和肥胖等公认的病因结论，但翁心植不甘仅在这些方面做文章。他另辟蹊径，开始探索性激素与冠心病的关系。他思路开阔，很快想到了一个特殊群体——太监。他费尽周折找到了中国最后一批太监，通过对他们的身体检查和研究分析，得出了雄性激素与冠心病治疗的初步观察结果，这在我国医学界轰动一时。在国际上，这也是首次发现雄性激素水平低下是老年男性患冠心病的独立危险因素，从新的角度揭示了冠心病的发病机制，并为防治提供了依据和新思路。

1963 年，翁心植在世界上首次报道了白塞病并发心脏瓣膜损害，同时，他在国内第一个总结了白塞病的内科临床表现，并提出结核自身免疫反应是该病发生的原因之一，陆续得到许多研究的证实。

20 世纪 70 年代以来，他对严重危害人民健康的慢性阻塞性肺疾病、肺动脉高压、肺心病进行了大量的研究，取得了良好效果；系统研究了肺心病的肺循环血流动力学变化和多种扩张血管药的治疗作用。客观评价了核素方法对肺动脉高压和肺心病的诊断价值；在国内率先建立了呼吸重症监护室，使肺性脑病的病死率由 68%降到 30%。他参与组织领导了全国慢性肺心病防治协作及所属各大区、各省（直辖市、自治区）协作组对肺心病的联合攻关，20 余年来取得巨大成绩，使肺心病的住院病死率由 35%降到 15%以下，使我国在这一领域的研究与诊治达到国际水平。

心系社会怀大义：发起推动中国控制吸烟运动

1978 年的全国科学大会对于翁心植的人生道路有着转折意义。会后，他激动异常、夜不能寐，连夜奋笔疾书给当时的卫生部部长崔月犁写信，建议成立专门组织，领导全国开展控制吸烟工作。

中国居民的死亡原因在中华人民共和国成立前主要是传染病、寄生虫病和营养不良性疾病。随着人民生活水平的提高，这些疾病发病率已大幅降低，到 20 世纪 70 年代，占前几位的死亡原因已是心血管病、卒中、恶性肿瘤和呼吸系统疾病。翁心植发现，这四大死亡原因都与吸烟有关。他直率地指出，当时我国对吸烟危害健康的事实长期认识不足。新中国成立后，随着烟卷产量的逐渐增长，吸烟者的数量也日渐增多，给人民健康带来了无穷的危害。控制吸烟、降低吸烟率，减少与吸烟有关的疾病，保障人民健康是政府亟待关注和采取行动的主要领域。在信中，爱国忧民的赤子情怀跃然纸上，这封信写得必要且及时。

十一届三中全会后，党和政府高度重视科学家的建言献策，1979 年 7 月 23 日，经国务院批准，卫生部、财政部、农业部和轻工业部联合发出《关于宣传吸烟有害与控制吸烟的通知》，第一次表明了政府对于控烟问题的立场。虽不能说就是由于翁心植的这封信促成了这份文件，但他向政府建议之功，毋庸置疑。四部联合通知一经下发，轰轰烈烈、声势浩大的宣传控烟运动立刻在全国蓬勃开展。

1984 年，翁心植牵头开展了一次全国性的吸烟率抽样调查，这份历经 700 余天、调查近52万人的报告，是当时世界上调查人数最多、地域最广、耗时最久、统计最全、最精确的吸烟情况文献资料。这项史无前例的调查工作填补了国内该领域的空白，居国际先进水平，为制定我国的控烟战略提供了科学、可信、弥足珍贵的依据。

控烟运动需要政府重视、措施得当才能见成效。自1982年起，翁心植就联络公共卫生、心理教育等一批著名专家发起成立中国吸烟与健康协会筹备组，并积极开展活动，多次联名发出控烟倡议书，或运用自己的影响力提意见、交议案、向决策者游说，终于在他锲而不舍的敦促下，中国第一个吸烟与健康协会——北京市吸烟与健康协会于1987年成立。3年后，卫生部和民政部批准成立了中国吸烟与健康协会。

此后，中国控烟的步伐明显加快，翁心植也始终忙碌着，从国内到国外，奔波不息。1994年在法国巴黎，在第十届世界烟草与健康大会主办权申请大会上，翁心植发表了慷慨激昂的演讲，强调了在世界控烟运动30年之际，到产烟最多、烟民最多的中国举行大会的特殊重要性，最终不辱使命，申办成功。1997年，世界控烟大会在北京人民大会堂圆满举办，来自114个国家、地区的1 800多位专家聚集一堂，时任国家主席江泽民出席并致辞，这使中国的控烟工作有了突破性进展。

翁心植为控烟奋斗了近20年，他无愧于"中国控烟第一人"。正因为他在中国控烟运动中的领军作用和杰出贡献，翁心植于1989年和2001年先后两次荣获世界卫生组织颁授的"烟草或健康纪念奖"。他是获此殊荣的第一位中国人，也是世界上唯一一位两获此奖的人。亚洲反吸烟咨询所主任麦龙诗迪称其为中国控制吸烟的"grandfather（祖父）"——"中国控烟之父"的称号也由此而来。

鞠躬尽瘁成伟业：创建北京市呼吸疾病研究所

1978年对于这位医学大家来说是极其不平凡的一年，他光荣地加入中国共产党，实现了追求21年的夙愿。翁心植对毛泽东主席的著作《纪念白求恩》情有独钟，对患者满腔热忱，对工作精益求精，做一个白求恩式的高尚的人，这就是翁心植的人生追求。

那个年代导致我国人民死亡率最高的还是呼吸疾病，患者以劳动人民、特别是广大农民最多，翁心植便从人民的需要着眼。1979 年他在北京朝阳医院创建了北京市呼吸疾病研究室（直属于北京市卫生局）并开办呼吸专修班，训练普通内科医生转型为呼吸专科医生，解决了呼吸专业医生缺乏的困境。1986 年，机构扩充为北京市呼吸疾病医疗研究中心，在我国率先将呼吸专业从大内科中分离出来。经过他坚持不懈的努力，加上多年来有目共睹的成就，1998 年该中心被确认为北京市医学重点学科，次年由局属升格为市属北京市呼吸疾病研究所（以下简称“呼吸所”）。

呼吸所成立 4 年后，突如其来的“非典”再次印证了它的必要性和前瞻性。“非典”流行期间，呼吸所起到主导作用，帮助北京多家市属医院成立重症监护病房，提供各方面会诊；并负责多家定点医院普通病房、重症监护病房的救治工作；“非典”结束后，北京朝阳医院名誉院长翁心植院士（时任呼吸所所长）和弟子王辰院士（时任北京朝阳医院院长、呼吸所副所长）全面总结，获得了国家科技进步奖二等奖。“非典”过后第二年，在中国共产党成立 83 华诞之际，翁心植被授予“北京市优秀共产党员”称号。

此外，呼吸所在翁心植和王辰的带领下，在呼吸衰竭的救治、肺栓塞的防治与研究上也取得了瞩目的成绩，显著提高了国内的诊治水平。

医高济众蓄桃李：伯乐育才，风范长存

在教育理念方面，翁心植颇具远见卓识，他很早就提出要重视中青年骨干的培养，以解决人才青黄不接的问题。他在朝阳医院呼吸科推行 24 小时住院医师制，高强度下的工作让每一个在这里锻炼过的人受益匪浅，诊断和治疗能力大大提高。他善于有的放矢、因材施教，开阔的思路和严谨的工作作风，让学生敬佩又深感压力。正所谓“名师出高徒”，翁心植培养的学生中不乏出类拔萃的杏林高手，很多已成为各大医学院校和医院的学科带头人，其中一些已经在医学界颇具影响。

翁心植长期在中华医学会等国内外学术团体中担任重要职务，曾任中华医学会常务理事、北京医学会副会长、北京市科协常委、中华医学会内科学分会副主任委员、北京医学会内科学分会主任委员等，为繁荣我国的医学科学事业做了大量卓有成效的工作。他曾经担任《中华内科杂志》《中华心血管病杂志》等多种医学期刊的总编辑或编委，因工作业绩突出，曾获中华医学会授予的优秀总编辑奖。

翁心植曾获中华医学会医学科学及学会发展建设突出贡献奖、卫生部肺心病防治杰出贡献奖、何梁何利基金科学与技术进步奖、北京市“医学伯乐奖”、吴阶平医学桃李奖、吴杨奖特殊贡献奖、中国呼吸医师终身成就奖。1995年，《翁心植学术论文集》出版问世，这是一部有重大示范作用和学术价值的文献，成为我国医学界的一件大事，他的大内科医术闻名遐迩，人称“张孝骞第二”。

翁心植毕生致力于发展我国的内科医学事业，大道至简、大医至爱的境界堪为楷模。他的一生是追求真理的一生，是献身祖国医学的一生，他将永远被铭记在我们心中。

供稿：首都医科大学附属北京朝阳医院宣传中心　程　驰

北京市呼吸疾病研究所　景　行

北京市呼吸疾病研究所　梁立荣

扎根西北的医学大树——葛宝丰

人物简介

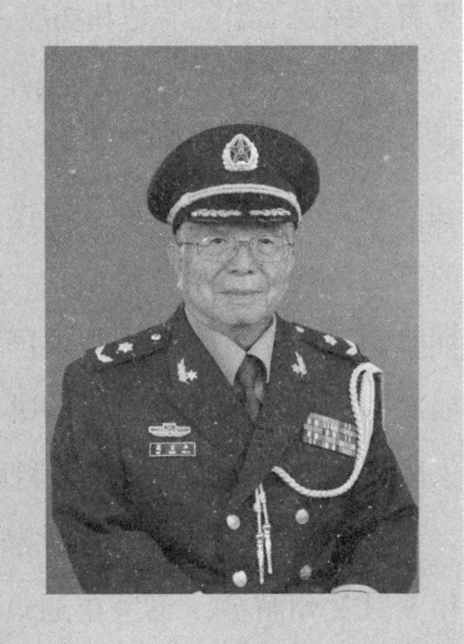

葛宝丰（1919—2014 年），新中国骨科医学奠基人之一，西北地区骨科专业的开拓者，中国人民解放军骨科专业组奠基人之一。河北乐亭人，1919 年出生，1949 年 8 月参加工作，1956 年 9 月入伍，1978 年 9 月入党，历任联勤保障部队第九四〇医院主治医师、副主任医师、主任医师、创伤骨科主任、博士生导师、专家组组长、专家组名誉组长等职，享受国务院政府特殊津贴，先后 3 次荣立三等功，1987 年出席了全军第二次英模大会，1989 年被表彰为全国劳模和先进工作者，并参加新中国成立 40 周年国庆观礼，1999 年当选中国工程院院士。2014 年被中国人民解放军总政治部宣传部表彰为“践行社会主义核心价值观，争做新一代革命军人”新闻人物。

扎根西北 65 年，自主创新完成 57 项重大医学成果，获得省部级二等奖以上科研奖励 20 项，其中有 6 项属国内首创，4 项属世界独创，先后编著《实用骨科学》《创伤外科学》《矫形外科学》等 8 部论著，发表论文近 500 篇，丰富完善了我国骨科医学理论体系；救治患者 17 万人次，先后为军地培养骨科人才 600 多名。

医学报国矢志不渝

葛宝丰出生在风云变幻的“五四运动”时期，上中学期间就接受了良好的中西方文化教育。高中毕业那年夏天，一场突如其来的霍乱席卷了他们村庄，全村 90 户人家就有 104 人接连死亡，他的母亲、二嫂也被这场瘟疫夺去了生命。目睹了乡亲们面对疾病的孤立无助，遭受了一次次失去亲人的巨大悲痛，已经开始懂事的葛宝丰，心里有一种说不出的酸楚和伤痛，他暗暗发誓：一定要学医，用高超的医术治病救人。

1936 年，17 岁的葛宝丰以全国第一名的成绩考入燕京大学医学系，从此踏上救死扶伤的从医之路。入学一年后因抗日战争爆发，学校被迫关门停课，葛宝丰便和同学一道辗转千里到云南昆明国立中正医学院求学。他亲身感受了祖国山河破碎的满目疮痍，目睹了侵略者灭绝人性的残酷暴行，激发了他强烈的爱国情怀，也更加坚定了他学好本领、报效国家、维护民族尊严的雄心壮志。虽然战事告急，学校屡次搬迁，但他孜孜以求的决心丝毫没有动摇，还专门向援华的加拿大著名骨科专家萨飞求教，积累了不少骨科医学知识和临床实践经验。

1947 年，葛宝丰和同学慕名来到原兰州中央医院，担任大外科主治医生。1949 年 8 月兰州解放，葛宝丰通过救治解放军伤病员，特别是为开国将军张达志疗伤，亲眼看见了解放军秋毫无犯的严明纪律，切身感受了部队官兵热爱人民的良好作风，他打心眼里感到这是一支不寻常的队伍，一个崭新的时代即将到来，他坚决响应党的召唤，成为人民军队的一员。

扎根西北始终不悔

葛宝丰成为人民军医后暗暗下定决心：一定要听党话、跟党走，把学到的知识用在最需要的地方，把满身的光和热献给西北人民。从此，他就像一棵戈壁红柳深深扎根西北，一干就是 65 年。

20 世纪 70 年代，理论功底扎实、业务技术精湛的葛宝丰，已成为军内外骨科医学界的一颗闪耀新星，原解放军总医院多次想请他去北京工作，面对优越条件和优厚待遇，他一一谢绝，委婉地说：“我的事业在西北，这里更需要我。”葛宝丰的儿子葛竞是美国耶里安大学显微外科著名专家，老伴儿刘恭芳的亲人也在美国定居，先后 48 次来信恳请葛宝丰夫妇去美国安度晚年，可他却说："我的根在大西北，我要为这里淳朴的人们多干些事。"1999 年，葛宝丰当选为中国工程院院士后，有个单位在海南修建了豪华别墅，请他离开西北另辟天地；家乡的党政领导多次请他回乡定居，他都回信婉拒，还赋诗一首："我年逾八十，蹒跚意呆痴，吐丝丝绸路，直到丝尽时。"他的这种扎根西北的精神，被家乡人民广为传颂，河北乐亭县在全县中小学校悬挂他的照片，还将县城一条街道命名为"宝丰街"，以此激励社会各界向他学习。

瞄准医学前沿克难而成

葛宝丰常说："医学科学是永无止境的。"多年来，他把振兴祖国骨科医学作为不懈追求，以敢为人先的勇气，努力攀登医学高峰，不断推动骨科医学创新发展。

中华人民共和国成立初期，面对西方对我国的技术封锁，葛宝丰立下誓言，国外有的骨科技术，中国人也一定要有；国外没有的，我们也要敢于攀登。

他在国内较早开始了显微外科断肢再植术的学习研究，反复进行研究实验，研制出了"V"形钉和梅花髓管内针，突破了断肢再植的技术瓶颈，给广大骨科患者带来了福音。1965 年，由他指导的全军第一例、全国第二例临床断臂再植手术获得成功；1988 年、1990 年，他指导学生接活冷缺血 54 小时断掌和 59 小时断指，打破了国际上 36 小时的纪录，成为新中国成立 60 年来最重要的 60 项医学成果之一；1997 年，成功完成亚洲骨科领域第一例十指断指再植手术，逐步形成了一套独具特色的骨科技术体系。粉碎性骨折碎片复位和固定是一项困扰世界临床医学的百年难题，传统的单钢板对Ⅲ度以上粉碎性骨折没有更好的解决办法，葛宝丰不畏艰难、带头攻关，经过多年研究，发明了内固定半环式梯形加压钢板，使患者手术后不再利用石膏或加板作外固定，大大提高了粉碎性骨折的治愈率，在全国得到推广应用，使 18 万患者从中受益，1998 年该项成果获国家发明三等奖。

紧盯战场需要知难而进

葛宝丰视提高部队战斗力为己任，把部队官兵的需要作为研究的重要方向。20

世纪50年代初，他着眼战场需求，开展带血循环骨移植研究，这一研究成果被广泛应用到救治志愿军伤病员中，取得了非常好的疗效；他多次冒着生命危险上高原、走戈壁，总结提出了一整套战伤预防和治疗措施，还创制了简易实用的弹簧螺旋牵引架，在战场救护中发挥了重要作用，获得军队科技进步奖二等奖；总结提出的骑兵“落马骨折”防护法、炮兵腰肌损伤的发生机制和治疗方案，极大地降低了发病率，防止了非战斗减员，深受广大官兵欢迎。20世纪90年代初期，葛宝丰发现住院官兵中骨创伤患者较多，他一一分析病例，研究认为主要原因是训练不科学，80多岁高龄的他逐级向上反映，提出科学施训的建议，深入基层部队宣讲“如何预防训练伤”。

在此基础上，他利用5年时间，研制出了治疗训练伤的特效药物高肟甲素霜，从1994年沿用至今。2007年，他不顾年事已高，专题分析驻海拔500米、1 500米和3 000米部队官兵的骨密度值和骨代谢指标，跟踪研究紧急进驻高原部队官兵体内骨吸收指标的变化情况，首次发现了高原环境对官兵骨代谢和骨骼健康的影响及规律，完成了全军重大科研课题“西北高寒高原地区军民骨质疏松症的研究”，并获军队科技进步奖二等奖。

以仁爱之心守护生命高地

葛宝丰常说：“医生一刀子，要想到患者一辈子。”他是这么说的，也是这么做的，被患者亲切地称为“值得托付生命的人”。

每次手术前，他都要到病房和患者聊一聊，让患者放松心情、消除顾虑；每次进行手术，他总能站在手术室门口迎接患者，让患者看到医生的亲切面容；每次手术后，他亲自包扎伤口，用手托住患者伤口部位，放在推床上送进病房，把肢体固定好后，才放心地离开；患者苏醒后，他总是及时来到床边，悉心询问情况。

正如他在日记中写的那样：“病房勤巡视、心系伤病员，每逢手术日、临床遇危难，如履薄冰上、如临深渊间，直至病情稳、心中始得安。”

1973年1月10日，时任青海省委第二书记、青海省军区司令员张江霖不幸发生车祸，6根肋骨、2根锁骨骨折，被紧急送到原解放军第四医院救治。张书记早年参加中央红军，在陕北又曾身负重伤，此次车祸导致伤情加重，生命危在旦夕。葛宝丰奉命带领急救组连夜赶赴西宁，到达后立即展开紧急抢救。手术后，他还守护了三天三夜，仔细观察病情变化，随时调整治疗方案，硬是把这位老革命从鬼门关拉了回来，没有留下任何后遗症。

10年后，张书记的女儿张明旭成为联勤保障部队第九四〇医院一名心血管内科医生，来医院报到前，父亲叮嘱她说："你当医生，一定要像葛主任那样，对患者要认真负责啊！"

风险再高也慨然担当

1987年，7岁的小女孩潘园园因车祸导致严重骨盆骨折，送到医院时已缺血38小时陷入深度昏迷，命悬一线，非常危险。由于缺血时间太长，手术很容易引发肾功能衰竭导致死亡，难度大，风险高，有人劝葛宝丰最好不要收治，免得发生意外而毁了一世英明。葛宝丰却坚定地说："现在要紧的是先救命，其他的事以后再说！"

对付危险的最好办法就是做好最充分的准备。葛宝丰和同事们制订了详细的手术方案，从上午9点到下午7点，手术做了整整10个小时，他一直站着，没吃一口饭，没喝一口水，在他和同事们的努力下园园终于化险为夷，很快恢复健康。

以师者道义培养优秀人才

很多人称赞葛宝丰是"弯腰为桥、挺立为梯"的良师，而他却说："干事业最糟糕的不是没有科研成果，而是后继无人。对青年人来说，给他们成功的机会比什么都重要。"

抗美援朝战争爆发后，后方医院急需大量骨科专业医护人员，危急关头，葛宝丰开办了战伤骨科训练速成班，亲自选拔150名业务骨干，面对面、手把手地进行培训帮带，使他们很快掌握了战伤救治技能，在救治伤员中发挥了重要作用。

改革开放后，为吸纳更多的优秀人才献身西北，他将主要精力和目光盯在培养年轻人才上。1987年，第四军医大学本科毕业生甄平报考了葛宝丰的研究生，一度在是否来兰州求学上左右徘徊。葛宝丰闻讯后立即赶到西安，亲自面试甄平，给他讲西北骨科事业发展的前景。葛宝丰渊博的学识、朴素的作风深深打动了甄平，使他心里的疑虑彻底打消，二话没说就跟着葛宝丰来到兰州。甄平研究生毕业时，葛宝丰像对待自己的孩子一样，亲自布置答辩会场，请人给他拍毕业照，每一个细节都不放过，终于使甄平坚定扎根兰州，目前其已担任骨科中心主任。每当提起这段经历，甄平总会动情地说："虽然当初我也可以去条件更好的地方，但葛宝丰的为人品质与治学精神坚定了我留在大西北的决心。"正是葛宝丰求贤若渴的识才气魄，吸引了一大批高学历人才到医院工作，才逐步形成了"人才聚集、高峰凸起、团队推进"的生动局面。

把带出科研团队作为最大的心愿

多年的实践使葛宝丰深切地感到，"临床和科研好比医生的双翼，两者缺一不可"。葛宝丰用节衣缩食积攒的 5 个月工资，为科室买来一台当时最先进的单目显微镜，在国内率先建立动物显微实验室，为国家培养了一批显微外科人才。

在人才培养上，他针对每个年轻医生的特点，因人而异、科学施教，给患者查体时，他都会给年轻医生讲解分析诊断不同疾病的要领；手术展开前，他都要把关键步骤对年轻医生讲解再三；年轻医生主刀时，他放手不放眼，每次都亲自在手术台旁悉心指导，有时还默默地递上一把最适用的手术器械，鼓励他们大胆开展手术。原骨科中心主任文益民刚分配到科室时，开展动物血管吻合术实验训练总是不得要领，葛宝丰一边给他打气鼓劲，一边手把手地教每一个动作，有时一站就是五六个小时，甚至通宵达旦。

就是凭着这种宽广的胸襟，葛宝丰托起了骨科领域一颗又一颗新星，培养造就了一大批高素质人才，为西北地区医疗卫生事业作出了巨大贡献。经过多年努力，葛宝丰带领的骨科中心已发展成为具有"三科一所"（创伤骨科、脊柱外科、关节病外科、骨科研究所）的强大科研团队，成为全军博士后科研工作站之一，进而还晋升为"全军骨科研究所"。

淡泊名利善待他人

葛宝丰生活非常节俭，平时穿的大多是军装，很少有几件上档次的便服，但在他人遇到困难时，总会慷慨解囊，倾力相助。他西安有位同学叫李鸣钟，家境十分困难，15 年来葛宝丰每年春节都要为他资助 2 000 元钱补贴家用；曾在葛宝丰身边工作的农村籍战士张红，父母身体有病，家庭经济条件较差，葛宝丰每年都要给他家里寄上 500 元钱，张红复员至今近 20 年从未间断过。青海玉树发生地震后，葛宝丰万分牵挂灾区群众，带头捐款一万多元。

1987 年，他到北京参加一个重要会议，老伴儿为他挑选了一双 80 元的新皮鞋，他嫌太贵，推来推去还是没买。开完会后，他特意到北京人民医院看望进修的学生白孟海，得知白孟海需要一个试验用的细胞株时，葛宝丰想也没想就从身上掏出 500 多元钱让他去买；看到白孟海的生活很清苦，又给了 200 元的生活费，而当时葛宝丰每月的工资仅有 280 元。多年来，北京的一幕时时让白孟海感受到人生的温暖，为了就近照顾葛宝丰，医院几次让他搬到新楼居住，他却一直住在离葛宝丰最近的一栋旧楼里。多年以来，葛宝丰虽然话语不多，但他的爱心却滋润着身边的每一个人向善向美，常常令人感动不已。

很多人谈到自己去世后的打算都会讳莫如深，但对于生死，葛宝丰有自己的看法："死并不可怕，怕的是死以前会卧床，自己遭罪别人难受，如果有那么一天的话希望能一觉醒来后静静地离去。"葛宝丰自认一生中，最大的遗憾是父母死得太早，而自己那时候很小，还没有赚到钱，没来得及让他们过好日子。"如果能回到过去，我一定尽最大的努力让他们享福。"

"我去世后一切从简。不设灵堂，不举行追悼会和告别会等仪式，不收花圈和挽联等礼物，尽速火化，将骨灰掷于黄河。亲朋好友祭我时，就地面河而望……"这是葛宝丰老先生生前立下的遗嘱。2014 年 7 月 10 日，葛宝丰在兰州辞世，享年 95 岁。葛宝丰逝世后，虽然对外没发通知，但闻讯赶来的人依然一拨又一拨。他们中间，有朝夕相处的亲友，有并肩作战的同事，有他带过的学生、救治过的患者，也有慕名来送老人最后一程的普通市民。

供稿：联勤保障部队第九四〇医院　白子玄

小儿外科之父——张金哲

人物简介

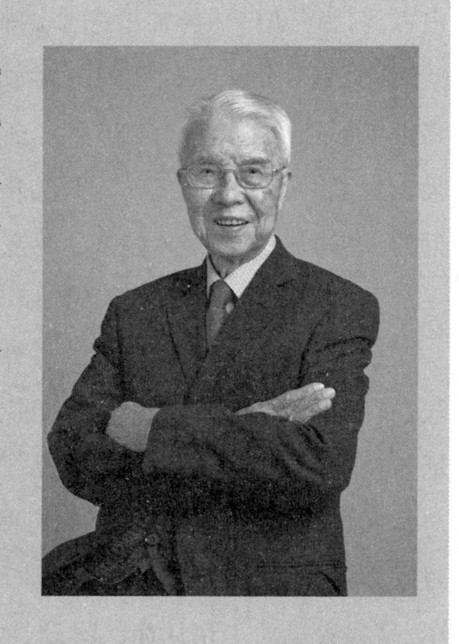

张金哲（1920—　），天津人。我国小儿外科主要创始人之一，国际小儿外科最高奖项“丹尼斯·布朗”金奖获得者，中国工程院院士。1946年毕业于上海医学院。1947年进入北京大学医学院附属医院外科工作，担任住院医师及总住院医师；1949年后历任外科主治医师、助教、讲师、副教授；1950年在北京大学医学院建立小儿外科专业，成为我国小儿外科创始人中声望最高的一个；1955年起在北京儿童医院创建全国第一个小儿外科，带领中国的小儿外科事业从无到有，从弱到强。2000年张金哲获得国际小儿外科最高成就奖，英国皇家学会“丹尼斯·布朗”金奖，他是中国迄今为止获此殊荣唯一的一位。

张金哲在医学实践与研究、医学创新、医学教育、小儿外科学会与专业杂志、国内外学术交流与合作等方面均作出了突出的贡献。他为万名以上儿童操刀手术，各项发明50余项，先后发表论文300余篇，主编及参与著书50余部，获省部级以上的科技进步奖10多项，先后培养了数百名小儿外科医生和近20名硕士、博士、博士后研究生。

张金哲是国际小儿外科最高奖项“丹尼斯·布朗”金奖获得者，中国工程院院士，被国际同行称为中国“小儿外科之父”，他将自己奉献给我国的小儿外科事业，至今仍是我国小儿外科领域的灵魂人物。

不为良相　宁为良医

张金哲，1920 年 9 月 25 日出生，天津人。张金哲考大学是在国难当头的 1937 年，他被迫从河北省立一中转入天津租界内的耀华中学备考，这期间，他经历了轰炸、校长赵天麟上班路上被枪杀等各种血腥事件，郁积了一腔愤懑。

京津两地当时只有燕京、辅仁及天津工商三所西方国家承办的大学还在招生。他分别报考了这三所大学的医学、美术、建筑三个方向不同的专业。因为当时大家有这样的认识，认为时局动荡，学的科目最好不要和政治有关系，而医学、美术、建筑都是脱离政治的。燕京大学入学考试国文题目为“入学志愿”，张金哲挥笔写下了《不为良相　宁为良医》一文。与此同时，辅仁大学美术系也录取了他，但是当时第一个发榜的是燕京大学，张金哲就去燕京大学报到了，正是因为这样的阴差阳错，从此张金哲与医学结缘。

张金哲选择读燕京大学的“特别生物系”学医。那是协和医学院委托办的预科。经过严苛的淘汰，三年后，入学时 71 人的班级，只有张金哲等 16 名优秀生升入协和医学院。

完成学业的过程也是爱国、抗日的民族气节滋长的过程。在协和医学院刚读满两个学期时，张金哲拒绝日本人的转校安排，毅然南下，转至上海圣约翰大学；次年，圣约翰大学也被日本人接管，张金哲愤而转考上海医学院，1946 年在颠沛和转插班中完成学业。

1947 年张金哲进入北京大学医学院附属医院外科工作，担任住院医师及总住院医师。1948 年前后，多地医院的产科病房遭遇了可怕的“皮下坏疽”风暴，就是新生儿极易发生的急性皮下组织细菌感染化脓，传染性极强，致死率是可怕的 100%。眼睁睁看着娇嫩的新生儿一病房一病房地死去，已是住院总医师的张金哲焦虑万分。他觉得如能抢在发生大面积感染前，把患处切开放出脓血，或能救人于水火。虽然这个想法在患儿尸体上实验证实可行，但在“化脓未局限、未熟透，不准切”

的传统医学禁忌面前，中西医老师们均不支持手术治疗。

万没料想，此时张金哲刚出生的女儿也不幸被传染上皮下坏疽。甚至来不及和妻子商量，他冷静而果断地拿起了手术刀——自己的女儿总可以试吧？不做手术就是放弃女儿的生命，这样做了，至少有了第一例实验样本。“我就那么一划，好了！”女儿得救了！消息很快传了出去，张金哲的手术方式让新生儿皮下坏疽的死亡率，从当年的几近 100%，迅速下降到 10%，后来又降到 5%。

28 岁，已在行业内崭露头角，张金哲却心有不安。在新中国成立前夕的隆隆炮声中，他在思考该怎样以一个医者的良心和使命参与建设新中国。长期受“耀华”“燕京”“协和”等西式教育熏陶的张金哲，在抗日战争、解放战争的历史脚步中逐渐完成思想洗礼。

在抗美援朝期间，张金哲作为手术队队长，两次赴朝，立了两次大功。特别是部队缴获了大量美国的麻醉机和气管插管，前方急需却无人会用，张金哲就地自编讲义，开办麻醉培训班，以精湛的专业优势培养了第一代部队麻醉师。他那些讲义经改编，成为我国最早的麻醉学专著《实用麻醉学》。

专攻技术，带领小儿外科从零起步

学医的人都知道“宁医十男子，莫医一妇人；宁医十妇人，莫医一小儿”一说。但是有了那次“拿自己女儿开刀”的经历后，张金哲认真地把目光转向了一片荒漠的小儿外科学。

在 20 世纪 50 年代初的“新世界”里，张金哲在中国儿科学奠基人诸福棠的支持举荐下，决定接受挑战——创建全国第一个小儿外科，完成了人生又一个重要抉择。

从选择学医，到确定主攻方向，国家和民族在他心里的分量举足轻重。1956 年，他加入了中国共产党。

新中国第一次卫生会议后，张金哲被调到北京儿童医院，正式创建小儿外科。那是名副其实的白手起家，一切归零。在我国小儿外科初创时期，正值我国受到西方孤立，小儿必需的全身麻醉插管缺乏供应，他创造了基础加局麻的麻醉方法，使全国各地都能进行小儿手术。20 世纪五六十年代，我国小儿外科重点工作为各种急症，他对婴儿感染及急腹症方面有不少简易疗法与深入的理论研究。在北京儿童医院创造了小儿阑尾炎 30 年 15 000 例无死亡、急性绞窄性肠梗阻包括坏死休克患儿连续 100 例无死亡的纪录，肠套叠的痉挛学说与应用等经验，至今都有实际参考价值。

没有诊断和手术用的器械，何来小儿外科？没有什么条件是可以坐等来的。好在动手创造是张金哲的强项。幼年时他就喜欢蹲在木工身后一看半天。燕京大学重能力培养的实验教学，养成了他手脑并用的习惯，具有极强的应变实操能力。

张金哲的医学生涯中各项发明多达 50 余项，其中，两项创新发明特别耀眼，这就是被国际同行称道、使用并正式命名的"张氏钳""张氏膜"。这两项根治新生儿腹部畸形的创新手术设计，彻底颠覆了国际传统戒律，使以往的不可能变为可能。患儿痛苦减轻了，手术效率大大提高了。还有胆总管防反流再造的手术"张氏瓣"，小儿肛瘘挂线疗法与小夹板配合牵引治疗小儿骨折，首开门诊手术、简易病床房以解决病床不足之困……数十项"首创"出自他手。每一个命名的背后，都蕴含着张金哲减轻患儿痛苦的核心理念和创新精神。他首创的"基加局"（一种麻醉方法）、"摸肚皮"（一种徒手体检法），加上潘少川发展的"扎头皮"（一种固定穿刺法）被并称为"北京三绝"，在我国被外界技术封锁的特殊时期，为小儿外科发展发挥了不可替代的作用。

为了爱，在小儿外科领域不断突破

北京儿童医院外科开始扩展业务时，工作忙，急诊多，重症多，张金哲虽然是主任，但和住院医师一样住在医院，24 小时随叫随到，每晚午夜还要自己巡视病房。有时候，大家觉得深夜老把主任叫醒赶到手术室解决患者问题有点不好意思或表示歉意时，他总是叮嘱大家："我这样做是应该的，只要是对病儿，有什么困难我都支持！当然，你们找我的次数越少，说明你们处理问题能力越有提高，我也替你们高兴。不过，为了病儿安危，要实事求是，不会就是不会！"由于他事事冲在最前面，得到了全体医护人员的支持与尊敬，工作开展起来也非常顺利，工作秩序、操作常规逐渐建立并完善。

张金哲还认为仅有技术是不够的，更重要的是要关心患儿。例如开始采用非手术疗法治疗胆道蛔虫症时，需要下十二指肠引流管注药引流胆汁，并促使窜入胆总管的蛔虫退出，但普通的十二指肠引流管对小儿使用成功率低。张金哲采用了在十二指肠引流管端加水银袋的方法，使引流成功率大大提高，而且减少了下管的时间。然而，一种担心却缠绕在大家的心头："万一水银袋（由橡皮手套改制而成）破了怎么办？水银有毒啊！"为此，张金哲积极查文献，证实了不会引起汞中毒，同时加固了水银袋，并亲自守护在病儿身旁观察，使这种治疗很快普及，并取得了很好的疗效。正是由于他的身体力行，大家看在眼里，感动在心里，最终以他为榜样落实到了实践中。

在儿科，大家都说张金哲有一双神奇的手，他可以徒手为小婴儿插喉管，用两个手指在胸壁内外为小婴儿做心脏按压。光是小儿阑尾炎，他就创造了 30 年 1.5 万例无死亡的纪录。

张金哲始终认为，医疗工作必须符合人民的需要。因此，从最初从事小儿外科工作，他的研究方向发生了几次转变。开始的时候，小孩生下来有病很难活，目标就是把这些小孩救活，研究方向以急症，特别是腹部的急症为主。到 20 世纪 60 年代的时候，经济情况有了好转，急症就少了，可是畸形较多，因此研究方向也多以解决畸形为主。20 世纪，世界上几个大的医学问题：感染、梅毒、结核，基本都解决了，就差一个肿瘤没解决。可这时候，原来大家认为肿瘤是老人的病，小孩是没有的。后来病种变了，发现小孩也有很多肿瘤的发生，而且老人的肿瘤常常对小孩有影响，国际上医疗的重点、小儿外科的重点也都转到肿瘤了，因此，张金哲也将他的研究重点再次做了调整，转到攻克小儿肿瘤方面。

正是由于他的开拓和引领，小儿外科从一个单一学科科室，发展到拥有肿瘤、泌尿、骨科、整形外科、心脏外科、神经外科等十几个学科，医、教、研、防的成熟医学体系，并逐步走向微创化、分子化、数字化。

学科的发展还需要有独立的学会和专业的杂志，学会的成立和专业杂志的创办也是张金哲负责的。从最初在钢板蜡纸上刻印出来的《小儿外科通讯》，再到《儿外通讯文集》《小儿外科附刊》，直至 1980 年全国性学术专刊《中华小儿外科杂志》的诞生，张金哲事必躬亲，小儿外科的科研工作者有了发表学术研究成果的平台。大量专业性文章著作的出版，标志着我国小儿外科学及其各个分专业的工作蒸蒸日上。

1987 年 5 月，在第三届全国儿外科学术会议上正式宣布成立中华医学会小儿外科学会，张金哲任主任委员。1991 年张金哲在北京组织召开了亚洲小儿外科学术大会。1993 年在北京，他组织召开北京国际小儿外科学术大会。1999 年他又组织召开了太平洋小儿外科学术大会。在张金哲的倡导和力推下，我国与国外小儿外科的交流也越来越频繁，我国的小儿外科在世界上有了立足之地。

为人师者，他的胸襟为学生所称赞

事业的发展要靠人才，张金哲一直以来的目标就是希望在全国都发展小儿外科，为全国的患儿服务。他先后培养了数百名小儿外科医生和近 20 名硕士、博士、博士后研究生，对年轻医生关怀备至，为他们授课、修改文章、查房讨论、示范手术。也正是在他的倡导和实践引导之下，“刷手讨论”逐渐在外科风行起来了。外科医生手术前刷手是必需的准备工作，同时也是手术前能放松一下的时刻。他瞅准了这个宝贵的时刻，边刷手，边启发大家针对病儿再一次进行术前讨论，这样可以反过来帮助医生对自己管的患者，进行深入的分析，探索出临床特点和规律，从中不断总结经验，不断提高，逐渐培养出高级的儿外科人才。

上过他《接诊学》课程的年轻医生说，课上的内容就是张院士一丝不苟的日常，最受益匪浅的是他总结的“接诊四四诀”：“接待四讲”即讲礼貌、静听、检查、医嘱，“诊断四步”指查病情、病位、病因、病理，“治疗四定”是定目标、路线、方法、实施，“预后四良”则包括医者、病家、社会、经济各方面都能获得良好的效果。

作为一名教授，张金哲在讲台上一直站到 96 岁。张金哲的学生回忆说，有一天张金哲准点到达教室，认真细致地为大家授课一如平常。后来大家才知道，就在前一天，和他相知相伴 70 多年的老伴儿去世了。学生心疼他，忍不住问：“您为什么不调整这一课？”张金哲说：“不能因为我自己的事情影响教学工作。”

在工作的同时，张金哲希望通过自己的总结，把一些好的经验传承下去，让年青的一代在工作时能少走一些弯路。《张金哲小儿外科学》第一版于 2013 年 12 月由人民卫生出版社出版，受到国家出版基金的资助，被中华医学会小儿外科学分会推荐作为新中国小儿外科专业发展的时代性记录，定期更新。2020 年《张金哲小儿外科学》再版，在张金哲学术思想研讨会暨中华医学会小儿外科学分会第十六次全国小儿外科学术年会上发布，既是张金哲最看重的“生日礼”，也是他献给全国小儿外科同人的厚礼。《张金哲小儿外科学》是张金哲总结中国小儿外科的发展经验、学术贡献，全方位展示中国小儿外科的一本专著。

始终坚守“老规矩”，爱和患者交朋友的医学大家

从医 70 多年，张金哲的“老规矩”一直没变。他每一件白大褂上，都清清楚楚地写着“外科张金哲”5 个大字，让人一眼就能看清，以示与患儿平等。

被患儿和家长称为“宝藏爷爷”的他，门诊日常往往是这样的：接诊，患儿进来必起身相迎；手诊，必先洗手并搓热后再接触患儿皮肤；谈病情，用“三分钟艺术”告诉家长怎么回事、该怎么办；即便面对哭闹的孩子，也有变魔术的“绝活”。张金哲倡导医生和患者是交命的朋友，要“先交朋友再做手术”。

“没有奉献精神不可能成为一名好医生。具有奉献人生观的医生，治好一个患者就是最高的荣誉、快乐和享受”，张金哲是这么说，也是这么做的。20 世纪 80 年代初，他就用自己的稿费收入，在外科办公室成立了一个基金，孩子治病钱不够，他就从基金里拿来凑。有一位家境贫寒的“一穴肛”小患者，前后做了 10 余次手术，大多数住院费和手术费都出自该基金。

张金哲行医 70 余年，从未收过一次红包；他 28 年如一日利用周末到天津儿童医院义务出诊，没拿过一分钱，他说：“我支持的是儿童外科事业，要讲钱，谁也请不动我。”为了提高技术和治愈率，他不怕得罪人，曾让科室秘书设了一个“医疗不满意”登记。早在 20 世纪 50 年代，他就把科普列为工作重点之一，他认为患者听懂、爱听就是好科普，出诊时经常从兜里拿出科普小纸条……

1997 年，当选中国工程院院士后，张金哲写下 16 个字“一生努力，两袖清风，三餐饱暖，四邻宽容”，这也是他的毕生修身之道。

期颐之年，张金哲依旧在他热爱的小儿外科事业发光发热。新冠肺炎疫情前每周至少到医院上班两天，疫情发生后，他挥毫写下“天有不测风云，人有科学政

策”，为抗疫助力。目前仍坚持每周到院半天。

行至百年，有人问张金哲对儿科的展望，他说，我希望儿童医院打造成一个无痛、无恐的儿童健康乐园，怀揣着这个中国梦，百岁院士张金哲的脚步仍在继续。

供稿：北京儿童医院 赵博文

一座谦逊严谨的医界丰碑——吴蔚然

人物简介

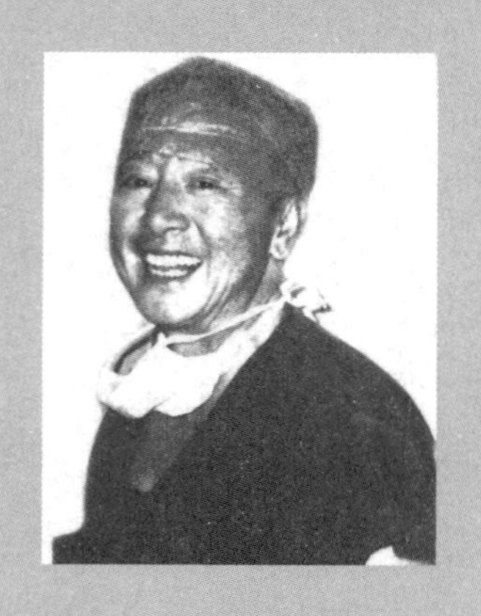

吴蔚然（1920—2016 年），江苏常州人，我国著名医学家，杰出的外科专家，全国劳动模范，“白求恩奖章”获得者。曾担任中国共产党第十二、第十三届中央委员会委员，第八、第九、第十、第十一届全国政协常委，中央保健委员会原委员，中央保健委员会第一、第二、第三届专家组副组长，中央保健委员会第一届中央保健专家顾问组组长，第二届顾问组成员，曾担任多位党和国家高级领导人医疗组组长。

1938 年吴蔚然于天津南开中学毕业，1938—1946 年，先后就读于燕京大学、北平协和医学院、华西协和大学等，获得理学学士学位、医学博士学位；1946—1948 年，在北京中和医院（现北京大学人民医院）工作；1948—1973 年，在北京首都医院（现北京协和医院）外科工作；1950—1951 年，参加北京市抗美援朝志愿手术队；1956 年加入中国共产党。1973 年，吴蔚然调入北京医院，任北京医院副院长，开始了他为之奉献一生的干部医疗保健工作。1984 年，吴蔚然任北京医院名誉院长。

吴蔚然长期从事外科医学的临床及研究工作，是我国最早开展胰岛移植治疗糖尿病研究和临床营养学研究的专家之一。他主持和参与的科研成果，曾获得国家科技进步奖二等奖、卫生部科技进步奖二等奖等奖项，参加编写、编译多本医学著作，发表许多医学论著，其学术成就在国内外具有很大的影响。

卫生部部长陈敏章曾这样评价他的为人：吴蔚然同志从医数十年如一日，医德医术有口皆碑，一贯勤恳严谨，乐于奉献，坚持以患者第一，事业第一，党的利益第一。

已故著名外科学家曾宪九曾这样评价他的医术：吴教授的手术可谓炉火纯青，是科学与艺术的和谐。他能结合具体情况应用外科原则，取得良好的效果，是外科医师的楷模。

吴蔚然 96 载光辉的人生历程，几乎将毕生精力倾注到国家医疗保健事业上，把全部爱心抛洒给众多病患。他始终把“一切为了患者、一切服务患者”，当作自己毕生的事业去追求，对患者深怀大爱之心，无论是高级首长，还是普通百姓，都一视同仁，极端热情。回顾吴蔚然近 60 年德艺双馨的从医路，只要病情需要，无论是谁，都是随叫随到；只要有危重症患者抢救，经常守候床旁，全力救治。待患者如亲人的仁爱精神，被他用一生诠释得淋漓尽致。

在他眼里，工作是党和人民的重托

年轻时，吴蔚然曾就读于北京燕京大学、北平协和医学院、华西协和大学等高等学府。作为学生和医生，他目睹了国民党的腐败及人民大众的苦难遭遇。新中国日新月异的变化，使埋头医术的吴蔚然深受触动，他逐渐认识到共产党的伟大和只有共产党才能救中国这条真理。于是，他下定决心，要追随共产党一辈子。1956 年，吴蔚然加入了中国共产党，从此这位医生党员以其特殊的才能，为国家、为党、为人民开始了他几十年如一日的服务和奉献。

早在 1957 年，身为北京协和医院主治医生的吴蔚然，已因其娴熟的外科技术而在医学界小有名气，那时起，他就开始参与国家领导人的会诊和手术。1973 年，吴蔚然调入北京医院，专职从事干部医疗保健工作。

刚刚步入这个领域时，吴蔚然除感到光荣、兴奋外，更多的是紧张。但老一辈国家领导人的高风亮节、大度与宽容，使他紧绷的神经逐渐放松并很快适应了这一工作。北京医院的很多医生都知道吴蔚然常常提到的一个论点：“病人”二字是由“病”和“人”组成，“病人”首先是人，其次才是病。只看到病或只看到人都是片面的，都不利于对“病人”的治疗。吴蔚然常常能在治病过程中为患者制造一个轻松的气氛，使患者能很好地配合治疗。

多年前，一位因晚期癌症住进北京医院的首长，希望试用一下经内镜进行激光光动力治疗。这项治疗适应证有限，风险很大，但是也有可能立竿见影，为患者争取一些时间。而这位首长恰恰非常需要争取这段时间，完成一件重要工作。当时，北京医院还没有开展这项治疗，吴蔚然在慎重考虑之后，请示保健局，决定由原北京军区总医院肿瘤科医生刘端祺为首长进行这一治疗。

在术前讨论会上，吴蔚然仔细听刘端祺介绍了这一治疗的优势和可能出现的并发症，不时发问并在纸上做着记录。会后，吴蔚然客气地说："刘大夫，请留步。"原来，他是想让刘端祺把刚才没有讲清楚的激光剂量参数再复述一遍，还把刚刚在纸上勾画的治疗流程给刘端祺看了一下，客气地说："我对激光光动力治疗不了解，人老了，记忆力差了，好记性不如烂笔头啊，请你过目看看有没有错误。"

接着，吴蔚然带刘端祺来到首长所在病房，直接向首长做了说明。特别是对治疗中和治疗后可能出现的并发症和应对措施，吴蔚然成竹在胸，讲得非常到位，又非常简练。在向首长介绍刘端祺时，吴蔚然特意加了一句："这是我的南开校友。"刘端祺听后心里一热，赶紧说道："吴老和我的父辈同龄，是我的师伯。"首长笑着说："那我就更放心了。"吴蔚然正是用这种方式为刘端祺争取患者的信任，提高他对治疗的信心，同时也让刘端祺尽快与首长熟识起来，为今后的医患沟通打下基础。

治疗当天，那张记录治疗流程的纸又出现在了吴蔚然手中，但流程图上出现了好多"√"，表示这些步骤已经准备就绪。

刘端祺向患者做了些解释，回过头来走向操作台。此时，让他终生难忘的一幕出现了，吴蔚然微笑着用双手为他递上了隔离手套，客气地说道："刘大夫，请开始吧。"这原本是辅助护士或实习医生的工作，而为刘端祺用双手递来手套的老人，却是在国内备受尊重的医学泰斗。治疗马上就要开始，容不得丝毫分心和大意。刘端祺顾不得客气，默默地躬身接过隔离手套，开始了治疗。在吴蔚然营造的安宁和谐而又严谨从容的氛围中，北京医院的几位医护和刘端祺配合得十分默契，顺利地完成了全部操作，手术达到了预期效果。

一次会诊、一次治疗、一个动作，吴蔚然给刘端祺留下了永不磨灭的鲜活印象。事后，吴蔚然的学生谈到这件事时说，这是吴蔚然的一贯作风，待人温良谦恭，平等宽容，永远如此。尤其对请来会诊的外院医生，无论年长年幼，辈分高低，吴蔚然从来都视为客人，礼遇有加，十分尊重。

作为中央保健专家，吴蔚然从事党和国家领导同志及重要外宾的医疗保健工作数十年。早在 1965 年，吴蔚然就曾作为保健专家随同周恩来总理一起赴印尼参加了万隆会议十周年纪念活动。在周恩来总理病重期间，吴蔚然曾守护到总理生命的最后一刻。他还曾为邓小平同志做医疗保健工作 20 多年。1979 年，吴蔚然作为保健专家随同邓小平同志访问美国；1984 年 10 月 1 日，他与邓小平同志同乘一辆检阅车出席国庆阅兵式。

吴蔚然为干部医疗保健工作和人民的健康事业作出了突出贡献。1977 年被评为国务院卫生保健组先进工作者；1979 年被评为全国劳动模范；1990 年享受国务院政府特殊津贴；1996 年荣获人事部、卫生部共同授予的我国医疗卫生行业的最高荣誉——“白求恩奖章”；1994 年、1996 年两次荣获中央保健委员会特殊贡献奖；2005 年荣获中央保健委员会杰出专家奖。

在他眼里，患者没有高低贵贱之分

吴蔚然在日常的干部医疗保健工作中，接触的尽管多是显赫要人，可在他眼里，患者就是患者，没有高低贵贱之分。

北京医院原护士长孙庆云，20 多年后仍然清晰地记得当年的那一幕。1976 年年初，刚刚从护校毕业参加工作的小孙，突然患结核性肠梗阻，住院治疗一个多月，病情仍未见明显好转。小孙连病带急，体重一下子掉了 30 多斤，一天到晚以泪洗面。当吴蔚然得知小孙的情况后，多次到病房看她，并鼓励她树立起战胜疾病的信心。每当小孙看到吴蔚然在病房里的身影，心里就升起一股活下去的勇气。“我的病要是让吴蔚然亲自手术，一定能治好。”可是当时因工作需要，吴蔚然要经常去中南海从事医疗保健工作。小孙担心吴蔚然没有时间为自己手术，心情一度又很沉重。吴蔚然看出了小孙的心思，便安慰她说：“你放心，我会专门安排时间为你做手术的。”没几天，经过周密的安排，吴蔚然抽空为小孙做了手术。手术进行得非常顺利，小孙很快康复了，6 年后她有了一个幸福的小家庭。

在生前接受采访时，吴蔚然早已记不清这些生动的事例，因为这样的事例在吴蔚然的一生中太多了。可是，被他救治过的患者却永远记住了他的大名。

北京某医院一位总机接线员，因为工作关系，曾经往吴蔚然家里接过电话，事后他悄悄地记下了这位医学大专家的电话号码。一次，她的亲属住院手术。接线员抱着试试看的心情，半夜接通了吴蔚然家里的电话，一口气将患者的情况讲了一遍。没想到吴蔚然爽快地答应了这个自己素不相识人的请求。第二天一大早，他就冒雨赶到这所医院的病房，对患者进行了全面的检查，并同该院的主治医师商定了手术方案，待一切都办妥后才离开。

1991 年，一位大学老师住进了北京一家医院。患者久闻吴蔚然的大名，手术前夕，患者家属找到吴蔚然，婉转地表达了希望他亲自主刀手术的愿望。那时候，吴蔚然马上要去新西兰访问，而且左腿有炎症，疼痛肿胀，可是他太理解患者的心情了，便一口答应下来。手术那天，吴蔚然从早 8 点进手术室，直到晚上 6 点才出手术室。他竟然拖着一条病腿在手术台上站了整整 10 个小时。毕竟是 70 岁的老人了，况且左腿还患着病，手术做完后，吴蔚然自己已经不会挪步了，是工作人员将他扶出了手术室，司机和患者的家属架着他走下台阶，上了汽车。患者的家属流着泪说："吴教授，早知道您的腿不好，就不打搅您了，这样多过意不去呀。"吴蔚然却说："不要紧，不要紧的，休息一个晚上就好了。"

数不清的普通人在这位干部医疗保健专家的医治下，重获新生。吴蔚然也由此获得了数不清的普通人对他的尊敬与爱戴。

外科学家曾宪九是吴蔚然的老师，1985 年病重，于北京协和医院住院。虽然早年已调入北京医院工作，但这却丝毫不减吴蔚然对自己老师的尊重和关心。曾宪九住院时，吴蔚然不但对治疗方案仔细核查，各个细微环节都一一安排，更令人感动的是，在老师病情危重的几个星期，吴蔚然虽工作十分繁忙，但坚持每日两次看望老师，几乎从不间断。在曾宪九神志不清的时候，他有时会在病床前坐一会儿，摸摸老师的手，然后默默离去。

曾宪九去世后，吴蔚然一直挂念和关心师母葛秦生，即便师母老年患上阿尔茨海默病也是如此。有一次，吴蔚然告诉自己的同学："我去看葛大夫了，她谁都不认识了，但我叫她，她却还认识我。"这些小事，足见吴蔚然对师长的深厚情谊。

在他眼里，手术台上来不得一点马虎

从 20 世纪 70 年代初开始，北京医院原副院长栾文民与吴蔚然的交往，持续了 40 多年。因为长期从事颌面外科工作，栾文民时常在手术室和吴蔚然见面。那时，他在做完手术后，常要去看一看其他科室的手术以便学习，如果是遇到吴院长做手术，更是一场不落。

手术台上的吴蔚然，总会一改平时和蔼可亲的面孔，变得非常严肃。他对术中的解剖结构都用英文表述，伸手要器械也是用英文，有时器械护士几次递得不对，他还会发脾气，把器械扔掉，使大家都很紧张。但是手术完成后，他又会恢复笑容可掬的样子，和手术护士有说有笑，像没发生什么事一样。手术是关系到患者生死的大事，患者命悬一线，来不得一点马虎，严肃和严厉是必需的。

有一次，得知吴蔚然要做一例颈动脉瘤的手术，栾文民很兴奋。这种手术风险很大，碰破血管会造成大出血，压迫颈动脉窦血压会突然下降，都有生命危险，非常险恶。大多数实施这种手术的医生对此如履薄冰，很多手术时间会持续大半天。但那次观摩吴院长的手术，让栾文民大开眼界。他的手很灵巧，解剖层次清晰，操作轻柔、准确、果断，两三个小时便完成了。

20 世纪 70 年代初，吴蔚然成功完成了一例腹膜巨大恶性肿瘤切除术。患者的肿瘤已侵犯到其肝下下腔静脉，严重的阵发性高血压使之随时可能发生生命危险。手术需要切除大部分下腔静脉，包括切除右侧肾脏等，术中有大出血和血压波动不易控制等危险。这样的手术病例，国外也只有少数几例报道。对这样危重的病例，许多医生会望而却步。吴蔚然反复检查患者，仔细翻阅病例和资料，连续几个晚上，他和同事们多次研究手术方案，考虑到了各种手术意外并制订了相应的补救措施。

第二天，手术按设计好的程序有条不紊地进行着。吴蔚然像一位临阵的将军一样，神色镇定从容，一刀一剪地向成功的彼岸推进。在他的主持并参与下，这项高难度手术获得圆满成功。一个新的纪录在他手里诞生。

一位女性患者患巨大全腹壁硬纤维瘤，又恰逢足月怀胎，因肿瘤坏死液化，患者疼痛异常。因腹部肿瘤压迫，子宫移位不能自行分娩，眼看母子两条性命难保。

对这种罕见复杂病例的治疗，教科书上没有介绍，许多医生束手无策。“我是一名医生，决不能眼睁睁地看着两条人命就这样死去。”精心考虑后，吴蔚然选择了分两步走的手术方案。他先经患者腰部切口避开肿瘤剖宫取子。救得一命后，待患者体力稍有恢复，他又为患者做了除腹部皮肤和皮下组织外的全腹壁切除，用特别聚乙烯人造织物修复腹壁取得成功。母子两条命保住了。

据在吴蔚然身边工作过的一名专家介绍，吴蔚然做手术非常严谨，他对于每一刀的位置，切口的尺寸，甚至切入的坡度、缝合的间距等，都有精确的计划与严格的自我要求。

源于对人民的热爱，对党的赤诚，吴蔚然把做好国家领导人的医疗保健工作，看作国家稳定和发展的需要，看作党和人民的重托。即使在病重期间，吴蔚然依然心系医学事业发展，想着为国家节省医疗资源，笃行科学的医疗价值观。早在2014年，他就写下生前预嘱：弥留之际不必再采用“插管”“透析”“起搏器”等创伤性治疗以拖延无意义的生命，后事一切从简。

斯人已逝，风范永在。吴蔚然是爱党报国为民的典范，是践行当代医务工作者、干部保健工作者核心价值观的楷模。他以不懈奋斗的模范行动和无私奉献的崇高品德，为医学的后来人树立了一座不朽的时代丰碑！

（本文根据《健康报》2001年3月31日报道的《吴蔚然 大写的人生》、2016年8月19日报道的《炉火纯青一甲子》、2016年8月19日报道的《第一次和最后一次》、2016年8月19日报道的《回忆老师二三事》等内容综合整理）

供稿：健康报社　刘志勇

大医精诚铸医魂——辛育龄

人物简介

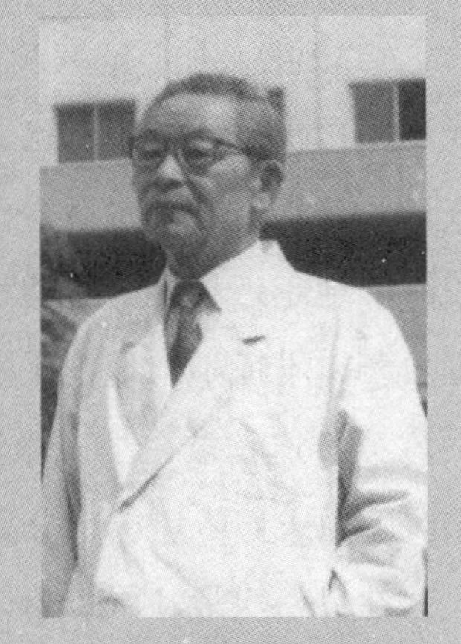

辛育龄（1921—　），中共党员。毕业于中国医科大学，获苏联医科院医学博士。曾任北京胸部肿瘤研究所外科主任、副所长，卫生部中日友好医院首任院长、首席专家，教授，博士生导师。1938年参加八路军，1939年加入中国共产党，并跟随白求恩医疗队工作。1951年作为首批公派留学生被我国政府派往苏联学习胸外科技术。

他为我国胸外科的创建和发展作出了重要贡献，开展了国内第一例人体肺移植手术，并首次将针刺麻醉应用在胸外科；他是电化学疗法的发明者，创造性地将电化学疗法应用于临床，在治疗肿瘤方面取得重大突破；他主持了卫生部直属的中日友好医院筹建工作，为医院的建设发展打下了坚实的基础。

辛育龄经历了抗日战争、解放战争、抗美援朝战火硝烟的考验，用一把刀、一根针、一支笔，在医学临床和卫生管理领域作出了突出贡献。他先后完成了国家级、省部级科研项目30多项，发表医学论文130多篇，编写专著10余部，获国家级科技成果奖8次，北京市科技成果奖5次，荣获“全国劳动模范”“全国先进工作者”“白求恩式医生”“首都十大健康卫士”等称号。

战争洗礼过的白衣战士

抗日战争的爆发打碎了少年辛育龄的求学之梦。年仅16岁的辛育龄不堪做亡国奴，奋起参加了吕正操将军领导的冀中人民自卫军，做了一名宣传员，由此走上了为之奋斗一生的革命道路。

1938年5月，辛育龄正式参加了八路军，成为冀中卫生部后方医院的卫生员，后又被分配到制药厂，并光荣地加入了中国共产党。

1939年4月，辛育龄被派到白求恩医疗队担任司药，这让年轻的辛育龄亲身感受到了白求恩“毫不利己，专门利人”的精神。辛育龄回忆当时白求恩不顾个人的安危，亲自带领手术队赴前沿阵地，同志们劝他离敌人太近了非常危险，白求恩却说距阵地越近越能多救些伤员。简陋的手术室外炮火连天，手术室内白求恩仍然镇定自若，不慌不忙地把手术做完，大家都被他超人的胆量和精湛的技术所震撼。有一位英雄连长被白求恩救活后激动地说：“感谢您的救命之恩，您就是我的再生父亲！”白求恩听后也十分高兴：“很好！我有您这样的英雄儿子深感骄傲！”

在另一次战斗中，由于日本人的飞机轰炸，驮药箱的马匹受惊而导致药品撒了一地。辛育龄赶紧拽住惊马，整理药箱，左手臂却被划伤，鲜血淋漓。白求恩原本非常气愤，想跑过来斥责辛育龄，看到此景急忙叫住他：“小鬼！你也受伤了，来，我先给你处理伤口。我不是骂你，我是恨日本侵略者！”左臂上由白求恩给缝合过的伤口瘢痕一直陪伴辛育龄走过战争年代，已经成为那段战火纷飞的历史，以及白求恩崇高人格与精神的见证。白求恩光荣牺牲后，辛育龄时刻牢记白求恩的启蒙和教诲，以他为榜样开始了学医的征程。

1940年，刚年满19岁的辛育龄已经是冀中军区制药厂的厂长。当时抗战进入最困难时期，部队里流行疟疾和疥疮。辛育龄走访当地郎中，带领职工和老乡上山采常山青蒿等草药，并且提取有效成分制成药片方便战士服用，取得了非常好的治疗效果。他还研制成功了一种治疗疥疮的皮肤擦剂软膏，疗效良好，很快消灭了疥疮。

1947年7月1日，辛育龄从延安的中国医科大学毕业，在医大附属医院做了一名外科大夫。辽沈战役时，辛育龄奉命带领医疗队赶赴沈阳参战。东北解放后，辛育龄被任命为盛京医科大学附属医院院长，通过大量务实有效的工作，顺利完成了医院改制。东北人民政府卫生部成立后，辛育龄被调任保健防疫处长兼干部保健委员会副主任、党组成员。抗美援朝开始后，辛育龄组织医疗队赴朝支援，负责收容伤员，分类安置在吉林、黑龙江等省进行治疗。

我国创建胸外科的先驱

1951 年，辛育龄被我国政府首批派往苏联学习胸外科技术，师从苏联著名的胸外科专家、科学院院士包古士。1956 年辛育龄获得苏联医学院医学博士回国，他掌握了当时国内尚属空白的胸外科技术。辛育龄毅然选择留在地方，“因为当时部队医院只接受军队病员，到地方上可以为更多患者做手术。”

辛育龄来到位于北京通州的中央结核病研究所（后改为北京结核病研究所），组建了胸外科。传统的结核病治疗方法对大量的重症晚期肺结核，特别是空洞型肺结核合并大咳血的患者治疗无效，常发生窒息性死亡。辛育龄经过仔细研究，创新出双腔插管麻醉下施行肺切除手术，用此方法治疗了 200 多例重症肺结核合并大咳血患者，均获得成功，并于 1958 年获卫生部技术革新奖。双腔插管麻醉法也在国内得以推广，为胸腔外科扩大适应证和保障手术安全提供了有效手段。

辛育龄应用支气管残端黏膜外层缝合法，完成了 4 600 多例肺切除手术，将残端瘘的发生率降低到 0.4%，杜绝了此种并发症，提高了肺切除手术的安全性和临床效果。1963 年相关论文在莫斯科外科学会上宣读后，受到国外专家的赞同，并被国内多家医院采用为常规缝合法。辛育龄因此成为国内外公认的改革能手。

1954 年到 2004 年间，在辛育龄领导下，共完成胸外科手术 15 000 余例。当时我国绝大部分省市尚未建立胸外科，为在全国普及推广胸外科技术，经卫生部批准，辛育龄牵头在中央结核病研究所举办胸外科医师培训班，为期一年，每期 20 名。从 1958 年到 1980 年，共为全国培养出 300 余名胸外科技术骨干，都成为所在单位建设胸外科的负责人。为了支持各省市胸外科的顺利发展，辛育龄经常亲赴各地尤其是东北、华北、西北地区帮助胸外科医师做手术，有 40 余家医院的胸外科是在他的指导下建成的。

尼克松要看他做手术

辛育龄是我国针刺麻醉的创始人和带头人，他非常重视学习和运用祖国医药学，经过多年的实验研究，首次由 40 多根针变为 1 根针进行针麻开胸手术。

为寻找经验，辛育龄在自己身上做试验，亲自体验“梨的滋味”。他在针麻状态下实施自己的急性阑尾炎手术。这种忘我的精神，感染着身边的每一个人。他运用华罗庚的优选法对人体每一个穴位进行痛阈的测试，终于发现前臂外侧的“三阳络”镇痛效果最佳，它是三条阳经的交会之穴。

1970 年 6 月 25 日，在辛育龄的主刀下，首例运用一根针，针刺三阳络透郄门穴行肺切除手术获得成功，震惊了针麻界的同行，开创了国内针麻肺切除新的水平。1972 年美国总统尼克松访华时，代表团特别要求参观辛育龄的针刺麻醉肺切除手术，这在外国人看来是不可想象的奇闻。辛育龄先后用针刺麻醉做过 1 400 多例肺切除手术，成功率高达 98%，令国内外同行赞叹不已。针麻手术的成功揭示了针灸镇痛原理，引起各国极大关注，促进针灸走向世界，为国家赢得声誉的同时，也让辛育龄成为“名医”。

电化学疗法的发明者

1984 年 10 月 23 日，中日友好医院正式开院。第二年，辛育龄就主动请求辞去院长的位子，甘愿回到胸外科。他说：“组织上交给我的筹建任务已经完成，接下来，我更愿意专心做一名外科大夫。”虽然年过六十，但是辛育龄的创新劲头不减，他根据瑞典专家诺登斯强姆的生物电路学说提出，凡是开胸后不能切除的肿瘤都可用直流电针直接灭杀，解决了开胸探查的难题。经过长期反复研究，辛育龄终于创造了直流电治疗肿瘤的新技术，并成功地应用于临床。直流电（后改称为电化学）治疗肿瘤取得显著效果，卫生部批准作为重大科研课题，并下拨专款用于全面研究。

经过卫生部鉴定后，这项新技术被批准全国推广。中日友好医院成为向国内外推广电化学疗法的研究基地。辛育龄还发起成立了国际电化学学会和中国分会，组织举办了8次国际电化学学术研讨会。在他的不懈努力下，电化学疗法在恶性实体肿瘤和血管瘤的基础研究及临床治疗上均成绩斐然。电化学疗法成为癌症继外科、化疗、放疗、免疫、中医药之后的第六大疗法。辛育龄在动物实验中发现电化学具有强力的止血效果，于是将它推广到治疗血管瘤，尤其在治疗巨大危重的海绵状血管瘤上获得突破性成果，有效率达92%。

一生奋斗只愿做个“好医生”

医乃仁术，大爱无疆。功成名就的辛育龄依然不肯退休颐养天年，80多岁高龄还坚持每周出门诊，并参加科室查房。辛育龄说：“患者是我们学习的源泉。我们首先是为患者服务，从服务中学习。我同患者已建立了深厚感情，看病是我的乐趣。”

辛育龄对同志、对患者永远像春天般温暖。许多危重症患者或者病情复杂又做过多次手术均失败的患者，很多医院都拒收，辛育龄以极端负责的精神敢于承担风险，尽量收留住院。在他的精心照料下，许多患者再次获得新生。遇到经济比较困难的患者，辛育龄还总是想方设法为患者减少开支；过年过节到病房看望患者，他又拿出自己的积蓄帮助非亲非故的患者；遇到危重症患者、老人可以在手术室坚守七八个小时，术后也常常彻夜不眠，无微不至地亲自守护着患者；来自全国各地纷沓而至的求医问病的患者信件，辛育龄也抽时间一一回复。

医术高超、医德高尚、态度和蔼、心地善良，这是患者在网上给辛育龄的留言评价。医院就是他的家，医学事业就是他的命。2003年，82岁的辛育龄还亲自主刀做肺切除手术；2007年，86岁的辛育龄还在亲自为患者做电化疗。从1947年中国医科大学毕业成为一名外科大夫开始，辛育龄整整60年没有放下手中的手术刀。他说，自己最大的愿望，就是做一棵无影灯下的“不老松”。

2008年，辛育龄接受了腰椎手术。术后不久发生了“5·12”汶川特大地震，辛育龄坚持来到医院参加献爱心活动。在捐款1万元后，又亲自来到现场，交纳了特殊党费1.2万元，为全院党员干部职工作出了表率。

辛育龄还为各省市培养医师百余名，并亲自帮助一些省市建立相关专业，他经常赴各地，特别是边疆地区进行讲学活动。他还远赴美、欧、亚、非、大洋洲等19

个国家和地区进行讲学，帮助开展胸外科手术，普及电化疗技术，多次获得国际大奖。辛育龄还坚持给年轻党员上党课，激励广大党员同志爱岗敬业、无私奉献，常常一讲就是三四个小时也丝毫不感疲倦。做白求恩式的医生是辛育龄毕生的追求，他也是白求恩精神的传承者和传播者，要把白求恩“毫不利己，专门利人”的精神在年轻医师中间一代代传下去。

辛育龄作为一名白求恩式的当代名医，始终与时俱进，开拓创新。20 世纪 50 年代重症肺结核的外科治疗，60 年代针刺麻醉下肺切除手术，70 年代开展肺癌外科手术，80 年代电化学疗法治疗晚期肺癌，一个时期有一个时期的攻关项目，每项医疗工作都紧密结合患者实际，每项科学研究都创出独到的成绩。他始终保持着对党的无限忠诚，对人民的无限热爱，对工作精益求精，对事业不断创新，把毕生的精力都献给了我国的医学事业。他忠诚于党的事业，始终将报效祖国、服务人民作为毕生追求，永远保持共产党员的先进性，是医疗卫生系统全体党员和医务工作者的杰出代表和先进典型。

文章来源：首都文明网

http：//zt. bjwmb. gov. cn/bjhr/hrsj/jyfx/2012/t20120327_432975. htm

神州试管婴儿之母——张丽珠

人物简介

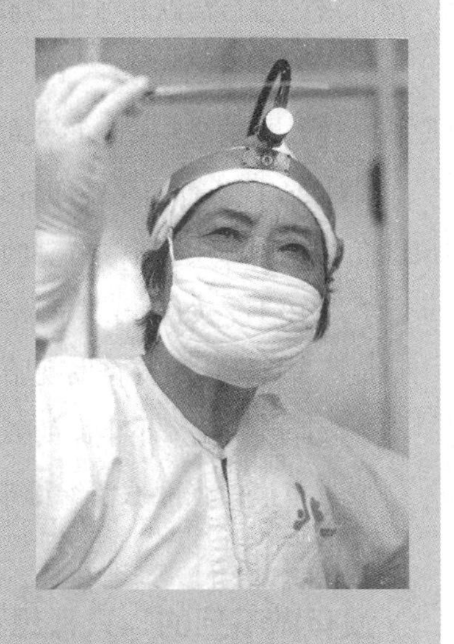

张丽珠（1921—2016年），白族，1921年出生于上海，中国著名的妇产科医学专家。1944年毕业于上海圣约翰大学，获医学博士学位。1946—1951年先后在美国哥伦比亚大学医学中心、约翰·霍普金斯医学院、美国纽约医院、英国伦敦玛丽居里医院等从事妇产科内分泌、病理学和肿瘤学临床研究。1952年调入北京医学院第一附属医院妇产科。1958年参加北京医学院第三附属医院的创建，任妇产科主任至1984年。1982年晋升为教授，1989年起任国家重点学科带头人。1986年主持国家“七五”攻关课题“优生——早期胚胎的保护、保存和发育”，培育了我国大陆首例试管婴儿。

曾获“全国三八红旗手”“全国卫生先进工作者”等称号。研究成果多次获得北京市科技进步奖、卫生部科技进步奖和国家科技进步奖。主编《中国大百科全书妇产科分册》《妇产科临床经验教训101例》等，参与编写《临床妇产科学》《人类生殖调节图谱》《中华妇产科》等多部著作，曾担任《中华妇产科杂志》副主编多年。

“1988年3月10日8时56分，萌珠出生了。体重7斤8两，身长52厘米。”多少年过去了，许多过往的人和事都有点模糊，可是张丽珠对这个小生命——中国大陆第一例试管婴儿出生时的记忆仍清晰如昨。

北京大学第三医院保存着的一份病历档案，清楚地记载了该婴儿的孕育过程：

1987年6月24日，张丽珠在给一位有20年不孕病史的妇女做开腹手术的同时，吸取卵泡，获得4个成熟的卵子；然后，将这位妇女丈夫的精液进行两次清洗，加入培养液。待最活跃精子上游获得穿透卵子能力时，进行体外受精。

6月25日，在显微镜下，张丽珠和研究团队惊喜地看见了受精卵的雄原核与雌原核。体外受精成功了！珍贵的4个受精卵分别被放入生长液中继续培养。

6月26日，有的受精卵分裂为3～4个细胞，有的分裂为4～5个细胞，即已成胚胎。张丽珠用一根“特制的塑料管”将胚胎植入妇女子宫内。

7月10日，妇女出现早孕反应。

8月3日，B超检查发现胎儿心脏搏动，新生命过程又迈出重要的一步！

7个月后，一个小生命的呱呱坠地，使张丽珠置身于媒体的聚光灯下。

岁月留痕，张丽珠留给母亲们的是爱的延续和一个个美好生命的成长足迹。

没有做不到的，只有想不到的

早在20世纪80年代初，张丽珠和她领导的研究小组就开始了体外受精和胚胎移植技术的研究。“在正常情况下，精子和卵子在输卵管相遇，结合成胚胎，继而在子宫内发育，这叫怀孕。如果输卵管不通，精子和卵子碰不上头，就谈不上怀孕了。”张丽珠说，“所以，我觉得有必要做体外受精和胚胎移植，让精子和卵子在体外相遇，形成胚胎后再移植到子宫里去。”

尽管世界上第一例试管婴儿10年前就已在英国诞生，几年后我国香港和台湾地区也各有一例试管婴儿诞生的报道，但张丽珠面对的却是中国改革开放初期“一穷二白”的科研条件。当时通用的取卵技术是腹腔镜取卵。可是，在大量病例的调查研究中，张丽珠发现中国内地的情况有所不同，我国北方的输卵管阻塞病症，有31.3%由结核引起。“对这些患者使用腹腔镜，根本看不见卵巢表面，看不见卵泡。

在初期，我们采取的策略是：开腹手术治疗盆腔疾病的同时取卵，常常需要在广泛粘连的盆腹腔内用手摸到卵巢和卵泡所在。后来，这一技术发展为在B超引导下一根针取卵。”张丽珠回忆说。

B超引导下取卵用的引导穿刺针，当时张丽珠仅得到了为数不多的几根，需要重复使用，不能用一次就扔。怎么办呢？只能清洗、消毒后再用。可时间长了用的次数多了，针头却变钝了。没想到几天之后，张丽珠竟像变魔术似的把钝了的针头又恢复了原样。在大家好奇地追问下，张丽珠道出实情：“钟表匠干的都是细致活儿，我就请他来修理修理我们穿刺用的针，直到后来，针头上的螺纹全部磨光了。”同事们说，在老太太眼里，“没有做不到的，只有想不到的”。

卵子取出来后，须立即进行体外受精。张丽珠说：“最初开展这个研究，我们经常是双手捧着放在保温瓶内的几管刚吸出来的卵泡液，一路小跑穿过操场，送到组织胚胎教研组去寻找卵子。后来陆续新建了实验室，改善了条件，现在是从手术室通过一个窗口递进去就行了！”

这样的尝试不可能一次就成功。前期无数次的人卵辨认、体外受精试验和受精后胚胎培养等，一步一步地取得进展。在萌珠出生前，同样的条件、同样的方法完成胚胎移植的临床试验，张丽珠做了12例，一次又一次的失败并没有让她灰心。凭着这样一股子劲儿，1988年3月18日，我国大陆首例配子输卵管内移植婴儿也在张丽珠带领的团队手中诞生，而第二例试管婴儿于1988年5月27日诞生。这些成果先后获得北京市科技进步奖一等奖和国家科技进步奖二等奖。张丽珠作为项目第一完成者，并没有就此“收手”。1989年年底，她开创的B超下一根针取卵因创伤小、可重复进行，被列为常规取卵法，使临床妊娠率从早期的6.4%上升至32%，活婴率达到20%。中国由此在这一技术上迈入国际先进行列。

20世纪90年代初，张丽珠独辟蹊径使一位因染色体异常、自身卵细胞不可用而屡次怀孕失败的患者成功做了母亲。这样，我国大陆首例赠卵试管婴儿于1992年6月12日出生了。张丽珠的患者中有一位40多岁、将近绝经的女教师，其子15岁时遭遇意外事故身亡。在张丽珠的帮助下，女教师接受赠卵，并成功分娩。赠卵试管婴儿技术在计划生育中的生殖保险意义凸显出来。

3年之后，我国大陆首例冻融胚胎移植成功，又是出自张丽珠率领的团队之手。被誉为“神州试管婴儿之母”的张丽珠平静地说：“目前，生殖学已经成为一门新的独立学科，做不完的工作还在继续呢。”

从患者那里得到安慰和满足

在中国这样一个传统观念根深蒂固的国家，试管婴儿这种非自然孕育的方式从一开始就受到排斥。有人曾责问张丽珠：“中国那么多人口，你为什么还要搞试管婴儿？你这不是和国家的计划生育政策对着干吗？”张丽珠赶紧查阅了相关文件，发现我国的计划生育政策是少生、优生，但还有一条：帮助不孕的患者怀孕。看到这一条，张丽珠心里踏实了。

后来，又有人称，通过辅助生殖技术出生的婴儿更有可能患上自闭症、癌症、脑瘫、智障等疾病。对此，张丽珠细心关注了国际和国内的最新调查结果，发现接受试管婴儿技术治疗的不孕夫妇，生出表型缺陷儿的发生率与正常人群相似，两者之间没有统计学意义上的差别。

除了对技术本身的质疑，试管婴儿技术更多地面临着伦理上的拷问。当中国大陆首例试管婴儿出生后，电视节目播出了这样一个情节。一位老太太面对孙子如果是通过试管婴儿技术而来的假设，当即坚决地表示：“他不是我孙子，让他滚。”张丽珠说：“当听到老太太说‘让他滚’三个字的时候，我就像听到她让我滚一样，心里很难受。”

但是，患者的期待和感激让张丽珠有了前行的力量。

一位患者在寄给张丽珠的贺年卡上这样写道：“世界上没有比生命更可贵的了。我们拥有爱，拥有家庭，却没有新生命，这种痛苦是无法用语言表达的。”还有一些患者进门就说：“医生，这是我们的最后一站了，要再不行，我们就认命了。”张丽珠说：“患者的迫切希望让我觉得有责任搞好试管婴儿技术。”

尽管有难受的时候，但张丽珠依然觉得值得。这几年，她走在路上或逛商店的时候，经常有人走过来握住她的手说：“我的儿子就是你接的生，他已经 30 多岁了。”也有人突然过来给她鞠个躬说：“我的手术是您做的，您救了我的命。”虽然也遭受过物质上的匮乏和精神上的重压，张丽珠却说：“我们能从患者那里得到安慰，从好的治疗效果中得到满足。”

除了祖国，处处都不可为家

1944年，张丽珠从上海圣约翰大学医学院毕业时，有两个选择，一是内科，一是妇产科。她选择了后者，在上海沪西妇产医院做了两年住院医师。此后的60多年，她从来没有一天离开过妇产科。

抗战胜利后，张丽珠前往美国哥伦比亚大学和纽约大学医学院进修妇产科内分泌学和局部解剖学，后又在美国约翰·霍普金斯大学学习妇科病理和妇科手术。此时，她在学术上的造诣初露端倪。由于她所做的肿瘤早期诊断课题属前沿领域，张丽珠很快接到了英国玛丽居里医院的聘书。1950年10月，张丽珠获得英国皇家妇产科学院文凭。

正当自己的事业蒸蒸日上的时候，张丽珠决定辞掉工作，重返祖国。“出国就是为了学本领，学成后就应该回来。1951年起，我一心一意想回来。”张丽珠说。没想到，回国的第一步就遭遇暗礁——有人向她索要“入境准许证”，否则不卖船票。张丽珠急了：“我回自己的祖国还要准许证？”无奈之下，只好托人帮忙周旋。一边焦急等待，一边在巴黎参观访问的张丽珠不久收到了国内来的电报，上面只有5个字“欢迎你回国”。张丽珠却从中感受到了祖国的温暖。后来她说：“这是一个决定我一生命运的通知。”

回国途经香港，张丽珠借机参观了香港的学校和医院。医院方面听说张丽珠的父母早已去世，国内了无牵挂时，试图挽留她：“像你这样的人，何处不可为家？”张丽珠拒绝了。在她心中，除了祖国，处处都不可为家。当她终于踏上大陆，第一次亲眼看见珠江上空飘扬着的五星红旗时，禁不住心潮澎湃。

受着西洋教育的张丽珠回国后给北京医学院的学生们讲课时，却能做到“一个英文词儿不露，甚至连标点符号都表达出来了”。让学生们印象最深刻的还有她讲课时的开场白——“今天很高兴在课堂上和大家见面”，很有异国风味。

此后的道路开始崎岖不平。1964年和1969年，张丽珠响应号召随同巡回医疗队来到农村。在延庆的一个村庄，有一位老大娘患有严重的子宫脱垂，整个子宫带着膀胱和直肠挂在阴道外面，多年不曾下炕。在军宣队的督促下，张丽珠开始给老大娘做手术。因为患者子宫粘连严重，张丽珠只好小心翼翼地剥离。手术进行中，患者血压已经很低，处于半休克状态，情况紧急。张丽珠冒着风险坚持自己的主张，让同来的医生都为她捏了把汗。万幸的是，在张丽珠的治疗下，第二天老大娘的血压慢慢上升，好了起来。等到春暖花开，大娘下地了，可以上山看桃花了。张丽珠这才回医疗队。

后来，有很多人对张丽珠说："你当年要是留在香港就好了。"张丽珠不以为然。她还记得自己独自来到老乡家时，他们会偷偷地为她沏糖水，老乡的朴实憨厚张丽珠铭记在心头。当问她："你现在对回国觉得懊悔吗？"张丽珠答："时到如今，'懊悔'这两个字也绝不会从我口中说出。"

她的严格有时还真让人受不了

逆境对张丽珠来说，是另一种形式的挑战。她经常对自己的学生说："攀登医学的高峰，不是一跃而上的，而是一步一个脚印地走出来的。"

1955 年，张丽珠开始担任国内第一批妇产科研究生的导师。她对医学进展非常关注，经她提出的研究课题有着广阔的前景，如"硫酸镁对子宫收缩的影响"，至今仍是研究热点。1960 年，大批女学生闭经事件引起了她的注意。她进行深入的调查，奠定了对各种病理闭经的大病机制和诊治的研究基础。她还最早将黄体生成激素释放激素 GnRH-α 应用于妇科疾病的诊断和治疗，在妇产科和生殖内分泌临床上起到重要的引领作用。

一位研究生在写给张丽珠的信中坦言："您的严格有时还真让人受不了。"不光做研究，就是在查房中，张丽珠的严格也是出了名的。她要求主管医师要对自己的患者完全了解，将患者的情况牢记在心。"最让我不耐烦的是，医生手拿病历，照本宣科，回答患者问题的时候还必须先翻阅病历。"

"扎实的功底"是张丽珠在教导学生时反复强调的，她告诉他们不要一心想着"走捷径"。譬如，妇科检查中最基本的一项是阴道检查，但现在一些医生更依赖仪器。在门诊问了病史，就做阴道 B 超。而子宫直肠窝的结节伴有明显触痛或附件区压痛，不做阴道检查很可能被漏诊。另外，做阴道检查时，医生应当将左手伸入阴道，肘部和前臂成 90 度角，以身体前部顶住肘部向前，使前进力量受到控制，而右手用来持器械。"对新事物、新技术跟得紧是应该的，但丢了妇产科的优良传统使我痛心。”张丽珠有些忧虑地说。

虽有风风雨雨，却无怨无悔

在一双儿女眼里，张丽珠也是一位严格的母亲。

儿子小学时酷爱乒乓球，暑假期间到体育场接受集训。他是年龄最小的队员，对体育场的生活很不习惯，几天后跑回了家。当时，张丽珠狠狠地训了儿子。1969 年，儿子被发配到北大荒，刚去就遇上了饥荒，很多同去的学生都回来了，他却咬着牙写信给妈妈：“我仍然记得当年您的教诲。妈妈，您放心，我绝对不会做一名逃兵。”

由于工作繁忙，张丽珠很少和孩子们在一起。女儿至今仍在抱怨，妈妈的奶她从没有吃过一口。女儿念小学时有一篇作文得了奖，回家兴冲冲地告诉妈妈。妈妈问她：“作文的内容是什么？”女儿说：“妈妈夜里又被人叫去抢救患者，我多么想跟妈妈在一起呀。”

张丽珠自嘲地说：“母亲我当得很不像样，但我却要为很多母亲尽心。”事实上，最初学医并非她的志愿。在 1937 年，她一个小女子却怀抱“航空救国”的宏大志向。然而，兵荒马乱的时代，家里不允许她走一条艰难而前途未卜的道路。几经周折，张丽珠进入上海圣约翰大学医学院。1938 年，父亲张耀曾突然因病去世，对张丽珠来说无疑是一个沉重的打击。在纪念父亲的文字中，有这样一句话她记住了——“良医良相尽，此事最堪哀”。就是这句话坚定了张丽珠学医的信心：“我感到了医生的重要，而且我要做一名好医生，治病救人。”

相濡以沫一辈子的老伴儿唐有祺认为：一个不关心别人困难的人，是很难做医生的。一个医生没有眼光和胆识，也很难有所成就。他这样评价张丽珠：“这一辈子走过来不容易，虽有风风雨雨，却无怨无悔。”

（本文原载于 2008 年 3 月 8 日《健康报》。编入此书时略有修改）

供稿：健康报社　余运西

北医三院　姚永玲

为了没有麻风病的世界——李桓英

人物简介

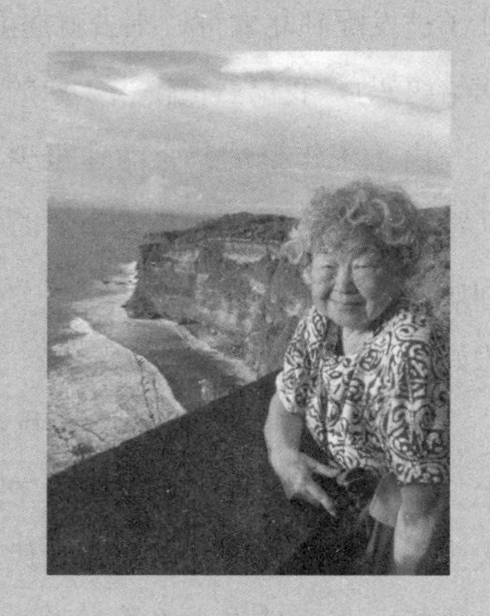

李桓英（1921— ），中共党员，世界著名麻风病防治专家，首都医科大学附属北京友谊医院、北京热带医学研究所研究员。从美国约翰·霍普金斯大学毕业后，成为世界卫生组织首批官员。1957年，她谢绝世界卫生组织挽留，毅然回国参与新中国建设。她将国外先进的治疗方法与中国实际相结合，率先开展短程联合化疗，推行垂直防治与基层防治网相结合的消灭麻风病的特别行动计划，使疯狂肆虐数千年的麻风病可控、可治，被称为“全球最佳的治疗行动”，防治经验在全球推广。曾获国家科技进步奖一等奖1项，省级科技进步奖6项。

她将全部精力都奉献给了麻风病防治事业，一生未婚，长期奔波在云贵川等贫困边远地区，曾屡次遇险，荣获首届“中国麻风病防治终身成就奖”，如今依旧在为早日彻底消灭麻风病而不懈努力。由于李桓英在麻风病防治领域的杰出贡献，她先后荣获国家科技进步奖一等奖、何梁何利基金科学与技术进步奖、全国五一劳动奖章、全国医德楷模等奖项和荣誉。2016年9月，第19届国际麻风大会在北京召开。李桓英荣获首届“中国麻风病防治终身成就奖”。同年12月，李桓英在北京友谊医院宣誓入党，成为一名光荣的共产党员。

李桓英，世界著名麻风病防治专家，首都医科大学附属北京友谊医院、北京热带医学研究所研究员。

不悔抉择，彰显华侨爱国情怀

李桓英 1921 年 8 月出生于北京。童年时候，她曾跟随父母在德国柏林生活，看到了西方医学的迅猛发展。1945 年，在战争中的大后方艰苦学医 6 年的李桓英以优异成绩毕业于上海同济大学医学院。1946 年前往美国约翰·霍普金斯大学攻读细菌学和公共卫生学硕士学位，毕业后留校任微生物学系助理研究员。

1950 年世界卫生组织成立，李桓英被美国约翰·霍普金斯大学推荐成为世界卫生组织首批官员。任职 7 年间，她被派往亚洲、美洲等许多国家，为防治性病和雅司等疾病在贫穷落后地区的蔓延作出艰苦努力，受到世界卫生组织的好评。那时李桓英拥有中、美两国两个知名学府的学习经历，还有联合国工作的重要经历，这样的人生轨迹，对任何青年人来讲可谓是走上了人生巅峰。但对于李桓英来讲，这却更像是今后人生道路的一个铺垫。当时，李桓英的全家已移居美国，父母兄弟都希望她留在美国。然而，面对富裕的生活和祖国的需要，她在自己的人生道路上作出了重大的选择。

1957 年，在李桓英为世界卫生组织工作 7 年期满时，她婉言谢绝了世界卫生组织“续签 5 年合同”的邀请，瞒着家人，只身一人绕道伦敦，几经周折，于 1958 年从莫斯科回到了祖国。那一年，她 37 岁。

坚忍执着，奠定科学大家典范

麻风病这个古老的疾病已有 3 000 多年的历史，它是由麻风杆菌引起的一种慢性传染病，主要侵犯皮肤和周围神经，历来是备受歧视的、致残的“不治之症”。20 世纪 70 年代末，已年近花甲的李桓英了解到，世界卫生组织正在研究一种联合化疗治疗麻风病的新方法，药物配方已经完成，但是缺乏临床实验。为了争取到世界卫生组织免费的药品支持和实验项目，李桓英开始在全国范围进行走访调查。在李桓英的办公室有一张云贵川交通图，上面插了 20 多面三角旗，那是她的足迹所到之处。7 个麻风病发病率较高的州和县，被李桓英选定作为治疗的试点。

1982 年，李桓英向世界卫生组织递交了一份关于中国麻风病情况的详细报告，世界卫生组织批准在中国进行联合化疗方法的项目。她建立多个联合化疗的实验点做临床试验，根据我国麻风治疗标准，每年和基层麻风防治工作者一起仔细调研，前 5 年按月观察之后每年调查 1 次，前后达 15 年之久，进行多年的观察研究。

每当想起麻风病患者因承受疾病与歧视的双重折磨而痛苦凄凉的生活，她都会产生深深的同情，从而也更加坚定了她选择为最广大人民服务的决心。为寻求更好的治疗方法，李桓英敢于解放思想，开拓创新，她将国外先进的治疗方法与中国实际相结合，率先开展了服药 24 个月就停药的短程联合化疗和消灭麻风病的特别行动计划，解决了麻风病的治疗难题，为数以万计的麻风病患者解除了疾苦。使全国的麻风病患者从原来的 11 万人下降到不足万人，而且年复发率仅为 0.03%，大大低于国际组织年复发率小于 1%的标准，为我国乃至世界麻风病防治工作作出突出贡献。此举证明无须住院隔离治疗，解决了麻风病的治疗难题，为数以万计的麻风病患者解除了疾苦，对消除社会歧视起到了积极作用。1994 年被 WHO 在全球推广。1996 年，她又率先在国内开展消除麻风病运动，首次提出了麻风病垂直防治与基层防治网相结合的模式，被称为“全球最佳的治疗行动”，促进了麻风病的早发现、早治疗，为我国乃至世界麻风病防治工作作出了突出贡献。

创新担当，不愧当代医生榜样

1983 年年初，李桓英带着申请来的免费药品来到了云南省勐腊县的麻风寨。每天早上 6 点，李桓英走 10 公里的山路，经过一条河进入麻风寨，她到每一个患者的家里，去劝说他们服药。中午，李桓英总是会留下来，在患者家里吃饭。

麻风村寨大多山高路险，地处偏僻，而她却不知疲倦地做了几十年。每次李桓英到一个村寨的时候，都会引来村寨里村民的一片惊奇：村寨来了个女医生，不怕麻风！她口渴了就舀起患者家的水扬头就喝，饭捧起就吃。患者试探着同他握手，她便拉着他们的手长时间不放。见到老病号，她总是亲切地拍拍患者肩膀拥抱问个好。

治疗麻风她从来都是面对面地接触，没有畏惧。“我就不怕，医生不能怕！这就好像战士都知道子弹厉害，上了战场不照样往前冲？！麻风菌可没有子弹厉害！”李桓英曾这样说，“我甚至巴不得自己被传染上——让你们亲眼看我现在能治好它！”她还会教麻风病患者穿鞋。“早晨和晚上，你们要这样。”手一下子伸进患者刚脱下来的脏鞋，“摸摸有没有沙子和钉子，再穿上。”麻风病患者手脚是麻木的，甚至，端滚烫的火盆都感觉不出烫手；李桓英不怕脏，为的就是教给他们防止皮肤破损溃烂自我防护的方法。她曾在勐腊遭遇坐独木舟过河翻船的经历，被捞上岸却湿漉漉地仰天大笑：“我胖得像个皮球，哪里沉得下去？”她曾数次遭遇翻车，最严重的时候被翻滚的汽车前窗挡风玻璃甩出去十多米，躺在覆盖厚厚白雪的山坡上昏过去，听到连车带人滚下坡底的同志们从车中爬出来，找不到人，连声呼喊，才反应“我在这里！”但是爬不起来，心想骨折了，歪头一看，雪地上还有一大片血迹。七根肋骨骨裂，双侧锁骨骨折，头部还负伤缝过 7 针，她却还开着玩笑说：“按我坐车的概率，也该翻了！”

李桓英所用的药物，当时在国际上通常需要六七年时间才能治愈患者，而很多患者无力长期服药。李桓英经过研究，决定将治疗时间缩短为两年，这种短期疗法在国际上尚无先例。服药的初期阶段，患者脸色发紫，有人开始怀疑李桓英的治疗方案，但 15 个月后她拿出了有力证据。

勐腊县县委原副书记刀建新，在 1950 年的时候被发现传染上了麻风病，他为此失去工作，妻子和孩子也离开了他。1983 年，李桓英带着治疗麻风病的药物来到麻风寨，在这里住了 30 多年的刀建新第一次看到了希望。两年后，刀建新和其他患者一起被治愈。

经过两年时间的治疗，云南省勐腊县的麻风病患者被全部治愈，1990 年的泼水节，他们摘掉了麻风寨的帽子，作为一个行政村，被正式划入勐仑镇，李桓英为它取名为“曼南醒”，意思为“新生的山寨”。这一天，李桓英和人们一块跳起了傣族舞蹈。

现在“曼南醒”村的村民通过贷款种起了橡胶树，生活渐渐富裕起来，附近其他村寨的孩子也来一起读书，原来受歧视的麻风寨孩子有了新伙伴。

宽厚仁爱，堪称公民道德楷模

李桓英一生孑然一身，把毕生的精力都献给了麻风病防治事业。正是由于对我国在麻风病防治工作这一领域作出的成就和贡献的肯定，第十五届国际麻风会议决定1998年在北京召开，在这次具有纪念现代麻风防治100周年特别意义的大会期间，李桓英被推选担任本次大会的轮值执行主席。

会上，作为我国著名麻风病防治专家同时身兼世界卫生组织第七届麻风病专家委员会8位专家之一的李桓英，做了《在云南实施麻风病防治特别行动计划的报告》，博得了与会1 000多名中外专家长时间的热烈掌声。她领导开展的短程联合化疗和消灭麻风病的特别行动计划，被誉为全球最佳。世界卫生组织官员诺丁博士紧紧握着李桓英的手说："全世界麻风病防治现场工作，你是做得最好的。"

40年来，李桓英针对国内外麻风病防治中存在的问题进行了多项现场研究，缩短疗程，消除歧视。她解决了该领域的重大策略和技术上的关键问题，为我国政府制定控制和消灭麻风病的整体规划，为全球实现消灭麻风病目标的可行性提供了重要依据、作出了重大贡献。

她在麻风病防治研究上的成就赢得了国内外学术界的高度评价。获省级科技进步奖6项，主持的《全国控制和基本消灭麻风病的策略、防治技术和措施研究》获得2001年国家科学技术进步一等奖。21世纪以来，开展麻风病早期发现、麻风菌基因分型、耐药菌检测、复发及再感染鉴定、麻风易感基因及免疫学相关基因研究。

李桓英在麻风病防治领域已经取得了常人难以超越的成绩，但年过90岁高龄的她仍然奋斗在麻风病防治研究第一线，生命不息，奋斗不止，为的就是早日实现彻底消灭麻风病的理想。她说："我国虽然基本上消灭了麻风病，但还没有彻底消灭，我们还有很多工作要做。麻风病的疫苗至今还是空白，自然疫源也不清楚，从基因水平揭示麻风病的发病机制还没人涉及……"她带领麻风病研究课题组的同志进入分子生物学研究领域，开展麻风病早期诊断、耐药基因检测和分子流行病学的研究，旨在通过对麻风病分子生物学水平的研究，在麻风病的传播方式、发病机理、检测方法等方面取得创造性突破，在麻风病传播链的研究、麻风病高发区预防措施的研究以及麻风病基因方面的研究都取得了新的成果，为彻底消灭麻风病而不懈努力……

党的关怀，成就麻风防治梦想

多年来，李桓英在麻风病防治领域取得了突出的成绩。她还兼任国际麻风学会理事，世界卫生组织麻风病专家及顾问，马海德基金会理事，印度麻风协会终身会员等职务，需要经常出国。当时国门刚刚打开，出国手续繁杂，北京友谊医院党委积极支持她的工作，在她下乡期间委派外事部门将她出国的手续及时办好。

根据她的突出业绩，医院党委和研究所支部也给了她极高的荣誉：她曾被推荐并担任全国政协第七、第八届委员，北京市人民对外友好协会理事，先后荣膺全国五一劳动奖章、北京市“三八红旗手”、北京市有突出贡献专家、全国优秀科技工作者。

1998 年，医院党委召开了庆祝北京热带医学研究所建所 20 周年暨李桓英从事现场工作 20 周年纪念活动，各界领导、朋友前来祝贺，并在劳动人民文化宫举办了李桓英事迹展览。同年，党委书记亲自挂帅组建了李桓英事迹报告团在北京市巡回演讲，收到了强烈反响，随即李桓英的事迹推向了全国。

2005 年 11 月，在医院党委的领导下，北京市李桓英医学基金会成立，马海德基金会理事长苏菲出席成立大会。基金会以李桓英的名字命名，以发展医学事业、加强科研工作、促进科技人才培养为宗旨。

2008 年 12 月，北京友谊医院隆重举行了北京热带医学研究所建所 30 周年暨李桓英归国 50 周年庆典活动。时任全国政协副主席林文漪、北京市卫生局、首都医科大学及马海德基金会领导和医院党政领导等 200 余人参加了庆典活动。庆典大会始终充满着热烈而温馨的气氛，在一片热烈的掌声中，林文漪为李桓英授“李桓英研究员归国 50 周年”纪念奖牌和鲜花。同时出版了记录热研所成长的画册和纪录片。

2012 年，李桓英在党委书记的支持下，赴香港参加约翰 · 霍普金斯公共卫生学院校友会，随即受邀率队到该校讲学，搭建了和约翰 · 霍普金斯公共卫生学院在麻风病早期诊断方面开展合作研究的桥梁。

2016 年 9 月，第 19 届国际麻风大会在北京召开，李桓英荣获首届“中国麻风病防治终身成就奖”。2016 年 12 月，95 岁高龄的李桓英怀着对党的无限忠诚成为一名新党员。

同年 10 月，党委隆重召开祝贺李桓英获得麻风病防治终身成就奖大会。已经 95 岁高龄的老教授在会上深情回忆了自己在战乱中的学习经历，放弃世界卫生组织优厚待遇毅然回国的决绝信念，与新中国一同成长的幸福和满足，以及消除麻风病的坚定和执着。她感谢祖国的培养，人民的信任和同事们的支持，言语中饱含了对党、对祖国炽热的深情。

2019 年，为隆重庆祝中华人民共和国成立 70 周年，中央宣传部等部门在全国范围内广泛开展了“最美奋斗者”学习宣传活动，评选表彰新中国成立以来涌现的英雄模范。98 岁高龄的李桓英光荣当选。

供稿：首都医科大学附属北京友谊医院　王　珺

风湿病学之父——张乃峥

人物简介

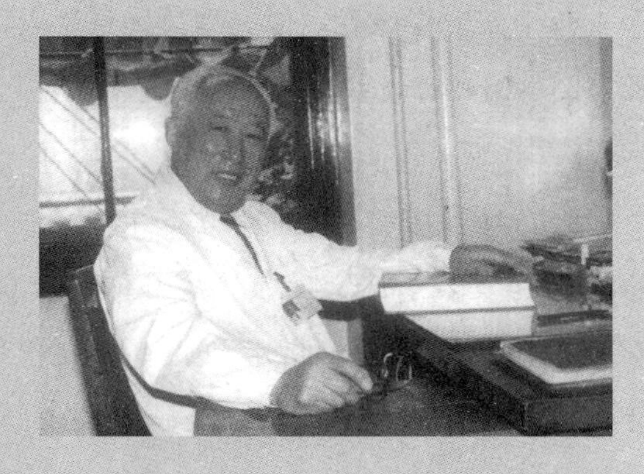

张乃峥（1921—2014年），祖籍河南安阳，著名风湿病学专家，北京协和医院风湿免疫科教授。

张乃峥早年从事传染病学研究，与钟惠澜共同发现了新的黑热病补体结合试验粉剂抗原，最早从我国疫区水中分离出钩端螺旋体病原体。

1979年，在北京协和医院创建中国第一个风湿免疫学组，开设风湿免疫专科门诊。1980年，正式建立风湿免疫科。1982年，组织召开了首届全国风湿病学专题学术会议，同时成立中华医学会内科学会风湿病学学组。1985年，成立中华医学会风湿病学分会，任第一、第二届主任委员。1988年，出任亚太抗风湿病联盟执委会委员。

张乃峥主编书籍《临床风湿病学》，并担任第4版《内科学》和《中华内科学》中风湿病学部分的主编。他先后发表论文200多篇。

张乃峥主持的“短膜虫免疫荧光法测双链DNA抗体研究”“抗核抗体谱的建立及临床应用研究”和“原发性干燥综合征的系列研究”分别获卫生部和国家科学技术进步成果奖。他与原国际抗风湿联盟（ILAR）合作研究了我国几种主要风湿性疾病的流行情况，被国际风湿病学联盟主席称为“中国风湿病之父”，在第8届亚太地区风湿病学大会上被授予“特殊贡献荣誉奖章”。

作为中国风湿病学的开创者和奠基人，张乃峥首次将国外的风湿病学理论引入中国，并付诸临床实践。可以说，张乃峥的从医生涯同中国风湿病学的发展壮大息息相关，他将毕生精力都献给了医学事业。

筚路蓝缕，开创中国风湿病学事业

1949 年，28 岁的医学博士张乃峥入职北京协和医院。他从住院医师做起，一个人管十四五位患者。他一周只休息半天，除睡觉外，其他时间都花在病房、门诊、图书馆和实验室。白天忙于临床，晚上把收集来的血标本做血清学研究，直至深夜。

张乃峥师从著名热带病学家钟惠澜。任第二年住院医师时，张乃峥便与钟惠澜合作发表了论文《黑热病补体结合试验及其临床诊断与预后意义》。该文对黑热病早期诊断及指示预后有重要价值，获得了国际同行的高度认可。同年，张乃峥在国内首先报道了睡眠性夜间血红蛋白尿病例，并建立了用于诊断该病的 Ham 试验。从此，张乃峥开始在医学界崭露头角，也与免疫学结下了不解之缘。

在数年的医疗实践中，张乃峥对疾病的认识逐渐加深，他发现以往诊断的感染性疾病中有部分并不是真的感染，而是涉及其他发病机制。患者出现的红肿、发热、疼痛等炎性症状，可能由感染以外的其他原因导致，而免疫系统疾病背负着“重大嫌疑”。于是，张乃峥开始钻研风湿免疫相关知识。

1959 年，张乃峥被派往苏联医学科学院风湿病学研究所进修风湿病学。次年回国后，张乃峥立即执笔完成了当时国家科学发展规划中的风湿病学发展规划，并率先在北京协和医院建立了国内第一个风湿病门诊，开展类风湿因子等实验室检查。

1969 年，已近天命之年的张乃峥受派到桂林南溪山医院工作，直到 1976 年才回北京。阔别七年，物是人非，多少遗憾化作一种难以言表的复杂心情。张乃峥站在协和绿色的琉璃瓦飞檐下心情久久不能平静，“我可以说是发誓，一定要把中国的风湿病学搞起来，不然于心有愧啊”。

此时的张乃峥已年近花甲，他把全部心血都倾注在风湿病学科的建设上。1979年，张乃峥抓住了“科学发展的春天”大好机遇，开创了中国最早的风湿病学专业，逐步成立专科病房、门诊和实验室，并在国内首先建立了诊断类风湿关节炎的重要实验室检查——类风湿因子测定。类风湿因子测定试验也被称作血凝集试验，需用绵羊红细胞作底物进行。张乃峥想方设法找到一只羊饲养，定期采血。学科起步的过程虽然艰难，但他一直咬牙坚持着，推动着中国风湿病学的事业一点点起步。

北京协和医院内科学系主任张奉春回忆道：“科室初建，张乃峥教授带领董怡教授、柯小英、金爱、陶学濂、宋琴芳医生，还有当时读研究生的唐福林、于孟学、曾庆馀，这里拼那里找，凑起了一些办公桌椅，买来了一个实验架，在老楼15号楼一层仅20余平方米的一间屋子里，建立起北京协和医院乃至全中国的第一个风湿免疫科。谁会想到这样一个小的学科、简陋的办公地点、有限的几个人，会奠定中国宏大的风湿免疫病学基础；谁会想到当时内科学系最小的学科会发展成为协和医院的一个品牌和标兵。”

张乃峥就像是一匹奔腾的战马，争分夺秒地谱写一曲又一曲凯歌。1982年，张乃峥组织召开了第一次全国风湿病学术会议；次年获得世界银行医学教育贷款，筹建国家风湿病学培训中心；同时与国际风湿病学组织合作开展常见风湿病的流行病学调查；1985年创建了中华医学会风湿病学分会，揭开了我国风湿病学迅速发展壮大的序幕。北京协和医院风湿免疫科在他的带领下逐步发展成为中国临床免疫及风湿病学培训中心，成为培养国内风湿病学专业高级人才的重要基地，不仅引领了此后30多年中国风湿病学的长足发展，而且成为桃李满天下的中国风湿病学领域的“黄埔军校”。直至今天，中国风湿病学科依旧沿着张乃峥设计的框架发展前行。

扎根临床，从实践中发现问题、解决问题

风湿免疫学科建立伊始，张乃峥就提出：学科的发展一定是两条腿走路，第一要搞好临床，第二要搞好研究。他不仅重视临床实践和临床思维的培养，还强调从

临床中发现问题，开展科学研究，以研究成果推进临床医学的发展进步，最终让患者受益。

20 世纪 80 年代，许多风湿性疾病还不为大家所识。张乃峥在参加协和内科大查房时就诊断了多例以各种器官损伤为突出表现的干燥综合征。一次病例讨论，一位不到 40 岁的中年女性患者，反复软瘫、低钾、尿崩症，辗转于内分泌和肾内科，被诊断为“肾小管酸中毒”。张乃峥发现患者许多牙齿发黑、脱落，仅残存牙根。继续问诊，得知患者口干、眼干明显，腮腺多次反复肿大。他马上建议进行自身抗体检查，最终确诊为“干燥综合征继发肾小管酸中毒”。

干燥综合征一度被认为是罕见病，全球尚无人报道过其患病率。张乃峥根据自己多年的临床经验，在国际上首次提出“干燥综合征是常见风湿性疾病”的观点，并率先展开研究。自 1982 年起，张乃峥先后主持开展了“原发性干燥综合征的系列研究”，包括抗 SSA/SSE 等相关抗体检测方法的建立、流行病学、发病机制、临床转化等多角度的研究内容，由风湿免疫科、口腔科、眼科、病理科等多学科团队共同参与，既系统全面，又坚持基础与临床并举。

科研过程中没有“容易”二字，研究的过程漫长又艰辛。张乃峥带领团队在科研道路上披荆斩棘、一往无前。经过 13 年的研究，张乃峥团队的一项重磅成果发表在风湿病学国际重要期刊 *The Journal of Rheumatology* 上，三名审稿人都表示“该研究是全球首次”。

研究揭示，中国原发性干燥综合征患病率高达 0.29%～0.77%（依不同诊断标准而异），说明该病是常见病而非罕见病，大量病例被误诊。张乃峥通过大量临床案例证明，原发性干燥综合征可引起内脏损伤，如肾小管酸中毒、肺纤维化、淋巴增生性疾病等。为此，美国 Norman Talal 教授在主编《干燥综合征》一书时，特别邀请张乃峥和董怡共同撰写中国的干燥综合征一章。

现代意义上的风湿病，包括所有以疼痛为主要表现的、影响骨关节及周围软组织的疾病，既有病情较轻的骨关节炎，也有比较严重的类风湿关节炎、原发性干燥综合征、强直性脊柱炎、系统性红斑狼疮、血管炎等。风湿病大多是免疫系统疾病，其发病机理复杂，临床症状多样，确诊和治疗都非常困难。急性风湿病，如系统性红斑狼疮、血管炎，往往病情十分凶险，如果不及时确诊并采取有针对性的治疗，甚至会危及生命；慢性风湿病，如类风湿关节炎，多可致残，也给患者和社会带来巨大的健康和经济负担。

每天，张乃峥的门诊都挤满了来自全国各地的患者。张乃峥总是认真细致询问病情，严谨研判并开出处方。张乃峥理解的医德不只是“拒收红包、不索贿”那么简单，而是奉行“牺牲享受，享受牺牲”的人生哲学，即“潜心钻研业务，悉心关怀患者，写文章、做实验、备好课……付出艰苦劳动、牺牲一些享受，但是事业有成，对集体作出贡献，从而感到巨大的享受”。

他的学生张文回忆，“张老师非常关心和体谅患者的疾苦。跟他出诊的时候，我观察到他都是尽量少开化验单，特意挑选有效的廉价药，尽可能减少患者的经济负担。”导师的风骨给张文留下了深刻印象，“在我的职业生涯里，我也是尽量向他学习。”

张乃峥始终坚持：“国外能做的，我们也要能做，而且还要创新、要超越。”在他的引领下，北京协和医院风湿免疫科开展了我国第一次抗核抗体谱、干燥综合征、雷公藤治疗类风湿的随机双盲试验以及结缔组织病的流行病学调查等课题，并获得了国家奖。迄今为止，张乃峥主持的抗核抗体谱建立及其临床应用研究、干燥综合征临床研究、与国际抗风湿联盟合作进行的大规模流行病学研究仍处于国际领先的学术地位。

由于张乃峥对我国风湿病学的卓越贡献，他被国际抗风湿病联盟主席莫尔顿誉为“中国风湿病学之父”。美国风湿病学院授予他“荣誉会员”称号，第八届亚太地区风湿病学会授予他“特殊贡献荣誉奖章”，北京协和医院授予他“协和杰出贡献奖”。

学而不思则罔，思而不学则殆

张乃峥学识广博，对疑难罕见的免疫性疾病有着敏锐的目光。一例头痛、发热、意识障碍的患者，多方面排查均没有发现感染或患其他疾病的证据，应用多种治疗后病情也无任何起色。在专业组查房讨论时，大家一筹莫展。这时，张乃峥发现患者的临床表现比较特殊，提出考虑“孤立性中枢神经系统血管炎”这一罕见病，并详细讲解了该病的相关知识。当时，“孤立性中枢神经系统血管炎”在国际上也只有零星的病例报告。管床医生在张乃峥的指导下应用激素治疗，患者的症状果然很快得到了控制。

张乃峥惊人的判断力和渊博的知识，源自他的勤奋。而且他的勤奋并非只关注书本，而是包括历史、文学、书法、体育、文艺等多方面的锻炼。通过张乃峥《关于医学名词的变迁——答彭兴同志关于“变应性亚败血症”一词的来信》一文，我们能看到一位精通历史、人文、民族差异、大众理念、学科发展轨迹的大学者。也难怪文章一经刊登，便得到很多杂志的转载。

作为一名学科带头人、医学大家，张乃峥不骛虚声，不求虚名，务求实学，在公众场合也不羞于向小辈求教。北京协和医院血液内科沈悌与张乃峥同住一个宿舍大院，上下班坐同一趟班车。有一次在班车上，张乃峥突然向沈悌提问：“什么叫MDS？”MDS的中文名称为骨髓增生异常综合征，这个概念当时除了血液科的医生很少有人知晓。因为张乃峥年纪大了，听力不太好，沈悌虽然坐到了他身边，仍需要提高音量来讲解。于是，班车上所有人都屏气凝神，默默地跟着张乃峥上了一路课。

1978年9月，张乃峥作为国家审定的第一批硕士及博士研究生导师，开始招收我国第一批风湿病学研究生。当年的协和人都知道有一位张教授很是特别：花甲之年，头发已经雪白，出了名地严厉。

张乃峥的学生唐福林回忆，老师对科研的严谨程度有时“令人害怕”：“在实验结果不理想时，他会帮忙一起分析原因；在出现阳性结果时，他一定要亲自去看一下这些结果。每篇毕业论文他都要修改许多次。”

20世纪80年代，科室人员研究结节红斑的病理及病因，他要求大家不仅要查看病理报告单上的描述，还要请病理科医师找出切片重新核对一遍。他总是说：“临床科研工作必须要扎实，否则会影响患者预后。”

张乃峥的严谨也表现在他对科里其他人的学术态度上。北京协和医院风湿免疫科董怡教授回忆：“作为科主任，科室要发表的文章必须经他过目修改。我有一篇文章约3 000字，他做了约20处修改，包括标点符号，所以当时我们科投出去的文章都是一审通过，很少返修。”

现代医学之父 William Osler 认为：医学是“一生的学习过程”。张乃峥也常以古语“学而不思则罔，思而不学则殆”教育后学。张文回忆：“博士刚入学时，张老师就要求我每月读协和图书馆订阅的所有国外风湿病相关文献。他自己也是这么做的，退休后依然坚持学习。在他 90 岁高龄时，还让我们把每年美国风湿病年会的汇编带给他读。”

1998 年张文读博期间，张乃峥推荐她去美国哈佛大学医学院实验室学习。刚到国外不久，张文就收到了导师的英文来信，翻译过来的大意是：“要成为一个好的科学家，包括医学博士或临床医生，努力和勤奋是在任何情况下和整个人生中绝对必要的先决条件。然而，现代科技和外语一样，都只是工具。研究的目的就是利用工具来证实科学的想法或解答未知的问题。”这既是张乃峥对学生的教诲，也是他从实践中总结出来的心得。他希望年青一代既要多学习知识，掌握学术领域最新进展，又要勤于思考，开动脑筋，不受书本、常规和上级医生的思路所限。

提掖后学，甘为人梯

作为老师，张乃峥既对学生严格要求，又千方百计为学生提供最好的学习条件。张乃峥精通英语，他的学生曾庆馀还记得一件趣事：“当时协和外语教研室主任已经答应帮忙修改我毕业论文的英文摘要了。但当她听到我的导师是张乃峥后，当即说不必帮忙了，只因张教授改过的英文无可挑剔。”为提高科里年轻人的英语水平，张乃峥总是抽出业余时间教大家学英文。上完课，他再饿着肚子、摸黑骑车回家。

曾庆馀读博士期间的一篇论文入选了“中英风湿病学讨论会”。张乃峥得知后十分高兴，除指导曾庆馀完善大会发言稿外，连汇报那天理什么发型、穿哪件衣服等细节都替学生考虑好了。

1983 年，张乃峥送学生唐福林去当时美国最好的自身免疫研究中心深造。为了帮助唐福林提高英语听、说水平，张乃峥亲自朗读相关的英文文献和常用的英语口语并录制下来，让他反复学习。当张乃峥得知唐福林当时经济状况较差时，特意拿出 2 000 元人民币为他置装，手把手教他如何打领带。唐福林经常感慨，今天取得的许多成绩都凝聚着张老师的心血，张老师是改变了他一生的人。

20 世纪 80 年代初，中国风湿病学还是一片空白，风湿病患者散落在各个科室，诊疗路径不规范，诊疗质量堪忧。张乃峥深知，光靠自己看患者、带学生、做研究还不够，只有在全国都做好学科建设和人才培养，才能帮助到更多风湿病患者。

1985 年，中华医学会风湿病学分会一成立，张乃峥便马不停蹄地开展全国性的学习培训交流。作为学会第一届和第二届主任委员，张乃峥几乎出席了每场培训，并亲自授课。他还定期邀请国外专家来中国访问讲课，介绍国外临床和科研上的新进展。他为全国各地风湿免疫医生的成长倾力相助，尤其是地市、县级医院人才的培养。

在学会的大力推动下，不少单位克服了资金、人员方面的困难，先后成立了风湿病专科，开设了风湿性疾病的门诊、病房、检验，提高了风湿病的诊疗能力，极大地改善了风湿病患者的预后。

1999 年，张乃峥以 78 岁高龄主编了《临床风湿病学》一书。这本书不仅集合了当时最新的风湿病学研究成果，更将张乃峥多年的临床实践经验倾囊相授，高屋建瓴、专业实用，一经推出，便成为风湿科医师人手一本的必读之作。

张乃峥诲人不倦、知人善任。在许多人的记忆里，都永远难忘张乃峥在他们人生转折的关键时期给予的指导、扶持和激励。北京协和医院风湿免疫科主任曾小峰常提到，他正是在张乃峥的建议下从基础医学转为临床医学，并在之后的工作中开展基于临床问题的科学研究，受益匪浅。

张乃峥深知，教育不是把水桶灌满，而是要把火点燃。他的教学严格，并带有很强的启发性。北京协和医院全科医学科（普通内科）主任曾学军也是张乃峥的学生，她非常敬畏自己的导师，“师生关系之外，跟张老师没有太多私下交流”。

工作前几年，曾学军也是埋头做事，很少去看望老师，一心想着工作做漂亮一点儿，不给老师丢脸。直到自己开始带研究生，她才忽然意识到恩师的影响之大，“教学生时不经意间讲出来的理论，往往都是从张老师那儿学来的，就是老师当年这么教导我的”。

后来，曾学军不仅自己经常去探望老师，还会带自己的学生去探望“师爷爷”，张乃峥也给了徒孙们很多教诲。曾学军说：“尽管张老已经过世，但这些往事想来仍在眼前，还将影响我一生。”

供稿：北京协和医院　干玎竹　董　琳

一颗诚心　守护患儿——吴守义

人物简介

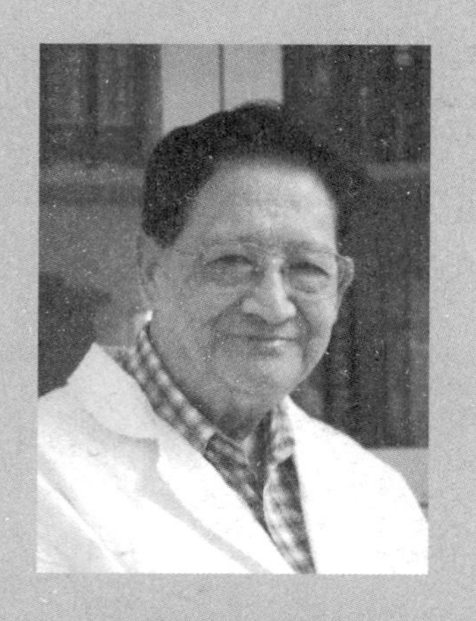

吴守义（1921—2019年），中国小儿骨科奠基人之一，上海交通大学医学院附属新华医院儿骨科的首任主任，是在国际、国内学术界享有盛誉的骨科专家。

吴守义1921年出生于上海青浦，1946年毕业于上海圣约翰大学，先后在南洋医院、杭州第一市立医院任外科医生。1948年10月到仁济医院师从骨科大家叶衍庆教授，1954年到1960年在瑞金医院骨科做主治医师，1961年调到新华医院并在国内率先创立儿骨科。曾先后担任全国小儿麻痹症研究会副主任委员、全国残疾人康复学会副主任委员、中华小儿外科学会骨科组组长、上海康复学会副主任委员，《美国小儿骨科杂志》唯一的中国编委。

吴守义在儿童骨科领域精勤不倦耕耘60余载，极富创新精神，1965年首先在国内报道了改良莎氏手术治疗儿童先天性髋脱位，并研制了国内首创的儿童专用的“鹅颈钉”器械，沿用至今。1973年，首创国内肢体延长手术器械，对小儿先天性、后天性各种肢体畸形的矫形手术奠定了扎实的基础。1976年开发研制了“小儿骨科专用手术器械箱”，这些手术器械填补了我国小儿骨科手术器械的空白，有些还沿用至今。参编《黄家驷外科学》《骨科手术学》《现代关节外科学》《儿童骨肿瘤》等多部重要学术专著。为表彰他为我国儿童骨科事业作出的卓越贡献，2009年，中华医学会小儿外科分会骨科学组向他颁发杰出成就奖。

从20世纪70年代至今，甚至在未来的很长岁月里，中国小儿骨科手术室里的每一台手术都铭刻着这样一个名字——吴守义。

吴守义不仅是我国小儿骨科事业的创始人之一，儿骨科治疗领域公认的“神来之手”，在医工结合方面更是堪称典范，所设计研制的大量手术器械，填补了我国小儿骨科手术器械的空白。至今，这些器械仍在广泛使用。

2019年6月27日，这位为小儿骨科事业奉献一生的老教授离开了我们，享年98岁。在他的书桌上，仍然放着一本吴守义入院前研读的英文版的骨科医学书籍。这位“国宝”级的儿科专家，始终游历在他至爱的医学世界里，用积累了漫漫七十载的经验为小患者解除痛苦，关怀后辈。

名校负笈苦学，名师引领医路

1921年，吴守义出生于上海青浦，早年求学于格致中学，深受“格物致知，求实求是”的校风濡染。抱着对医生职业的崇敬，1939年，吴守义中学毕业考入圣约翰大学医预科。

圣约翰大学是中国成立最早的教会大学之一，素有“东方的哈佛”之称。吴守义读圣约翰大学的时候，上海还在日军占领之下，每人每天只有三两户口米，只能勉强糊口，上课时常常饥肠辘辘，但这丝毫不影响他如饥似渴的读书劲头。医学无捷径，只有苦学和钻研才是获得成功的唯一道路。他在业余时间除了帮校外学生补习英语，赚点微薄打工的钱加上奖学金来维持生活费用，一有空闲就往图书馆跑，阅读大量医学书籍和文献。1946年，吴守义从圣约翰大学毕业，获得医学博士学位。在兵荒马乱的年月，他艰难地完成了中学到大学的学习，然而名校、名院的求学经历练就了他卓越的学识和非凡的创造力。

毕业后，吴守义先后在南洋医院、杭州第一市立医院任外科医生。1948年10月，到仁济医院师从骨科大家叶衍庆专修骨科，他和胡清潭、周连圻、过邦辅等日后成为叶衍庆最得意的学生之一。回忆起跟随叶衍庆十年的日子，吴守义说，“这十年学习所获，对我以后的医生生涯产生了非常深远的影响。叶衍庆不但医术造诣极深，而且学风严谨。他有一个特点，就是要求每个进修生必须随身备一个小本子。他总是用他那一口软软糯糯的苏州话对我们说，不但老师讲的时候，你们要记，平时听到想到随时要记下来啊！查房的时候，叶衍庆讲得很仔细。比方说膝关节，这个半月板软骨开刀以后，要注意会发生哪些并发症，他可以给你一条一条讲得很清楚。叶衍庆是英国皇家外科学会的会员，他的这些宝贵知识、经验，都是他在英国利物浦留学的时候积累起来的。如果不是听他讲，你可能啃好几本书，当许多年医生也不一定能学到”。

推动我国儿骨科从“零”起步的拓荒者

吴守义之所以“钟情”于小儿骨科，选择将它作为一生追求的事业，与其说是机缘，不如说是责任。儿童占我国人口的1/3，小儿骨科先天性畸形中的四肢与脊柱畸形占相当大的比例，严重影响了儿童的健康成长。新中国成立前的小儿骨科患者均由成人骨科医师兼治，骨科医生往往忽略了小儿与成人的不同，把治疗成人的方法和原则错误地用到儿童身上。但当时我国还没有小儿骨科的概念，吴守义便是这个领域从“零”起步的重要拓荒者。

1961年2月，为了支援刚建成的上海第二医学院附属新华医院的儿科建设，吴守义和丁文祥等从广慈医院调到新华，担任儿外科副主任。从创建小儿骨科病房开始到随后成立单独的小儿骨科，在时间上几乎和我国骨科创始人孟继懋于1964年在北京积水潭医院创立中国第一个小儿骨科专业组同步。

当时，西方国家对我国实行孤立与封锁，国际医学交流非常有限，国内也没有经验可借鉴。吴守义在一个充满未知的领域里担当着拓荒者的角色。在专业人员缺乏、诊疗规范阙如这样一清二白的基础上建立一个新的专业，艰难可想而知。吴守义回忆说：“病房成立之初，结合专业特点定规章制度，严明纪律，规范化操作，身体力行，不能有人例外。按规定，医生值夜班后第二天可以休息，但第二天如果有常规手术时，不能停手术，也不能换人做，那就得连轴转。”

作为全国最早设立小儿骨科专业的医院，很多慕名来到新华医院找吴守义看病的孩子大多患有骨骼发育畸形的病症。20世纪60年代，我国在这方面还没有很好的治疗方法，患儿一旦错过了最佳治疗期，也就意味着将终身残疾。吴守义和他的同事们一直在积极地寻找着治愈这类疾病的手术方案。1973年，他和胡清潭等研制出国内第一台胫骨延长架，将胫骨截骨牵开延长小腿的方法应用于临床，取得了较好的疗效。这项新技术成为当时我国小儿骨科代表性的研究成果，对小儿先天性、后天性各种肢体畸形的矫形手术奠定了基础。随后，他开展大量脊髓灰质炎后遗症的矫形手术，与上海市第一人民医院协作，总结成书《脊髓灰质炎后遗症手术治疗》，成为全国最早的灰髓炎手术参考书。20 世纪 80 年代，随着全国 36 万小儿麻痹后遗症抢救性手术治疗达到高潮，他将肢体延长术的研究与治疗水平提高到国际先进水平。

吴守义还在小儿髋脱位（DDH）研究和诊治方面有着突出的成绩。小儿先天性髋脱位是一种先天畸形，在小儿骨外科属于常见病，患儿通常表现为臀纹不对称、瘸腿，在临床治疗中，无论采用手法复位或手术，都容易产生严重的并发症——股骨头坏死，造成畸形，给患儿留下残疾。20 世纪七八十年代，他在上海知名的四大产院开展了 35 000 例新生儿的先天性髋关节脱位的普查工作，获得了当时国内最大、最早的先天性髋关节脱位发病普查资料，最终发现国内该病发病率为 0.91‰，这个数据至今仍被文献经常引用。1982 年，他通过大样本胎儿与婴幼儿的尸检，在先天性髋关节脱位的病因学研究上取得了突破性进展，填补了国内研究的空白。

由于当时国内大年龄髋关节脱位病例多，他引进并改良国外莎氏手术，治疗数量多、效果好。随后又引进了国外的 Salter 骨盆截骨术，经改进后，创立了髋臼造盖成形术，这项手术沿用至今，是儿童髋关节脱位的最主要的手术治疗方法。他还创造了新华髋关节造架术治疗大年龄儿童髋关节脱位，以及多种先天性髋脱位的非手术治疗方法，对国内学术界产生引领和推动作用。

1984 年，《美国小儿骨科杂志》主编史秀理来天津开会，慕名前来参观吴守义主持下的新华医院儿童骨科。当他看到由于条件艰苦，儿童骨科的手术室里居然放着两张开刀床时，不由得十分惊讶——这容易造成患者的交叉感染，是外科手术的大忌。不过，在了解到这里开刀手术 3 000 多例却只有一例感染时，他震惊了。这是全世界最低的术后感染率啊！它得归功于吴守义严格的消毒隔离管理制度。就此，吴守义被美国小儿骨科杂志（JPO）聘为唯一的中国编委。国际骨科从此有了中国学者的声音。

医工结合的“神来之手”

吴守义不仅在儿童骨科治疗领域是公认的“神来之手”，在医工结合方面更是堪称典范。他结合国情，亲自设计研制的大量手术器械，如骨凿、骨锤、电锯、小儿电钻、髋臼扩大磨光器、测量 X 光尺、胫腓骨延长支架、股骨延长支架等，填补了我国儿童骨科手术器械的空白。

儿骨科初创时期，由于没有小儿专用的手术器械，小儿外科的医生们只能用成人的手术器械为患儿开刀。这种成人手术器械因不能适应小儿生理解剖特点，既给医生带来不便，也容易对患儿造成损伤。为了改良手术器械，吴守义求助于身边的工人兄弟，先后和上海第六手术机械厂、上海工具厂、上钢二厂、上海沪东造船厂等单位合作。研制过程只能是摸索着进行。他首先要把器械的草图画出来，交给工厂，由工人师傅试制出样品，然后仔细对照每一个手术细节，经过反复修改才得到最终可以应用于临床的器械。为此，他不知往工厂跑过多少次。就是在这样艰苦的条件下，吴守义与合作单位联合设计并制造出了各种小儿手术器械：1965 年，研制了国内首创的儿童专用的“鹅颈钉”器械，沿用至今；1976 年，开发研制了“小儿骨科专用手术器械箱”，获国家医药管理局三等奖，并形成产品在全国推广。

医生要千万记住“始于心诚”

成功的医生有两条人生轨迹：一条是他的事业成就；另一条则是他与患者的医患真情。吴守义认为后一条更能体现一个医生的思想和价值。“每当看到患者痛苦，我的心就会隐隐作痛，我们做医生的对每一个患者都应该抱有最负责任的态度，要有职业道德，能省就为患者省，千万不能昧了良心叫患者做这做那检查，这和救死扶伤的精神背道而驰。医生千万要记住‘始于心诚’这句话。”吴守义说。

吴守义与孩子结下了一生的缘。有数不清的孩子因为他恢复了健康，成就了事业。

在 2008 年的北京残奥会男子 A 级单人艇固定座位划艇比赛中，来自广东湛江徐闻县前山镇的谭业腾荣获第 4 名，填补了中国残疾人单人艇比赛的空白。在随后的 2010 年广州亚残运会男子单人赛艇比赛上，他更是勇夺金牌。谭业腾能取得这样的成绩，离不开吴守义为他进行的矫形手术。

谭业腾不到 1 岁便患上了小儿麻痹症，双腿严重萎缩，无法正常行走。爷爷谭敬森带着小业腾四处求医。一次，他偶然得知我国做肢体矫正手术最好的医院之一是上海新华医院，并打听到儿童骨科开山鼻祖吴守义的通信地址，就马上给吴守义寄了一封求助信。然而，半个多月杳无音信。就在谭敬森绝望之际，吴守义的回信来了！原来，吴守义因到国外出差，耽误了复信的时间。在信中，吴守义热情地回答了谭敬森提出的问题，并建议他先带孙子来上海检查。谭敬森喜出望外，立刻背着小业腾远赴上海。吴守义在检查后给小业腾的双脚做了矫正手术。成功的手术不仅大大改善了小业腾的肢体功能，也改变了他的人生轨迹。

吴守义对医术精益求精。对待每一位患者，从病情诊断到治疗方案制订，他都一丝不苟。即便是常见病多发病，他也是细致入微地了解病情，认真做全面细致的检查，在精准判断病情后才科学地制订治疗方案。他从不轻易做出决定，更不是单凭X线片就提出诊断和治疗意见。

平时找他咨询和看病的人络绎不绝，他总是耐心讲解，直到家长满意为止。在外人看来，作为全国小儿骨科界的知名专家，如此身体力行地忙于这些可以由下级医生来完成的简单工作，有点不可思议，而吴守义却说："多干点活，心里头充实。"

是良医更是良师

中国工程院顾玉东院士曾这样说："在德高望重的吴老面前，我们都还是学生。"吴守义不仅是一位让人尊敬的良医，更是受人爱戴的良师。

20世纪80年代初，吴守义开始招收研究生，为儿骨科专业培养了一批又一批的新生力量。他悉心培养的很多学生都已经成了儿童骨科领域的顶级专家学者，新华医院的汪启筹、陈瑾英、杨根兴，上海儿童医院的朱葆伦，瑞金医院的张树江等都是他曾为之骄傲的学生。

他的学生张菁这样评价吴守义：他教学生不是片面孤立地讲某一种骨折或骨病的原因、症状及治疗方法，而是教会我们分析和思想方法，使我们对一伤一病不但知其然而且知其所以然，遇到伤病能灵活运用所学，而不是生搬硬套。

吴守义在70岁的时候才正式办理退休手续，但他始终心系临床。学生们仍经常可以看到他参与病区查房、病例讨论的身影。吴守义有问必答，耐心地讲解如何认识儿童骨疾病的发生、发展及诊断治疗等方面的问题，分析病情变化，引导大家自己判断。他在不同层次的教学中，从不停留于讲述症状及疗法，而是侧重于培养学生的分析和思考能力。

吴守义从医 70 余载，在儿骨科领域开疆拓土，对儿童骨与关节疾病的诊断技术和治疗手段形成了独特的、系统的、规模性的治疗体系，逐渐摸索出了一条具有中国特色的小儿骨科发展道路，对国内儿骨科的规范和发展起到了巨大的推进和示范作用。尽管有许多成就，但他仍然是一名非常温和、彬彬有礼、谦虚低调的儿科医生。

2009 年，为表彰他为我国小儿骨科事业作出了卓越的贡献。中华医学会小儿外科分会骨科学组向他颁发杰出成就奖。这份荣誉，对于医者仁心，心有信仰的吴守义来说，是当之无愧的。

供稿：上海交通大学医学院附属新华医院　施　敏

胆道外科之父——黄志强

人物简介

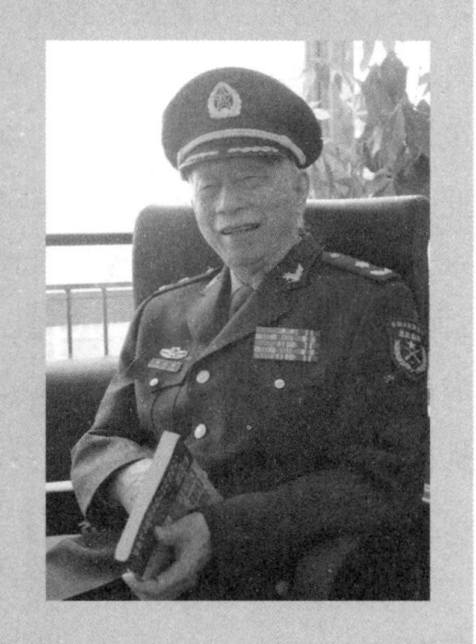

黄志强（1922—2015 年），出生于广东省新会县，1938—1944 年就读于前国立中正医学院医疗系，大学本科，1944 年参加工作，1949 年 11 月入伍，1956 年 2 月入党，1997 年当选为中国工程院院士。

黄志强是我国著名的外科学家和肝胆外科专家，曾任解放军总医院、解放军医学院外科学特级教授，解放军医学院科学技术委员会主席、肝胆外科研究所所长。1944 年大学毕业后在重庆中央医院（西南医院前身，后西南医院、中南医院合并更名为第七军医大学）任外科医师；1949 年入伍，1952 年赴抗美援朝前线；1953 年任副教授；1978 年任西南医院副院长兼全军肝胆外科医学专科中心主任。历任中华医学会资深会员、国际外科学会会员、中华外科杂志编辑委员会顾问、中华外科学会委员会顾问、中华外科学会胆道外科学组顾问、美国医学杂志（JAMA）中文版总编辑、解放军医学科学技术委员会荣誉委员、中国医学基金会理事等学术职务。曾获全国科学大会著作奖 1 项，国家科技进步奖一等奖 1 项，国家科技进步与发明奖二等奖 1 项，军队科技进步奖二等奖、三等奖 12 项。被评为全军优秀教师，并被授予科学技术“一代名师”称号。荣立一等功 1 次、二等功 2 次、三等功 2 次。

勇于创新，敢为人先，为学科发展作出了开创性的贡献

黄志强含蓄内敛，沉默少语，不喜张扬。然而，许多曾与其共同工作过的人，都熟知他的一句格言："治别人治不好的病，开别人不敢开的刀。"正是这一崇高追求，激励着他在半个多世纪的医学生涯中，留下了闪光足迹。

在肝胆外科，他的名字无异于"胆道之父"的同义语。早在20世纪50年代，黄志强发现西方学者撰写的教材中，大量篇幅介绍的都是外国多发的胆囊结石，而对中国胆道疾病中发病率高、病情复杂且并发症多的肝胆管结石却描述很少。许多患者被误诊、漏诊，一旦被发现患有这类肝胆疾病，患者就等于被宣判了死刑。从此，无论在重庆、上海，还是在北京，黄志强数十年如一日，瞄准肝胆疾病孜孜以求，在承担繁重医疗工作的同时，利用休息时间进行大规模资料收集分析，凭着丰富的外科经验及缜密思维逻辑，率先提出"原发性胆管结石症和肝内胆管结石症"的概念与理论；由他主持的地区与全国性胆石症病例调查，为搞清肝胆疾病的诊治提供了翔实依据；他在国际上第一个为患者成功实施肝动脉结扎术，使肝内胆管大出血不再是不治之症，创造了外科和肝胆史上双重奇迹。

1973年，他以"肝内胆管结石外科治疗"为题，在巴塞罗那第23届国际外科学术会上，首次系统地论述肝胆管结石病，提出"原发性肝胆管结石可呈肝内局限性分布""高位肝胆管狭窄是原发性肝胆管结石主因"两个著名论断，从而一改以往教科书长期引用的胆道外科学观点，在国际胆道外科领域引起轰动。据此，他首创应用肝部分切除术治疗肝胆管结石病，开辟了以肝胆外科技术解决胆道问题新途径，这一术式至今为国内外广泛采用。他开展的肝门部胆管高位切开成形术，使仅从胆总管切开取石的传统术式得到修正。他还倡导建立国内最早的肝胆外科专业，成为我国肝胆外科第一代专家。

十几年前，我国肝门部胆管癌总的手术切除率不足10%。自调入总医院后，他首先开展难度极大的肝门部胆管癌扩大根治术。为攻克这一医学难关，当时，年近七旬的他，经常从早晨走进手术室一直做到晚上，功夫不负有心人，经过多年努力，医院肝门部胆管癌手术切除率达到64%，患者5年生存率由零提高到33%，达世界领先水平。由他领衔完成的"肝胆管结石及其并发症的外科治疗与实验研究"

项目，获国家科技进步奖一等奖，实现了“九五”期间全军医疗领域一等奖零的突破。他在国际上首先认识并提出了肝胆管结石这一疾病概念，开创了肝胆管研究的新领域，最先发现并证明了该病形成的三大基本病理因素和五大临床病理特点，创建了较为完整的肝胆管结石诊治的理论和技术体系，发明并创用了20多种治疗肝胆管结石及并发症的外科手术方法，解决了严重影响和制约肝胆管结石效果的许多关键性技术疑难问题，突破了一系列手术禁区，在国际上开了用肝脏外科手术解决复杂胆道疾病的先河，创建了具有我国特色的胆道外科学，成功挽救了无数患者的生命，取得了最好的疗效，使远期疗效优良率从10%以下提高到87.1%，明显高于日、法、美等发达国家，标志着我国胆道外科学研究跃居世界领先水平。

精益求精，不懈追求，在诊治疑难顽症上不断创造奇迹

早在20世纪40年代，黄志强就开始了在肝胆外科领域的探索。他针对我国西南地区肝胆管结石高发流行趋势，开始涉猎肝胆疾病。1956年他在国际上率先报道论述了肝胆管结石病。1962年发表原发性肝胆管结石专著，提出原发性肝胆管结石可呈肝内局限性分布，高位肝胆管狭窄是肝内胆管结石主要病因的著名论断。1963年，他组织创建我国第一个集医疗、教学、科研于一体的肝胆外科专业。1978年成立全军肝胆外科医学专科中心，黄志强任专科中心主任，他潜心研究胆石成因与胆道的免疫机制。他提出肝源性β-葡萄糖醛酸苷酶与肝胆管结石形成的关系，修正和补充了日本学者色素结石形成理论。1985年首次组织进行全国性胆结石流行病学和肝内胆管结石调查分析，10年之后，进行全国第二次调查工作，为我国胆石症的防治作出了开拓性的贡献。

1958年，黄志强根据肝内胆管结石节段性分布的特点，在临床首次应用肝叶切除术治疗肝内胆管结石病。他还成功设计并进行了肝门部胆管高位切开成形术、联合高位胆肠重建术、胆管扩大修复术，使对肝内胆管结石的治疗取得突破。

近年来随着我国经济和卫生事业的发展，他又提出了对肝内胆管结石病的再认识，创用系统性、规划性肝段切除术，达到肝内胆管结石病的早期治愈。1959年，他创建了结扎肝动脉和肝叶切除的手术方法治疗胆道大出血，解决了当时医学界胆道大出血的治疗难题。此外，他创建间置空肠并十二指肠人工乳头胆肠吻合术、胆

管狭窄合并门脉高压分期手术等一系列独特的手术方法，被国内外同道称为“经典术式”。1963 年首次实施脾—下腔静脉端侧吻合术、肠系膜上—下腔侧侧吻合术进行门脉高压的外科治疗。1987 年他组织全国关于胆道癌的调查。1990 年他在国内首先报道了肝门部胆管癌的扩大根治术，至今已累积了国内最大的一组病例。在肝外和肝内胆管梗阻的外科诊治方面形成了具有我国特点的诊治方法，黄志强亦被誉为我国胆道外科学的奠基人。

除在肝胆外科领域业绩卓著，黄志强的研究成果还涉及颅脑、心胸、泌尿外科等多个专科，被医学界同人称为“全才”。早在 1948 年，他即在国内首次报道了应用迷走神经切断术治疗消化性溃疡的经验。黄志强说：“手术是一种创伤，更是一种特殊情况下的创伤。”20 世纪 60 年代初，他率先在国内开展手术创伤对肾上腺交感神经内分泌的影响研究，发现皮质激素与儿茶酚胺间的负反馈调节，肝脏创伤时儿茶酚胺代谢的改变和肾上腺交感神经在多器官衰竭调节中的作用。这一发现被应用临床后，挽救了许多严重创伤和重大手术后患者的生命。

他认为仅靠技术永远不会成为优秀外科医生，没有扎实的临床学科基础，缺乏细致的观察和分析能力，不能时刻将术中悬而未决的问题放在心上，这样的外科医生只能算是“刀匠”。医生的价值，更多地体现在对疾病的诊治舍得花力气、下功夫。他对熟悉和掌握病情格外看重。凡是由他主刀诊治的患者，术前都要反复细致询问、查体和阅读影像资料，不放过任何疑点。他了解的病情往往比下级医生更详细。在查房讨论或授课时，他能脱口说出多年前诊治过的疑难病患者的姓名、病情特征及手术方式，令知情者吃惊不已。

在一次会诊中，经血管造影、CT 等检查确诊一位肝脏肿瘤患者，在场专家一致附议。会议即将结束时，主持者征询一直默不作声的黄志强的意见。黄志强缓缓答道：“我认为不太像。”一语惊人，本已成定论的判断横生枝节。然而，手术探查结果却与黄志强推测的腹膜后肿瘤完全吻合，只因肿瘤位置突前与肝脏重叠，才给多人造成错觉。

准确的判断力来自对病情仔细全面的洞察。面对患者的一张片子，黄志强经常会静静地看上一两个小时，对周围发生的事充耳不闻。有时，为把握一个重要体征，他能坐在患者身边观察半天。由于对患者病情吃得透，了如指掌，他总能发现下级医生忽略的细节，甚至发现内科医生的疏忽，做起手术也自然游刃有余。在手术台上，不管是面对复杂疑难手术，还是遭遇惊心动魄险情，黄志强总能从容不迫，挥洒自如。“他的手术解剖清晰，层次分明，操作轻柔。准确判断与高超技术浑然一体，风格独特。观其手术犹如得到了赏心悦目的艺术享受。”黄志强的博士研究生姜凯如此叹道。其实，这是黄志强在长期实践中自觉练就的功力。

真心育才，倾心帮带，培养造就了众多优秀医学人才

“弯下腰是一座桥，站起身是一架梯”。黄志强十分重视年轻医生的成长，他认为，“年轻人是容易诱导的，几句鼓励的话可能影响他的一生”。对于学生诊治过程中可能出现的错误，他说：“假如我们能设身处地体会患者的一切，我们就会自然而然地小心谨慎地行事，然而，只要你在实践，你就不免可能发生错误，纠正了错误，才能找到正确的方向。”在教授学生方面，他注重“授之以渔”，把传授方法作为教授学生的关键。学生们回忆，在向黄志强汇报病历时，他会问得很仔细，要求学生必须掌握病历的每一个细节，认真回答每一个问题，容不得半点马虎。一次，黄志强查阅了学生前前后后做的 30 多个手术，逐个检查手术记录，并调出其中 5 项记录做出点评。80 多岁时，黄志强仍坚守在手术室察看学生做手术的情况，并在适当的时候给予指导。正是由于黄志强的热情帮助与勉励，使年轻一辈脱颖而出。迄今已培养博士后、博士、硕士及高级研修人员 300 余名，毕业后大多成为各医疗单位学科带头人和科技骨干。多年临床研究与实践，使黄志强学术水平不断升华，迄今，他已主编和撰写专著 16 部，其中国内第一部系统专著《外科手术学》和《胆道外科》等，囊括了他几十年实践总结的手术方法与技术，成为几代专科医生的启蒙教材。

黄志强重视学术的普及与提高。他在文章中写道：“作为一个已经从医 50 多年的外科医生，我深深地感觉到，外科医生需要了解自己，有时要比了解患者更为重要。因为了解患者尚有客观资料可据，而了解自己只有在内心的深处，只有了解了自己，才能使你面对困难而不被困难所吓倒。临床医学当前尚离不开经验的积累，经验是宝贵的，但经验是历史性的，需要不断地创新，不断地补充新的经验。”他的著作是从医以来经验、体会、教训的熔炼，书中的每一张插图线条流畅，很难相信这是出自一个年近 80 岁的老人之手。他写作仿佛流水，水满则溢，自然流畅。《胆道外科》《外科手术学》《黄志强胆道外科手术学》《黄志强胆道外科》《肝脏外科

学》《创伤治疗学》《腹部外科学基础》《肝胆胰外科进展》《现代基础外科学》《外科手术学大全：腹部外科卷》《现代腹部外科学》《现代腹腔镜外科学》《肝脏外科手术学》《当代胆道外科学》等16部专著，共计1 200余万字的著作，都是他几十年行医的经验和积累，对学生日后的学习提供了很好的参考和帮助。即便在黄志强因脑出血住院后，在积极康复治疗的同时，仍然整理了近20年共25套会议和学术演讲幻灯片汇编成了《黄志强肝胆外科讲义》，这些幻灯片都是黄志强亲自制作的，包含了他从医70年的经验总结，既有学科热点问题的思考，又有从医经历的总结，是黄志强留给肝胆胰外科学子最后一份珍贵的遗赠。

解放军总医院肝胆胰外科医学部主任刘荣回忆，尽管卧病在床，他还向当时召开的北京国际肝胆外科论坛的学者送上了视频的问候，最后他说："我做外科医生70年了，我从中感觉到，要想做一名外科人，你必须要付出毕生的奉献，半途偷懒是不行的。"

黄志强被评为全军优秀教师，并被原总后勤部授予科学技术"一代名师"称号，荣立一等功1次，二等功2次，三等功2次。

赤诚奉献，无私无悔，树立了崇高的医德医风楷模形象

1938年16岁时，黄志强被辗转迁至云南昆明的中正医学院录取。当时家乡沦陷，日寇在岸边布有重兵，不许任何人下海。黄志强冒着生命危险，与同乡一起"偷渡"，取道越南来到昆明，从此迈入医学殿堂。从那时起他时刻都在想，假如我们能有一个强大的国家，那该是多么幸福啊！国家、民族的感情也就是在那战火纷飞、朝不保夕的时代里燃烧起来。从此，黄志强把人生志向和价值的实现，根植于对祖国的深爱之中，激励着自己自强不息，勤奋不已，立志要把自己毕生的精力和智慧奉献给祖国的医学事业。这个信念支撑着他一生的理想和追求。

多年来，除了外出参加各种学术交流，黄志强的活动范围始终是"三点一线"，即从家到病房再到办公室。无论什么时候，人们总可以在他的办公室里见到他的身影；在他的案头总是堆满了书，总是有写不完的书稿；他每周的出诊计划总是安排得满满的。在黄志强的生命日程上，似乎只有一个内容，那就是"工作、工作、再工作"。岗位离不开他，患者离不开他，学生们离不开他，医院离不开他，他想要做的事情总是太多太多。一位80岁高龄已经功成名就的老人、一位医学大师、一

位海内外知名学者，但对黄志强来讲却并不满足，因为他太热爱工作了。无论寒暑春秋，无论节假日，在事业上他像一个不停的钟摆，周而复始，运动不息。正是这种点滴积累，孕育出黄志强的高超医技。“是勤奋给我铺平了道路”，黄志强在手记中如此总结自己成功的诀窍。

黄志强事业上取得了成功，但背后他的家庭却为此付出了巨大的牺牲。他的结发妻子叫余振玉，是原重庆西南医院内科主治医师。1954 年 3 月，正在上班的余振玉突然腹痛，分娩后的虚弱，使余振玉的身体不停颤抖，并陷入昏迷之中。她的身体从此一日不如一日。怕黄志强担心，余振玉一直未告诉他。孩子她一个人带着，家庭生活独自料理。黄志强照常上他的班，做他的手术，依然经常三更半夜才回家。余振玉的病情不断加剧，得知真相的黄志强忍不住号啕大哭。从此，只要一有时间，他就陪着她说话。有时说着说着，他会泪流满面，倒是余振玉反过来安慰他：“没什么事，一切会好起来的。”黄志强在家里给她打针，给她喂药，她始终微笑着。但黄志强知道，她比自己承受着更大的痛苦。1982 年的一个下午，余振玉因全身脏器衰竭，永远闭上了眼睛。“我欠她的情太多太多了！”黄志强每提到这些，眼里就会充满泪水。

黄志强在情上欠家人很多，是因为他把慈爱全部奉献给了患者。在黄志强看来，治病救人，乃医者本分。人最宝贵的就是生命，生命对每一个人只有一次，对每一个生命都要珍惜，都要全力以赴地挽救。由于黄志强医术高明，许多患者一传十、十传百慕名来找他看病，他总是热情诊治，尽心尽力救治每一位患者。医院里几乎每个月都会收到给黄志强的感谢信。一次，一位农民的女儿患先天性膈疝，但由于家里穷没有钱给孩子做手术，生命面临危险，他们去了几家医院都因为付不起医药费而得不到治疗。没有办法，他们找到了黄志强，黄志强二话没说就收留了她，并很快亲自为孩子做了手术，孩子回去后不久就能欢蹦乱跳了。孩子的父亲对黄志强充满了感激，为了感谢黄志强，他把孩子的名字改成了“王再生”，意思是孩子的生命是再生的。这样的事情在黄志强的行医生涯中不胜枚举。黄志强在重庆的时候，当时社会上就流传着这样一个说法：“疑难绝症治不好，请到重庆找黄老。”人们自发地用“神医”这样的赞誉来表达对黄志强的感激和敬意。

黄志强，因为有了他，多少宝贵的生命得以继续在蓝天下自由地翱翔和呼吸。

供稿：解放军总医院第一医学中心

器官移植的拓荒者——夏穗生

人物简介

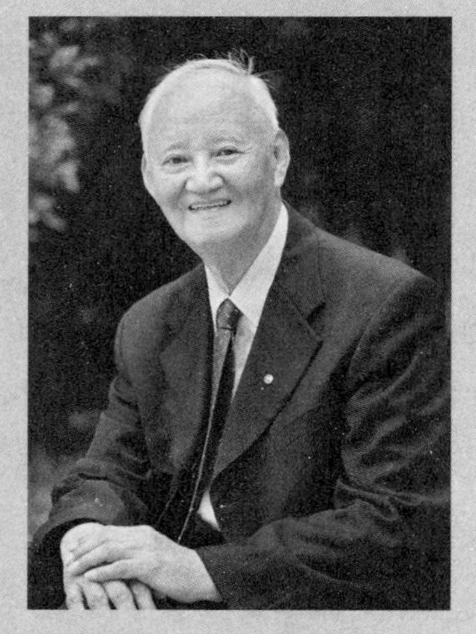

夏穗生（1924—2019年），出生于浙江余姚。著名外科学家、器官移植学家。我国器官移植学的主要开拓者及创始人之一。华中科技大学同济医院教授、主任医师，器官移植研究所名誉所长。首批国务院政府津贴专家。

1949年毕业于上海同济大学医学院。60多年来，一直从事肝外科与器官移植的临床与研究工作，亲自主持完成并通过鉴定的科研成果30项，其中12项达到国际先进水平，51项（次）分别获得国家、部、省级奖励。

历任同济医科大学（现华中科技大学同济医学院）附属同济医院腹部外科研究室副主任、外科教研室主任、器官移植研究所所长，以及卫生部器官移植重点实验室主任、中华医学会器官移植学分会主委、中华医学会外科学分会副主委、卫生部人体器官移植技术临床应用委员会（OTC）顾问委员、全国肝移植协作组组长、中南大学湘雅三院移植研究院特聘教授、中山大学器官移植研究所学术顾问、中华医学会外科学会顾问、国际外科学会中国部委员等职务。

作为我国器官移植学科的拓荒者和学术领军人物，他用勤奋与智慧创造了器官移植事业一个又一个国内第一、亚洲第一乃至世界第一，为提升中国移植科学在国际上的地位作出了杰出贡献。

作为国务院批准的首批博士研究生导师，多年来，他培育新秀，呕心沥血，用大爱托起了中国器官移植的一颗颗希望之星。作为世人敬仰的医学家、科学家和教育家，他最为欣慰的莫过于看到中国器官移植事业后继有人。

迈开中国器官移植第一步

2011 年，年近九旬的夏穗生出版了他的又一本器官移植专著——《中华器官移植医学》，这一心血之作汇集了当代器官移植医学的最新成果。我国著名器官移植专家、卫生部副部长黄洁夫欣然为该书作序，并称赞道：“夏穗生教授是我国著名的医学家、科学家和教育家，是我国器官移植事业的开创者，他从医 60 余年的奋斗史也是我国器官移植事业发展的生动写照。”

1980 年 9 月，经卫生部批准建立的我国首个专业从事器官移植的研究机构——同济医科大学器官移植研究所诞生了，首任所长由著名外科学家裘法祖兼任，夏穗生任副所长。而在此之前，夏穗生已在中国的器官移植研究之路上探索了 15 年。

早在 1957 年，33 岁的年轻医生夏穗生因发表中国第一篇关于肝切除的文章而崭露头角。在全国第 7 届外科学术大会上，夏穗生报告了肝切除术，这是我国以病肝切除为中心的肝外科治疗技术的开端，同时也标志着肝外科技术达到一个新的水平。

随着外科技术的发展，肝切除术的手术适应证不断扩大，可人的肝脏不可能无休止地切下去。夏穗生试图用器官移植来开拓肝外科发展的新领域。当时，我国尚处于封闭状态，对于国外器官移植方面的资料知之甚少。夏穗生不得不从 19 世纪欧洲科学家开始的实验做起：将狗的肝脏或肾切下来进行移植。那时，他们不知道什么是排斥反应，也无法处理排斥反应，植入肝或肾的受体狗在手术台上当然不会再醒过来。然而，正像维也纳外科医生 Ulmann 因首次将狗的肾移植到颈部而开创了世界器官移植史的划时代意义一样，夏穗生也迈开了中国器官移植的第一步。

1963年3月1日，美国人Starzl连做了3例狗的肝移植，最长的存活七天半。这一消息给了夏穗生以极大鼓舞。1964年《国外医学动态》第10期，夏穗生第一次把这一动态报告给我国医学界，这也是我国首次对器官移植的报告。夏穗生和他的老师、我国普外学科的创始人裘法祖闻风而动，于1965年9月创建了腹部外科研究室——器官移植研究所的雏形。一台病理切片机，一台血常规计数器，一台光电比色计，一台开放式麻醉机……我国的器官移植研究从此开始起步。

20世纪70年代初，科技界荡起一股春风。1972年研究室恢复，在夏穗生具体主持下，5名医生、6名技术员开始着手进行肝、肾移植和脏器保存液的实验研究，卫生部和湖北省将其列为重点科研课题鼎力相助。

5年里，近2 000个日日夜夜，夏穗生和他的助手先后施行狗的异体原位肝移植130次，异体肾移植20余次。实验—研究—思索—探讨，我国肝移植模型终于建立起来了。有了这一套可供临床使用的完整术式，医学家就可以在大脏器的移植中大显身手了。1976年，夏穗生在《中华外科杂志》发表了《130例狗原位肝移植动物实验与临床应用》，并在全国外科学术大会上报告，由此在中国外科学界掀起了一场关于器官移植的轰动效应。

1977年上海第二医学院派了一支专门队伍来取经，夏穗生和他的助手毫无保留地将关键性技术交给了自己的同行。当上海人首先将肝移植术用于临床的时候，没能取得中国临床肝移植“首例权”的夏穗生和裘法祖几乎急得掉下眼泪，但他们很快又高兴起来：“只要是在中国，无论在上海或在武汉都行！”两个多月后，肝移植在同济医院进入临床，并且连续进行了3例，且一例比一例好。此后的16年里，夏穗生和他主持的研究室保持着肝移植的两项全国纪录：例数最多——14例，存活时间最长——264天（患者最后死于肝癌复发）。这一成果被评为全国卫生成果甲级奖，受到首届全国科学大会的表彰。业界公认，20世纪70年代同济医院卓有成效的移植研究推动了我国肝移植第一次高潮，也开了亚太地区肝移植的先河。

1985年起夏穗生担任同济器官移植研究所所长。在他的率领下，研究所先后建立起肝脾移植、肾移植、胰腺移植、细胞移植等6个研究室，拥有一批先进的仪器设施。1986年，研究所成为卫生部重点实验室，不久又被国家教委列为重点学科和重点实验室。

作为全国器官移植的学术带头人，夏穗生在器官移植领域交付了一张张漂亮的成绩单：1982 年，他主持的国内首例胰腺移植获得成功，其研究所成为亚太地区开展胰腺移植最早的机构；1983 年，他在国内实施首例尸体脾移植成功，随后 1989 年首例亲属活体脾移植成功；1987 年与德国协作进行“同种带血管复合组织瓣移植修复颜面部缺损”实验成功，开启国际器官移植合作先例；1992 年亚洲首例腹部多器官移植成功，至今仍保持着存活时间最长的亚洲纪录……

与此同时，夏穗生还将科研触角延伸到器官移植领域的各个方面：移植免疫研究，异种移植研究，各类细胞移植的研究，HLA 人类白细胞抗原技术研究，国产抗排斥药物研究，国产单克隆抗体研究……而每一项研究的背后，莫不是与患者的需要息息相关。

抗排斥药环孢素 A 长期被瑞士等发达国家所垄断，价格昂贵，一些需做移植的患者即使付得起手术费也承担不了长期服用抗排斥药物的费用。研制我国有自主产权的环孢素是夏穗生确立的目标之一。

20 世纪 90 年代初，时机终于到来。福建微生物所一位研究员愿意将自己研究得到的相关菌株转让给华东制药有限公司进行国产环孢素研制，公司急着寻求实验与临床研究单位，夏穗生毫不犹豫承担下来，并指派两名教授和一名实验室主任具体操作。当这种代号为 RPM 的口服制剂进入正式的动物实验程序前，需要分成几种不同浓度，由人来分别实验其毒性。实验室的人员犹豫了，夏穗生走上前二话不说，自己拿起一杯倒进嘴里，这一举动像是无声的号召，大家不约而同端起了药杯……两年后，我国第一个国产免疫抑制剂“赛斯平”诞生了，与国外产品同质，而价格只有其 1/4。这一研究成果鉴定为国际先进水平，获湖北省卫生科技进步奖一等奖。

器官保存是人体器官移植关键技术之一，选择一种理想的保存液对移植物及移植后的活力维持极为重要。20 世纪 70 年代，我国开展临床器官移植均采用进口的柯林斯液，这种保存液保存移植物温度为 1 ～ 4 摄氏度，有效时间为 48 小时，且价格不菲。夏穗生和技师顾相君决心研制一种自制的保存液取而代之。经历了长达 8 年动物实验研究，自制的保存液终于在 1984 年用于临床，效果证实优于进口液——保存温度提高至 8 摄氏度，保存时间 48 小时存活率 100%，72 小时存活率 66.7%。同济医院用此保存液保存的尸体肾先后成功移植给了 89 位患者。只此一项，平均为每个移植患者降低费用近万元，更重要的是解决了供体远距离运送的难题。

“我们这一代是中国器官移植的拓荒者，目的是为后来人开辟一条通往顶峰的道路，这条路拓得越宽阔越有利于后来者攀登。”回顾40年的风雨坎坷，目睹今日累累硕果，夏穗生由衷地感叹道。

建立中国首个器官移植专科病房

1987年11月4日下午，美国华盛顿喜来顿大酒店学术报告厅，第二届国际环孢素学术会议在这里召开。屏幕上多次闪出我国古代名医扁鹊的巨幅绣像，会议主持人、国际著名器官移植专家凯恩生动地介绍人类第一次器官移植治病的传奇——扁鹊为患者“换心”的故事。作为会议代表之一的夏穗生第一次在国际讲坛上听到外国人讲自己祖先的业绩，内心里充满了自豪、振奋之情。

1983年，同济医院建立了器官移植专科病房，这是当时我国第一个器官移植专科病房。夏穗生和他的助手们先后在这里开展了肾、肝、胰、脾、甲状旁腺、肾上腺、胰岛、骨髓、胸腺、胰肾联合、脾细胞、肝细胞以及心脏共13种器官的移植，创造了一个又一个的奇迹。

1989年春，香港某女士下飞机后直奔同济，她是慕夏穗生之名来这里做肾移植手术的。这位52岁的尿毒症患者，因担心术后服用抗排斥药物会损坏面容，一直靠透析排毒来维持生命。夏穗生派一名女医生热心地带她探访了肾移植手术后容颜无损的女士，讲解和介绍了同济的医学技术和为患者服务的宗旨。该女士的顾虑打消了，愉快地做了肾移植手术，19天后回港，完全恢复了正常人的生活。类似的肾移植，在器官移植所每年超过100例，不少是来自台湾、香港等地区的同胞。

黑龙江大庆市的血友病甲患者小洋千里迢迢来到武汉求医。这位9岁的小男孩最大的梦想是“上学”，可疾病折磨得他只能天天蜷着腿躺在床上。孩子的母亲写信求救：“为了孩子，献出脾脏。”夏穗生为伟大的母爱所感动，但他也清楚，必须以科学的态度来面对现实，因为此类手术世界上还未曾有过啊！经过多次研究讨论，夏穗生制订了世界首例母亲供脾移植手术方案。1989年1月5日，小洋母子同时进了手术室，母亲的脾脏取了出来，传递到小洋的手术台上。“母脾太大放不进去”，手术室内几十双眼睛盯着夏穗生。“行部分脾移植”，夏穗生果断处置。“母脾静脉短了”，又是一个揪心的麻烦。“取出一段大隐静脉”，再一次化险为夷。手术成功了！一年后的1月5日，小洋的母亲从千里之外的大庆打来电话：儿子上学了，还可以在床上翻跟头。这例活体脾移植手术，当时轰动国内外，被公认为“国际上领先的脾移植成功手术”。一年以后，在夏穗生的主持下又成功地进行了一次活体供脾全脾移植手术，再创国际先例。

罹难重症的高级干部接受器官移植后重返领导岗位；陷入绝望的企业家从这里走出后又重新活跃在经济舞台上；被疾病折腾得倾家荡产的农民手术后靠劳动致富，成为农民企业家……一次次的成功伴随着无数次的艰辛，夏穗生和同事们创造了全国纪录、亚太地区纪录、世界纪录。无怪乎当代世界器官移植权威、英国剑桥大学教授 Calne 1986 年来所考察后赞叹：“中国器官移植的中心在武汉。”

培养中国器官移植第一批研究生

作为国务院批准的首批博士研究生导师，夏穗生懂得，中国器官移植事业的未来关键在人。多年来，他培育新秀，呕心沥血，至今，已亲手培养博士后1人、博士44人、硕士24人。与此同时，他还接受了两批5位WHO派遣的高级医学人才的培训。为褒扬夏穗生教书育人的业绩，2000年，华中科技大学特授予他“伯乐奖”。

“研究生培养的远期目标是培养学术领域的尖子，器官移植的研究生在未来应成为本专业的‘将才’，有的要成为‘帅才’。”围绕这一目标，夏穗生严格施教，精心育才，大力扶植。他要求硕士生做的课题必须是国内没有的，博士生做的课题是国际上先进的。

陈实，这个从大山走来的青年是夏穗生的第一个研究生。选择课题的时候，夏穗生打破常规，列出一批追踪国际先进水平的题目供学生挑选。陈实选择了器官移植中难度较大的“胰腺移植治疗晚期糖尿病”。当时，我国的胰腺移植研究尚未起步，欧美发达国家也处于小规模非公开研究阶段。况且由于晚期糖尿病患者病情复杂而危重，国外不少专家望而却步。陈实敢于去挑战难题，导师夏穗生热情鼓励他“从零开始，创造自己的手术方法”。200余次的动物实验，各种术式的比较、观察和分析……终于在国内首次成功地建立了狗胰腺移植动物模型。1982年年底，在夏穗生的亲自筹划下，胰腺移植在国内首次运用于临床，这在亚洲也属首例。国际胰腺移植权威萨瑟兰 1985 年访华期间，专程来武汉视察了这一实验及临床研究，对这一突破性成果倍加赞赏，并立即在国际胰腺移植登记处予以登记承认。陈实因在胰腺移植领域的贡献，被国家教委、人事部授予有突出贡献的博士学位获得者。

同种脾移植，国际上在 20 世纪 60 年代末风行一阵后，终因疗效不佳而放弃，停顿长达 20 年之久。新型免疫抑制剂的问世，“救活”了几种难以成功的移植术。夏穗生紧紧抓住这一苗头，安排两位博士生主攻脾移植。

夏穗生所领导的脾移植研究成果带动了世界对脾脏器官研究热潮。在夏穗生的倡导下，中华医学会外科分会专门成立脾脏外科学组，组长正是他的学生姜洪池。同济器官移植研究所在脾移植方面所取得的成绩，引得前世界纪录保持者瑞典的 Groth 来所参观考察，他坦率地承认：“你们的脾脏移植超过了我们。”

“让年轻人站在前台，我的任务是搬梯子。”甘为“人梯”的夏穗生亲自指导并参加的研究生课题通过成果鉴定的有 9 项，其中 8 项是以研究生为第一作者，4 项获得国家自然科学基金资助的课题全是研究生担任课题负责人。与研究生合作发表学术论文，夏穗生总是把自己的名字排在最后。

而今，夏穗生已是“桃李满天下”，他的研究生有的被破格提升为副教授、教授，有的被世界著名大学聘为研究员，许多人在国内国际获奖。1992 年，国际器官移植学会在法国巴黎召开第 14 届大会，会议收到论文万余篇，审录 600 多篇，华人中两名被选为大会发言的均是夏穗生的研究生。夏穗生因此兴奋不已——中国器官移植事业后继有人。

（本文原载于 2013 年 2 月 8 日《健康报》，作者：马先松。编入本书时有删改）

供稿：华中科技大学同济医院　蔡　敏

白血病患儿的胡奶奶——胡亚美

人物简介

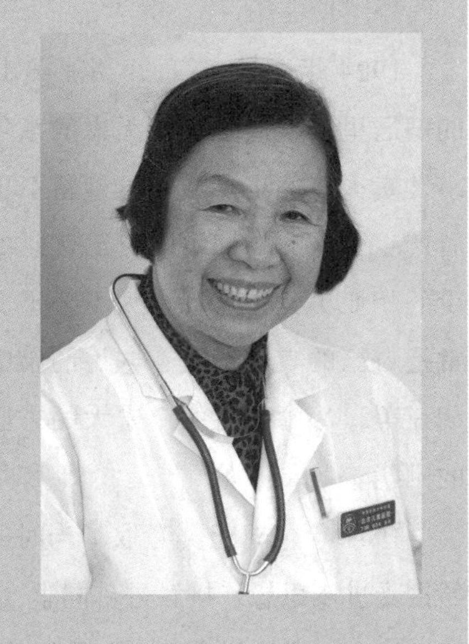

胡亚美（1924—2019年），出生于北平，1946年加入中国共产党，1947年毕业于北京大学医学院，主任医师，教授，博士研究生导师，历任北京儿童医院内科主任、副院长、院长、名誉院长，北京市第一至第九届人大代表，党的十二大、十三大代表，第七、第八、第九届全国人大代表，1994年当选为中国工程院院士，曾获全国三八红旗手、五一劳动奖章及北京市有突出贡献专家等荣誉称号。

胡亚美是我国著名儿科医学教育家、新中国儿科医学事业奠基人之一、我国儿童血液肿瘤学开创者。胡亚美一生在与威胁儿童健康的主要疾病做斗争。20世纪60年代，她悉心研究婴儿腹泻的病因、发病机制和临床特点，总结出对严重脱水患儿补液疗法的十六字方针，指导了儿科界对中毒性消化不良的治疗，使病死率由20%下降到1%。1976年，她将研究方向确定为儿童白血病及肿瘤性疾病。经过不懈努力，至1982年，胡亚美领导的团队将急性淋巴细胞白血病的五年无病存活率提高到50.6%，从而改变了白血病是“不治之症”的传统观念。目前，北京儿童医院血液肿瘤中心对白血病的治疗已达到国际先进、国内领先水平。

在中国儿科界，提起胡亚美的名字，几乎无人不晓。她是我国小儿内科领域唯一的工程院院士。她带领科研小组率先在国内开展儿童白血病的临床治疗和科研工作，1992年儿童急性淋巴细胞白血病五年无病存活率提高到74%的世界水平。她对孩子无比慈爱，把一生都奉献给了儿童健康事业。她说："我一辈子都为孩子治病，跟孩子们在一起是我最大的乐趣。"

济世丹心　投身医学

1924年4月27日，胡亚美出生在一个富裕的家庭，在位于北京分司厅胡同的旧居里，度过了无忧无虑的童年。胡亚美从小爱看文艺作品，安徒生的童话故事《卖火柴的小女孩》给她留下了深刻的印象，同时也让年轻的胡亚美对社会弱者产生了深深的同情。自己优越的生活和当时的社会现状反差是极大的，使得年少的胡亚美觉得这社会太不公平、太不平等了。她对穷苦大众充满了同情心，经常把自己的零用钱放在乞丐的碗中，将自己的早点送给饥饿的孩子。少年时代的胡亚美，心中就有一个宏大的志愿——做一名医生，使那些贫困的人们摆脱疾病的困扰。

1941年，胡亚美考取了当时的燕京大学医学预科系。在燕京大学，胡亚美开始接受进步思想，接触进步同学，真善美的是非概念和朴素的正义感升华为革命理想，她参加了抗议帝国主义暴行的游行和一系列学生运动。1946年，胡亚美加入了中国共产党，她决心把自己的生命和毕生精力奉献给壮丽的共产主义事业。

胡亚美从小爱读书，进入大学，更是如饥似渴地读书求知。1943年，胡亚美的弟弟因病住进北平私立儿童医院（北京儿童医院前身）。得知弟弟患的是黑热病，她就问主管医生吴瑞萍："您做过骨髓涂片，查到利杜氏体了吗？"吴瑞萍不由一怔，惊奇地问："你怎么知道这些？"胡亚美答道："我是北大医学院的学生。"吴瑞萍高兴地引着胡亚美看骨髓涂片和呈现在显微镜下的病原虫，事后两人相识了。吴瑞萍将聪明的大学生的事告诉了时任院长诸福棠。胡亚美给诸福棠留下了很好的印象。毕业后，胡亚美进入北平私立儿童医院任住院医师，成为诸福棠的得意门生，从此揭开了与诸福棠半个世纪的师生情，开启了她毕生奉献中国儿童健康事业的人生旅程。

孜孜以求 崭露头角

1949年，25岁的胡亚美成了北京儿童医院的住院总医师，她除管理病房外，每天还要看门诊。医院实行住院医师24小时负责制，她昼夜在病房和门诊之间奔忙。每周仅有的半日休息，胡亚美也大多在图书馆度过。医院里保持着良好的学术气氛，每周坚持一次病例讨论和读书报告会。日积月累，胡亚美的临床经验和理论水平不断提高。这位年轻的女医生在儿科领域开始崭露头角。

胡亚美一生在与威胁儿童健康的主要疾病做斗争，随着社会形势的变化，主要疾病谱在变化，她的工作重点也就随之变化。新中国成立初期，每年夏天婴儿腹泻病严重流行，病因不明，病死率高达20%，严重地威胁着婴儿的生命。1958年，胡亚美和邓金鍙一起主持研究课题，与儿研所大夫合作，查出了引起小儿腹泻病的病因是致病性大肠杆菌，并制订了治疗方案。1962年，他们总结出对严重脱水患儿补液疗法的十六字方针，即“先快后慢、先浓后淡、先盐后糖、见尿补钾”，于1964年在全国儿科学术会议上做了经验介绍，指导了儿科界对中毒性消化不良的治疗，使病死率由20%下降到1%。

矢志不渝 攻克血癌

1955年，31岁的胡亚美担任了内科副主任。在诸福棠院长、秦振庭教授的指导下开始对严重危害儿童健康的血液病开展研究。为了得到中国小儿血液的正常值，胡亚美带领专业组的大夫走出医院，到学校、幼儿园采集血样，回院后亲自化验，计算数据，终于总结出中国儿童外周血液细胞各项指标的正常值。

1976年，胡亚美看到了一份北京市城区儿童死亡原因调查报告，她惊讶地发现，在北京城区5～14岁小儿死亡原因中恶性肿瘤上升至第一位，而危害最严重的是血癌——白血病，约占恶性肿瘤的1/3。那时候，孩子得了白血病就等于判了死刑。为了挽救孩子们的生命，为了成千上万家庭的幸福，已近花甲之年的胡亚美决心把白血病攻克下来。但是，从事这项工作需要承担极大风险，该病病死率高，治疗难度大。由于人们对骨髓检查有各种顾虑，更影响白血病的早期诊断和治疗。

在诸福棠老院长支持下，1977年胡亚美和课题组人员一起，利用仅有的几种抗癌药物，开始了临床试验治疗。在国内没有成功经验可借鉴的情况下，她就借鉴国外的文献。胡亚美利用每一次外国专家来华访问的机会，索取国外研究资料，求助抗癌药物，并根据中国孩子体质的具体情况，制订出白血病化疗方案。随着时间的推移，一些患者出现脑膜白血病、睾丸白血病，针对上述情况在治疗过程中增加了预防脑膜和睾丸白血病的治疗方案。就这样不断探索、不断总结、不断修改方案，至1982年白血病的临床研究取得了初步成果，急性淋巴细胞白血病五年无病存活率提高到50.6%，达国内领先水平。在此基础上，专业组认真总结经验，改进方案，至1992年儿童急性淋巴细胞白血病五年存活率已达74%。1997年，胡亚美亲自主持了在北京召开的国际儿科白血病会议。来自美国、德国、瑞典、丹麦的专家了解到中国小儿白血病的治疗效果和费用时，非常吃惊地说："你们的工作了不起！胡亚美了不起！"

改革开放后，随着国内外交流日益频繁、国外先进设备和新型药物的不断引进，白血病的诊断和治疗又向前迈进一大步。2008年，北京儿童医院在国内组建了第一个儿童淋巴细胞白血病多中心研究协作组，共入组病例2 000多例，五年无病生存率超过80%，其中标危急淋无病生存率在90%以上，达国际先进、国内领先水平。

在白血病治疗水平不断提高的基础上，胡亚美带领团队又开始研究如何提高康复儿童的生存质量，发现放疗患儿智商的空间和逻辑方面低于同龄正常孩子，但没有放疗的孩子智商没有明显影响。于是在其后的白血病方案中，对放疗进行了非常严格的限制，并且通过循证医学研究，在不影响疗效的前提下，把放疗剂量最大限度地减低。为了增加孩子们治疗的信心，胡亚美1979年发起了"白血病儿童联欢会"。联欢会上让已经痊愈和正在治疗中的孩子一起交流联欢，每当这个盛会召开的时候，胡奶奶都被孩子们簇拥着，她说那是她最幸福的时刻。此后，儿童医院几乎每一年都进行一次这样的联欢活动，一直持续到今天。

家住北京房山区的李女士，9岁时得了急性淋巴白血病，经过治疗缓解后，一直健康生活，1996年在她26岁时生下一对双胞胎，她把这个喜讯写信告诉了胡亚美，高兴得胡亚美几天合不上嘴。胡亚美不顾身体不好，路途遥远，带着自己亲自挑选的礼物登门看望。她高兴地抱起双胞胎兄弟，紧紧挨着孩子的小脸，笑着说：

“我又多了两个孙子啦！”

为了救治全中国的儿童白血病患者，胡亚美又发起儿童白血病全国联网，加强地区间的交流，制订出统一化疗方案，以提高全国的治疗水平，这在我国白血病治疗上是个创举。同时为了加强与国际接轨，胡亚美通过各种渠道，与美国、德国、法国等国际先进儿童肿瘤研究机构建立了合作关系，并定期举办小儿血液肿瘤国际研讨会，通过与国际白血病治疗组协作，利用国际组织的力量，不断提高中国儿童白血病的诊治水平。

经过60多年的努力，胡亚美开创的儿童血液肿瘤事业不断发展壮大。北京儿童医院血液肿瘤中心从1955年的一个病区，逐步发展为集临床、科研、教学及培训为一体的全国最大的儿童血液肿瘤中心；1999年小儿白血病被评为北京市重点学科；2012年儿童血液病与肿瘤分子分型被评为北京市重点实验室；2014年被评为北京市重点医学专业（扬帆计划）。

爱憎分明 德艺双馨

胡亚美是第七、第八、第九届全国人大代表，她时刻牢记着人民代表的崇高责任。20世纪70年代海淀区有人发现了一个“灵丹妙药”——还阳草，传说能治多种疾病，包括肿瘤，一时间被人们炒得沸沸扬扬，不少人迷信到无可挽回的境地。胡亚美作为一名共产党员，作为一个医生，她相信科学，相信实践，她察觉到这些伪科学欺骗很多善良群众，在人大会上要求立案调查，经过有关专家对此药的分析，结果证明其成分是白薯秧粉。对于这种假药骗人的把戏，胡亚美义愤填膺，她利用各种机会揭露还阳草的内幕和对人体的危害，最终使制假者得到了应有的惩罚。

多年来，在胡亚美的办公桌抽屉里随时放着一笔数额不菲的钱款，都是她用来资助患儿看病的。有一年，一位拉洋车工人的孩子患上了粟粒性肺结核，来医院找胡亚美救治。这种病如果不及时地注射链霉素，病死率是很高的。可是这个家庭生活上十分困难，连吃饭都是个问题，哪有钱给孩子治病呀。胡亚美毫不犹豫地收治了这个可怜的孩子，为孩子垫付了医疗费。后来，有段时间她要外出几个月的时间，她怕孩子断药，临走前专门委托护士长替她每月领完工资后，给孩子买药。在她的精心呵护下，孩子终于康复了，长大后当上了一名警察，每逢春节，都要带上妻儿来给救命恩人拜年，两个家庭建立了亲密无间的友情。

几十年来，胡亚美在孩子身上花了多少钱，谁也说不清。这一切，她做得是那么经常、那么自然，就像患儿是自己的孩子一样。1996 年，胡亚美把颁发给她的“诸福棠奖”15 000 元全数捐给了儿童白血病基金会。因为她有一个信念：我是一名共产党员，又是一名儿科医生，关心爱护儿童是我应尽的义务，党对儿童的关怀正是靠我们一个个普通的党员和儿科医生去体现的。可她对自己却节俭到刻薄的地步，她穿的衣服有时都是女儿留下的，从不吃昂贵的食物，直到 80 多岁高龄还常常自己骑自行车去人民大会堂、科技会堂开会。她说：“我一生简朴生活惯了，钱在我眼中微不足道，只要我有能力帮助别人，我都会尽力去做。当我治好的患者脱离危险和病痛，对我微笑着叫一声阿姨、奶奶，就感到最大的满足。”一个康复的白血病患儿从服装裁剪学校毕业了，她来到医院对胡亚美说：“胡奶奶，我要亲自为您做件衣服，没有您就没有我的今天，我永远感激您，您就是我们心中的天使！”胡亚美很激动，穿着患儿亲自为她做的衣服，自豪地站在人民大会堂的发言席上。

尊师重教　无悔人生

尊师重教是胡亚美一贯倡导的行为准则。诸福棠老院长是她的老师，在诸福棠面前她一直以学生的身份出现。为了总结诸福棠多年的临床经验，让后生继承发扬光大，新中国成立以后她先后三次协助诸福棠编辑出版了《诸福棠实用儿科学》。

诸福棠为北京儿童医院制定的“公、慈、勤、和”院训对胡亚美的启发很大，她诠释为：公，就是大公无私；慈，就是对孩子应该慈祥、慈爱，所以应该爱孩子；勤，就是勤奋努力学习；和，就是大家要团结协作，和睦共处。在日后漫长的工作中，胡亚美始终如一地坚持着这个“四字”院训。

胡亚美作为研究生导师，经她带过的学生有几十人。学生们对她共同的评价是：业务上是严师，生活上像慈母。她没有一点教授的架子，而是特别关心、支持年轻人的成长，鼓励学子们积极进取、勇挑重担、不墨守成规、敢于大胆提出自己的见解。胡亚美桃李满天下，许多人已成为儿童血液肿瘤领域的学科带头人。

胡亚美在儿科医学界享有极高的声誉，被誉为国宝级人物。她曾任中国科协荣誉委员、国务院学位委员会委员、中国国际交流协会理事、中国妇联保卫儿童委员会委员、中华医学会副会长、中华医学会学术委员会主任、中国癌症研究基金会儿童白血病专项基金委员会主任委员、高等医学院校儿科医学专业教材编审委员会副主任委员、国家科委发明评选委员会特邀评审员；《中华医学》《北京医学》《中国医学科学年鉴》《医学百科全书》儿科学分卷等杂志及书籍的编委。

胡亚美以共产党员的情怀、献身医学的精神，把全部的爱都无私奉献给了她钟爱的儿科医学事业。2019 年 10 月 3 日，胡亚美永远闭上了双眼。这位为我国儿科医学事业奉献一生的老人，遗体捐献给首都医科大学，将为医学研究作出最后的贡献。

供稿：北京儿童医院　项春梅　刘京艳

从军为国的一代大医——黎介寿

人物简介

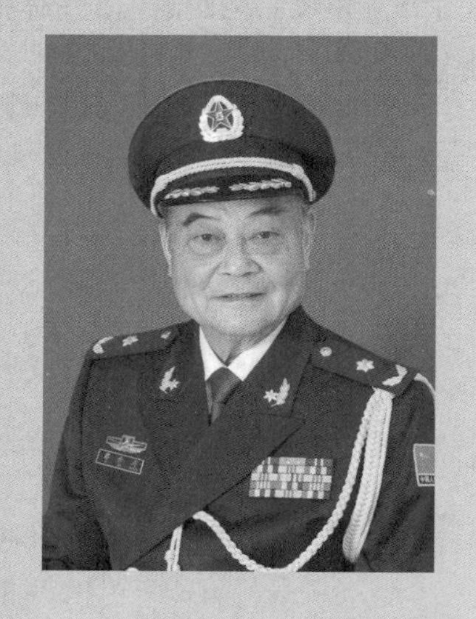

黎介寿（1924—　），湖南浏阳人。普通外科专家，肠外瘘治疗的创始人，临床营养支持的奠基人，亚洲人同种异体小肠移植的开拓者，中国工程院院士、南京大学医学院临床学院教授，原南京军区南京总医院副院长、全军普通外科研究所所长。

黎介寿1949年4月参加工作，1963年4月入伍，1979年3月加入中国共产党。黎介寿长期致力于肠功能障碍的研究，尤其对肠外瘘、小肠移植、临床营养支持治疗、短肠综合征、重症急性胰腺炎、肠黏膜屏障功能的研究与损伤维护、损伤控制性外科概念的研究与推广等方面有丰富治疗经验与卓越效果，是国家首批政府特殊津贴获得者。黎介寿先后荣膺军队专业技术重大贡献奖、何梁何利基金奖、中国医师奖、全国科技大会奖，被表彰为全军培养人才先进个人。1996年当选为中国工程院院士；2009年5月荣立一等功；2019年被授予中国人民解放军胜利功勋荣誉章。黎介寿与哥哥黎鳌，弟弟黎磊石，被世界医学界誉为“兄弟三院士”。

“我这一生有两个最正确的选择”

1949 年南京解放前夜，当时还是一名实习医生的黎介寿，和弟弟两人站在了人生的十字路口。姐姐、姐夫给他们弄到了去台湾地区的船票，但目睹国民党腐败统治给国家和人民带来的深重灾难，黎介寿和弟弟毅然撕掉船票，选择留下来建设新中国。

1979 年春天，党和国家的历史翻开新的一页。黎介寿迎来了一生中最重要的时刻，他光荣地站在党旗下，握拳宣誓。为了这一刻，他整整追求了 30 年！

“我这一生有两个最正确的选择，一个是留在新中国；另一个是加入共产党。”黎介寿说，如果不留下来，自己可能会很有钱，但不会有今天的事业；如果不入党，自己会是个好人，但不会体会到为人民服务有多幸福，共产党员的分量有多重。

在 20 世纪六七十年代，卫生条件差，肠道疾病高发，在缺医少药的情况下，因肠道疾病而失去生命的人很多。当时，加拿大传来第一例同种异体小肠移植获得成功的消息，亚洲还没有做过一例成功的小肠移植手术，肠功能障碍的研究治疗还处于起步阶段。

“外国人能干成的，我们也一定能干成！”强烈的使命感，使年过花甲的黎介寿立下誓言，就是拼了命也要把小肠移植这个“硬骨头”啃下来！

人体约 5 米长的小肠，像一个神秘王国，含有大量的淋巴细胞和细菌，移植手术面临排斥反应和感染两大世界性难题。

黎介寿开始在猪身上做实验，把铺盖搬进极其简陋的动物实验室，养猪、开刀、记录……经过 1 900 多天、上百次的实验，黎介寿终于取得了猪同种异体小肠移植的成功。

1994 年，70 岁的黎介寿为患者成功进行了亚洲第一例同种异体小肠移植手术，使中国跻身当时全世界能施行这一手术的 9 个国家行列。

实现亚洲小肠移植“零”的突破

1987 年的一个寒冬雪夜，一位因腹腔大出血，整个小肠被切除的 13 岁小姑娘被抬到黎介寿面前，肠子用两把血管钳夹住。当时，小肠移植是个世界性难题，黎介寿束手无策，只能眼睁睁看着小姑娘离开人世，被亲人抬着消失在风雪之中。这一幕，在黎介寿的脑海里存盘，数十年挥之不去。

那一夜，黎介寿把自己关在空荡荡的病房里，流下了愧疚的泪水。他在心里发誓：就是拼了命，也要把小肠移植这个难题攻下来。

年近花甲的黎介寿横下一条心，把铺盖搬进动物实验房，养猪、开刀、观察，不间断记录和分析猪活体实验的每个数据。

动物实验室内散发着刺鼻的猪粪便味道，前后有两批助手被熏跑了。黎介寿却夏天挥着蒲扇，为猪驱虫消暑，冬天拎着煤炉，为猪生火取暖。这样的日子整整持续了 4 年多时间。

失败，实验，再失败，再实验……面对挫折他越战越勇。

1992 年 2 月 14 日，黎介寿终于在亚洲首次取得了猪同种异体小肠移植的成功。这位 68 岁的“猪爷爷”终于结束了 1 900 多个与猪相伴的日子。

1994 年 3 月 12 日，一段 250 厘米小肠被成功移植到患者杜先生的腹腔内。

医学界震动了！

黎介寿打破了亚洲小肠移植“零”的纪录，使我国器官移植达到国际先进水平。这一成果，被列入“1994 年中国医药卫生十大新闻”，获得了军队科技进步奖一等奖。

哪怕只有 1%的希望，也要尽 100%的努力

在普通外科，90%以上的肠瘘患者都是国内其他医院治不了的危重患者。黎介寿反复叮嘱医务人员，无论患者病情有多重，都不能推诿，风险他担着。

2003 年，中央媒体一位记者，患严重肠瘘，1 米 70 的个头，体重只有 35 千克，经多家医院治疗，得到的几乎是同一句话：“认命吧！”

“很多专家都给我判了‘死刑’！”患者情绪低落。

在为他做过一系列检查后，黎介寿告诉他：“你的病能治，而且一定能治好！”一句话，让他重燃生命之火。

第一次手术，末端回肠出血，一时找不到出血点。

黎介寿十分着急，他不吃不喝，拿着患者的资料反复查看琢磨，终于在一个细微处找到了出血点。

患者的身体已经不允许再做手术，他巧妙地在出血点植入一个气囊，通过压迫止血破解难题。

如今，这名记者还工作在岗位上。黎介寿尊重生命，从不“认命”，哪怕只有1%的希望，也要尽100%的努力。

没有大爱，难成大医。这是千古医训，也是黎介寿的从医信条。他把患者的痛当自己的痛，把患者的事当天大的事，设身处地为患者着想。

一个患者因车祸导致肠管破裂多达10个瘘，大量肠液外溢，瘘口怎么也堵不住。

就在黎介寿束手无策、焦急万分时，突然他看到身边医生用胶水黏合钢笔套，一刹那的灵感火花启发了他：能否用胶水把裂开的肠子瘘口黏合起来？

拿着从国外带回来的少量特殊胶水，黎介寿又纠结了：胶水会不会使人体产生不良反应，如果用动物做实验，胶水浪费不起，且时间不允许。怎么办？

黎介寿把自己关进房间，拿起手术刀狠心在自己左大腿上划开一条口子，鲜血顿时涌出。他忍着疼痛将调剂好的胶水，一滴一滴涂抹在伤口上。

几天后，伤口奇迹般愈合，一种治疗肠瘘的“胶补法”也从此诞生，并经多次临床检验成功应用于肠瘘治疗。

患者得知黎介寿拿自己开刀做实验时，不禁哽咽了：“世界上居然还有这样好心肠的医生，简直就是活菩萨！”

一年冬天，普外科收治了一位东北患者。病情发作起来，肚子疼得在床上打滚。

主治医生反复看片子，也找不出病因所在。刚出差回来的黎介寿得知后，直奔病房。他把手搓热，俯下身子，开始在患者肚子上小心翼翼地探摸，并给出了肠套叠的准确判断。

一股暖流，立刻涌上患者的心头，泪水夺眶而出：“我看了十几个医生，只有您老肯这样亲手摸我的肚子。”

眼里看的是病，心里装的是人。在黎介寿看来，医学就是人学，医术更重仁术。

一次，患者肠液粪便外溢，一同查房的医生差点呕吐。护士掩着鼻子递给黎介寿手套和口罩，得到的却是一通责问："你不闻闻这种气味，就不可能知道肠道是否感染。你戴着手套，就拉大了与患者及家属的距离！"

"你把患者放在什么位置上，就决定你能为患者做多少事！"黎介寿始终为患者着想，给患者以尊严。

看到护士为固定鼻腔内的管子，在患者脸上贴满胶布，他当即要求改进；为防止重症患者术后无意识乱动，他几经揣摩发明了人性化"约束带"；为减少肠营养患者奔波之苦，他在国内率先开出了"家庭营养访视车"……

生命，每个人只有一次。正是为了这一次，黎介寿守护了一生。在他守了 60 多年的普外科大楼里，他完成手术 2 1000 多台，为无数患者燃起生命的火焰。

"冷漠对患者的伤害比病情更大"

"医生不能太俗气。无论患者是高官还是百姓，是将军还是士兵，都应一视同仁。"

看黎介寿的门诊，只需预约挂号、按号就诊，不用找关系托门路，而且病情重的、外地来的患者优先就诊。

这天上午，黎介寿照例上了门诊。考虑到他年事已高，挂号处只给放 5 个号，可黎介寿主动增加到了 12 个号。本应 11 点就结束的院士门诊，一直持续到午饭后，诊室外还有两位患者：一位离休老将军，一位农村妇女。

陪同将军就诊的工作人员，好几次想去协调插个队，都被将军拦住了："我看了半天，院士号排得很公平，不能搞特殊。"

黎介寿每天的工作日程安排得满满当当。他最看重的是每周一上午的院士门诊。一次，黎介寿外出参加学术交流，原定返回的时间，因为台风过境航班停飞而被迫推迟。黎介寿心里焦急，让工作人员逐个通知预约患者，把门诊时间改为下午。老人退掉机票，乘坐七八个小时的长途汽车赶回医院，准时参加了下午的院士门诊。

2008 年冬天，黎介寿住院了，准备手术摘除息肉。就在这时，一个等着做肠移植手术的患者有了供体。他顾不上自己手术，立即上了肠移植患者的手术台。这台手术，整整做了17个小时。黎介寿双腿浮肿，被弟子从手术台架了下来。

在黎介寿看来，“医生不能沾铜臭”。得知个别医生收受患者红包，黎介寿深恶痛绝：“很多人为了看病卖掉房子，孩子被迫辍学，如果医生还要收他们的礼，良心上怎么过得去？”

有一次，黎介寿应邀到外地会诊，院方给了一笔会诊费，黎介寿一把推开：“我是来给患者解决病痛的，不是来挣钱的！”

一位多年饱受病痛折磨的患者康复后，执意要送条金项链表达谢意。遭到拒绝后，就将金项链悄悄放在黎介寿的办公桌上，返回了老家。黎介寿立即查明患者家庭住址，派出差的学生专程退还。

安徽农村患者李先生，肠梗阻手术很成功，出院前却愁眉不展：手里的钱离交医疗费还差不少。

可账单打出来后，他惊喜地发现，钱还有节余。护士告诉他：“那天，你家人执意要给黎介寿送红包，前脚刚离开，黎介寿就让人把钱打在你的住院账户上了。”

很多时候，黎介寿就是这样处理推不掉的红包。

没有医德的医生是可怕的，没有情感的医学是苍白的。黎介寿常告诫学生，冷漠对患者的伤害，有时比病情本身更具杀伤力。

河南患者周先生，几经手术家中一贫如洗。为了省钱，陪同看病的母亲到食堂里捡剩饭剩菜吃。黎介寿知道后，拿出自己的饭卡交给她：“一定要吃饱饭，一定要坚持下去，孩子会有康复的一天。”

他一面向医院反映，为患者减免部分费用，一面在科室组织募捐，并借助新闻媒体呼吁全社会援助。

周先生终于康复出院，黎介寿叫人买好火车票，把母子俩送上了返乡的火车。

青年医学人才“设计师”

黎介寿是“设计师”，为人才选准发展方向，各个都是可造之才。

他的大弟子李宁一度为专业发展方向困惑，看着别人改攻新专业后成果频出，也想另起炉灶一试身手。

黎介寿看出了他的心思，告诉他：“普外专业是你的强项，另搞新专业岂不是捡了芝麻丢了西瓜？”一席话驱散了李宁心头的迷雾。

按照导师的设计，李宁甘坐冷板凳，数年如一日将普外专业作为主攻方向，先后获得军队和省部级5个一等奖，当选全军普通外科专业委员会主任委员。

博士江志伟是黎介寿比较赏识的学生，一心只想多做手术，将来成为令人羡慕的“一把刀”。

黎介寿对他说：“肠营养支持在国际上是个新课题，国内还是空白，我想让你去做这件事。”

“我是一名外科医生，您不让我开刀，怎么让我做起营养支持？”江志伟大惑不解。

黎介寿耐心地劝导他：“这是个新课题，你悟性高，做这件事比较合适。”受领课题后，江志伟开始虽然有点想不通，但出于对导师的敬重，还是全力以赴投入研究。

没想到越研究越有滋味。几年后，这个课题取得了重大成果，受到医学界高度关注。如今，江志伟在肿瘤晚期患者的营养支持方面已有着很深的造诣，成了全国知名专家。

回想当初，江志伟感慨万千：“老师用心良苦，按照他设计的路子向前走，我才有今天的作为。”

普通外科护士长倪元红，一度认为护理工作主要是按医嘱做好服务，对科研工作没有兴趣。

黎介寿对她说：“护理工作有很多领域等着我们进入，只要用心，必有作为。”他为倪元红选定了“肠营养支持护理研究”的课题。

经过一年多的探索总结，倪元红和同事们把多项新材料、新技术引进护理领域，形成了肠营养支持完整的护理技术体系。她总结撰写出的论文，获得了中华医学科技二等奖，这是迄今为止全国护理科研工作获得的最高奖项。

他是“铺路石”，竭力把学生推向前台，不断壮大人才方阵

2011年1月，由黎介寿领衔的科研项目“肠功能障碍治疗”，获得国家科学技术进步一等奖。为了这个奖，黎介寿付出了40多年心血，是理所当然的第一功臣。

可在获奖名单中，既有初出茅庐的“80后”，又有风华正茂的青年医学家，还有在幕后奉献的护士和实验室人员……最初，黎介寿将自己的名字放在了最后一位。

对此，绝大多数人不理解。黎介寿说：“我署名了，是为了对这个项目负责，署名在最后，是想让年轻人往前冲一冲。”

多年来，黎介寿的手机24小时开着，只要学生需要，他总能在第一时间赶过来“紧急救援”；临床上碰到有价值的病例，他总是在周密制订手术方案后，把年轻人推上“前台”，自己在一旁“打下手”；学生们手术遇到棘手问题或科研攻关受挫时，他有求必应、全力支援，大家都亲切地称他为“总备班”。

一棵大树衍生出一片森林，一代大医笑看桃李满天。作为研究生导师，黎介寿先后带出300多名博士、硕士；全国50多家省级大医院的普通外科主任是他的学生。

这是一张普通外科的“全家福”，“普通”却不一般。在导师黎介寿身旁，一群弟子意气风发：李宁、任建安、朱维铭、李维勤……他们中的任何一个，都是蜚声国内外的顶尖专家。

俯身为梯，倾心育人。黎介寿用几十年的心血，打造出一支强大的人才方阵。

年过耄耋的黎介寿，深知祖国医学事业的振兴，对于实现中华民族伟大复兴的重大意义；深知我国医学科技的整体水平，同世界先进水平相比，仍有较大的差距；深知作为一名军队外科医生，理所应当把提高为部队服务、为战场准备的水平和质量，作为不断努力的动力和方向。知识的危机感、创新的紧迫感，促使他放弃享乐安逸，坚持每周看门诊、教学查房，参与重大手术，每天加班加点工作。这一切，正如他在被中央军委授予一等功、原南京军区为他召开庆功大会时所说：“创新是新知识的创造源，新技术的发明源。作为一个有志于祖国医学发展的医学科学工作者，生命一息尚存，创新永不停止！”

（本文摘编自《黎介寿传》。作者：高铭华）

供稿：健康报社　姜天一

关爱每颗跳动的心——陈灏珠

人物简介

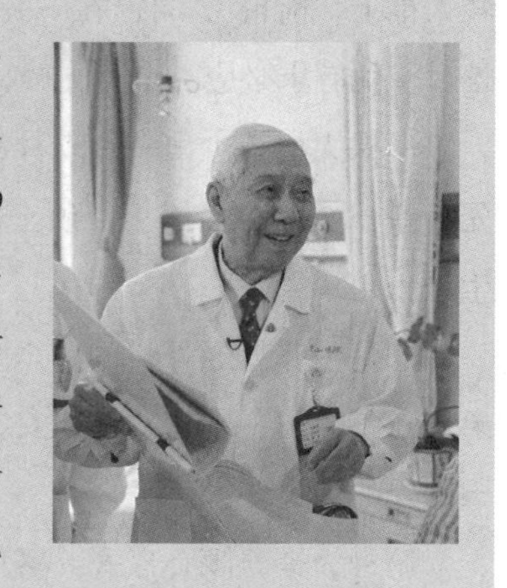

陈灏珠（1924—2020 年），中国当代心脏病学主要奠基人之一，著名心血管病专家和医学教育家。1924 年出生于香港，1949 年毕业于前国立中正医学院。复旦大学附属中山医院终身荣誉教授，上海市心血管病研究所名誉所长。从事内科医疗、教学和科研工作 71 年。为推动我国心血管病介入性诊治技术的发展作出了开拓性贡献。率先做冠状动脉造影和腔内超声检查；率先用电起搏和电复律治疗快速心律失常达国际先进；率先用活血化瘀法治疗冠心病并阐明其原理。在国内外首先应用超大剂量异丙肾上腺素救治奎尼丁引起的致命性快速室性心律失常成功。发表论文和学术性文章 700 余篇，主编专著 12 本，参编书 30 余本。从事医疗工作中立功两次，获国家科技进步奖二等奖 2 项，全国科学大会重大贡献奖 2 项、部省级科技进步奖和教学成果奖一等奖 7 项，其他等级奖 11 项，获 2009 年度上海市科技功臣奖。培养博士后、博士和硕士研究生 79 位。捐资设立“复旦大学陈灏珠院士医学发展基金”，致力于医疗扶贫工作，并资助经济困难医学生完成学业。

1997 年当选为中国工程院院士。

陈灏珠1924年出生于香港一个书香家庭，在那里度过了他的童年和青少年时代。在当时还是英国殖民地的香港，父母从小就把他送到了中国人自己办的学校接受中国文化的教育。1937年日本发动侵华战争，1941年香港沦陷，他们全家逃难回到祖国内地，他高中差一个学期就毕业了，却无书可读，颠沛流离。目睹当时祖国的国贫民弱，饱尝了侵略者的欺凌之苦，他立志要为祖国的强大、国民身体素质的提高而贡献力量。1943年他恢复学业，随即考入当时流亡到粤、湘、赣交界处的国立中正医学院。战乱中学校几经搬迁，直到抗战胜利，才迁回江西省省会南昌市。在战争和流亡的磨难中，在极其艰苦的条件下，陈灏珠最终完成了医学院5年理论课程的学习。由于学习成绩优秀，1948年他被学校推荐到中国人自己创立的第一所大型综合性医院——国立上海医学院附属中山医院（现复旦大学附属中山医院）实习，实习一年期满正式毕业时，上海已经解放，他应聘留在中山医院内科工作，从此踏上了临床医师的道路。

1949年中华人民共和国成立以后，祖国各项事业迅速发展，陈灏珠怀着满腔热情投入工作中。毛泽东同志的“为人民服务”“救死扶伤，实行革命的人道主义”的教导给了他莫大的鼓舞，他用夜以继日的勤奋学习和工作来表达自己对祖国的热爱。从临床到科研，从教学到社会活动，陈灏珠用汗水和心血写下了辉煌的人生乐章。

医术精湛，无私奉献

作为一名临床医师，陈灏珠忘我工作，从实习医师到住院医师，再到主治医师，他在中山医院集体宿舍住了整整六年，平时几乎没有节假日。在此期间，他还博览医学典籍，努力把学到的知识应用到实践中去，并在实践中积累了丰富的临床经验。

1950年国家号召广大医务工作者参加上海市郊区为中国人民解放军防治血吸虫病的工作，当时工作条件非常简陋，进行静脉注射锑剂治疗危险性也很大，但陈灏珠毅然报名参加，经他悉心治疗的解放军战士无一发生意外或严重并发症，为此他荣立了三等功。1951年陈灏珠再次响应号召参加了抗美援朝医疗队，在东北军区第二陆军医院救治前线转送下来的伤病员，同时帮助创建东北军区军医专科学校（现第一军医大学的前身)，荣获中国人民志愿军后勤卫生部颁发的立功奖状。1968年陈灏珠又参加医疗队来到贵州省威宁县巡回医疗，为边远山区人民特别是少数民族群众服务。山区的生活条件极其艰苦，有些季节食物供应都会发生困难，诊治一个患者常常要走一天的山路，医疗器械和药品更是奇缺。他没有退缩，坚持天天出诊，并以高尚的医德、精湛的医术赢得了当地群众的尊敬。为了提高当地的医疗水平，他还在百忙之中抽出时间培养了一批当地基层医生，在这些医生能独立处理当地常见病、多发病后，他才离开贵州。1969年，云南通海发生大地震，陈灏珠又随上海市抗震救灾医疗队连夜飞赴灾区。他和同事冒着余震，风餐露宿，不分昼夜地抢救伤病员，控制灾后传染病，帮助解决疑难杂症，直到最后一批撤离。

时值中年的陈灏珠默默承担起医疗工作的重任，有一段时期几乎每晚都被唤起处理病情，但他仍一如既往地对所有来求治的患者和蔼热情、尽心尽力地服务，仍孜孜不倦地做学问。

20世纪70年代起，来访国外人士逐渐增多，陈灏珠多次参加来华访问患病外宾的抢救工作，取得了良好的国际影响。1975年美国血吸虫病代表团副团长巴茨博士在我国访问期间突患心肌梗死，生命危在旦夕，陈灏珠奉命前往抢救并担任抢救组组长，他婉言谢绝了美方派医务人员来华主持抢救的要求，与同事一起经过七昼夜不眠不休的治疗和监护，终于使患者脱离了危险。巴茨博士完全康复回国后，美国权威医学杂志 *Archives of Internal Medicine* 详细报道了此事，同时发表了美国著名心脏病专家戴蒙德的特别评论："中国医务工作者纯正的热忱、良好的愿望和献身精神现实地提醒了我们，无论政治制度如何，这些品质是可以而且应该坚持的。"

1974年陈灏珠在临床工作中，通过仔细观察和分析，把治疗经验、文献知识与最佳证据结合起来，创造性地使用超大剂量异丙肾上腺素注射抢救"奎尼丁晕厥"(严重快速室性心律失常)成功，这种方法在世界上属于首创，得到广泛推广应用，取得良好疗效，挽救了许多患者的生命。

通过坚持不懈的奋斗，到了20世纪70年代，陈灏珠已经是一位有名望的心脏病学专家。他被任命为中山医院第一任心内科主任。1978年被任命为上海市心血管病研究所(设于中山医院内)副所长，1984—2009年任所长。这期间他团结全所同志努力工作，先后建立心血管病专科病室、心内科专科门诊、心血管病监护病室、心脏导管室和超声诊断室等。治疗的心血管病患者不计其数。

直到 94 岁因身体健康原因不得不离开临床一线，陈灏珠几十年如一日坚持每周一次例行查房。一方面为了诊治更多疑难病例，另一方面也为了提高低年资医师的外语水平，陈灏珠的查房是全英语交流的。这是下级医师和学生们最紧张也是收获最大的时候。他查房时对下级医师和实习医师要求严格，注意基本功的训练，听取病史汇报后，他总要亲自重点询问患者，检查体格，视、触、叩、听，一步一步，有条不紊。陈灏珠认为问病史、做体格检查是医生的基本功，应该是诊断疾病的主体、分析病情的主要依据，详细的体格检查，患者会感到温暖。陈灏珠在诊病时，特别注重体格检查，尤其强调心脏听诊在诊断心脏病中的价值。

科研创新，求实进取

早在20世纪50年代末到60年代初期间，陈灏珠作为一名年轻的心脏内科医师，就已在心脏内科学界崭露头角，发表了大量的学术论文和病例讨论总结。1954 年他在国内首先发表诊治心肌梗死的论文；1958 年报告了在临床工作中注意预防应用洋地黄及洋地黄类药物时的毒性反应的总结；1959 年以后连续发表了许多有关心导管检查、其他侵入性检查诊断心血管病以及配合外科手术治疗心血管病的论文。这一系列的学术研究使我国心血管病的诊治水平提高到一个新的台阶。

20 世纪 70 年代后，陈灏珠在学术界已颇有名望，他的科研能力和创新精神，为新中国心血管病的预防和诊治研究创下了多个第一，并受到国际医学界的瞩目。

陈灏珠是我国有创性诊断和治疗心血管病的奠基人之一。早在 20 世纪 50 年代，他就开始使用侵入性诊断技术诊断先天性心脏病和后天性瓣膜病。但直到 20 世纪 70 年代，我国在冠状动脉侵入性诊断和治疗领域还是一片空白。1972 年，陈灏珠承担了上海市的重大科研任务开展这方面的研究，仅仅用了一年时间，他便于 1973 年 4 月 23 日在国内首先施行选择性冠状动脉造影获得成功。这是我国冠心病诊断水平提高的一个里程碑，为冠心病的介入和外科治疗打下了基础。1972 年，他率先主持的用经静脉心脏起搏法中止快速心律失常获得成功，技术达到国际水平，为我国心律失常侵入性治疗的发展奠定了基础。“心脏起搏器的研制和临床应用”课题获 1978 年全国科学大会重大贡献奖，有关论文在 1980 年美国 *PACE* 杂志发表。他所著的《心脏导管术的临床应用》一书被我国学者视为侵入性心血管病诊断和治疗的经典著作。1991 年他又率先在国内报告血管腔内超声检查显示血管壁病变的研究工作，1995 年在国际会议上报告了冠状动脉腔内超声检查临床应用的论文。这一研究又大大提高了我国冠心病的诊断水平。

陈灏珠也是我国研究冠心病、动脉粥样硬化和与之相关的血液脂质变化的先驱者之一。他除最早在国内报告用单极胸导联诊断心肌梗死外，还率先进行配对调查阐明其致病危险因素，提出预防策略；率先主持冠心病的辨证论治和用活血化瘀法治疗冠心病的工作并阐明其原理，相关课题于 1977 年和 1978 年分获上海市重大科技成果奖和全国科学大会重大贡献奖，有关论文多次在国际会议上报告。陈灏珠在 20 世纪 70 年代又首先主持进行我国健康人大规模血脂含量的调查，从血脂水平角度提出我国动脉粥样硬化病远较西方少见的原因。该研究的有关论文于 1982 年和 1985 年在第六届和第七届国际动脉粥样硬化会议上宣读，并在英国 *Atherosclerosis* 杂志上发表，他提出的中国健康人血脂值已被公认为真正的正常值。这些数据为我国心血管病的研究提供了宝贵的资料，受到国际同行的注目。

陈灏珠同时也是我国最早研究心脏病流行病学的学者之一。早在 20 世纪 50 年代他就根据研究结果高瞻远瞩地提出我国心脏病的病种变迁和流行趋势将随人民生活和卫生条件的改善逐渐与发达国家接近，冠心病将成为最常见的病种，如今上述观点得到证实。他对上海市心脏病病种构成的监测坚持了半个多世纪。他还主持参加世界卫生组织对心血管患者群的监测工作，有关成果获 1993 年卫生部甲级科技成果奖。

2010 年，陈灏珠荣膺上海市科学技术奖励的最高奖——“上海市科技功臣奖”。他的获奖感言是“勤学获新知，深思萌创意，实干出成果”。这是他的座右铭，也正是凭借着勤学、深思、实干的这股劲儿，使他在医学事业上取得了令人瞩目的成绩。

著书立说，教书育人

陈灏珠不仅是一位心血管病学家，同时也是一位优秀的医学教育家。他从 1949 年起开始担任内科学助教，1957 年担任讲师。1978 年陈灏珠晋升为副教授并定为硕士研究生导师，1980 年他被破格晋升为副教授，1981 年又被定为全国第一批博士研究生导师。在 50 多年的教学生涯中，陈灏珠以高尚的医德、严谨的学风、广博的知识将一批又一批学生培养成栋梁之材。迄今他培养了博士后 3 位、博士 52 位、硕士 24 位，住院医生、进修医生、医学生已不计其数。

今天，陈灏珠已桃李满天下，有一些已成为国内外知名的心脏病学专家。他们对陈灏珠当年给予的谆谆教导仍然记忆犹新，受益无穷。每一位听过陈灏珠讲课的学生都知道，他讲课简明扼要、条理清晰、生动有趣。例如他在讲授心脏听诊时，以模仿心音和心脏杂音的声音来配合讲课，给学生以极为深刻的印象；在讲解心电图学时，以常用的成语来描述一些心电图变化的特点，便于学生记忆，课堂效果非常好。他在临床示教帮助学生检查患者时，教育学生要把患者看作帮助自己学习的朋友和不幸患病的亲人，密切了医师与患者的关系，提高了教学的效果。他的“心血管内科继续教育十九年”课题获得 1996 年上海市优秀教学成果一等奖。他培养优秀中青年教师的工作还获得了 2001 年上海市第八届银蛇奖的特别荣誉奖。

在繁忙的日常工作之余，陈灏珠笔耕不辍，著书立说。历年来，由他编写的教学讲义有 40 余种。他主编的高等医学院校教材《内科学》第三版（1990 年版）于 1996 年获得卫生部第三届全国高等院校优秀教材二等奖；第四版（1996 年版）于 1997 年获得上海市优秀教材一等奖。他主编的 12 本专著都被同行和学生们视为珍品，其中主编的《中国医学百科全书心脏病学》为代表国家水平之作，主编的《实用内科学》第十版、《实用心脏病学》第三版和编著的《心脏导管术的临床应用》第二版都达到国际水平。作为副主编的《实用内科学》第九版获得 1996 年卫生部科技进步奖一等奖和 1998 年国家科技进步奖二等奖。另外，他还主译了世界医学名著《心脏病学》《西氏内科学精要》《默克老年病学手册》等。在百忙之中，他还曾为数十位中青年医师所编写的专著作序，鼓励他们著书立说。“一花独放不是春，百花齐放春满园”，这是陈灏珠常说的一句话。

老骥伏枥，拓扶贫路

陈灏珠曾任全国第七、第八、第九届政协常委，上海市第七、第八、第九届政协副主席，中国农工民主党中央副主席和上海市委员会主任委员。从政协和民主党派工作退下来后的陈灏珠并没有闲着，在医、教、研工作之余，他仍然在思考着过去的一些提案，牵挂着提案里那些“城市贫困人口”的医疗救助方案和“老、少、边、山、穷”这些地区的医疗发展状况。2007 年，陈灏珠便和夫人韩慧华、女儿陈芸捐赠 100 万元设立了“复旦大学陈灏珠院士医学奖助学金”，帮助家庭经济贫困而品学兼优的医学生完成学业。他与夫人生活朴素，将平时积累所得倾囊捐赠，反映了他们对医学事业的热爱和对后辈学子的期待。在过去的 12 年里，已有 150 余位医科学生获得院士基金的资助，他们有的还在继续求学，有的则已经顺利地踏上了工作岗位，更有学生决定用这笔资金去完成心中医学援助的理想，将这份医者的“大爱”传播到更远的地方。

2015 年 1 月，习近平总书记在视察云南扶贫情况时提出，扶贫开发“贵在精准，重在精准，成败之举在于精准”。其中，健康扶贫是直接面对因病致贫与返贫问题最为有效的措施。陈灏珠决定将自己的扶贫工作投入沪滇对口帮扶事业中，主动积极发挥技术特长，凝聚各方力量，助力健康扶贫。2016 年起，陈灏珠带领团队在复旦大学附属中山医院连续开办四届“沪滇心血管内科新进展培训班”，为云南省培养了 200 名基层心内科人才。在教学过程中，陈灏珠亲自为他们授课、带领他们查房，一站就是两三个小时；他的学生，中国科学院院士、上海市心血管病研究所所长葛均波百忙之中为培训班讲课并演示手术，上海市心血管病研究所的其他教授们也常常是手术连上课，上课接手术，把所有的休息时间都奉献给了学员。2019 年的结业典礼上，95 岁高龄的陈灏珠刚经历了腰椎间盘狭窄压迫神经导致双腿异常疼痛，靠打针、吃药才略有好转，但他坚持在家人的帮助下来到现场为所有学生颁发结业证书，并语重心长地说：“我是有诺必践，也希望大家在回到基层后能尽心尽力地救助患者。”

有的培训班学员在结业时提出，希望培训班有动手实践的机会，能把精湛的心导管技术带回云南，在当地生根、发芽、开花、结果，为更多的病患服务。陈灏珠认真思索后，与基金管理团队商量，提出了“先学、后教、再做”的六字方针，于 2017 年起开设为期六个月的“沪滇心血管介入诊疗规范化带教进修班”，选拔优秀学员免费参加，至今已有 45 名医、护、技学员完成进修学习。他们回到当地，带动了许多基层医院的心导管室从无到有，挽救了大量急性心肌梗死患者的生命。

随着宗旨的不断深化，2017 年基金最终定名为“复旦大学陈灏珠院士医学发展基金”。心血管疾病和肝肿瘤疾病诊治是复旦大学附属中山医院的传统优势学科，分别由中国科学院葛均波院士和樊嘉院士担任学科带头人。2017 年基金成功资助云南省 6 岁先天性心脏病患儿及 48 岁严重肝硬化患者赴复旦大学附属中山医院，由葛院士和樊院士亲自主刀，分别完成了心脏及肝脏手术，这是首个由三位院士支持并亲自参与的慈善公益项目，在社会上引起了强烈的反响，被称为“心・肝宝贝”计划。以此为起点，基金逐年扩大在云南的救助人数，除将重症病患接到上海救治外，还组成手术团队赴当地进行诊疗教学。在项目执行至今的四年时间里，已成功救助来自西部地区贫困家庭的 46 位先天性心脏病患儿和 14 位肝脏疾病患者。

2019 年，陈灏珠被中共中央、国务院、中央军委授予中华人民共和国成立 70 周年纪念章。他轻轻拿起纪念章深情一吻的瞬间，令在场的人无不动容。这一吻的背后，是他从医、从政、执教、科研整整 70 年的艰苦奋斗，是他对国家、对人民、对事业的无限热爱，从步入神圣的医学殿堂那天起，他就时刻关爱着世间每一颗跳动的心，他的人格力量和学术成就激励着无数后来人迈向新的辉煌。

供稿：复旦大学附属中山医院　周　俊

清贫的牡丹——王振义

人物简介

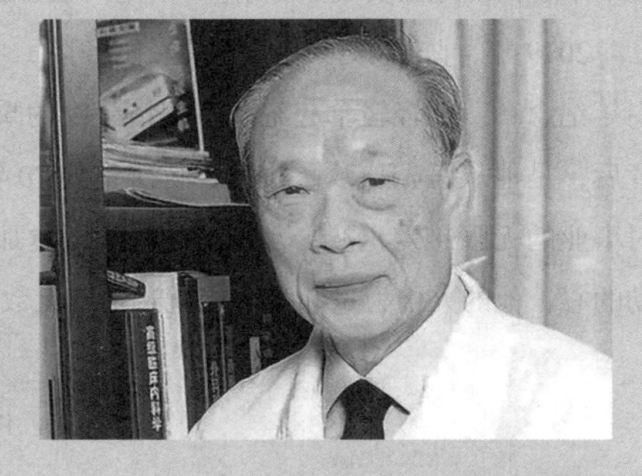

王振义（1924— ），出生于江苏省，是我国血栓与止血专业研究领域的开拓者，在国内首先确立了血友病的检测和诊断方法；开创性地提出了白血病的“诱导分化疗法”，并首次联合应用维A酸和三氧化二砷治疗急性早幼粒细胞白血病，使其成为人类历史上第一个用内科疗法可以治愈的白血病。他因而被国内外学术界誉为“人类癌肿治疗史上应用诱导分化疗法获得成功的第一人”。

被誉为“人类癌肿治疗史上应用诱导分化疗法获得成功的第一人”的王振义，把 2020 年 9 月 6 日荣获“未来科学家奖 · 生命科学奖”的 350 万元奖金捐献给了扶贫基金会。有人问他，这些年来一共捐献了多少奖金？2020 年已 96 岁高龄的王振义平静地说：“这个不记得了！但只记得 10 年前获‘国家最高科学技术奖’时说的‘患者的利益，永远是第一位的；患者的痛苦，是医生毕生研究的动力’。”

“他创立全反式维 A 酸诱导分化疗法是史无前例的”

急性早幼粒细胞白血病是临床上最为凶险的白血病类型之一，缓解率低、死亡率高。传统的治疗方法是化疗，但化疗对正常细胞也具有杀伤作用，而且毒副反应大，加剧患者出血和早期死亡。

能否不以传统的化疗来“杀死”和“消灭”白血病细胞，而以诱导分化的方法使之转化为正常的细胞呢？1978 年，王振义从教学岗位重返临床，从文献中获悉以色列科学家在小鼠实验中证明，白血病细胞在一定条件下能够发生逆转，并分化成熟为正常细胞，遂指导他的硕士研究生陆德炎等摸索筛选分化诱导剂的研究工作。到 20 世纪 80 年代初，当获悉国外学者曾用一种叫 13 顺式维 A 酸的分化诱导剂来治疗急性早幼粒细胞白血病时，王振义从中获得启迪，用国产的全反式维 A 酸治疗急性早幼粒细胞白血病首获成功。

1986 年 5 月，一名患急性早幼粒细胞白血病的 5 岁女孩怡君已病得奄奄一息。在上海市儿童医院工作的谢竞雄医生，把这一不幸的消息告诉了自己的丈夫——上海瑞金医院血液科王振义医生。在征得患者及其家属同意后，王振义应用已在体外研究中取得满意效果的、国产的、原先用于治疗皮肤病的全反式维 A 酸治疗小怡君。

令人欣喜的是：7 天后，小怡君的症状明显好转，1 个月后达到完全缓解。如今 34 年过去了，小怡君已快 40 岁了，依然健康地生活和工作着。她是王振义治愈的第一个急性早幼粒细胞白血病患者。与小怡君同期接受治疗的 24 位患者完全缓解率达到九成多，而且没有并发弥散性血管内凝血，骨髓也不受抑制。

之后，上海瑞金医院血液科和上海血液学研究所作为龙头单位，组建起全国维 A 酸治疗白血病协作组，提供药物，公开治疗方案。由于国产全反式维 A 酸诱导分化疗法用药简单、价格便宜、不良反应小、缓解率高，又不受医疗设备条件的限制，因此这一疗法很快在全国推广开来，在短暂的时间里就有700余名急性早幼粒细胞白血病患者的病情得到完全缓解。

1987年，王振义关于诱导分化疗法的学术论文首先在《中华血液学杂志》发表。接着，1988年10月，以王振义的硕士研究生黄盟珥为第一作者的论文《全反式维A酸治疗急性早幼粒细胞白血病的研究》在国际血液学权威刊物《血液》杂志发表后，震动了国际血液界，并由此掀起诱导分化研究的新高潮。这篇学术论文先后被《自然》《科学》《细胞》《欧洲分子生物学》《美国科学院学报》等国际前沿学术期刊大量引证，并于2000年9月获得了美国科学信息研究所“经典引文奖”，成为1981—1998年全球引证率最高的论文之一。这篇论文还被美国《20世纪具有标志性血液学论文》专著收录，成为全球百年86篇最具有影响的代表论文之一。截至2010年5月，这篇血液学领域里的经典之作已被他人引用达1 713次，这在国内属第一，在国际上也属少见。

从1988年开始，王振义毫无保留地把这项突破性研究和盘托出。至2007年，法国、日本、美国和意大利等一些国家的临床医生，共开展了2 691例全反式维A酸治疗急性早幼粒细胞白血病的随机研究，证实了王振义及其团队的研究结果，患者的完全缓解率也达到了85%～90%。而联合应用全反式维A酸和三氧化二砷治疗急性早幼粒细胞白血病，使患者的5年生存率从75%提高至94.8%，从而使急性早幼粒细胞白血病成为第一个可治愈的白血病。

王振义的学生陈竺、陈赛娟双双从法国获得科学博士学位回国后，于1991年在《血液》杂志发表论文，从分子生物学的角度阐明了急性早幼粒细胞白血病的发病原理和诱导分化疗法的作用机制。国际同道称，这是同一个研究小组的惊人发现。而联合应用全反式维A酸和三氧化二砷治疗急性早幼粒细胞白血病被国际血液学界称为“上海方案”。

为此，1994年6月15日，王振义获得美国凯特林癌症研究大奖。凝聚着30名世界知名癌症专家结论性意见的颁奖词是：“王振义教授的研究工作主要在3个方面是史无前例的：第一，他使用的中国自己生产的全反式维A酸是自然物质，而不是有毒的化学物质。第二，他和他的同事已经初步摸清了全反式维A酸在急性早幼粒细胞白血病患者体内如何起作用的机制，而不只是在试管里或动物身上取得效果。

第三，他采用的诱导分化疗法与化疗、放疗杀灭癌细胞不同，是把癌细胞改造成为正常细胞。”

国际著名癌症研究权威机构——纪念斯隆－凯特琳癌症中心的 Richard 教授指出：“应用全反式维 A 酸作为诱导分化剂治疗急性早幼粒细胞白血病，具有划时代的意义。”

到了 2009 年，美国国家综合癌症网络（NCCN）将该疗法确认为急性早幼粒细胞白血病的治疗规范。

“王老师给我们树立了榜样，一个是怎样做人，一个是怎样做学问”

王振义于 1948 年从上海震旦大学医学院毕业并获博士学位，在从医执教的 70 多年里，培养了 21 名博士、34 名硕士。作为导师，他言传身教，引导学生首先学会做人，然后才是做学问。在王振义的学生中，涌现了中国科学院院士、全国人大常委会副委员长陈竺，中国工程院院士、中国科协副主席陈赛娟，中国科学院院士、上海交通大学副校长、上海交大医学院院长陈国强等一批才俊。“一门四院士”，王振义不但自身成就非凡，还创造了团队奇迹，培养了一大批医学翘楚。

当王振义把全反式维 A 酸诱导分化疗法公开向国内外同行推广时，有人不以为然。一向注重知识产权的西方人向王振义发问：“您当初为什么不申请专利？”对于这些追问，王振义总是说：“我国自主生产的全反式维 A 酸能够使白血病患者少一点痛苦、少花一点钱，那我们为什么不迅速地向国内外传播呢？医学科学家要有独立思考的本领，更要有宽广的胸怀。在诱导分化治疗白血病领域，我们既保持领先，又不垄断。对此，我不后悔！”

1996 年 8 月 31 日，王振义荣膺求是基金“杰出科学家奖”，获得 100 万元奖金。他把这笔奖金的 40%捐献给学校，40%捐献给上海瑞金医院，10%留在上海血液学研究所，自己只留下 10%。至于有人建议他用奖金建立“王振义基金会”，他回答：“不要叫‘王振义基金会’。我只是想以我绵薄的力量，培养更多医学事业的接班人，为白血病患者和癌肿患者造福。”

1995 年 10 月 24 日是个平常的日子，但对于 71 岁的王振义来说，却有着非凡意义。这一天，他将上海血液学研究所所长的担子卸给了年仅 42 岁的中国科学院院士陈竺，在全国教育界和医务界传为美谈。王振义说："现代医学科技发展越来越快，但我却越来越老了。如果我们看不到发展，还是用原来的方式管理这个所，这个所是要萎缩、要走下坡路的。因此，我在一年多以前就已下决心让贤……"

陈竺曾动情地说："王振义教授给我们树立了榜样，一个是怎样做人，一个是怎样做学问。作为王教授的学生，我们对王教授的崇高医德、严谨学风和科学上的高度创造精神，一直是十分敬仰的。王教授对我们年青一代的培养倾注了大量心血，他对我们从来都是既严格要求，又大胆放手。在科学研究方面，他十分注意发扬学术民主，倾听不同意见，而在关键时刻又能给予我们点拨、鼓励和支持，做出正确的决断。王教授是我们的良师益友。王教授无论在事业上，还是在为人方面，都是我们的楷模。"

在2011年1月15日下午，上海交通大学举行的王振义荣获2010年度国家最高科学技术奖庆祝表彰大会上，王振义流着眼泪说："其实我的工作就是'三个一'：一个方向、一个药、一个病。结果得了一个大奖。研究初期，陈竺部长（时任卫生部部长）还为我'抓老鼠'（指参加实验研究）呢。"

难忘师恩的陈竺则说："在求学的日子里，王振义老师言传身教，给予我们的不仅是规范严谨的学术素养、实事求是的治学精神，更有为祖国医学科学事业甘于奉献、不懈求索的赤诚之心。"陈竺还说："医学科学已经发展到一个新的历史阶段，需要学术文化也进入一个新境界，这种学术文化应该是一种既注重创新、多学科交叉，也注重相互欣赏、相互协作的团队精神。王老师的教诲，让我一直认为'最好的论文应写在人民健康事业上'。"

王振义最后说："人生有终了的时候。现在我仍要努力，再做对人民有贡献的事情。"

"我会把'开卷考试'一直做下去，做到做不动了为止"

王振义让贤后，谈到他自己的工作，曾说："我可以做些咨询工作，虽然我不是非常高明的理论家或是哲学家，但至少在我一生中有很多经验和教训。"王振义还说："我是一匹'老马'，已不能拉出来与年轻人一同在赛场上遛了，但我这匹'老马'识途。从事医教研工作60余载，我要把成功的经验和失败的教训都留给青年人，让他们少走一些弯路。”

王振义 72 岁那年开始学电脑，以后一段时间坚持每天上午到设在上海瑞金医院内的上海血液学研究所工作半天，从 2003 年起每个星期四上午雷打不动地进行由他主讲的教学查房活动。用他自己的话来说，是学生对他进行“开卷考试”。

王振义自创的特殊查房方式——“开卷考试”，以补充传统单一查房所不能达到的要求。其做法是每周先将患者的临床资料、检查结果、要解决的问题，提出的疑问、理论和新知要求，将答案做好 PPT，在病例讨论时，向各级医生（含进修医生）讲解，这样既解决患者的诊断和治疗问题，又起到教学作用。

如今这项活动已坚持了 17 年。王振义说，根据每周四“开卷考试”的答案已经梳理成《瑞金医院血液科疑难病例讨论集》专著，由上海交通大学出版社出版了第一集、第二集，共计 42 个病例、68 万字。例如第一集中的“IgG4 相关淋巴结病”一病，就是近年来新命名的疾病，讨论既解决了患者的诊断与治疗，又综述和介绍了此病的发病机制、诊断关键和治疗方法。

王振义说：“这种‘开卷考试’有 3 个好处：一是逼着自己去看书、检索，掌握新的东西；二是锻炼自己的头脑，延迟痴呆症的发生；三是让年轻医生得益，因为他们没有时间去看这么多东西。”

对于这样的形式，瑞金医院血液科副主任糜坚青说：“王老师精彩的教学查房活动，对我们来说是他已把‘饭烧好了’‘菜炒好了’，我们不用再‘淘米’‘洗菜’了。而且他讲的都有出处，我们如果感兴趣，还可进一步检索，深入地了解。”

其实，每次“开卷考试”前，王振义都要求提前几天看到患者的病史和医生们的问题。然后，他会一条一条地上网搜索全球最新文献，思考、分析后给出“答卷”，并在每周四与大家一起探讨。“这就是我现在的工作定位——协助科主任查找文献，既对年轻医生提高业务有所帮助，又能不断充实自己。”王振义说：“只要是对患者有利的事，我会把时间和精力都用在上面，我会把‘开卷考试’一直做下去，做到做不动了为止。”

2016 年 3 月，瑞金医院成立“上海瑞金血液病医联体”；2017 年 10 月，瑞金医院又牵头成立全国首个血液专科医联体。“解决患者的问题”，这是王振义一生不懈探索医学创新的动力来源，也是他始终停不下脚步的原因。

受今年疫情影响，暂停了几个月的“开卷考试”通过全新渠道恢复进行。2020

年5月15日上午，王振义端坐在上海瑞金医院血液医联体会议室的计算机显示屏前，还带上了一个高科技助手——移动查房机器人“小雪”开始“开卷考试”。听上海医学会血液学分会主委、瑞金医院血液科主任、上海瑞金血液病医疗联合体理事长李军民介绍，这场“开卷考试”吸引了全国60余家血液病中心的3 000余位血液科医生全程参与，并在直播空间里留言，与这位业界超级大咖积极互动。

“我也玩‘纸牌’游戏的接龙，主要锻炼自己的反应灵敏度”

王振义今年已97岁高龄，用“精神矍铄”“耳聪目明”来形容他一点都不为过。医学界内外很多朋友经常在问“老爷子有什么保健秘方”。

“我在坚持16个字，即‘知足知乐’‘合理安排’‘动脑动手’‘善心宽怀’。”王振义说，“字面上这16个字通俗易懂，人们都能理解，但要持之以恒、坚持不懈地做下去绝非易事。知足知乐，这里的乐是‘乐趣’，要寻找乐趣。我寻找到‘开卷考试’形式，是种乐趣，每周一次完成后，就感觉非常快乐。合理安排，很普遍、很重要，包括不要安排大吃大喝。特别是老年人要戒烟限酒，遇事不要太过兴奋，时间上做到科学安排。”动脑动手，“我运用电脑检索医学领域最前沿血液学临床资料，动脑子也操作键盘。有时空下来还在电脑屏幕上玩一会儿‘纸牌’游戏的接龙，看时间与分数的比例，锻炼自己的反应灵敏度”。善心宽怀，“像我这次将获得的‘未来科学家奖’350万元奖金捐给扶贫基金会，就感觉到心底很坦荡、很舒服”。

王振义最后说：“一个人的心态好，心态健康，一切都好！”

供稿：上海交通大学医学院　胡德荣

中国手外科之父——王澍寰

人物简介

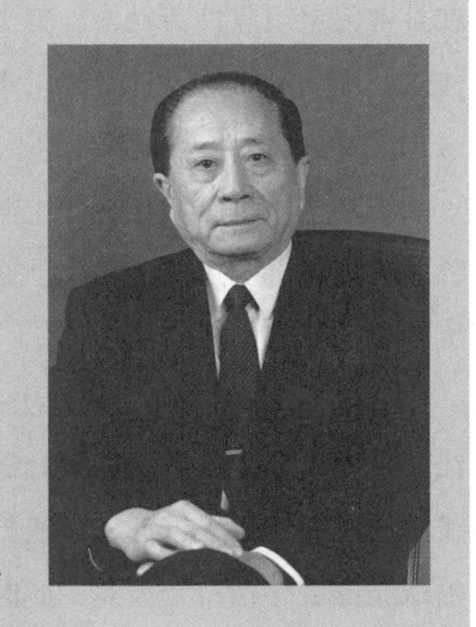

王澍寰（1924—2013年），中国工程院院士。历任北京积水潭医院院长、名誉院长，中华医学会骨科分会主任委员、中华医学会手外科分会主任委员，北京市第六、第七届政协常委，第八届政协副主席，北京市第十届人大代表。

王澍寰是中国手外科专业的开拓者、奠基人。1959年，王澍寰于北京积水潭医院创建了我国第一个手外科，在中国最早以家兔断耳再植等方式开展了直径在1毫米以内的显微血管外科实验研究，并以此为基础获得临床断指再植初步成功。此项成果于1965年分别在《北京医学》《中华外科杂志》发表，是该领域国际上最早的学术报道。他设计并实施的大网膜轴型皮瓣为中国首创，1979年该项成果获国家发明三等奖。

王澍寰于1978年出版了中国第一部《手外科学》；1996年主编了《手部损伤的修复》。主编专著5部，参编15部，在国内外发表论文100余篇，获得国家级、省部级科技成果奖9项，并于1999年获何梁何利基金科学与技术进步奖。

勤奋学习，苦练基本功

综观古代医林人物和近代医学名家，没有不是经过艰苦奋斗、千锤百炼而后有所成就的。青年时的王澍寰就非常喜欢外科，决心要苦心志、劳筋骨，用坚韧不拔的毅力，摘取外科领域中的一顶桂冠。

实习大夫阶段是做临床医生的起点，当时在北京人民医院做实习医生的王澍寰在日常大量重复性劳动中，打下了坚实基础。写病历是实习大夫既重要又平凡的工作之一，为了做好这件事，王澍寰像侦探家一样询问病史，检查患者。除科学地记录和反映病症外，在文字上还力求做到简明扼要，逻辑性强。

换药工作既脏又累，但王澍寰没有把它看成不得已而为的工作。他研究怎样揭除敷料使患者少疼或不疼，什么样的创面采取什么措施能长得快，如何包扎敷料使患者感觉舒适且不容易松脱。

手术后，传统的拆线方法是，用镊子提一条缝线，剪断一根线，再拔除一根线，患者要忍受着拆除一针针缝线的痛苦。王澍寰经过反复考虑，改变了沿用的拆线方法。先用盐水棉球将缝线打湿，再用剪刀压着皮肤把每条缝线剪断，再用盐水棉球涂擦愈合伤口及缝线，此时，大部分剪断的线圈已脱落，个别留下的已湿软的缝线，稍加提拉即可拔除，患者只感到是在擦抹伤口，未感到拆线，而线已拆完。拆线技术虽小，但深受患者欢迎。

“要做一个外科家而不是一个手术匠，光会做漂亮的手术不行，还必须具有丰富的知识。”王澍寰说，与他同宿舍楼的一位主治医师，是全院公认的技术全面、知识渊博的医生，这位医生每天 5 点起床，在楼道里读书、记笔记，无论严寒酷暑，终年不断。王澍寰想，他之所以有些成就，绝不是老天恩赐，而是与他下的功夫分不开的。

从那时候起，王澍寰也每天 5 点起床，看文献，写笔记，描绘图谱。时间一长，手中的有形材料多了，不知不觉脑子里的无形资料也多起来。这个早起、读书的习惯，王澍寰一直坚持了几十年。

新中国成立初期，北京的各医院中没有专职麻醉大夫，都是外科大夫兼做麻醉。1951 年，北京医学院从英国回来一位著名麻醉学专家，办了一个 3 个月的短期培训班，一共接收 4 名学员，其中给北京大学人民医院（前中和医院）一个名额。科领导派王澍寰去学习，他得以阅读了大量麻醉学文献、专著，积累了丰富的资料。

结业回院后，除仍管临床患者外，王澍寰还兼做较复杂的麻醉。在不到半年时间内，他把所学的麻醉技术引入了人民医院。由于麻醉技术的提高，医院开展了胸科手术及难度较大的腹部手术。“虽然比同级大夫忙多了，责任大了，但我觉得生活更有意义了。”王澍寰说。

1952 年，一次偶然的机会，王澍寰看到一本图册，整形手术的效果巧夺天工，令王澍寰产生了浓厚的兴趣。不久以后，北医办了一个全国性的整形外科学习班，但是人民医院不准备开展这一专科，不可能有机会去学习。怎么办？那个时候医院有规定，每个大夫每年可有半个月休假，学习班是上午观摩手术，下午讲课，时间是一个月。于是，王澍寰想，上午在医院看门诊，下午去学习班听课，把半个月的全日制休假调整为一个月的半日休假。向科领导说明后，鉴于王澍寰平常表现较好，学习心情又迫切，领导同意了。

通过这一段的整形外科启蒙学习，在上级医师同意下，王澍寰试做了一些整形手术，取得了不错的效果。实践中，王澍寰体会到，应用整形外科技术来做骨科手术，特别有利于患者功能恢复。而且骨科与整形外科的结合，对以后开展手外科创造了有利的先决条件。

艰苦耕耘，创建手外科

1958 年，北京积水潭医院开始重点发展创伤骨科，但骨科医生不足，需从兄弟医院调入充实，王澍寰就从人民医院调到积水潭医院工作。与此同时，随着新中国工农业的发展，有大量手外伤患者涌现。为了适应社会的需要，医院决定建立专门诊疗手部伤病的专业，并指定由王澍寰和几位更年轻的医生来创建。

彼时，王澍寰只有 34 岁。国内可直接借鉴的书刊基本没有，国外的只有美国 1945 年出版的一本《手外科》，更没有可进修的地方，在这种前提下要创建手外科，不是一件容易的事。

开始建立一个新的专业，既要做打基础的工作又要有长远发展的打算，二者缺一不可。病房成立之初，王澍寰结合专业特点定了一些规章制度，严明纪律，严格规范化操作。按规定，医生值夜班后第二天可以休息，但第二天如果有常规手术，不能停手术，也不能换人做，还需接着由本人做。

王澍寰每周有两三次值班，经常是彻夜做急诊，但第二天从未休息过。哪怕是早晨六七点钟下手术台，八点钟照常上班。王澍寰这样做了，年轻医生也这样做了。大夫这样做了，护士长要求护士也不能不严格了。手外科有了一个纪律严明、工作有序的环境氛围，医生、护士就可以集中精力提高业务技术了。

建科之初，王澍寰深知对年轻医生基本功训练之重要，病历书写、绘图、拆线、换药、手术消毒、铺单、切口、剥离、止血、缝合以及术后包扎处理等，均要求一丝不苟。每一项王澍寰都首先示范，严格把关。

手外科成立后，急门诊患者一天天多起来，病房床位由 20 张扩充到 30 张、50 张。手外科技术对王澍寰来说，也是一张白纸。如何使日渐增多的患者得到良好的治疗，少走或不走弯路，能顺利而快速提高专业技术，是最大的难题。

王澍寰考虑到，“手”主要具有运动和感觉两大功能，要想做好手外科，必须充分掌握手的功能和奥秘，而功能又以解剖为基础，所以“功能解剖”就是开启手外科殿堂的钥匙。

在初期阶段，王澍寰在手的功能解剖上下了很大功夫。然后是学习手部各种组织的修复原则。以这两项为基础，每一例进行检查、诊断、分析、制订治疗方案，再用自己擅长的无创手术技术实施治疗。患者一例一例地探索，经验一例一例地积累。经过 5 年时间的积累，他对手外科领域中的临床技术的掌握已趋于成熟。

手外科急诊很多，而且多是开放性伤。为了避免感染，一般都是使用大量抗生素来预防。但王澍寰在实践中发现，只要清创术做得彻底，不用抗生素或消炎药，也一样不发生感染。为了找到科学依据，他们在清创前后做了创面细菌培养，结果证明，经理想的清创后，创面已基本不存在致病菌。

于是，王澍寰总结制定了一套高标准清创的原则及方法。结果显示，一个 50 多张床位的病房，每天只有两三个患者要使用消炎药。

初攻显微血管外科

1963 年年初，上海六院手术成功接活了一例断手。王澍寰听说后，思想上有很大震动。“接活断肢的关键是接通血管，上海能接通腕上部直径两毫米左右的血管，那么，直径一毫米左右的指血管也有可能接通，而且断指伤比断手多得多，如果能接活断指意义更大。”王澍寰说。

想到这里，努力的方向明确了，王澍寰决定从解决显微血管吻合入手。他选择结构简单，血管粗细接近指血管，呈半透明状容易观察血管畅通情况的兔耳作为实验模型，钻研小血管吻合技术。

1963 年 8 月，王澍寰开始兔耳血管吻合的研究。兔耳的血管就像曲别针一样粗细，再加上手术刺激血管痉挛，用肉眼简直无法看清血管断端，所以，第一关碰到的就是放大手术血管问题。医院一位老职工告诉王澍寰，废品库房中可能有一个放大眼镜。经过一番耐心寻找，果然发现一个放大眼镜，是在普通的眼镜框上安装的两个像小望远镜样的东西，可以调节瞳距，放大约两倍。由于工作距离很短，视野非常小，戴时间长了就头晕眼花，因别无其他眼镜代替，也只能忍耐着用。

所有的手术器材与兔耳血管比，都是粗大笨重无法应用。不得已，王澍寰只好用油石将最小型号的医用镊子、血管钳、针持器等打磨改造成精细、灵巧、光滑的“显微外科器材”。最难解决的是血管吻合所需针线问题。那个时候外科用的最细缝合材料就是眼科用的针线了，但即使将眼科用的丝线劈成三股仍嫌过粗，在放大镜下看很不光滑且有毛刺。眼科用缝合针虽较细小，但针屁股很大，穿上线后加倍变粗，每缝一针，血管都被其拉豁。

经反复思考，王澍寰想到，当时尚属先进技术的人造纤维，既光滑又能抗一定的牵张力，还可喷制成很细的单线。经多方联系，他找到北京化学纤维实验厂，该厂工程师用一种名叫卡普纶（kaplon）的原料制成了相当细的缝合线。

缝合线的问题基本解决了，但相比之下原有的最小的医用缝合针就显得太粗大了，特别是针眼，要比针体还宽大一倍，按传统办法将线穿到针上再将线双折回来，变得比针眼还要粗得很多，所以又成一道拦路的技术难题。经走访多位有关的工程技术人员，都认为细针容易解决，但要让细丝“长”到细针上，不用穿针纫线的办法则很难解决。后来，王澍寰访问到一位老钳工师傅，想了一个办法，将细针的尾部砸扁，将细线放在扁尾上经过拉丝板的拉丝孔将丝线裹挟在针尾中，如此，线即“长”在了针尾上，虽然制作成功率不高，光滑度也很差，但基本解决了千百年来传统的穿针纫线方法，而初步达到缝合显微血管的要求。

有了简陋的放大眼镜和粗制的缝合针线，就初步有了缝合显微血管的条件。王澍寰于 1963 年年底开始了吻合血管的实验。

手外科的临床工作异常繁忙，王澍寰上班时间忙于查房、手术、门诊、急诊。动物实验只能安排晚上去做，每晚 7 点到 10 点，每周 3 次。经过约 4 个月的艰苦努力，他锻炼了显微血管吻合技术，找到了解除血管痉挛的办法，探索到局部凝血措施，到 1964 年夏，血管吻合的通畅率提高了很多。

在这个基础上，王澍寰开始了家兔断耳再植的尝试，即将家兔的耳朵从根部完全切断，然后再植回原位，除缝接耳郭软骨、皮肤及耳神经外，关键是吻合一条动脉和两条静脉。当做到第 13 例时，王澍寰日盼夜想的结果出现了，断耳再植获得了成功，初步达到了研究目的。这意味着临床上如果遇到手指离断，就有可能接活了。

在这以后，先后来了两例不全手指离断，经成功地吻合指动脉，救活了伤指。又一例小孩完全离断的手指，指血管只有 0.4 毫米直径，经再植成活了 2/3 指。这说明断指再植成功是完全可能的。

1964 年 9 月的一天，医院收治了一例经腕上全手离断的急诊，离断水平和伤情，同上海的第一例几乎一模一样。王澍寰经过 5 个多小时的手术，一举成功了。因为有吻合指血管的功底，缝合前臂的血管就容易多了。术后血循环良好，加之其他组织高标准的修复，半年后再植手的外形及功能，几乎同正常手一样。

这是我国第二例断手再植成功的病例。1981 年在美国手外科年会上做学术报告时，当电影放映到此例手的功能情况时，全场近 2 000 名同行中爆发出热烈的掌声。1972 年，由 10 名著名手外科专家组成的“北美断肢再植考察团”来华访问，当他们了解到王澍寰于 1964 年即已做成家兔断耳再植及断指再植时，团内被称作“美国显微外科之父”的邦奇（H. Buncke）医生承认，这两次成就是世界上最早的。

建科之初，从接收的第一例病例起，王澍寰便开始积累科研资料，包括诊断、手术分类登记、典型及特殊个案储备、系列教学幻灯片制作、有关文献摘要等。为了弥补国内空白，发展手外科专业，王澍寰着手主编手外科专著。经过两年努力及以后的充实与修改，于 1978 年出版了我国第一部《手外科学》，此书于 1998 年出版第二版，先后印刷了 6 次，已成为国内手外科专业的主要参考书。

建立学术组织，桃李满天下

我国幅员辽阔，人口众多，工农业快速发展，手外伤发生率有增无减。但手外科专业的发展水平，尚满足不了现实的需要。王澍寰意识到，必须组织起来大家共同努力，对此，自己责无旁贷。

1984年，王澍寰组织召开了第一届全国手外科学术交流会，并成立了“手外科学组”，王澍寰被推为学组组长。该学组于1994年晋升为“中华手外科学会”，王澍寰又荣任第一届主任委员。

1985年，他们以学组的名义创办了《手外科杂志》，王澍寰又被推为第一任总编辑，1993年《手外科杂志》被批准为《中华手外科杂志》。20年来，学组已召开了8次全国手外科学术交流会，举办了9期全国性手外科学习班，出版了65期手外科杂志。这对在全国范围内普及手外科知识，提高手外科专业技术起到了重要作用。

1982年，王澍寰出任北京积水潭医院院长。在任的8年中，他把工作重点放在提高积水潭医院综合实力上，培养年轻人才成为当务之急。

他不仅注重积水潭医院手外科人才的培养和梯队建设，而且对于手外科人才的培养没有本院和外院之分，均一视同仁。在祖国的大江南北，无论城市还是乡镇，只要那里的手外科同道需要，他都给予热情的支持和无私的指导与帮助。在为手外科事业奋斗的岁月里，他和国内一批中青年手外科专家顾玉东、程国良、洪光祥、寿奎水及更年轻的蔡林方、裴国献……都结下了深厚的友谊。

此时，手外科在全国已形成一支强大的专业队伍。全国已有180多家医院建立了手外科，专业床位达7 040张，手外科医师780多人，兼职医师1 120多名，手外科研究所、手外科中心和手外科专科医院陆续成立。王澍寰的学生遍布全国，许多人已成为手外科专业的栋梁。来自世界各国的手外科专家、学者曾对北京积水潭医院的手外科进行学术访问、考察。王澍寰也作为中国手外科的代表被特邀访问许多国家，多次出席国际学术会议。1997年王澍寰当选为中国工程院院士。

今天，我国手外科事业正在蓬勃发展，断肢（指）再植及显微外科的技术水平已达国际领先水平；获得多节段离断肢体再植成功，并完成两例断离肢体“寄养”，

Ⅱ期再植。在拇指、手指再造及手功能重建方面也取得令人瞩目的成绩。在周围神经损伤治疗领域，我国学者对臂丛神经根撕脱伤的治疗找到了神经再生活跃的膈神经，开展了多组神经移位，首创健侧颈7神经根移位术，被国际评价为“近20年来周围神经领域里最重大的发展”。

中国手外科事业的繁荣昌盛凝聚了王澍寰的心血，也是他和以顾玉东院士为首的一批中青年手外科专家与全国手外科工作者共同努力奋进取得的成绩。

供稿：健康报社　张　磊

北京积水潭医院　梁学亚

万事皆小　生命为大——于润江

人物简介

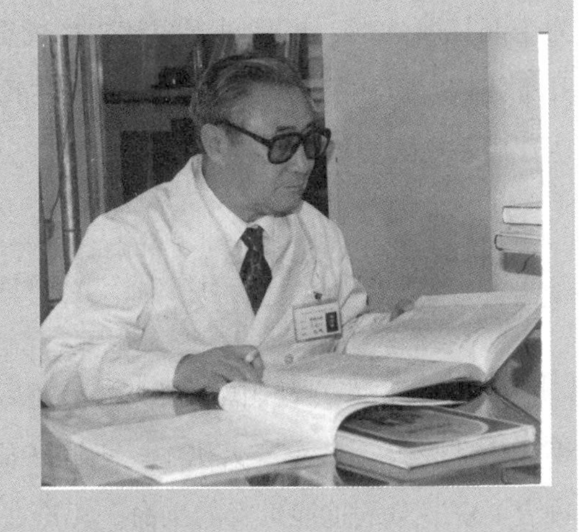

于润江（1925—2018年），中国医科大学呼吸疾病研究所名誉所长，中国医科大学附属第一医院呼吸科教授、主任医生、博士生导师。

于润江于1925年出生。1943年11月赴日本福岛经济专门学校留学。1944年6月回国，考入满洲医科大学，1948年11月参加革命，编入中国医科大学38期医学系。1949年毕业留校于中国医科大学附属第一医院内科。1978年任呼吸科主任、呼吸疾病研究室主任。1987年遴选为博士研究生导师。1989年任中国医科大学内科学呼吸系统疾病重点学科学术带头人，1993年任中国医科大学呼吸疾病研究所名誉所长。

曾担任中华医学会呼吸病学分会副主任委员、中华医学会内科学分会常委、辽宁省医学会内科学分会主任委员、辽宁省医学会呼吸病学分会主任委员、沈阳市医学会内科学分会主任委员、中国医科大学学术委员会副主任委员。曾任《中华结核和呼吸杂志》副主编、《中国实用内科杂志》主编、《中国医科大学学报》副主编等。

1984年加入中国共产党。1992年被评为享受国务院特殊津贴的国家级专家。

在生与死的较量中，医生永远站在生的一边。万事皆小，生命为大，为了生命的健康，医生的追求是无止境的。

——于润江

于润江是中国医科大学呼吸学科的奠基人与缔造者，也是我国呼吸学科事业的一位领导者与推动者，在学科建设、聚焦前沿、教书育人、学会发展等方面作出了巨大贡献。作为呼吸学界的老前辈，于润江以他高尚的人格魅力和高深的学术造诣赢得了后人的尊敬与爱戴。“学高为人师，身正为人范”是已故卫生部陈敏章部长为于润江题的词，也是对于润江人生的概括和总结。虽然于润江在2018年2月离开了我们，但他的音容笑貌始终浮现在我们眼前，他对年轻医师的鞭策、鼓励和期望让后辈更努力地前行。

大医精神，仁心仁术

1949年于润江从中国医科大学毕业后留在附属第一医院内科教研室工作。1950年师从呼吸科著名专家吴执中。于润江从医50余年，救治的患者不计其数，成功救治了众多急危重症患者的生命。无论在门诊、病房还是在基层巡回医疗，或遭遇重大社会危机事件，于润江都能够沉着应对，一锤定音。于润江对待患者如亲人，态度亲切，温和耐心，不仅关注患者躯体上的痛苦，还重视减轻患者的心理负担，及时解除患者的焦虑心理，增强患者战胜疾病的信心，身体力行实践“有时，去治愈；常常，去帮助；总是，去安慰”的医学人文思想，全心全意为患者服务。他专门撰文提出“万事皆小，生命为大”的医生准则，以警示和激励新一代年轻医生尊重生命、尊重科学，不仅要重视医疗水平的提高，更要重视对患者的人文关怀，强调医者仁心。每次进入病房他都会与全病房的患者和家属打招呼；在听诊的时候他总是先用手温暖一下听诊器，防止听诊器太凉刺激患者的皮肤；有的患者和家属看到老教授带领那么多的医生来病房就紧张，他会和他们先唠几句家常，安抚他们的情绪，再巧妙地引导他们进入正题；对于行动不便或残疾的患者，他更是以患者的方便为先，减少患者的挪动和不便。这些“小动作”让患者感到温暖，让跟随的年轻医生们受益匪浅。他崇高的医德医风、执着的敬业精神永远是同人们的榜样。

不遗余力推进呼吸学科发展

1978 年，中国医科大学第一医院呼吸内科正式建立。于润江作为学科带头人高瞻远瞩，超前设计，带领学科阔步发展。1979 年成立了呼吸疾病研究室，开展了包括肺功能检测、血气分析、生化、免疫、细菌等研究。在国内率先开展纤维支气管镜、支气管肺泡灌洗技术，并陆续建立病理和细胞培养室。开展对慢性阻塞性肺疾病、支气管哮喘、间质性肺疾病的深入研究。改革开放后，他积极倡导先进学科发展理念，1989 年经卫生部备案，建立了中国医科大学呼吸疾病研究所，同年又被评为教育部内科学（呼吸疾病）国家重点学科。并连续 3 次通过教育部的评估和验收。1990 年在于润江的倡导下，建立了标准化的支气管肺泡灌洗技术，并率先举办学习班在全国推广，先后 6 次举办支气管肺泡灌洗技术培训学习班，培训来自全国各地的学员 300 余人。

在于润江的带领下，呼吸学科从硕士点到博士点再到教育部国家重点学科，经历了质的飞跃。1978 年硕士学位研究生首次招生，1986 年获得第二批博士研究生学科点，于润江也成为首位博士生导师。1992 年被评为享受国务院特殊津贴的国家级专家。

他致力呼吸学会的建设与发展，于 1984 年 6 月与罗慰慈教授共同建立中华医学会呼吸病学分会的第一个学组——结节病学组，为呼吸学会学术水平的提高作出了开创性的贡献。目前中华医学会呼吸病学分会已发展成为具有感染、哮喘、慢性阻塞性肺疾病、肺血管疾病、肺癌、间质性肺疾病、呼吸介入等 20 多个学组的专业组织，极大地促进了呼吸学科的发展。

于润江还注重通过举办各种会议增加学术交流的机会，积极参加海外会议以促进学会的国际交融。他很早就注重国际的学术交流，引进国外的先进理念，到国外宣讲国内的研究现状。1995 年在中国医科大学建所 5 周年之际，邀请了日本京都大学泉孝英教授、栗山乔之教授，广州医科大学钟南山教授、第三军医大学毛宝龄教授等国际国内知名专家来院讲学。随后又有多名美国、欧洲、日本的呼吸病学专家受邀到中国医科大学交流讲学。此外，1993 年开创了海峡两岸胸腔医学交流，受邀到我国台湾地区进行学术交流和讲学。

于润江还参与了很多杂志的编辑工作。1981 年,《实用内科杂志》(后更名为《中国实用内科杂志》)创刊，于润江是主要创刊人，并任第一届至第四届（1981—2001 年）主编。他也是《中华结核和呼吸杂志》的副主编，他参与策划组织并亲自撰写的《专题笔谈》《专家专访》栏目的文章深受读者欢迎，对中青年医生的临床及科研成长有着重要的指导意义。

他以最大的能力支持学会的发展，多次受到医学会和医师协会的表彰。2006 年中国医师协会呼吸医师分会授予于润江“中国呼吸医师终身成就奖”；2008 年中华医学会呼吸病学分会授予他“终身荣誉奖”。同年，上海东方呼吸病国际论坛授予他“呼吸医师终身成就奖”；2010 年上海国际呼吸学术会议授予他“终身成就奖”；2011 年《中国实用内科杂志》授予他“创业奖”和“终身成就奖”；2013 年《中华结核和呼吸杂志》授予他“重大贡献奖”。为奖励优秀的呼吸科青年医师的科研工作，2014 年以他的名字命名的“于润江呼吸医学奖”启动。目前该奖项已经进行了 6 届，18 名年轻呼吸医师受到奖励。

洞察学术最新动态，笔耕不辍

20 世纪 80 年代初，呼吸专业的 3 本书作为呼吸学新知识的源泉一直引领着中国呼吸界的发展，成为当年呼吸科医生和研究生的重要参考书，也是中国医科大学呼吸科全体人员最为珍贵的记忆。这 3 本书就是于润江 1981 年出版的《内科讲座·呼吸分册》,1982 年出版的《日本内科医师国家考试题解》和 1983 年出版的《急重症抢救和监护》。

1977 年，国家恢复了停止 10 年的高考，我国的科技工作者欣喜地迎来了科学的春天，百废待兴，知识匮乏，书籍奇缺。为弥补临床医学落后的局面，1979 年人民卫生出版社拟出版一套《内科讲座》，时任中国医科大学副校长的著名心血管病专家潘绍周接受了撰写呼吸分册的任务。潘绍周钦点于润江做第一主编，与谭朴泉和侯显明共同主编该书。

刚刚改革开放，对国际临床医学资讯所知甚少，要写一本反映 10 年国内外呼吸学科进展的书籍谈何容易。3 位老师在图书馆的一间十几平方米的小屋里开始了这本书的策划，搬来了图书馆里一切能够参考的书籍和杂志，经过 1 个多月的文献查阅和思考确定了34个题目，从呼吸相关的基础知识开始，循序渐进地介绍了呼吸免疫、呼吸生理、呼吸科常用的检测技术、常见和少见呼吸疾病的新认识等方面的基础知识、关联知识和国内外的研究进展。从选题到编写，从修改到定稿，并与校内多名知名专家携手合作，呕心沥血历时1年完成了这本书的撰写，充分反映了老一辈知识分子严谨的学术态度和一丝不苟的工作风范。这本书内容丰富，为读者提供了系统、全面、新鲜的资讯。它也是很多呼吸科研究生导师给研究生推荐的必读书，之后出版社3次再版印刷。

1982年，于润江和李宇权共同主编了《日本内科医师国家考试题解》。这是在国内最早介绍内科医师考试多选题的一本书，以“问、答、解”的“多选题”形式编写，对于临床住院医师和实习医师掌握专业知识点，提高专业水平和临床思维能力起到重要的指导作用。这也是今天对住院医师进行规范化培养的一部分内容。1983年，于润江主译的第三本书《急重症抢救和监护》出版。这是一部以ICU为中心，对急重症抢救及监护的简明临床指南，也是最早在国内推荐危重症抢救和监护的一本书。

于润江还先后主编了《新编肺科临床诊疗手册》《中国内科专家经验文集》《内科学统编教材》《呼吸内科讲座》《中国医学百科全书肺病学卷》《七五国家医学科学技术新进展讲座》《肺功能测定基础与临床》《实用肺脏疾病学》《现代呼吸病进展》《慢性肺心病20年防治研究》《心肺血管疾病研究进展》等著作，并时刻关注本领域的最新研究进展、洞察前沿趋势、潜心科研学术。

科研先行，硕果累累

1985—1995年，在于润江的领导下，中国医科大学附属第一医院呼吸科连续获得科技部“七五”“八五”攻关项目、科技部“九五”重点研发项目以及卫生部临床重点项目支持，研究取得重大进展，并在1987—2003年，获得中华医学科技奖、教育部科技进步奖二等奖、卫生部科技进步奖三等奖以及多次辽宁省科技进步奖项。于润江成绩斐然，在国内外学术杂志发表文章300余篇，其中第一作者或通讯作者147篇。

教书育人，诲人不倦

于润江一生教书育人，诲人不倦，培养了一批又一批医学人才，桃李满天下。他指导的25位硕士、博士研究生遍布国内外，很多人已成长为呼吸学科和其他学科的中坚力量。于润江曾说过："开展科研工作和进行人才培养，这两个引擎必须同时动起来。"因此，于润江不仅科研方面成就辉煌，在教书育人上更是硕果累累。对于青年后辈，他要求既要有坚定的信仰，满腔的爱党爱国热情，高度的政治素养，又要有过硬的技术水平，超前的科研素质，精益求精的科学精神，坚韧不拔的科研态度。他把对中青年呼吸医师的希望和要求写在《万事皆小，生命为大》的文章中。在文中，他坚信"在21世纪我国的医疗卫生战线将会有一大批富有才华的中青年防治呼吸病的专家脱颖而出，他们应该是爱祖国，爱专业，相信自己能干出一番事业，有雄心、有信心并有较深造诣的中青年人"，他希望"广大中青年呼吸疾病防治工作者，历来是防病治病前沿的一支最有力和最富新思维并勇于在科学实践中奋斗的一支生力军。在这支队伍中也涌现出一批学有专长、建树颇丰的学者和在医疗实践中成为病患者所爱戴的临床专家"。他告诫年轻医师："我们的天职是治病救人，万事皆小，生命为大。以此为出发点再审视本职工作，我们就会有更高的境界，更勤奋、更好地把防病治病融入建设我们祖国的伟大事业中。我们会悟到我们的工作该是多么神圣！"

于润江和侯显明提出"开拓、进取、协作、奉献"的所训，在他们的指导和鞭策下，中国医科大学附属第一医院呼吸科的医生队伍中形成了"比、学、赶、帮、超"的良好工作作风，中青年医师踏实肯干，医疗、科研二手抓，出国留学归来马上投入火热的临床及科研工作中，获得多项国家级科研基金，在国际和国内呼吸学会及杂志发表高水平的论文。中国医学科学院北京协和医院王辰院士评价说"于老师所带出的学科队伍思想纯正，作风正派，成为可以信任、令人敬重的一群人，是呼吸界可以携手依靠的同伴"。

于润江对大学本科生教学同样重视，他在中国医科大学最早开设日语医学班课程，其娴熟的日语医学授课令学生无比佩服。他在80岁高龄时仍站在讲台上为学生授课，教导他们坚守医德，为呼吸医学的发展肩负起时代的重任，诙谐的语言、生动的实例、深入浅出的睿智点评让听者多年以后仍记忆犹新。

中华医学会呼吸病学分会副主任委员、中国医科大学附属第一医院呼吸疾病研究所所长康健在于润江从医从教46年之际，撰文深情描述自己眼中的于润江：“疑难重症病例会诊时的一锤定音；探讨学科建设重大问题时的高瞻远瞩；审查实验数据时的一丝不苟；指导研究生如何做学问、如何做人时的语重心长；为人处世中的博大胸怀和爱憎分明；面对逆境、身居逆境时的从容不迫和刚正不阿；为人排忧解难时的挺身而出……他那从人生多棱镜中射出的魅力无限的多彩之光吸引了一个团队，并激发了这个团队的活力。”

于润江在内科学呼吸病学领域有很深的学术造诣，对学科的建设和发展具有开拓精神，他创建了国内第一个呼吸疾病研究所，打造了国内第一个教育部呼吸病学重点学科；致力于发展我国呼吸学科的学术水平，创立学会中亚专科学组，积极促进国内外学术交流；他担纲多项国家基金项目研究，在国内外发表多篇学术论文；他著书立说，硕果累累；他医术高明，医德高尚，提出“万事皆小，生命为大”的医生准则；他注重人才培养，鼓励中青年医师爱党敬业，开拓进取；他关注年青一代医生的成长，教导他们坚守医德，为呼吸医学的发展肩负起时代的重任。

供稿：中国医科大学　赵亚滨　王　玮　康　健　郭秀芝

医疗保健的拓荒者——钱贻简

人物简介

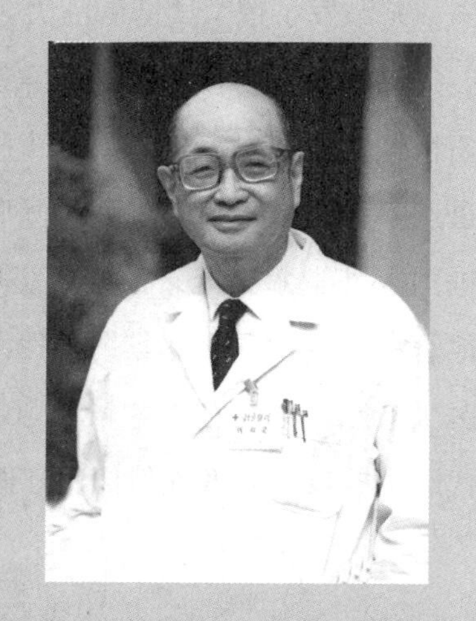

钱贻简（1925—2011 年），北京医院名誉院长，1950 年毕业于上海圣约翰大学医学院，获医学博士学位。毕业后分配到上海仁济医院工作。在抗美援朝期间曾担任中国人民志愿军开城代表团英文翻译队译员。1959 年 6 月，由上海调到北京医院，曾在中南海任专职保健医生，1962 年回到北京医院内科。几十年间，他担负着国家领导人的医疗保健工作，把全部心血都献给了崇高的医学事业和光荣的保健事业。

由于钱贻简在医学事业及保健工作中作出的突出贡献，他获得了首批国务院政府特殊津贴；中央保健委员会授予他特殊贡献奖；卫生部、人事部授予他“全国卫生系统模范工作者”称号；国务院授予他“全国先进工作者”称号；曾任第八、第九届全国政协委员。他担任过中华医学会心血管病学分会常委、《中华医学杂志英文版》总编辑等多项学术职务。

钱贻简始终牢记北京医院的定位和使命，他常说：“作为医务工作者，我办事应让人民放心；作为一名党员，我办事应让党放心；我们医院是党中央交给了重要任务的医院，我办事要让党中央放心！”他的“三个放心”在北京医院已深入人心，成为一代又一代保健工作者的座右铭。

曾经，我们说钱贻简院长是保健工作第一线的一棵不老青松，如今，老人家已离我们远去十载。但这十年间，他的故事一直被传颂着，他的精神一直被传承着，仿佛他从没有离我们远去，一直都在。

钱贻简 1950 年毕业于上海圣约翰大学医学院，获医学博士学位，同年在上海仁济医院参加工作。1953—1954 年赴朝鲜任中国人民志愿军开城代表团英文翻译。1956—1957 年在哈尔滨医学院留苏预备班学习。1957—1958 年在上海第二医学院附属第九人民医院工作。1958—1959 年在上海第二医学院新华医院工作。1953—1959 年承担上海第二医学院医疗系内科基础教研组及儿科系内科教研组教学工作。

1959 年 7 月，时任主治医师的钱贻简同志，欣然服从组织的安排，从上海第二医学院附属新华医院调入北京医院，开始了他为之奉献半个多世纪的干部医疗保健事业。1959—1962 年在中南海从事专职保健工作。1962 年回到北京医院，先后任内科主治医师、副主任医师、主任医师，多次参加医院派出的医疗队。1997 年以来，任北京医院名誉院长。1997 年、2001 年、2005 年被聘为中央保健委员会第一、第二、第三届中央保健专家组副组长。2010 年被聘为中央保健委员会第一届中央保健专家顾问组成员。

钱贻简是我国著名的心血管病专家和老年医学专家，长期从事内科心血管病及老年病的临床诊治及研究，共发表论文 50 余篇，其学术成就在国内外有较大的影响。

钱贻简曾担任中国协和医科大学老年医学客座教授，北京大学医学部教授，卫生部北京老年医学研究所所长、顾问，中华医学会心血管病学分会常务委员，中华医学会北京分会心血管病学会副主任委员，《中华内科杂志》编委、顾问，《中华医学杂志英文版》副总编、总编，《美国医学会杂志中文版》编委，曾荣获中华医学会系列杂志杰出贡献总编奖。他曾任北京市东城区人大代表及第八、第九届全国政协委员。

他的“三个放心”在北京医院深入人心

作为中央保健专家，他从事党和国家领导同志及重要外宾的医疗保健工作 52 年，指导、参与过无数次重大医疗抢救工作。他兢兢业业、勤勤恳恳、任劳任怨、尽职尽责，以高度的革命责任感和无私奉献精神，夜以继日地工作在干部医疗保健的第一线。他曾多次担任党和国家主要领导人的医疗组组长，在对首长病情诊治及院内外大会诊中，他精心组织、悉心诊治，使多位首长转危为安，受到患者和家属的尊敬和爱戴，多次受到中央领导同志的表扬。他那渊博的医学知识、丰富的临床经验和对工作高度负责的精神，赢得了首长及同行专家的信任和称赞。

钱贻简说，保健工作无小事。我们做好老同志的医疗保健工作，体现的是党对老同志的关怀和爱护，体现的是党的干部政策，要从这个角度去理解干部医疗保健工作的重要意义。

他对每位保健对象的革命经历都用心地去了解，并利用晨会交班前，大、小会诊前，三言两语谈一下患者的革命史，使气氛既活跃又严肃，激发医务人员与患者之间的感情，拉近医务人员与患者的距离。

同事口中的“住院总”，大家心中的“定海神针”

自 1959 年调入北京医院，钱贻简一干就是 52 年，寒来暑往，始终奋战在医疗保健的第一线。

钱贻简患有高血压、冠心病及迷走神经亢进，长期超负荷的工作，使他的病情日渐加重，有时剧烈的头晕，不得不使他暂时中断手中的工作，当症状稍有缓解，他就再度上阵。有一次抢救一位呼吸衰竭的患者，他从早晨开始连续工作 10 余个小时，顾不上喝水、吃饭，直到下午 4：30 才吃中午饭。晚间他突然腹部疼痛，被诊断为尿路结石，但他仍不休息，第二天继续上班。为了工作，为了患者，他全然不考虑自己。钱贻简经常说：“干我们这一行的，就不能有截然的 8 小时之分，否则就是不称职的。”

一年 365 天，他没有休息日，天天要看患者。周六或周日离开医院几小时，也要把去向写在病房的黑板上，以便遇到紧急情况时确保随叫随到。只要是为了患者的健康，哪怕一夜叫他好几次，他也毫不迟疑，没有丝毫怨言。一天 24 小时，钱贻简工作没有时间表，无论白天、午休或者夜晚，只要有重大抢救，就能见到他忙碌的身影。几十年的临床工作中，大家戏称他是当之无愧的“住院总”，其实他是大家的“定海神针”！

淡泊名利，为保健事业倾注毕生精力

“社会主义国家的医生，虽然薪水不高，但医疗质量要高，最主要的是全心全意为人民服务，不能用听诊器谋取私利。”这是钱贻简在医疗工作中恪守的基本原则。他长期为中央领导同志做保健工作，但从不炫耀自己，严守保密纪律。

他常说，作为一名高年资医师，如果不能适时充实自己，不能有效地帮助年轻同志，就是不称职的。他孜孜不倦地学习新知识，了解国内外的医学新动态。他精通英文，略通俄文，年近六旬，还主动学习法文。不管是工作、出差还是休假，他总是尽可能挤出时间来学习。出差时，抽出时间把威廉姆斯的《内分泌学》看一遍；休假时，去协和医院内分泌科观摩；从上海到南京看望叔祖母，火车要坐三四个小时，来回路上一本心电图的书差不多就看完了。钱贻简就是这样，争分夺秒，充分利用时间来充实提高自己。

钱贻简还关心年轻同志的成长进步，关心他们的业务提高和职称晋升，毫无保留地向他们传授知识，分享经验。钱贻简早年就读于上海圣约翰大学，精通英语，为了帮助年轻医师提高英语水平，他顶着压力，开设了医学英语学习班，每周一次下班后授课 2 小时。教材是他自己编辑的，用蜡纸刻印后分发给大家。这个学习班连续开设了 8 年，这期间，学生有时缺席过上课，可无论严寒酷暑，刮风下雨，钱贻简却从未因工作以外的事情耽误授课！

钱贻简非常重视医院心脏起搏和电生理室的建设，重视发展新技术，积极联系并派出年轻医生去国内外交流学习。他对科室的年轻医生说，人才要发展，你们要多走出去参加活动。你们出去以后病房的事情我盯着，包括周六周日，走的时候跟我打个招呼就行，国内国外都可以去。

德高望重，更发自内心地尊重他人

每年来的新护士，钱贻简都能一一叫出名字，那些护士都很惊讶。后来发现奥秘所在，原来他有一张张卡片，上面记录着每一期护士的名字，可见他是非常尊重人的。护士们说，“钱院长心里有我们，我们心里也有钱院长！”

他处处以患者为第一，处处为患者着想。天冷查房时，他总要把听诊器放在手心里焐热了再放到患者身上；见到患者蹬被子了，他都会亲手盖上，不会等着下级医生来做。他的病历记录，字迹工整漂亮，内容细致全面。80 多岁高龄时，他还一字、一句、一个标点符号地为下级医生修改查体报告和病情报告等重要医疗文件。

作为医生，他造诣高深、医术精湛、医德高尚、淡泊名利；对待患者，无论职位高低一视同仁，为救治患者倾注了他全部的精力；作为导师，他治学严谨，甘当人梯，对年轻医师既严格要求又精心培养，毫无保留地传授自己的临床经验，热心帮助他们解决工作和学习中的难题；他为人谦虚谨慎，平易近人，和蔼可亲，是同事们的良师益友，深受大家的爱戴；作为共产党员，他具有坚定的共产主义信念，严守保健工作纪律和秘密，牢记自己的使命和追求，坚持原则，不谋私利，用自己的实际行动诠释了全心全意为人民服务的宗旨。

钱贻简同志为干部医疗保健工作和人民的健康事业作出了突出贡献。1956 年被评为上海市劳动模范；1982 年被评为北京市劳动模范；1990 年、1991 年连续两年被北京市总工会评为“爱国立功标兵”；1992 年被评为中央国家机关优秀共产党员，并被卫生部、人事部授予“全国卫生系统模范工作者”称号；1995 年国务院授予他“全国先进工作者”光荣称号；1985 年、2000 年两次获中央保健委员会保健工作先进个人；1991 年享受国务院政府特殊津贴；1990 年、1996 年、1998 年三度获中央保健委员会颁发的特殊贡献奖；1995 年被评为北京医院名医；2005 年被北京医院授予“杰出贡献奖”，同年被中央保健委员会、人事部授予“中央保健工作杰出专家”荣誉称号。

钱贻简把他的一生，都无私地奉献给了党和人民，奉献给了我国的医疗保健事业。他的崇高品德和奉献精神也永远地铭刻在了我们的心中！

供稿：北京医院

挺起中国神经外科的脊梁——王忠诚

人物简介

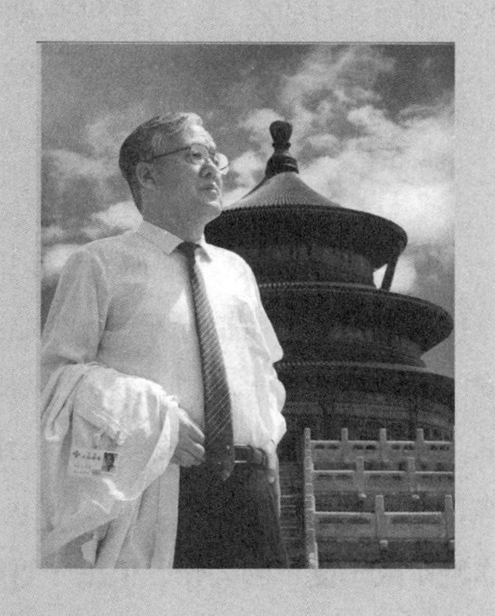

王忠诚（1925—2012年），山东烟台人，主任医师，博士生导师，中国工程院院士。是新中国培养的第一代神经外科专家，也是我国神经外科的创始人和开拓者之一。他创建了北京市神经外科研究所和北京天坛医院，使之成为亚洲最大的神经外科基地；编著了我国第一部《脑血管造影术》专著，使我国神经外科疾病诊断技术跨越了30年；率先在国内推广显微神经外科技术，攻克了神经外科手术“禁区”，解决了脑干肿瘤、脊髓肿瘤、丘脑肿瘤等一系列世界性医学难题；带领团队研制出国产导管、球囊栓塞等材料，填补了我国空白；领导完成覆盖全国6个城市及22个省（直辖市、自治区）的神经系统疾病流行病学调查，为党和国家制定预防政策提供了依据；牵头创建了中华医学会神经外科学分会和全国神经外科网络，全面提高了我国神经外科整体水平。荣获2008年度“国家最高科学技术奖”和2019年“最美奋斗者”荣誉称号。2012年9月30日，王忠诚在北京逝世。同年，中国科学院国家天文台将第18593号小行星永久命名为“王忠诚星”。

大脑是人体中最脆弱的地方。要想探索大脑未知的领域，勇气、能力、创新、仁心缺一不可。在北京天坛医院新院忠诚楼一层大厅，一座人物雕像激励着这里所有的医务工作者开拓创新、团结协作、严谨求实、艰苦奋斗、患者第一。他就是中国神经外科的开拓者和创始人之一，国家最高科学技术奖获得者，中国工程院院士，原北京天坛医院名誉院长，原北京市神经外科研究所所长——王忠诚。“我一生最大的心愿，就是发展神经外科事业，为患者多做一点事情。”生前，这位中国医学泰斗，用生命践行人生诺言，带领中国神经外科从无到有，从弱到强，为推动我国神经外科的建立、发展和进入世界前沿作出了不可磨灭的贡献。

一生的选择

1925 年 12 月，王忠诚出生于山东烟台，1944 年进入北平医学院学习。1950 年以优异成绩毕业后被分配到天津总医院，成为一名外科医生。正值抗美援朝战争爆发，为响应“抗美援朝、保家卫国”的号召，他毫不犹豫地参加了抗美援朝医疗队。年仅 26 岁的王忠诚担任了天津医疗队一组的组长，率领医护队伍奔赴中朝边境，在吉林省洮南县救治前方战场上下来的志愿军伤员。一天，一位年仅 17 岁的志愿军战士受了脑外伤，但由于当时还做不了脑外科手术，只能眼睁睁看着生命逝去，这让王忠诚非常难过。此时，我国的神经外科领域几乎是一片空白。从那时起，王忠诚立下誓言：一定要开创祖国的神经外科事业。

1952 年，刚刚从抗美援朝前线回来的王忠诚，立即报名参加了当年 5 月卫生部在天津总医院创建的脑系科，师从我国神经外科的奠基人赵以成。后又随同赵以成在北京同仁医院创建了北京地区第一个神经外科。初创时的神经外科起步艰难、困难很大，同新中国一样一穷二白，完全是一片“沙漠”。没有教材、没有教具、没有标本，连病例及病种也非常有限，完全依赖赵以成和王忠诚等人点点滴滴的积累和坚持不懈的努力。

经过几年的酝酿，在党和各级领导部门的关怀下，1960 年 3 月 9 日，一所国内最早建立以神经外科研究为重点的研究所——北京市神经外科研究所在北京宣武医院诞生了。北京市政府委任赵以成为所长，王忠诚任第一副所长兼神经外科副主任。

我国第一部神经放射学专著的诞生

任何治疗和手术都必须在精确的诊断基础上进行，否则便很难成功。新中国成立初期，困扰我国神经外科发展的关键问题就是诊断难，诊断困难使治疗带有相当大的盲目性。那个时候王忠诚等神经外科医生的诊断手段极少，除临床症状外，采用的是西方国家20世纪20年代用的“气脑造影”检查法，不仅准确性低，还使患者痛苦难耐，且极易致残甚至死亡。而此时，有些国家则已开始使用先进的“脑血管造影”，可大大降低患者的危险性。因为当时拥有各方面先进技术的一些西方国家对新中国采取了封锁政策，我国无法引进该技术，使得原来就无神经外科基础的祖国雪上加霜，一切都要从零开始，在摸索中前进。

在这样的情况下，王忠诚决心凭借自己的努力，开创我国自己的脑血管造影技术。他以一名共产党员不屈不挠的拼搏精神，开始了漫长而艰辛的钻研探索。自己动手做学习教材、做颅骨标本，用书本对照着颅骨标本进行研究，常常到深夜。新中国成立初期，医院的防护设备是较差的，就连防护用的铅围裙都不够用，更谈不上隔离操作。王忠诚就在缺少防护的情况下，无数次暴露在放射线中进行试验。长期超大剂量反复接触放射线，他的白细胞降到正常人的一半。这也使得他体质减弱，经常发烧，多次患肺炎，还出现脱发、牙龈出血等，有两次险些丢掉性命。但王忠诚却说：“我知道危害性有多大，但是为了成功，必须豁出去。”

以身体健康为代价，王忠诚用7年时间，积累了2 500份脑血管造影资料。1965年，人民卫生出版社出版了王忠诚的神经外科学专著——《脑血管造影术》。这是我国第一部血管造影学著作。这本里程碑式专著的问世，不仅对提高我国神经外科的诊断水平起到了重要的作用，而且一步跨越了30年的时空，缩短了我国同西方发达国家之间的差距，并获得了1978年全国科技大会奖。

激流勇进，永不停歇的战斗

1978年，在党的十一届三中全会决定的精神指引和鼓舞下，王忠诚再次被任命为北京市神经外科研究所所长。创建一所具有世界水平的神经外科专科医院，是王忠诚年轻时候最大的梦想。他深知，只有建立这样的神经外科中心，并以此为基地，中国的神经外科才可能有大的发展，中国的神经外科才能走向世界。王忠诚的努力，得到了原国家计委和卫生部领导的支持。后经原北京市卫生局和卫生部及国家计委的反复协商，决定在当时的崇文医院重建一所以神经外科为主的市属综合医院以及神经外科研究所，即北京市天坛医院及北京市神经外科研究所。一开始，王忠诚就给这座崭新的医院定下了“患者至上，质量第一”的八字办院宗旨和“医德高尚、精益求精、严谨求实、勤俭廉洁”的十六字院训。在他的带领下，这座医院开展了多项高难度的神经外科手术，手术质量和数量均居国际领先水平。

励精图治，解开人脑的奥秘

有人把神经外科手术的艰险比喻成在万丈深渊上走钢丝。王忠诚小心翼翼，如履薄冰，但持之以恒地在这样的领域里不断大胆地探索。1968 年，以瑞士学者 Yasargil 为代表的神经外科学家首先将电子显微镜引入手术操作中。由于手术视野放大及良好的照明，使得手术精确性大为提高，患者愈后有所提升，许多原来不能做的手术如今成为现实。1977 年，王忠诚把这一高难度技术课题列为自己攻关的项目，在广大医生中大力提倡使用该技术。为了使显微手术这项新技术广泛应用于临床，他不仅言传身教，还亲自主编了《显微神经外科技术训练教程》，和瑞士联名在天坛医院成立了中瑞显微外科培训中心，来培养显微外科人才。

显微神经外科的发展使王忠诚创造了一个又一个医学奇迹，填补了一项又一项医学空白。1977 年秋，一位工人需做小脑血管吻合术，这是一项难度很大的手术，国内尚无先例。王忠诚对手术进行了多次研究，并做了充分准备。患者手术部位很深，通道狭窄，在这里手术就如同在井上干井下的活一样很难操作，需缝合的血管在 10 倍的显微镜下比火柴棍还要细，血管壁薄如蝉翼，极易破裂。要将两端血管吻合，需要在这直径不到 1 毫米的吻合处缝 10 针！王忠诚全神贯注，小心翼翼地保持着每一个动作的轻巧、准确，钳起仅为绣花针几分之一的缝合针，憋住气，校准进针点，果断进针……10 针竟然缝了 11 个小时！当他紧张地松开吻合血管两端的止血夹，看着患者的血流顺畅通过的时候，王忠诚才忽然感到自己的腰已经僵直得打不了弯，双脚胀得发紫，刚下手术台就病倒了……这次 11 个小时的战斗，这

10 针，成功地把患者的生命从魔鬼手中抢了过来。这次手术的胜利，脑部疾病中的又一个“禁区”被闯开了，给无数脑血管患者带来了新希望，为显微神经外科手术在国内的普及奠定了基础。

王忠诚采用显微外科技术，使神经外科手术发生了质的飞跃。在医学“吉尼斯纪录大全”里，多项世界纪录仍由王忠诚保持。成功治疗世界上最大的脑干血管网状细胞瘤，成功治疗世界上最大的枕大孔脑膜瘤，成功一次性切除 10 个脑干和脊髓内多发血管网状细胞瘤……这些成绩的取得，无不凝聚王忠诚和他领导下团队为之付出的艰辛努力。

突破生命的禁区

人的脑干充满了重要神经核团，在医学界一直被视为手术禁区。在这里“动刀子”，危险度极高。王忠诚率先提出“脑干和脊髓具有可塑性”的观点，并经过十几年攻关，总结出一套对不同脑干肿瘤采取不同手术入路的理论和方法。在这一理论指导下，从 1980 年至 2008 年，他和团队施行脑干肿瘤手术 1 100 余例，手术死亡率低于 1%，手术质量和数量居世界领先。

1991 年，一位 15 岁的患者，四肢瘫痪，卧床不起。在来到天坛医院之前，在外地做了磁共振，被诊断为脑干肿瘤。切除这个部位的肿瘤，手术的风险性非常大。因为，切断患者的生命和治愈患者只在毫厘之间。然而，患者是幸运的，因为王忠诚亲自主刀了这台手术。当时王忠诚已经开始向脑干肿瘤这一手术禁区进军，并且取得了突破性的进展。患者的病理诊断是“脑干星形胶质瘤”。据有关资料证实，脑干胶质瘤存活期比较短，而这个小男孩术后 5 年经磁共振检查无复发，无任何后遗症，继续健康地生活着。

王忠诚还向另一个“不治之症”——脊髓内肿瘤进军。以前，许多学者认为，脊髓娇嫩，神经血管密布，稍受挤压或碰撞，即可造成永久性的神经损伤，尤其是术后，可导致呼吸障碍、中枢性高热、上消化道出血等严重致命的并发症。因而治疗较为保守，多采用椎板减压、活检加放疗手段，患者得不到根本治愈。1993 年开始，王忠诚领导的团队，总结了本院近千例脊髓外肿瘤手术成功的经验，在探索脊髓内肿瘤入路的方法方面进行了大量的临床实践。他们采用显微外科手术技术治疗脊髓内肿瘤取得了显著疗效。

1995年，江苏一位患者被送进医院。患者脊髓内长了一个巨大肿瘤，粗约2.5厘米，长约22厘米，侵占了9节椎体的空间。1.8米高的小伙子，全身肌肉严重萎缩，体重还不足45千克。王忠诚从医多年来也从未见过这种情况，但他决定试一试。手术那天，他在手术台前整整奋战了10个小时，直到把巨大肿瘤剥离下来。这是当时世界上成功切除的最大脊髓内肿瘤，并且患者没有任何后遗症。

“任何时候都要为患者争取生的希望，首先要考虑患者的安危！”这是王忠诚从医几十年来恪守的初心。从医这么多年，王忠诚已经不记得自己究竟夺回了多少患者的生命。他说不出准确的数字，就像他说不出自己孩子准确的出生日期一样。王忠诚只是年复一年、日复一日地重复着救死扶伤的英雄壮举。这在他眼里只是一项平凡的、自己本职的工作。这个与魔鬼做斗争的人，只是一再地用一台台千差万别，但同样惊心动魄、精彩绝伦的手术，来体现着一名医生的价值所在，歌颂着生命的宝贵和伟大。

让中国神外与国际对话

我国的神经外科事业是与新中国同时诞生，一起成长的。王忠诚一生在事业的追求上有两个大的目标：第一，发展和提高我国的神经外科；第二，把中国的神经外科推向世界，他早已在心中勾画了一个完整而伟大的蓝图。

为了积极吸取外国的先进技术和经验，大力宣传我国神经外科的成就，极大地扩大国际影响。从1964年开始，王忠诚先后访问过苏联、德国、捷克、罗马尼亚、法国、美国、瑞士、意大利、加拿大、英国、阿尔及利亚、阿根廷、智利、日本、印度、韩国等国家，并多次率领神经外科代表团参加世界神经外科学会举办的大会。王忠诚运用流利的英语在国际讲坛上先后做过很多次重要学术报告，全面地介绍了我国神经外科的进展，让世界逐步了解和发现了中国。在王忠诚的领导下，我国的神经外科事业终于有了质的飞跃，使起步较晚的中国神经外科迅速崛起并加入世界神经外科的先进行列。

作为我国神经外科的学科带头人，王忠诚多次说：“要建立全国的神经外科网络。只有网络建成了，全国的神经外科水平才能得到普遍的提高，许多患者就能够就近得到有效的治疗。”1985 年他牵头创办《中华神经外科杂志》，1986 年在北京成立中华医学会神经外科学分会，这不仅让中国的神经外科有了自己的学术讲坛和专业团体，也使得国内外关于神经外科的学术交流活动空前活跃。1987 年统一了全国神经外科的病历和疾病的诊断标准。2004 年，北京神经外科学院正式成立，这标志着中国神经外科专科医生的培养正式迈入专业化轨道。同年，创立了世界华人神经外科协会，首届世界华人神经外科学术大会在海南博鳌召开，这场每两年举办一次的大会成为全球华人神经外科最高级别的盛会，至今已经成功举办了 8 届。

王忠诚深知，要保持中国神经外科在世界上的领先位置，光靠一两个名家不行，必须培养一大批德才兼备、年富力强的接班人。因此，王忠诚格外注重人才培养，亲自培养了 80 余名研究生。目前，全国近万名神经外科医生中，约半数是王忠诚领导的神经外科团队培养的，其中许多人已经成为当地的学科带头人、骨干和知名专家。在 80 岁高龄时，他仍致力于老少边穷地区神经外科事业的发展，希望能让更多的患者在当地得到治疗。

忠诚之星

王忠诚是党和人民培养的一名医生，王忠诚的历史，是一个年轻人历经磨难，凭借着自己坚忍的意志持续不断努力，终于获得成功的奋斗史。王忠诚的历史，很大程度上就是新中国神经外科事业从白手起家到如今硕果累累的发展史。王忠诚的历史，也正是一代代名医悬壶济世、悲天悯人、救死扶伤的精神史。

王忠诚是全球唯一一位完成逾万例开颅手术的医生，被人们誉为“万颅之魂”。他突破了一个又一个禁区，创造了一个又一个奇迹，经受住魔鬼一次又一次的挑战，拯救了人类灵魂最后的一片栖居之地。半个多世纪以来，王忠诚在神经外科诊断、治疗、科研、教学、预防各个方面都进行了系统研究，取得了令世人瞩目的成就，在中枢神经系统肿瘤、脑血管疾病、颅脑外伤等方面均有独到之处和重大贡献。王忠诚把自己大半生的精力无私奉献给了新中国的神经外科事业，他的崇高医德体现了我国医务工作者的精神风貌；他的卓越成就代表了我国神经外科的最高水平。

从医 60 年来，王忠诚共获科研成果 62 项，国内外发表论文 296 篇，出版著作

28 部，先后获得香港何梁何利基金科学与技术成就奖，三部委授予的“白求恩奖章”、亚太颅底外科学会授予的领导促进颅底外科贡献奖、第 12 届世界神经外科联合会授予的世界神经外科最高奖等多项国内外奖励。荣获 2008 年度国家最高科学技术奖，2019 年获评“最美奋斗者”荣誉称号。王忠诚曾多次受到党和国家领导人的亲切接见与慰问，并被推选为第九、第十届全国人大代表和中国共产党第十五、第十六届全国代表，全国劳动模范。

王忠诚的一生，是无私奉献的一生，是推动神经外科事业发展的一生，是真心服务患者的一生，也是悉心培养人才的一生。2012 年 9 月 30 日，王忠诚在北京逝世，享年 87 岁。经国际天文学联合会小天体命名委员会批准，中国科学院国家天文台将编号 18593 号小行星永久命名为“王忠诚星”。在浩瀚的宇宙里，这颗星以对人民和科学事业的赤诚，闪耀于银河，绽放出夺目光辉。

供稿：首都医科大学附属北京天坛医院
北京市神经外科研究所

融中西医术　挽救硬化的肝脏——王宝恩

人物简介

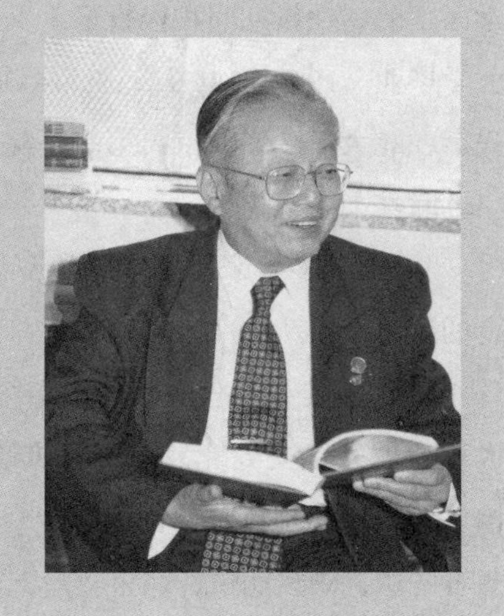

王宝恩（1926—2014年），我国著名的内科、消化及肝脏病学大家，主任医师、首都医科大学教授、博士生导师；先后担任北京友谊医院内科副主任、主任、临床医学研究所所长、院长、名誉院长。

王宝恩致力于内科、消化、感染并发多脏器衰竭的医、教、研工作50余年。20世纪50年代以来，创建友谊医院消化科，进行溃疡病、胆道疾病、中西医结合治疗肝硬化上消化道出血、锡类散治疗慢性溃疡性结肠炎、鸦胆子乳治疗胃溃疡等多方面的研究，成绩卓著，为此曾荣获卫生部、北京市、原北京市卫生局级奖5项。

他曾担任中华医学会内科学分会和消化病学分会主任委员，创建中华医学会肝病学分会并担任主任委员，积极推动国内国际学术活动，因他在内科、消化病、肝病及急救医学研究上的突出成就，使他成为医学界各领域深孚众望的学界翘楚。

王宝恩是我国著名的内科、消化及肝脏病学大家，主任医师、首都医科大学教授、博士生导师；先后担任北京友谊医院内科副主任、主任、临床医学研究所所长、院长、名誉院长。

60余载从医路 始终忘我奉献

1926年2月13日，王宝恩出生于一个知识分子家庭，1942年9月考入北平大学医学院，在校期间积极投身于反饥饿、反内战、反迫害的学生运动，1948年7月大学毕业。1949年10月，王宝恩加入中国共产党。1948年7月至1952年2月，他先后在北大医院和北京市第三医院工作。1952年2月调入北京友谊医院（当时的北京苏联红十字医院）。

从医60多年来，王宝恩从不计较个人名利得失和自身安危，全心全意挽救患者的生命。

1994年夏，一位大学生突患中毒性痢疾并发多脏器功能衰竭，生命危在旦夕。大学生的安危受到北京市委、市政府乃至党中央的高度关注。王宝恩受命参加救治，他不惜承担风险，把患者转到友谊医院，不顾自己年近古稀，夜以继日守护在患者身边，观察病情，调整救治方案，经过十多天的奋力抢救终获成功。

2000年5月，我国在荷兰的留学生小伊患非特异性溃疡性结肠炎，在荷兰一家医院久治不愈。当地院方决定做肠切除术和永久性人工肠造瘘术。我国驻荷兰使馆多方联系求援于北京友谊医院，王宝恩闻讯后当机立断，将小伊接回国内治疗。时年75岁的王宝恩始终坚持在救治一线，亲自为小伊做粪便常规检查，纠正电解质紊乱，静脉补充能量，采取中西医结合的方法，根据病情变化及时调整治疗方案，历经132天，小伊奇迹般地康复了。

2003年"非典"肆虐，人民群众的生命安全受到严重威胁，医院成立了"非典"救治专家指导组。作为指导组专家，北京友谊医院党委考虑到王宝恩已经年近八旬，身体不好，不同意他下病房，要求他听病情汇报参加讨论。王宝恩说："要知道梨的滋味，就必须亲口尝一尝""没有调查就没有发言权"，他坚持深入"非典"病房，看望患者，观察病情，与专家组其他成员一起研究制订个性化救治方案，为"非典"患者的成功救治作出了重要贡献。

王宝恩博览群书，内外兼修，是公认的医学大家，找他看病的人越来越多。在他眼里，患者没有高低贵贱之分。他几十年如一日，坚守着自己的原则，对待患者“全心全意、千方百计、争分夺秒、认真仔细”。

潜心研究　中西医结合治疗多脏器衰竭

感染并发多脏器功能不全综合征是急诊临床常见症，它起病急、进展快、病情凶险、病死率高，是急救医学领域难题之一。王宝恩从医 60 多年，开展中西医结合研究 40 余载，在感染性多脏器功能衰竭研究方面成绩卓著。

1964 年 3 月，北京友谊医院妇产科收治了一位妊娠 8 个月、盆腔化脓感染、伪膜性肠炎的患者。患者高热合并中毒性休克，生命危在旦夕。情急之中，王宝恩请来京城名老中医郗霈龄。郗霈龄仔细号脉之后给患者开了 3 服药，药到病除，患者起死回生。王宝恩被深深地折服：“中医不但治慢性病有一套，急性病也拿手，应该学！”从此，王宝恩对中医的学习和实践就再也没有停止过。

王宝恩承担“感染性多脏器功能衰竭的早期诊断与中西医结合治疗”国家“七五”攻关课题。经过 20 余年的研究，提出了具有临床指导意义的多脏器衰竭分期诊断标准，被 1995 年全国急症会议纳入全国标准；继而又提出了该综合征的主要中医证型及其治疗原则、方药。

根据这一标准进行早期干预和中西医结合治疗多器官功能障碍综合征，使多脏器功能不全的病死率由 1985 年前的 50%下降至 20 世纪 90 年代的 28%，多种脏器衰竭病死率为 51%（国外同期分别为 60%和 63%），达到国际先进水平。该项研究先后获得 1998 年北京市科技进步奖二等奖，1999 年国家中医局科技进步奖二等奖等共 13 项成果奖。

躬耕不辍　打破肝硬化不可逆转的禁区

1970 年，王宝恩到了偏远贫困的甘肃省庆阳县。他用学到的知识为乡亲们看病，还拜当地老中医、“赤脚医生”为师，踏遍了庆阳的沟沟坎坎，认识了几百味中草药，学会了一些灵验的偏方土法。1974 年从甘肃回到北京后，王宝恩全身心投入中西医结合的研究。他给自己设定了一个目标：逆转肝纤维化。

王宝恩带领课题组成员，历经20余年，躬耕不辍，创造性地运用现代医学和分子生物学的方法研究中医中药，突破了肝硬化不能逆转的传统观念，在国际上提出并首先证明了中医药阻断及逆转肝硬化的新观点，并根据传统医学理论和多年临床经验研制出“中药复方制剂861合剂”，以双盲随机安慰剂对照方法进行治疗并观察治疗前后肝脏的病理学变化，使得早期肝硬化的逆转率为75%～82%，实现了祖国医学宝藏和现代医学的完美结合。这项创新性的研究，为难以治疗的慢性肝病开辟了新的治疗途径，1998年获国家科技进步奖三等奖，卫生部、北京市科技进步奖二等奖。此项研究成果获得国际学术界专家们的赞誉和好评。前国际肝病学会会长、美国科学院院士、美国加州大学旧金山医学院前院长芦地·史密特评价道：他对肝纤维化的研究，为国际肝病界提供了有益的信息，作出了重要的贡献，并彰显了传统中医药的巨大潜能。

注重学科建设　也重视教书育人

为推动我国肝脏疾病研究的发展，王宝恩团结从事肝脏疾病临床和基础研究工作的国内各方才俊，发起成立了中华医学会肝病学分会，并进行了一系列开创性工作。

他先后领导中华医学会肝病学分会组织了全国性有关肝纤维化、酒精性肝病专题的学术研讨会，并与中华医学会感染病学分会联合举办了多次病毒性肝炎与肝病学术会议，推动了这些领域的临床、预防及科研工作。王宝恩开创了我国肝病领域对外学术交流的新局面，先后主持召开了首次世界华人肝病学术会议和3次大型国际肝病学术会议，为我国广大肝病工作者提供了与世界顶级肝病学家面对面交流的机会，不仅让我们及时了解到国际上病毒性肝炎和肝病方面的最新进展，同时也向国外专家展示了我国在肝病临床、预防和科研方面所取得的成就。

王宝恩不但是著名的医学家，同时也是一位杰出的医学教育家，从教50多年，桃李满天下，培养硕士研究生29名、博士研究生39名、博士后2名。王宝恩注重人的素质教育，强调培养人才，要“临床、科研两手硬，技术、思想双过关”。无论在什么样的环境、什么样的情况下，他都要求自己的学生，要以仁爱之心对待患者，要有求真求实的科学态度，不允许有半点的马虎和疏忽。他身教重于言教，教学生做人的道理更重于教医术。他认为只有具备了良好的医德，才有可能成为人民爱戴的好医生。

1989 年，他身患严重的冠心病，应邀到美国接受心脏搭桥手术，出国前他在课堂的黑板上写下“月是故乡明”几个大字。经过了一段时间的治疗，友人期望王宝恩可以留美工作，但他谢绝了，留下了一句“中国人怎么能不回中国”，就拖着病体回到祖国。当他再次踏上讲台，他眼眶湿润了，他临走前在黑板上写下的“月是故乡明”几个大字，被学生们精心地留着，始终没有被擦掉。几十年来，他为我国培养出了大批临床医疗人才，桃李满天下，有的已经成长为国内外知名的学者，有的成了学科带头人，有的走上了领导岗位，更多的学生成为活跃在国内外医学临床、科研工作中的骨干。

王宝恩培养的第一位博士张澍田，现任首都医科大学附属北京友谊医院院长。数十年来张澍田一直致力于消化内镜介入（微创）诊断与治疗以及消化系癌前疾病癌变的分子机制、干预措施及早癌的规范化诊治这一全链条研究，在国际上享誉盛名。北京友谊医院肝病中心主任贾继东是王宝恩培养出的第一批博士之一。他在肝病领域的研究颇有建树，曾获国务院政府特殊津贴、卫生部有突出贡献中青年专家等荣誉，2017 年当选北京学者。友谊医院院长助理、肝病中心副主任尤红师从王宝恩，在消化系统肝脏疾病方向，特别是慢性病毒性肝炎肝纤维化领域取得了突出成绩。作为一名青年专家，尤红已先后入选国家级“百千万”人才，北京市医管局“登峰计划”人才，北京市高层次卫生技术“215”学科带头人及学科骨干，国务院政府特殊津贴专家等，她对肝病领域所做的努力和贡献有目共睹。现任北京市卫生健康委副主任的李昂也是王宝恩的学生。

大医精诚　他一生获荣誉无数

王宝恩为人谦和、治学严谨、医德高尚、开拓进取、锐意创新，为我国肝脏病学和急救医学的发展事业作出了卓越贡献。几十年来，王宝恩发表专业论文 360 余篇，主编《现代肝脏病学》等专著 7 部，作为主要完成人获得国家级及部级科研成果 19 项、北京市科研成果 22 项。王宝恩一生获得众多荣誉，1959 年被评为北京市先进工作者；1997年获中华医学会“特别贡献奖”；1999年，被中华医学会、中华医院管理学会及健康报社评选为“全国百名优秀医生”；2000年，在第四届国际肝炎肝癌学术大会上被授予“终身成就奖”；2001年，被评为北京市宣卫系统优秀共产党员；2003年，被评为“全国卫生系统抗击非典先进个人”“全国中西医结合防治SARS优秀科技工作者”；2005年被授予“首届吴阶平优秀教师奖”，被中央保健委员会授予“特殊贡献者奖”；2007年被授予“吴阶平桃李奖”。

中国肝炎防治基金会首个用于肝纤维化研究的专项基金——王宝恩肝纤维化研究基金于2007年1月30日在北京人民大会堂举行运行仪式，中国肝炎防治基金会理事长、全国人大常委会原副委员长何鲁丽致辞并与王宝恩共同为该基金揭牌，北京及全国医疗卫生机构的领导和近百名专家到会祝贺。

王宝恩医德高尚，平易近人，医术精湛，有求必应，治学严谨，作风民主，目标远大，求真务实。在60多年的从医生涯中，他始终忠于党、忠于人民、努力钻研、奋发进取，无私奉献，为挽救患者生命，提高人民群众健康水平贡献了毕生的力量。他是一位平易近人、可亲可敬的好专家和好师长，更是一位医术精湛、医德高尚、人民爱戴的好医生。

供稿：首都医科大学附属北京友谊医院　海昕园

从军为民　救济苍生——黎磊石

人物简介

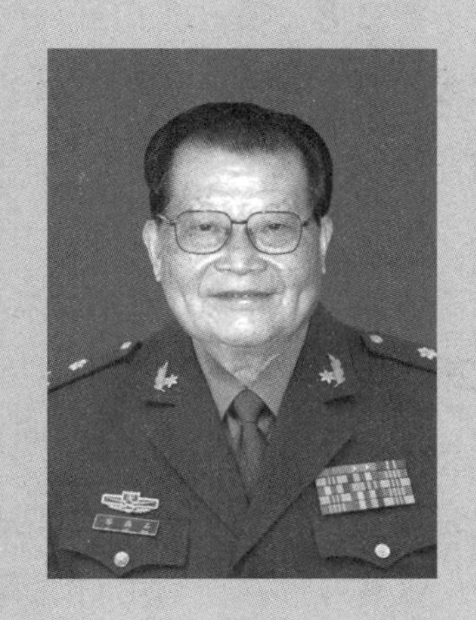

黎磊石（1926—2010年），湖南浏阳人，1949年毕业于国立中正医学院，1963年4月入伍，1981年入党，原南京军区总医院副院长，1949年当选为首批中国工程院院士，国际著名肾脏病学家，主任医师。中华肾脏病学会及亚太地区肾脏病学会创始人之一。南京大学，第二、第三军医大学等大学教授，亚洲太平洋地区肾脏病学会理事，香港内科学荣誉院士，国际肾脏移植学会名誉教授，国际肾脏病学会终身荣誉会员。首批国家政府特殊津贴获得者。先后荣获军队专业技术重大贡献奖、何梁何利基金奖、中国医师奖等。1999年被评为全国百名优秀医生。在国内外医学杂志发表学术论文600多篇，出版专著13部，获国家科技进步奖二等奖5项、三等奖1项，军队科技进步奖一、二等奖12项。荣立一等功1次、二等功6次、三等功8次。1993年当选第八届全国政协委员。

“谁跟患者过不去，我就跟他过不去”

20世纪五六十年代，寄生虫病防治是我国医疗卫生工作的重点。黎磊石放弃了大城市的优越生活，迁居到皖南的一个偏远小县潜心于热带病研究。长年累月地在海防部队或农村蹲点，就地进行丝虫病、血吸虫病、疟疾、阿米巴病、肺吸虫病等的防治研究。

1953年，驻扎舟山群岛的海防部队战士大批感染了丝虫病，黎磊石随同国内知名的专家被抽调去参加防治工作组。当时国内外对丝虫病的防治尚没有成熟的经验，任务十分紧迫而棘手。面对大批患病的指战员，他日以继夜地工作。

当时工作组采用了国际上新发现的抗丝虫病药物海群生（枸橼酸乙胺嗪）治疗患者。按照国际上的观点，这种药只能杀死存在于血液循环系统内的丝虫幼虫（微丝蚴），对存在于淋巴系统内的丝虫成虫并无作用，因此达不到根治目的，疗程也很长。黎磊石通过对上千例患者的观察，发现一些患者服药后，在大腿等大淋巴管处会长出结节，局部红肿，这些结节反应代表着什么意义？没有人能解答。

带着疑问，他利用新婚后的第一个假期，匆匆回到南京，一头扎入当时的中央卫生实验研究院图书馆。30天的假期有20多天他泡在积满尘埃的资料中。他在高高的书架前爬上爬下，查阅了近100年间世界上所有有关丝虫病的文献资料，记录了厚厚的三大本笔记。通过分析，他隐约地意识到那些结节可能就是丝虫成虫死亡的遗骸。假期未满，他就匆匆赶回海岛。通过对数十例患者的检查，证实了这些结节就是丝虫成虫的遗骸，在国际上首次证明海群生能杀死丝虫成虫，疗效确切可靠。防治工作取得了重大突破，黎磊石荣立二等功。

1955年，毛泽东主席提出在全国消灭血吸虫病。黎磊石带着防治小组跋山涉水，奔波在血防一线。当时全国有近3亿人口居住在血吸虫病流行区，防治血吸虫病的首要任务是摸清全国有多少人被感染。调查血吸虫病的最有效的方法是皮内试验，当时国内外都是用血吸虫成虫作抗原。如果采用这种方法，即使集中全国血防科技人员全力以赴工作3～5年，也做不出供3亿人口应用的成虫抗原。

怎样才能解决这一难题？有人试着用纯净的冷冻血吸虫虫卵作抗原，但效果不好，且西方著名寄生虫免疫专家费里早就断言“虫卵抗原是不行的”。黎磊石依据自己长期从事血吸虫病患者肠壁病理活检的经验，认识到血吸虫虫卵周围存在着大量抗原物质。他认为血吸虫病的病变主要是由虫卵引起的，没有理由认为虫卵抗原不适宜用于皮内试验。他决定自己试一试。

他找来了几个感染血吸虫病的家兔肝脏，肝脏里面充满了虫卵。在县城一所医院简陋的实验室里他反复实验，居然应用生理盐水热浸法在国内外首次成功地创制了“兔肝血吸虫卵皮试抗原”。该方法迅即推广至全国，解决了血吸虫病防治中的一大难题。

“中国人一定要在世界肾脏病领域占有一席之地”

作为国际著名肾脏病学家，中华肾脏病学会及亚太地区肾脏病学会创始人之一，黎磊石决心开始肾脏病研究是 1978 年，那时他已经 52 岁。“人到中年不学艺”，更何况是年过半百要转行。黎磊石却想得很简单，血吸虫病防治工作已经做得差不多了，而我国肾脏病患者越来越多，他们需要得到有效救治。

在 2002 年南京汤山重大中毒事件抢救中，黎磊石敏锐地发现，应用血液净化技术，救治危重中毒患者具有特殊的功效。他由此联想到，创新这项新技术，能开辟严重肾炎、化学伤、战创伤等治疗的新天地。

以科研课题育人，是黎磊石挖掘人才潜能的常用方法。他找到学生季大玺，要求他参与“连续性血液净化”课题研究。季大玺是中西医结合治疗肾脏病专家，对放弃驾轻就熟的研究搞新课题一时举棋不定。

“你有中西医结合的优势，将传统治疗技术与新技术结合，定能事半功倍。”黎磊石的点拨让季大玺茅塞顿开。他全身心扑到这项课题研究上，牵头组建了全国最大的连续性血液净化中心，论证了应用这一技术治疗不同疾病和战创伤的机理和范围。如今，季大玺已多次跟随导师，在国际学术会上做相关学术报告。

1982 年，黎磊石赴澳大利亚参加第二届亚太地区肾脏病学术会议。由于当时中国肾脏病研究水平较低，他作为会议代表却没有登台发言的资格。这件事深深刺痛了他的心：中国人一定要在世界肾脏病领域占有一席之地！

起步维艰。当时，医院科研条件十分简陋。没有荧光显微镜，他就将荧光灯和普通显微镜组装在一起，替代昂贵的荧光显微镜做实验；没有分子生物学检测设备，他就找来水浴锅，人工操作，获取分子生物学数据。

试验，失败，再试验，再失败……在简陋的实验室里，黎磊石和助手们凭着锲而不舍的精神，取得了一个个试验数据，推出一项项医疗科研成果。

当时，急性胰腺炎死亡率高达60%以上。黎磊石在研究中发现，这种病主要是血液里会快速产生毒素。他从连续性血液净化入手，采用体外循环治疗技术，连续不断地清除患者机体内的有害物质，获得了成功。

随后，他又将这一技术用于严重感染、创伤及中毒病例的救治，并在国际上首次将血浆免疫吸附用于脂蛋白肾病的治疗，取得了令人瞩目的成效。接着，他又将这项技术成功运用于狼疮性肾炎治疗等领域。

黎磊石在肾脏病治疗领域，用20年走完了发达国家40年的发展道路，填补了6项肾脏病研究领域国际空白，使我国肾脏病研究和治疗进入世界先进行列。1990年，黎磊石成为发展中国家第一位国际肾脏病学会理事。1993年，他被国际肾脏病学会授予终身荣誉会员。他多次应邀到美、英、日等国进行学术交流，并多次担任国际肾脏病学会执行主席。

2005年3月，第十届国际血液净化学术会议在圣地亚哥召开，黎磊石再次担任大会执行主席。会上，巨大的屏幕上打出令中国人骄傲的字眼：血液净化术在发展中国家的未来——来自中华人民共和国的经验。黎磊石洪亮的嗓音在会场久久回荡，台下掌声经久不息。

病之所需，力之所能。黎磊石决定用中西医结合的方法探索肾脏病治疗的新路。一次，他在查房时发现，一位用雷公藤治疗风湿性关节炎的患者，治疗前并发的严重蛋白尿突然消失了。

这个偶然的发现，激发了他的创新灵感。存在蛋白尿是肾脏病的表征，雷公藤能否治疗肾炎呢？带着探索医学奥秘的喜悦，他翻开一本本医学书籍，查阅了《本草纲目》等资料，却均无记载。

雷公藤属毒性中草药，易引发急性中毒，严重的可导致死亡。为证实雷公藤对肾炎的疗效和临床安全性，黎磊石决定自己先试一试。听说他要亲口试药，身边的人都想不通：“你经常劝导患者要珍惜生命，怎么自己拿生命开玩笑呢？”

“神农为了治病尝百草，我尝一草又何妨！”黎磊石坚定地说。

黎磊石用雷公藤煎汤，大胆试服，剂量由少到多……他注重科学，更注重科学思维所派生出来的理性感觉。结果表明，雷公藤根部毒性适中，能利尿、消肿，对蛋白尿具有治疗作用。接着，他将雷公藤成功推广到临床治疗，使慢性肾炎有效治疗率达 84%。这一成果在国际上引起轰动。

此后，他又将一批中草药应用于临床治疗，开辟了中西医结合治疗肾脏病新路。

道有道法，行有行规。内科医生从事外科手术，这无疑是向传统医学挑战。果然，他的想法一出，有人就提出质疑："肾移植是泌尿外科的事，哪有内科医生拿手术刀的？"

面对别人的反对，黎磊石据理力争：肾脏移植是肾脏病研究的最新成果，如果我们仅仅停留在传统的治疗方式上，就无法突破。要推进医学事业的发展，就要敢于走别人没有走过的路。

为了掌握这门技术，黎磊石收集世界上有关肾脏移植的资料，派人到国内当时肾移植技术最好的医院学习，又登门向身为外科专家的哥哥黎介寿请教。

半年之后，在他的主持下，第一例肾移植手术获得成功，为内科肾脏病综合治疗创造了条件。

黎磊石和他的同事们，凭着敢为人先的精神，不断超越自我，不仅开创内科医生做肾脏移植手术的先例，还大胆进入由病理医生从事的肾活检领域。

目前，该院肾脏科已成为国内最大的肾移植中心之一。肾脏病研究所已累积 2 万多例肾活检病理诊断标本，数量为国际之最，被誉为"世界肾活检之王"。

医者仁心，患者的需要是工作的动力

一个医生的眼界有多宽，他的舞台就有多大。为攀登医学高峰，黎磊石从内科走进了外科，实现了事业新的突破。

黎磊石医道精湛，深为同行及广大患者所敬重。这不仅在于他的知识渊博、临床经验丰富，还在于他作为临床医学科学家所独具的创新精神。他在国内外首创应用吸附疗法（血液净化方法的一种），成功地治疗了迄今无任何有效疗法的"脂蛋白肾病"；应用连续性血液净化技术治疗了国际上视为险症的"严重低钠血症"；创造了一秒钟快速肾穿刺技术……所有这些创新都源于患者和病情的需要。

黎磊石始终认为，作为一名优秀的临床医学专家，不能仅仅是按图索骥照着教科书上的方法为患者进行常规诊治，而应该有能力运用基础医学中的新发展，去探索解决临床中所遇到的新困难和新问题。这是他屡屡在疑难杂症的治疗中创奇迹，在医疗技术上不断创新的原因之一。他首创应用霉酚酸酯（骁悉）治疗重症狼疮性肾炎获得成功就是一个突出的例子。

1997 年，16 岁的姑娘小静由于患重症系统性红斑狼疮，肾功能衰竭，在沈阳、北京多家大医院连续住院一年，长期透析，病情却日益加重。患者高热、血尿、大量蛋白尿、水肿，生命危在旦夕。怀着最后一线希望，母亲带着小静千里迢迢来到南京，找到黎磊石求治。

母亲恳切的哀求，女孩花样的年华，让黎磊石心痛，然而他在仔细浏览了全部病历之后，也不禁皱起了眉头。在过去的一年内，小静已经尝试过了目前国内外所有被推荐过的药物和治疗方法，可是病情越来越重，肾活检显示，90%以上的肾小球都已硬化了。黎磊石艰难而又沉重地对家属说："她的情况的确很不好，我只能告诉你，我会竭尽全力，就如同她是我的孩子一样。"

在肾内科领域，狼疮性肾炎是典型的自身免疫疾病。而黎磊石在从事肾移植研究时，就已经意识到肾移植的排斥反应是典型的自身免疫反应，处理肾移植排异反应的许多理论和方法都可能在狼疮的治疗中作为借鉴。他把目光盯在近年国际上用以治疗移植排斥反应的新药"骁悉"上，尽管这在国际上没有先例。黎磊石在反复慎重地分析患者检验数据和临床表现的基础上，果断地下了决心。"骁悉"被首次应用于狼疮性肾炎的治疗中。

用药一个月后，小静小便量增加了，浮肿消失了，血尿程度减少了。第二个月的治疗结果使黎磊石更是惊喜，一个已是晚期肾衰的患者居然脱离了透析！蛋白尿消失了，患者饮食正常，开始下床活动。半年之后，小静的肾功能已恢复正常，肾脏活检也证实有非常明显的恢复。这个奇迹不仅挽救了一个年轻的生命，也为狼疮性肾炎的治疗开辟了一条新路。黎磊石再接再厉，应用"骁悉"连续为 60 多名重症狼疮性肾炎患者进行治疗，均获得了成功。如今小静已成为一所重点大学的学生。

黎磊石有个习惯，每晚就寝前都要打电话询问住院患者的病情，发现问题及时赶到病房处理。他要求医生熟悉掌握患者情况，绝不能延误患者的治疗。

培养了大批肾脏病专业的尖端人才

黎磊石院士在多年的临床教学和科研中，对我国现代肾脏病学的发展作出了卓越的贡献。他 5 次获得国家科技进步奖二等奖，3 次获得军队科技进步奖一等奖，创办并主编《肾脏病与透析肾移植杂志》，按影响因子统计在医学类核心期刊中名列前茅，在学术界影响很大。

作为一位师长，黎磊石多年来培养了大批肾脏病专业的尖端人才，遍布国内外。在学生眼里，黎磊石是一位严师，几乎所有学生都被他批评过。

有一天深夜，一位患者肾移植手术后出现异常出血，肾移植小组 3 名负责人，因为种种原因没能及时赶到现场。事后，尽管患者家属觉得医生已经尽力了，但黎磊石知道后还是发火了，专门组织人员进行全面调查，并自曝家丑。最后，他对 3 个自己一手培养起来的当事人进行了严肃处理。黎磊石后来沉痛地说："个人进步可以弥补，但人的生命只有一次，无法弥补。"

爱好广泛，性格开朗坚毅

黎磊石性格开朗，声音洪亮。他说他原来说话声音并不高，是年轻时在大学里演话剧练出来的。当年，他在郭沫若的古装剧《孔雀胆》和陈白尘的《岁寒图》中饰演过男主角，还排演过曹禺的《日出》。那时候的剧场没有麦克风、扩音器，全靠亮开嗓门。黎磊石兴趣广泛，上大学时他是校合唱队的队员。家里有一套高级音响，心情好的时候，他会打开音响，手持麦克风，跟着音乐轻轻哼唱。

文学和医学是相通的，酷爱医学事业的黎磊石还喜爱文学。他喜欢巴金、曹禺、老舍的作品，还特别爱看俄罗斯作家托尔斯泰、屠格涅夫和美国作家海明威的作品。他向往海明威的个性和对大海的眷恋，曾经三次去迈阿密寻访这位传奇式文学家的故居。黎磊石是一个对生活充满热情的人，他深深地热爱生活，因此，也深深懂得生命的珍贵。他挚爱生命，对自己也对他的每一个患者。

2000 年，黎磊石不幸患了恶性肿瘤。这对已 70 多岁的老人来说，意味着什么不言自明。与他相濡以沫的哥哥黎介寿为弟弟制订了治疗方案，一生为患者治病的黎磊石坦然面对病魔。手术前那天晚上，哥哥黎介寿坐在他的病床前执手长谈。事后，黎磊石回忆说，这是兄弟俩第一次感到“垂垂老矣”。然而，兄弟俩谈得最多的是，生命有限，更当化为红烛，照亮后人前行之路。术后不久，黎磊石就重回工作岗位。

2010 年，黎磊石的离去是肾脏病学界的一大损失。他严谨求实的科学家的精神将鼓舞无数的青年人无畏困阻，奋勇前行。

（本文根据《健康报》2002 年 2 月 5 日报道的《生命的印记与辉煌》、新华网 2018 年 11 月 15 日报道的《现代肾脏病学的开拓者——黎磊石》、央视网 2007 年 6 月 19 日报道的《南京总医院黎介寿、黎磊石兄弟院士的人才方阵》等内容综合整理）

供稿：健康报社　张　漠

心系祖国　鞠躬尽瘁——李厚文

人物简介

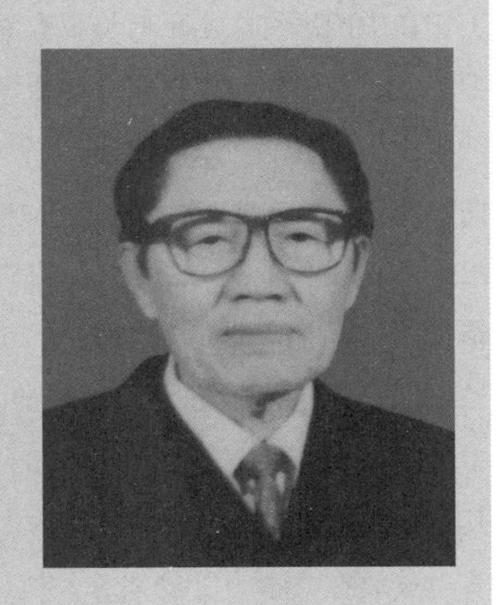

李厚文（1927—2019年），中国医科大学第17任校长、第14任党委书记。中国医科大学附属第一医院胸外科教授、主任医生、博士生导师。

1927年6月出生于辽宁丹东，1947年就读于兴山中国医科大学，1949年11月加入中国共产党。毕业后入职于中国医科大学附属第一医院；1979年任附属第一医院胸外科主任，1983年任中国医科大学副校长，1984年任党委书记，1986年任校长。

兼任国际肺癌协会会员，第一届中国国际肺癌学会主席，中国医学基金会理事，中华医学会常务理事，中华医学会肺癌诊断、治疗、咨询中心主任，中华医学会胸心血管外科学分会名誉主任委员，辽宁省医学会胸外科分会首任主任委员，辽宁省肺癌专业委员会主任委员，辽宁省肺癌防治协会终身名誉会长，中日医药协会副理事长，中日医学教育中心主任；《日本医学介绍》杂志主编；日本金泽医科大学名誉顾问，日本国立滨松医科大学名誉博士。

享受国务院特殊津贴专家，辽宁省优秀专家。

李厚文完成了我国第一例胸腔镜下肺叶切除手术；在国际上开展了第一例“预防性小细胞肺癌肝转移的分期半肝放射”研究；获得中国胸心血管外科杰出贡献奖；吴阶平医学基金会专门设立了李厚文肺癌医学教育发展基金……

思想解放　勇于改革

李厚文是1948年解放沈阳中国医科大学负责接收工作的职工代表。他学习、工作在中国医科大学，对母校有着无限的感情。李厚文任中国医科大学副校长、党委书记、校长期间，正是办学很困难的时期。李厚文认识到国家高等教育正处在一个历史上的转折期，但也是一个难得的机遇期。中国医科大学同样在接受着新时期、新机遇、新转折的考验！面对着高等教育改革大潮，他认为大学的兴衰关键在于人才建设！他决心将党、国家对知识分子政策完整地交给全校教职员工，振奋精神，共同把大学办好！他在20世纪80年代之初，首先调整师资队伍，强化了外语课程，进而推进了国际的学术交流——通过国际合作，兴办了中日医学教育中心。依此，收获了20世纪90年代及21世纪初期的大量高学历的医学人才。尤其是他为了将“医学教育”作为大学办学质量的主题，对医学教育的创造性思维的着力点放在“学力”的培养。他认为，医学教育不仅是以大学为起点，而应重视学生的初、高中的“学力”——即理工科的基础。它对医学生的未来和才能的发展有创造性意义。应引导进入大学以后的医学生继续强化高等理学基础，以此作为医学的衔接点，融合不断发展的医学科学。他强调，从来“医学教育”都是紧紧跟随时代发展而调整，不断策划医学教育模式，奠定人才标准。这是一项多学科的内涵。欲变，首先应变传统的“因材施教”为主动创造人才的科学途径，使医学教育方向明确，打造可测标准。通过“主动办学”的教育思维，完成预测医学人才的可能性。

他的医学教育主题思想包括：选录中学时期以理科优势的“学力”步入大学的学员，要继续创造条件与医学融合，培养出高端医学人才。他在1991年校报上发表了“论学力”的元旦献词。对干部队伍进行的调整，取得了很好的效果。他抓住改革开放的战略机遇期，新建教学楼、学生宿舍、滑翔院区职工住宅，改扩建体育场，进行学生食堂膳食改革，极大改善了学校办学和师生生活条件；他创建了附属口腔医院，重建了附属第三医院，增设护理学、图书情报学、医学影像学等专业，拓展了多专业协同发展。他十分重视学科建设和科技创新工作，创先确立校内重点学科，成立一批研究所（中心），设立青年科学基金，成立科协、科技开发公司，建立抚顺预防医学研究基地，大连老年病防治研究中心，鼓励师生开展科学研究和成果转化，开了教研产一体化发展的先河；他十分重视对外交流，创建了中日医学教育中心和日语培训中心，成为师生对日交流的桥梁，夯实了学校对日交流合作的特色优势；他主张成立了中国乡村医生培训中心、北京校友会，为社会服务事业发展打下了基础。他对学校实现“有特色、高水平、国际化”的目标作出了杰出的贡献。

医术精湛、成就斐然

50年来，李厚文在肺癌领域从流行病学、病理学、免疫学到临床的早诊及对晚期癌的外科疗法、放射疗法、化学疗法和综合治疗方面有着丰富的经验及深入研究。他较早地提出了大脑预防照射及肝转移插管化疗预防，规范了各型肺癌的术前放疗剂量与外科手术时机的关系。尤其在气管、支气管肿瘤外科治疗方面，经多学科的合作进行试验研究，过渡到临床，在第三次国际肺癌学会上的报告颇受国际同道的重视，而且他所领导的这个领域始终在国内处于领先地位。国际上一致认为小细胞肺癌为非外科适应证。但他远在20世纪60年代初，即提出应包括外科疗法在内的综合治疗。由于取得了25%的患者获得5年生存率的效果，深受国际上重视，从此引向了国际合作研究。

世界各国的肺癌发生率逐年上升，如今已构成恶性肿瘤发病率的第一位。我国的发达省份和几个主要大城市，肺癌发病率均占恶性肿瘤首位。然而，令人遗憾的是，由于医疗条件及诊断水平所限，肺癌的早期诊断率尚不足10%。对于这一医学上急需解决的课题，身处临床一线的李厚文深知其迫切性。作为学科带头人，他早在20世纪60年代就开始了对肺癌的临床研究，并曾参加第三届世界肺癌会议。他将肺癌的早期诊断作为中国医科大学第一医院胸外科和肿瘤研究所肺癌研究室多年来的主要研究方向。国家“七五”“八五”计划攻关课题“肺癌早期诊断的研究”都由中国医科大学第一医院胸外科和肿瘤研究所承担，李厚文是这一课题的负责人。胸外科和肺癌研究室在辽宁省肺癌高发区抚顺市建立起肺癌普查基地，自1986年起对抚顺市进行了多次肺癌高危人群的普查，其成果通过了国家鉴定，在该方面积累了丰富的经验。在此基础上于1991年申请成立了“中华医学会肺癌诊治、咨询中心”，由肿瘤研究所、胸外科、肺癌研究室为主体，联合放射线、核素、药理、生化及遗传教研室共同参与研究，同时结合博士研究生立题研究，不断更新诊断途径。引进国内外新技术、新手段进行治疗，基础与临床结合、科研与医疗结合，且作为研究生立题的主攻方向，成为国际合作的高科技综合性单位。肺癌诊治、咨询中心从而成为中华医学会指定的中国医科大学，尤其是第一临床学院及肿瘤研究所的一个有特色的科研医疗实体，面向社会，为社会提供肺癌诊治、咨询服务。为人民大众的健康服务提供了一个完备的医疗和教育基地。而在这一过程中无处不见李厚文忙碌的身影。几十年以来，李厚文以精湛的技术，挽救了无数患者的生命，解除了很多疑难重症患者的病痛。他在肺癌领域的基础研究及临床早期诊断、外科治疗等方面造诣深厚；他积极推广的“确切诊断、严格标准、规范治疗”理念影响深远，针对小细胞肺癌提出包括外科疗法在内的综合治疗，明显提高了患者生存率；他积极推动国内肺癌研究与国际接轨，举办了第一届中国国际肺癌学术会议；1963年，完成了我国第一例新生儿先天性食管闭锁手术；1965年，在国内率先开展气管外科手术及动物实验；1984年，出版我国首部肺癌专著；1992年，完成我国第一例胸腔镜下肺叶切除手术；2009年在国际上开展了第一例“预防性小细胞肺癌肝转移的分期半肝放射”研究。2011年获得中国胸心血管外科杰出贡献奖。

生命不息　奋斗不止

李厚文师德高尚、誉满杏林。他始终工作在教学、科研、医疗第一线，离休后依然紧盯科学前沿，钻研新技术、新疗法，同时关注学校的建设和发展，在一些重大决策上发挥积极作用。他是中国医科大学首批博士生导师，始终以励精图治、严谨求实的态度为人师表，共培养博士、硕士研究生30余名，学生中有国内著名的医学专家，有行业知名的学科带头人，有医学教育领域的优秀领导干部。他一生著有《肺癌的基础与临床》《肺癌早期诊断体会》《纤维支气管镜图谱》《肺癌早期诊断体会》等10余部专著。为纪念他为肺癌医学教育事业作出的巨大贡献，吴阶平医学基金会专门设立了“李厚文肺癌医学教育发展基金”。

以“鞠躬尽瘁，死而后已”来形容李厚文恰如其分，为扩大我国胸外科界在世界上的影响，他孜孜以求，身先士卒，奔波劳顿。由于他在国内外学术界，尤其是肺癌领域的成就，于 1999 年 9 月 8 日受国际肺癌研究协会（IASLC）委托，在中国举办了第一届中国国际肺癌学术会议，他就任大会主席，从此中国肺癌研究及学术活动正式与国际接轨。同时发展了 IASLC 会员 352 人，成为世界肺癌学会会员最多的国家。他受 IASLC 本部委托，在中国成立 IASLC 中国分部，并任筹委会负责人。由于他积累多年对癌的治疗经验。结合国际上对癌治疗的新观点“生物反应调节”理论的认识，他敏锐地意识到中医药在此领域中的重要地位。他既求教于中医理论，又用现代医学实验方法进行探索、充实、验证。终于完成了这一新的化疗辅助药——参丹养正颗粒的研发。

供稿：中国医科大学 郭秀芝 许 顺

情系祖国安危　献身军事医学——程天民

人物简介

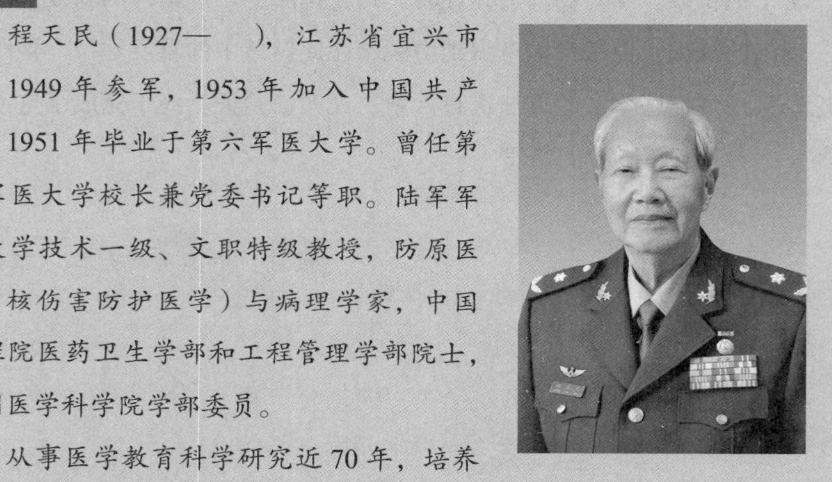

程天民（1927—　），江苏省宜兴市人。1949年参军，1953年加入中国共产党，1951年毕业于第六军医大学。曾任第三军医大学校长兼党委书记等职。陆军军医大学技术一级、文职特级教授，防原医学（核伤害防护医学）与病理学家，中国工程院医药卫生学部和工程管理学部院士，中国医学科学院学部委员。

从事医学教育科学研究近70年，培养了大批人才，主持了多项国家、军队重大项目研究，14次参加我国核试验，为铸造医学核盾作出了重要贡献。创建“军事预防医学”新学科，促进了预防医学卫生防疫事业的发展。获国家科技进步奖一等奖和国家教学成果一等奖等20余项科教重大成果奖，并获吴阶平医学奖、何梁何利基金科学与技术进步奖、光华工程科技奖和重庆市首届科技杰出贡献奖。长年坚持科技与人文结合，治学与修身相融。当选全国优秀教师、全国优秀共产党员、建军80周年全军英模，中央军委授记一等功。2019年12月离休，并被授予中国人民解放军胜利功勋荣誉章。

程天民出生于江苏省宜兴市的中国历史文化名镇周铁镇。1937年，在他小学四年级时家乡被日军占领。亲睹日寇的残暴，幼小的程天民便立誓“决不能当亡国奴”。经历了抗日战争，大学前4年在解放战争中求学，这样的经历使他真切认识到新中国来之不易，要爱国，要坚强，要勤奋。

结缘防原医学

1950年，程天民在军校华中医学院（后改名第六军医大学）五年结业（医本科六年毕业）时，因学校亟须基础学科教师，他被分配到病理学科当实习助教，当即就担起一个班从上课到实习的全部病理学教学任务。作为青年教师，他在教学实践中逐渐领悟到教师的担当和教学的重要，并爱上了这个专业，决心在这重要的基础医学学科领域努力学习，不断进取，力求有所建树。

为参加1958年在石家庄召开的全国第一次放射医学会议，军医大学临时抽调人员开展集中研究。那时大家对放射病一无所知，医院放射科用深部X线机照射狗引发急性放射病，安排病理教研室的程天民、史景泉和陈意生负责病理研究。研究中，他们惊异地发现急性放射病并发的感染和出血是那么严重，病变表现也非常奇特，便写出了《犬急性放射病并发感染和出血的病理形态学观察》的论文，该论文成为我国放射病理学领域的第一篇学术论文。程天民参加放射医学学术大会并做了报告，引发学界关注。虽然这只是一次临时性任务，却使他同放射医学、防原医学结下了不解之缘。

1964年10月16日，我国第一颗原子弹爆炸成功，全国振奋，世界惊叹。从1965年到1980年，程天民带队或单独赴戈壁滩参加核试验，大漠黄沙中他增加了不少人生历练。1979年，他由病理学教研室主任调任防原医学教研室主任，进一步完成了专业学科的转变。

在戈壁滩摸爬滚打

核试验是接近实战的大规模综合性科学实验，只能在荒无人烟的戈壁滩进行。那里自然环境恶劣，风大、缺水、多沙尘。程天民曾亲历了汽车一侧前轮已悬空，另一侧如再下滑几厘米便将坠入深谷，车毁人亡的险境。艰难困苦磨炼了他战天斗地的意志，增强了他完成核试任务的精神动力。

为迅速获知爆炸的杀伤效应，在空爆蘑菇云尚未完全消散的时候，程天民率先进入爆区，直至爆心，精心察看现场动物杀伤情况，爆心周围一定范围没有任何防护的动物全部死亡，为“现场死亡区”。往外，随距离增远，伤情由极重度、重度、中度到轻度。初步划出杀伤边界，速报核试指挥部，为中央迅速获知核爆结果是否达到预期设计要求，提供动物效应方面的依据。

地爆和低空爆时，放射性沾染极其严重，效应狗毛间沾染了大量放射性落下灰，难以完全洗消干净。离爆心较近的动物体内的钠、钾、钙等金属元素受中子照射而成为放射性核素，即感生放射性，无法进行洗消。如等待这些放射性自然衰变，需要经过较长时间，必然影响对动物的观察、救治。这些动物本身就成为“放射源”，与之“亲密”接触，特别是对其进行病理解剖时，不可避免会受到射线照射。

面对大批效应动物如此严重残酷的伤亡，程天民不由得想：如果真的遭遇核袭击，伤亡的不就是我们的官兵和民众吗？不开展防护和救治研究怎么得了！他越发意识到，必须把个人志向抱负融入国家和人民的需要之中。

铸造医学核盾

核试验动物效应研究是真实核武器爆炸所致的真实核武器损伤，当时难得，今后也不会再有（不再进行大气层核试验），无比珍贵，必须对每一次核试，每一个效应动物，每一个数据、资料、标本，精心收集、保护，深入钻研，使之真正发挥学术技术和实际应用的重要作用。每一次核试是特定的爆炸当量、爆高和气象等条件下的结果，必须在此基础上，对多次核试结果进行综合性总结。其关键举措即选定关键科学问题，进行综合性专题总结。程天民参与组织对动物效应部分的总结，并亲自主持撰写了《核爆炸所致损伤的病理变化》，这份长达 10 万多字，添加了 300 余幅彩色图片的总结报告，阐明了不同当量、不同爆炸方式以及不同防护和暴露情况下发生的损伤类型，对各种单一伤和复合伤的病理变化进行了科学论述，找出规律，阐明机制，为诊治提出系列病理学指导理论依据。这成为国际上该领域最全面系统深入、最具真实性与学术权威性的科学文献。

我国奋发图强、自力更生地研制成核武器，也要自力更生地建立和发展自己的防原医学（核伤害防护医学）。程天民主持，与叶常青、王正国、赵青玉对我国核试验动物效应资料进行再研究，使之系统化、理论化、实用化，将动物效应结果推算及人，由戈壁滩的特定情况推论城镇受核袭击的后果，在此基础上编著了我国第一部以本国核试验资料为主要依据的《核武器损伤及其防护》，1978 年第一版，1980 年第二版，战士出版社出版，由总后卫生部印发全军。为进一步体现平战结合，军民兼容，并融合新的科技发展，1986 年由程天民担任主编，罗成基、阎永堂担任副主编的我国第一部《防原医学》，由上海科技出版社出版发行。

铸造医学核盾，必须在突发核袭击核事件时，在广大地域对大批伤员进行有效救治。这不同于平时在医院对伤病员的诊治，必须构建起强大的卫勤保障体系。由病理学转向防原医学研究的程天民认真学习有关军事学、卫生勤务学等知识，并实际参与了现场演练的计划、实施和总结，特别是研究和实施了对核武器伤员的“分级救治”，总结出杀伤区抢救、早期救治机构救治和后方医院治疗的原则、任务和实施办法。强调必须以技术为基础，装备（和药物）为保障，勤务为指挥，三者密切结合才能形成并加强综合卫勤保障能力，才能切实提高对突发群体伤员的救治效能。程天民通过学习和实践，撰写了“核战争条件下的卫勤保障”文稿，编入了《核武器损伤及其防护》专著。后来核试资料逐渐解密，他又专门撰写了《我国核试验现场的多次卫勤演练及其现实意义》，由《中华放射医学与防护杂志》发表。

坚持复合伤研究

核爆炸产生四种杀伤因素，复合伤发生多（核试结果占 50%～80%），伤情重，救治难，成为核伤害中的“头号杀手”，被公认为“世界性难题”。程天民和他的团队以国家需求为重，敢于担当，选定并坚持以复合伤为研究方向，防原医学教研室同时也作为复合伤研究室，建起了全国唯一的能建立放射损伤、光辐射烧伤、冲击伤等单一伤和复合伤动物模型的实验室。

坚持复合伤研究，需要毅力和能力。他们在对复合伤进行全病程和整体性研究的基础上，凝练出关键的科学问题，主要包括：早期过度应激和抗休克，造血破坏与重建，免疫紊乱与调控，肠上皮损伤与修复，创伤难愈与促愈，并逐一攻关，一步一个足印，在复合伤发病理论和救治技术方面取得突破。

例如：对单纯深度烧伤创面的处理，我国已有成熟经验，但合并放射损伤（放烧复合伤）远未解决，早期创面脓毒症加重全身伤情，导致早期死亡。深度烧伤创面需进行植皮治疗，植自体皮固易成活，但取自体皮加重伤情，又留下难愈创面，如植异体皮则遇到排异难题。程天民思考，合并的放射损伤对机体不利，可否化弊为利，以降低排异反应，促进异体植皮的成功。系列研究取得成果，伤后24小时对烧伤创面进行一次性切痂植异体皮，成活生长良好，尽早消除了烧伤创面，极大地促进了全身的治愈。异体移植皮肤和骨髓取得成功，综合治疗使极重度放烧复合伤治疗取得优异成效。对照组伤后3～7天100%死亡，治疗组30天成活率为92%，100天成活率为67%。当时国内外尚无如此疗效的报道。

程天民将原来已有近30年的病理学根基与防原医学密切结合，形成了独树一帜的创伤病理、防原病理，其放烧与烧冲复合伤的病理学研究获1993年全国卫生系统唯一的国家科技进步奖一等奖。

程天民及其团队常年坚持复合伤研究，获国内外同行专家的赞誉。王正国院士称程天民在复合伤领域，“在国际上是绝对的第一把手”。顾健人院士说：“他是核武器爆炸引起的复合损伤研究中，我们中国当之无愧的第一人。”曾任美国创面学会主席和国际烧伤学会主席的Pruitt教授称，程天民所做的是“放射生物学领域的引领性工作”。

创建“军事预防医学”新学科

1996年，程天民提出将三防医学（防原、防化、防生）和军队卫生学（劳动卫生、环境卫生和营养食品卫生）学科内容，按部队对预防医学公共卫生的需求和学科内在联系，组建“军事预防医学”新学科。1999年，程天民主编出版了《军事预防医学概论》，入选全国研究生推荐用书。经多年实践后，于2006年主持编写了246万字的《军事预防医学》，成为正式的新学科奠基性专著和教材，荣获2007年全国优秀出版物图书奖（全国仅5部医学类图书入选）。至此实现了创建新学科、编著新教材、开设新课程的教学改革系统工程。

老有所为

程天民的“学术”人生，由病理学转向作为军事医学的防原医学。为了适应转变中的教学科研需要，他兼学了军事学、卫生勤务学、放射生物学、临床烧伤创伤学。在团队的共同努力下，他所获得的重要科教成果和主编的重要专著，主要是在他 62 岁至 90 岁间取得和完成的。如：1993 年 64 岁获第一个国家科技进步奖一等奖；2001 年 74 岁获国家科技进步奖二等奖；2009 年 82 岁获国家教学成果一等奖；2015 年 88 岁再次获国家科技进步奖一等奖；2017 年 90 岁获吴阶平医学奖。1992 年 65 岁主编出版了《创伤战伤病理学》；1996 年 69 岁创建“军事预防医学”新学科；2006 年 79 岁主编出版 246 万字的《军事预防医学》。

2011 年日本突发福岛核电站事故，引起部分国人恐慌，程天民组织团队突击 3 昼夜主编了《核事件医学应急与公众防护》科普读本，由人民军医出版社全国发行。他 90 岁时还编著了《程天民论文、论坛与论述选集》(2007—2016 年)。

供稿：陆军军医大学　程天民

打造内分泌学神圣殿堂——史轶蘩

人物简介

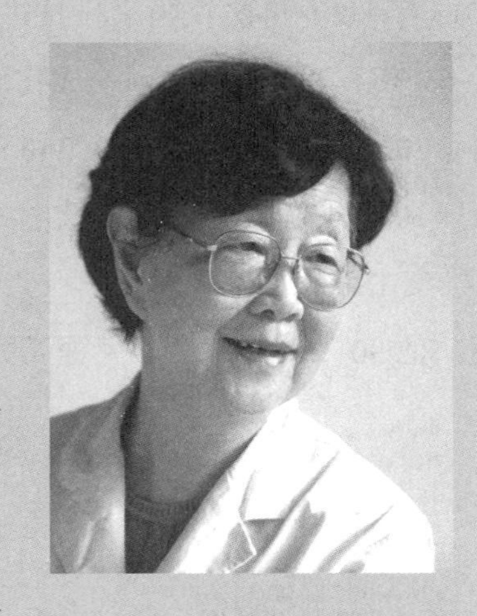

史轶蘩（1928—2013 年），我国著名内分泌学专家。原中国医学科学院协和医院内分泌科主任、教授、博士生导师。中国工程院院士。

她开创了我国神经内分泌疾病诊治的研究，建立了多种垂体激素的测定方法及下丘脑垂体功能兴奋及抑制试验，填补了我国此类疾病诊治方面的空白。通过对患者的整体神经内分泌功能紊乱的研究，及在体外培养的垂体瘤细胞的细胞和分子水平的研究，加深了对下丘脑垂体疾病病理生理机制的了解。在国内首先开展用神经递质或神经激素药物治疗各种下丘脑垂体疾病。在国际上首先发现生长抑素慢性治疗对胆囊功能的影响（如引起胆石症）。

曾任中国协和医科大学博士生导师，卫生部内分泌重点实验室主任，中国医学科学院内分泌研究中心主任，北京协和医院国家新药（综合）临床试验研究中心主任，中华医学会内分泌学会主任委员等职。

她，是一名医生，“健康所系、生命相托”的神圣誓言让她对待每一名患者都倾心竭力，数以万计的内分泌病患者因为她的研究成果得以治愈；

她，是一名教师，深厚扎实的医学底蕴，对于学生严格，近乎苛刻的要求，让学生们对她又爱又怕，如今，她的学生皆为内分泌学界的领军人物；

她，是一名科学家，凭借严谨、求真、务实的科研信条，攻克了内分泌领域一道又一道难题，用近半个世纪的时间将我国内分泌学科推向世界，成为我国内分泌学领域的第一名院士。

20 世纪 80 年代末期，国际著名杂志《临床内分泌代谢》（*JCEM*）曾撰文称，“协和的建筑像一座宫殿，但，它是一座内分泌的宫殿”。

作为我国内分泌学科的奠基人之一，在北京协和医院内分泌领域辛勤耕耘近半个世纪的史轶蘩，毋庸置疑是这座华丽的“内分泌宫殿”的重要建筑者之一。

“自己的根在中国，首先应服务于祖国”

史轶蘩，一个在我国内分泌学界响亮的名字。对于绝大多数人来说，认识并记住这个名字，更多源于她在内分泌学术领域作出的突出贡献：1981 年，“人血清生长激素的放射免疫测定及其临床应用”获卫生部乙级成果奖；1989 年“内分泌性男性性功能减退症的临床研究”获卫生部医药卫生科学进步三等奖；1990 年“特发性生长激素缺乏症的临床研究”获卫生部医药卫生科学进步二等奖，1991 年获国家科技进步奖三等奖；1991 年“激素分泌性垂体瘤的临床和基础研究”获卫生部医药卫生科学进步一等奖，1992 年获国家科学进步一等奖……

史轶蘩出生在广东江门市一个普通的家庭。因为父亲在海关工作，全家人的生活便随着父亲工作单位的四处调迁而流动。在天津读的小学，青岛上的中学，考大学的时候又到了北京的史轶蘩于 1946 年考取了著名的燕京大学。凭着持之以恒的勤奋、刻苦，她的学习成绩始终保持年级前三名。1950 年，史轶蘩获燕京大学生物系理学学士学位，并因成绩优异获该校理学院金钥匙奖。1954 年，北京协和医学院博士毕业的史轶蘩留在了北京协和医院工作，同时也选择了当时在我国处于刚刚起步阶段的内分泌学领域，并开始了她将近半个世纪的从医生涯。

“患者将生命托付给我们，我们怎能不感到诚惶诚恐，怎能不小心谨慎，怎能不尽我们的医术做他们的保护神？”从穿上白大褂的那天起，史轶蘩便确定了自己的行医准则。

50多年来，史轶蘩在国内首先总结及报告了较大样本甲状腺功能亢进、库欣综合征、嗜铬细胞瘤、特发性甲状旁腺功能亢进、原发性甲状旁腺功能低减等疾病的诊治经验，在国内首先建立血睾酮、双氢氧睾酮、尿促卵泡素、黄体生成素的放射免疫法和血清性激素结合蛋白容量测定方法，并建立了3项对性腺功能进行评价的试验，提出北京协和医院自己的男性性功能低下的临床和实验鉴别诊断指标等。

史轶蘩还花费了两年时间，在北京地区对10万余中小学生普查了特发性生长激素缺乏症（IGHD）的患病率，得出生长激素缺乏症（矮小儿）患病率为1/8 464的结论。在大量调查的基础上，她绘制出了各年龄组值和疾病病理值，建立了IGHD的筛选、确诊的实验方法，监测数据及分类分型标准，并设计出药物、手术或其他有效方案。此外，她还最早在我国用神经内分泌药物治疗下丘脑垂体疾病，如用生长抑素治疗垂体生长激素腺瘤等。

史轶蘩在医学界取得的成就，也让她在国际医学界享有很高声誉。20世纪70年代末80年代初，史轶蘩应美国卫生部邀请，前往美国进行科学研究，在两年的学习结束后，史轶蘩毅然放弃了美国国立卫生研究院（NIH）的工作机会，以及优裕的生活和完备的科研条件，带着平时省吃俭用攒下钱购买的一批实验仪器和原版专业书籍，回到了祖国。她认为，自己的根在中国，首先应服务于祖国，要医治中国同胞。

“如果说，北京协和医院内分泌科的第一任主任刘世豪教授是我国内分泌学科的‘开国元勋’，那么，史院士对于内分泌学科的贡献则在于，由她主导的研究在一定程度上推动和深化了对内分泌疾病的认识，也是她真正将我国的内分泌学科推向世界。”史轶蘩的得意弟子，如今已是北京协和医学院教授、博士生导师的伍学焱如是说。

“有好的想法，才能有好的研究”

在很多人眼里，史轶蘩是一个“学问狂”。无论是在国内还是去国外参加会议，她往往不离开所住的宾馆，只是专注于各个专家的发言稿和幻灯片。每次开会回来，她都能敏锐地捕捉到学界前沿的变化，带着新的想法投身于新的研究。

“对于内分泌领域中糖尿病和甲状腺两个重要病种而言，国内外已经有足够的研究数据和病例进行分析，但对于垂体瘤、骨代谢、库欣综合征等一些内分泌小病种而言，就必须要做好病例积累的工作。”在史轶蘩的带领下，北京协和医院成为我国较早实施大宗病历建档和专科研究门诊的医疗单位，对于大规模病例进行收集、统计、分析，并开展研究，为临床诊治积累了翔实的资料依据。

在史轶蘩的主要科研成果中，这类以长期资料积累为基础的临床研究占据了重要位置。其中，最突出的成绩便是她领导的研究小组，分析并总结了国际上最大例数（1 041 例）的垂体瘤临床表现，并在国内率先建立了 7 种垂体激素的检测方法和 11 种下丘脑—垂体—靶腺的功能试验。“我们一定要建立相关的诊断标准并尽可能地展开多项研究，因为协和医院规模大、科研力量雄厚，如果我们不做，那么中小城市甚至更低一级的医院是无法完成这些研究工作的，也无法建立可以推广的临床诊断标准，因此，我们责无旁贷。”史轶蘩曾在接受采访时如是说。

此外，史轶蘩很早就对肥胖症进行研究，她预测肥胖症将成为 21 世纪的流行病。随着人们生活水平的提高，如今，这一推断已成为现实。她还曾断言，21 世纪，肥胖者中 50%的人要得糖尿病，17%的人会患高血压，17%的人会发生冠心病。她做了一个通俗的解释，脂肪组织也是一个内分泌器官，能分泌很多物质，有的细胞因子本身就对胰岛素有抵抗，以减少对血糖的控制。为了压制“对手”，胰腺就要增加胰岛素的分泌。等到有一天，胰腺这个器官被“累”坏了，不能分泌更多的胰岛素了，不能管理血糖了，糖尿病就发生了……

“方法学、可重复、准确性是临床研究之根本”

史轶蘩在国内外享有盛誉，但为人却谦逊低调。谈起自己在临床科研领域所取得的成就，她总是一语带过，唯有谈到专业问题，她才滔滔不绝，充满热情。

在报考史轶蘩的博士生之前，伍学焱曾仔细研究过老师的文章。很快他就发现了老师与别人的不同。“她的论文结论很肯定，从来没有‘可能’‘大概’这样的字眼。”“老师常常和我们说，做临床研究首先要建立可靠的方法学，其次要保证实验的可重复，再就是要确保实验的准确性。而做实验的本身，不在于得出是阴性或者阳性的结论，但是必须要可靠。”伍学焱感叹道，“这句话虽然很普通，但现在想来，在科学研究日益浮躁的今天，它对于很多治学的人来说，意义深远。”

伍学焱说，无论多忙，史老师每周都会组织研究生汇报实验进展，并亲自查看和分析实验数据。为了保障方法学严谨可靠，在每个学生的研究开题前，科里都会组织专家对学生们的开题报告进行讨论，而这种活动延续至今。

在北京协和医院内分泌科潘慧副教授的印象里，史老师对于科研的严谨态度近乎“偏执”。至今潘慧还记得，当年万艾可（伟哥）首先进入我国时，一期临床试验便是在史轶蘩的团队下开展的。研究期间，辉瑞公司派出了一名工作了20多年的督导员来协和医院检查医用临床病例报告表的填写情况。“如果能有一份病例报告表找不出一丁点儿错误，我们就开一瓶香槟。”结果出乎他的意料，一本将近100页的医用临床病例报告表几近完美，当天香槟开了不止一瓶。这位曾在全球众多著名医疗机构工作过的督导员此前从未遇到过。

不仅如此，史轶蘩的严谨体现在医疗中的各个环节。潘慧说，对于患有垂体肿瘤等内分泌疾病的患者而言，激素检查是最常见的检测项目，而以“皮克”“纳克”为计量单位的极微量的检查结果往往受到环境因素、个体因素等多方面的影响。因此，史轶蘩常常教育学生，不能简单依赖于化验单上的结果，而是要仔细观察患者、分析病史、梳理症状，一旦发现检查结果与临床不符，就一定要仔细核对。而她自己遇到类似情况时，就会毫不迟疑地拿起电话找实验室的检测人员询问这一检测结果的重复性、可靠性，甚至还会要求他们免费再为患者进行一次测定。

在她心里，只有工作和患者是最重要的

在学生和同事们眼里，史轶蘩所有精力都是投身在医学科学和患者当中，对于自己的生活却是漫不经心。为了有更多的时间投入临床和科研，身为教授的她与低年资住院大夫一样，住在协和医院的集体宿舍，常常把一大锅饭菜分成很多份放在冰箱里，随时吃随时加热。然而，对于患者和学生，她却格外细致。

有一则关于史轶蘩的逸事至今为人传诵：20世纪80年代末，我国医学界对于垂体腺瘤所致的“巨人症”没有清晰认知。一天，一位身材特别高大的男青年走在东单街头，凭借专业判断，史轶蘩觉得这位男青年很可能患有“巨人症”，便紧追几步，建议他到医院去查一查脑垂体是否有肿瘤。男青年当时一愣，没有理会。但

过了没多久，他到协和医院检查，果然被史轶蘩言中。

对于史轶蘩与患者之间的深厚感情，作为学生的潘慧多年耳濡目染，深有感触。1999年，潘慧师从史轶蘩攻读博士学位，开始对矮小症患者展开研究。“史大夫特别强调矮小症的综合治疗，并不是一个患者来了就简单地打生长激素，而是注重患者的饮食、运动、睡眠，特别是心理健康。”生长发育迟缓的孩子，或多或少都会出现自卑的心理问题。因此，在看病的同时，史轶蘩总是要和孩子们尽量多聊一聊，给予他们鼓励，告诉他们如何运动，如何选择食物，如何养成良好的生活习惯。

曾在协和医学院学习后在美国获得医学博士的讴歌在《协和往事》一书中，也有这样的描述：“我进医院开始工作时，看到史轶蘩这样的上级大夫，很受感染……我至今还记得有一次史大夫查房时，问了我们3个问题：一个心力衰竭的患者，经过你的治疗后，你怎么判断他的病情，是比进病房时好还是坏？有什么具体的现象能够说明？你应该怎么做？我们七嘴八舌地说开了。这时候，只见史大夫走到患者床前，把原本垫在患者背后的两个枕头，轻轻地抽掉了一个，询问患者的感觉是否仍然舒服？患者点了点头。史大夫回过头来跟我们说：这位患者原来不能平卧的，经过治疗可以平卧，这个简单的现象就能说明患者的病情经过治疗有所缓解。她抽掉患者枕头的动作，我至今还记忆犹新。”

“很幸运，能有一个严厉的老师，经常敲打我”

无论是学生还是同事，提起史轶蘩的第一反应就是“严格”二字。

潘慧至今还记得，自己当学生的时候，每周一次的文献汇报就像“上战场一样”。“因为我是南方人，刚来北京的时候，普通话不标准，一发言就紧张。每次做文献汇报，史大夫都会要求我们做足准备工作，但真正发言的时候又会临时告诉我们原本20分钟的发言时间要压缩为5分钟。”潘慧直言，这样的突然袭击，难免会让一些同学被“勒令”重新准备，但经过反复打磨，大家的语言表达能力、对文献的理解能力以及阅读能力都迅速提高。

“史大夫每个星期都会抽出一个晚上，亲自和我到病房，一起分析讨论分管的患者病情，讲解病房中收治的典型病例。”对于老师百忙之中的帮助和辅导，曾为史铁蘩的临床专业博士生，伍学焱分外感激，但每周一次面对面的提问，也让他感到“胆战心惊”。

“史大夫提出的任何一个问题，都需要给出一个非常准确的答案，还必须要有资料从各个方面加以佐证。有时候对于患者病情的判断或是下一步的诊治方案，我们有时是根据常识想当然，这时候史大夫往往会毫不留情地严厉批评，她要求我们必须讲出充分的理由，让别人无法反驳。对此，我们只能把所管的每一位患者的具体情况包括检查结果、临床症状、疾病病史等都烂熟于心。”

不仅如此，为了培养学生们的批判意识和创新精神，史铁蘩要求学生们在发言中一定要指出文献中存在的问题，无论是国际著名期刊《新英格兰杂志》还是国内核心期刊一概如此。如今在潘慧看来，老师当时的教育思路对于今天的年青一代更为重要：不仅是要提高学生们对于科学研究方法学的认识，更是要让学生们不迷信权威，保有一颗冷静思考、客观评估、追求真理的内心。“现在回想起来，我觉得自己真的很幸运，能有一个严厉的老师，经常敲打我。正是因为这样严格的要求，我们才能很快地成长起来。”如今已是北京协和医院教育处副处长的潘慧由衷感叹。

对于年轻医生的成才，史铁蘩曾在接受媒体采访时表达了这样的观点：“一个人才的培养，尤其是一个优秀医学人才的培养实为不易，需要经过扎扎实实多年的经验积累。今天的年轻医生成长，尤其要重视扎扎实实的临床经验的积累，基础性研究是必需的，但归根结底还是要能够有效指导临床诊治，为千千万万的患者谋福利。”

（本文原载于2011年4月22日《健康报》，编入本书时有删节）

供稿：健康报社　王　丹

世界断肢再植之父——陈中伟

人物简介

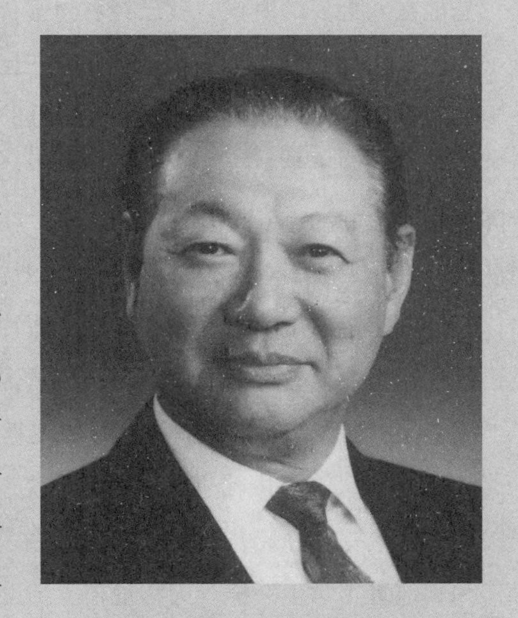

陈中伟（1929—2004年），中国科学院院士，国际外科学会中国委员，国际显微外科学会创始委员、执行委员，国际显微重建学会前主席，世界断肢再植之父和国际显微重建外科奠基者之一。他于1963年成功完成世界首例断肢再植，开创再植外科领域并取得6项世界第一的医学成就：1966年世界首例完全离断的右手食指再植；1966年肿瘤段截远端肢体再植；1973年吻合血管神经的游离胸大肌移植；1977年吻合血管游离腓骨移植；1980年游离母甲瓣加第二足趾再造拇指手术；1982年吻合血管髂骨瓣移植。他将显微外科技术创造性地运用到骨科疑难病症的治疗中，培训了2 000余名国内外年轻医师，在国际上获得极高声誉，包括国际修复重建显微外科学会的20世纪“千年奖”，求是基金会“首届十大杰出科学家奖”，国家科学大会奖等。陈中伟教授一生共发表论文218篇，其中以第一作者撰写的有109篇，英文文献48篇；主编出版书籍10余部，其中《显微外科》英文版为近现代中国人最早在全世界发行的医学教科书，影响极广。

初出茅庐

1929年10月1日，陈中伟出生于浙江宁波城右营巷的保真医院，排行第八，前面有7个姐姐。保真医院就是他的家，父亲陈宝珍是这个医院的全科医生兼院长，母亲吴倚理是医院的药剂师，两人最早学的都是护士。幼年的陈中伟是陈家最宝贝也是最顽皮的孩子，还好，父母和姐姐们的宠爱并没有把他毁掉。在医院长大的结果，是他在六七岁的时候，就已经看过显微镜，七八岁时就被教过解剖麻雀，8个孩子中后来共有5个成为医生、药师和护士。

1935年，6岁的陈中伟进入医院附近的斐迪小学，三年后转入三一学校，为他打下了深厚的国语与英语功底。他的高中是在宁波最负盛名的效实中学完成的。少年陈中伟聪敏好动，兴趣爱好十分广泛，在效实中学，他是学校篮球、排球队的主力队员，标枪、网球也是他的强项，在浙江省中学生运动会上他的网球得过第二名，标枪则是宁波市的第二名，他还喜欢钓鱼、拉小提琴。学科上，生物、语文和英语是他的强项，数理化的成绩则比较差，所以最后要考大学的时候，他并没能考上上海交大、浙大等名校，而是不尽如人意地考上了私立上海同德医学院。

1948年秋天，陈中伟进入同德医学院，因为对生物学和解剖学有与生俱来的浓厚兴趣，使他有一种蛟龙入海般的幸福感。1949年5月，上海、宁波相继解放，陈中伟和其他青年学生一样欢天喜地，上街游行，慰问解放军。再后来，他的父亲因为曾经做过“忠义救国军”的挂名军医，在镇压反革命运动中被判为历史反革命，保真医院关门，陈中伟变成了一个落魄子弟，而且在政治上抬不起头来。由于他在学校是出名的高才生，所以在学生会、教务科和学校领导的关心下，陈中伟不但学费全免，而且还获得了全份的人民助学金，再加上几位老师的鼎力相助，以及几个姐姐的接济，使他得以继续完成学业。当年的情景让他终生难忘，此后，无论是遇到困难的时候，还是在取得成就的时刻，他都会提醒自己一些很简单的信条：我是国家和人民培养的医生，是党的关怀使自己从逆境中挺立起来的！

父亲出事的时候，陈中伟已经学完了解剖学，但是解剖老师为了帮助他多一点生活来源，让他做了三个学期的解剖助教。要知道，做助教准备标本所要求的细致与熟练程度，跟一般学生在标记好的标本上寻找和记忆，两者完完全全不在一个等级上。而陈中伟有幸完整地解剖、标记了12具尸体，所以他对人体的结构简直是烂熟于心。另外有一位普通外科的马永江教授找到陈中伟，一起合作翻译过一本《临床外科理学诊断》，这是当时的外国医学名著，但是教授找医学生合作翻译也属罕见。这些经历，都为陈中伟今后的很多开创性工作打下了极其坚实的基础。

1952年，同德、震旦、圣约翰三所医学院合并为上海第二医学院。也正是在上海第二医学院的课堂上，叶衍庆教授慧眼识英才，记住了高个子的陈中伟。所以到1954年，陈中伟是从上海第二医学院毕业的，也是在这一年，他与同班同学尹惠珠女士结婚。毕业后，陈中伟被分配到上海第六人民医院，尹惠珠被分配到上海第一人民医院。

当时的第六人民医院并无骨科，或者说，整个上海只有中山、仁济、广慈（现瑞金医院）等少数几个老牌医院才有骨科，病床与医生数量相当稀缺。陈中伟进入六院后，不久即被叶衍庆教授点名，到仁济和广慈医院去进修骨科各1年，除叶老亲自教导外，骨科名家过邦辅和周连圻教授都是陈中伟的老师，在他们的启发和激励下，陈中伟曾经通读过30多本骨科专著。

断腕再植

进修结束后，陈中伟回到六院创建骨科，最早时只是外科的一个小组，共有22张床位，但只有一个住院医师，一个进修医生，过邦辅教授作为顾问每周来指导工作半天。由于人手紧缺，再加上骨科急诊多，他们通常是全年无休，日夜操劳，除完成急诊、病房、手术、门诊、门诊手术、石膏门诊以及带教实习医生等日常医疗业务外，还建立了一系列常规制度，经过短短数年的不懈努力，骨科就已发展成一个医、教、研都有相当规模的科室。早在1958年，陈中伟就改制了腱鞘切开刀，可以从皮下切开腱鞘，避免了切开缝合。当时国内尚无人工关节，他就与口腔科合作，研制了人造股骨头，取得了良好效果，并填补了空白。由于他的出色工作，1959年，他被评为上海市青年社会主义建设积极分子。

1960年前后，骨科还是一门新兴学科，而那时又正是新中国第二个“五年计划”时期，工业化刚刚起步，大量的机器都由工人手工操作，加上人们建设热情高涨，所以工伤事故特别多，其中有不少是肢体离断伤。1963年之前，离断肢体的再植是一个违背常规的做法，同时也是许多科学家正在努力攻克的难题，对于完全离断的肢体，当时通行的处理原则是做残端的清创缝合，断肢则被丢弃。小血管缝合技术尚不成熟，即使在动物实验中成功率也不高，当时也没有离断程度的分类标准，有些肢体外伤后若因血供的损害无法使远端存活，即使仍有很多组织结构相连，也不得不进行截肢手术。

1963 年 1 月 2 日之前，没有人知道陈中伟是谁，在许多人的印象中，他好像是一夜成名的。但是，罗马从来不是一天建成的，当人们回顾伟人之所以成为伟人的原因时，才会恍然发现原来所有的成功都有因果。陈中伟领导一个新建成的总共仅有 3 名医生的骨科，在繁忙的临床工作中，并没有按部就班地从动物实验开始研究；但早在 1960 年时，他就已经成功地把一只断了 75%的手臂重新接活。

1963 年下半年，当卫生部正式向新闻界公布断腕再植手术成功的消息时，称这一成果“无疑是在医学界爆炸了一颗原子弹”，问题是，我国第一颗原子弹在新疆罗布泊成功爆炸的确切日期是 1964 年 10 月 16 日，由此可以想象当时国家对于原子弹的迫切需求，也可见把再植成果称为“原子弹”所隐含的政治高度和社会价值。对刚刚从三年严重灾难中过来的中国人民来说，世界首例断肢再植的成功绝不仅仅是中国医学界的骄傲，更是激励中华民族战胜任何困难的民族自信心的强大动力。

面对如此高的国家评价，陈中伟却从来也没有把功劳单单揽在自己身上，他始终认为是因为有了各方面的全力配合，才有了手术的成功，他甚至没有忘了那个把断手送到医院的三轮车工人。从今天的角度来回眸当年的情景，因为史无前例，手术当日是一场全院总动员的多学科协同作战，当时，骨科医生不会缝血管，所以请来了血管外科钱允庆主任，但是血管外科也只会接大血管，从来没有做过小血管吻合，更谈不上有什么显微外科器械。当日手术时全凭肉眼操作，以及各种异想天开，手术室护士长宗英把脑洞开到了小姑娘扎头发用的空心塑料丝上，解决了小血管缝合的套管问题，支部书记王智金提醒要把骨头锯短一点，还把电话打到第二军医大学向徐印坎教授请教，因为他曾经接活过一条狗腿。手术结束后的 3 天时间，更是全上海骨科高级专家的总动员，叶衍庆、屠开元、徐印坎、过邦辅各大名教授群策群力，徐印坎提议在手背上做几个切口放血，解决了肿胀问题。毫无疑问，断腕之所以能够接活并且功能恢复良好，确实是整个医院、整个上海骨科界共同努力的结果。但是，把断腕接上去的创意是陈中伟提出来的，各路人马是他请来的，手术的主要部分是他做的，后期处理还是他主导的。而且，极为重要的是，在整个过程中，他都拍了照片、留了资料，这不是为了这一个患者才这样做，而是在建科之初，他就要求对所有的患者都要这样，为的是总结和研究，在当时，拍照可不是容易的事，照相机属于高级设备。

断手初期成活后，神经的恢复并不理想，所以后期又做了第二次手术，去除了钢板并植骨、去除了塑料丝套管、进行了神经的松解。此后神经的恢复才逐渐进展完善，加上精心护理和功能康复锻炼，再植的断手慢慢恢复功能。半年以后，这只手不但可以干家务、打乒乓球、拿筷子，还能写字，成为全世界第一只真正意义上的再植成功的断手，一年后，工人王存柏重返工作岗位，回到了他的机床旁边。

1963 年 8 月 6 日，《人民日报》头版头条发表该成果并专门配发社论《为什么断手再植能够成功》。

宗师之路

断腕再植成功的巨大荣誉差点把陈中伟淹没，因为他马上面临一个现实和困难的局面，如何复制第二例？同时，一夜成名的他立马成了一个大忙人和大救星，全国各地的求援告急会诊雪片般飞来，陈中伟到处会诊救火，成了一个飞行医生。后来卫生部让陈中伟在上海召开了 3 次经验交流会，并陆续在全国开展各种学习班培训人才，陈中伟的主要精力转为办学习班。从 1963 年到 1973 年的 10 年间，陈中伟培养了国内外从事断肢再植的医生 2 000 余名，他还到世界各国做手术演示不下四五十次，讲学更是难以计数，真正的桃李满天下。

陈中伟开始在六院设立断肢再植和显微外科实验室，并逐渐与上海医用缝针厂、医用光学仪器厂、上海手术器械厂、上海手术器械六厂等很多厂家研制开发显微外科器械，过程曲折漫长又富有创意。作为一个新兴领域，在陈中伟的带领下，中国在学术上始终处于世界领先地位，但在手术器械的研发上，受限于当时的工业水平，直到 1973 年，上海团队受到来华访问的北美再植代表团的启发，终于试制出我国第一套显微外科手术器械。

1966年，陈中伟获得世界首例断手指再植成功时，仍然是用肉眼缝合的，其后又相继首创肿瘤段截远端肢体再植、吻合血管的游离肌肉移植、吻合血管的游离腓骨移植等世界领先技术。

1974年，陈中伟应邀在全美手外科大会上作“创始者报告”，这是国际医学界对陈中伟作为断肢再植创始者地位的第一次公开承认和肯定。

1978年，陈中伟主编的43万字专著《显微外科》出版，受到国内外医学界重视，并于1982年被德国Springer出版社翻译成英文版向全世界发行，是为中国大陆医学界首次在国外出版并获得广泛认可的医学专著。

1979年5月，在巴西召开的第五届国际显微重建外科会议上，陈中伟当选为国际显微外科创始会员。

1980年，51岁的陈中伟当选为中国科学院生物学部委员，成为当时中国科学院最年轻的院士。同年，在第一届国际手外科联合大会上，他被誉为“世界断肢再植之父”。他提出的“断肢再植功能恢复评定标准”被国际显微重建外科学术界公认为“陈氏标准”。

1982年调入上海医科大学附属中山医院，任外科学教授、外科教研室主任、骨科主任，并自此开始招收硕士与博士研究生，总数达40余名。这些学生目前散布全世界各地，均已成为各地骨干与领军人物，包括*microsurgery*杂志主编。

1983年，陈中伟作为首位亚洲外科学家应邀到美国纽约大学医学中心做“卡柴琴特邀演讲”。1985年当选为第八届国际显微重建外科学会主席，并被誉为“国际显微外科先驱者”。1994年获“求是奖”，1999年获国际显微重建外科学会“世纪奖”。

1981年开始与上海交通大学康复工程研究所合作研究开发“再造手指控制的电子假手”，至1996年成功应用于临床，使肌电假肢发展到一个新的高度。自1994年起与华东理工大学超细粉末研究所合作研究采用羟基磷灰石（ACPC）用作骨缺损的填充材料，此后成功应用于临床，该项目于2003年1月获得了国务院颁发的国家科技进步奖二等奖。这也是他因意外去世前所获得的最后一个奖项。

没有人统计过陈中伟一生曾经获得过多少奖项，也很难算清他到底曾被多少家国际著名大学聘为客座教授，目前已知是包括澳大利亚皇家外科学会、美国纽约大学医学中心、哈佛大学附属医院、英国伦敦大学等14所，他曾经担任过《国际显微外科杂志》《国际显微重建外科杂志》《国际血管外科杂志》等多家专业顶级杂志的编委。

陈中伟出国讲学的次数更是不计其数，但他每一次打出的第一张幻灯片总是天安门，没有人要求他这样做，只是他自己觉得他是扛着五星红旗，他是代表中国的。

主要参考文献：

[1] 王耀成．陈中伟传 [M]. 宁波：宁波出版社，2003.

[2] 汤成华，张光健，尹惠珠．陈中伟院士诞辰八十周年暨逝世五周年纪念文集 [M]. 上海：上海科学技术出版社，2009.

[3] 崔月黎，伟功浩．中国当代医学家荟萃 [M]. 长春：吉林科学技术出版社，1987: 198-200.

供稿：复旦大学附属中山医院　邵云潮

与急诊医学的半生缘——王一镗

人物简介

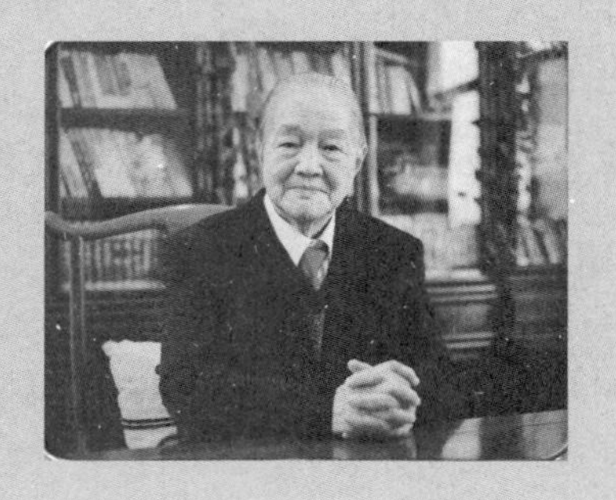

王一镗（1929—2020年），江苏省无锡市人。我国现代急诊医学学科奠基人之一、我国灾难医学创立者、急诊医学教育专家。南京医科大学第一附属医院终身教授，南京医科大学康达学院急诊医学系首任主任。

1946年秋考入国立江苏医学院（南京医科大学）。1951年秋毕业，留在南京医科大学附属医院外科工作。1957年起被派往北京解放军胸科医院进修，师从吴英恺院士，开始从事胸心外科工作。1958年回院，立即筹备开展体外循环心内直视手术。1960年成功开展了首例体外循环手术。1962年江苏省对口支持广西，被委任为胸心外科组组长，在桂林和南宁的4个月里协助施行体外循环手术58例均顺利成功。20世纪60年代后期，受原卫生厅委派带队到苏北多市举办胸心外科学习班。

1987年，在获得南京医科大学第一附属医院终身教授称号后开始从事急诊医学专业。与北京协和医院邵孝鉷教授一起创建了我国的急诊医学，还担任过第三届主任委员。2005年在南京医科大学康达学院创办了全国第一个急诊医学系。2008年“5·12”汶川地震后，建议上海同济大学附属东方医院于2011年成立了中华医学会灾难医学分会，并担任名誉主任委员。

主编出版《王一镗急诊医学》《心肺脑复苏》《灾难医学》等13部著作，共计3 000万余字。

前半生，他把自己打造成心胸外科的“一把刀”；后半生，他与急诊医学结缘。从凝神于一台台外科手术转而放眼于全国的急诊医学事业，他在临近退休之年完成了人生的自我超越。在他的辛勤培育下，急诊医学，这个他亲手缔造的“婴儿”在中国大地上得以茁壮成长。

“有信心的人，可以化渺小为伟大，化平庸为神奇。”南京医科大学王一镗非常喜欢萧伯纳的这句话，把它抄录下来挂在自己的办公室。他本人就是一个非常自信且达观的人。年届八旬，王一镗仍精力充沛、信心满满地领衔主编上百万字的《灾难医学》，并赶在2009年5月10日，即汶川大地震一周年前夕出版。这部灾难医学领域的权威专著，凝聚着王一镗晚年的心血，是他留给后学者的一份厚重而宝贵的礼物。

大学里的“外科小先生”

太阳才露出笑脸，晨晖中一扇朱门轻启，背着书包、穿着整洁的男孩雀跃而出，手里捧着母亲用手帕包好的两只可爱白鸽。在家人的陪伴下来到学堂后，男孩就放飞两只鸽子……这是七八岁的王一镗上学时的一幕。

可惜这样的美好时光太短暂了。

1937年，日本发动全面侵华战争，中国大片国土沦陷，王一镗被迫中断学业，随家人从江苏省无锡市的城镇老宅逃难至乡村生活。直至1939年，王一镗才重新回到城里读书。当时只有“二年级学历”的他，像个小大人一样与老师进行“交涉”，成功插班到五年级就读。

王一镗打小就崇拜医生。他说，小时候看到医生给人诊病开药，觉得他们是治病救人的“菩萨”；另外，看到一些穷苦人家因为付不起费用而拖着不去治病，不免有些怅然若失。“将来，我要做一个济世扶贫的医生。”带着这样朦胧的憧憬，1946年秋，高中毕业的王一镗踏进了镇江江苏医学院的大门。

大四的时候，喜欢“动手”的王一镗对外科学产生了浓厚的兴趣。在临床课程学习阶段，他自学能力超强，不但能胸有成竹地参加考试，还给同学们做考前辅导，讲解外科学知识要点和复习重点。正因为如此，他被同学们冠以“外科小先生”的美称。

因为学业优秀，1950 年王一镗留在学院的附属医院实习。半年后，他提前毕业，正式成为医院外科的一名“助教兼助理住院医师”。这时的王一镗才 20 岁出头，是医院外科最年轻的医生。

由于虚心好学、肯干爱钻，王一镗的外科理论和实践水平大为长进，第二年便升为住院总医师，两年后晋升为主治医师。

北上练成“王一刀”

连升两级后，王一镗又被医院领导赋予了新的使命——兴建心胸外科。1957 年，正值北京解放军胸科医院面向全国招收进修班学员，王一镗顺利通过考试，被医院派往北京“取经”。就是这次进修学习，使王一镗开辟了事业的新天地。

在位于北京西郊的黑山扈，王一镗有幸得到了时任学院院长吴英恺以及其他名师的指教。他非常珍惜这难得的机会，学习异常用功。每天早上不到 7 时，就进入病房，一直到 23 时 30 分后才肯回宿舍。到 1958 年学业期满时，原本是心胸外科“门外汉”的王一镗，因成功实施的几例心脏手术而令大家刮目相看。就在他收拾东西准备打道回府时，吴英恺挽留道：“你不要回去了，我们即将迁到医科院阜外医院，这里需要你！”盛情难却，王一镗留了下来，在阜外医院任代理主治医师之职。直到 1959 年，因“大跃进”的形势所迫，王一镗才重新回到南京。

“吴英恺老师是我的恩师，他手把手地教会了我很多东西，特别是他毫无保留地教了我心脏手术的几个小窍门。”正是由于名师的亲传，王一镗学成回到医院后，成功实施了一系列心胸外科手术：1959 年他成功施行了江苏省第一例二尖瓣狭窄以手指进行闭式分离术；1960 年，他又成功进行了省内首例体外循环下房间隔缺损直视修补术，被《新华日报》以整版篇幅予以报道；1964 年，他利用自己研制的“心脏起搏器”为一名患窦性心动过缓的老人实施了导线经皮式心脏起搏术，系全国首例。“王一刀”的名声不胫而走。

在急诊医学领域“开疆辟土”

人生总是由很多际遇推着往前走。王一镗的改行亦是如此。

20世纪80年代起，王一镗负责医院大外科兼胸心外科方面的工作，每天下班经过急诊室时，他常会不由自主地进去看看。一次，他看见长条凳上躺着一位服用了机磷农药的铁路工人，医生护士正忙着给他插管洗胃，可患者一点都不配合。王一镗忍不住“多管闲事”，马上加入了“战斗”，指挥抢救。

像一个临危不乱的将军，王一镗指挥有度，把患者抬上了诊察台。就着急诊室简单的器械，他亲自为患者施行了抢救手术，在小型的剖腹术后，切开胃壁插入胃管进行洗胃。因受不了农药的刺鼻气味，配合王一镗手术的助手一连换了3位，而王一镗一直坚持到最后把患者抢救了过来。

“作为一个心胸外科医生，我知道在做心胸外科手术时需要花很多的人力、物力，而急诊室对患者的抢救也同样需要医生、护士的大力配合，尤其是抢救一个创伤患者，更需要一个团队的齐心协力。这件事，使我意识到第一时间抢救患者的重要性和急诊工作的意义所在，也促使我向急诊医学迈进了一步。”王一镗回忆说。

1980年，从哈尔滨参加完全国“三衰”（心衰、呼衰、肾衰）学术研究会，王一镗进一步认识到开展急诊医学的急迫性，“急危重患者很多都是心衰、呼衰、肾衰，如果能将这‘三衰’控制好，很大一部分患者就能被抢救过来。”回程时途经徐州市，王一镗下了火车，自作主张召集了当地的医务人员，在这块他曾举办过“胸心内外科学习培训班”的“根据地”宣布成立江苏省急救医学会（筹）。他的“先斩后奏”，得到了江苏省卫生厅和医学会的支持。于是，全国第一个急诊医学会在王一镗的手下诞生了。

此后，在条件艰苦、经费全无的情况下，王一镗和江苏省急诊医学会的同人们奔波于苏南、苏北，宣传急救知识，组织急救工作。他们还每年召开全体委员会议，使学会一步步健康成长起来。

他的这一先行之举引起了正要筹建中华医学会急诊医学分会的专家的注意。1986年，在广州市参加一次有关急救的学术会议时，上海瑞金医院的蒋健教授传话给王一镗，说北京协和医院急诊科的邵孝鉷教授正在筹划建立中华医学会急诊医学分会，希望他加盟，在全国推动学会的组建工作。

当时，我国的急诊医学基础非常薄弱：城市大医院没有急诊科，只有一个小急诊室，也没有专业的急诊医务人员，只有一两个医生从其他科室轮转过来；城市没有“120”，只有三四辆设备落后的救护车，回车率还很高，一旦有急救还不能及时派车。面对从零起步的急诊医学事业，王一镗还是一口答应了组建急诊医学会的邀请。

一诺乃千金。从此，三个“老兵”——邵孝鉷、蒋健、王一镗开始了学会的筹建工作。

为了耕耘好我国的急诊医学这块“处女地”，王一镗决定全力以赴。他毅然放弃了前途无量的老本行——心胸外科，一头扎入新的领域“开疆辟土”。

1987 年，我国首届急诊医学学术会议召开，中华医学会急诊医学分会正式成立。年近花甲的王一镗在第一、第二届的中华医学会急诊医学学会委员会上，当选为常委、副主任委员。1994 年，在第三届的急诊医学会委员会上，学会主委邵孝鉷把接力棒递给了王一镗。担任中华医学会急诊医学分会第三任主委后，他即建议并协商成立了全国唯一的中华医学会急诊医学分会脑复苏研究中心。

此后，王一镗在急诊医学领域躬耕不辍，也收获不断。为了培训急诊医学队伍，他不顾年高到处奔波讲学；2002 年，虽已年逾古稀，他仍以极大的热情在南京医科大学康达学院创办了我国第一个急诊医学本科专业；2003 年 SARS 之后，他又创建“医疗救护员”，并戏谑地称之为“第三百六十一行”。

在对外交流中，同样也活跃着王一镗的身影。他多次代表中国出席国际急诊医学会议，促进了我国急诊医学与世界的交流。他还担任国际急诊医学联合会理事、国际人道救援医学学会理事，被授予“美国急诊医师学会”荣誉会员。2005 年，他因“为国际急诊医学发展作出杰出贡献”而荣获美国急诊医师学会颁发的个人成就奖，成为全球获此殊荣的 3 位外籍医师之一。

“一包到底”的老师

2002 年，南京医科大学康达学院迎来一件盛事——王一镗担任主任的急诊医学系开班了。老年办学，犹如晚生贵子，王一镗对此投入了他全部的热情和心血。

“白手起家”，很多事情他都是亲力亲为：亲自主持面试，从康达学院大临床专业的 200 名本科二年级学生中遴选了 42 名学生，组建了急诊医学系的首届本科班；亲拟急诊医学五年制本科的培养目标和培养计划；亲自编写教材，撰写的国内首部急诊医学综合卷和 300 万字的《王一镗急诊医学》，奠定了我国急诊医学的理论基础；还亲自上台授课和传授实践技能，亲自主持考试，对每一位学生都要逐一“过堂”。

熟悉王一镗的师生们都知道，他是个“对学生一包到底”的好老师——从学习到生活，甚至包括工作，他无不尽心尽力。

为了不让学生输在起跑线上，王一镗筹措了200万元资金，买了手术模拟人、心肺复苏模型、除颤仪、呼吸机等装备。他还利用自己在急诊医学的崇高声望，网罗了一批急诊医学界的优秀专家学者担任兼职教授。南京三甲医院的急诊科主任无不被他聘请来给学生们上课，甚至北京三甲医院的一些急诊科主任也被他请到了课堂上。“他们来给学生们上课，报酬是零，没有一分钱的，有的上完课中午连盒饭也没吃，就走人了。”王一镗感慨道。

每个学期，王一镗都会把学生们分批地请到家里开“party”。这时候，学生们围坐在他的身旁，吃着零食，你一言我一语地和他聊天。不管是对于学业、生活上的事情，还是学生碰到的一些人生问题，王一镗都一一过问，并给予指导。有时兴起，他还会弹奏起钢琴曲。悠扬的琴声伴着从莫愁湖上吹来的阵阵杨柳风，师生的欢愉、融洽之情便在湖畔雅室弥漫开来。末了，学生们还喜欢挽着他的胳膊一起照相，被簇拥环绕的王一镗俨然一群孩子的爷爷。“王老总是一副和蔼可亲的样子，他从不发火，哪怕有时碰到很不如意的事，也都是表现出非常乐观的样子。”急诊医学系毕业后即留在王一镗身边工作的杨艳，对老师的亲和力有着真切的感受。

学生的就业问题，他也颇为上心。刘圣娣是康达学院急诊医学本科专业的首届学生，成绩名列全班第一。忆起2005年毕业找工作的情景，她对自己的老师颇为感激：“一次，王老师问我想不想去省人民医院，我高兴得不得了。医学本科毕业能留在南京，而且还在省人民医院，当然是求之不得的事。当时，我并不知道王教授为我们的工作操了多少心，受了多少累。”

从2005年到2007年，康达学院急诊医学本科专业已经毕业了3届学生，学生们全都被“推销”出去了。当然，经过王一镗精心培养的学生们走出去也都颇为争气：参加招聘考试时，与七年制的本科毕业生同台竞技，丝毫不亚于他们；到了用人单位，马上就能上手，且很快就能独当一面。

把急诊医学系打造成康达学院的一大品牌，王一镗因此被学院奉为“镇院之宝”。以至于耄耋之年，当他跟学院领导谈起退休一事时，直接被“怼”了回来：

“您怎么能跟我们谈这个话题呢？您要永远工作！”不仅如此，学院领导还要他“明天上班交 5 元钱保健费给学院”。理由是：王一镗每天从莫愁湖畔的家走 20 分钟路上班，所以才有那么好的身体。听了这样的“强词夺理”，王一镗笑道：“这太‘欺负’我了！”

工作之余，王一镗的生活亦是丰富多彩。喜喝咖啡，爱听歌剧、交响乐，书法、油画、弹琴也都能露一手。“先生时尚，弄潮当代，爱好广泛。”提起老师的才情，南京医科大学第一附属医院急诊科主任张劲松叹服不已。

王一镗办公室的墙壁上，挂着他挥毫泼墨的四个字“敬业乐业”，遒劲有力的手书可谓是他人生哲学的生动诠释。

（本文原载于 2008 年 11 月 14 日《健康报》人物版。入选本书时略有修改）

供稿：健康报社　李阳和

戎装院士　神经生物学家——鞠躬

人物简介

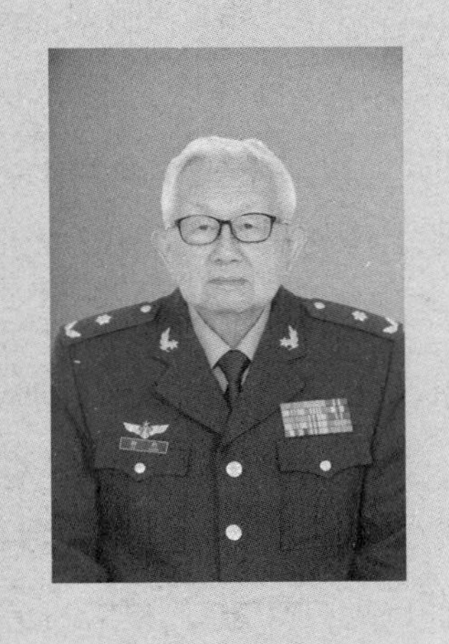

鞠躬（1929—　），神经生物学家，出生于上海市，原籍安徽绩溪。1952年毕业于湘雅医学院，同年被选派在北京协和医学院解剖学高级师资班接受培训，1953年起任教于第四军医大学（2018年改名为空军军医大学），1985年建立神经生物学研究室，任主任；1991年当选为中国科学院院士（学部委员）。1992年创建中国人民解放军神经科学研究所，任所长。

鞠躬早期从事中枢神经系统的束路学研究，是国内第一个掌握Nauta法的科学家，我国束路学研究的领军人物。其后，他从事神经内分泌学研究，提出了垂体前叶受神经、体液双重调节的学说，修正了近半个世纪国际上垂体前叶只受激素（体液）调剂的观点。同时，鞠躬领导了脑对免疫系统调节的研究，他发现在脑室内注入免疫因子后可引起一系列调节免疫系统反应，其研究团队发现颈动脉体内有免疫因子受体，是脑对免疫系统调节反馈链中的重要部分，突破了以往颈动脉体仅有调节呼吸功能的认识。近期研究有望展现出脑对免疫功能调节的全貌。2000年后鞠躬提出了脊髓损伤早期神经外科手术干预的全新手术概念并向临床转化，取得了重大突破。

他1992年获得何梁何利基金科学与技术进步奖，1995年获“八五”全军后勤重大科技成果奖，1996年获解放军专业技术重大贡献奖，同年被评为总后勤部科学技术一代名师。

“要学医才能救国”

清末的安徽绩溪，有一位姓周的茶叶商人，给自己的孩子取名周祺安。受过私塾教育的周祺安，不愿安享祖业，又感于氏族间的不断恩怨，便废弃了自己的“周”姓，自取名为索非，取“不索非何以求是”之意，并只身背井离乡，求学谋生。索非早年从事无政府主义宣传活动，曾写过一系列文章。1927 年，开明书店成立，索非开始长期在此任职。

1929 年冬天，索非和夫人姚鞠馨的第一个孩子出生在上海，他给孩子取名“鞠躬”，希望孩子能够为了国家鞠躬尽瘁，这个孩子后来成为我国神经科学研究的先驱、中国科学院院士。1931 年，鞠躬的妹妹出生，索非给第二个孩子取名“沉沦”（后改名为沈沦）。

索非、姚鞠馨、鞠躬、沉沦，每个人都有自己的姓氏，少年鞠躬就成长在这样一个不拘世俗的幸福四口之家。

鞠躬至今清楚地记得，他上中学时，有一天吃过晚饭，父亲把他叫到身旁，问他以后打算怎样救国。当时，鞠躬从广播里、报纸上、书上，听到了、看到了、见到了太多日本侵略军的暴行，惨绝人寰，他立刻回答说：“当兵，打日本鬼子！”父亲却说：“‘东亚病夫’当兵也没有用，要学医才能救国。”

索非认为只有人民身体健康了才能最终把日本兵赶出中国，他自己也身体力行地在实践着“医学救国”。在书店工作之余，索非独自潜心研究医药，并考取了上海市工部局的医师资格证，在上海四马路欧洲大药房楼上开了间小诊所。

家里有很多索非使用的医学书籍，鞠躬曾经翻过一些，书里的各种人体解剖图令他感到震惊。他也经常去父亲的诊所，观察各种医疗设备，看父亲如何治病。这些经历让鞠躬对医学有了认识，并立下了学医的志向。

考入“向往的湘雅医学院”

1946 年，鞠躬跟随父亲去了台湾地区，计划在台湾大学医学院学医。但是当时上医学院要先读先修班，鞠躬不愿在先修班耽误时间，就在台湾大学理学院化学系就读了。第二年，当鞠躬想转入医学院时，名额已满，无法转入。为了实现学医的愿望，他返回大陆继续求学。

但是该去哪个学校学医呢？鞠躬的亲戚认识一位从湘雅医学院毕业的学生。这位湘雅毕业生向鞠躬介绍了湘雅优美的校园、先进的设备、良好的环境，鞠躬非常向往，就报考了湘雅医学院。

1947 年，鞠躬考入湘雅医学院，成为 27 班的学生。当他入学时，却发现湘雅的情况和那位前辈描绘的完全不一样，那是抗战前的湘雅。抗战期间，湘雅医学院遭受重创，被日军的大火烧得面目全非。鞠躬入学时，湘雅重建不久，条件依旧艰苦。男同学们住在湘雅医学院的福庆楼最高层——四楼，楼里没有洗手间，只在三楼放了一个大木桶，算是男生的洗手间了。还有一个非常简陋的盥洗室，是每天早上洗脸的地方。

从小生活条件优渥的鞠躬，面对艰苦的条件没有叫过苦，因为他顾不上物质条件，他把绝大多数精力都投入兴趣浓厚的医学课程中。在湘雅，鞠躬学习非常用功，常常熬夜苦读，属于“夜车族”中的一员。

接受命运安排，“不幸”到协和

1952 年，鞠躬从湘雅毕业，他选择了三个志愿：第一志愿生理学，因为他喜欢做研究工作，喜欢做实验，喜欢推理；第二志愿细菌学，因为他曾经在图书馆翻到一本关于病毒学最新进展的书，非常着迷；第三志愿病理学，因为这个学科在医学上非常重要。当鞠躬期待着能实现三个志愿中的任何一个之时，他得到了通知——他被选进了协和医学院解剖学高级师资班进修，不是生理学，不是细菌学，不是病理学，而是解剖学。

原来，在鞠躬毕业之时，解放军总后勤部卫生部委托卫生部的一位干部，为解放军选一个解剖学教员，全班同学没有一个人主动选解剖学，于是这位干部就按照解剖学大考的分数选人，成绩最高的鞠躬就这样被选中了。

同学们都在叹息鞠躬被命运捉弄之时，鞠躬却心平气和地接受了命运的安排。他带着在湘雅时使用的解剖学实验指导、神经解剖学教科书，平平静静地去了北京。

1952 年，鞠躬到北京的第二天，就开始在协和医学院的学员自习室复习以前学过的解剖学知识。在鞠躬心中，解剖学中的神经解剖学、胚胎学，都还有大片的处女地吸引着他，还有无限的未知等着他发掘。

在协和医学院进修时的鞠躬，保持着在湘雅时的刻苦与严谨，并得到了老师们的肯定。有一次，鞠躬在解剖臀中肌下血管及神经丛，做得很仔细、很干净，正好解剖学系的张鋆教授过来察看，将鞠躬表扬了一番，并对其他同学说，“解剖就应该像鞠躬那样做”。

在协和医学院高级师资班要结业的时候，张鋆教授询问鞠躬，是否愿意去苏联学习，鞠躬喜出望外，激动地表示这是梦寐以求的学习机会。但没过几天，张鋆教授遗憾地告诉鞠躬，解剖学系只有一个留苏名额，指定了另外一位同学。

不久，鞠躬接到总后勤部卫生部的通知，他被分配到了大西北，去西安第四军医大学解剖教研室工作。鞠躬还是老态度，平和地服从安排，在他心中有一个信念：只要踏实认真，积极钻研，到哪里都可以开创一番事业。

四医大时光，专注神经解剖学

1953 年，鞠躬刚到四医大时，西安的生活条件还很艰苦，老百姓用谚语总结了三个特点：马路不平，电灯不明，电话不灵。位于西安东郊的四医大，有一大片校区以前是乱坟地，下雨天经常会地面塌陷，露出浅坟坑中的尸骨。艰苦的条件没有让鞠躬退缩，他在四医大安下了家。

1954 年，南京的第五军医大学（原中央大学医学院）整体迁到西安，与四医大合并。令鞠躬无比兴奋的是，两校合并充实了学校的图书馆，五医大带来了许多经典的图书和外文杂志，例如 1891 年创刊的 *Journal of Comparative Neurology*，是神经形态学的权威杂志，鞠躬觉得这简直是命运之神的眷顾，便把所有的空闲时间都花在图书馆看文献中。

鞠躬当时很瘦，同事们给他起了个绰号叫“搓板”。这块“搓板”天天出现在四医大的图书馆里，坐在硬板凳上，把坐骨结节下的皮都磨破了，他却说“值！磨破了屁股皮，脑袋长了知识”。

鞠躬看文献，不是囫囵吞枣地看，而是有选择、有分类地看，并按照类别把重要的内容记录在自己的笔记本上，把重要的附图用透明纸临摹下来。他从湘雅求学时就开始了记笔记，到了北京更是不放过藏书众多的协和图书馆，来到了四医大依旧坚持这个好习惯。

从1952年开始到鞠躬开始使用计算机为止，现在保存下来的笔记本有47本。其中，神经形态学笔记本36本，神经生理学笔记本7本，临床医学笔记本4本。这些笔记本中除英文外，还使用了俄、德、日三种文字。鞠躬在上海读书时，在同德中学学过一些德文，在协和医学院时学过18天的俄文，后来又自学了日文。

为了迎接第五军医大学的到来，四医大新盖了一栋五层的大楼，鞠躬的科研条件也改善很多。他分到一间只有4平方米的“迷你”办公室，但令他开心的是有了形态学实验室、动物手术室。有了实验室，但是缺设备，又缺钱买洋设备，鞠躬心里想“没有枪，没有炮，我们自己造”，在修配所老师傅帮助下做了十几件“土”仪器，这些自行设计的“土”仪器既实惠又实用。在这种条件下，鞠躬立志进行神经解剖学研究，没有人教，没有人指导，他开始了自己的摸索。

鞠躬最先注意到Nauta法研究。神经解剖学研究的一个重点是“束路学（Hodology）”，主要研究中枢神经系各部分之间的联系，最经典的是Marchi染色法，可以把变性的髓鞘染成黑色，缺点是只能染髓鞘不能染出髓鞘内的神经纤维，无法研究神经元间的联系。20世纪中叶发展成熟的镀银染色法可以染出神经纤维，可以将变性纤维染成黑色，正常纤维呈深棕色，但黑色和深棕色颜色对比度不大，要追踪海量的纤维联系，非常困难，当时全世界只有4名科学家的工作被认为是可靠的。

20世纪40年代中期，美国科学家Nauta发明了一种方法，可以将变性神经纤维染成黑色，而正常神经纤维呈黄色，两种颜色对比鲜明，一目了然，被称为Nauta法。20世纪50年代Nauta法发展成熟，极大地推动了束路学的发展。但Nauta法依旧有不易之处，它的技术难度在于：关键步骤的试剂很难配制。

当时国内有几个单位在试做Nauta法实验，鞠躬经过反复试验，率先获得了成功，在《解剖学报》上发表了国内第一篇用Nauta法做研究的论文，终于在中国神经解剖学界初露头角。

1969 年，三个军医大学逆时针调防，西安第四军医大学调往重庆，鞠躬带着简单的行李前往重庆。在重庆时，尽管条件艰苦，鞠躬仍然没有放弃学习，不能进图书馆，不能看神经生物学的专业文献，他就自学外语，他期待着有一天，可以回到实验室，可以继续看文献。

1976 年，从四医大调回西安后，鞠躬开始拼尽全力地和时间赛跑，经过几年的实验与研究，鞠躬在束路学上又有了新突破——掌握了 HRP 法。1979 年，在庐山召开的全国解剖学会议中，鞠躬做了关于“辣根过氧化物酶追踪神经束路”的报告。随后几年，他和同事们运用此法，做了一系列神经解剖学研究，发表了一系列论文。

1985 年，具有学术敏感性的鞠躬，创办了四医大神经生物学教研室，这是国内医学院校中第一个神经生物学方向的教研室。

鞠躬没有留过学，但有两次访学经历。1985 年鞠躬赴瑞典 Karolinska Institute 的 Tomas Hokfelt 研究组做访问学者 8 个月，随后又赴美国加州 San Diego 的 Salk Institute 的 Larry Swanson 教授实验室做访问学者 6 个月。鞠躬将访问的成果写成论文《大鼠含 CGRP 的初级感觉神经元及其与 P 物质、生长抑素、甘丙肽、VIP 及 CCK 神经元的关系》，于 1987 年发表在《细胞和组织研究》（*Cell and Tissue Research*）杂志上，成为神经学领域的经典之作。

1987 年，京都大学医学院解剖系主任水野来四医大访问，看了鞠躬做的染色切片后非常赞赏，鼓励鞠躬写文章介绍自己的实验方法。1988 年鞠躬关于葡萄糖氧化酶法测定葡萄糖的文章发表在 *Neurosci Lett* 上，成为神经解剖学的又一经典之作。2000 年，美国科学信迅研究所（ISI）统计 1981 年到 1998 年间具有极高影响力的 SCI 论文，其中中国科学家论文 47 篇，属于神经科学类的仅有一篇，即鞠躬的这篇论文。

1991 年的一天早上，鞠躬照常在办公室查看信件，他突然惊叫一声，助手以为他打碎了暖水瓶，赶紧跑过来查看，原来鞠躬从一封来自中国科学院的信件中，得知自己当选为中国科学院学部委员（1993 年改称院士）。“院士”是国家设立的科学技术方面的最高学术称号，但鞠躬没有因此停止前进的步伐，他的一个座右铭是：科学家的生命在于不断地更上一层楼的追求！

1995 年，在鞠躬的努力下，中国人民解放军神经科学研究所在第四军医大学成立。有了这个良好平台，鞠躬的工作如鱼得水。鞠躬和同事们在哺乳动物脑下垂体前叶腺细胞周围发现了相当数量的神经，并经过十多年的研究，鞠躬提出了脑下垂体前叶受神经、体液双重调节的学说，打破了脑下垂体前叶不受神经直接调剂的半个世纪的定论。同时，鞠躬领导了脑对免疫系统调节的研究，并证明了催产素是一种免疫激素。

进入 21 世纪，鞠躬心系民生，又把研究方向转向了脊髓损伤修复。他和研究团队提出了脊髓挫伤早期神经外科干预的新手术概念，取得了突破性临床效果，全瘫患者治疗后全部恢复步行功能，伤后 4 ～ 14 天是最佳手术窗口，85%可用拐杖或手杖或无须支撑自由行走。

生命中不仅仅有科学研究

鞠躬是科学家，但他的生命中不仅仅有科学研究，还有着丰富的精神世界。

他是资深的音乐爱好者。1939 年时，巴金的哥哥、毕业于燕京大学英语教育专业的李尧林从天津来到上海，住在巴金家。酷爱音乐的李尧林，把鞠躬带入了音乐的殿堂。鞠躬是古典音乐迷，书架中有很大一部分塞满了交响乐及歌剧的 CD、DVD。小学时，他登台独唱“游子吟”；在湘雅时，他是学生合唱团的音乐指挥；在四医大时，他又是教授合唱团的指挥。至今，在学生的婚礼上，他偶尔还会献唱节奏优美的英语古典名曲祝福新人。

他是文学爱好者。自从鞠躬记事起，他家楼上一直住着一位特殊的客人——索非的挚友、著名的文学家巴金，在巴金和索非的影响下，鞠躬阅读了国内外大量的文学名著。尽管几经搬迁，鞠躬的书架上仍有上百本各类文学著作，从鲁迅、老舍，到茅盾、巴金；从托尔斯泰到普希金，从简·奥斯丁到玛格丽特·米歇尔，甚至还有马可·波罗游记和希腊神话故事。

他是摄影爱好者。2012 年中国科学院院士摄影展期间，鞠躬有 6 幅作品参展。他把科学家的严谨和艺术家的感性相结合，拍出了大量优美又有深刻含义的照片。

鞠躬总结自己时说道：我对自己的评论是无伟业，点燃一支蜡烛而已。坎坎坷坷一生，现在蜡炬已几乎成灰了。愿我国在医学科学领域有更多的世界性研究成果；愿我们世世代代青出于蓝胜于蓝。

（本文根据《百年潮》2006 年第 6 期刊载的《鞠躬尽瘁 无悔人生——访神经生物学家鞠躬院士》和《中国科学报》2018 年 4 月 23 日报道的《神经生物学家鞠躬的成长之路》等内容综合整理）

供稿：健康报社　高艳坤

显微外科的开拓者——杨东岳

人物简介

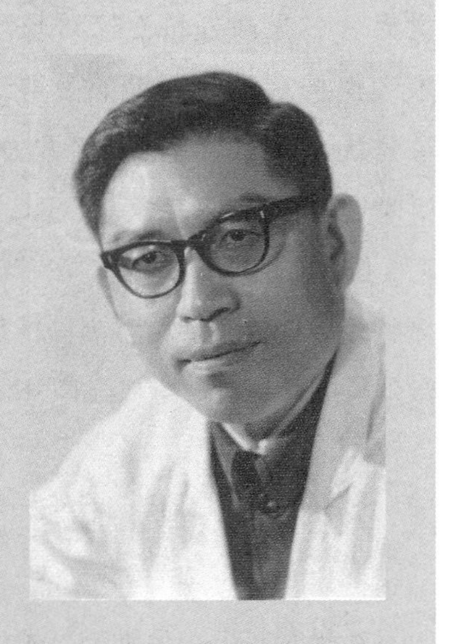

杨东岳（1929—1981 年），山东历城人。显微外科学家，手外科专家。中共党员。

曾任华山医院骨科副主任，骨科教研室及显微外科研究室副主任，卫生部医学科学委员会显微外科专题委员会委员，中华医学会理事及骨科学会常务委员，上海市第五届政协委员等。

致力于显微外科、手外科的临床、教学和研究工作。承担国内第一个手外科筹建及科研任务。完成世界首例游离足趾移植再造拇指术。与美国同期完成腹股沟皮瓣移植手术。完成世界首例带神经血管的异体关节移植术，对臂丛损伤开展手术检查。开展复合组织移植，实施世界首例血管神经、肌腱、骨、皮肤一次移植和带血管的骨皮瓣、骨膜一次移植手术成功。合著《显微外科学》等 8 部专著。发表学术论文 30 余篇。

获上海市教育战线先进工作者，上海市先进科技工作者，全国医药卫生科学大会先进个人等。“足趾移植手术”获全国科学大会重大贡献奖，“游离肌肉移植”获卫生部二等奖。

1973 年 3 月，北美断肢再植医师代表团访问上海。客人带来了世界显微外科的最新成就，以为定能“震惊”中国同行。当他们报告了 3 例游离足趾移植手术后，44 岁的上海第一医学院华山医院（现复旦大学附属华山医院）手外科主任杨东岳上台报告了 5 例七年前就成功的同样手术，且手术设计远超客人。客人惊讶的同时，向中国同行表示了热烈的祝贺。

1979 年，杨东岳受邀在美国旧金山召开的第 28 届国际外科学术会议上宣读了《游离足趾移植再造拇指和手指 100 例》论文，受到与会代表的高度称赞。世界著名显微外科专家丹尼尔当即宣布：“游离足趾移植手术是中国首创，这项工作杨东岳在世界上做得最多，成功率最高。”他创造的游离足趾移植手术被公认为再造拇指的最好方法。美国、英国、联邦德国、荷兰等国先后请他前去讲学。

除了游离足趾移植，在游离皮瓣手术、游离拇指移植、带血管和神经的同种异体膝关节移植、游离肌肉移植等领域，杨东岳也做了开创性的工作，被誉为中国显微外科的开拓者、世界显微外科开拓者之一。

刻苦学习　踏上医路

幼年时，杨东岳常和村子里的孩子们一起割草、抬庄稼、抬粪，从小就能够吃苦耐劳。上学后，他学习刻苦勤奋，成绩优异，连续跳级，克服种种困难，坚持读完了两年小学、四年中学。

1948 年，杨东岳中学毕业，正值山东解放，他考进了“华东白求恩医学院”（1949 年该校改为山东医学院）。大学五年期间他学习勤奋、成绩出众，1952 年被送到上海第一医学院高师班学习，1953 年回山东医学院任外科住院医师，一年后调任上海第一医学院（现复旦大学上海医学院）组织胚胎教研室助教，1955 年由于上海第一医学院附属第一医院（现复旦大学附属华山医院）外科工作的需要，调至医院外科任住院医师。其间，在上级医师的指导下，他到临床各科轮转学习并承担部分助教工作，提高了技术实践和独立工作能力，掌握了广泛的医学知识，为今后开展显微外科工作打下了扎实的基础。

1960年杨东岳晋升为主治医师，在李鸿儒院长的指导下，他开始负责筹建医院手外科。手外科当时在我国还是个空白，要在当时那样的情况下作出独创的贡献，其困难可想而知。但是，考虑到当时的中国必须要尽快地从落后的农业国发展为先进的工业国，国家亟须一批优秀的医生来保护好工人阶级的双手，共产党员杨东岳欣然接受了组织交予的这项任务。同时，他也认识到，学习国外先进的医疗技术固然重要，但不能总是跟随，他希望在手外科这个较新的医学领域有所成就与突破。

严谨求实 狠抓基础

杨东岳是一个有高尚志向的人，既有魄力，又有毅力。经过周密思考，他认为学科发展必须从基础做起，对于手外科，就必须从手的清创开始。为此，杨东岳结合临床实际及国内外资料，制定了严格的清创常规和检查制度，组织全科开展竞赛。他要求每位医生每次清创后都必须详细记录，每周开一次分析总结会，如果发生感染，集体讨论原因，让造成感染的医生自己去纠正，并提出改正措施。无论多资深，一旦发现患者的手指发炎，他都会生气地当着患者的面批评，因为他认为“医生不能因为碍于同事情面而损害患者的利益”。

功夫不负有心人，经过3年的努力，科室手部创伤感染率下降到2.5%，达到了世界领先水平（当时国际一般水平是5%～10%），《北京周报》英文版对外做了报道。

杨东岳的病例记录也都是珍贵的科研资料，他认为诊疗疾病只是医生一半的任务，另一半是要把病史详尽地、忠实地记录下来，进行科研分析。华山医院手外科从门诊到病房有一整套合乎科研要求的记录，仅门诊不同病种的记录本就有近30种。由于有了全面、正确的原始记录，为科研创造了十分有利的条件。第一例接受游离足趾移植再造拇指手术的患者，就是从大量病例记录中选择出来的。

抓清创、抓病史不光锤炼了基本功，而且培养了杨东岳严格的、实事求是的工作作风和科学态度。

厚积薄发　世界首创

1961 年 8 月，某工厂工人胡某在离心机旁操作时失慎，铲刀将左手腕割伤，血流如注，立即被送到华山医院，经检查，左手腕被机器切断 2/3，动脉、桡动脉，正中神经和尺神经十五根肌腱和骨头全部割断，按常规只有切除。但杨东岳知道对于劳动者来说，手是极其重要的。为此，他带领着他的手术组，经过十几个小时的奋战，通过一系列复杂的手术，终于保全了这只手。多年后，这只手的血液循环良好，功能也恢复得很好，这在当时的国内是一个创举，患者怀着激动的心情向报社写了信，《人民日报》《健康报》同时发表了相关文章。

就在人们热烈地祝贺杨东岳的时候，他思考的却是：怎样才能更快更好地发展手外科？

在医疗实践中，杨东岳接触到大量失去手指的劳动者，恳切希望医生能给他们再造一个能用的拇指。患者的期待鞭策着他，他决心以拇指再造为主攻课题，解除广大患者的痛苦。

拇指再造，这个选题既是广大群众翘首以待的福音，又是世界手外科的主要难题和尖端技术。近百年里，为了解决拇指再造问题，医学家们做过许多尝试，但都不理想，大多需做 5 ～ 6 次手术，整个疗程 6 个月以上，患者接受度低。在研究了大量的国内外资料之后，杨东岳决心走自己的创新道路。

一次，杨东岳偶然发现一位患者的第二足趾被其他足趾挤向了足背，却不影响行走。这个微若针尖的发现让长期思索拇指再造问题的他脑海中浮现出一个大胆的设想：能不能截取第二足趾来再造拇指？为此，他观察了几十个患者的行路功能，又随访了因伤残失去第二足趾的患者，观察到他们的走路并没有受到影响，大量的病例证明杨东岳的设想是可行的。这一设想很快地得到医院党委的支持，医院立即组成了“肢体移植研究小组”，由杨东岳任组长，崔之义、齐登科、李鸿儒 3 位教授专家作顾问。可是，从设想到现实还得经过漫长的道路，这是一个全新的篇章。力学上，要考虑对足弓的力学结构和行走的影响；解剖上，要考虑怎样截取足背动脉并与桡动脉吻接等；生理病理上，要考虑如何接通血管防止血凝，维持循环通畅以及神经生长等问题。

怎样解决这些难题呢？还是从基础做起。杨东岳曾在组织胚胎教研室工作了一年，有着良好的解剖基础，如今，有了方向，他又一头钻进解剖室，解剖了大量手足标本，掌握了第一手资料。

一次在翻阅国外文献时，他意识到微血管缝合是移植的关键问题。自此他悉心练习血管缝合技术，戴上眼镜式的老式手术放大镜在狗的身上，大白兔、小白鼠的耳朵上反复练习，即使是节假日也不休息，有时干脆就让小女儿帮着拿住从食堂里要回的猪肠的另一端练习。

在扎实的基础工作上，他又设计了各种手术方案，绘出了各种详细的草图，在动物体内试验、在尸体上反复验证。经过半年严格而紧张的准备，他终于决心将之应用于临床了。

1966 年 2 月 13 日，杨东岳和他的助手们走进了手术室，从容镇定，身旁放着一本手术方案，记载着从下第一刀到缝合最后一针的设计。虽然手术中碰到了种种问题，但由于做了充分准备，难题被一一化解。杨东岳和同事们缝合着相当于头发丝那样细的血管，抽紧着相当于四分之一头发丝那样细的尼龙线，一共只缝了十几针，却花了一两个小时。整台手术整整做了 22 个小时。

手术后第三周，拇指终于在手上动起来了，游离足趾移植再造拇指成功了！杨东岳终于开创了世界上拇指再造的新方法。紧接着，他又做了四例这样的手术，都取得了成功。

不断创新　赢得荣誉

荣誉面前，杨东岳想的还是：怎样才能缩短手术时间？

杨东岳悉心地整理了《手外科治疗常规》《周围神经损伤》等 30 多万字的材料。他还四处拜访了当年 5 位足移植患者，发现 5 位患者中有两位走路时脚疼，他设想：截取足趾时，如果足底一刀不切，只在足背上切一刀是否能解决脚疼的问题？他设想了各种手术方案，以寻找既能解决患者脚疼，又能缩短手术时间的最理想方案。在那些年间，没有实验室，一切研究靠自己。

他曾在日记中写道："病员和具有科学精神的医务工作者给了我积极的支持，于是，我决心将我初出茅庐的科学精神力量和为祖国献身的信念转入地下，像老一辈革命家那样继续研究。”

1972年，在患者的强烈要求下，上海第一医学院华山医院手外科终于恢复了。杨东岳心情激动地再登上了手术台，按照这些年不断完善的手术方案，足背上一刀就取下了足趾，手术的时间大大缩短了，患者下地时脚也不疼了！

此后，杨东岳和他的同事们连续7年做了100例手术，手术时间从原来的22小时缩短到6～8小时，成功率达94%。同样的手术，英国是3年后，美国是在7年后才分别获得成功的。

继首创“游离足趾再造拇指”之后，杨东岳于1973年3月与国外同期研究成功植皮的尖端游离皮瓣移植，实现了医学界近百年的梦想。

1973年5月19日，北美断肢再植代表团访问上海，发生了文章开头戏剧的一幕，也让中国的显微外科为世界所知。世界著名显微外科专家丹尼尔主编的《重建显微外科》一书中，多次提到杨东岳的工作。联邦德国著名的显微外科教授比墨尔把杨东岳当作他的老师，说他的足移植手术是在参观了杨东岳的工作后才开展的。杨东岳以他卓越的成就，被誉为世界显微外科的先驱者，为祖国赢得了荣誉。

第28届国际外科学术会议后，杨东岳应邀参观了旧金山和圣地亚哥的各医疗中心及显微外科研究室，并在加利福尼亚大学医学院做了学术报告，随后又应邀在全联邦德国显微外科学习班上讲学，并在全联邦德国显微外科学术会议和手外科会上做了学术报告，在慕尼黑、法兰克福、汉堡五大城市和蔡司光学仪器厂视察和做学术报告。1973—1974年，他曾随中国医学代表团赴墨西哥、智利、秘鲁、伊拉克四国访问，做学术报告。英国广播公司摄制组还专程前来上海拍摄杨东岳的手术演示，在英国电视台播放。

此后，他又相继开展了游离肋骨移植、游离神经血管蒂皮瓣移植、游离肌皮瓣移植及肢体病段切除再植等手术。1979年，他开展了复合组织移植，做成了世界上首例血管、神经、肌腱、骨、皮肤一次移植手术和带血管的骨皮瓣、骨膜一次移植手术。

杨东岳和助手们总结了30多篇论文，发表在国内外著名医学杂志上，参编著作8部，受到同行们的热烈赞赏。杨东岳的成果属于世界，他用智慧和双手推动了世界显微外科的发展。

培养人才　继往开来

游离足趾移植、游离皮瓣移植等手术的成功无疑是杨东岳的杰出成就，他的另一个也许更重要的成就是培养了一批显微外科人才。

显微外科是一门后起的尖端学科，直到20世纪60年代初期都仅停留在动物实验阶段，60年代后期在临床上开始有了较大的发展，但是仅在上海、北京、天津设立这一专业，与之对比的是巨大的需求。以当时的华山医院为例，登记患者2 800名，床位20张，这些患者需要等10余年才有住院治疗机会，许多患者千里迢迢赶来上海，不仅经济负担大，而且可能由于拖延了时间而无法救治。为此，杨东岳热切地希望建立手外科和显微外科医疗研究中心，为各地培养人才。

1981年，他的愿望实现了。华山医院接受卫生部委托，主办全国第一届显微外科学习班，全国有140名主治医师以上的医师参加学习，这个学习班是杨东岳应邀去联邦德国讲学、参观了蔡司光学仪器厂后，利用该厂的显微外科设备及外资来培养我国人才，这是一种创举。为了办好这个班，他从制订计划、编写教材、安排课程直至筹备实验动物和食品、课桌等都亲自落实。一次，他在搬运放映机时，右肩突然一阵剧痛，几乎要跌倒，拍片检查时发现竟然是骨肿瘤。但他不愿休息，依然每天坚持工作十五六个小时，直到他的课全部讲完，示教手术全部做完。上课时，右肩痛得他手发抖，粉笔都捏不住，他又用左手去捏粉笔继续在黑板上写与画。就在住院的那天上午，他还在做示教手术，手术后还坚持讲课。

4月25日，杨东岳手术前两天，他怀着激动的心情给组织写信道："我的病凶多吉少，如为凶，我将在残生中将党给我的知识用文字留下来，我多次出国看到不少新设备和新技术，我一直想把它们引进来，让更多的人掌握它们，让它们为祖国服务……我是多么渴望为祖国多出点儿力！但愿有这个机会……"字里行间浸透了他对祖国无限热爱，对事业无限忠诚。

手术后，杨东岳承受着癌症扩散带来的痛苦，每天仍关心科里的工作，以坚强的毅力在和病魔争夺时间。

1981年7月21日，凶狠的癌症无情地夺去了他的生命，这一年，他才52岁。

如今，杨东岳亲手开创的华山医院手外科有了长足的进步，他当年的助手、如今华山医院手外科主任顾玉东已成为该领域水平最高的医生之一。在顾玉东的带领下，一大批创新术式应运而生，造福万千百姓，华山医院手外科也因此走向了世界之巅。

国外的朋友也没有忘记他，1983 年 3 月，美国《整复》和《重建》杂志都刊登了文章，纪念杨东岳以他那短暂的生命为人类作出的杰出贡献。

供稿：复旦大学附属华山医院

现代泌尿外科巨擘——郭应禄

人物简介

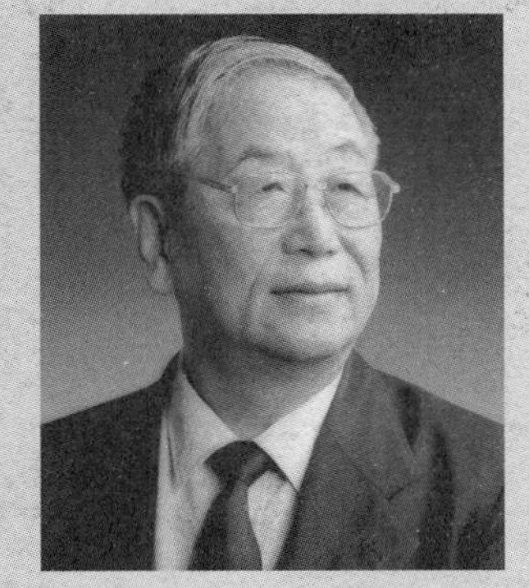

郭应禄（1930— ），出生于山西定襄，中国工程院院士，我国泌尿外科和男科学学科带头人。1956 年毕业于北京医学院医学系，1963 年于北京医学院泌尿外科专业研究生毕业。曾任北京大学第一医院副院长、北京大学泌尿外科研究所所长。

1982 年主持研制国内 ESWL 样机。20 世纪 80 年代主编第一部肾移植专著《肾移植》；我国腔内泌尿外科的奠基人，率先领导开展经尿道手术，经输尿管镜、皮肾镜和腹腔镜的微创手术，1991 年主编第一部《腔内泌尿外科学》，在国际上首先完整地、科学地提出腔内泌尿外科的定义和内容；2015 年完成经尿道柱状水囊前列腺扩开术治疗前列腺增生的系列研究；2016 年正式提出“无创微能量”医学。

1991 年创建腔内泌尿外科和 ESWL 学组，1995 年创建中华医学会男科学会并任主任委员。同年组建北京医科大学泌尿外科培训中心（2004 年改名为“北京大学泌尿外科医师培训学院”）并成立吴阶平泌尿外科医学基金会。1997 年启动“泌尿外科人才工程”，为全国培养泌尿外科专业骨干，2002 年启动“泌尿外科将才工程”，每年向境外发达国家和地区的著名医学院校派送数十人次以上主任级骨干做短期学习。2005 年创建中国医师协会泌尿外科医师分会并任会长，同年，由他创办和主持的北京大学第一医院男科中心开业。2007 年成立国家泌尿、男性生殖系肿瘤研究中心和卫生部泌尿、男性生殖系肿瘤医疗中心。

少年立大志 师生半世情

1930 年 5 月 4 日出生在山西省定襄县白村的郭应禄，少年时期是在战火频仍中度过的。他自幼失学，与母亲颠沛流离。

13 岁才开始上学的郭应禄，一进入知识的海洋便如饥似渴地奋勇直追，仅用 8 年就完成了别人 12 年的学习。生活中，身为天津第二医院外科主任的父亲，正直敬业，受人尊敬，郭应禄耳濡目染。1951 年高考时，他毫不犹豫报考了父亲的母校——北京大学医学院医学系。

1956 年北京大学医学院毕业时，优秀的郭应禄被留在了北大医院，还幸运地被分在了由吴阶平担任主任的系统外科。1959 年，他成为吴阶平院士最早培养的两名研究生之一。刚刚读研几个月，发生了一件事，令他刻骨铭心、受益终生。

有一次，吴阶平带着全体大夫大查房，当他查到郭应禄主管的患者床前时，听他报告完病例后，吴阶平亲自给患者查体，并问："什么诊断？"他说："左肾结核。"老师又问："发现什么阳性体征？"他说："没有。"吴阶平说："你再查查阴囊。"他一查，发现左侧附睾尾部有明显增大，质地较硬且呈不规则形状，是典型的附睾结核表现。"左边附睾结节，是附睾结核。"他一边回答一边担心挨老师骂。吴阶平只是点了点头，没有多说什么。查房结束后，吴阶平把他叫到办公室，看出了他的紧张不安，和蔼地让他坐下，说："以你的水平，完全可以查出患者的附睾病变，但你没去做，这不对！真正了解一个患者必须做全面检查，把所有情况综合到一起，才能做最后的诊断，确定恰当的治疗，取得好的治疗效果。患者对我们是健康所系、生命相托，医生的每个决定都直接关系着患者的安危和康复，来不得半点疏忽，你要牢记。"

郭应禄从内心感谢恩师的教导，几句话讲出了医患关系的根本所在和由此而来的重大责任。郭应禄说，恩师不仅是自己学业的导师，更是人生的导师。

郭应禄与吴阶平老师的师生情缘是超越平凡的。从一名被吴阶平老师领进泌尿外科殿堂的后生小辈，到成为老师的左膀右臂，到师生携手为中国泌尿外科发展共谋大业，再到后来成为中国泌尿外科新一代的领军人物，郭应禄和吴阶平这段师生情缘早已融入了中国泌尿外科的发展史，成为不可分割的重要部分被载入史册。

开拓勇追赶 创新求发展

20世纪80年代，全球医疗技术日新月异，现代泌尿外科一举成为临床技术革新的领跑者。

一直扎根于临床的郭应禄，在新技术的道路上脱颖而出，填补了多项空白，而且凭借深厚的临床功力和创新能力，一项项从外国引进的新技术，在他手中焕发出属于中国的生命力。

在2015年8月举行的中国器官移植大会上，郭应禄获中国器官移植杰出贡献奖。他1958年开始研究肾移植，1960年参与国内首例肾移植手术，1984年编写了国内第一部有临床应用价值的《肾移植》专著。至今，他的两名患者，还保持着国内肾移植术后生存时间最长的纪录。

20世纪80年代，郭应禄致力于腔内泌尿外科学在中国的建立和发展，在国内率先开展了经尿道手术，经皮肾镜、输尿管镜、腹腔镜手术和前列腺增生的热疗技术以及激光、支架等多项新技术，是我国腔内泌尿外科的奠基人，并于1991年主编了第一部《腔内泌尿外科学》，在国际上首先完整、科学地提出腔内泌尿外科的定义和内容。1995年，他提出腔内热疗3个温度段的概念，澄清了国际上的模糊概念，提高了相关技术的疗效和安全性。

1981年，他参加美国泌尿外科年会，一篇体外碎石的摘要引起他的注意。回国后，他马上投入研究体外冲击波碎石技术，1982年在有关院所的配合下共同研制和开发了我国第一台国产碎石机，1984年应用于临床。

在那个年代，德国碎石机国际领先，碎石技术也最成熟。1987年7月，郭应禄参加中德远程学术交流，对方是德国泌尿外科学会主席等人，双方通过电子大屏幕进行对话。进入病例讨论的阶段，郭应禄拿出了一张X光片，问道："我这里有一张片子，请问你们的治疗意见？"德国专家一看便十分肯定地说："第一，开刀；第二，输尿管镜进去，超声碎石。但是最好开刀，这块石头太大。"这张片子显示结石正好在输尿管中下段，这个位置被髂骨阻挡成为盲点，在当时是个世界难题，体外碎石机也无能为力。

"我们用体外冲击波碎石。"郭应禄说完拿出第二张片子，结石碎了，再拿出第三张，结石没有了。在德国教授们惊讶的表情中，郭应禄把右手一翻说："很简单，翻过来，采用俯卧位治疗。"德国专家恍然大悟，体位改变后，冲击波就不会被髂骨阻挡而顺利击碎结石。会场一下热闹起来，变成了郭应禄专场。

同年的德国年会上，郭应禄带着首创的《俯卧位行体外冲击波碎石治疗输尿管中下段结石》，站在了讲台上。从此，中国碎石技术得到了国际认可，也为全世界无数病患免去了开刀之苦。

在30年后的今天，郭应禄依然在进一步研究不同能量冲击波的生物学效应，扩大医用冲击波的应用范畴，让杀人武器"冲击波"真正成为为人民服务的工具。郭应禄带领团队在低能量冲击波对人类多系统疾病的治疗和康复方面做了有益的探索并取得了可喜的成果，随着研究的深入，概念也不断变得清晰。郭应禄认为，这将是一个颠覆传统医疗和康复概念的全新医学领域，是"第三次生命科学革命"。

2016年，郭应禄正式命名"无创微能量医学"，为了加大力度围绕基础研究、临床应用、研发设备三个方面开展工作，2016年，郭应禄发起成立了无创微能量医学研究院（非营利性科研组织），以及无创微能量医学研究会（功能如同学会）。

2019年8月，郭应禄无创微能量医学研究院临床基地正式落户四川达州。

郭应禄说："我国的科学家在生命科学的前两次革命，即分子生物学和细胞学、基因组学中一直处于追赶地位，如今第三次革命到来，大家站在同一起跑线上，我们将有机会成为'引领'者。无创微能量医学值得大家重视，是未来修复器官功能的希望。以我们现有的发展基础和水平，有能力参与其中并大有可为。"

学科欲超越　放眼全世界

郭应禄将我国泌尿外科的发展分为三个阶段：在困难的条件下起步，在改革开放的形势下成长，在创新跨越中发展。

1949 年，新中国泌尿外科事业从北大医院外科病房的三张病床开始起步，吴阶平确立了三个目标：成立全国性的专业学会，出版全国性专科杂志，成立泌尿外科研究所，从而全面、系统地推动我国泌尿外科医学事业的发展。

北京大学泌尿外科研究所的成立是第二阶段的起点，中国泌尿外科高速发展的序幕就此拉开。1978 年，卫生部要成立全国第一个泌尿外科研究所，还是一名年轻主治医师的郭应禄得到消息，敏感地感觉到“北医不能错过这个机会”。到处奔走争取，与当时已调离北京大学医学院，在筹备北京第二医科大学（现首都医科大学）的吴阶平一起，师徒二人最终为北京医科大学泌尿外科争得了这一难得的发展机会。

担任第一任所长的吴阶平要求研究所“立足北医，放眼全国”。同样具备战略眼光和素质的郭应禄在今后几十年中，不仅帮吴阶平实现了这个目标，还把研究所推到了“立足中国，放眼世界”的全新高度。

多年后，北京大学泌尿外科研究所逐渐形成包括病理、生化、化学、免疫、男科学、分子生物学研究室在内的国际上学科最全、规模最大的泌尿外科研究所，成为集“医疗、教学、科研、预防”为一体的国内首个专业基地，并始终处于新中国泌尿外科事业的领导地位。

1989 年，原国家教委在全国医学领域共设了 59 个“重点科学点”，北医泌尿外科研究所是跻身其间的本专业唯一的重点学科。郭应禄常说：一花独放不是春，百花齐放春满园。在他不懈的努力促进下，20 多年后，泌尿外科的国家重点学科从 1 个发展到了 8 个，分布在天津、上海、西安、武汉等地。郭应禄在中国泌尿外科发展纲要中明确提出：到 20 世纪末我国泌尿外科重点学科应发展至 50 个左右。

1992 年，为满足腔内泌尿外科的发展需要，郭应禄领导创建了腔内泌尿外科和 ESWL 学组，创刊《腔内泌尿外科杂志》。

为了男科学研究的健康发展和广大男科患者的需要，年过七旬的郭应禄多方奔走，积极筹建，于 2005 年成立了北京大学第一医院男科中心，已成为目前国内、国际规模最大，设备最好的男科医、教、研、防基地。

1998 年，在上海召开的全国泌尿外科年会上，郭应禄第一次提出我国泌尿外科

20年奋斗目标：力争在2020年达到国际水平。

2011年10月，在中华医学会泌尿外科学分会成立30周年庆典活动上，郭应禄宣布：经过全国所有泌尿外科医生30年的努力，我国泌尿外科无论从规模上还是水平上，已经在2010年实现了达到国际先进水平的目标，比预想提前了10年。

郭应禄清楚地看到，我国幅员辽阔，各地区间泌尿外科发展极不平衡。2004年在重庆举行的全国学术会议上，他把眼光放到了更远的地方——百年奋斗目标：在21世纪末实现亚洲领先、世界一流。这是对全国整体水平的一个期待，如今全中国的泌尿外科医生都在努力去实现这个“中国梦”。

育天下英才　结世界之盟

人才是事业之根本。30年来，郭应禄布局全国的人才战略，实施了完美战术打法，为泌尿外科事业快速发展起到了关键作用。

改革开放初期，人才汹涌外流，再加上人才断层，人才青黄不接。20世纪80年代末，担任北大医院副院长兼泌尿外科研究所副所长的郭应禄一心想改变现状。他至今记得，当年《吴阶平泌尿外科学》定稿会在烟台举行时，一天晚上，吴阶平和郭应禄师徒二人为此讨论到深夜一两点。

1994年，第一届“吴杨奖”（吴阶平医学研究奖、保罗·杨森药学研究奖）在杭州颁奖。郭应禄将美国默沙东制药公司的代表引荐给吴阶平。双方当场决定，默沙东资助中国的泌尿外科医生培训。1995年，北京大学泌尿外科培训中心正式成立（2004年更名为北京大学泌尿外科医师培训学院），吴阶平担任中心名誉主席，郭应禄担任中心主任，负责全国泌尿外科医师的培训工作与实施——一个承载着时代责任感的巨型人才“航空母舰”起航了。

郭应禄联同当时全国的泌尿外科权威专家，成立了10人专家委员会，负责编写教材、设计课程、亲自授课。1997年，培训中心正式启动“人才工程”，每年一到两期长期培训班，每期6～9个月，为全国各地培养泌尿外科学科带头人和业务骨干。1999年，培训中心与中国教育电视台合作开设“医生课堂”，聘请专家进行泌尿外科（含男科学）系列讲座，每年进行52期，每期半小时，对基层专业医生全面普及教育。到2002年，“人才工程”使80%的泌尿外科医师接受了医学继续教育。

郭应禄决定要培养“领军人才”，提出了“将才工程”的设想，用“走出去，请进来”的方法培养创新型科技人才队伍的领军人物。2001年6月5日，郭应禄亲赴南加利福尼亚大学泌尿外科，与对方达成共识，确定了培训计划。

2002年“将才工程”境外培训班从中国台湾地区拉开序幕，之后以美国为主要培训基地，扩展到新加坡、法国、韩国和日本。“将才工程”13年来一共开展了27期，惠及全中国泌尿外科医生，培训了千余名来自全国各地泌尿外科学界的顶尖学者和专业骨干。中国的医生们得以在美国医院临床一线观摩查房、参与病例讨论、进入手术室观摩，他们的刻苦精神也赢得了美国泌尿外科学界的认可和尊重。

1992年，郭应禄和当时的台湾阳明大学校长、泌尿外科专家张心湜开了两岸医学交流之先河，又共同发起举办全球华人泌尿外科学术会议，囊括了两岸三地和海外的泌尿外科华人医学精英。2000年8月，郭应禄提出“要在全世界泌尿外科医师瞩目的美国泌尿外科年会上开辟华语会场”的设想。6年后，这个设想成为现实——2006年，美国泌尿外科年会（AUA）上正式设立华语会场，为期一天，至今成为AUA年会的固定会场，标志着中国泌尿外科在国际上已占有一席之地。

在一位国内企业家的捐助下，2010年10月18日，“北京郭应禄泌尿外科发展基金会”成立，以“惠民”为重点方向，用于支持一些难以获得资源的贫困人员、经济欠发达地区，以及一些实用技术研发等，包括援助贫困医学生、人才培养、推广泌尿外科的惠民新技术、援助贫困地区老年患者等。2015年，基金会设立“郭应禄泌尿外科青年医师奖”，委托中华医学会泌尿外科学分会进行评选，每年奖励4名优秀的45岁以下青年医生，鼓励年轻医生创新。

现如今，已年近九旬的郭应禄，仍然不忘对年轻医生的培养。2019年，《郭应禄传》一书正式出版，郭应禄自己出资，给远在西藏自治区的每位泌尿科医生捐赠了一部。

一生浴清风 仁术济苍生

“我首先是个大夫”。行医60年，他从未离开过临床，一切以患者的利益为重是他的一个准则。

多年来，郭应禄完成了肾上腺手术300余例，其中嗜铬细胞瘤100余例，无死亡，也未发生严重并发症，无论是手术例数还是术后效果均居国际领先水平。

2007年某一天晚上8点多，他接到一个电话：“郭大夫，您还记得吗？20多年前的这个时候，您还在台上给我做手术呢，现在我们全家就坐在电话前，我们全家感谢您！”

这是20多年前一台几乎没有希望的肾移植手术，在郭应禄手里创造了奇迹，不仅成功了，而且成为我国肾移植术后存活时间最长的病例之一。郭应禄说：“我们只是做了我们该做的事情，但患者却对此念念不忘。现在有一种倾向，总是把医生和患者的利益对立起来，我对此不赞同，我认为医生、患者的利益从来都是一致的，是站在同一战线携手共同与疾病做斗争的战友。要把患者当成是我们的亲人，要全心全意为他们服务。”

郭应禄认为医生不要只把眼光放在“高精尖”技术上，他经常说的一句话是：“不管是阳春白雪还是下里巴人，对患者最有利的治疗方法就是好疗法，相信实际效果，相信惠民结果。”

2010年前后，山东省平度市的一名即将退休的基层医生姜汉胜找到郭应禄，倾诉了自己的一项小技术多年后继无人，技术面临废止的苦恼。而这项技术在他的临床探索中已取得较好的效果，但不能科学地解释其治疗原理，操作也不规范，随意性极大。

郭应禄以他丰富的经验和敏锐的头脑，意识到这个治疗男性前列腺增生的经尿道前列腺扩开术是一个非常有价值的治疗技术，正是转化医学所要解决的问题，值得进一步深入研究。

在中国医药卫生事业发展基金会的资金支持下，郭应禄领衔对这一治疗技术进行了系列研究，终于确定经尿道前列腺扩开术是一种安全、有效、简易、经济的好方法。这个手术不用开刀，不需要高级设备，操作技术容易掌握，易于在基层医院推广，可使更多做不起手术、吃不起药的老年男性得到有效治疗。通过北京郭应禄医学基金会的慈善项目，服务基层群众，用习近平总书记倡导的“颠覆性创新”，造福基层老百姓。2015 年，《经尿道柱状水囊扩开术》一书正式出版。

19 世纪美国最伟大的浪漫主义诗人朗费罗说过：成功之道无他，唯悉力从事你的工作，而不存沽名钓誉之心。

郭应禄至今依然在用实际行动践行着这句话。

（本文原载于 2016 年 2 月 29 日《中国科学报》）

供稿：独立医学人文记者、旅欧作家　戴志悦

首创中国特色癌症医学——汤钊猷

人物简介

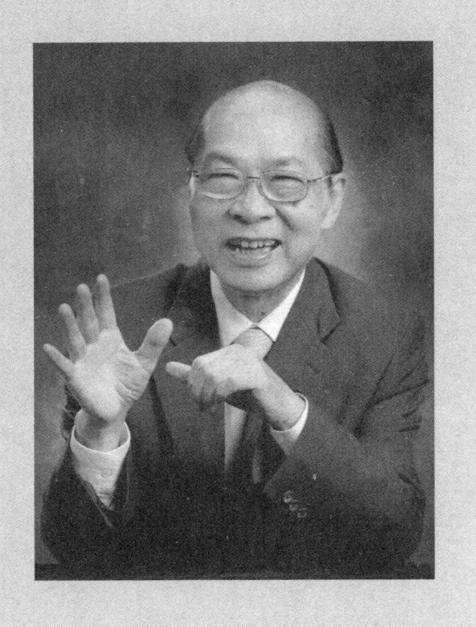

汤钊猷（1930— ），1954年于上海第一医学院（现复旦大学上海医学院）医学系本科毕业，留任附属中山医院外科。1969年由血管外科改行领导中山医院肝癌研究达50年。复旦大学肝癌研究所荣誉所长，中山医院终身教授，中国工程院院士，美国外科协会和日本外科学会名誉会员。曾任上海医科大学校长、国际抗癌联盟理事、原国家教委科技委副主任、中国工程院医药卫生学部主任、中华医学会副会长和中国抗癌协会肝癌专业委员会主委。因肝癌早诊早治研究获国家科技进步奖一等奖和美国纽约癌症研究所“早治早愈”金牌。因肝癌转移模型系统的建立与应用获第二个国家科技进步奖一等奖。还获何梁何利基金科学与技术进步奖、中国工程科技奖、吴阶平医学奖和陈嘉庚科学奖。两次任国际癌症大会肝癌会议主席，组办7次上海国际肝癌肝炎会议并任主席。出版多部关于控癌思想和创中国新医学的科普书。获全国五一劳动奖章和“白求恩奖章”。1987年获邓小平同志接见，并出席中国共产党第十三届全国代表大会。

2020 年是汤钊猷进入医学领域的 70 年，成为中国共产党党员的 60 年，从事肝癌研究的 50 年，在国际学术界占有一席之地的 40 年。所有这些，都和中国共产党的发展密切相关。从未留过洋的汤钊猷，2005 年不知情地当选为美国外科协会名誉会员。这个有 125 年历史最知名的外科协会，此前全球只有 67 位名誉会员，中国仅两位（另一位在香港特区）。他之所以在国际上占有一席之地，和他作为一名中国共产党党员医生的理念不无联系。他认为：医生的低水平人生目标，是用已知的医学理论技术治病，这需要学习引进；中水平的目标，是用创新提高疗效，这需要开展研究；而高水平目标，是用中国特色医学贡献世界，这需要新思维。汤钊猷正是这样身体力行的。

做一名合格的医生

1949 年进入上海第一医学院的汤钊猷，深感由于中国共产党领导下新中国的成立，才使他圆了做医生的人生梦。于是暗下决心“努力工作，报效国家”。

从做实习医生开始，他便借高班同学的书一本一本地看，把临床实习所见做成卡片。那时他白天连续参加手术，晚上问病史、写病史直到深夜。他所写的病史，被医院认为是模范病史。后来搞血管外科研究的档案，也被认为是医院最好的科研档案。周日查房后便到上海医学会图书馆看杂志，直至闭馆。为了使医学知识更为全面，他用了 6 年时间，写成 30 万字的科普读物《发展中的现代医学》。可惜在上海科学技术出版社搁置了 15 年而未能出版。

1968 年，他服从党的需要，由血管外科改行从事癌症临床。那时肝癌临床的情景可用 6 个字来概括——走进来，抬出去。短则几天、几周，长则几个月患者便死亡。他晚上便到图书馆看文献直至闭馆，但一无所获。他终于悟到患者预后差主要是发现太晚，他们看到不少患者来自江苏启东，于是去调研。那时刚好外国学者发现验血中甲胎蛋白可诊断肝癌，然而国外的研究却否定了甲胎蛋白的早期诊断价值。

汤钊猷和他的团队通过多年手术验证，解决了单纯用验血中甲胎蛋白诊断早期无症状小肝癌的难题；又通过多年手术探索，证明局部切除代替肝叶切除既可切除小肝癌又不冒很大的手术风险；再通过几年随访，证实小肝癌切除后无症状复发的再切除可进一步提高疗效。

20 世纪五六十年代的中山医院，肝癌患者 5 年生存率只有 2.8%，而 1998—2009 年的 5 年生存率提高到 44.0%，这个提高主要是由于小肝癌切除的比例由 0.9% 增加到 50.9% 的缘故。1971 年，美国最大的癌症中心一位学者报道，全球 1905—1970 年只收集到 45 位生存 5 年的肝癌患者，而肝癌所随访至 2012 年便有 2 613 位肝癌患者生存 5 年。小肝癌研究导致疗效的大幅提高，肝癌也从“不治之症”变为“部分可治之症”。他们为此获得国家科技进步奖一等奖。直至今天，美国和意大利的大系列肝癌统计都一致认为，肝癌预后的改善主要得益于早诊早治。

然而，临床上每天遇到的仍然是大量无法切除的大肝癌。汤钊猷想，之所以不能切除是因为“大”，从哲学角度，小可变大，大也可变小。由于从国外引进了裸鼠，他在国内最早建成裸鼠人肝癌模型，从而可用裸鼠模型研究综合治疗，终于发现“1+1+1>3”，找到了使大肝癌缩小的办法，解决了“不能切除肝癌的缩小后切除”的问题，使这些无治愈希望的肝癌患者的 5 年生存率出现了零的突破。他们为此又获得一个国家科技进步奖。

“不断提高疗效”是汤钊猷的终生奋斗目标。尽管肝癌看来已经完全切除，但很多患者不久又出现肿瘤复发而死亡。为了进一步解决肝癌根治性治疗后癌复发转移的问题，自 20 世纪 90 年代开始，他又将整个研究所的研究方向改为研究癌转移的世界难题。于是一切又得从头做起。他们又通过十几年的努力，建成了世界上至今尚无的高转移人肝癌模型系统。汤钊猷的小组用这个模型系统筛选了多种抗转移制剂，其中干扰素已证明在临床上对预防转移有一定作用。汤钊猷等因此获得第二个国家科技进步奖一等奖。

中国特色医学之梦

能以第一作者两次获得国家科技进步奖一等奖，应该可以画上句号了。然而从医半个多世纪的他，看到医疗费与日俱增，而临床上仍存在大量问题，他在想，既然已有中国特色的政治，有中国特色的经济，那么有没有中国特色的医学呢？自 2011 年起，汤钊猷便在多个会议上做《发展有中国特色的医学》的报告，认为这是在 21 世纪随着中国崛起所带来的历史使命。而中国特色需要有“中国元素”，他以为中国元素的核心是：符合国情和中国思维。国情是“中国将长期处于社会主义初级阶段，需要上百年的时间”，为此在研究高精尖新的同时，要发展多快好省能惠及全民的办法；此外，中国思维也需要发掘我国几千年优秀传统文化的精髓。2011年1月10日文汇报头版头条刊登了汤钊猷题为“融汇东西方思维精髓，走中国特色创新之路”的文章。耄耋之年的他，先后出版了《医学“软件”》《消灭与改造并举——院士抗癌新视点》等控癌三部曲，《西学中，创中国新医学》等高级科普书。

他还带领博士生探索与癌症斗争的新路。因为他观察到一些手术后的患者通过坚持游泳或买菜（走路），竟长期生存而没有出现复发。这种简便易行的举措，是否有科学依据呢？不久，他的一位博士生通过实验研究证明，适度游泳可延长患有肝癌裸鼠的寿命，其机理是游泳使一种神经递质“多巴胺”增高，多巴胺除有直接抑制肿瘤作用外，还可提高机体的免疫功能。他深知，发展有中国特色的医学需要几代人的努力，但作为医生的高水平目标，他坚信这个目标一定能够达到。

严谨进取，走向世界

汤钊猷的座右铭是“严谨进取，放眼世界”。他说“严谨”得益于我国普外科的奠基人沈克非，因为他的第一篇论文是请沈克非修改的，结果通篇红字，几乎没有一句是完全对的，但这却使汤钊猷终身受益。“进取”包含创新，得益于外科前辈崔之义，他首创用真丝人造血管。“严谨进取”成为他不断前进的基础。随着1978年的改革开放，“放眼世界”变成了“走向世界”。1978年汤钊猷出席在阿根廷召开的国际癌症大会，其中肝癌会议只请了国际著名的6位专家做报告，其中并没有中国。汤钊猷的小肝癌研究，硬是想办法“挤进去”做了发言，结果惊动了整个会场，台上报告的专家竟主动邀请汤钊猷吃饭。两年后，汤钊猷已成为最重要的国际肝病会议的主席团成员。没有留过洋的汤钊猷成了国际最知名的肝癌研究学者之一。他曾90余次应邀在各种国际学术会议做特邀演讲；成为现代肝病学奠基人汉斯·珀波（Hans Popper）主编的《肝脏病进展》撰写文章的我国首位学者；汉斯·珀波还在汤钊猷主编的英文版《亚临床肝癌》写前言，称“亚临床肝癌的概念是人类认识和治疗肝癌的重大进展”；汤钊猷主办的7届“上海国际肝癌肝炎会议”，成为亚太区最有代表性的肝病会议；他曾代表我国当选为国际抗癌联盟理事；当选为美国外科协会名誉会员、日本外科学会名誉会员（全球累计共 19 人）；连续三版为国际抗癌联盟主编的《临床肿瘤学手册》撰写肝癌章，等等。

肝移植创始人 Thomas Starzl 在肝癌所 40 周年所庆时给汤钊猷来信说："我一直想知道在 40 年间您是如何在癌症研究中取得如此大的成就，您所站的高地，就是医学领域的奥林匹斯山。在这座山下有很多人，他们包括生命在内的一切都是您给予的。在美国外科协会的外籍名誉会员中，没有任何一位可以比您更值得获此荣誉。您的工作在流逝的时光中刻下印记，永远为人们所铭记。"

逆向思维，实践检验

"发展是硬道理"，对医生而言，"不断提高疗效是硬道理"。回顾从医的一生，汤钊猷表示，自己早年重视硬实力建设，如饥似渴学习外科理论和技术；到了六七十岁，越发感到软实力建设不可或缺，它与硬实力相辅相成。对于软实力，汤钊猷强调"逆向思维"和"实践检验"这两条。

他以为"逆向思维"不是否定一切，而是一分为二地看问题，任何事物都有其正面和负面。肝癌早诊早治的成功，逆向思维起了重要作用，如果不怀疑过去认为"肝癌是急转直下的绝症"，就不会另找出路。他们的第二个国家科技进步奖一等奖也是逆向思维的结果，因为 1889 年 Paget 对癌转移提出"种子与土壤学说"以来，人们只强调种子需要合适的土壤才能生长，而忽略了不同的土壤也能影响种子的性能。汤钊猷和他的小组，正是通过改变土壤，才培育出不同性能的转移模型。

汤钊猷晚年还领导一个小组研究各种消灭肿瘤疗法的负面问题，研究发现所有消灭肿瘤疗法，都可促进未被消灭的残余肿瘤的转移。他说，研究这个课题的目的不是"拆台"，而是"补台"，不是去否定这些疗法，而是寻找这些疗法的负面问题，并加以干预，这样才能进一步提高疗效。于是他出版了《消灭与改造并举——院士抗癌新视点》。要达到提高疗效的目的，还需要"实践检验"，他的一生十分重视"实践是检验真理的标准"。您说甲胎蛋白阳性就可能是肝癌，这就需要用手术（实践）去验证；您说小肝癌局部切除可以代替肝叶切除，就需要通过多年的随访去验证。汤钊猷的小组也通过实践证明最新的分子靶向治疗也非完美无缺，它同样可促进未被杀灭肿瘤的转移。

医教研普，全面兼顾

也许大家以为汤钊猷只会开刀，这也不假，他一生参加过不少“大刀”，最长的达24小时。然而在教书育人方面，他也不落后于人，他培养的博士生中，已有4人的博士论文被评为全国优秀博士论文，在临床博士导师中名列前茅。科研方面，2014年中国高被引学者榜单，医学前10位中，汤钊猷位居第二。他还是科普积极分子，就他所从事的研究，写了近百篇科普文章和多本科普书，如《肝癌漫话》已收录在中国科普佳作精选中。他以为，科普是实现中国梦的重要基石，医学科学工作者兼搞科普责无旁贷。

身心动静，享受人生

2013年，有人看到刚出版的《汤钊猷三代影选》，翻开第一页就有一句话：“人的一生，既要奉献，又要享受。从奉献中享受，我一生最大的享受就是看到治好的患者；从生活中享受，天伦之乐便是其一。”

他父亲早年留美学经济，但生不逢时，一生只做了教员。母亲早年是妇儿科医生，后来便忙于养儿育女，老人早已过世。汤钊猷的小家只有5口人，妻子是大学同窗，内科医生，参加过西医学习中医，是名副其实的中西医结合医生，曾传奇性治好一些疑难杂症，事业心很强，所以只要了一个小孩。儿子认为医生没有家庭生活，所以不读医，从事电脑软件工作，定居美国30年，也只要了一个小孩，孙子同样做电脑工作。但是汤钊猷还是找出时间推动家庭的聚会，从他出版的《汤钊猷摄影小品》《汤钊猷摄影随想》《汤钊猷三代影选》等5本影集，就可看到这个小家庭曾经相聚在西藏的布达拉宫和新疆的天山。

耄耋之年，他仍每天到办公室，还带博士生。他所有演讲的幻灯片（PPT）都是亲自动手制作。他以为“保持身心的动与静”是保持健康的关键。80岁后平均1～2年出版一本书，这是动脑；隔天游泳400米，这是动身体；每天保证8小时睡眠，这是静，但他以为心胸坦然更为重要。

没有中国共产党，就没有自己事业的成功

抗日战争年代在澳门，少年时期的汤钊猷每天上学都会看到不少饿死的人，那时连葡萄牙的小孩也敢欺负中国的大人。抗战胜利后他来到上海，马路上只见“酱”和“当”（典当）两个大字，这使他越发意识到，要改变“民不聊生”“落后挨打”的局面，就要“奋发图强，振兴中华”。

1960年，他光荣加入中国共产党，这使汤钊猷的人生道路从此有了正确的方向。对于汤钊猷来说，虽然一生取得不少成就，然而归根结底，没有共产党建立新中国，他就无法圆自己的医生梦；没有共产党领导的中国崛起，他所领导的肝癌研究就难以发展，他的团队已从最早的“七八条枪”发展到今天的百人团队；没有中国共产党领导的中国强起来，他也难以在国际学术界占有一席之地。

供稿：复旦大学新闻中心　孙国根

中国骨髓移植第一人——陆道培

人物简介

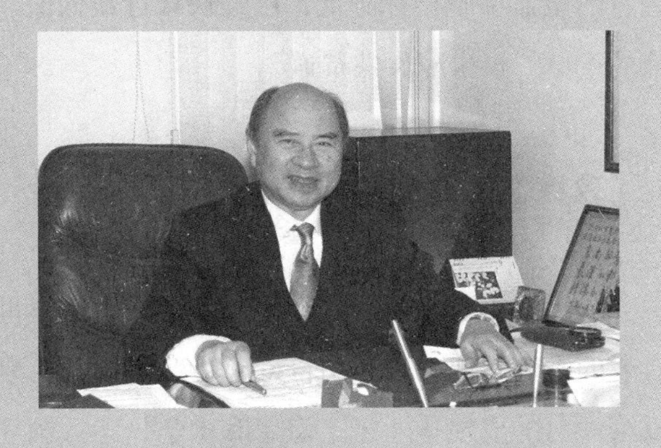

陆道培（1931— ），浙江省宁波市人，中国工程院院士，我国血液病学家和造血干细胞移植专家，中华医学会血液分会名誉主任委员，中华造血干细胞合作组发起人，北京大学人民医院血液病研究所创始人。

作为中国骨髓移植第一人，在骨髓移植和白血病治疗领域做出一系列探索：率先在亚洲成功开展同基因骨髓移植；率先在国内成功植活异基因骨髓；率先在国内成功完成ABO主要血型不相合的骨髓移植；率先证明硫化砷对某些白血病疗效卓著；率先在国内指导建立脐带血造血干细胞库。发表文章400余篇，主编专著4部，参编19部。荣获国家科学技术进步二等奖、中华医学会科技进步奖二等奖、北京市科技进步奖一等奖、何梁何利基金奖和陈嘉庚奖等多项重大奖项。2016年获得中国抗癌协会颁发的“终身成就奖”和国际CIBMTR颁发的“杰出服务贡献奖”。

1963 年年底，北京的冬天，寒风料峭。

一位包裹严实捂着大口罩的 22 岁青年女子被平车推进了人民医院，径直来到内科血液组，找到陆道培医生。

女子摘下口罩露出苍白的面孔，虚弱地说："陆大夫，我是几年前在咱们内科实习的护士，我得了再障，我们那边的医院说太重了，治不了了。您一定要救救我！"

陆道培一边安慰着她，一边细看家人递过来的化验单，也不禁倒吸一口冷气。患者的全血细胞指标降低，已经快接近最低值。她得的是当时老百姓谈之色变的血液病——"再生障碍性贫血"。

攻克血液病的初心

陆道培 1931 年 10 月出生于上海一个医学世家。祖上世代是医生，父亲是当地有名的中医，他自幼耳濡目染，将治病救人视为职业中的最高选择。17 岁那年，他以第一名的成绩毕业于上海肇和中学，考入国立同济大学医学院。年轻的陆道培在医学殿堂中如饥似渴地汲取知识。

大学毕业，他服从中央卫生部统一分配来到中央人民医院（现北京大学人民医院）内科工作，从此结下 60 余载的"人民"情缘。

陆道培来到内科担任住院医师、住院总医师。在做住院医师时期先后熟读了哈氏内科、心脏病、肾脏病、内分泌、热带病学等专著，内科系统疾病在脑海中逐渐融会贯通，临床遇到的疑难病、罕见病，也都能认真缜密地判断，从不疏漏。

与此同时，国家号召发扬祖国医学遗产，提出"中西医团结"的政策。医院聘请中医大家徐衡之并成立中医办公室开展中西医结合治疗，治愈了许多疑难病症，其中包括当时被认为不治之症的"再生障碍性贫血"和"白血病"都取得不同程度的疗效。

这让在中医世家成长起来的陆道培大为感兴趣。他经常与徐衡之交流中西医结合治疗内科系统疾病，尤其是血液系统疾病的思路与方法，让他深受启发，并对血液病学产生了浓厚的兴趣。

1956 年，匈牙利血液专家 Olga Gvesti 来到人民医院内科工作。Gvesti 不仅在出血性疾病和凝血研究方面有突出成就，而且对其他血液病及血液形态学也有很深造诣。陆道培立刻找到医院院长、内科主任钟惠澜，申请跟随 Gvesti 医生学习。

1957 年，人民医院正式成立了中西医结合的内科血液病专业组。Gvesti 医生任专家顾问，徐衡之任中医顾问，陆道培任住院医师。一张桌子、一台显微镜，12 张内科病房的非固定床位，就是专业组的全部家当。

除诊治血液病患者外，陆道培还要兼管内科住院患者，制剂自己配，血液病涉及的血液形态与凝血检查的化验都要自己做，甚至试管都要自己动手刷。

陆道培不仅对血液病从临床到实验、从中医治疗到西医治疗都有了系统的认识，而且对各项检测方法做了重要的改进，特别对凝血酶原与抗凝血酶Ⅲ的计算方法做了创新性的改动。

1958 年，罗马尼亚血液免疫专家 Noemi Pascal 来到医院内科工作，陆道培又主动申请到急诊科轮转。晚上在急诊值夜班，白天跟随专家出门诊、做实验、查阅书籍文献。Pascal 医生同时在中苏友谊医院任职，陆道培经常乘公交车往返于友谊医院和人民医院，从未中断学习。

在对血液系统疾病的了解越发深入之后，年轻的陆道培暗下决心："有生之年我一定要攻克血液病！"

他使用中药、抗生素配合泼尼松合并丙酸睾酮及大剂量维生素 B_{12} 治疗，疗效明显，不少重症再生障碍性贫血被成功治愈。人民医院内科血液组名声大震，很多再生障碍性贫血患者慕名而来。但仍然有一些重症的再生障碍性贫血，中西医结合内科治疗效果不好，那有没有更好的治疗方法？

陆道培陷入了深深的思考：有没有一种方法可以补充或者替代患者已经衰竭的骨髓继续工作，将体内异常改变的血细胞全面重建呢？陆道培脑海中浮现出一个名词——骨髓造血干细胞！

丰富的临床经验和扎实的理论基础，让他从生物学现象逐步领悟并产生了一个大胆的想法——将健康的骨髓造血干细胞输注到患者体内，就像重新播撒了造血的种子，可以更换重建患者造血系统。

但在当时的社会条件下，还有很多技术细节无法实现。陆道培经常到北京协和医院图书馆查阅文献资料，当他看到美国华盛顿大学多纳尔·托玛斯将正常人的骨髓移植到患者体内治疗造血功能障碍时，兴奋不已。

为了攻克血液病，陆道培做了大胆而谨慎的实践探索。当时的医院设备简陋、经费少、人力紧，没有条件就创造条件，没有资料就自己钻研！

他腾出自己的办公室改建为移植病房，自己则在楼道里办公；他和团队从取骨髓针头的设计，如何采集骨髓，如何确定骨髓用量，骨髓颗粒的打碎以防止在肺循环中的堵塞等每一步、每一个环节都进行了细致的研究与测算，并改良了抽取骨髓方法、骨髓悬浮溶液，发明通过不同型号的三个针头依次过滤，避免脂肪或骨髓颗粒入血导致肺栓塞。

就这样，人民医院血液组开始了骨髓移植的探索。每治疗一个病例，陆道培和团队都进行思考总结、摸索规律。

1961 年，陆道培总结了同种骨髓移植治疗再生障碍性贫血临床经验，发表在《中华内科杂志》上。不仅分析了异种、同质、同种和自身四类骨髓移植的利弊与应用，同时也客观指出由于受体对异体骨髓会产生免疫反应，所移植的骨髓不能成活，只有大剂量放射治疗移植免疫反应，移植的骨髓才能成活，为日后骨髓移植的开展积累了良好的实践与经验。

心怀攻克血液系统疾病这一初心，陆道培一直勤勉努力、孜孜以求、不断探索：有没有这样一个可能，同卵双胞胎之间进行骨髓移植，不会出现排斥反应呢？治疗效果又会如何呢？

陆道培在不停查找文献研究的同时，也留意临床观察总结。正在此时，患有重症再生障碍性贫血的张女士找到陆道培。

为重症再障患者放手一搏

陆道培将张女士收住院。这样重的再生障碍性贫血，普通内科药物治疗效果肯定不好，拖下去只有死路一条。在人民医院骨髓移植已经开展了多次，虽然效果不能完全肯定，包括免疫排斥等问题尚不能解决，但这是目前唯一有可能产生疗效的办法了，只能就此一搏。

当得知张女士有一个双胞胎妹妹时，陆道培眼前一亮，真的有一种“山重水复疑无路，柳暗花明又一村”的兴奋感。同卵双胞胎之间开展同质骨髓移植，不存在免疫性的排异，移植效果一定会很好！

但是张女士的孪生妹妹是个已有3月身孕的孕妇。要从身上抽骨髓，万一妹妹和肚子里的宝宝无法承受怎么办？后果不堪设想。可是如果不做骨髓移植，姐姐的病就没有转机，只有死路一条。

基于之前多例骨髓移植积累的临床经验，陆道培始终觉得这次同卵双胞胎的骨髓移植是可行的，但从孕妇身上抽取骨髓会不会对孕妇和胎儿产生影响？抽取多少骨髓量既能在患者体内发挥作用又不会影响供者健康？生命攸关，陆道培需要确凿的证据，一定要万无一失才行。

他回到办公室立刻翻起书籍，又去图书馆查阅文献，以论证孕妇抽取骨髓的可行性和安全性。

在做了充足的准备工作之后，1964年1月17日，张女士和其双胞胎妹妹被推进了“手术间”。由于前期多例骨髓抽取输注的操作实践，技术已经非常娴熟，手术非常顺利。术后，张女士的妹妹没有出现不舒服，腹中的宝宝也健康成长；而张女士的全血指标长势喜人，妹妹的骨髓移植到姐姐的体内，不仅适应良好，更是全面发挥了作用。

出院时，张女士一家千恩万谢，激动不已，陆道培淡淡微笑着，目送这幸运的一家人。他心中也很满足而喜悦。

此次成功的移植，不仅印证了陆道培对于同卵双胞胎之间开展同质骨髓移植可以获得成功的推论，更是觉得自己成功治疗一例重症再障，挽救了一个年轻的生命，距离自己的初心更近一步了。

“成功不是靠大胆，而是靠长期准备和严谨的科学。”数十年后，陆道培回忆起当时的情形，认真地说道。

创造骨髓移植中的世界纪录

张女士病例的成功，让陆道培备受鼓舞。他敏锐地预见到血液病学正面临着一个飞跃的前景。

当时已开展组织及器官移植学、血细胞免疫学的研究，对肿瘤学、遗传病学、免疫治疗学的发展都正发挥着积极的推动作用。这看似神秘且被人们认为无法治愈的恶性血液病，有望攻克。

他总结张女士病例，论证同质骨髓移植的可行，甚至在临床上尝试着开展自体骨髓移植……然而所有的研究因为一场轰轰烈烈的政治运动而中断。

陆道培坚持读书学习，把箱子里有关白血病、遗传学、免疫学和实验血液学的书籍和教材熟读了若干遍。

陆道培偶得一本《本草纲目》，他欣喜若狂地藏好，每天偷偷阅读。这段时期的积累，为他日后在国内首先用硫化砷治疗白血病，首先用紫草及紫草提取液治疗静脉炎及血管性紫癜，首先发现大蒜提取物和大蒜新素抗巨细胞病毒等研究中药解决临床难题，拓宽了新的思路。

时间指针拨到1972年，医院工作秩序开始逐渐恢复。陆道培带领血液组设计联合化疗方案使急性白血病完全缓解率逐渐上升到75%～80%；紫草及紫草提取液治疗静脉炎及血管性紫癜的研究于1978年在国家科技大会上获得表彰。

陆道培及全国的医学科技工作者都感到：春天到了！破茧而出羽化成蝶的期待，让每个人心中充满希望与动力。

1980年，经卫生部考试和推荐以及世界卫生组织奖学金的资助，陆道培来到了英国进修。他得知骨髓移植已经成为治疗白血病、再生障碍性贫血的有效手段，在移植过程中人类白细胞抗原（HLA）的发现，成为决定移植排斥反应高低的重要因素。同卵双胞胎之间的移植属于人类白细胞抗原全相合，所以张女士病例的成功不是偶然！

“这个病例成功的时间是1964年，早于日本以及很多先进国家！”这一发现让陆道培兴奋不已。

1981年《国际血液学会会刊》（美国）刊登了陆道培的论文《同基因骨髓移植治疗再生障碍性贫血》，轰动国际血液界——早在17年前，一位年轻的中国医生就已经成功完成了亚洲第一例、世界第四例异体同基因骨髓移植！

1992年，张女士与美国另一位同类患者被收入世界《临床移植年鉴》，列为经移植无病存活时间最长的纪录。

这部绿皮精装的年鉴上，用英文记录着陆道培在这次移植中创造的“最少有核细胞移植数”及“安全以孕妇做骨髓供者”的世界纪录，而且保持至今。

中国也一定要搞异基因骨髓移植

20世纪80年代，国外的骨髓移植技术已有很大发展，欧美等国家相继出现了一百多个异基因骨髓移植医疗病例，积累了不少经验。

在英国医学研究会白血病学部所在地的伦敦皇家医师进修学院 Hammersmith 医院进修半年的经历，让陆道培开阔了眼界。离开英国后，他又自费到法国圣路易士医院以及瑞士、德国几个著名的骨髓移植和白血病诊治中心访问学习。

回国时他的两个大皮箱不仅装满了学习笔记和有关资料，更是装满了陆道培对于攻克血液病的信心与决心。他脑海里形成了一个大胆的想法：“中国也一定要搞异基因骨髓移植。”

回到空间局促的医院，重新开始中断了十多年的骨髓移植工作时，医疗组的全班人马不过六七个人，连一间正规的超净室也没有。他们把一间办公室自行设计改装成超净室，用一张双人床架在塑料薄膜内作超净床，并采取吹风过滤等措施，达到了无菌标准（经测试检验符合美国宇航局一百级洁净度）。

尽管当时国外已有大量异基因骨髓移植文献资料，但他们并没有照搬照抄。比如，整个疗程中一个很重要的步骤是对患者进行大剂量的放射治疗，目的是使患者的免疫系统充分抑制以保证骨髓移植存活。西方国家的放射量为800～1 200拉德，而陆道培同放射科的大夫一起反复试验、研究，确定了更适合国人的600～770拉德的放射剂量。

环孢素是国外骨髓移植中一种比较重要的药物。1980年陆道培到生产该药的瑞士药厂参观时，商议购买此药。厂方对中国人能否做这种复杂手术表示怀疑，委婉地谢绝了。陆道培并没有因此而停步不前。凭着扎实的基础医学知识和丰富的临床经验，他想到胎盘可以阻碍母体对胎儿的排斥，起到免疫上的屏障作用，于是成功利用含抗体的胎盘球蛋白，起到抗病毒细菌感染，调控身体免疫的作用。这些恰好是全世界在骨髓移植中所面临的难题。经过临床应用，证明胎盘球蛋白还可以使手术后的“移植物抗宿主病”晚出现或不出现。这一研究引起了国际学术界的广泛关注。

通过持续努力，陆道培的梦想终于实现了。

1981 年 9 月 30 日，陆道培和他的同事们成功地为一位患急性白血病的韩姓女大学生进行了骨髓移植，这也是我国第一例异基因骨髓移植。

提供骨髓的是患者哥哥。同胞兄妹的基因并不完全相同，移植后可能会出现排斥反应，还可能会有移植物抗宿主病以及感染等情况的发生。陆道培事先制订出了周密的应对方案：从术前预处理起，以半小时为单元，逐一部署。使患者顺利地闯过了免疫细胞 0 期、排斥反应等难关，使被移植的骨髓顺利嵌合新生在患者体内。

他白天查看患者，下班做实验，晚上回家还得翻阅专业书和文献资料，带领团队开展业务学习。每天的日程表总是排得满满的，几乎没有星期天。即使在家，陆道培也放心不下，经常深更半夜，步行一站多地的路程，去附近小饭馆、招待所或部队医院借打电话，了解患者病情变化。

经过团队 50 多个日日夜夜的奋战，手术后的小韩痊愈了。数十年过去，哥哥的骨髓依然在妹妹的体内造血。

这项成功的骨髓移植就像一颗启明星，预示了中国造血干细胞移植事业的兴起与蓬勃，照亮了陆道培肩负使命追寻初心的前进之路。

陆道培开创了中国的造血干细胞移植事业，在此后的几十年时间里不断推动其发展——

首先在亚洲成功开展同基因骨髓移植；

首先在国内成功植活异基因骨髓；

首先在国内成功完成 ABO 主要血型不相合的骨髓移植；

首先证明硫化砷对某些白血病疗效卓著；

首先在国内指导建立脐带血造血干细胞库；

首先应用某些新的免疫治疗方法治疗急性白血病，并取得显著疗效；

首先在国内发现三种遗传性血液疾患；

首先报告紫草及提取物对血管性紫癜与静脉炎有显著疗效。

北京大学血液病研究所所长黄晓军谈到老师，动情地说：“在他身上，我们做学生的常常能感受到他无比强大的能动力，可以创造一切，而这个能动力的来源仅仅是因为——他攻克血液系统疾病的初心和对这份事业深沉的爱！”

供稿：北京大学人民医院　汪铁铮　邵晓凤

德艺双馨　誉满杏林——张锦坤

人物简介

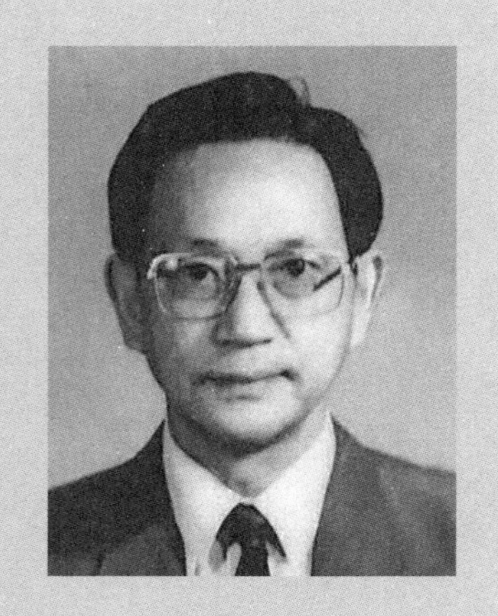

张锦坤（1932—1995年），中共党员，1956年毕业于武汉医学院（现为华中科技大学同济医学院），1961年北京中苏友好医院（现北京友谊医院）苏联专家研究生班毕业。曾任同济医科大学附属协和医院副院长、内科教研室主任、消化内科主任等。中华医学会消化内镜学分会主任委员，中华医学会消化病学分会常委兼秘书，中华医学会内科学分会常务委员，湖北省医学会常务理事，武汉市医学会副会长，武汉市科学技术学会副主任委员，湖北省消化系病学会主任委员，湖北省内科学会第一副主委。《临床内科杂志》《临床消化病杂志》主编，《中华消化内镜杂志》《中国实用内科杂志》副主编等。

张锦坤从事消化内科的临床、教学、科研工作近40年，科研及临床经验丰富。为创建中华医学会消化内镜学分会作出了突出贡献，1992年任第一届中华医学会消化内镜学分会主任委员。1959年开始研究腹腔镜及半曲式胃镜的临床应用；编写国内第一本内镜专著《纤维胃、十二指肠镜的临床应用》；1989年在国内领先提出“非溃疡性消化不良”概念，在国内首次研制微型腔内压力传感器及消化道运动波形记录仪，荣获1984年卫生部科技进步奖二等奖；组织国内专家第一次制定了我国“肠易激综合征临床指南”，纠正了国内长期用慢性结肠炎的错误概念。共完成科研成果12项，发表论文400余篇，其中以第一作者发表论文130余篇，主编专著7部，参与编写专著12部。

医生应该集医德、医术、艺术于一身，具有勇气、谦虚和智慧，才能作出独到的业绩，树立起为后人敬仰的品格典范。

——张锦坤

张锦坤1932年12月生于江苏南通，1956年武汉医学院毕业后一直在武汉协和医院工作，毕生从事消化疾病的临床和基础研究，是我国消化道动力诊疗的开拓者，也是中华医学会消化内镜学会主要创始人，在学术界享有崇高的威望。

1995年4月，江苏镇江，时任中华医学会消化病学分会常委兼秘书的张锦坤主持召开全国消化学会年会审稿会议。天妒英才，4月25日20点45分，张锦坤因突发心脏病抢救无效，与世长辞，享年62岁。消息传到全国，卫生界无不扼腕叹息。时任卫生部部长陈敏章深感痛惜，他发来唁电："张锦坤同志一生，敬业育才颇有建树，备受称颂，对他的病逝表示深切的悼念。"

近40年医学生涯中，他将毕生所学积极应用于临床和科研，孜孜不倦，为服务人民不断探索，创造创新，取得累累硕果；他是中国第一批援助阿尔及利亚的医疗队员；他是国家派出远赴瑞士为国际友人埃德加·斯诺进行医疗保障的医疗队长；他以渊博的知识、卓越的才华、高尚的品德、儒雅的气质赢得了无数患者的高度信赖、广大同行的普遍赞扬和众多学生的深切爱戴。

临床业务：求真务实，探索创新

敢为人先，结合临床需求做国内没有人做过的工作，更好地服务广大病患。这是张锦坤矢志不渝的追求。20世纪60年代，他通过腹腔镜检查，首次提出武汉地区较为常见的"营养不良性肝肿大"为无黄疸病毒肝炎；70年代中后期，他关于"胃运动功能研究"的许多观点均为国内首创，成果鉴定达到国际先进水平；80年代，他在实验室培养出湖北第一株胃幽门螺杆菌，并以此为基础研究出"胃幽门螺杆菌快速诊断"新方法；1985年，他提出针对所谓的"慢性结肠炎"必须结合临床、实验室、X线、内窥镜及病理组织学检查寻求具体的病因，纠正了当时临床上广泛使用的"慢性结肠炎"的错误诊断，使患者得到了正确的病因治疗。

他于1959年在国内开始尝试腹腔镜检查，1960年开始进行半曲式胃镜检查。

1978 年开始进行消化道运动功能相关研究，在国内首次研制出微型腔内压力传感器及消化道运动波形记录仪，取得消化道运动功能检测的重大突破，1984 年荣获卫生部科技进步奖二等奖。1985—1989 年任同济医科大学附属协和医院副院长兼学术委员会主任委员，以先进的理念积极倡导科研兴院并创办了《临床消化病杂志》。1989 年率先在国内提出非溃疡性消化不良（目前称功能性消化不良）的概念，从而引发国内在该领域研究热潮，1994 年荣获卫生部科技进步奖三等奖。他不仅理论造诣深厚，更难能可贵的是密切结合临床实践创新，解决病患诊断与治疗的难点与疑点。

1974 年，张锦坤做了一个有趣的实验。他用一根细导管，在前面扎上一个气囊，插入纤维内窥镜孔直达胃和十二指肠。这样根据机械物理运动规律，人体胃运动的情况就可以通过气囊的压力变化传导给外界。在实验中，张锦坤提出，胃炎患者的消化不良症状，除炎症所致外，还存在着胃肠运动功能障碍。这就是著名的“胃运动功能障碍学说”。

随着多潘立酮等调节胃动力的药物越来越被人们所使用，胃运动功能障碍学说也越来越被人们接受，并日益成为临床研究的热点。为了揭开胃运动之谜，张锦坤与华中理工大学教授共同研制出动力传感器，记录到胃运动波形。对于此，张锦坤并不满足，经反复探索，不断改进，最后终于研制出能通过内镜活检孔的微型传感器。这是消化运动功能检测手段的一个重大突破。1985 年，张锦坤在日本第 26 届国际消化系病学术会上报告了这一成果，引起了巨大轰动。

张锦坤在胃肠道疾病领域的卓著研究以及取得的斐然成就，引起了国际同行的关注。仅 1985—1990 年，他先后 10 余次被邀请到日本、澳大利亚、意大利、罗马和我国香港、澳门等地出席和主持国际和境外区域性消化病学术会议。1990 年，我国香港消化内窥镜协会授予张锦坤“国际学术交流杰出贡献者”光荣称号，并颁发了水晶石奖章。作为一位临床医生，他获科研成果 12 项，科技进步奖 10 项，发表论文 400 余篇，其中作为第一作者文章 130 余篇，是一位科研成果颇丰的临床名医。

援外医疗：两度出征，为国争光

1963 年 3 月，中国派出多支医疗队支援阿尔及利亚，医疗队员们必须业务扎实，政治过硬，张锦坤就是其中之一。援外医疗服务不仅为阿尔及利亚的国民健康事业作出了重要贡献，更重要的是增进了国际友谊，彰显了中国的大国担当。

1971 年《西行漫记》作者埃德加·斯诺，这位中国人民的老朋友访华后，到瑞士撰写一部反映中国革命和建设伟大历程的新著——《漫长的革命》。然而造化弄人，此时的斯诺却患上了胰腺癌，发现时已为晚期，医治非常困难，生命垂危，斯诺饱受疾病之苦。

斯诺患病的消息传到国内，考虑到斯诺身体太过虚弱，不宜长途飞行，我国政府决定就近从在阿尔及利亚工作的医疗队抽派一支医疗小组赶赴日内瓦，协同斯诺好友马海德博士率领的北京医疗小组到斯诺寓所为他诊治。在援阿医疗队中，根据斯诺的病情需要，派出了由消化病专家张锦坤、针灸麻醉医师丁素琴和护理人员卜秀莲组成的医疗小组。他们于 1972 年 1 月 24 日抵达瑞士日内瓦湖畔的别墅，参加救治工作到同年 2 月 15 日凌晨 2 时 16 分斯诺病逝，这些中国医护人员一直在斯诺身边守护了 23 天。

根据卜秀莲的回忆，每天清晨、傍晚，医疗小组成员都会在小书房开展交班讨论会，“那段日子，所有人心里只有一个愿望，把祖国人民对于这位美国朋友的深厚感情全部倾注到对他的精心医治中”。医疗小组 6 个同志分成两组，夜以继日地工作，只要能减轻斯诺的痛苦，延长他的生命，大家都竭尽全力地去做。每种药物用上去会起什么作用、有什么不良反应，都要认真斟酌。当时，张锦坤与中医针灸专家张贻芳经常商量，特别针对斯诺的病情制订了一套科学食谱。在斯诺弥留之际，张锦坤为斯诺交替使用止痛药、镇定药，让其免受胰腺癌末期巨大疼痛的折磨，在睡梦中平静地驾鹤西去。当张锦坤完成援外任务返回武汉后，斯诺夫人携家人一起来到武汉，对张锦坤进行了回访，感激他为斯诺所做的一切，向他崇高的国际人道主义精神致敬。

医疗布局：眼界开阔，胸怀祖国

时间回溯至 20 世纪 60 年代初期，张锦坤即着手筹建武汉协和医院胃肠病研究室。在极其困难的情况下，张锦坤与同事们开展了半曲式胃镜的研究，他们在“摸着石头过河”中，获得不少珍贵的原始材料。1971 年 12 月，张锦坤在瑞士洛桑医院看到了世界上第一代纤维胃镜和结肠镜，不禁拍手叫绝。1974年，他将这一技术应用于国内临床，成为湖北省第一个将纤维镜放入胃内进行精细检查的医生。为了让国内更多的同行掌握内镜知识，张锦坤将积累的病例进行了分析研究，撰写了一部17万字的专著——《纤维胃、十二指肠镜的临床应用》，1978年在全国首次出版，并开设数起内镜学习班，对纤维胃镜逐渐在全国普及作出了贡献。1979年，张锦坤又采用纤维腹腔镜诊断肝、胆、胰及多种腹腔疾病，获得满意结果，纤维腹腔镜临床运用提高了对原发性肝癌、慢性病毒性肝炎、肝硬化、疑难黄疸及较少见的弥漫性肝炎的诊断水平，张锦坤还在国内第一次使用腹腔镜对胰腺进行观察，解决了胰腺疾病难以诊断、无法获得病理标本的临床难题。腹腔镜研究成果获得1984年湖北省科技进步奖二等奖。

张锦坤是中华医学会多个学会的骨干，为学会的创建和发展呕心沥血。随着时代的发展，我国消化内镜技术日趋精进，相关研究逐步深入，从事消化内镜诊疗的队伍日趋壮大，很有必要成立中国消化内镜学术组织，张锦坤从而萌发创建中华医学会消化内镜学分会的初衷。《中华内科杂志》资深编辑游苏宁（也是张锦坤的学生）见证了张锦坤为创办内镜学术组织付出的艰辛努力。据游苏宁回忆，20世纪80年代末期，中华医学会在国内医学界享有盛誉，具有极高的权威性和学术影响力，要想在其中创建一个分会极为困难。为了实现创建新学会的梦想，前辈们精诚团结、不懈努力。为了早日促成学会的成立，张锦坤曾频繁往返于北京和武汉之间，经常是临时到北京，无法预订到酒店，就在游苏宁的集体宿舍留宿。苍天不负有心人，在时任卫生部部长陈敏章的鼎力支持下，在香港爱国人士曹世植大力促成下，我国消化界的当代精英张锦坤、于中麟、周岱云、张志宏、汪鸿志、张齐联、陆星华、鲁焕章、夏玉亭等经过勠力同心、和衷共济的艰辛努力，中华医学会消化内镜学分会终于获批。分会的成立大会于1991年3月25—28日在南京举行，到会的全国各地代表共334人，大会一致推选陈敏章为名誉主任委员，郑芝田、吴锡琛、张学庸为名誉顾问，张锦坤当选为主任委员，于中麟、周岱云、张志宏为副主任委员。从此，中国的消化内镜医生有了自己的组织，学会的发展驶入了高速发展的快车道。

身为我国内科领域的博学鸿儒，张锦坤不仅热衷于临床和科研，也对学术出版情有独钟。尽管身处非北上广这些当时国内学术研究的中心，但他在学术出版方面的建树很早就秀出班行。他担任国家教委教材指导委员会委员等31种与教材出版有关的职务，参加编写医学著作19部，主编著作有《内科学讲座》《慢性胃炎》《内科疾病的消化系统表现》等。尤其是1978年出版了国内第一本消化内镜专著《纤维胃、十二指肠镜的临床应用》，为消化内镜检查在中国推广作出了开拓性的贡献。他在繁忙的临床和科研工作之余，担任《临床消化病杂志》和《临床内科杂志》主编，《内镜》及《中国实用内科杂志》副主编，先后担任《中华内科杂志》《中华消化杂志》《美国医学会杂志中文版》等17种学术期刊的编委，为我国的医学教育和学术期刊的发展付出了大量心血，作出了不可磨灭的贡献。据《临床内科杂志》负责人李宇奇回忆："记得1993年5月我随张教授去江苏南通参加本刊召开的一个全国性消化病学术会议，我们从武汉乘江轮顺水而下，一路上他好像就没有闲过，不是和我讨论杂志的发展前景，就是修改他的学术论文，对两岸美景似乎没怎么关注。他尊重、关心和爱护编辑人员，在我们面前从来没有一点总编和大教授的架子，总是那么和蔼可亲。"张锦坤始终认为创办期刊可以进行学术交流，提高专业学术水平，特别是有助于提高基层临床医师的专业水平，为此他开始创办《临床消化病杂志》。据该刊现任主编易粹琼回忆，在创刊过程中，他亲力亲为，自己前往出版局申请刊号，并在医院立下军令状：自筹经费、自负盈亏。期刊获批后，为了提高期刊声誉并得到兄弟医院的支持，他力邀北京协和医院潘国宗教授担任新刊的共同主编，经过他的不懈努力，《临床消化病杂志》创刊号终于在1989年元月面世。

张锦坤非常重视消化内镜在国内的普及与规范化操作，从20世纪80年代初就开始，每年招收来自全国各地30多名医生到武汉协和医院消化内镜中心培训学习。1985年在国内首创"手把手内镜培训学习班"，之后在全国推广，聘请美国、日本及我国香港著名内镜专家来做现场操作指导，并鼓励国内医生跟台练习。每期培训班从邀请函到会务的每一个细节他都会亲自过问，每一次培训班效果都出奇的好，受到国内外同道的一致好评，如今"手把手内镜培训班"已经成为武汉协和医院以及全国各大医院消化科长盛不衰的亮丽精品课程。张锦坤还皓首穷经地编写了全国第一本《内镜名词中英文对照》，规范内镜名词，成为内镜医生学习国际先进知识及操作技能并参与国际交流的必备工具。

医学教育：学高为师，德高为范

张锦坤是一位著名的医学教育家。他一直担任临床医疗系本科的授课老师，讲授“内科学绪论”，把自己在临床中摸索的体会穿插在讲课中。他的授课形象而生动，令人记忆深刻，深受学生的喜爱，因此他多次获得最佳教师称号。学生们由衷地评价道：他是最帅最风趣的老师，他的课堂上总是座无虚席，听了他的课就想考他的研究生的学生比比皆是。他殚精竭虑地培养人才、甘为人梯地奖掖后学，他的大家风范让学生深深景仰。

医学传承：桃李天下，影响深远

张锦坤为我国培养了大批医学高级人才。他培养的硕士生 28 名，博士生 10 名，如今早已挑起国内外内科学消化专业大梁。在他遍布全国的弟子中，秀出班行者不乏其人，其中侯晓华继承张锦坤进行胃肠动力临床与研究的事业，是目前中国胃肠动力的领军人物。于君教授现为香港中文大学医学院助理院长、卓敏内科及药物治疗学讲座教授、消化道肿瘤实验中心主任、消化疾病研究国家重点实验室主任、长江学者讲座教授、何梁何利基金奖获得者。刘俊是中华医学会消化内镜学分会常委，是国内知名的消化内镜专家。在本文成文过程中，笔者与张锦坤曾经的这些学生——如今的知名学者交谈，大家都纷纷谈到张锦坤带给他们影响的深远，以下是笔者节选的部分同学回忆录的内容。

我人生最大的幸事就是师从了我的恩师，成为他的大弟子，他像一个严父又像一个慈母，一步一步引领着我走向医学殿堂。张教授不仅是武汉协和医院消化内科的创始人，更重要的是对我国胃肠动力与消化内镜的发展起到了举足轻重的作用。

——侯晓华

高山仰止，景行行止，虽不能至，然心向往之。张教授那严谨的治学态度、勇攀高峰的科研精神，以及对学生的无私奉献、用心栽培和殷切期望，早已不知不觉间渗透到了我的精神中，铭刻在了我的心中，并将延续与传承给我的学生们。

——于君

回首往事，张教授的贡献清晰可见，他以自己的远见卓识，不断探索，以其卓越的才华、渊博的学识为后人竖起高山仰止的丰碑。作为张教授的弟子，20多年过去，无论我们身居何处，始终都铭记恩师的教诲：出身于同济的学生，即使浪迹天涯，也一定要同舟共济。窃以为，对今日我国的消化内镜学界，又何尝不该如此。

——游苏宁

我所爱戴的恩师去了。但他那高大的身影却时时浮现在我的脑海，他那富有哲理性、充满幽默感的教诲时时回响在我的耳际。那些与他在一起的日子仿佛昨天，我们促膝相谈的情景依然历历在目。我忘不了是张教授给了我打开科研之门的钥匙，是张教授培养了我科研的头脑，也是张教授给予了我生活上无微不至的关怀和帮助。可以说，没有张教授当年的指导，便没有我走向成功的今天。

——夏华向

供稿：华中科技大学同济医学院附属协和医院

开掘生命之泉——吴祖泽

人物简介

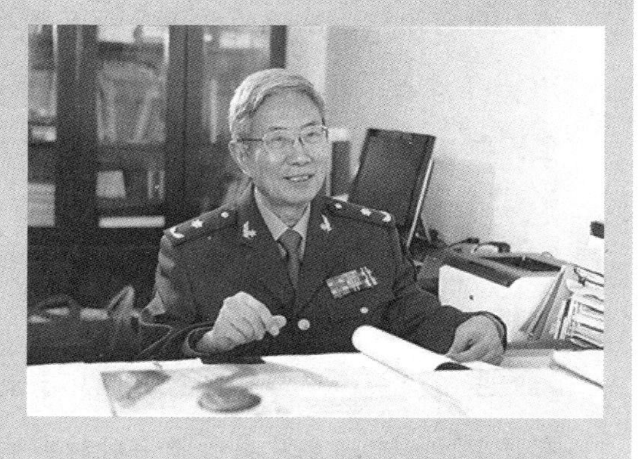

吴祖泽（1935—　），籍贯浙江宁波，中国科学院院士、实验血液学家。在我国血液学研究领域，他首先引入并传播了造血干细胞的理论和技术，系统研究了造血干细胞的辐射损伤与恢复，推进了国内胎肝移植与自体循环血造血干细胞治疗白血病的临床应用，深入研究了胎肝中刺激造血、刺激肝细胞生长以及低分子抑瘤物三类因子的纯化及生物学特性，为人类医治白血病、放射病、重症肝炎等难症作出了重大贡献。先后获得国家自然科学奖二等奖1项、国家科技进步奖一等奖1项、二等奖4项、三等奖1项和军队科技进步奖11项。当选党的十五大代表，被中央军委授予“中国人民解放军专业技术重大贡献奖”，被誉为“科学技术一代名师”。2015年11月30日，国际编号为207809号小行星永久命名为“吴祖泽星”。

2015 年 11 月 30 日，于军事医学科学院礼堂，在 500 多名科技人员的共同见证下，时为紫金山天文台小行星命名委员会副主任的杨捷兴宣布：经国际委员会批准，将编号 207809 号小行星永久命名为“吴祖泽星”。

至此，太阳系里又多了一颗以中国科学家名字命名的小行星。由于小行星命名的严肃性、唯一性和永久不可更改性，因此获得小行星命名成为世界公认的一项殊荣。

在潮水般起伏的掌声中，中国科学院院士、原军事医学科学院院长吴祖泽健步走上报告席。这位刚刚度过 80 岁寿诞的耄耋老者，从容儒雅，神采奕奕。他身后的背景板上，一幅特别制作的小行星运行图蔚蓝深邃、星光闪耀，仿佛时空隧道的入口，将观众带入这位“中国造血干细胞之父”长达半个多世纪的科研生涯之中……

与血液结缘

吴祖泽，一位佩戴金色将星的科学家。作为中国研究造血干细胞的先行者，他为开掘人类的生命之泉，默默奋斗了五十多个春秋，不仅实现了一个个零的突破，而且把祖国的实验血液学研究推向世界前沿。

吴祖泽的科学生涯，并不是从血液学起步的。20 世纪 50 年代，中国决定发展原子能事业，加紧研制原子弹。吴祖泽最初的工作，就是铸造核放射伤害医学防护的“盾牌”。从最初的放射系到生化系，为研制个人辐射剂量仪又调去物理研究室，为了基础研究需要再调回生化研究室……在“救火队员”般的轮转中，吴祖泽也将自己的命运与一座座科研丰碑、一项项历史突破紧紧地连在一起。

“我们这代人中有不少人，一开始并不是根据个人兴趣去选择职业，而是根据国家需要、工作需要去安排职业。祖国和人民的需要就是我们的选择，即使改换专业也是责无旁贷的。”每每回顾自己的科研生涯，老先生总是这样饱含深情，感慨万千。

1964 年，中国第一颗原子弹成功爆炸。在那耀眼的闪光及沉闷的轰响之后，人们激动地冲出各种掩体，向着不断升腾的巨大“蘑菇云”欢呼雀跃……与此同时，吴祖泽和他的防原战友们，已经为担负穿云采样任务的飞行机组人员完成了升空前的各种卫生健康监护工作，战机准时出征蓝天。围绕核爆炸引起的辐射，他和团队开展了多项实验研究，直至最后一批工作人员撤离，他才离开了罗布泊。

1969 年，吴祖泽奉命开始研究用于核战争条件下光辐射防护眼镜。核爆炸发生时，强光辐射会造成眼底烧伤，从而导致永久失明。这是一项当时亟待解决的现实课题。尽管专业不对口，吴祖泽却愉快地接受了这项任务。

军事医学研究院的院史馆里，至今存放着那副已显老旧的特殊防护眼镜。它有着深色的正圆形镜片，宽宽的月白色镜框和橡胶松紧绑带，有点像今天的游泳镜。这个成果可以以 10 毫秒的反应速度将镜片的深度增加上百倍，避免核武器强烈的光辐射造成的眼底烧伤，使飞行员和指挥员正常执行作战任务，为中国原子弹防护医学留下了闪光的一页。

20 世纪 70 年代初的一天，我国著名生理学家、中国科学院院士朱壬葆将一份国外关于造血干细胞辐射损伤的文献推荐给吴祖泽。吴祖泽阅读后，敏锐地意识到了造血干细胞在血细胞生成中的重要作用，以及对血液病治疗的深远意义。

当时，国际上这一研究已经取得了重要进展，而我国这个领域还是一片空白。吴祖泽的心被震动了：一个民族如果没有一流的科技成果，就不可能在国际舞台上占有一席之地。

于是，一个振兴祖国血液学研究的信念萌发了。吴祖泽深知，这是一次极具风险的选择。因为这一选择将使他从已经熟悉的辐射生物化学转向陌生的放射病的实验治疗研究，这就意味着他要以割舍原有研究成就为代价，在未必能成功的新领域里重新起步。

历史给了吴祖泽一个实现雄心的机遇。

1972 年，英国首相希思访华，与我国签署了中英两国关于互派科技进修人员的协议。不久，吴祖泽作为新中国成立以来第一批派往西方国家从事科学研究的访问学者去到英国，在国际著名血液学家莱脱的研究所进修细胞动力学。

在英国的日子里，吴祖泽不是泡在实验室做实验，就是闷在宿舍伏案疾书。他按归国日期倒排时间，规定自己每月必须完成一章的撰写计划。

进修时光转瞬即逝，吴祖泽婉谢了英方的一再挽留，毅然回国，吴祖泽给祖国捧回了长达 30 万字的《造血细胞动力学概论》书稿。这是我国第一本系统介绍实验血液学基本理论和实验技术的专著，后来成为国内许多青年实验血液学专家成长道路上的启蒙著作。此后，他又在国内实验条件落后的情况下，亲手改装实验仪器，并取得了第一批造血干细胞研究成果。

创造第一

1978 年，吴祖泽开始把目标瞄准国际上刚刚起步而国内尚属空白的胎肝发育调控机理研究，并因陋就简，自己动手改装仪器设备。

通过一系列实验与对比分析，他确认胎儿肝脏中的造血干细胞在母体妊娠 4 个月至 5 个月时达到数量与功能的双重旺盛期。这一发现为临床开展胎肝造血干细胞移植，治疗白血病和急性放射事故患者，提供了重要的理论依据，并获得了国家自然科学奖。

1980 年，上海一名工人受到约 5.2 戈瑞（Gy）致死剂量的 ƒÁ 射线照射，造血系统被严重破坏，濒临死亡。骨髓移植是唯一救治技术，在当时没有血缘的骨髓提供者情况下，专家组根据吴祖泽在胎肝造血干细胞的最新研究成果，对患者实施了胎肝造血干细胞移植，两个月后造血功能获得重建，存活超过 26 年，是世界首例胎肝造血干细胞移植治疗急性重度骨髓型放射病的成功病例。

1982 年，一名由重症肝炎转化为再生障碍性贫血的 12 岁男孩生命垂危，悲恸欲绝的母亲通过他人及时与吴祖泽取得联系。孩子在绝望中接受了胎肝细胞治疗，绝症被奇迹般地征服了。

十几年后，当时的男孩带着新婚妻子、捧着鲜花，专程来到北京感谢救命恩人。那位已经年过半百的母亲紧紧握住吴祖泽的手，眼含热泪重复着一句话：“是你给了我儿子第二次生命！”

吴祖泽自参加我国第一次核爆试验，几十年来，将辐射损伤救治一直作为自己的使命担当。20 世纪 80 年代，他主编出版了《造血干细胞移植基础》，发起并成立了全军造血干细胞移植协作组。作为牵头组长建立了骨髓、胎肝、脐血等多种来源的造血干细胞和间充质干细胞移植技术体系和产品质量标准，突破了传统骨髓移植配型难、重建速度慢和并发症多等瓶颈，成功解决了放射病所致不可逆骨髓衰竭的造血重建医学难题。在我国历次重大放射损伤事故救治中得到应用，并为有效应对核条件下作战及核事故人员损伤救治提供了核心技术支撑。

20世纪80年代，吴祖泽等从胎肝文库中克隆了人粒细胞集落刺激因子（G-CSF）cDNA，并利用基因工程技术获得高效表达。该药于1998年获得国家新药证书，是我国最早的重组造血生长因子类药物，也是我军最早列装治疗急性放射病的特需基因工程药物。2000年，“造血生长因子的分子进化及其指导的基因工程系列研究”获国家科学技术进步奖二等奖。

以造血干细胞、间充质干细胞和造血细胞生长因子为核心技术，吴祖泽主导建立的全军放射病治疗中心和造血干细胞移植中心，已完成各类造血干细胞移植治疗医源性极重度骨髓型放射病3 700多例，对极重度骨髓型放射病的治疗达到国际先进水平。吴祖泽说，随着干细胞技术的发展与成熟，将会有更多的急性或慢性病患者受益于干细胞与再生医学的治疗。

2006年，“成体干细胞可塑性及其在战伤救治与康复中的应用基础研究”获国家科学技术进步奖二等奖；2014年，“成体干细胞救治放射损伤新技术的建立及应用”获国家科学技术进步奖一等奖，该成果创建的“间充质干细胞联合造血干细胞治疗重度放射病的治疗新方案”写入我国首部《中国的核应急》白皮书。

永无止境

吴祖泽不仅是一位著名的专家学者，而且是一位师长和领导。

1994年2月，历史把吴祖泽推上了军事医学科学院（现军事医学研究院）院长的岗位。担当全军最高医学研究机构的掌舵人，吴祖泽深知自己肩上担子的分量。但他对自己充满信心。他认为，担任领导职务也是人生价值的一种体现，虽然自己做科研、出成果的机会少了，但可以通过努力，给更多的人创造有利条件发展军事医学科学事业。他将竭尽全力，开掘新领域中的“生命之泉”。

长期的科研实践使吴祖泽养成了勤于思考、注重实践的习惯。他在认真调查研究影响军事医学科学院发展的诸多因素之后，提出了全院要在科学研究、人才培养、学科建设、成果转化、后勤保障五方面形成良性循环的策略。

在吴祖泽担任军事医学科学院院长期间，该院建设全面发展。问及其中“要诀”，他坦言：无论是科研或者是行政管理，方法是相通的。首先，当领导要善于抓住机遇，即国家政策的导向，发扬自己的长处；科研要选好有重大理论价值或应用价值的课题。其次，要善于团结，很好地组织、协调周围的人，用其所长，使大家为目标而不是为个人努力，因为科研不是一个人能完成的。最后，科研如果没有创新的结果，没有应用的价值，就没有意义。如何运用好资金，最大限度地发挥效益，求得事业的发展，这才是领导者的责任。

夜空中最亮的星

党的十九大刚一闭幕，吴祖泽的实验室就迎来两位特殊的客人：党的十九大代表王福生和哈小琴。作为吴祖泽的学生，他们曾经共同在这个实验室学习和工作过。

师生热议党的十九大，年逾八旬的吴祖泽双手握拳，兴奋地说："党的十九大确定的强军时间表鼓舞着每一个人，我们要在自己从事的领域努力引领科技兴军的时代步伐！""要处理好基础研究与应用研究的关系""学科发展与任务需求相衔接""坚持平战结合与军民融合"……一条条建议，饱含着这位老科学家对军事医学创新发展的深思和期许。

半个多世纪里，我国实验血液学研究尤其是造血干细胞研究从无到有，从小到大，他为能在这一领域铺路而由衷高兴。

吴祖泽说："一个科学家最高兴的事莫过于看到他倡导的事业兴旺发达，后继有人。"吴祖泽先后培养出包括两位院士在内的一大批杰出科技人才，获得国家自然科学奖二等奖 1 项，国家科技进步奖一等奖 1 项、二等奖 4 项，被授予中国人民解放军专业技术重大贡献奖。

用智慧开掘生命之泉，用担当书写报国之志。"我就是想为祖国、为人民、为军队多做些事！"，相比已经获得的诸多荣誉，"中国造血干细胞之父"吴祖泽却更愿意谈及手头的工作。采访中，对于正在推进的一项项科研项目攻关进展，他如数家珍……

用于肢体缺血的基因治疗药物（重组质粒－肝细胞生长因子注射液）已经进入Ⅲ期临床试验，用于防止血栓生成的低出血性抗凝生物药物（新蛭素）已经进入Ⅱ期临床试验，结果喜人，用于抗炎促再生的干细胞治疗药物临床试验进展顺利……

“目前，我们手上有七八个新药正在研发过程中，这些药物在促进放射损伤和战创伤修复方面有显著效果，应用前景广阔。等新药研发成功的那一天，我再接受你们的采访！”吴祖泽说。

供稿：军事医学科学院　吴志军

军事医学科学院　庄颖娜

健康报社　严少卫

肾脏病学之母——王海燕

人物简介

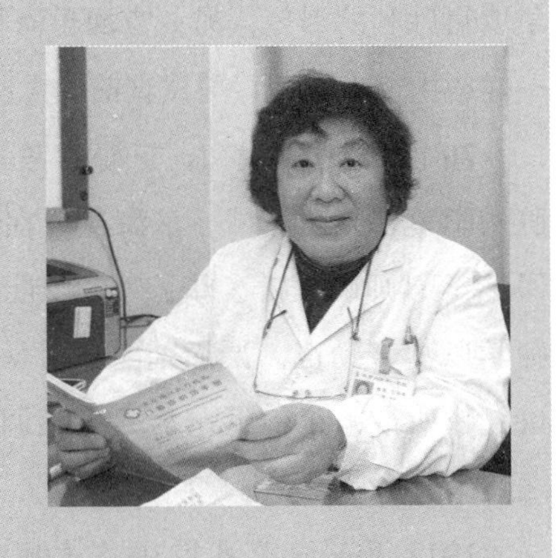

王海燕（1937—2014年），山东青岛人，世界著名的肾脏病学家，我国肾脏病学的重要开创者和奠基人，被誉为“中国肾脏病学之母”。自20世纪80年代初期以来，她准确掌握国际肾脏病学发展方向，先后在急性肾衰竭、原发性肾小球疾病、肾脏病理、慢性肾脏病等领域开拓攻关，一步步引领我国肾脏病学科的发展。王海燕曾任北京大学肾脏病研究所所长，在国内外的临床医学界及肾脏病学界享有很高威望，历任中华医学会副会长、中华医学会内科学分会主任委员、中华医学会肾脏病学分会主任委员、《中华内科杂志》总编辑。她曾担任国际肾脏病学会（ISN）常务理事、全球发展委员会东亚地区主席及提高慢性肾脏病防治质量全球委员会（KDIGO）常务理事，担任ISN官方杂志 *Kidney Int*，*Am J kidney Dis*，*Nature Reviews Nephrology* 等6种重要国际专业杂志的编委。2013年获得ISN“Roscoe R. Robinson奖”和首届“国际肾脏病学会先驱者奖（ISN Pioneer Award）”，这是中国人第一次获得ISN的重大奖励。

王海燕是国内外著名肾脏病学家，为中国肾脏病学事业的发展呕心沥血，将自己的一生奉献给了肾脏病学事业。

海燕展翅，志在九霄

1937年7月8日，满怀革命理想的父母借用高尔基的散文“海燕”为他们新出生的女儿命名。这个名字，一方面寄托他们对于前一天全面爆发的中华民族抗日战争取得胜利的渴望；另一方面也寄托了他们对于这唯一女儿的冀望：希望她像海燕一样毕生追求真理、勇往直前、无所畏惧，为真理而献身、享受奋斗、别无所求。

20世纪60年代初，王海燕考上了北京医科大学临床医学研究生，师从我国肾脏病学奠基人王叔咸。王海燕曾在北医校庆一百周年研究生院的研讨会上深情地回忆了恩师的培养，说：“能够遇到一位事业上的良师乃人生之万幸，王叔咸老师学风刻苦勤奋，严谨踏实；对学生要求严格、耐心帮助；师生在学术上平等讨论、畅所欲言；他低调为人、高调做事的风范深深地影响了我毕生的从医、问学之路。”

1979年王海燕考取中华人民共和国教育部第一批公派留学生，于1980年赴美国加州大学洛杉矶分校（UCLA）深造，师从世界著名的肾小球疾病专家R. Glassock。在美学习顿时打开了她的视野，令她目不暇接。她曾说：“那时的我就像海绵一样，如饥似渴地汲取各种学术营养，夜以继日工作在实验室，参加临床工作和各种学术活动，听、看、读、干，扩充有关肾脏病领域各方面的知识。”

两年中，她3次在美国学术年会上就研究成果发言交流——这是来自中华人民共和国的肾脏病学家第一次登上了美国的学术讲台；她在美国的老师们对于这第一个来自中国的女士给予很高的评价。她的工作还在第二届亚太肾脏病学会议上进行了交流，这同样是中国的肾脏病专家在这个舞台上零的突破。

家学传承、师从名家、游学西方，这些为王海燕打下深厚的临床和科研的功底，并造就她始终如一的家国情怀，树立了勤奋好学、踏实苦干、敢于创新、乐于奉献的治学精神。王海燕回国后，接过了王叔咸的班，成为北大医院肾脏内科新一代的领军人物，她肩负着恩师沉甸甸的嘱托，不负众望，带领并发展北大医院肾脏内科团队，历时30年，将肾脏内科推向现代化、国际化的宏图。

走进王海燕的书房，墙上两张图片非常醒目，一张是王海燕去美国哥伦比亚宇航中心访问时购买的从太空中拍摄的地球图片，一张是被称为“生命之树”的肾小球血管树图片。王海燕说：“20 世纪 80 年代，我回国后诚惶诚恐接过了王叔咸老师的班，就是凭着心中装着这个大球，落实于这个小球。”

献身祖国，孜孜不倦

20 世纪 80 年代初期，中国的肾脏病学如同其他自然学科一样与国际水平拉开了很大的差距，诊疗水平比较低：一方面，对常见原发性肾小球疾病一概认为是“肾炎”或“肾炎和肾病”，不能有针对性地治疗；对重危的急性肾衰竭只认识“肾小管坏死”，对大量比较常见的引起急性肾衰竭的疾病误诊、漏诊，失去了挽救的时机。另一方面，对于肾脏疾病的实验研究手段也严重缺乏。

面对这百废待兴的形势，王海燕分析了当时国际上对于肾脏病的研究主要有生理学和病理学两个方向，选择了与病理学相结合作为学科发展的切入点，并且首先要提高肾脏疾病的诊断水平，以求使患者得到准确的诊治。为实现这个目标，她借用在美国学习到的先进体制，组织构建了我国肾脏病学界第一个临床与病理的跨学科合作：首先是共同学术交流，1983 年她邀请美国专家讲学，举办中国第一次肾脏病理学习班，以后 30 年连续办班；其次是共同临床讨论，每周的肾脏内科 - 病理科联合查房讨论会，30 年坚持不懈；最后是建立了肾活检患者的临床与生物标本资料库。这些基本架构在 30 年中不断完善发展，对肾脏内科的临床研究起了决定的作用，而且也示范并带动了中国肾脏内科的学科建设。

凭借丰富的肾病临床和病理资料库，王海燕带领她的团队针对我国最常见的肾脏病——肾小球疾病，进行了逐步深入的系统研究。在国内率先报告了多种肾小球疾病，提高了治疗的针对性；1987 年在国际上首次报告了中国原发性肾小球疾病的疾病谱，获得卫生部科技进步奖一等奖。21 世纪之初，她指导研究生分析了我国肾小球疾病谱的变迁和现状；基于此，她指导张宏教授组织团队开展对我国最常见的肾小球疾病——IgA 肾病由病程、临床表现、发病机制、遗传背景直至随机对照治疗的深入研究，目前该团队带领和组织了全球最大规模的国际多中心治疗研究。

王海燕的团队阐明了肾小球和肾间质疾病引起的急性肾衰竭及其救治原则，获得国家科技进步奖三等奖。在此基础上，20 世纪 80 年代末，国际刚开始认识到原发性小血管炎是引起急进性肾炎的重要疾病，她立刻指导研究生赵明辉在国内首先研究并报告了这一疾病，通过建立先进的诊断方法指导全国提高了早期救治水平，该研究获得国家科技进步奖二等奖。这个课题组继续深入研究，在中国人小血管炎的特色、发病机制等方面又作出令世界瞩目的贡献，而且将研究目标扩充至多种自身免疫介导肾脏病。

20 世纪 80 年代初王海燕回国后，决定以当时先进的疾病动物模型及免疫病理为手段，以对中药治疗肾脏病的疗效和机制研究为特色开展实验室研究。该研究结果在 1984 年第 9 届国际肾脏病学术会议上大会交流和壁报展出，这是来自中国的研究第一次登上国际学术舞台。他们在中国建立的肾脏疾病动物模型系列为国内同行进行实验研究提供了重要的参考，先后获得卫生部乙级科学技术成果奖和原国家教委科技进步奖二等奖。王海燕带领的团队通过多种动物模型、应用病理和免疫病理的手段证实了中药黄芪与当归的肾脏保护作用，并发现其多途径、多环节的作用的机制，获得中华人民共和国教育部提名国家科学技术奖中自然科学奖一等奖。

20 世纪 90 年代初，王海燕又及时把握国际上通过细胞、分子生物学深入疾病发生机制的发展大方向，派送骨干出国学习有关先进技术；同时，在国内购置设备并安排研究生开始了我国第一个肾小球系膜细胞培养研究。对于肾小球炎症—硬化的机制研究获得中国肾脏病学界第一项国家自然科学基金重点项目支持课题，这一系列研究获得高校科技进步奖二等奖。

在科室的现代化建设过程中，王海燕一贯重视扩展国际学术大视野，充分借助国际学术领军人物的才智以指导团队中青年专家的学术发展。国际权威专家来访北大医院时，不仅举办讲座，还讨论研究工作、患者的诊断治疗，这种交流保障了科室学科建设实实在在地与国际一流水平接轨。同时她又采用走出去的办法，带领学科骨干走访多个国际顶尖水平的肾脏病学科，并与哈佛 Brigham-Women Hospital 肾脏科建立 ISN 姐妹单位，实现高目标的对接。

近 30 年来，在王海燕带领下，北大医院肾脏内科不断发展壮大。王海燕以提高肾脏疾病的临床医疗水平为出发点，依托跨学科研究及国际学术交流，准确掌握国际肾脏病发展方向，他们在诸多研究领域已逐渐接近国际先进水平，成为全面发展并具有可持续发展潜力的国内肾脏病领域的领军单位。

桃李不言，下自成蹊

“新竹高于旧竹枝，全凭老干为扶持。明年再有新生者，十丈龙孙绕凤池。”郑板桥的这首《新竹》是王海燕非常欣赏的，也是她重视人才培养、梯队建设的真实写照。

王海燕善于提携年轻大夫，瞄准国际上最好的研究机构和学府，结合我国学科发展的需要，送他们出去学习深造。她还根据每个人的意愿，指导和帮助他们在不同的学术领域谋求发展的机会，使得他们在各自所学的专业领域内有成功的建树、在国际国内具有一定的学术地位和影响。北京大学第一医院肾脏内科的梯队的建设在北医以及全国肾脏病学界都是首屈一指，有可持续发展的前景，获得国内外学界的公认。

王海燕桃李满天下，经她培养的研究生中 2 人获得国务院“作出突出贡献的中国博士学位获得者”，2 人获“全国优秀博士论文奖”。作为主编，王海燕组织专家队伍 2 次修订《肾脏病学》。该书每版售出万余册，他引 3 000 余次，成为中国肾脏病学界最受欢迎的肾脏病专著。

秉承王叔咸 1980 年举行的第一届全国肾脏病学习班的传统，30 年来，王海燕带领她的团队连续举办全国性专业骨干培训班，并利用国际合作优势，邀请国际一流专家前来参与培训。此外，还与时俱进地举办各种专题研修班，如：1993 年分子生物学在肾脏病的应用、小血管炎诊疗技术的推广、急性肾衰竭的诊断治疗，2002 年国际上提出慢性肾脏病（CKD）的理念后，邀请国际上有关 CKD 研究的领军人物举办了我国第一次 CKD 一体化治疗的研讨会。近年来更是将这种国际国内高层次专家的学术研讨会带往全国，分别在新疆、山东、四川、山西等各地举办。30 年来，王海燕更是无数次走向全国各地传播肾脏病知识，培养专业骨干，受到广泛欢迎。

心系人民，勇于担当

作为优秀的医学专家，王海燕有着高度的社会责任感，以祖国人民的需要作为学术发展的方向，以她的学术专长为祖国人民的需要服务。这是她一生的信念。

21 世纪之初，国际学术界认识到疾病终末期的替代治疗给社会经济和患者及家属造成了沉重负担，从而提出将医疗预防的重点前移到早期，下沉到基层，提出了 CKD 的概念。当时迫切需要知道：中国 CKD 的形势如何？高危人群在哪里？早期防治的环节是什么？面对这些关键问题，她虽年近古稀却毅然开始了全新的研究方向。从头学习临床流行病学的新知识；没有队伍、没有经费，带领着三四个青年人从零开始了中国 CKD 研究。历时 8 年，初步摸清了中国 CKD 患病率、高危人群、危害性，提出了在中国进行 CKD 防治的战略方案；也获得了国际的广泛认可与重视，在包括《柳叶刀》在内的杂志上发表 40 余篇 SCI 收录的论文，担任了国际肾脏病学会战略研究组成员，全球 CKD 临床工作指南编写组成员，亚洲 CKD 国际顾问委员会主席，应邀在国际学术会议、各地区、各国学术会议上做有关学术报告。

2008 年汶川地震后，王海燕在第一时间向四川的肾科医生发出短信，指导挤压伤后急性肾损害的防治。她又受卫生部委派，任专家组组长，71 岁高龄亲赴抢救一线，在余震频发、极为艰苦的条件下，奔走于灾区 6 个城市的 16 所战地救治中心，不仅直接参与患者的抢救；更为地震一线重危患者抢救的战略方针、组织安排向卫生部提出了重要的建议。地震过去后，王海燕作为《中华内科杂志》总编辑组织杂志总结了抢救经验的重点号；作为 ISN 东亚分会主席，组织 ISN 举行了“地震相关急性肾损伤专题研讨会”，由国际专家、日本和我国台湾等地有类似经验的专家在成都共同交流地震相关急性肾损伤的学术经验。

风范长存，鞭策来者

王海燕的学术成就和影响力在国际国内享有盛名，她曾担任国内外很多重要学术职务：包括中华医学会副会长、中华医学会内科学分会主任委员、中华医学会肾脏病学分会主任委员、《中华内科杂志》总编辑，曾荣获中华医学会系列杂志杰出贡献总编奖。她曾任 ISN 理事，也是中国第一个担任 ISN 常务理事的人，ISN 东亚分会主席。她曾任国际肾脏病制定指南的民间团体——KDIGO 常委，这也是中国肾脏病界的第一人。她担任亚洲慢性肾脏病论坛共同主席，并为顾问委员会共同主席。她担任过 *Kidney Int*，*Nat Rev Nephol*，*Am J Kidney Dis*，*Nephrology* 等多种国际肾脏病杂志的编委。她被北美内科学院聘请为学术成员。她还曾获得美国国家肾脏病基金会“国际卓越成就奖章”，评委会给予她高度评价：“我们荣幸地将本奖章授予王海燕，因为她对主流以及不同种族和文化人群的肾脏病作出了杰出贡献。她不仅是一位科学家，还是一位肾脏病的使者和导师，在她的直接领导和协助下进行了大量世界范围的研究。”

2013 年 6 月初的国际肾脏病年会上，王海燕获得首届“国际肾脏病学会先驱者奖（ISN Pioneer Award）”和“Roscoe R. Robinson 奖”，这是中国人第一次获得国际肾脏病学会的重大奖励。来自国际肾脏病学会的授奖信说：“您被学会推选获此奖项，是我们对您‘中国肾脏病学之母（mother of Chinese nephrology）’地位当之无愧地认同。国际肾脏病学会褒奖您自 20 世纪 60 年代以来为中国肾脏病学的发展所发挥的开拓与引领作用。您借助发达国家肾脏病学发展的经验和资源，有效地在北京大学第一医院建立了现代化的临床、科研和教学发展的模式，不仅极大地提高了中国肾脏病学的水平，也为其他发展中国家提供了极好的范例……”王海燕为祖国争得了荣誉，是中国肾脏科医生的骄傲和楷模。

王海燕一生光明磊落，以她放眼世界、开拓进取、坚持不懈的学术追求，勤勉治学、严谨求实的学术作风，淡泊名利、甘为人梯的坦荡胸襟，正直无私的品格、胸怀天下的担当、坚韧乐观的精神，为肾脏病同行树立了光辉的典范，是中国肾脏病学界当之无愧的引领者。王海燕高贵的精神品质将是一座丰碑，永远地激励和鞭策我们，为实现中国肾脏病事业腾飞的梦想而砥砺前行。

供稿：北京大学第一医院　刘　莉

待患者如亲人　把一生献给党——韦加宁

人物简介

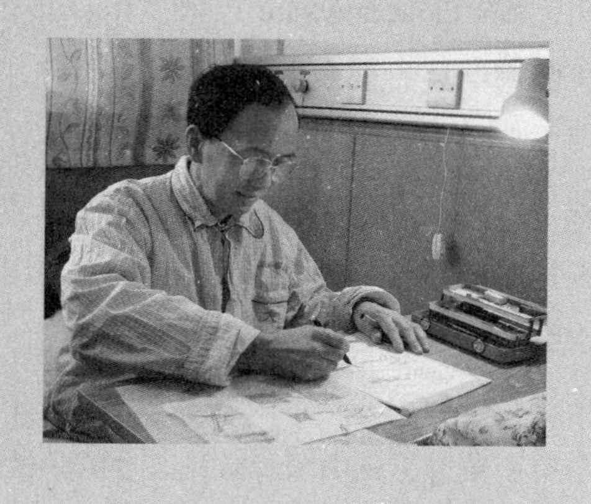

韦加宁（1938—2003年），北京积水潭医院原手外科主任，是“白求恩奖章”、“人民的好医生”奖章、全国五一劳动奖章获得者。他潜心于手外科的研究和发展，从医42年间，共完成5万多例手术，被誉为我国手术例数最多、成功率最高、疗效最好的手外科专家。

1961年，韦加宁毕业于武汉同济医学院医疗系，同年被分配到北京积水潭医院从事手外科工作。1972年1月他与李良平大夫合作，成功完成了世界第一例同体断足移植手术。1975年12月，首创我国第一例同体拇指移植手术。1978年，“周围神经损伤的束间神经移植”获北京科技成果奖。他的“手部支具的临床研究”课题分别于1981年和1983年两次获卫生部科技成果二等奖。1978—2000年与同事合作获得国家级、部级及北京市局级科技成果奖共7项。他率先在我国完成了电烧伤前臂血管移植、断指再植等一系列手外科高难度手术。

韦加宁结合临床实践参加了28部医学专著的编写工作。在书稿和病历中绘制了数以万计的手术图谱。他在身患重病的时候，仍争分夺秒地编辑绘制手外科图谱，在2003年4月14日去世前3天，完成了《韦加宁手外科手术图谱》的绘制出版，为医学事业奉献了一生。

熟悉韦加宁的人提起他，都会禁不住这样感叹：“韦加宁，好人啊！”韦加宁的一生是为爱而活着的——爱患者，爱家人，爱同事，爱生活……在40余年的从医生涯中，韦加宁始终“把患者当亲人，把工作当乐趣，把医术当艺术，把一生献给党”。这辈子，他的手外科手术纪录是5万多例。他是全国手外科医生的骄傲，他是人民的好医生。

对患者，他是一个不会说“不”的人

在韦加宁生前，星期三的安排几乎是雷打不动的，因为这一天是他的门诊日。即使自己身体不适，他仍要坚持出门诊。他说：“患者不容易啊，大老远来找我看病，我不能让他们失望！”他发高烧了也不敢休息，他会说：“患者已经排队等了很长时间，万一停了，患者又不知要等多久。多住一天院，要多花许多钱呢！”总之，他没有时间生病，得了胃癌甚至已到晚期仍浑然不知。就在自己确诊为胃癌的第二天，还有5台手术等着他做。

对患者，韦加宁是一个不会说“不”的人。术后住院期间，还有家长带着患病的孩子找到病房里来。韦加宁躺在病床上画着示意图向他们解释：你孩子的手需要做5次手术，第一次做什么，第二次做什么，最后能达到什么效果。

薛云皓大夫曾跟随韦加宁出门诊。一次，到了午饭时间，薛云皓见患者依然很多，韦大夫也没有休息的意思，便给他倒了一杯水。韦加宁轻轻点头示意，却没有喝。这一天，韦加宁连续出诊7个小时，没顾得上喝一口水，一直忙到下午3点半。送走最后一位患者，韦加宁对薛云皓说：“小薛，以后不要给我倒水了。你想呀，水喝多了就要去卫生间，就要患者等，这多不好。”

一位患者对往事记忆犹新：那年我14岁，一次意外事故使我的左手手腕内侧被玻璃切开十多厘米长，肌腱、血管、动脉、静脉、神经全被玻璃切断了。我被送到积水潭医院后，正好是韦加宁大夫接诊。他仔细地检查了我的伤口，决定立即给我做手术。这是我第一次上手术台，害怕得很。当麻醉后准备手术时，我急着要小便，又不好意思开口。后来实在坚持不住了，不禁轻轻地动了一下。这非常细微的一个动作被韦大夫看到了，他急忙问我：“有什么事吗？感到哪儿不舒服？”我说：“叔叔，我……我想小便。”韦大夫找来了一个玻璃瓶，帮我接尿。由于紧张，我半天没有尿出来，韦大夫就一直举着玻璃瓶，耐心等待。大约持续了10分钟，我终于尿出来了，还把尿液溅到了韦大夫手上。小便后，他帮我提好裤子，让我躺好，才出去将手洗净，然后为我手术。第二天早上，韦大夫来到我的病房，亲自为我打开一瓶牛肉罐头。看到我将牛肉全部送进了肚里，韦大夫乐了："这样就好了，要多吃才会身体好，恢复得快。"

手外科的患者"穷人"多，韦加宁常常告诉他们下次看病不要挂号，直接到花园里"堵"他。医院里每个人都知道早晨8点之前能"堵"到他这个诀窍，韦加宁不会让任何人背上感恩戴德或送礼请客的心理包袱。每次门诊，韦加宁都要在病历手册上详细画出手术方案，为的是让一部分经济困难、病情不是很复杂、不能或不必在积水潭医院住院手术的患者回当地医院完成手术。他常告诉患者："下次复诊你就到10层来找我，不用挂号，我给你看。""你经济困难，不用缴费了，我一定给你做好手术。"

在北京积水潭医院原综合骨科专职党支部书记彭宁的脑海里，永远忘不了那道特殊的风景线。他说，每天清晨7点，自己和韦加宁同乘的那辆班车就到了医院。往往是车门刚拉开，一个又一个早已"埋伏"在花园里的患者刹那间就冒了出来。

彭宁曾亲眼看见一位操东北口音的汉子与他的妻子热泪涟涟地冲韦加宁下跪。数年前，汉子被飞驶的火车拽伤神经和手臂，这次来京就是想告诉恩人，多次手术恢复后的手臂手掌多么有劲儿，以至"帮助"他没有下岗。一位爷爷抱着先天"并指"的宝贝孙女没了主意，韦加宁在医院假山旁席地而坐，用树枝给这位爷爷画了3次分期手术的"蓝图"。而当韦加宁走到病房电梯间时，身后已老老少少跟上了一大串……

在韦加宁的妻子李景英看来，韦加宁就像电影《红菱艳》中那位穿了红舞鞋的演员，始终疯狂地跳呀跳呀，无法停止，直到最后倒下。她回忆道，韦加宁做完癌症手术后，还有患者拖儿带女手拿X线片追到病房来。韦加宁仍强撑着坐起来，微笑着一遍又一遍地解释病情，边讲边画手术示意图。

"我不仅把工作当作责任，更把工作当成一种乐趣。不管我连续熬了几天几夜多么疲惫，一旦上岗，一切烟消云散。我面前只有患者，每一个患者都有一段故事，让我同情，让我尊敬。"韦加宁如是说。

对业务，他创造了多项“世界第一”

韦加宁的手术图谱堪称一绝，在手外科界是出了名的。一位国外同行曾说：“能做这么漂亮手术的人有，能画这么漂亮图谱的人也有，但是能把二者集于一身的只有韦加宁。”韦加宁有些手术设计是很独特的，他把自己的设计一步一步用图画表达出来，学生根据这些图就能一步步把手术做下来，这比单纯用文字描述手术过程要清楚。

彭宁说，进修大夫谁都想拿几幅韦加宁的图谱去当样板，有的直接从病历里撕，而更多的是借病历到街上去复印。有一天，韦加宁拿着自己画好的图谱书稿去复印，老板不知他是韦加宁，特别高兴地接待他并告知：“这个韦加宁真神了，每天来复印他画的各样手的人多了去了！”

妻子李景英曾回忆说，1983 年，韦加宁以访问学者的身份赴美国密歇根州大学 BMMC 医院手外科和肯塔基州路易斯威尔手外科中心任客座研究员。他的导师、美国著名手外科专家 A . B. Swanson 和 Kleinert 为他的敬业精神与夜以继日为导师奉献出的几百张“世界上最美丽的手外科图谱”而感动，十分珍惜这个人才。因韦加宁有听力障碍，特地送给他一对价值昂贵的助听器。7 年后，又请韦加宁再回密歇根州并请了最好的耳科专家，免费为他做了内耳手术。翌日，当韦加宁不用助听器而清晰地听到了树枝上小鸟婉转清脆的叫声时，他激动地握着笔凭借想象精心绘制了内耳手术图谱。那位耳科教授查房时，韦加宁将图谱作为礼物献上，教授一下子惊呆了：“你怎会知道我做手术的步骤？”由于韦加宁在美国成功地做了多例断肢再植术，当地报纸一版又一版地夸赞他：“韦大夫在中国是一位英雄，在美国也是一位英雄。”

“韦大夫的大衣口袋里总是放着一把血管钳，只要一有空他就将管钳套在无名指上翻飞耍弄。手术时，大拇指与食指在持刀持针的间隙，能在瞬间从无名指上捞过血管钳……”彭宁说，韦加宁娴熟、敏捷、精确的手术使他艺术般的悟性呈现在闪电般的速度之中，令人叹为观止。他走起路来总是三步并作两步，吃起饭来总是狼吞虎咽。

每到手术日，他的手术都是 5 ～ 10 台，排得满满的。一次他被手术台硌断一根肋骨，疼得他满头大汗，可他贴块儿黏膏固定又继续手术。

一天，山西省大同市一位反复出现血管痉挛的断臂患者被紧急送到积水潭医院，韦加宁千方百计在凌晨两点完成了再植，可刚回到病房，患者再植的断臂又由红变白，助手中有的提出放弃，韦加宁想都没想，干脆地说："抬回去！"经过又一番紧张的较量，翌日中午断臂再植终获成功。当时，别人都去休息了，他却接到紧急电话赶到北京协和医院，为一名南斯拉夫海员接活了断腿。韦加宁在一栋筒子楼里住过 17 年，他家的窗户正对着病房，深夜只要发现病房灯光异常，他就马上通过全楼唯一的电话探询究竟。

那时，工人、农民们手部受伤的很多，而腕部深度烧伤常常要截肢，韦加宁不仅协助烧伤科孙永华教授创造出血管嫁接和皮瓣移植的方法保住了患者伤肢，还创建了手外科支具室，精心设计了手指手掌与前臂的各种支具。

彭宁说，北京积水潭医院举办过 39 期全国骨科培训班，韦加宁先后带教过 400 多名骨科医生，其中约 300 名成为科主任、学科带头人，6 人当了院长，两人晋升为将军。韦加宁上大课讲，查房讲，手术台上讲，凡是在北京积水潭医院手外科进修过的医生大都成为他的挚友。他自己的图谱、资料、幻灯，任何人都可以复印翻录，本院几十名手外科医生的成长也都渗透着他的心血：韦加宁为李淳大夫设计了手部肿瘤的系列研究，为赵俊会大夫设计了先天性手畸形修复的科研课题，为陈山林大夫设计了"三明治"皮瓣的科研思路……他为同行主编的 23 部手外科巨著撰写了重要章节，在书稿、病历中绘制了数以万计的图谱。

韦加宁的学生田文说："韦老师是一个医德高尚的人，也是一个学术成就很高的人。"这两者的结合才是真实的韦加宁。

1972 年，韦加宁与同事李良平大夫合作为一名被火车轧伤双腿的农民成功进行了同体断足移植术，将她离断了的右脚接到已经没有脚的左腿上，使她重新站立起来，这在当时是首例。由于再植的左脚脚心朝外，被新闻界誉为地球上"新的脚印"。此后，他又创造性地成功完成周围神经损伤束间移植、电烧伤前臂血管移植、同体拇指再造和断指再植等技术，并多次获得国家和市级科技进步奖。

韦加宁对于手外科的早期及晚期治疗，断肢和断指再植、周围血管神经损伤的修复、显微外科技术在手外科的应用，以及手部支具的研制等具有很高造诣，他在手术方面的大胆创新和精妙设计一直令同行称道。至今韦加宁已完成"断肢再植”“拇指再造”“晚期手功能重建”等各类手外科手术5万多例，是我国手外科界公认的完成手术例数最多、成功率最高、疗效最好的手外科医生。

在家人眼中，他把患者当成亲人一样对待

韦加宁的儿子韦峰如今也成了一名外科医生，在父亲的影响下，他选择了脊柱外科领域最难的脊柱肿瘤专业。在他看来，是父亲的精神一直支持着他克服脊柱肿瘤治疗中的种种艰辛。

在韦峰的记忆中，父亲在家里从不讲什么医学知识，但却在生活琐事上教会自己一些外科医生应该具备的素质。比如，吃饭要快，上厕所要快；再比如，不要以为手术只有在手术台上才能训练，平时做饭、做家务也是训练。他记得，父亲做饭不仅好吃，而且快，往往在回家的路上就已经想好要做什么饭菜了。回家后先淘米蒸饭，然后再洗菜炒菜，把每一个步骤都做到最大限度地统筹优化，这和做手术有异曲同工之妙。

“小时候我挨打次数最多的原因就是用完东西没放回原处，父亲说找东西最浪费时间。”韦峰说，“从小家里灶台上的油、酱油、醋、料酒和香油瓶子的摆放顺序就是固定的，父亲说这样摆放闭着眼睛都能准确地拿到。”

“这些从小培养起来的习惯，让我如今在手术台上十分受用。”如今，韦峰每次做脊柱肿瘤大手术前都会做详细的手术计划，不仅有细化的术前准备、手术步骤和所需工具，甚至详细到在手术台两侧轮流操作时，如何设计流程能让我改变位置的次数最少；在助手打螺钉的时候，韦峰会预先测量连接棒的长度，剪棒，预弯，让整个手术无缝衔接。

当然，像所有事业有成的男人一样，韦加宁也属于那种“不回家的男人”。李景英说，一次孩子发烧好几天，韦加宁很晚回来，没事人似的一言不发，自己实在憋不住了：“你也不问问孩子发烧吗？”可他仍然沉浸在工作状态，经提醒才愕然问道：“噢！孩子还发烧吗？”在怀老二5个月时先兆流产，李景英住院保胎，病友们都有丈夫和妈妈来帮着洗头、擦身子，可韦加宁只是早晨上班前站在病房门口，隔着8个患者问她：“有事吗？”李景英摇摇头。韦加宁说：“我有个急诊加班手术，对不起，我忙去了。”

直到韦加宁病倒，李景英才真正理解他为什么这样对待患者，他是把患者当成了家人。1968年他去延庆医疗队，不仅看病看得好，还成了远近闻名的修理钟表、桌椅板凳和理发的能工巧匠。好不容易回北京一次，还专为房东大娘买了个腌酸菜的大坛子，下了长途车，扛在肩上翻山越岭十几里却乐在其中。一位边远山区的少女，手腕手指突然出现麻痹，当地医生让她务必赴京找韦加宁诊治。这个很贫困又很漂亮的姑娘平生第一次乘火车来到首都，找到韦加宁时，身边仅剩几十元钱。得知她的窘境后，韦加宁像父亲一样给她安排："你一会儿出医院大门向右拐，坐105路电车去动物园玩玩，来一次北京不容易。5点下班前在这个门口等我，我把诊室打开让你在这里过夜，明天上午我领你去做肌电图，这钱你就别管了。下午我会买好票送你上车。上街千万别乱走，不三不四的人和你说话，少理睬……"

韦加宁从没有过病事假，在别人眼里他是个不会生病的人。无论正在吃饭、睡觉甚至正在菜市上买东西，他都会被突然叫走去解患者的燃眉之急，但他却难得麻烦别人。如需打电话时，他会说："现在是看《新闻联播》的时候，不要打扰人家。"牙疼该去看牙医了，他又说："我下了手术已经11点多钟，这个时间去，害得口腔科吃不了午饭。"发着高烧，他嘴里也不停地念叨："明天那台手术，患者已经排队很长时间，进修大夫也要观摩学习，不能停。"

"我不算计别人，也不计较自己。同事、同行，相识和不相识的，尽全力有求必应，而不反过来要求回报。我不用费神记住对方的职业、地位和电话，以期有朝一日可拿来利用，我尽可能多做、多传、多教，这样就等于活了好几辈子。"韦加宁说。

（本文根据《健康报》2003年1月21日报道的《好人韦加宁》、2003年3月27日报道的《感受韦加宁》、2020年6月28日报道的《忆我的父亲韦加宁》等内容综合整理）

供稿：健康报社　王　倩

构筑大众健康桥梁——洪昭光

人物简介

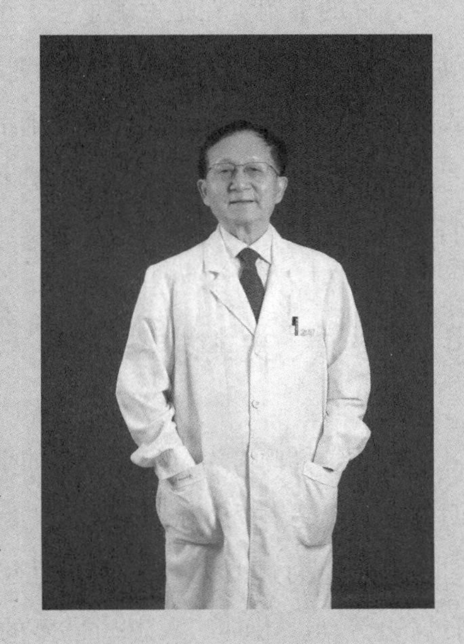

洪昭光（1939— ），出生于福建，毕业于上海第一医学院。曾任卫生部首席健康教育专家，联合国国际科学与和平周“和平使者”，北京安贞医院原副院长，主任医师，教授。曾与我国著名数学家华罗庚教授合作研制成功“北京降压0号”及“溃疡合剂”。

曾荣获国家和卫生部科技进步奖多项。获评全国科普先进工作者、全国优秀科技工作者、新时代活力长者楷模称号；荣获“公共卫生与预防医学发展贡献奖”“十大公益医师奖”。

曾在全国开展健康讲座上千场，发表科普文章数百篇。国内出版机构先后出版以其报告内容为主的书籍，包括《登上健康快车》《健康快乐100岁》《健康养生精华集》等，预计总发行量超过500万册。其中，《登上健康快车》一书入选“21世纪十年影响中国的三十本好书”，是唯一入选的健康科普书籍。《健康忠告》入选2011年香港中文大学推荐的100本必读图书，是唯一入选的医学科普书籍。

凡是听过洪昭光讲座的人，都说他把医学科普做到了极致。

在一次国际高血压学术会议的晚宴上，世界高血压联盟主席问坐在身边的我国心血管病专家刘力生："刚才在大会发言的洪教授讲的是什么内容，几次博得全场热烈的掌声？"刘力生答道："中国式的幽默。"

还有一次洪昭光走在大街上，被一个骑车的中年人认出。那人下车满脸惊喜道："您是不是电视里讲高血压的洪教授？您的'养心八珍汤'我记得一字不差。"接着他请教了一些健康问题。

这样的事例实在是太多了。上至国家机关，下到工厂、学校、街道居委会，听过洪昭光讲座的人都有如饥似渴、相见恨晚之感。在街头巷尾、菜市场，他常被大爷、大妈们认出来，围上来问个不停。讲座的内容被录音或传抄、翻印至千家万户。"旧时王谢堂前燕，飞入寻常百姓家。"人们说："洪教授把医学科普做到了人们心里。"

华罗庚、吴英恺引导他从"小"医走向"大"医

把医学科普作为全身心投入的事业，洪昭光受两位科学大家的指引和点拨，这两位大家就是华罗庚和吴英恺。

时光追溯到1970年，而立之年的洪昭光随"6·26"医疗队到北京仪器厂边看病边劳动。当时工人患病最多的是高血压和胃溃疡，洪昭光研制出的中西医结合配方"溃疡1号"因疗效好而声名鹊起，求医者纷至沓来。当时身患溃疡病的著名数学家华罗庚也经洪昭光两次治疗，效果显著，自此两人成了忘年交。华罗庚深有感悟地说："科学的目的就是为生产力服务的。"这些话使洪昭光很受启迪。

1965年，全国掀起了群众性办医办药的高潮，合作医疗遍地开花，大批城市医务人员奔赴农村、工厂、边疆。洪昭光当年还只是北京朝阳医院的一名年轻医生。1970年，北京朝阳医院到工厂去开展群防群治，洪昭光也跟着医疗队去了工厂。

高血压及脑卒中是工人缺勤和致残的最主要原因，但很难控制。当时的降压药需每日服3次，每次3～4片，工人们很难坚持服药。

“我们在开展人群防治工作时发现，工人师傅中患高血压和溃疡患者数占总患病人数的一半以上，严重影响了生产力，也造成了缺勤、发病、死亡。”“患者接受我们的治疗后，并没有达到预期效果。”面对这个问题，洪昭光一直在思考原因，能否研究出更有效的治疗方法？

关于溃疡病的治疗，洪昭光用中药甘草、海螵蛸，西药阿托品、维生素U，再加上当时苏联的封闭疗法。该疗法的效果非常好，2～3天患者的症状就控制住了。洪昭光感慨地说，这就像打仗一般，单兵不行，综合作战才能实现共赢。“那时华罗庚正好溃疡病发作，他找到我给他治疗。有一次，我应邀去他家吃饭，无意中与这位大数学家聊起工作中遇到的困难。我告诉他，高血压、溃疡病折磨着很多工人。现在溃疡病找到了治疗方法，但高血压还没有。高血压患者一天服3次药，每次3～4种，加上工人们一天中休息时间极少，很少有人顾得上吃一大把药片，血压自然控制不好。”洪昭光回忆说。

“拿现在的专业术语来说，这叫患者依从性差。”洪昭光解释说，“那个时候的降压药必须同时吃几种，而且种类多、次数多，导致用药非常复杂，对于患者来说很难坚持也在情理之中。”

“能不能发明一种每天只吃一次，一次只吃1片的降压药？”华罗庚还建议说，“可以用优选法试试。”

“优选法是采用尽可能少的试验次数，找到最好方案的方法”，在华罗庚的《日用之繁》一文中，他这样描述优选法的本质。

最终，研发小组在优选法和中医思想的指导下，仅用1年时间就研制出了世界首个具有独立知识产权，可一天用1片的降压药。

“由于药方在实验时，组合的种类太多，1号、2号、3号……按顺序，这个最优药方应该叫九十几号的，后来觉得这将会成为医生治疗高血压的优选药物，是一个新起点，所以干脆起名叫‘0号’。”洪昭光说。

“0号”由多味药组成，各种药按照剂量配比，让良性作用加强、不良反应抵消，扬长避短。组方中的利血平、肼屈嗪均可降压，但一种有减缓心率的作用，另一种有加速心率的作用。氨苯蝶啶为保钾利尿药，可拮抗双氢克尿噻（又名氢氯噻嗪）引起的排钾作用，两者均有降压作用。这样，四种药正作用互相协同，不良反应相互抵消。

随后，使用“0号”降压的患者越来越多，该药的名声也越来越大，就传到当时的北京阜外医院院长吴英恺耳中。

恰好，吴英恺正在发愁，大医院门诊已经出现高血压患者就医困难的局面，怎样才能解决高血压发病率不断增高的难题呢？就在这时，吴英恺听说了“0号”的消息，他到工厂参观后，迅速将这一新药应用到首钢医院等单位。经过几千名患者的临床验证，再次证实了该药的广谱适应价值。数据证明，该药的降压有效率高达80%。

1977年，在吴英恺的大力促进下，卫生部发布文件，把“0号”列为群防群治的首选用药。同时，当时唯一的国有大型制药厂——北京制药厂，即现在的北京双鹤药业股份有限公司正式接手大批量生产北京“0号”的工作。

“中医的哲学思想、西医的药理作用、华罗庚数学的优选法和运筹学，三者有机综合，才形成了‘0号’。”洪昭光强调，中医哲学、西医科学，中医辨证、西医唯物，中医整体、西医局部，中医调理、西医干预互相取长补短，合作共赢，能产生无数新思想、新创造、新产品。

当时全世界防治高血压都采用阶梯用药、单味用药，唯独中国有复方综合小剂量，这是来自中国的思路，是中国人的创新发明。

“我们经常讲中国医学要跟国际接轨，而‘0号’是外国跟中国接轨，外国向中国学习。”洪昭光骄傲地说。

“中西医之间的关系既不是简单的组合，也不是结合，而应该是融合，最后形成化合，成为一个独立的新整体。我们靠正确的优选法、运筹学，能使普普通通的东西创造奇迹，也就是说同样一块地，肥料用得好，产量就高。”

“‘0号’有四大特点：降压作用确切、效果明显、作用持久、价格便宜。”洪昭光指出，“‘0号’开创了高血压治疗一日一片的里程碑，有力地证明了中西医结合的强大生命力。‘0号’是一种生命力极其顽强的药物，几十年过去了，‘0号’凭借其优势，依然拥有忠实而庞大的顾客群，极高的疗效价值及实惠的价格使它在今天仍具有很高的推广意义。”

1981年，在心血管病防治领域已显露头角的洪昭光以访问学者身份到芝加哥西北大学深造，选定的专业是心内科和超声心动图。临行前，吴英恺专门找到他，语重心长地说：“比起临床医生，中国更需要流行病学方面的人才。医学只有结合民众，才能发挥最大作用。”遵照吴英恺的教诲，洪昭光又与校方协商更改了专业。两年后回国，他在吴英恺任院长的北京安贞医院接任北京心肺中心流行预防研究室主任，自此走上心血管流行病防治和医学科普之路。

科研与科普是科学之车的两个轮子，缺一不可

洪昭光的医学科普讲座通常是从一组数字对比开始的。

我国的心脑血管病发病率40多年来一直持续上升，已占到城市人口死因的41%，北京高达51%。而心脑血管病发病率在美国、日本却都是前20年上升、后20年下降，目前仍保持下降趋势。1974—1993年，美国冠心病死亡率下降52%，脑卒中死亡率下降59%。这一升一降耐人寻味。究其原因，我国卫生资源的绝大部分用在医疗上，医疗中的大部分又用在晚期、终末期的治疗抢救中。相比之下，美国、日本把较多的卫生资源用在健康教育和一级、二级预防上。洪昭光深感向公众普及医学知识的重要。他说：“自己必须力所能及地做些什么，杯水车薪也好，总算尽了力。”

医学科普作用如何？洪昭光算了一笔账：“九五”国家重点攻关项目《社区人群的高血压综合防治》得出科学结论：在我国，1元钱的预防资金投入，可节省8.59元医疗费用，投资效益比是1 ∶ 8.59。而临床实践表明，若到疾病的中晚期，这个比例则为1 ∶ 8.59 ∶ 100，即终末期治疗的费用呈几何级数增长。如心肌梗死抢救，一针溶栓药就1万多元，经皮冠状动脉成形术，一个支架就要2万余元。

洪昭光由此感叹：“如果医学不能使人群发病率下降，生命质量提高，那是本末倒置。从预防入手使健康人不变成亚健康人，亚健康人不变成早期病人，进而发展为晚期病人，提高公众的健康水平和生活质量，才是医学的根本目的。”

从一桶水中舀出的一勺水才有滋有味

洪昭光在美国学习时的导师、荣膺“美国医学最高成就奖”的中美心血管流行病学协作研究美方首席专家斯坦默曾说过，营养学可以写成几本厚厚的书，然而概括成一句话简单不过：“什么都吃，但要适量。”

导师的话给了洪昭光极大的启迪：如何让人们对深奥复杂的科学知识“一听就懂，一懂就用，一用就灵”，洪昭光颇费心思。必须把科普由知识上升到艺术。要达到这种境地，信口开河不成，闭门造车也不成。

聆听洪昭光的讲座或是翻阅他的科普读物，有许多“顺口溜”式的健康口诀，如膳食中的“一、二、三、四、五”，餐桌上的“红、黄、绿、白、黑”，健身运动的“三个半分钟、三个半小时”，心理平衡的“养心八珍汤”等，皆读来朗朗上口，易懂易用，已为许多人耳熟能详。但人们并不知道，这些看似浅显的口诀中蕴含着丰富的知识底蕴，凝聚着洪昭光的大量心血。

如吃得科学，可以写 10 万字的文章。诸如每天摄入 2 200 千卡热量，脂肪摄入不超过 30%，其中饱和脂肪酸 8%，多不饱和脂肪酸 10%，胆固醇少于 300 毫克……人们会感到生活中难以适从。如何能让这些科学知识为大众所理解和接受，并进而指导人们的生活，洪昭光根据美国健康膳食金字塔、中国营养学会膳食指南，将其精华一步步提炼概括成健康口诀。为此，他日夜推敲，到了痴迷的程度。有时睡梦中偶有所得，他会随手抓起纸笔记下来。这样的纸条在他的家里随处可见。夫人收拾房间时，会小心地把它们收集在一起。同在北京安贞医院做社区医生的夫人方虹是他第一个科普对象，每有所得，他会兴冲冲地把正在操持家务的夫人拉过来，有声有色地读给她听。

洪昭光满怀激情地说：“直到有一天，科学生活方式的理念不再只是学术会上探讨的话题，而走进千家万户，变成广大民众实实在在的行动，才是真正意义上的科学。唯有架设起科学和政府决策，科学家和广大民众之间的桥梁，科学才有永恒的春天。”

在生活中亲近自然

一次出差回家，洪昭光风尘仆仆回到北京。夫人接过塞得鼓鼓囊囊的提包，不禁惊诧道：“包里什么东西，怎么这么沉？”打开一看，大大小小十几块观赏石，心疼地嗔怪道：“这么远背些石头回来，也不嫌沉！”

儿时曾在风光秀丽的鼓浪屿生活过的洪昭光对大自然有着一种天然的亲近。他情趣广泛，花鸟鱼虫，皆他所爱。走进他的办公室，不大的空间，经营得错落有致。窗边高大的观音竹、巴西木绿意盎然，黄澄澄的柠檬果挂在枝头，一盆红透的小辣椒是洪昭光亲自人工授粉后结出果实的。一台石雕老井、几把紫砂壶古朴淳厚。案头上，除了各色医学书籍，还有《诗经新论》《中国古典诗词赏析》。“闲看庭前花开花落，漫读手中唐诗宋词。”这里，一木、一石、一字、一画，无不显示出主人的情趣。

向千千万万公众宣讲健康生活方式的洪昭光也很注意自己的生活方式。他说：“从进化论角度看，步行是世界上最好的运动。我每天无论多忙，都坚持步行一小时。漫步在街心公园的林荫道上，享受着清新的空气和浓浓绿意，身心都会放松。”

（本文根据《健康报》2002 年 1 月 5 日报道的《洪昭光：构筑大众健康桥梁》、2017 年 1 月 19 日报道的《洪昭光教授忆“降压 0 号”往昔》等内容综合整理）

供稿：健康报社　魏婉笛

“B超神探”——贾立群

人物简介

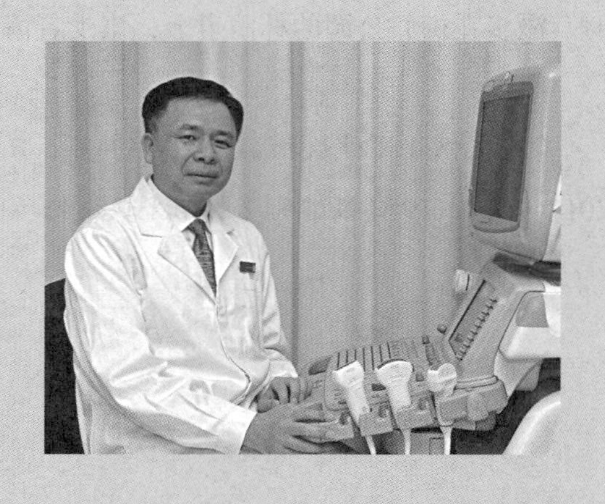

贾立群（1953— ），中共党员，大普学历，河北丰润人，首都医科大学附属北京儿童医院超声科名誉主任，中华医学会超声医学分会常务委员，党的十九大代表。曾获全国医药卫生系统先进个人、北京市先进工作者、全国医药卫生系统创先争优活动先进个人、首都十大健康卫士、第四届首都道德模范、第四届全国敬业奉献模范、时代楷模、全国先进工作者、全国优秀共产党员、“白求恩奖章”、中国医师奖、最美奋斗者等荣誉称号。

贾立群是我国儿童超声领域的拓荒者，他把职业当作一生的事业，工作40多年来，练就了一双“火眼金睛”，确诊7万多例疑难病例，是家长心目中的“B超神探”。他是重品行淡名利的党员医生，对患者许下了“24小时服务、随叫随到”的承诺。他是清正廉洁的好医生，被家长尊称为“缝兜大夫”。是医疗战线上爱岗敬业、医术精湛、医德高尚、清正廉洁的优秀代表。

勤奋锤炼超声诊断技术

1974 年，贾立群在黑龙江生产建设兵团，作为一名知识青年，有幸被推荐上了大学，可学的不是他打小就喜欢的无线电，而是从来没有接触过的医学。

“也就是从那时起，我的梦想变成了当一名好医生”，贾立群相信，只要努力，无论做什么，总能干出名堂来。

进入北京第二医学院后，他是同学里每天学习到最晚的人之一。为学好解剖，他把人的头颅骨借到宿舍，抱着反复琢磨，有一次，不知不觉就睡着，一睁眼，他被吓了一跳，“那个颅骨正和我躺在同一个枕头上”。

1977 年，贾立群来到北京儿童医院工作，最初被分配到放射科时，他的内心是有顾虑和疑问的。“我学的是儿科，在这儿能干出什么呢？”

一天，科里突然通知他去查房，他想：“我一个放射科医生查什么房！”到了病房，他才知道，老院长诸福棠亲自带着他们几个不同科室的年轻医生，一起查房。

诸福棠是中国现代儿科学的奠基人，见到诸福棠一边询问孩子病情，一边查看检验结果，还不时考查他们对 X 光片上病变的诊断。他的专注和一丝不苟，让贾立群懂得了，只要是为了孩子能够恢复健康，每一个岗位都很重要，每一个岗位都应该尽职尽责。

“贾立群 B 超”的由来

1988 年，医院购置了第一台 B 超机，贾立群被抽调去组建 B 超室。也就是在这一年，贾立群光荣地加入了中国共产党。摆在贾立群面前的，是严峻的考验。儿科 B 超当时在国内几乎是个空白。贾立群觉得，既然组织信任，再难再苦，也要尽最大努力把工作做好。

那时，贾立群连 B 超机长什么样儿都不知道，一切只能从头学起。他常会在休息时间，到手术室看手术，还把手术中切下来的标本拍成照片，晚上回到家，对照 B 超图像研究分析。

在 B 超机前，贾立群一干就是 30 余年。他通过反复试验，发现由于儿童腹壁薄，腹部前后径小，高频探头应用于儿童腹部，能够发现细微病变，摸索出了许多儿童疾病的声像图特点和规律，成为我国儿童超声领域的拓荒者。

在北京儿童医院，患儿家长们经常对医生提出这样的要求：我们要做“贾立群B超”！他们以为“贾立群B超”是一种特殊的B超检查。

其实，这是众多的家长口口相传才出现的一个小误会。由于贾立群在B超检查时绝对不放过任何细小的环节，B超结果十分精确，所以很多外科医生在遇到疑难杂症时，就会在B超单子上简单注明“贾立群B超”，一来二去就有了“贾立群B超”是一种B超品牌的说法。做完B超后，有的家长满腹疑云地问他：“大夫，您做的是‘贾立群B超’吗？”贾立群笑着说：“这台机器加上我就可以叫‘贾立群B超’了。”

医术精湛的“B超神探”

一个来自甘肃的8岁女孩，肚子断断续续疼了6年，在当地两次开刀都没有找到病因，孩子非常痛苦！家长一筹莫展。贾立群在给孩子做B超检查时，发现她的肠子上有一个像黄豆大小的囊肿，迅速确定这就是腹痛的原因。

可进行手术时，外科大夫急急忙忙给他打来电话：腹腔打开了，怎么什么也找不到？他迅速赶到手术室，将消过毒的B超探头经切口直接放入患者腹腔内仔细查找，发现小囊肿的位置在胰头后面，被胰头包着。外科大夫为难地说：“难度太大了！万一损伤了胰腺、碰了胰管会形成胰瘘，太危险。”贾立群凭着多年的经验，用超声引导外科医生一点儿一点儿地用手术刀划向深层组织，半个小时、一个小时、两个小时过去了，刀尖终于碰到了囊壁，手术成功了！

孩子的父亲激动地跪在主刀大夫面前表示感谢，主刀大夫说：“你还是感谢‘B超神探’贾立群吧。”此后，“B超神探”便成了家长们的口头禅了。

“火眼金睛”破奇疾

曾有一个重度肝肿大的患儿，只有2个月大，肝上布满小结节。外院的检查结果是：良性肝脏血管瘤，但是经过治疗后孩子的病就是不见好。贾立群觉得孩子的病有两种可能，一个是良性的肝脏血管瘤；另一个就是恶性的肿瘤肝转移。可要命的是，这两种病在 B 超图像上的表现几乎没有区别，唯一不同的是，如果是恶性肿瘤肝转移，会有一个原发瘤——也就是元凶。

贾立群拿着探头一遍遍地在患儿的腹部划过，终于，在无数的小结节中，发现一个小结节，在孩子哭闹的时候，它不随着肝脏移动。他意识到，这就是元凶：左侧肾上腺神经母细胞瘤，肝转移。最后的手术和病理结果证实了他的诊断，这是一种恶性但可以治愈的肿瘤，及时的治疗，挽救了孩子的性命。

可没过多久，孩子的父母抱来了患儿的孪生妹妹，两个孩子病情一模一样，可贾立群怎么也找不着这孩子的原发瘤。一连几天，贾立群把自己埋在文献堆里，终于找到了这种罕见病例的答案。这个肾上腺的小肿瘤不但本身肝转移，还通过胎盘转移到另一个胎儿的肝脏。

换句话说，小姐儿俩得的是一个病，只是元凶不在妹妹身上，而在姐姐身上。这种病当时在中国仅此一例，世界上也非常罕见。这对双胞胎因为及时确诊得到了正确的治疗，如今已经长大成人。他们的父母送来锦旗：“火眼金睛缉病祸，孪婴奇疾被侦破，求实进取讲奉献，医术精湛称楷模。”

“三鹿奶粉”惹的祸

2008 年 2 月 22 日深夜，牡丹江一位 47 岁的父亲乘当日最后一班飞机，抱着肾衰被报“病危”的 3 岁儿子赶到北京儿童医院。这位父亲近乎绝望，因为孩子数日无尿，先天又只有一个肾，在牡丹江、哈尔滨三家大医院先后住院诊断“肾实质损害合并肾积水、急性肾衰”。

深夜从家中赶来的贾立群详细询问病史，B 超荧光屏上显示为肾后性梗阻所致肾衰，他脑海中不断闪现着有可能相关的种种原因，探头沿着唯一的一根输尿管向下移动，不断排除着一个又一个病因……突然又一次发现了输尿管远端堆成柱状的沙砾样结石。这种结石在婴幼儿中过去非常少见，近来突然增多，奇怪现象使他意识到很可能与饮食或饮水相关……他明确告诉绝望中语无伦次的父亲，孩子肾脏本身没有病变，只是因为太多的结石堵住了输尿管，排不了尿，导致孩子无尿肾衰。

抱着“来最后一站赌一把，死也死在北京”念头的父亲听罢不停地念叨：“真没想到，到了北京能捡一条命”，直叫“救命恩人”，没走出B超室就给牡丹江老家的亲人报平安：“孩子整明白了，咱们这棵独苗能活了，有救了！”不知如何感谢的一家人悲喜交加，按照家乡风俗，集体向南方磕了三个头，行了千里之外一个普通农家最隆重的大礼。

与此同时，孩子经过腹膜透析后被送进外科手术室，不用开刀，泌尿外科医生通过膀胱镜插入输尿管导管振捣结石并疏通尿路，“哗”，沙砾样结石和蓄积已久的尿液俱下，孩子的肾积水、肾衰和全身中毒状况迅速改善……

在那段婴幼儿泌尿系结石日渐增多的时期，他和同道们仔细地询问每一个患儿的喂养史，几乎不约而同，家长都说吃的是三鹿奶粉。

几个月后，三鹿奶粉事件爆发了。贾立群接受卫生部紧急任务，和其他专家一起要求在4个小时内制订出诊疗方案。根据前期的经验，方案只用了2个小时就制订了出来，后来这个方案成为全国筛查奶粉结石的“金标准”。

随后，贾立群作为卫生部专家组成员，在全国各地培训超声科医生、指导筛查工作。当时，北京儿童医院也是奶粉筛查的前沿阵地，每天有成百上千个孩子等待着确诊。那些日子，他真是累啊！在筛查的空隙，他靠在B超机旁就能睡着；坐车时靠着椅背也能进入梦乡。就这样24小时连轴转，贾立群和他的团队顺利完成了3万多个孩子的筛查任务，及时化解了3万多个家庭的幸福危机和社会信任危机。

“积劳成疾”心亦安

医术精湛是医生的本分，德艺双馨更是贾立群永恒的追求。他对患者许下了“24小时服务、随叫随到”的承诺，最常说的一句话是：“只要你们能等，不管多晚我都给你们做。”

有一个休息日，贾立群正在理发，刚理完左边突然接到医院的急诊电话，他顶着没理完的头发，立刻赶往医院。贾立群家就住在儿童医院旁边，经常是刚躺下，电话铃就响了，他就赶紧穿上衣服，跑到医院。最多的一天夜里，他被叫起来19次。贾立群爱人心疼地说：“你这一宿啊，净在这儿做仰卧起坐了。”在贾立群看来，只要不耽误孩子看病，一切都值得，作为一名共产党员，必须坚守全心全意为患者服务的承诺。

为了少让孩子因为B超检查挨饿，他就挤出吃午饭的时间连续工作，时间久了，也就养成了不吃午饭的习惯，这个习惯至今已有二十多年了。由于长期作息不规律，一些疾病逐渐找上门来。

有一次，他肚子疼得直不起腰来。可是，看到诊室外挤满了远道而来的患者，他就用一只手捂着肚子，另一只手拿探头为孩子做了一天的检查。直到晚上诊断完所有的患者，才到医院就诊。医生马上给他做了急诊手术，术后毫不客气地说："亏得自己还是医生呢！来这么晚，阑尾都穿孔了，太危险了！"他对大夫说："看到孩子们期盼的眼神，我于心不忍啊！"接诊大夫深有感触地说了两个字"明白"！

德艺双馨的"缝兜大夫"

一名内蒙古的肾积水患儿需要做B超检查。当听到B超检查需预约好几天时，家长一筹莫展。一名候诊的家长提醒他："找'B超神探'贾立群加号。"

家长趁贾立群方便时"尾随"至厕所，一把抓住他的胳膊边晃边说："贾主任，我孩子的病情比较重，请您给加个号吧！"他左右为难，因为原本晚上七点已约好去探视住院的妻子。看着家长充满期待的眼神，他说："只要你愿意等，晚上七点给你加。"家长露出了满意的笑容。

当他正要回到B超室时，这位家长再次抓住他的胳膊说："贾主任，刚才忘了跟您说谢谢了，我给您点钱，您买点水喝吧！"家长边说边往他的衣兜里塞钱，却怎么也塞不进去。

多年来，患儿家长为表谢意，总想给贾立群红包，他一次次谢绝。有家长硬往贾立群的兜里塞，来回撕扯，白大褂的两个兜全给撕耷拉下来，最后他索性全撕下来。同事见了问，"主任，您这白大褂怎么没兜？像厨房大师傅。"贾立群一想，兜全撕掉不好看，干脆就把白大褂的兜口缝死。

他边安慰家长边说："您放心，我肯定给你做。你把钱用在看病上吧，我的兜都缝着呢。"家长感慨地说："还真是第一次见您这样的缝兜大夫！""缝兜大夫"从此便在患者之间传开了。

衣兜被缝死了，还是有家长想出各种花样感谢他。有把红包夹在报纸、杂志里的，有趁他洗手时硬别在他裤腰带上的，还有给他手机卡充值的……然而，他每次都能巧妙地“完璧归赵”。

“贾立群 B 超”团队遍布各地

到了该退休的年纪，贾立群的社会头衔仍不见少，重新平衡工作与生活后，他依然选择了前者。除医院日常工作外，他思考更多的是，孩子的病等不得、拖不得，再忙也要抽点时间，做些讲座指导的事，把这些年积累的经验教给更多的人。

于是，贾立群就利用周末休息时间，到全国各地讲学，做技术指导，尤其去偏远的西部地区，如贵州、甘肃、新疆、宁夏等地，那里条件比较艰苦，贾立群患有糖尿病和高血压，每次路上的颠簸，加上饮食的不适，折腾得浑身散了架，而每到一个地方都会立刻投入工作中。

几年下来，贾立群的学生遍布全国各地，形成了一支支技术过硬、医德优良的“贾立群 B 超”团队。宁夏医科大学总医院领导说，有了超声的准确诊断，以及北京儿童医院外科专家的传帮带，医院的小儿外科水平有了显著的提高，现在越来越多的孩子选择留在当地治疗，错过最佳治疗期的少了。

与此同时，主动登门学习的同行也多起来了。贾立群的学生王玉刚进超声科时，团队只有 5 个人，很多人不知道儿童超声也能做得如此有声有色。如今，进修的大夫越来越多，“最早科里一年一两个进修医生，现在是一个大夫带一两个。”超声科主任王晓曼说：“贾主任每次出去讲课，走到哪儿，有人就跟着听到哪儿，甚至有人拉着行李箱直接就跟着来了。”

“贾立群 B 超”还被留在了西藏。2019 年 7 月，超声科崔晏春成为北京市第五批组团式援藏医疗队的一员。临行前，她跟前来送行的贾立群说：“请主任放心，我一定不辱使命，把咱的‘贾立群 B 超’带到西藏！”在崔晏春的努力下，藏区实现了首例超声确诊梅克尔憩室、小肠闭锁、首例巨结肠等。崔晏春援藏任务结束前，由北京儿童医院援建的“西藏拉萨儿童超声培训基地”正式挂牌，基地就设在拉萨市人民医院超声科。

多年来，贾立群经常收到家长送来的感谢信和锦旗，多次被授予各种荣誉称号。这些殊荣，让他备受鼓舞。贾立群郑重承诺：利用专长，立足本职岗位，继续为患儿服好务，带头发挥党员的先锋模范作用，把一生的精力奉献给所热爱的儿科医学事业，做一名让百姓放心、让患者满意的好医生，好党员！

供稿：北京儿童医院　卢　曦

杏林翘楚之楷模

杏林鸿儒——萧龙友

人物简介

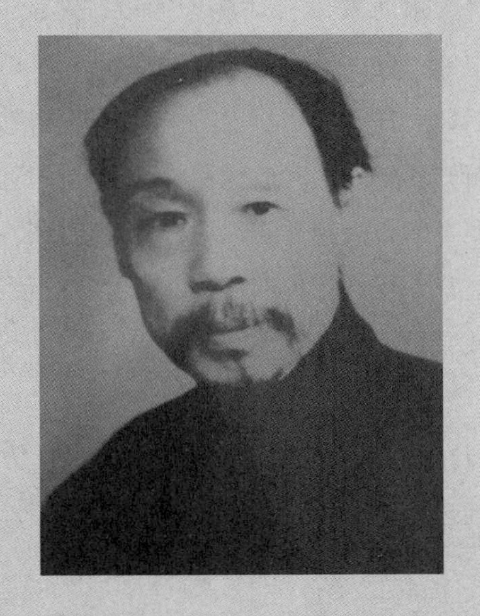

萧龙友（1870—1960年），本名“方骏”，字“龙友”，近代著名国学家、中医学家、教育家、哲学家、书法家、收藏家，京城四大名医之首，是“百年巨匠”人物。祖籍四川省三台县，出生于著名的书香世家，1897年考中光绪丁酉科拔贡，走上仕途，先后于山东、北京担任要职，并于其间自学成医。1928年，时局动荡，萧龙友深虑民苦，遂弃官行医，自属为“医隐”，号为“息翁”，悬壶济世数十载，享誉京城。新中国成立后，他精神焕发，改别号“息翁”为“不息翁”。历任第一、第二届全国人民代表大会代表，在第一届全国人民代表大会第一次会议上首次提案设立中医学院，后被人民政府采纳。为中国科学院生物地学部委员（院士），卫生部中医研究院（现中医科学院）学术委员、名誉院长，并任中华医学会副会长，中西医交流学会学术委员会副主任委员，北京中医学会耆宿顾问，中央人民医院（现北京大学人民医院）顾问等职。著有《现代医案选》《整理中国医药学意见书》《息园医隐记》《天病论》等。

优良家风，拔萃才俊

萧龙友出生于清朝末年同治九年（1870 年）2 月 13 日，祖籍四川省三台县。萧家祖辈栖于物华天宝、人杰地灵的天府之国，是当地远近闻名的书香世家和三代拔贡。萧龙友天性聪慧，又勤奋好学，父严母慈，幼承庭训，打下了坚实的国学文化基础，也继承了忠正仁爱的家族品格。

萧龙友因自幼濡染家教，熟读经史子集，通晓大义，宿立“修身齐家治国”之志，并践行终身。光绪二十三年（1897 年），萧龙友考中光绪丁酉科拔贡，殿试后，充任八旗官学教习。教习期届满，按例出任山东，历任嘉祥、济阳、淄川、巨野知县知府。时值变法维新之始，行新政，废科举，山东省会设立了高等学堂，萧龙友亲自为新学堂拟章程，并兼任教习，至今留有政声。辛亥革命后，萧龙友奉调进京，任府院各部秘书，有奖实业债券局总办，参事参议等职，为官清正廉明，勤政爱民。

萧龙友与中医结缘始于幼年。当时族人开有药铺，他常去铺中观摩询问、学习，故能识药物，辨药性而分出真伪，他年少时即研习《内经》《难经》等中医基础理论典籍。后因其母病患血崩症，久治不愈，为救母更是遍读历代各大医家名著，对诊治疾病渐有心得。光绪十八年（1892 年），四川霍乱流行，省府成都一日内命丧八千，哀鸿遍野，棺木售罄，街市凄凉。当时众多医家惧怕传染，不敢出门行医。萧龙友心忧病患，与同乡医生携带药品，沿街巡视，施以中草药救治，使很多人转危为安。这次瘟疫，使萧龙友声名鹊起，人称“万家生佛”。随着时间的推移，萧龙友深感中国医药的效力，坚定了以医为民造福的志愿。

医隐济世，德术双馨

步入仕途后，虽公职繁忙，萧龙友仍每日研习医学，并常在公余之暇悬壶济世，颇有疗效。鉴于其中医理论造诣和丰富行医经验，内务部及卫生主管机关屡聘萧龙友担任考试中医士襄校委员，在此期间，他也取得医师资格。当时时局动荡，民贫国弱，萧龙友自觉数十年沉浮宦海，无济国事，遂动了医隐之念。至 1928 年民国政府南迁后，萧龙友毅然弃官行医，追随幼时不为良相便为良医的夙愿，在北京西城兵马胡同建了一处寓所，开始了行医生涯。为免参政，他将寓所斋名“息园”，自号“息翁”。早在1912年他就心存医志，撰写了《息园医隐记》一文，在1929年，他将此文刻于扇骨，以述其志，并邀著名画家齐白石作《医隐图》励志。此扇骨现珍藏于成都中医药大学博物馆，此画现珍藏在中国中医科学院图书馆。

萧龙友为医不泥古，不非今，博采众长，开明包容，又自具特色。他内科、妇科、儿科皆擅，还治愈了很多疑难重症。他不仅医术精湛，而且医德高尚。诊寓开业后，投医者甚多，他对待患者无论贫富，一视同仁，每遇穷苦患者，常不收诊费，或解囊相助。他诊病时心正意诚，为病患殚精竭虑，若遇棘手之症暂未获效，常反复思考，废寝忘食，直至为患者解除病痛。他不仅有妙手回春的医术，更具有鸿儒大医的气节和悲天悯人的情怀。

萧龙友行医素以诊断高明而为世人所敬，凭借坚实的中医理论基础，多年的临证经验，在详察四诊之后，常能见微知著，料病如神。他言行合一，从不虚词，能治者则治，不治者绝不延揽。他曾为孙中山、梁启超等看过病，都给予了实事求是的诊治，使其精湛的医术受到各阶层人士的信赖，其医风也得以名扬华夏。连当时德国医院（现北京医院）的德国医学博士狄博尔在闻及萧龙友大名后，也屡次邀他前去会诊，子宫瘤、大脑炎、黑热病等疑难棘手之病，竟常被萧龙友单用中医药治愈，使德国医生大为惊叹。萧龙友以高超的医术，开了当时中医师进入西医院用中药治病的先例，也开创了中西医结合治疗疑难疾病的先河。

萧龙友虽医术高明，经验丰富，但尊重同道，谦虚诚恳，从不针砭其他医家的诊疗，而是取长补短，时常与同道交流切磋。他兼收并蓄，提倡中西医结合，所撰《整理中国医学意见书》中云：“……总之医药为救人而设，本无中西之分，研此道者，不可为古人愚，不可为今人欺，或道或术，当求其本以定，一是不可舍己芸人，亦不可非人是我。”他为人低调，不喜张扬，许多求诊者赠送的“妙手回春”“悬壶济世”“杏林春暖”等匾额从未悬挂出来，有些竟叫人刨平，制成家具木料，只挂了一尺余长、三寸宽的木牌：“萧龙友医寓”。

萧龙友淡泊名利，扶危济困，日常生活也极为简朴，自幼严格的家教使其养成良好的修养，心胸开阔，性情温和，诊务之余还常以诗词书画陶冶性情。他以医术著名，书法、绘画也毫不逊色，真、草、隶、篆无一不精，还擅长手指作画，与画家溥心畬、齐白石先生是好友，在书法、画技方面多有交流。有些患者甚至把萧龙友开具的药方收藏，视为书法珍藏品。

披荆斩棘，办学兴教

1929年，南京国民政府卫生部通过了“废止旧医案”，引起了全国人民和中医药界仁人志士的极大公愤。虽然后经全国中医界同人及请愿代表的努力，这次历史上极为轰动的废止中医提案终于被推翻了，但经过此番激烈斗争，以萧龙友、孔伯华、施今墨等为代表的北平名医，深虑民术之贫乏，深感“非振兴中医，决不足以自存”，决心艰苦奋斗，开办中医学校，培养中医人才，壮大中医队伍，提高中医疗效，确保人民健康。只有赢得患者的由衷信任，中医才能永远立于不败之地。1930年创办了“北平国医学院”，萧龙友任院长，孔伯华、施今墨任副院长。1937年后改名为“北京国医学院”，萧龙友任董事长、孔伯华任院长，是中华民国时期华北地区第一个中医高等学府、学院。萧龙友对学校课程设置及所用教材提出了具体编写办法，教材完整，中西比例7∶3，他还亲自担任教授，体现了先生重理论重临床的思想，这些教学理念也成了现代高等中医教育的雏形。

北平国医学院的开办打破了中华民国时期北平没有高等中医学校的局面，在全国产生了较大影响。学院在学制、教师、课程、管理等方面都堪称是一所正规化的中医学府。身为院长、董事长的萧龙友先生亲自审定学校课程的设置，学校课程以中医体系为主，使用教材都是各位教师参考中医典籍重新编写的，同时还讲授生理学、病理学、药物学、解剖学、细菌学等课程。学院除重视中医基础理论外，对于临床教学更为重视，萧龙友、孔伯华均亲自带学生临床实习。

时值全国内忧外患，民生困顿。“卢沟桥事变”后，中日战争全面爆发。日伪政府开始干预北平国医学院的教学事务，欲从中窃取中华民族宝贵的中医药财富，受到学院师生的抵制。在日伪当局的反复骚扰下，学院校址被迫三迁，且办学费用严重不足，在极其困难的条件下，北平国医学院的师生员工们怀着对中医药事业的热爱，对学业的执着追求，仍坚持教书、学习。学院历时15年，共计招生13班（届），毕业11班（12班、13班未毕业仅发给肄业证书），学员来自北平、天津、上海以及河北、察哈尔、山东等地，总计700余人，对中医事业起到了挽救与促进作用，为中国中医高等教育起到了奠基作用，在中医教育史上留下了斑斓辉煌的一笔。

心忧社稷，建言献策

新中国刚成立时，党和国家领导人十分重视中医药事业的发展。此时，萧龙友年逾耄耋，一生历经战乱、民生凋敝的老人，有感于共产党拯救了中国，拯救了中国的医学事业，他精神焕发，改别号“息翁”为“不息翁”。虽已年高体弱，但仍坚持医疗工作，为中医事业的精研精进，老而弥坚。1954 年 9 月 16 日在第一届全国人大一次会议上，萧龙友首次提案设立中医学院及中医大学。他说：“我本人愿追随中西医同人，将我国宝贵医学遗产结合科学研究进行整理，使我国有数千年临床经验的医学达到发扬光大的地步，使我国广大的劳动者人人都能享受保健的权利。其办法，我主张必须同时创办中医大学和中医学院，使学习和临床紧密结合，否则不易收到良好效用。”这一提案被人民政府采纳，于 1956 年首批成立北京、上海、成都、广州 4 所中医学院。萧龙友听到这一消息，兴奋异常，奋笔疾书，写下《中医学院成立感言》一文，刊登在 1956 年 6 月 8 日《健康报》上。文中说：“当北洋军阀瓦解，国民党伪政权成立后，中西医斗争存废之际，我曾建议设立中医专科学校，以广流传。唯当事者崇尚欧美，蔑视祖国遗产，当时中医几乎有被消灭的危险，更谈不到兴学育才……今知政府已明确规定在今年暑期于北京、上海、成都、广州四处各设中医学院一所，招收应届高中毕业生及志愿学习中医的干部入学，使祖国医学得以广泛的有系统的传授，造福人民，自非浅鲜。我的宿志终于得偿。在病中闻此消息，感到无比愉快、兴奋……”文中肺腑之言显示了他对中医教育事业充满了无限的信心和期望，他还颇有远见地提出了消除门户之见和中医要走向世界的主张。

1953 年，中华医学会中西医学术交流委员会成立，担任副主任委员的萧龙友在“西医怎样读中医书”的座谈会上，他作为主讲发表了具有先见性的倡言，这些意见为以后中医学院和西学中班制订教学计划，提供了重要参考。

萧龙友还嘱其孙女萧承棕高中毕业后第一志愿即报考北京中医学院。遵先生嘱咐，孙女萧承棕于 1959 年在萧龙友先生生前考入该学院，为此萧龙友先生甚感欣慰。萧龙友不仅主张办学校，还支持师带徒的方式培养中医人才。卫生部第一任中医司副司长赵树屏，原北京市卫生局第一任中医科科长白啸山，都是他的得意弟子。他们为中医事业的传承发展贡献了很大力量。

萧龙友先生有着强烈的家国情怀和使命感，为中医教育事业倾注了毕生心血，殚精竭虑，鞠躬尽瘁，作出了巨大的贡献。

供稿：北京中医药大学东直门医院　萧承悰

青史留名的中医大家——施今墨

人物简介

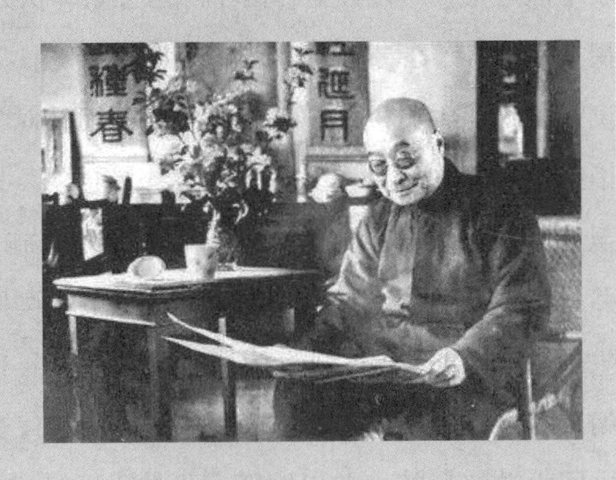

施今墨（1881—1969年）原名毓黔，字奖生，祖籍浙江省杭州市萧山区。中国近代中医临床家、教育家、改革家，北京四大名医之一。施今墨先生早年曾追随孙中山先生参加了推翻清朝的辛亥革命，是中国民主革命的先驱者，后弃政从医。施今墨先生在60年从医生涯中，以高超的医术，活人无数。他始终倡导中西医结合，并通过创办华北国医学院，为社会培养了一大批德才兼备的中医人才。施今墨首先为中医的生存和发展作出了特殊的、卓越的贡献。他的高尚医德和精湛医术不仅造福了无数患者，而且也为社会、为后人留下了宝贵的精神财富。

早年学医从政生涯

施今墨 1881 年 3 月 28 日生于贵州，祖籍浙江省杭州市萧山区坎山镇施家台门。祖父在云南贵州做过官，全家曾在贵州生活。施今墨生于贵州，故取名毓黔，即生于贵州之意。施今墨年幼时，因母亲多病，遂立志学医，舅父河南名医李可亭见其聪颖，便在施今墨 13 岁时教他学习中医。施今墨刻苦学医到 20 岁左右，已经通晓了中医理论，可以独立行医了。但父亲却认为他走仕途才是正道，于是 1902 年施今墨 21 岁时，父亲便送他到山西大学堂读书。施今墨在大学堂读书期间，受进步思潮影响，萌生了民主和革新的思想。因反对学校的专制施今墨被校方开除，故转入山西法政学堂学习。1906 年，施今墨以第一名的成绩毕业。因其成绩优秀，被保送至京师政法大学堂。这期间，经人介绍，施今墨认识了资产阶级民主革命家黄兴，并由黄兴介绍加入了孙中山先生创立的中国同盟会，开始了革命生涯。施今墨以医生执业作掩护，追随黄兴为革命奔走，直至 1911 年辛亥革命成功，推翻了清封建王朝，创立了中华民国。施今墨作为山西省代表，在南京参加了孙中山先生就职中华民国大总统典礼，并以客卿身份协助已任中华民国陆军总长的黄兴制定陆军法典，在《陆军刑法》《陆军惩罚令》《陆军审判章程》中，都有施今墨的手笔。之后，袁世凯篡权，孙中山被迫出走，黄兴病故，施今墨应湖南督军谭延闿之邀，出任湖南省教育厅厅长。但那时军阀混战，无人过问教育，施今墨深感壮志难酬。1917 年，施今墨应顺直水利委员会会长熊希龄之邀，出任了北京香山慈幼院院长一职。施今墨很想在香山慈幼院创立一个与世隔绝的理想境地，让孤儿们能在自由、平等、博爱的环境里长大成人，自食其力。但当时社会的腐败，官场的倾轧，使施今墨先生的理想无法实现，于是他愤然辞职，便决心弃政从医了。

1921 年，施今墨自己将原名“毓黔”改为“今墨”，其意有三，一是为纪念出生之地贵州之意；二是行墨子兼爱之道，对患者不分贫富贵贱，一视同仁之意；三是要在医术上勇于革新，成为当代医学“墨绳”之意。当时的施今墨已在治病上小有名气，一旦确立从医职业，精研医术，很快声名鹊起，誉满京城。1925 年，孙中山卧病在京，施今墨应邀参加会诊，并提出了中医治疗建议。1930 年，施今墨前往西安，为杨虎城将军诊病，药到病除，载誉而归。1935年，国民党政府颁布中医条例，规定了中医考核的办法和立案手续。北京第一次中医考核时，当局挑选了医术精湛、威望最高的四位大夫为主考官，负责出题阅卷和评审工作，当选的四位中医大夫是萧龙友、孔伯华、施今墨、汪逢春，此后便有了“京城四大名医”之说，一直传扬至今。施今墨追随孙中山先生参加辛亥革命是中国民主革命的先驱者，他的先觉思想决定了他一生必定是一个改革家。

创办华北国医学院，为社会培养中医人才

中医和西医相比，在医疗规模、人才培养等方面差距比较大。于是，为了壮大中医力量，中医药界依靠自身力量先后兴办中医学校，开始有计划地培养中医专门人才。在诸多中医学校中，以“南丁北施”影响力最大。江南名医丁甘仁早在1917年就在上海创办了中医专门学校，两年后，又创办了女子中医专门学校。1930年，施今墨与萧龙友、孔伯华在北京创办了北平国医学校，萧龙友任校长，施今墨和孔伯华任副校长。北平国医学校主要以教授中医经典和临床经验为办学目的。施今墨先生认为中医要更好地适应时代发展需要，有必要吸收和借鉴西医中的先进成分。于是他决定创建一所包含中西医两方面精华的学校。1931年年末，施今墨先生为实现自己的理想，辞去了北平国医学院副院长的工作，和志同道合的陈宜城、魏建宏等人合作创办了华北国医学院，亲自担任院长，并在中央国医馆立案。华北国医学院校址最初在北平宣武区盆儿胡同，第二年迁至西城区大麻线胡同8号院，同时设有诊所。1940年又迁至宣武区西砖胡同36号。

华北国医学院的办学宗旨是“以科学方法整理中医，培养中医人才，绝不拘泥成法，唯一宗旨是明先哲遗言，借助新医经验，为人群造福”。按照这一宗旨，施今墨先生亲自选定教材，聘请当时中西医两界声望最好的大师来学院任教，并亲自选定中西医教材。聘请的中医教授都是临床开业的医生和理论大家，主要有：杨叔澄、朱壶山、赵绂文、姚继英、瞿文楼、王仲喆、路湘、施光致等中医大师；西医专家有：姜泗长、施如柏、顾膺陀等人，以及国文教授李仲翔，日文教授樊哲民等。中医教材都是由施今墨先生选定的古籍经典，如《黄帝内经》《金匮折衷》《伤

寒论经意》等。

中医的生命在临床，中医的灵魂在经典，只有将中医经典和临床有机结合才能尝到真正的中医味道。施今墨先生非常注重培养学生理论与实践的结合。华北国医学院高年级学生学完基础课后就开始随师到诊所临床实习。施今墨先生还亲自给学生讲授《丁甘仁医案》课，并带学生到诊所临床面授。朱壶山教授在讲《伤寒论》时常结合施今墨医案讲授经典理论的精义。华北国医学院的不少教材就是教授们结合自己的临床经验编写的，这样对学生较快地掌握中医理论帮助很大。不少学生回忆，当时都有上午课堂学习，下午随师出诊抄方，晚间整理医案的经历。在如何把学习中医经典和西医理论在临床上应用的问题，施今墨先生注重实践，他在带学生实习时，注重运用西医的检查和化验手段判断病情。施今墨先生经常和西医专家姜泗长等人切磋医疗方法，不断探索中西医结合的治疗新途径。在临床上，他不分中医西医，不分经方时方，只要利于治病均信手拈来。他曾对学生说："全面精查，苦心探索，灵活运用，谨密掌握，选方准病，选药准方，不可执一方以论病，不可执一药以论方，不可寻一家之好而有失，不可肆一派之专而致误，其有厌学图便者，只就少数之成方、单方以统治万病，非吾徒也。"在施今墨严谨的治学思想影响下，学生们无论对经方还是时方均无门户之见，都能灵活运用，在临床上都取得了较好的疗效。华北国医学院各届毕业生的毕业论文都具有较高水平，获得中医界同人们的普遍赞许。1931 年到 1948 年，从华北国医学院毕业了 16 届学生，毕业生达 600 余人，毕业后分布到全国各地大都成为中医骨干力量。

施今墨中西医结合的思想是在几十年的临床实践中逐步形成和发展的。施今墨提出统一中西医病名，西医辨病，中医辨证。他在临床中发现，西医通过各种仪器的微观化验，对一些疾病性质的诊断比中医四诊合参更为精准，而中医对疾病的辨证论治和用药方面则比西医灵活有效。于是施今墨创造性地提出了一种新的治病方法，即用中医辨证方法去总结西医对每种病的性质判断，专病专方，既能发挥中医治疗上的灵活性，又能发挥西医诊断上的先进性。施今墨用这种方法治疗了成千上万的患者，疗效极佳，并总结出了一些西医专病的中医专方，如气管炎丸、皮肤病血毒丸、强心丹、感冒丹、高血压速降丸、神经衰弱丸等。这些以西医诊断的疾病通过中医辨证制成的中成药由同仁堂生产、销售了几十年，收到了非常好的疗效，使无数的患者受益。施今墨先生在1963年国庆节时给弟子索延昌的题词中，进一步阐明了他中西医结合的思想："今日可以说是中西医和平共处，还不是中西医合二为一。中西医不合一，研究的途径就不能统一，便无法探知人体的秘密，便无从尽医疗的能事，则人终不免死亡于疾病，不能尽其天年者已。若要中西医合二为一，就必须在二者与科学相近相似之处入手，痛下一番结合的功夫。"

施今墨先生倡导的中西医结合为中医的现代化发展开辟了新的方向，他提出的西医辨病，中医辨证的治疗方法是继六经辨证和卫气营血辨证之后中医辨证发展史上的第三个里程碑。

高尚的医德和世人瞩目的学术成就

施今墨先生从创办华北国医学院时起就非常重视对学生医德的培养，他亲自为学院制定了"医戒十二条"，其核心就是要求学生做到医者仁心。"医戒十二条"中特别强调"医业以救人为本务，医者以治病为正务，故不可耽安逸，不可邀名利"。施今墨先生不仅以各种戒律严格要求学生，保持高尚医德，自己更是以言行为学生做表率。施今墨在诊治患者过程中，从来不厌精详，力免粗疏，认真负责，不论患者贫富贵贱，职位高低，皆一视同仁，待若亲人。每当为患者诊完病后总是耐心做好医嘱，以利患者配合用药，早日痊愈。诊病之后每每起立以礼相送，往往使患者感动不已。

施今墨先生在学术上有他独到的见解。他认为，血为人体的物质基础，至关重要，因此，他提出了"以阴阳为总纲，表里、虚实、寒热、气血为八纲"的理论。这是对传统中医八纲理论的又一发展。在治疗外感热病上，他提出凡内有蕴热便易招致外邪，治表证不可只知解表发汗，还应注意清里热，在"解"与"清"上要临证仔细推敲，因此，他创立了"七解三清""五解五清""三解七清"因病制宜的不同方法。临证时使用得当，便可取得极佳的疗效。

施今墨先生在遣方用药方面自成一格，其处方配伍精当。他善用大方，常见一方中二三十味药之多，但药品搭配极有法度，各药搭配无不相合得体，博得了"雍容华贵"的美誉。此外，施今墨先生在处方时还十分擅长用对药。所谓对药就是经常把某两味药搭配起来使用，可以发挥出意想不到的功效。他创制了许多对药的使用方法，对中药的药性药理研究至深。施今墨先生在临床中常用的对药达200多种。大量对药的使用，不仅取得了事半功倍的疗效，更凸显出其药方的华贵之气，是医学殿堂中难得一见的艺术珍品。

施今墨先生对中医药事业发展的贡献

施今墨先生在中医学上取得了极高的成就。他不仅热爱祖国医学，而且还对中医事业的发展非常关心。中华人民共和国成立之后，施今墨先生衷心拥护中国共产党的领导，拥护共产党的中医政策。在一次中医药展览会上，施今墨先生献出了治疗胃溃疡、十二指肠溃疡、高血压、神经衰弱、肝硬化、肝脾肿大、气管炎等十大验方，后来陆续又献出很多验方，毫无保留地将临床经验总结出来，无偿奉献给国家。

1954年，已成为全国政协委员的施今墨先生出席了全国政协二届一次会议。会后，施今墨先生对复兴中医的三大重点（编书、办医院、开学校）做了详尽的论述。

1959年，施今墨先生在全国政协大会上，提出了开发中药抗衰老保健品的提案和用中药对衰老和亚健康进行防治的建议。1969年施今墨先生在逝世前立下遗嘱，要求将自己的遗体捐献供医学研究。真是改革精神至死不渝，把全身心都献给了祖国医学事业。

施今墨先生是中国近现代中医临床家、教育家、改革家，他在60年从医生涯中，以高超的医术活人无数；他始终倡导中西医结合，并通过创办华北国医学院为社会培养了一大批德才兼备的中医人才。他为中医的生存和发展作出了特殊的卓越贡献，他的高尚医德和精湛医术，不仅造福了无数患者，而且也为社会、为后人留下了宝贵的精神财富。

供稿：施今墨弟子索延昌之子　索　钧

热心中医教育　努力提携后学——汪逢春

人物简介

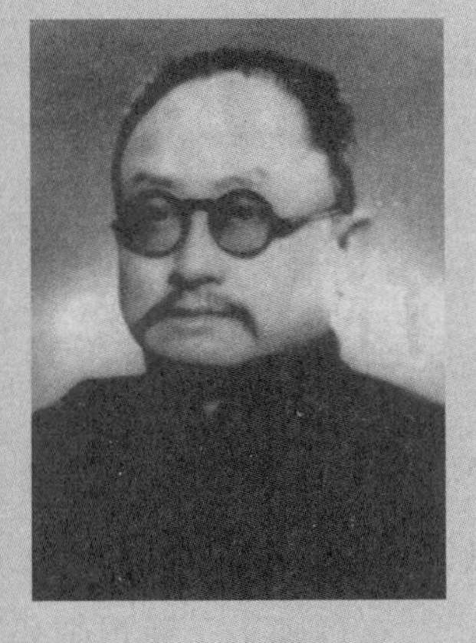

汪逢春（1884—1949年），江苏苏州人。毕生热心于中医教育事业，努力提携后学。1938年曾任国医职业公会会长，并筹办《北京医药月刊》；1942年在北京创办国药会馆讲习班，为培养中医人才作出了贡献。学术上擅长时令病及胃肠病，对于湿温病亦多有阐发。著作主要有《中医病理学》《泊庐医案》等。

汪逢春精究医学，博览群籍，虚怀深求，治病注重整体观念，强调辨证论治，在京悬壶，门庭若市，妇孺皆知其名。《泊庐医案》一书序云："汪逢春先生诊疾论病，循规前哲，而应乎气候方土体质，诚所谓法古而不泥于古者也。每有奇变百出之病，他医束手者，夫子则临之自若，手挥目送，条理井然，处方治之，辄获神效。"

《泊庐医案》是门人弟子辑录的，可代表汪逢春先生的学术思想和医疗经验。他去世后门人冯仰曾医师曾在《中医杂志》1958年8月刊中介绍医案数则。北京中医学院温病学教授赵绍琴医师曾在他所编著的《温病纵横》中介绍其业师汪逢春治麻疹经验："麻疹初起，风热内蕴，肺先受邪，咳嗽声重，鼻塞流涕，夜寐不安，小溲色黄，舌绛苔厚，脉象滑数。治以清风热而兼透疹。宜避风慎口，防其增重，疹不出者加防风三分。""麻疹合并肺炎，风湿蕴热，互阻肺胃，势将咳逆致厥。治宜宣化肃降，清热化痰。"治猩红热的经验："温毒化热发斑，胃肠积滞尚重，深恐神昏致厥，饮食寒暖皆需小心，防其增重，禁用风药。"语虽不多，但字字珠玑，理法方药护，无不悉备，堪为后世法。

学术见解及临床经验

汪逢春先生擅长治疗时令病及胃肠病。诚如其弟子们所言："盖吾师于诸杂病，经验宏富，方案多有奇效。"他认为脾胃乃气血化生之源，五脏之精气皆赖脾胃运化、转输，皆需脾胃化生后天水谷精微的补充，若脾胃化源乏竭则灾害至矣。经云："有胃则生，无胃则死"及"浆粥入胃，泄注止，则虚者活"，就是强调脾胃的重要性。尤其是一些时令病或胃肠病，多因劳倦过度、饱饥无时、贪凉饮冷、恣食肥甘、过嗜辛辣、食饮不洁等引起。病势来之虽急，若治疗得当，邪去也速。如若迁延，累及五脏六腑，祸不旋踵。汪逢春先生于时令病，胃肠病审其虚实寒热，辨证细腻，立法严谨，组方灵活，用药轻灵。常用淡附片、淡吴茱萸、淡干姜、鲜煨姜、紫油肉桂以温中，党参、薏米、炙甘草、连皮苓、红枣、秫米、陈廪米、建莲肉等以补益脾气、脾阴，焦苍术、川厚朴以燥湿健脾，木香、枳壳、新会皮、香橼皮、玫瑰花、鲜藿佩芳香化浊以疏肝理气和胃，砂仁、蔻仁以醒脾开胃，生熟谷麦芽、枣儿槟榔、范志曲、鸡内金等化滞和中，还常常喜用成药如加味保和丸、枳术丸，越鞠丸，香砂养胃丸等入汤剂同煎，以加强疗效。其单味药用量在1～3钱，药味不过10味左右，成药入煎剂不过3～6钱，方药并不奇特，皆医者习用之品，而且味少量轻，然疗效卓著，所谓"轻可去实"，用药精良者也。

汪逢春常说，查查患者的旧病历，了解一下以往症状很要紧，对于住院患者，尤其便于中医插手。

讲究季节与发病的关系。如北京地区每年6—8月上旬，“乙脑”流行不论轻中重死亡率少，而8月中旬以后死亡率高。一般两周可以退烧，两个月以内治愈可以不留后遗症，半年以内意识完全正常，即痊愈。其中在2～4个月内宜清热养阴，可以帮助好转。

又“乙脑”病，疗效成人比小儿差。智力及记忆力尚未恢复者，用黑芝麻炒香与四维葡萄糖合在一起常服；又黑芝麻、何首乌、黑桑葚久服，对恢复有一定的帮助。

临证用药，别具匠心

讲究炮制及处方用药注意药物间相须、相使、相杀、相畏等关系。入煎剂用时常注明某药与某药同炒，或某药与某药同打烂，其药物伍用颇有“药对”之意。有的取古方、经方配伍之原旨，有的依本人临证经验搭配，有的是意在去性取味，有的意在去味取性，颇具匠心。如香豆豉与焦山栀同炒，取栀子豉汤之意，清胸膈之热，厚朴和川连同炒，黄连之寒监制厚朴之温，意在宽中行气，苦以燥湿，小枳壳与苦桔梗同炒，一升一降，用于肺失宣肃咳喘之证，大豆卷与西秦艽同炒，有宣散解表，清泻虚热之功；绿茵陈与焦山栀同炒，取茵陈蒿汤之意，有清利湿热之力，桑枝与丝瓜络同炒，宣痹以通络，建泽泻与赤苓皮同炒，两者协同，健脾以利尿；松子仁与大麻仁同炒，两者协同，甘润和中，润肠通便；全瓜蒌与薤白头同打烂，仿瓜蒌薤白白酒汤之意，有宽胸通痹之功。汪逢春上述用药之经验，今天仍可师可法。

善用药物粉剂装配胶囊使用，与汤剂同服。有的药物入煎后，破坏有效成分，影响药力发挥；有的药物价值昂贵，入煎需量大，有浪费之嫌，或患者也苦于负担过重；有些药物不宜入煎者，多装入胶囊，随汤吞服。这样少量吞服的方法，既能节约药材，又能充分发挥药效，简捷、方便、价廉，利民利病，又开辟了新的给药门路。据不完全统计，仅《泊庐医案》一书，使用胶囊装药随汤同服者，达75处之多。汪逢春先生常视病情出入，选定多种配方以随机应用。

喜用曲类。如沉香曲、范志曲、霞天曲，治疗肠胃病应用曲类自不待言，对一些杂病的恢复期，善后调理时尤多于方中加入曲类药物，意在振奋胃气，开胃进食，增强体质。

善用药物鲜品。常用鲜藿香、鲜佩兰、鲜枇杷叶、鲜菖蒲、鲜荷叶、鲜佛手、鲜西瓜翠衣，鲜芦根、鲜柠檬皮、鲜竹叶、鲜煨姜等。鲜品有干品不可比的优点，一些轻宣疏解药物，鲜品芳香之气较大，取其芳香化浊之力较强。鲜品其植物精汁尚较丰富，汪逢春先生认为暑温证及温病滋阴尤以鲜品效佳。

成药入煎剂。中成药取其适量入煎剂同煎煮，既可以起到协同或佐药的作用，又可以弥补单纯汤剂的某些不足。用汤剂以解决主要矛盾，丸药入煎可解决次要矛盾，有主有从，并行不悖。常用入煎中成药有：越鞠保和丸、香砂六君子丸、枳术丸等，不一而足。

注重医德，从不宣传自己

汪逢春先生注重医德，对于同道不贬低，不攻击。尝遇患者经前医治疗不效者，也积极想方设法扭转病势；一旦无望，也不发怨言，不找借口推卸责任。他常说，如怨天尤人，自我吹嘘，等于自我报复，结果必将一败涂地。

他从来不宣传自己，即使《泊庐医案》之刊行，也是“务求其实用，毋事虚饰”。将“普通门诊所录方案之有效者，略分为内、妇、儿三科，简单分类，以便仿阅”。“意在存真，非为立言著说。”他从不登广告。记得曾有一学生登汪逢春去某地出诊的广告，他知道后非常恼火，对该生严加申斥，并告之以后绝不可如此。他说，我个人是不主张自我宣传的，至于技术高低，群众会给予正确评价的。

汪逢春严格要求学生，虽已考取执照，有的仍不许其挂牌开业，需要再观察一段时间，并嘱其小心从事，遇有疑难多向别人请教，千万不可粗心大意。

定期指导学生，讨论病例，不分中西。在西河沿行医时，每逢月之初一、十五则停诊，讨论病例。凡遇疑难大症，有时也邀著名西医刘士豪、方石珊、汪国桢一起讨论研究，学生们恭听记录。汪先生很能接受新事物，平时妇科会诊常请林巧稚、田凤鸾，皮肤科请赵炳南，他常说不能抱残守缺，孤陋寡闻。

定期举行同砚小集，地址在椿树三条荀慧生宅。每周一、周三、周五讲课，听讲者有 20 余人。讲《金匮要略》《温病条辨》及《医案分析》等。他最佩服清代名医徐大椿，认为其文笔犀利，脉案清爽，可师可法。

指导学生到西鹤年堂看标本、实习制药过程；到窑台去看锯鹿茸，天坛复泰参茸庄去看制茸。他常说，自古医药不分，医生必明药物制法，这样才能心中有数。什么叫酒炒当归、吴茱萸制黄连，前胡为何用麻黄水炙等，明乎此，临证时才能得心应手。

生前曾与庞敦敏（细菌学家）、韩世昌（昆曲家）等有诗文酒会的组织，每逢生辰、忌日举行，一方面消遣，另一方面讨论交流对时事的看法，这是一种民间的爱国行为。当时政府在公共场所均悬有“莫谈国事”字条，而一些爱国忧民有志之士，均利用各种机会聚会交换意见。如 1929 年对付汪蒋政府取消中医的斗争，也是利用这种形式发起的。

（本文内容摘自山东科学技术出版社 1985 年出版的《名老中医之路》第三辑。作者：谢子衡）

为民救命　为国救医——孔伯华

人物简介

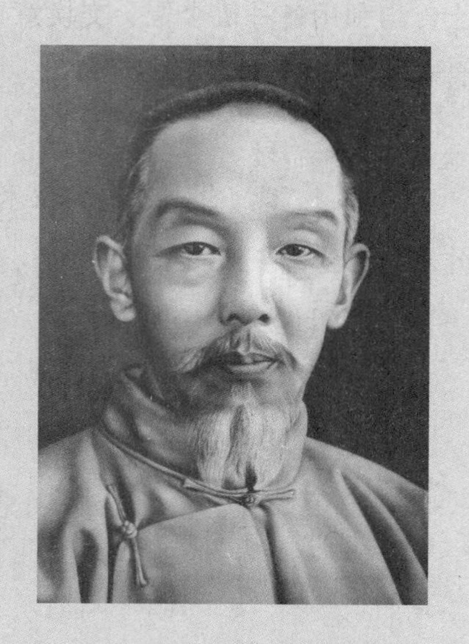

孔伯华（1884—1955年），名繁棣，字以行，号伯华，别号不龟手庐主人，我国近代著名中医学家、温病大家、中医教育家，京城四大名医之一。

1929年，孔伯华被推选为华北中医界代表，与各界有识之士一起，参加了反对南京国民政府卫生部第一届中央卫生委员会通过的《废止旧医以扫除医事卫生之障碍案》的活动，为中医的生存传续赢得了合法的权利和地位。

请愿返京后，孔伯华与医界同人创办了华北地区第一所中医高等院校——北平国医学院。办学15年，培养学生700余人，多成为新中国成立后中医发展的骨干力量。

中华人民共和国成立后，孔伯华曾任全国政协第二届委员、卫生部顾问、中国医学科学院学术交流委员会副主任委员、中华医学会中西医学术交流委员会副主任委员、北京中医学会顾问等职。

医司人命，生死攸关，必须若同而异者明之，似是而非者辨之，愈辨愈明，才能使病无遁形，药不虚发。

—孔伯华

吸古纳今　自成一家

孔伯华出生在书香门第、官宦之家，自幼熟读四书五经，学习孔孟之道。孔伯华自幼博闻强记，对于各种典故，信手拈来，绝无谬误。早期的启蒙使他具备了深厚的国学根底，也为他日后研习医学古籍，终成一代名医打下了基础。

古人说："医易相通，儒医相通。"由于打下了扎实的国学基础，再加上天资聪慧，勤奋不怠，孔伯华在阅读医学古籍时比常人更能领会其中深意。他认为有志于医者，首先应熟读《黄帝内经》，而后逐步参悟经旨，阅读诸家医论，一定要抱着实事求是的客观态度。例如，孔伯华认为：《伤寒论》这样的经典，"诚然是一部博大精深、理法兼备之不朽著作"，但其毕竟是汉代的著作，"亦有受时代和一方之隅的局限及世态、居民有变等古今之异，倘不知有变，原方照搬，而出现古今之病不能相能者，是咎在后人而无关仲景也"。因此，今人应该"取长舍短，去芜存华"，力避"食古不化""断章取义"。同时，要重视临床实践。因此，只有在临床中，才能验证古人的经验，发现问题，获得提高。

经过多年的刻苦学习，孔伯华20岁以后渐明医术，开始悬壶济世。由于医术高明，为人正直温和，诊治患者亲切认真，颇有儒家风范，他很快就成为当地远近闻名的医生。为了积累临床经验，孔伯华除了在家设堂应诊，还经常到各地游历，以博采众家之长。对于各家的经验，他并非全盘接纳，无论是古人的还是今人的，他都能够去粗取精，融会贯通，据实进行化裁，大胆创新。正是有这种包容和开放的态度，经过多年的勤奋学习和积累，孔伯华年纪轻轻，医术已相当高超。

1915年，北平外城官医院向孔伯华发出了邀请，于是，他前往北京就职医官。外城官医院始建于光绪三十四年（1908年），是最早仿效西方的医院体制建立起来的公立医院，本是清政府的新政举措之一，除提供门诊和接收住院等日常工作外，还要负责公共防疫等事宜，责任重大。医院中会集了当时的一批名医，如杨浩如、陈企董、陈伯雅、赵云卿、张菊人等。到了中华民国时期，医院得以保留，仍然作为一个公共部门存在。

时逢兵荒马乱，再遇天灾，极易引发瘟疫。各地医疗资源缺乏，如暴发疫情则无法得到控制，很快就会流行开来，祸及一方。1918 年夏秋之际，廊坊一带发生霍乱。孔伯华立即跟随杨浩如、张菊人、陈伯雅等人深入疫区进行防治工作。

医疗队所到之处，人烟萧条，家家门户紧闭，人心惶惶。几乎户户都有人因为受到传染而丧命，哭泣之声日夜不绝，还有更多的人被感染卧病在床。事不宜迟，医疗队立即发出告示，在学校内接诊。当时，人们对医疗队并不信任，宁愿留在家中等死也不愿前往就诊。孔伯华等人忧心忡忡，知道只要略一耽搁，就会有更多的患者命丧黄泉。他提议医疗队要亲自深入各村各户进行宣传，送医上门，向人们宣讲防治之法。这个策略非常成功，在看到有人成功获救之后，人们的疑虑被打消了，竞相前来求治。

从疫区归来后，孔伯华与同人根据收集到的资料，合著了《传染病八种症治析疑》10 卷。此书一直是中医治疗各种传染病有价值的参考资料。

为民救病　为国救医

近代以来，由于西医对某些疾病的治疗确实见效很快，西药的粉剂、片剂、酊剂服用起来较为方便而且效果很好，于是不少人慢慢接受了西医。外城官医院虽然建立之初就是一所中西医综合的医院，但是中西医分工不同，中医负责门诊，而西医则分管病房医务，总的来说是以中医为主。而到了 1918 年，外城官医院以中医为主的特色已经改变了，医院里只保留了少量的中医医务人员，变成了以西医为主的医院了。

有鉴于此，1923 年，孔伯华决定回归中医传统，辞去了北平外城官医院的职务，“自售以资事”，在京自立门户，悬壶应诊。这样，在家行医可以随时出诊，对于那些无钱求治的穷人还能施以援手，也算是恪尽为医的责任了。

挂牌行医后，知道世事艰难，老百姓的日子过得艰苦，于是为早上最先挂号的前 10 个患者免费施治。孔伯华对于前来求诊的穷苦患者总是有求必应，从不因为付不起医药费就将人拒之门外。如果是特别贫困的，孔伯华不但给诊病，而且会手写一张条子，让患者去挂号处领钱作为医药费，这样的济世情怀，深受百姓的称赞。此时，经过长期的研习和磨炼，孔伯华的医术已经到了炉火纯青的地步，由于治疗效果好，很快就在北京声名鹊起，并时常受邀到天津等地定期应诊。

然而，与孔伯华个人名声日盛形成对比的是，整个中医界的处境却是每况愈下，人们对于中医的信任度越来越低，愿意学中医的人也越来越少。孔伯华与北京城里不少中医和名医多有交情，大家每次见面，少不了唏嘘一番，一起商议怎样才能使中医继续薪火相传，再度发扬光大。

为了团结全国中医力量，争取生存的权利，在北平的孔伯华等名医和各地中医界有识之士上下奔走，呼吁大家联合一致，向南京政府请愿。一时间，各地的中医组织纷纷组成请愿团。孔伯华被选为华北中医界代表，参加了华北地区中医界联合大会，并被选为大会主席。1929 年 12 月 1 日，来自全国各地的中医界代表在上海举行抗议集会，选派孔伯华等 23 人组成联合请愿团，到南京向国民政府陈情。请愿团与余云岫等人展开了直接对话。孔伯华怒斥反中医者置中医几千年来对中华民族的生存繁衍所作出的贡献于不顾，以偏概全，用一些庸医害人的个案来否定整个中医行业，说得那些反中医者哑口无言。

不过，反中医势力仍然伺机反扑，直到 1936 年《中医条例》正式颁布，中医才算取得了合法地位。

倾力兴学 薪传华夏

中医虽然博大精深，但真正能够学有所成者却寥寥无几，孔伯华深感中医教育的欠缺。中医业者水平参差不齐，中医用药不当害人致残、致死之事常有发生，更有部分巫医用旁门左道敛取钱财。当务之急，应该培养中医人才，只有合格的中医队伍得到扩大，将中医的优秀传统发扬光大，为人民解除的病痛越多，才越能取信于民，中医才能避免被废止的命运。

但是中医传统的师传徒受的传承方式难以实现大规模的人才培养。这与中医学习本身非常注重经验积累的特性有关。而西方学院式的培养人才的方式，打开了人们的眼界。

恰在此时，南京国医馆迁至北平。孔伯华同名医萧龙友等人商议，打算仿效现代大学，将国医馆办成一所培养中医人才的学校。这一提议得到了北平中医界热烈响应，大家都愿支持办学，保全中医血脉，学校定名为北平国医学院。

由于得不到政府支持，开办学校的费用全靠孔伯华和萧龙友等人支付。面对关乎中医发展前途的大事，大家都不甘人后，纷纷慷慨解囊。1930 年，院址设在北平西单白庙胡同的北平国医学院正式开始招生。

北平国医学院采用了与现代大学相似的招生方式，入校学生不分男女，但必须具有高中或同等学历，并要通过统一的入学考试。而对于不同水平的学生，学校将他们分为不同班次，所授课程及学制也有区别。

虽然北平国医学院办起来了，但是学校需要许多老师才能保证教学秩序和教学质量。孔伯华生性和善，又注重与人交往，与当时北平的名医多有交情，因此能够请到一批名盛一时的名医来为学生们授课。如赵树屏讲授《中国医学史》，周福堂、韩纪元、李卓如、任广毅讲授《伤寒论》《难经》，任广毅、宗馨吾、潘霨阳、左季云讲授《金匮要略》，曹养舟、殷佩之、韩一斋讲授《黄帝内经》，清皇族后裔金书田讲授《中医诊断学》，苏派名家张菊人、刘润甫讲授《温病学》，孟仲三讲授《中医学》《法医学》，孔仲华（孔伯华胞弟）讲授古文课。临床科的教师有儿科名家瞿文楼、妇科名家姚季英、针灸科名家焦永堃等。其他如安干青、杨浩如、周介人、陈慎吾、马龙骧等名医，均曾在校任课。

学校的课程设置，系统地涵盖了儿科、妇科、诊断、药物、针灸、温病、杂病等中医分科。孔伯华从自己的学习过程中总结经验，认为要学好中医，必须要博学，只有深刻了解了中国的人文传统，才能完整地理解中医理论，才能担负起救死扶伤的重任。为此，孔伯华专门安排课程向学生传授《周易》《论语》《老子》《庄子》《孟子》等中国传统文化经典。而在专业课程上，北平国医学院对于中医典籍非常重视。孔伯华认为，一切病理，古人都已做了总结，只是很少有人认真发掘而已，只有研读传统的医药古籍，才能打下扎实的基础。值得一提的是，当时的北平国医学院还设置了如解剖学等西医课程，显示了孔伯华等人立意改进中医、兼收并蓄的办学思想。

除注重课堂学习外，北平国医学院也重视实践经验的积累，每个学生毕业后都有一年的实习期。学生们都要跟老师一起出诊，随侍一旁抄方抓药。

孔伯华最重视对于学生医德的培养。在他看来，学医首先要学会做人。学会了做人，即使学医不成，也能顶天立地立足于社会，如果医术高明，却只求一己之私，于人于国也只是祸害而已。

为此，他要求学生们首先要背熟孙思邈《千金方》中的《大医精诚论》，希望学生们能够谨记行医仁爱为本的原则。

孔伯华在治学方面主张：医之为道，非精不能明其理，非博不能得其奥。因此教导学生不但要打下良好的国学基础，要广学博收、融会贯通，更要懂得将书本上的知识灵活应用到实际之中。

1937 年“七七事变”之后，北平陷落，日军扶持一批汉奸建立了伪政权。为了从文化上奴化中国人，日本人想要将中医收为己用，将其改造为统治中国的工具。为此，他们屡次威逼利诱，想要将北平国医学院收归伪政府，改为“国立医学院”，如果孔伯华答应，他们可以提供大笔的金钱和其他各种有利条件来继续办学；如果不肯合作，那就让北平国医学院永无宁日。

孔伯华决心抗争到底，拒不与日伪当局合作。在不断受到胁迫之后，北平国医学院先后搬迁了三次。最后，为了断绝日本人的念头，孔伯华于 1944 年，毅然决定关闭北平国医学院。

孔伯华倾注的心血并没有白费，从 1930 年到 1944 年，北平国医学院办学 15 年，先后毕业的学生达 700 多人，大多成为我国中医业界的骨干。其中，不乏孔祥琳、马龙伯、王季儒、步玉如、刘孝威、孔嗣伯、孔祥琦、孔少华、姚五达、裴学义、张作舟等闻名全国的中医师。这对于饱受内忧外患的中医行业来说，真正是旱地逢甘霖，为中医的留传和发展延续了血脉。

中华人民共和国成立后，人民政府非常重视传统中医文化的传承和发展，不仅对中医行业的现状进行了调查，而且组织人员和单位对传统中医学的典籍、医药知识和临床研究进行了系统整理，培养中医人才也进入了国家的教育系统。

看到自己平生的夙愿得以实现，孔伯华非常高兴，便将自己积累的北平国医学院的所有资料全部无偿捐献出来供国家参考、借鉴。后来中医学院的建制和教材，很多都是参考当时的北平国医学院而设置。

年纪大了以后，有人劝孔伯华应为自己的健康打算，减少对工作的投入。他则说：“疗疾救世，治病如同救人，医生之为人民服务，行业非同一般，应急患者之所急，时刻为患者着想，心存解除患者之痛苦，挽救患者之危急，责无旁贷。一分能动，就得应诊，君不见抱病而苦之人待我诊治，岂能为一己之私，置患者于不顾？身虽安闲，心将何忍！”

但毕竟人入晚年，再加上过度劳累，1955 年 3 月，孔伯华在行诊途中，突然感到腹痛寒战。他强忍病痛，坚持为事先约好的数家患者诊治完毕，才返家休息，却就此一病不起。

孔伯华知道自己病情严重，或不能痊愈，但在病床上仍然坚持著书立说，如《藏象发挥》《中风》《痢疾》等都是当时未脱稿的著述，后由孔嗣伯等后人、传人收录于《时斋医话》。

1955 年 11 月 23 日，孔伯华逝世于北京，终年 71 岁。他临终嘱咐家人：“儿孙弟子，凡从我学业者，以后要各尽全力，为人民很好服务，以承我未竟之志。”

1956 年，国家采纳了孔伯华等中医界人士的建议，在北京、上海、广州和成都创办了四所高等中医学院，均以培养中医人才为目标。孔伯华在天有灵，也定感欣慰了。

1985 年 11 月 23 日，由全国政协暨北京市人民政府举办了一次纪念孔伯华先生 100 周年诞辰活动。如此高规格地纪念中医界人士，中华人民共和国成立以来还是第一次。

为了不让孔伯华宝贵的学术成就遗失，国家有关部门和中医界多次组织经验座谈会，成立了整理小组和学术研究会，专门整理孔伯华的中医理论和学术思想。几十年来，纪念孔伯华的活动从来没有停止过。

令人欣慰的是，孔伯华先生医道传家，他的后人继承了他的遗愿，子孙多承祖业，走上了行医济世之路。他们很好地继承了孔伯华的学术思想，将孔伯华未能亲手整理的学术思想和医案等做了归纳和阐释，同孔伯华的众多传人一起，对其学术思想进行发展和进一步的应用，真正形成了具有独创性的孔氏温病学说。

1982 年 10 月，卫生部门责成北京中医学会、《北京中医杂志》编辑部等单位，组织并成立了以孔伯华门人和后裔共十余人为成员的“孔伯华先生学术经验整理小组”，指定步玉如为组长，孔嗣伯、宋祚民为副组长，同时还延聘了马龙伯、王季儒两位资深门人为小组顾问，并指定孔嗣伯负责著作的校核工作。

经过不懈努力,《孔伯华医集》一书于1985年1月由北京出版社正式付梓出版，书中《医论选粹》学术论文就是孔伯华在病中亲自撰写的。他还亲自为其未完成的遗书题名为《时斋医话》。

2007年，孔伯华的后人将他的医学医术思想加以系统整理，以“孔伯华中医医术”冠名，入选北京非物质文化遗产。孔伯华先生倾其一生所获得的宝贵经验得以世代流传，这也是对他为发展中医事业鞠躬尽瘁精神的最好褒扬。

供稿：孔医堂　孔令谦

现代中医皮肤学科奠基人——赵炳南

人物简介

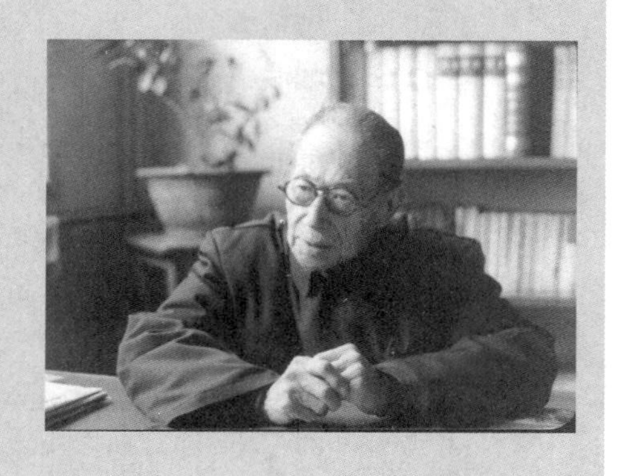

赵炳南（1899—1984年），是我国现代中医皮肤科学的奠基人及开拓者。

1926年悬壶于北京西交民巷，他坚持每日“施诊”，以人道主义精神接济穷苦病患，以高超的医术救患者于危难。新中国成立后，他以发展中医事业为己任，为支持北京中医医院成立，把自己医馆的药品、医疗器械、制药用具、办公设备捐献给国家，并积极投身于公立医院工作。他勤勉精进，治学严谨，以60余载的临床经验，形成独特的中医皮外科治疗风格，开创中医皮肤科专门领域，著有《赵炳南临床经验集》《简明中医皮肤病学》，奠定了现代中医皮肤科学的理论基础，获全国科学大会奖，其中的学术思想、经验方药、特色治法疗效卓著，救治了不少顽癣痼疾，疑难重症，至今仍广泛应用于临床。他开放通达，兼容中西医之长，并被聘为北京医院、中国医学科学院、北京和平医院等单位的中医顾问。他诲人不倦，门下弟子、院内外学生桃李满园，促进了现代中医皮肤科学、中西医结合皮肤科学的发展壮大。

赵炳南一生践行仁术勤和，他对中医医道的勤奋追求、对患者的仁厚关切、开拓进取的工作精神、艰苦朴素的生活作风、严谨真诚的做人态度，体现了一代大医的高尚风范。

成才之路

赵炳南学名赵德明，祖籍山东德州，幼年时家境贫寒，体弱多病，5 岁出天花，6 岁患痢疾，7 岁打摆子，幸得民间郎中王大妈救治，转危为安，使他萌发学医治病救人的理想。

因多病家贫，赵炳南只读过六年私塾。14 岁那年，一次偶然的机会，经他人辗转介绍，“换徒”到北京德善医室，投师丁德恩（号庆三）开始了学徒生活。

他十分珍惜这难得的学医机会，每天早晨四点多起床，下门板、生火、收拾铺盖、倒便器、买东西、做饭、摊膏药、打丹、帮下手……无冬历夏，一年到头，每天都要干十几个小时，一天只睡四五个小时觉。学徒重要的内容之一是熬膏药。有一次赵炳南摊膏药，一面摊，一面打瞌睡，突然右手伸进滚烫的膏药锅里，顿时手上的皮被扒掉一层，疼得钻心，又不敢让人知道，只好偷偷拿些冰片撒在上面。每当夜深人静，众人熟睡之时，他就挑灯夜读。疲乏了，用冰片蘸水点一下眼角，醒醒神；没有纸和笔，对门纸店相熟的小徒弟常取出店里残缺不能售出的笔、纸二人分用；右手一度烫伤，就用左手干活写字。直到晚年，赵炳南写字、干活还能左右开弓，运用自如。

在这种艰难困苦的环境下，他自学完《医宗金鉴・外科心法要诀》《外科名隐集》《外科准绳》《疡医大全》《濒湖脉学》《本草纲目》等医籍，有的还能背诵，至今不忘。对于一些皮外科基本功，如熬膏药、摊膏药、搓药捻、上药面、打丹等也都掌握得十分娴熟。

20 世纪 20 年代，北洋政府举办中医考试，200 多人参加，只取 13 名，他是其中之一，准许在德善医室门口挂牌行医。几年后，在西交民巷正式开设了赵炳南医馆。在抗生素尚未临床应用的 20 年代，赵炳南用中医中药的方法治疗皮外科疑难重症，疥癣顽疾，疗效卓著，确有其独到之处，他的名声很快随着他高明的医术传扬开来。有“年方弱冠，誉满京城”的美誉。

红色记忆

在动荡战乱的年代，赵炳南坚守医道，心怀家国，他除把行医收入用来维持医馆外，还为社会公共事业略尽绵薄。当时的北平中医公会缺乏经费，他解囊相济；华北国医学院需要资金，他慷慨捐款；建立妇产医院，他竭力资助；开办普济施诊所，他义务应诊。到头来，只乐得两袖清风，俭朴度日。

1925 年，清末皇帝溥仪退居天津，曾由溥仪的老师陈定琛、朱益藩二人介绍赵炳南前往诊病。溥仪患的是“白刃疔”（唇疖），有破相之忧。赵炳南采取外用提疔办法，内服清热解毒，托里透脓的中草药。三天后，栓出脓尽；一周后，基本痊愈，没留瘢痕。溥仪提出要聘他为“御医”。赵炳南说，“家有 80 岁老母无人侍奉，我这个年龄，只能尽孝，不能尽忠”，婉言拒绝了招聘。

北平沦陷后，人不自由，连挂钟也不自由。日本侵略者规定：中国人要按日本时间把钟拨快一小时。他想，在中国的国土上，难道中国人都不能按照中国的时间生活吗？他开设的诊室里的挂钟，就硬是不拨，结果被汉奸狗腿子发现，一进诊所，便把挂钟摔碎了。他们一走，赵炳南就又重新买了一个，照样按照中国时间拨好，挂在墙上。后来又被摔掉一次，他再次买了个新挂钟。

1949 年 10 月 1 日，中华人民共和国成立。党和政府制定了一系列中医方针、政策，中医药事业获得了新生，赵炳南感觉自己也获得了新生，积极投身于新中国的中医药事业中。1951 年，北京各界人士响应抗美援朝总会号召，纷纷订出拥军优属公约或计划。赵炳南主动提出愿意免费给患病的军烈属诊疗，受到政府登报表扬。在北京中医医院成立之前，他先后被聘请为北京市中医第二门诊部、中央皮肤性病研究所、和平医院（整形医院）和北京医院的中医顾问，定期会诊，帮助筹建中医皮外科诊室。在皮研所，赵炳南和西医同道商定了共同抗湿疹、牛皮癣、神经性皮炎三个病种的研究。赵炳南不胜感慨，深切地体会到，只有新中国成立后，中西医才能真正摈除门户之见，取长补短，坐在一起，自由地交流学术思想。

1956 年，北京第一所中医医院建立，他毅然关闭经营了整整 30 年的“赵炳南医馆”，参加了北京中医医院的建院工作。他把原医馆的药品、医疗器械、制药工具、办公用品、生活用品及各种设备全部无偿捐献给了国家，甚至把在家中存放了多年，准备盖房用的建材也全部贡献出来，用于国家建设。并且全身心投入公立医院的工作中。通过下基层及农村巡回医疗，使他有机会接受更多的教育和帮助，为更多的劳动人民解除病痛。他觉得自己的心胸开阔了，视野宽广了，精力充沛了。

这时，尽管赵炳南的工作空前繁忙，但他越干，劲头越足，越活越有奔头。他的“岂能尽遂人愿，但求无愧我心”的信念，从此增加了新的内容，这就是：要无愧于伟大的时代，无愧于祖国和人民，无愧于中医药事业。

仁术勤和

北京中医医院的院训是“仁术勤和”，而赵炳南的行医生涯对这四个字进行了完美诠释。

在西交民巷开馆行医时，他每日清晨进行施诊，免费为穷苦的劳动者看病，解放前的北平，这句顺口溜广为流传——“北京有个赵炳南，看病不花钱”。遇到需要换药、手术，行动不便的还帮助雇人力车送患者回家。患者都说：“赵大夫真是关心患者到家了。”

对待病家，无论贫富贵贱，一视同仁，一心赴救。疮疡肿毒，溃烂流脓，又脏又臭，患者多为穷人，本就免费诊治，不好意思再让大夫上手，想着拿药膏自己回去敷药，但赵炳南从不嫌弃，认真清创、换药，直至病愈，患者感动地称他是“活菩萨”。

新中国成立后，赵炳南来到北京中医医院工作，行医几十年，在与患者的接触交流中，无论男女老少，称呼对方总是用“您”字，而不用“你”。有人曾问他，对年轻人何必以“您”相称呢？赵炳南笑着说：“‘您’字与‘你’字的区别，就在于多了一个‘心’，‘心’上有‘你’，就构成了‘您’。正是这个‘心’字，缩短了医患之间的距离，融洽了医患之间的关系，密切了医患之间的感情。”

对待周围的同事学生，不论长幼，他总是亲切随和，尊重有加，让人如沐春风。赵炳南用实际行动很好地诠释了医者仁心，和谐中正的医道情怀。

赵炳南一生勤奋，钻研医术。从早年行医起，赵炳南就精力过人。他上午门诊，下午制作膏药，晚上睡在医馆，苦读医籍。

新中国成立后，赵炳南先后担负着20余项社会工作，但他把主要的精力放在临床上，终年奔波劳碌，扑在门诊第一线，为患者解除病痛。长期的实践，使他见症多，认症准，因而对疑难大症能做到胸中有数，辨析识病严谨，立法遣药切中。

由于他刻苦学习，勤于临床，医术高超，总结出许多皮外科独到经验。他能从熟悉的传统疗法中，取其精华，融合自己的经验，形成别具风格的辨法。如他认为，白塞氏病相当于古代文献记载的“狐惑”，但不能按《金匮要略》中清热、化湿解毒的甘草泻心汤主治，而应该根据每个人的体质不同，症状不同，抓住本病肝肾阴虚，湿热蕴毒的本质辨证论治。

例如，他早年行医时，看见一位老太太用草纸燃烟熏治顽疾（神经性皮炎），以后查阅古代文献，也有类似记载。于是加以改进，配成回阳熏药、三方熏药、子油熏药等多种配方，治疗皮外科疾患，取得很好的疗效。又例如，一位头面部白驳风（白癜风）的患者，同时伴有头皮瘙痒，脱屑，头油多。赵炳南让他用透骨草煎水洗疗。数天后，白驳风如旧，但用来洗头，却收到意想不到的去油止痒效果。他从患者主诉中受到启发，以后拟定了透骨草洗方，专门用于治疗发蛀脱发病（脂溢性脱发）。传统黑膏药，不适用于皮肤科大小不等的皮损，他进行技术革新，创制了拔膏棍，临床应用可根据皮损情况进行灵活调整，大大方便了皮肤病的治疗。

他的勤奋刻苦和高超医术成就了一代大医誓救含灵之苦的宏愿。

重要贡献

赵炳南一生投入中医药事业中，开创了中医皮肤科学新领域，推动了中西医结合皮肤科学的建立和发展。

1954 年国家组建中央皮肤性病研究所，赵炳南负责中医研究组的带教、临床工作。赵炳南在和西医同道以及助手的工作实践中认识到：中医也要进步，西医也有很多长处，他虚心学习西医有关病因病理及化验检验方面的知识，并能熟练地说出常见皮外科病种的西医诊断。对于一些古代文献并无记载的病种，如红斑狼疮等少见病、危重病，也敢于摸索，探讨中医辨证论治的新路子。

他培养了张志礼、秦万章、边天羽、袁兆庄、方大定、陈美等我国第一代中西医结合皮肤科学的精英，正是这些弟子在几年后开创了中国中西医结合皮肤病学事业。

20 世纪 70 年代初，赵炳南率先组建了我国第一家独立的中医皮肤科，这标志着中国中医皮肤学科的创建，1975 年出版的《赵炳南临床经验集》是第一部皮肤科老中医经验集，1983 年出版的《简明中医皮肤病学》第一次建立了完整的皮肤科辨证论治、理法方药体系，无数后学从中受益，二者可以说是现代中医皮肤科的奠基之作，奠定了中医皮肤科学的理论体系：明确了中医皮肤学科在中医体系中的地位；探索了中医皮肤科疾病的分类体系；建立了皮肤病的病因学、诊断学及治疗学，强调了湿邪在皮肤病病因病机中的核心地位，建立了基于气血津液辨证的皮损辨证体系，提出了中医皮肤学科关键性概念，如血燥、湿痹、顽湿、淘砌理论等。确立了皮肤病治疗法则，制定了内治方剂系列及常用药物，外治方剂系列、特色治法及常用药物。他创制的113首方剂及各种特色疗法，因疗效卓著，至今仍广泛应用于临床。

赵炳南爱说两句话："知识不停留，经验不带走。"他常想，自己是个普通的回族老中医，来自底层人民，所知道的一点医学知识和临床经验来源于人民，理应毫无保留地献给人民。总结经验，绝不是为个人著书立说，而是为发展中医药事业添砖加瓦。旧社会那种"教会徒弟，饿死师父"的时候，已经一去不复返了。

于是，他把保留多年的所有资料和手稿全部拿出来，把点滴的心得体会全都说出来。《赵炳南临床经验集》记载了他的验方150多个。对院内外进修、学习的同人更是热心传授，毫无保留。领导给他创造良好条件，安排助手帮他总结学术经验。他抓紧有限的时间，仅1979—1981年三年就整理了行医生涯、学术思想、治疗经验、饮食疗法等文字资料17篇，计7万字，其中向有关杂志发稿刊出7篇。写出湿疹等10个皮肤科常见病种的电子计算机中医诊疗程序文字资料约3万字。录音整理临床经验累积约20小时。

在给中国医史、文献研究所成立的贺词中，他语重心长地写下了"学习贵在专，师古更创新。取长补己短，持恒至耄耋。宁要会不用，不要用不会"的题词，这也是他治学的座右铭。

供稿：首都医科大学附属北京中医医院　周冬梅

针灸宗师　光耀岐黄——承淡安

人物简介

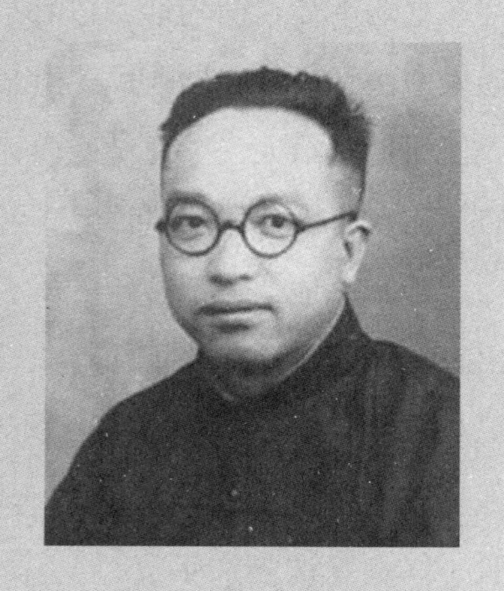

承淡安（1899—1957年），江苏江阴人，又名承澹盦、承澹庵、承淡庵，字启桐，亦字秋梧，笔名九芝，以“淡安”行世。家世业医，少随父学，复拜同镇名医瞿简庄为师，再到上海中西医函授学校学习，通内外各科，更擅长针灸，是著名的针灸医学家和中医教育家；曾任中国科学院学部委员，中华医学会副会长，第二届全国政协委员，江苏省第二届人大代表，江苏中医进修学校（现为南京中医药大学）校长等职。

承淡安自1925年独立行医后，辗转多地，救人无数。1929年在苏州望亭创办近代中医教育史上最早的针灸函授机构“中国针灸学研究社”，1933年创办近代中国最早的针灸学刊物《针灸杂志》。求学日本东京高等针灸学校回国后，展其所得。于1936年创办针灸疗养院，作为实习基地。1937年，讲习所更名为中国针灸医学专门学校，抗战中，他行医、授课，分校遍及南方各省、香港和东南亚地区，先后培养学员近万人。

编写了《针灸歌括汇编》《中国针灸学》等书十多部，翻译了《针灸真髓》《经络之研究》等多部日本著作。

学贯中西，志在解民苦难

承淡安于1899年9月13日出生在江苏省江阴市华墅镇的一个世医家庭。其祖父凤岗公精通儿科，享有盛名；其父乃盈公，年幼失怙，得长兄传授医术，外、儿科并举，尤擅针灸，名驰遐迩。承淡安6岁起便跟随父亲学习中医，尽得真传；又拜同邑名医瞿简庄亲授内科，家学师承，打下了坚实而深厚的国医知识基础。后来他又到上海中西医函授学校学习，并在西医师周星一处实习，初步掌握了西医的常规诊疗方法，为日后在针灸学领域倡导中西汇通打下基础。1923年，承淡安学成由沪返家，并随父侍诊，开始从事实际的临证医疗，在行医中采用中西医两法，可谓左右逢源，取得较好的疗效。但当他看到其父在临床方面运用针灸疗法时，针到病除，灸到病消，叹为观止，特别是父亲用针灸治好自己经年不愈的腰痛后，就下定决心，要钻研掌握这种治病简、便、验、廉，事半功倍，不药而愈病，奏效神速的针灸，以匡世济民，遂刻苦专攻，苦读《灵枢》《甲乙经》《伤寒杂病论》《针灸大成》以及现代生理、解剖等医学知识，为成为一代针学宗师打下了坚实的基础。

艰辛办社，一心复兴针灸绝学

现存最早的医学理论书籍《黄帝内经》和《八十一难经》，对于针灸的论述明显详尽于其他疗法。历代针灸名家、针灸医著层出不穷，自唐代开始，就在太医院（署）中单独设立针灸一科。但自1822年，清道光皇帝认为“针刺、火灸，究非奉君之所宜”，遂下令在清朝医院内永远废止针灸科，针灸学的发展受到了严重阻碍；清末民初之际，西方医学东传，包括针灸在内的国医再度遭受极为罕见的冲击，在内外夹击之下，国内针灸医师奇缺，学术发展停滞不前。

承淡安由于胸罗万卷，知识渊博，于1925年独立行医，历经万难，先后悬壶于苏州皮市街、望亭等地，以针灸为主而诊疗疾病，门庭若市，救人无数，誉满杏林，享有盛名。在独立诊疗中，承淡安先生目睹简便易行、疗效卓著的针灸疗法濒于湮灭，遂以复兴绝学为己任，毕生贡献给祖国的针灸事业。他迫切地感到培育针灸人才的重要，曾深有感触地说：“针灸之功效，既广且捷；针灸之施用，亦便亦廉，易于普及，宜于贫病，允为利民之国粹，实有推行之必要。”正是基于这样的慧眼卓识，承淡安以建立针灸队伍为根本，竭力谋求针灸学术弘扬光大，乃于1929年在苏州望亭首创中国教育史上最早的针灸函授机构——中国针灸学研究社，该社以研究针灸学术、推动针灸复兴为宗旨，招收全国各地学员，印发教材，通函指导，广传薪火。两年后将该社迁移至无锡市西水关堰桥下，不数年，参与研习者，得数千人，全国针灸界面貌，为之焕然一新。

承淡安高瞻远瞩，于1931年6月出版了《中国针灸治疗学》。该书在遵循传统针灸理论的基础上，融汇新旧学说，大胆引入生理学、病理学、解剖学等现代医学的基本知识，辅以腧穴定位的照片绘图，删繁就简，不仅浅显易懂，更切合临床实用，深得同行的赞许。承淡安申明对于购买此书者，可免费解答书中疑问，并跟诊临床，由此揭开了中国针灸学研究社开展函授教育的帷幕，虽然仅是飞鸿往返，但对推动针灸发展起到了非常大的作用。特别是1933年《增订中国针灸治疗学》出版后，要求跟随学习针灸者络绎不绝，函授学员也日益增多。

为了对学员的管理提高要求，1933年8月，中国针灸学研究社首设通函科，首次明确了函授学员的入学条件，开始建立学员档案，并明确要求学员至少须提交一篇经评定合格的论文方可毕业，使得研究社的针灸函授教育逐渐步入正轨。通函科的设立，使得中国针灸学研究社的函授培养质量得以明显提升，反映了承淡安的教育管理思想，以及不同时期对针灸人才培养目标的发展变化，加之承淡安公开家学，悉心传道授业解惑，从不私秘其技，因而函授教育在相当长时间内是中国针灸学研究社培养人才的主要模式。从1934年11月开始，又设置了实习科，规定来社学习的学员必须临床实习五个月。到1935年4月，研究社内的组织机构又趋完备，创设了治疗、发行、编辑、阅报等辅助科室，从而使研究社名副其实地初具专业学校的规模。

为把中国针灸学研究社办成规模最大的针灸学研究机构，1935年夏，承淡安决定邀请张锡君、罗兆琚、谢建明、邱茂良，沈君庭、赵尔康等人共同办社，并拿出个人积攒的全部2 000元作为开办公费，添置教具校舍。同年针灸学研究社决定附设“中国针灸学讲习所”，开设针对已有一定医学基础者，研习针灸3个月的针灸速成班和从零起步的6个月的普通学习班，1936年1月，《中医条例》颁布实施，承淡安及其同事们紧紧抓住这一有利时机，将针灸讲习所更名为“中国针灸医学专门学校”，并将讲习所的3个月速成班升格为学制半年的研究班，6个月的普通班开设为二年学制的本科，以求更好地从理论与实践两个方面提高针灸人才的质量。随着中国针灸学研究社的办学声誉不断提升，各地要求入社甚至请求来锡学习的人员络绎不绝。但囿于当时各种条件限制，1935年年底，研究社决定在多地设立针灸学研究社分社，制定了详细的分社章程，包括成立条件、分社标识、社员待遇、分社利益、分社奖惩等方面。为了统一学员质量，分社入社的社员，由总社登记入册并与总社入社的社员统一编号管理，分社教师还可由总社派出。先后有福建福州、浙江台州、南洋新加坡小坡等近20地设立分社。

为了让针灸绝学持续发展创新，承淡安感到必须构建一条使学员与研究社保持联系的渠道，统一解答学习中的问题，及时发布研究社的各种信息，增进学员之间的交流，向社会阐明研究社推广针灸、复兴绝学的宗旨；向社会介绍针灸学的科学性等，这一渠道就是公开创办一份专门的杂志——《针灸杂志》。1933年10月10日，承淡安的《针灸杂志》创刊。这是我国最早的针灸学专业杂志，设论文、专载、杂著、社友成绩、问答、医讯（“社讯新闻”）等栏目。这种对民族传统优秀文化的忧患意识，在20世纪前叶、针灸医术几近衰亡的特定历史事实面前，特别具有很强的号召性和现实意义。值得一提的是：为了便于读者整理，《针灸杂志》在页码编排上颇费匠心，不以各期为编排单元，而是以每卷同一栏目为编排单元。如某卷“专载”栏第1期编码至第10页，同卷第2期“专载”栏则从第11页开始。杂志读者范围不再限于国内，更远及东南亚及欧美地区。《针灸杂志》的创立，推动了中国针灸学研究社工作的蓬勃开展，二者相得益彰，推动了针灸绝学在世界各地的广泛传播，对于传承针灸精华、守正创新针灸学术、培养针灸人才、促进针灸交流、振兴针灸事业起到了不可磨灭的推动作用。

在创办针灸刊物之际，承淡安把握了针灸学实践性强的特点，及时开设针灸教学实习场所。通过教学实习场所的设立，一则使来社学习的学员学以致用，把学习针灸理论与临床诊疗密切结合，从而把书本知识运用到临证实践中，在实际诊疗中验证、提高；二来也能增加一些社内收入，以支持针灸教育事业。

到1937年2月，讲习所更名为“中国针灸医学专门学校”，第一次亮出了自己的名号，从研究社到讲习所，再到专门学校，针灸教育也由一种带有狭隘的师承教育，发展出了与时代、社会要求相适应的新的教育体系。在此过程中，承淡安丝毫没有放松教学管理要求，在借鉴其他学校管理经验的基础上，结合自身多年的办学实践，带领同事们制定了一系列校规，完备了各类规章制度，完善了学生毕业、社会宣传、学员联络等教育体系。承淡安的教育思想体现了时代要求，注重临床实践能力的培养，理论学习打基础，临床研究促实践，紧密结合出成果。出于对针灸人才培养的考虑，1936 年，在针灸门诊基础上，研究社决定开设针灸医院，1936 年 7 月，针灸疗养院（因当时政策限制，取名为针灸疗养院）正式开诊。

中国针灸学研究社犹如针灸的“黄埔军校”。从这里走出的邱茂良、程莘农、杨甲三、陈应龙、留章杰、谢永光、曾天治、陆善仲、高镇伍等名师名医，他们在承淡安的引领下，推动了针灸伟业的复兴，并形成了中医发展史上独特的“澄江针灸学派”。

只身东渡，师夷之长发展针灸

承淡安生活于动荡年代，军阀混战，灾荒频发，民不聊生。而长期闭锁的国门，被西方列强用枪炮打开，西方的科学思想和技术也逐渐被引入我国，在为中国现代科技、经济、文化的发展增添活力的同时，也给中国传统文化的生存带来严峻的挑战，西方医学传入中国，并逐渐在中国根植和发展。为此，中国形成了中医、西医两种医学体系并存的局面。中华民国之后，特别是五四运动前后，以科学与民主为标签的新文化运动，给中国带来了深刻的变化，科学和民主已经成为各个专业、各个学科、各个领域的发展方向和潮流。中医在受到清政府和国民政府的打压的同时，也受到西医的排斥。中华民国时期，针灸因理论含糊、操作不规范与疗效不确定等，发展受到严重挑战，面临着生存危机。承淡安充分认识到：中医是我国优秀传统文化的重要组成部分，是民族的精髓。面对中医非科学责难，承淡安先生对针灸学术的“科学化”有着独特的理解和阐述：“夫西洋科学，不是学术唯一之途径，东方学术，自有其江河不可废之故，何也，凡能持之有顾，言之成理者，即成一种学术，西洋科学，能持之有故，言之成理，东方学术亦能之。”承淡安了解到日本及西欧国家对针灸医术颇为重视。为此，1934 年秋，在中国针灸学研究社已经取得了一定程度发展的基础上，承淡安在安排好社内事务之后，毅然只身东渡日本，实地考察和了解当时日本的针灸现状、具体的办学建制和课程设置等，以便在自己的办学中予以借鉴。在日本历时 8 个月的游学中，承淡安参观学校，与日本同道切磋针道，听取高见，着重深入东京高等针灸学校考察，并携带了中国针灸学研究社出版的图书和部分教学挂图，拜访院长坂本贡，鉴于承淡安的求学态度和办学成绩，院长授予承淡安先生日本针灸专攻士学衔证书。

1935 年夏，踌躇满志的承淡安携从日本购得的人体神经图、铜人经穴图、针灸器具以及包括在中国已经失传的全本《十四经发挥》在内的一批医学专著，怀揣复兴中国针灸的信心和雄心，回到故土，开始针灸复兴事业的新征程，使中国针灸学研究社的机构进一步完善，直至发展成为中国针灸医学专门学校。

1935 年年底，中国针灸学研究社向中央国医馆申请注册备案获得成功，保证了此后研究社培养的学员能顺利获得国医馆盖章认证的毕业证书，从而大大增强了中国针灸学研究社的知名度和吸引力，使之发展成为近代中国最具影响的针灸人才培育机构。

颠沛流离，仍以针灸兴邦强国

承淡安不仅立足中医看针灸，而且还能把针灸的兴衰和国家命运与民族前途有机联系起来，认为针灸的振兴有助于民族的振兴，国家的强盛，在考察完日本针灸发展现状之后，他有感而言："日本，本一小国，总族同我中华，自窃得我国之针灸，即提倡之、整顿之，于是针灸医生遍全国，针灸书籍，亦日增月累……其术之辗转传授，浸润全国。至今日则针灸学校林立，政府奖励有加，风气所尚，其盛如此。"

1937 年 7 月，"卢沟桥事变"爆发，宣告了抗日战争全面开始，日寇的飞机到处狂轰滥炸，"中国针灸医学专门学校"也被夷为平地。但承淡安发展针灸的梦想并没有破灭，先生以民族大义为重，于同年冬避难西迁。途经安徽、江西、湖南、湖北，最后入川。在充满艰辛与危险的旅途，颠沛流离的承淡安不忘初衷，每到一地都设有短期或临时的针灸培训学习班，如在湖南桃源举办了训练班三个月；在成都开办了"中国针灸讲习所"和"成都国医学校"；辗转德阳时，又创办"德阳国医讲习所"，先生入川滞留十余载，培育针灸弟子数百人。

日本帝国主义的入侵，反而增强了他以针灸兴邦强国的决心，正如在成都编著《中国针灸学讲义》的前言部分所述："战争时期中，药物来源困难，针灸术可代药物疗病，有过之无不及之伟效。"针灸可以兴邦强国，要使针灸学术发扬光大，首先必须大量培养针灸人才；而人才的培养又非单靠师徒授受所能解决。这一见解完全符合现代教育思想，也与中医发展的时代主流相适应。

战后返苏，重抖精神扬针灸

1947年冬，承淡安重返苏州，在苏州司前街重整旧业。但国事日非，虽民不聊生，针灸复兴事业受到阻碍。但先生戚然而忧者之年，仍营谋策划，未尝忘却发展针灸的初心。

新中国成立后，在党和人民政府的领导下，中医事业百废待兴。承淡安欣逢盛世，重抖精神，继续以发扬针灸学术为己任，召集故旧，复社苏州，除教学外，拟从事临床实验研究工作，总结前人经验，阐述针灸学术。部署甫竣，旋得政府招聘，承淡安欣然应聘。1954年，江苏省人民政府任命承淡安先生担任江苏中医进修学校校长一职。

承淡安生平素食布衣，自奉俭朴，所有收入，悉用于针灸事业，其品德、学识、精神、事业等深受医界拥戴和政府器重，先后出任全国政协委员、中华医学会副会长、中国科学院学部委员、江苏省人民代表、江苏省中医学校校长及《江苏中医》编委会主任委员等职。

供稿：南京中医药大学　顾一煌

一代良医　济世惠民——刘惠民

人物简介

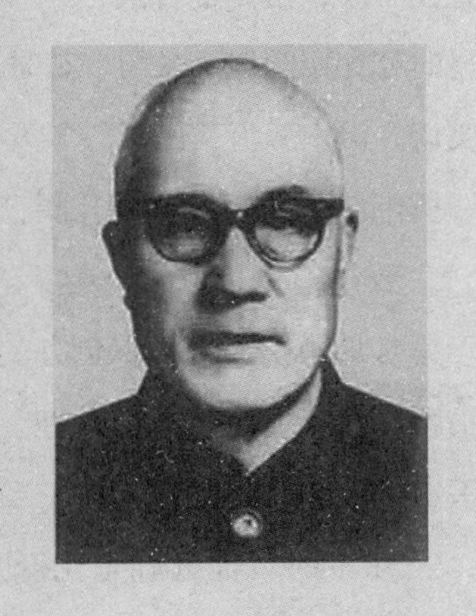

刘惠民（1899—1977年），名承恩，字德惠，号惠民，山东沂水县人。中国共产党党员，当代著名中医学家。自幼喜爱医学，17岁正式随祖父习医，并随丁福保创办的新医学讲习社函授学习两年。21岁赴东北，曾在奉天（现沈阳）张锡纯创办的立达中医院学习。回乡后，开设协济中西药房，创办沂水县乡村医药研究所。抗日战争和解放战争时期，投身革命，曾任鲁中八路军第二支队医务处主任、山东省人民政府卫生局临沂卫生合作社社长、山东大药房副经理、沂山福利制药厂经理等职。新中国成立后，致力于中医医疗、教育、科研，历任山东省卫生厅副厅长、山东省立中医院（现山东中医药大学附属医院、山东省中医院）院长、山东中医学院（现山东中医药大学）院长、山东省中医药研究所（现山东省中医药研究院）所长、山东省中医文献馆馆长、山东中医学会理事长、山东省科学技术委员会副主席、山东省盲聋哑学会理事长、中国医学科学院特约研究员、山东省中医委员会副主任等职，山东省第一、第二、第三届人大代表，全国第二、第三届人大代表。1957年曾为毛泽东主席治愈外感风寒，并作为保健医生随访莫斯科。

少年立志于医，勤敏好学，奠定基础

1899年，刘惠民出生在山东省沂水县黄山铺乡胡家庄。7岁入学，17岁因病辍学。因祖父及老师张文林均知医懂药，他自幼耳濡目染，对中医颇为喜爱，故辍学后边务农边跟随祖父习医，立志治病救人。在祖父指导下，阅读了《黄帝内经》《神农本草经》《医宗金鉴》《陈修园医书》等20多种中医古籍。刘惠民读书刻苦，寒暑不易，昼夜不停，常常寝食俱忘。平常总是手不离书，即使上山劳动，也用毛巾包着书本，休息时就在田间地头学习。有时走路也要读上一段，以致有一次撞到树上，成为当地百姓笑谈。沂水属沂蒙山区，冬天特别寒冷，到了夜间更是寒气袭人，手脚冻僵了，两手搓一搓围绕房前屋后跑上几圈，待手脚暖和了再继续读书，有时读书入了迷直到天亮。

数年间，凡中医经典及诸子百家中的重要著作均已读完。但感到所学知识尚浅，于是参加了上海丁福保创办的新医学讲习社函授学习两年。其间邮购了大量中西医学书籍，包括西医生理、药理、解剖、注射、消毒等。这一学习经历，不但为今后的从医工作，而且也为后来在家乡创办学校以及倡导中西医教学奠定了重要基础。

21岁时，他远赴东北行医，经友人介绍来到奉天（现沈阳）张锡纯先生创办的立达中医院边学习、边工作。立达中医院授课的教材是《医学衷中参西录》，刘惠民认真研读，并善于结合《黄帝内经》《伤寒论》《金匮要略》等经典来加深理解。在此期间，他所学的不仅是中医学的专业知识，张师“学医者为家温饱计则愿力小，为济世活人计则愿力大”的谆谆教导，更让他懂得了只有满怀仁爱之心，济世活人之志，方为良医。此外，立达中医院的行医模式也让刘惠民印象深刻。曾有学者称立达中医院为“中医之有院，实肇始于此”，该院的创立打破了中医开业行医从来没有自己医院的传统。在这里，患者可以住院治疗，既省去排队挂号就诊的麻烦，也便于医生随时掌握病情，及时调整治疗方案。可以说，在立达中医院的进修学习，是刘惠民医学道路的重要转折点。

青年学成归来，服务乡里，享誉一方

经过多年的学习与实践，刘惠民的医术日渐娴熟。1923年，他从东北返回家乡，创办了“协济中西药房”，悬壶乡里。上门求诊的患者越来越多，但也有些患者因为大病、重病不能来药铺就诊。因此，刘惠民为自己立下规矩：富绅虽来轿车不去；乡里穷人看病，随叫随到；无论远近不坐车，十里之内不在患者家吃饭；贫困无力支付药费者酌情减免；不卖伪药。因他医术精良，医德高尚，患者都称他为“活菩萨”。

1926 年，刘惠民参加了沂水县共产党特支领导人邵德孚领导组建的农民协会，任执行委员，为农民争得许多利益。

刘惠民不但全心全意为患者治病，而且时时关注时政动态，以及当地医界同人的发展。1929 年，国民党政府提出废止中医案，全国医药团体代表大会在上海总商会召开，要求撤销南京国民政府卫生部第一届中央卫生委员会通过的《废止旧医以扫除医事卫生之障碍案》。刘惠民得知消息后，马上组织沂水中医药同行开会并致电大会，坚决支持上海张赞臣、谢利恒等人的正义行动。此后，他还不定期地召集沂水同行开会，切磋医技，交流心得，以民间社团合法形式团结县内医界同人，维护他们的合法权益。

1934 年，刘惠民与赵恕风医生合办了“沂水县乡村医药研究所”及“中国医药研究社”，并创办《中国医药杂志》发行全国各地。1935 年，开始招收学员学习中医，先后招生 36 人。教学内容既有中医也有西医，刘惠民亲自编写教材，如《伤寒学课本》《中西混合解剖学概要》《中西诊断学概要》《中西药物学概要》《战地临时救护医院组织概要》，并亲自授课。他在《伤寒学课本》前言中这样写道：“培植是项（中医）专门人才，而供国家之急需……伏思天下兴亡，匹夫有责，古有明训，是凡为国民者，对于祖国各有重大责任在焉。”

战争年代，投身革命，做好医疗保障

抗日和解放战争时期，刘惠民抱负拳拳爱国之心，积极投入革命中。

1937 年“卢沟桥事变”，刘惠民闻知后肝胆俱裂，义愤填膺。为准备抗日，他将“沂水县乡村医药研究所”改为“中医救护训练班”，培养了一批战时医务人员。1938 年春，他积极响应邵德孚抗日主张，在沂水县许家峪建立抗日根据地，将自己的协济中西药房献出，参加了在沂水县胡家庄筹建的八路军山东纵队二支队，被任命为医务处主任。

1940 年春，因抗日前线药品严重短缺，他被部队安排在许家峪村开设诊所，为抗日军民暗中筹集医药用品。在日寇大扫荡时，多次掩护伤员平安转移。为适应战争需要，他主持研制和改进中药剂型，亲自制作模具，将中药汤剂改制为更为便捷的片剂或丸剂，并手把手教药剂人员制药，培养了一批药剂加工人才。

1945 年日寇投降后，刘惠民担任了山东省卫生总局临沂卫生合作社社长，这时他主动捐献了自家田产和药材，作为卫生合作社基金。1946 年，奉上级命令，卫生合作社与莒县医药合作社合并成立山东大药房，刘惠民担任副经理并兼任分号经理。战争和天灾使临沂地区常暴发麻疹、天花、霍乱、疟疾、痢疾等疫病，刘惠民一方面组织医疗队赴各村抢救治疗，另一方面组织人员日夜研制和生产多种成品药，如急救丹、疟疾灵、金黄散、痧痘平、红白痢疾丸等，有效控制了疫情的发展。孟良崮战役时，他奉命到沂南界湖开业，做好医疗保障。

随着战事变化，上级要求他护送药品转移，北渡黄河。在一个多月的行军途中，尽管阴雨连绵，道路泥滑，又有敌机轰炸，他还是胜利到达阳信，所带药品没有损失。到达阳信后，他立即成立中药部，除每天诊病外，重点工作是加工中成药，供军民使用。

1948 年 6 月，刘惠民奉命回鲁中，在界湖镇开办新鲁制药厂，专制中成药，生产了牛黄丸、十珍益母膏等近百种成药，为军民的安康提供了有力的医疗保障。之后，又被调至临朐成立沂山福利制药厂，并担任经理，直到 1951 年。

正因为有了这段从事药材采购、药物炮制、成药制备、药品经营的经历，所以刘惠民精通药理，熟悉药性，长于辨识药材，且能熟练掌握膏、丹、丸、散等剂型的制备方法，也为他后来巧妙用药打下了坚实基础。

新中国成立后，致力中医事业发展

1951 年，刘惠民被调往济南试办中医公费医疗诊所——济南市福利药社。1952 年药社合并到山东省合作总社，刘惠民担任了山东省合作总社医药部经理。同时，他又奉命成立“济南市立中医诊疗所”，为全省第一个中医公费医疗机关，后来发展为济南市中医医院。在担任副所长、所长期间，他工作繁忙，以致积劳成疾，不得不暂时休养。即使住院治疗期间，仍有患者求诊，他从不拒绝。有人说他看病有瘾，而他却说："治病是医生的天职，当我见到患者时，他们的痛苦总是令我同情，给他们诊病，我便忘了疲倦。"

1955 年 3 月，刘惠民开始担任山东省卫生厅副厅长，主管全省中医药事业恢复和发展工作。在他的倡议下，经省人民政府批准，成立了山东省立中医院。刘惠民主持医院筹建工作，并兼任院长，终于实现了他创办中医医院的心愿。

1957年8月，毛泽东主席在青岛开会期间患了外感风寒，恶寒发热、无汗咳嗽，几经诊治未见好转。与会的山东省委书记舒同推荐刘惠民赴诊。经过四诊合参后，考虑毛泽东发病虽在盛夏，但由于青岛昼夜温差较大，仍是因外感风寒日久，表未解而里热盛所致，于是处以大青龙汤重剂加减，以表里双解。服药一剂，毛泽东热退病消，3 天就痊愈了。毛泽东对刘惠民说："近 30 年没吃中药了，这药很好"之后，刘惠民被指定为毛泽东的保健医生之一。同年 11 月，他以随团保健医师的身份，跟随以毛泽东为首的中国共产党代表团参加了莫斯科十月革命 40 周年庆祝大会，并为苏联的一些领导人诊病。

1958 年，刘惠民筹建并创办了山东中医学院，为首任院长。同年，筹建并创办了山东省中医药研究所，任所长，被中国医学科学院聘为特约研究员。后来，又筹建并创办了山东省中医文献馆，任馆长。此时的他，身兼多种要职，备感责任重大，任重道远。

1958 年 10 月，毛泽东主席作出重要批示，指出中国医药学是一个伟大的宝库，应当努力发掘，加以提高。为了贯彻这一指示精神，刘惠民精心组织了西医离职学习中医班。首届学习班于1958年12月20日正式开学。在开班仪式上，刘惠民指出，西医学习中医是创造祖国新医学的捷径。会中会西，一个医生有两套技术，中西医结合就容易了。两年后，学习班结业时，学员们都受益匪浅。

1959 年冬，毛泽东问刘惠民中医常说的"上火"怎样解释。刘惠民用中医理论解释后，毛泽东笑着说："你讲我听不懂，你看怎么办？"刘惠民略微思索一下，回答说："主席，要是西医学习了中医后，用西医的话给主席讲，主席就懂了。"毛泽东听后微笑着说："对，所以我说关键问题是西医学习中医。"刘惠民与毛泽东之间看似普通的对话，实则内涵丰富，具有重要的现实指导意义。

20世纪60年代初，由于三年自然灾害，国民经济严重衰退，国内好多企事业单位停办。当时山东中医学院也在停办计划之列，刘惠民多次向山东省委省政府领导汇报沟通，并上书国务院周恩来总理，力争保留山东中医学院。在他的努力下，学校得以保留，为后来的发展奠定了重要基础。

1966年后，刘惠民受到不公正的对待，离开领导岗位。虽然不在领导岗位上，但他仍心系中医药事业的发展。多次就中医教育事业的发展、中医政策的落实、中医医疗制度的恢复等问题，上书国家及省部级相关领导。1973年冬，他不顾年迈体衰，疾病缠身，坚持去北京反映中医问题并提出建议：第一，中医工作与发展，有后继无人之忧，中医学院被撤销，合并到医学院，成为其中的一个系，不利于中医人才培养，建议恢复独立办学；第二，建议加强中医科研单位的建设，培养中医科研人才并壮大队伍；第三，要加强中西医结合研究工作，以便用现代科学手段对中医药学进行挖掘整理和提高，成立中西医结合研究院，建立科研临床基地；第四，要允许老中医继续延用中医带徒的方法培养中医师。他的建议得到了上级领导的高度重视，有关问题也有了明确的批示。在他的努力下，山东省委决定恢复山东中医学院，在千佛山医院的基础上，成立山东省中西医结合研究院，从而真正做到医疗、科研、教学三结合。

诊脉，是中医学较难学习的内容，《黄帝内经》《伤寒论》《脉经》《频湖脉学》等历代医家说法都不一致，有四字脉法、六字脉法、八字脉法、二十四字脉法、二十七字脉法、二十八字脉法。说法各异，古人曾有评论说“字数愈多而指下愈乱”。为更好地继承发扬中医学遗产，他与上海科研单位合作，试制电子测脉仪，至1966年全国首台电子测脉仪样机已研制初见雏形。

在几十年的行医生涯中，刘惠民为中医事业呕心沥血，是山东省中医医疗、教育、科研事业发展的开创者和奠基人。

心系患者，以济世为良，以愈疾为善

刘惠民一生研读了大量经典医籍，在临床上又做了大胆的探索，并善于从实践中总结经验，因而对内、外、妇、儿各科许多疑难杂症的诊治，都有较深的造诣，在国内享有较高的威望，为全国著名中医。

刘惠民早年在家乡创办药铺行医时，因医术精湛，求诊患者非常多。而有些大病、重病患者不能来药铺就诊，刘惠民就为自己立下了许多规矩，以方便患者。当地人们大多生活贫困，常出现赊欠药费的情况，导致诊所还不起购药款项而陷于困境，他只能通过典卖土地借债还账。他宁肯让自己为难，也绝不耽误患者的治疗。

新中国成立后，刘惠民虽公务繁忙，但仍坚持临床诊病。他的患者中不乏老一辈国家领导人、国际友人、省市领导人，但他从不以此来炫耀名声，居功自傲。他生活简朴，平易近人，对患者一视同仁，有求必应。他时刻把患者放在第一位，“急患者之所急，想患者之所想，帮患者之所需”。1971 年，济宁一位 20 多岁的年轻人患急性视网膜炎，深夜来家求治。当时刘惠民感冒高烧，刚刚服下药物盖被发汗。他不顾家人劝阻，立即起床，拖着病体为患者诊治。他对家人说：“我不要紧，已是 70 多岁的人了，而他才 20 多岁，如不分秒必争地治疗就会失明的。”因他救治及时，患者的病情很快得以好转。

如遇有病家购买困难的必需药材，他总是义不容辞地帮助解决，有时甚至无偿提供自己珍藏的贵重药材为患者解除疾苦。他曾诊治一位患儿，高热不退，时时惊厥，急需羚羊角磨汁服用方可退热解痉。但此药稀有，药店少备有成块者，且价格昂贵，病家难以承受。此危急之时，刘惠民毅然拿出自己珍藏的一块羚羊角交患儿家属，并详细说明使用方法。很快，患儿热退病愈，家属对此感激万分。1970 年 1 月 8 日，刘惠民的朋友王先生突来其家，说有位 17 岁的女孩，月经来潮前，不慎饮冷水，致使经血崩下不止，已三天，有大血块，棉裤、被褥均被浸透，伴有少腹疼痛，面色苍白，四肢冰冷，已卧床不起。家长甚为焦急，特请刘惠民为其处方治疗。刘惠民当即拟方，并将家中珍存的一块好墨，交王先生带回，嘱用木炭火烧红，放醋中淬后取出，将墨用开水研匀，加炮姜 9 克、红糖少许为引，一次服下。三日后王先生前来相告：“患者用药血止，腹痛也除。”像这些感人的事例，在刘惠民一生的诊疗活动中屡见不鲜。

刘惠民从事中医临床工作近 60 年，具有丰富的实践经验，创拟了大量临床行之有效的方剂，如首乌桑葚补脑汁、益智丹、肺得宁、降压膏、偏瘫复健丸、芳香健胃片、十珍益母膏、保母荣、保胎丸、消积健脾丸、福幼丹、鲫（鲤）鱼利水方、苹果止泻方、鼻通膏、生发药酒等，都是颇受患者欢迎的有效中成药。

刘惠民平时忙于政务和诊疗，但仍勤奋著述，留下了一些珍贵著作，有《与张锡纯先生的通信》《麻疹和肺炎的防治》《黄元御医学史迹考俟正》等。曾编写《中医经络学选要》《中医妇科学选要》《中医伤寒病学选要》等多部书稿。最能体现他的医疗特点和风格的是1976年出版的《刘惠民医案选》。该书由他的门人根据病历整理而成。2018年，又在此基础上整理编写了《山东中医药大学九大名医经验录系列·刘惠民》，更加全面地反映了刘惠民医疗经验的全貌。

供稿：山东中医药大学　刘更生　于　鹰

陆氏针灸疗法创始人——陆瘦燕

人物简介

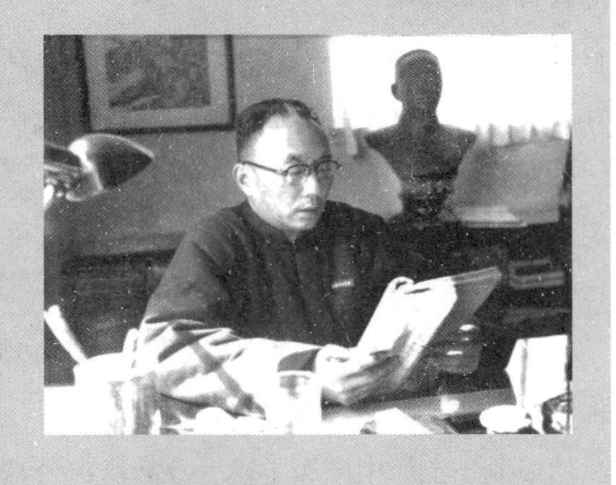

陆瘦燕（1909—1969年），原籍嘉定，后出嗣陆家，寄籍江苏昆山。中学毕业后，即随生父李培卿学医，后定居上海，开业设诊，以其精湛之针术，日诊百余人，且常义务施诊，享誉沪上。1948年，与夫人朱汝功兴办中华人民共和国针灸学研究社及其函授班，影响远及东南亚一带。于20世纪50年代参加上海市公费医疗第五门诊部特约门诊工作，任第二军医大学及上海市干部疗养院中医顾问。1958年起历任上海中医学院针灸教研组主任、针灸系主任、附属龙华医院针灸科主任、上海市针灸研究所所长、原国家科委委员、上海市中医学会副主任委员、针灸学会主任委员等职。曾担任全国政协第三届特邀代表，上海市政协第一、第二、第三届委员和中国农工民主党上海市委委员。1959年作为中国医学代表团成员，赴苏联及东欧进行讲学、会诊。对针灸临床、科研及教学工作，倾注毕生的心血，创立了“陆氏针灸”流派。2009年“陆氏针灸疗法”被列入上海市非物质文化遗产名录，2011年被列入国家级非物质文化遗产名录。

兴学重教 蜚声针坛

陆瘦燕在医疗、教育、科研、著书等各方面都作出了杰出成就。他以自己的聪明才智和过人胆识，创造了针灸界诸多的“第一”。医术精湛，形成流派；创办“新中国针灸学研究社”及针灸函授班；在报刊上连载《燕庐医话》；改进针具，创制“瘦燕式”金、银质毫针及各种规格的不锈钢毫针；主持编写全国第一本中医高等教育针灸教材；主持建立全国第一个中医高等教育针灸专业；主持研制我国第一台经络腧穴电动玻璃人模型及我国第一套脉象模型；开了针灸实验研究之先河；对针灸医学的普及和传承、创新和发展、总结和传播，功绩卓著。

“陆氏针灸流派”形成于清末民初。奠基人李培卿（1865—1947 年），上海嘉定人，重视中医经络理论的指导作用，注重针灸补泻手法。提倡慢针细捻，创用温针、伏针、伏灸，有“神针”之誉。

“陆氏针灸疗法”创始人是陆瘦燕（1909—1969 年）、朱汝功（1913—2018 年）伉俪。陆瘦燕系李培卿之子，因出嗣陆门，故改姓陆，自幼随生父李培卿学医。朱汝功毕业于上海中国医学院，业从章次公、李培卿等名师。在 20 世纪三四十年代，国民党当局几欲废除中医，中医衰败，针灸更是陷入绝境，在如此险恶的环境中，陆氏伉俪坚信中医针灸是中华瑰宝，他们以自己的崇高品格和对针灸事业的赤诚之心，和中医界的同人一起，克服重重困难，继承、宣传、普及、发扬针灸医学，兴办针灸教育，使针灸绝学不致被湮没。

1960 年，全国第一个针灸系在上海中医学院成立，陆瘦燕被任命为系主任，后兼任上海中医学院附属龙华医院针灸科首任主任、上海市针灸研究所所长，集医、教、研于一身。他亲自为针灸系、医疗系、西医学习中医研究班、针灸培训班的同学上课，做手法示教。陆瘦燕课堂教学质量很高，既讲究内容的科学性，又注意教学的趣味性，深入浅出，生动有味，深受学生的欢迎。

为了提高针灸教学的效果，使学生对经络、腧穴有直观的概念，他们还研制针灸经络穴位模型，挂在墙上，让学生查对和复习，是最早制作模型用于教学的。

陆瘦燕十分重视教具的研制。筹建了针灸示教室，创制了经络、经别、腧穴等系列示教模型，并与前上海教学模型厂协作，创制了我国第一台与成人同样大小的光电显示经络腧穴电动玻璃人模型和我国第一套脉象模型，分别获 1964 年全国工业产品二等奖和三等奖。通过直观的教具配合上课，大大提高了教学效果。

他主持编写了三套不同层次的针灸学教材，其中《针灸学讲义》是高等中医院校医疗系教材，由上海科技出版社出版；《针灸学概要》是中专教材，由人民卫生出版社出版；《经络学》《腧穴学》《刺灸法》《治疗学》四册，为针灸系专业教材，由人民卫生出版社出版。由于上海中医学院是全国创办针灸系最早的院校，所以这套针灸专业教材的编写，奠定了全国针灸专业课程的基础，在国内外有广泛而深远的影响。

陆氏针灸流派通过几代人不断努力，使该流派具有较完善的针灸学理论和方法学体系，包括第一代，陆氏针灸奠基者李培卿；第二代，陆氏针灸创始者陆瘦燕，朱汝功；第三代，陆氏针灸继承发展者——陆氏子女、入室弟子、“针灸函授班”学员以及当年上海中医学院受教学生；第四代，陆氏针灸继承发展者——亦即第三代陆氏继承者之再传弟子，在全国各地从事针灸临床、教育工作，为陆氏针灸的发扬、发展和传播作出了积极的贡献。

为传承海派中医，使其更好地为广大民众服务，2012 年 6 月 28 日，上海市卫生局、上海市中医药发展办公室发布沪卫中医（35）号文件，投入巨资建立海派中医流派传承研究基地，其中陆氏针灸为首批 15 个海派中医流派传承研究基地之一。传承研究基地主要任务是继承陆氏针灸学术思想，提升学术内涵，推动陆氏针灸学术理论发展；研究陆氏针灸技法内涵，探究手法规律、形成手法操作规范，形成适宜技术推广应用；总结陆氏临床经验、研究陆氏针灸优势病种处方配穴规律，提高临床疗效，扩大疾病应用范围；构建多中心、多学科、老中青结合研究平台，培养针灸人才；弘扬流派文化，传播高尚医德医风，推动学术繁荣。其主要目标是传承发扬陆氏针灸流派学术经验与临床特色，复兴海派针灸，弘扬中医精髓，提升临床水平，造福民众健康。

济世为良　愈疾为善

20 世纪 50 年代，陆瘦燕三个字在上海可以说家喻户晓，妇孺皆知，患者只需说：到“陆瘦燕诊所”，不用告知地址，三轮车工人即会将他送到八仙桥。当年，诊所业务鼎盛，前来求治的病患，病种广泛。在夏季，前来打“三伏针灸”的患者更多，不得不每日限额挂号（上午半天400号），以致患者通宵排队候诊，这成了当时一道奇特的景观。陆瘦燕从清晨6点开始门诊，30～50个患者一批，他亲自逐个切脉问诊、处方配穴、书写病历，然后由学生安排治疗床位，同时依据病历上的处方，进行体表穴位消毒，他再进行针刺治疗，而装艾、点火、起针、拔罐等辅助工作则均由学生完成。这样一批接着一批，一直要到午后1点多才能结束门诊。

自古以来“德术并重”就是中医的重要特征。陆瘦燕能急患者之急，痛患者之痛，不管患者是富是贫，社会地位是高是低，都一视同仁，认真地进行诊治。行医数十年间，前来诊治的不仅有许多内科杂病及各种风湿痹症，还有精神病、癫痫、麻风病之类的特殊病症，都取得了较好的效果，在《陆瘦燕针灸论著医案选》中均有详细记载。

陆瘦燕认为，医生能够在患者中赢得口碑，建立声誉，要能医治好各种疑难杂症，这也是陆氏针灸的立足之处。在陆瘦燕的从业生涯中，疑难杂症治验无数，几乎百治百效、着手成春。有一天诊所突然来了一位精神疾病患者，有一青年突然神志错乱，被家人送来，患者言语无序，暴躁不安，陆瘦燕即起针，刺其神门、鸠尾、心俞穴以清心开窍，让人想不到的是，患者在被连扎几针后，神志即清。

陆瘦燕曾多次参加下乡巡回医疗，生前最后一次是1965年到上海南汇县黄路公社。在短短的三个月中，他下生产队登门送医、随访，悉心治愈了许多几十年没有被治好的疑难病症。有一位患者下肢疼痛不能行走已8年，稍动则剧痛，彻夜不能安眠，虽经中西医调治，病势仍不减。陆瘦燕为她每周治疗2次，连续6周，病情日益好转；有一位患“老胃病”已40多年，稍受风寒或心情不好就要发作，经陆瘦燕针刺治疗11次就解除了病痛；还有用针灸结合中药，治疗4次，治愈20年鼻炎的……

精益求精 与时俱进

“陆氏针灸疗法”创始人陆瘦燕、朱汝功留给后人的不仅仅是他们丰富的学术思想和精湛的医术经验，更是他们严谨踏实、一丝不苟、开拓进取、敢为人先、勇于创新的治学精神，他们关爱学生，提携后学，和盘托出的为师之道。陆瘦燕在1950年出版的《针灸讲义》中指出：“时代进步，科学昌明，病证新诠，为求高深针灸学说之医师所不可不研究者。”可看出他思路开阔，思维前瞻，不仅要精通中医针灸理论，还需学习西医理论，要中西合参，才能跟上时代的脚步。

在《针灸正宗》“中风预防法”中，他更明确提出：“唯时代进化，日新月异，是则中医针师之治疗方法，更当有精进之发展，配合科学原理，与新医药并驾齐驱。”“学者当崇古而不泥古，采新而不迷新，融新旧于一炉，今古于一室。”在他以后的医学生涯中，处处体现了他与时俱进，开拓进取的创新精神。

中华人民共和国成立后，随着中医政策的颁发和落实，中医药学获得新生。陆瘦燕在自己诊所内首先改变自古相沿的隔衣进针的旧习惯，采用暴露体表治疗部位，皮肤经消毒后再进行针刺的操作方法。同时，对针具也用煮沸或酒精浸泡方法进行消毒。这在当时是一个了不起的创举，是针灸临床上的一大改革和进步，以后逐步成为广大针灸工作者的操作常规。

1958 年陆瘦燕结束收入丰厚的私人诊所，受聘于上海中医学院，附属龙华医院。进入国家单位工作，为进一步研究针灸的作用机理提供了条件，陆瘦燕对针刺手法“烧山火”与“透天凉”这两种复式补泻手法以及对“行气针法”所做的实验研究，将古老的针刺手法与现代的实验方法相结合，开了针灸实验之先河。20 世纪 60 年代初，陆瘦燕曾自己书作一副对联，上联是“旧社会摧残中医，中医末代，忆昔情景，历历在目，顿觉痛恨切齿”，下联是“新中国重视遗产，遗产复兴，中西合流，目标一致，咸为祖国争光”挂在书房，以抒发他内心的感慨。

20 世纪 60 年代，当时陆瘦燕在针灸医疗、学术上已经取得了很大的成绩，德高望重，是众人敬仰的大名医。但在参加上海中医学院、附属龙华医院工作后，没有停留在以往已经取得的成绩上，开辟了针刺补泻手法的实验研究，观察不同的补泻手法在人体是否有不同的体液成分和体温的变化，这对于他们来说，是全新的科研领域，作为针灸医生亲自主持，亲自操作参与有关针灸的实验研究。他观察了“烧山火”“透天凉”手法的临床效果。他仔细观察了 37 例 136 针次施行“烧山火”“透天凉”手法后受施者的感觉情况。其中“烧山火”产生热感的成功率为 89%，“透天凉”产生凉感的成功率为 79%。

虚怀若谷　慷慨大度

陆瘦燕谦和律己，处处为别人着想，帮助他人，热情真挚的待人之道和为人处世的品格，积极乐观、宽厚仁爱的生活态度，更是后人学习的楷模。

1950年抗美援朝，陆瘦燕积极带头捐献1亿元买飞机大炮（当年曾在报上表彰宣传）。1958年，福建前线急需汽车，陆瘦燕毅然将自己的汽车捐献给国家，而自己改乘三轮车上下班。他以国家利益为重，在事业上和物质上都作出了自己最大的贡献。

他行医济世几十年，为人善良，以助人为乐，凡有求于他的，他总是尽力给予帮助。在私人门诊时，遇贫困患者不但分文不取，有时还反资助其财物。

陆瘦燕对待患者如家人，如朋友，在诊疗过程中耐心地解释和开导。因此，患者对他是绝对的信任。许多患者成了他的朋友，有的患者几代人都到他那里治病。

陆瘦燕没有名医架子，待人和蔼可亲，平易近人，诙谐乐观，谈笑风生，在上海中医学院无论是对青年医生、青年教师，还是对传达室工人、学院理发师都十分亲切，主动招呼。

陆瘦燕生平谦虚谨慎，好学不倦。对学术从不偏执己见，集各家学说之髓，融为一体，独成一条。对门人弟子慈严兼见，训勉备至。嘱门人弟子为医者，应对学术精益求精，尚需持割股之心，为患者解痛除疾，当视作己任，切切铭记。

供稿：上海中医药大学附属龙华医院　裴　建

鸿儒大医——裘沛然

人物简介

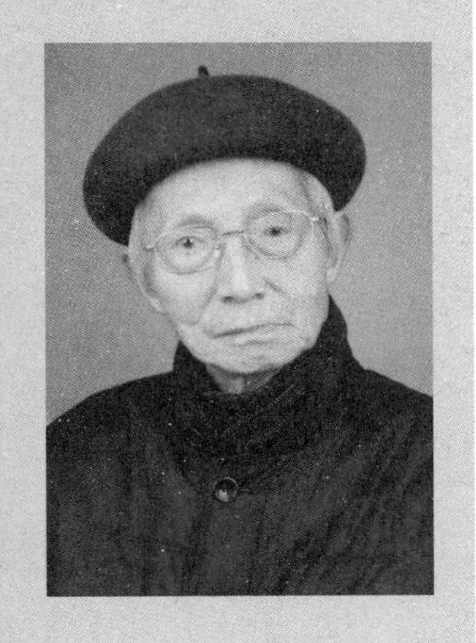

裘沛然（1913—2010年），原名维龙，出生于浙江省慈溪市。1934年毕业于丁甘仁先生创办的上海中医学院，1958年应聘进入上海中医学院担任教学工作，历任针灸、经络、内经、中医基础理论、各家学说教研室主任。历任原国家科委中医组成员，卫生部医学科学委员会委员，上海中医学院专家委员会主任、终身教授，上海文史馆馆员，市政协常务委员兼市政协“医卫体委员会”副主任、《辞海》副总主编兼中医学科主编，曾被评为上海市劳动模范、上海市名中医，被国务院批准享受突出贡献科技人员的特殊津贴，获上海市医学贡献奖。2009年4月被人力资源和社会保障部、卫生部、国家中医药管理局评为首届“国医大师”。

裘沛然是我国著名的中医学家，他在医学上有高深的造诣，临床以善治疑难杂病著称。他还是一位通晓文史哲的学者和诗人。曾主持编写和主编的著作达40部。其中，《裘沛然选集》获中华中医药学会学术著作奖一等奖，《中国医籍大辞典》获国家辞书一等奖、教育部科技进步奖二等奖。早年主持研究的“经络玻璃人”模型及脉象模型，曾分别荣获国家工业二等奖、三等奖等。

国事蜩螗志在医

20世纪二三十年代，正值军阀混战，他虽有济世匡时之志，而当时的时代思潮，一方面“革新者”主张把中国古代文化扫地以尽，另一方面则力图维护封建礼制，均与他的理想不合，乃锐志于医学。其叔父汝根先生通晓针灸学，为广西名医罗哲初的弟子。他13岁时便在课读之余，从叔父学习针灸，并常侍诊左右，开始对中医古籍及针灸临床粗晓其理。1931年，裘沛然来到上海，求学于一代名医丁甘仁先生创办的上海中医学院。教师大多是沪上医学名家，在这良好的学习环境与氛围中，他学习更为刻苦认真。为背诵中医古代典籍和中医理论，以及博览国学之经、史、子、集，“晓窗千字，午夜一灯”，是习以为常的。课堂学习外并在丁济万（丁甘仁之长孙）诊所临床实习，在丁甘仁悉心指导下，凭借厚实的古文功底，以及博学强记的天赋，用心钻研，基本掌握了中医四诊八纲、临床辨证论治的要领，尤其对中医重要著作《内经》《伤寒论》《金匮要略》《神农本草经》《温热经纬》中的主要内容，都能熟读掌握。

1934年毕业后自开诊所，先后在慈溪、宁波、上海等地悬壶济世，既为民众治病，也积累一些经验。于1958年应聘进入上海中医学院担任教学工作。从事中医教育、研究工作半个世纪，可谓桃李满天下。他为培养中医事业的后继人才，呕心沥血，忘我工作，数十年如一日。

救死扶伤起沉疴

裘沛然自1934年从事中医理论和临床研究工作长达75年。他对中医事业的敬业与执着精神，堪为中医界的楷模。他精心总结的《治疗疑难病八法》，曾经荣获中华中医药学会优秀论文一等奖。

他特别服膺唐代医家孙思邈的学术经验，竭尽发掘之能事，为此，曾系统研究了《千金方》中近6 000个处方，总结其处方遣药特点是简洁、平正、奇崛跳脱与杂而有章等，给人以深刻的启示。在治疗重症顽疾时，多效法思邈，以大剂庞杂组方或奇特配伍而屡起沉疴危疾。他曾治一例痢疾危症，在各种治疗无效的情况下，为其处一张“大方”，仅服两剂，其病即愈，疗效之速，出乎意料。2002年，一患急性高热患者，经各种医学检查，未能明确诊断，高热持续达九天之久，治疗竟无寸效。无奈之中乃以侥幸之心求治于裘沛然。经过察色按脉后为其拟一方，甫投一剂而高热退至37摄氏度，再服一剂即诸症全消。

中医辨证论治，首在辨别阴阳与协调阴阳。裘沛然则认为，对某些疑难重症或顽症，应跳出常规思维，要懂得“常法非法，法无常法”的道理。如在某种情况下见脉数可用温，脉沉亦可用寒。例如他治一男患者患心动过速症，诊脉时每分钟搏动达180次，自诉心跳不宁，神情恍惚，脉虽数疾而细软乏力，苔薄舌色淡红，面色苍白时有升火之感。诊为心阳式微而浮火上亢，心气不敛以致逆乱。以峻用温药治之，取法炙甘草汤加附子等服5剂，病瘥。

在“非典”肆虐的那个时期，有一位患者突发高热，心生恐惧，急来求治，当时各住宅小区、单位纷纷采取隔离措施，外人不准入内，他为防小区群众感染，不顾个人安危，毅然徒步至小区外，在车中为患者诊治。2008年四川发生了震惊中外的大地震，死伤惨重，裘沛然振臂一呼，率沪上名医30余人义诊募捐，捐得款项全部献给四川灾区。还有一次他身染小恙，仍不忍拒患者所请，在病榻之上为患者卧诊。裘沛然以自己的实际行动践行着孙思邈“大医精诚”的道德准则，这正是“人间万事且随缘，处处施仁寿有权。养得一身浩然气，春光布体日星悬”。

裘沛然自拟医患相得法，本法首先要求医生对患者具有高度责任感，从而使患者对医生产生坚定的信心。医生和患者的精神如能糅合为一，这将为治愈疑难危重病症创造最佳的条件。“相得”要施用“治神”的方法。精神安定者，疾病多呈向愈之机，若病至“神不使”则往往预后不良。在70余年的临床实践，遇见的患者、病症各不相同，尤其是对心因性疾患或危重顽症患者，都给予心理安慰，使他们树立战胜疾病的坚定信心，确实对提高疗效能发挥很大作用。这样的病例多不胜举。

如近年来肿瘤患病率逐渐上升，为临床常见的一种危重病症。

裘沛然先生治疗肿瘤疾患的体会是：首先强调患者心态平静安定，同时对医生有笃信者，则往往效果较佳，甚至可完全康复，若一染此症即精神紧张，情绪恶劣者则每至不救。早年曾治一贾姓男患者，年近六十岁，为钢铁厂干部。经上海市两所著名医院确诊为肺癌，并嘱从速手术，或可救治。厂领导亦促其急赴医院切除，无奈患者坚拒手术，只要求到裘沛然处诊治，谓一切后果均自负。乃为之拟一处方：

用二黄（黄芪、黄芩）、三山（山慈菇、山甲片、山豆根）、二术（白术、莪术）、二苓（猪苓、茯苓），加冬虫夏草、生晒参、麦冬、西红花，以及龟板、白花舌蛇草、石见穿、木馒头诸药，并嘱每日服蟾蜍一只，服法是将蟾蜍去头及内脏，蟾皮亦剥除，唯留四足部皮肤，必须清洗干净，然后久煮成糊状（略加大蒜），每日数次分食。患者坚信不疑，汤药（略有加减）与蟾蜍共服食近六个月，再赴原二所医院复查，结论一致，谓肺部病灶已完全消除，遂恢复正常工作，生活起居，亦一如平时，迄今已逾九年，安享退休美好生活。

医学造诣深厚

裘沛然在学术上远绍旁搜，对灵素仲景之学及历代医学理论的沿革发展研究颇深，并发表了许多新的见解。

关于中医药学术构建的基本思想。裘沛然认为，中医学是自然科学与人文科学的综合学科，其内涵是科学技术与中华文化的结合体。故在掌握脏象、经络、病机、治则的基础上，还必须通晓我国的哲学、文学、史学等知识，才能全面掌握中医学术。例如，《易经》《老子》等学术思想也与中医学术相通；通医理必先通文理；因时代和环境的变化，风俗习惯的不同，其辨证论治亦不同。所以《内经》有医者必须“上知天文、下知地理，中知人事”的明训。

裘沛然认为，人既是自然的人，也是社会的人。中医学始终把人的生命放在自然界与社会人事的双重背景之下，考察人的生命活动轨迹以及在健康、疾病状态下的种种变化。人的生命活动受到自然变化的滋生与制约的影响，并具有适应自然环境的能力。中医在强调人的自然属性的同时，也并不忽视人的社会属性，认识到人的社会活动对人体心身活动的影响。所以中医的辨证论治，除识别各种辨证方法外，还必须因时、因地、因人制宜，强调心身同治。因此，中医学具有自然科学和人文科学的双重属性。

从中医学的性质而言，其精髓就是效法自然、研究自然，探索人体生命活动的规律，并创建相应的理论体系和防治疾病的原则和技术。始终突出“以人为本”的精神，而人与天地列为三才，在中华文化的影响下，主张遵循自然界生长收藏的规律，“法于四时，和于阴阳”，以保持身体健康。在疾病状态下，希望通过扶正达到祛邪，或祛邪以安正，以调整营卫气血、脏腑经络之偏盛偏衰，达到气血冲和，阴阳匀平。此为疾病防治的主要指导思想。这就是裘沛然对中医学的基本学术思想。

裘沛然倡导“伤寒温病一体论”。他认为伤寒是一切外感疾病的总称，概括为温病。近世所称之温病，包括风温、温热、温疫、温毒、暑温、湿温、秋燥、冬温、温疟等，都基本揭示其端倪。所不同者伤寒还包括了外感寒性病，还有狭义伤寒等。人体是一个完整的生命的有机体，脏腑经络之间不可分割。六经是有经络脏腑实质的，如果不承认这一点，就无法解释《伤寒论》的诸多原文。六经和三焦原本是不可分割的，它们之间在生理病理情况下是互相联系的。温病学中所揭示的卫气营血的症状，虽然较汉代张仲景书中载述的有所充实发展，但此仅仅是六经病中的某些症候的另一种名词而已。温病只是伤寒的分支，温病方面的辨证与治法，确对前代有所充实和发展，但两者不能分家，须融会贯通，以提高外感热病的治疗，使之日臻完善。

裘沛然首创经络是机体联系学说，主要体现在三个方面：一是周身体表，从左右、上下以及前后、正中、偏侧各部分之间的联系；二是某些脏腑和另一脏器之间的联系；三是周身体表和体内脏腑及其他组织器官的联系。

从治躯体之病，到医心灵之病

裘沛然是一个富于社会责任感和善于思考的人，他思维的触角早已经超越了单纯医学的范围，而向史学、哲学领域延伸，他终身研究儒家之学，并希望学生学习儒家经典，以提高道德品格和素质修养。对于现实生活中的方方面面的情况，他保持了高度的关注，特别有感于改革开放以来，虽然经济发展了，但是社会中仍然存在着许多丑恶现象，“仓廪实”却没有“知礼节”，这些都对他有很深的触动，促使他开始思索“做人”与“健康”之间的关系。随着思考的深入与知识的积累，他开始了“如何做一个合格的人”的研究工作，这成了他晚年生活的重心。他认为，真正的儒学就是“人学”，并以“人学”立言，提出“天人合一”的思想有助于人文环境和自然环境的可持续发展，“和而不同”的思想有助于促进文化的多样性发展，“以义制利”的思想有益于化解人与人、人与群体间的矛盾，“成人之道”的思想有利于理想人格的培养，认为这四个方面是相辅相成的。同时，他结合自己对儒学的研究，提出了“以仁为本，以礼为节，以义为衡”的为人三大纲要。

2008年岁末出版的《人学散墨》，是裘沛然多年思考、研究的成果。《人学散墨》“是专门论述如何能做一个‘合格’的人而写的”，在自序中，他阐明了自己撰写此书的缘由：中国在几千年前，人早已自称为万物之灵，在西方，也早有称“人为万物之尺度”之说。

他发现孔孟所倡导的儒家学说中有许多关于论述做人道理的精粹思想，他们“既发现了人的可贵，又提示我们做人以和为贵的具体规范”，虽然有些具体的做法由于时代的变迁，在后世不适用了，但是孔孟儒学“以人为本”“以和为贵”等人学思想却是超越时代的精粹，是做人应该遵循的永恒标准，对于个人在社会上生存、进取，国家间和谐相处，乃至于人类未来的创造都具有极大的裨益。他在先哲时贤众多研究的基础上，结合自己的人生体验及对社会人情的思索，形成了一系列自己关于人学的观点，历经八度寒暑，多次请教各方面的专家，数易其稿，终于完成了《人学散墨》的撰写工作。

《人学散墨》的出版在学界引起了不小的关注，《孔子大辞典》主编、上海师范大学哲学系夏乃儒教授发表文章《一代儒医的“道德文章”》，评价《人学散墨》“是一部学术性与通俗性兼具的佳作”“必然会对儒学的研究和普及，对社会主义精神文明的建设，产生积极的影响”。

裘沛然一生胸怀天下，忧国忧民，从治人躯体之病到医心灵之病，“治身以治天下，寿国以寿万民”，可谓用心良苦。

明堂事业费精神

裘沛然忧国爱民之心今犹昔若，尤为中医事业的振兴情怀耿耿，多方献计献策。他经常参加卫生部召集的论证中医工作和探讨医学的各种会议，提出过许多中肯的意见。他提出中医发展有三条途径：一是提高中医理论和临床水平；二是采用多学科发展中医学；三是中西医要真正地结合。

裘沛然在担任上海市政协常务委员期间，对振兴中医事业和教育、卫生保健等问题提出了不少有益的意见。

1998 年 9 月 14 日《文汇报》头版刊登了裘沛然的《中医药立法呼吁书》，盼望上海市人大中医立法的早日出台，为今后中医事业的发展和腾飞保驾护航。裘沛然提出了“中医特色、时代气息”八字方向。认为中医学必须在保持自身特色的前提下，努力撷取与之相关的科学新理论、新技术和新成果，为我所用，在挑战之中立于不败之地。

裘沛然对中医药的教学事业和人才培养事业更是殚精竭虑、呕心沥血。为了学校的发展，经常组织专家们调查研究，对教学、科研及临床医疗的改革提高提出积极的建议，并为中医工作列入国家宪法向卫生部拟具意见，发表文章向社会呼吁。同时，他还举办各种形式的学术讲座，大力弘扬祖国医学，为培养优秀中医药人才，倾注大量心血。

“终信江河流泽远，源头活水自清新。”裘沛然认为：中医要创新，首先要对中医学有较深钻研和正确理解，才能取精用宏，有所前进，有所发现。中医要念好“三自经”，即自尊、自信、自强。这三个“自”是中医兴废存亡的关键。身为中医人要有民族自尊心，中医药是中华民族文化的瑰宝，只有热爱中医学才能学好中医学；自信来自临床疗效，中医学流传千百年而不衰，靠的就是临床疗效，它是我们中医学安身立命之本，所以我们应该在提高疗效上下功夫；要自强就要刻苦学习，要学习中医、学习传统文化、学习现代医学和相关的现代科学知识；要勤于临床，勇于实践，不断提高，在继承中求发展，在吸收中求创新。

裘沛然是一位好医者，医德高尚，精湛医技广惠芸芸众生；是一位好教授，师德严明，满腹才气普洒莘莘学子；是一位好学者，人德端方，博大情怀遍布洋洋文字。他瘦弱的身躯所焕发的生命热能，全部奉献给了患者、奉献给了学生、奉献给了他所钟爱的中医药事业！在他身上，体现了中国优秀知识分子甘于清贫、淡泊名利的人格特质，反映了老一代中医学者至精至诚、至仁至善的大家风范。他的一生，是“德艺双馨、积仁洁行”的一生。

供稿：上海中医药大学　王庆其

人民的中医学家——邓铁涛

人物简介

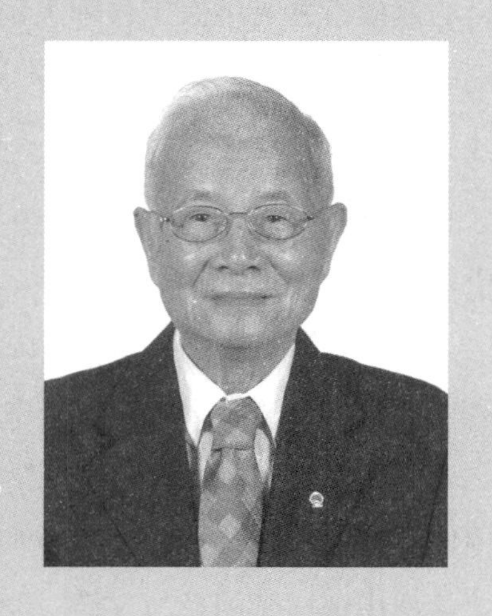

邓铁涛（1916—2019年），曾用名邓锡才，广东开平人，中国共产党党员，著名中医学家，国家级非物质文化遗产中医诊法代表性传承人，首届国医大师，广州中医药大学终身教授。1932年就读于广东中医药专门学校，1938年正式从事中医医疗。历任广东中医药专门学校教导主任、广州中医学院副院长、广州中医药大学第一附属医院内科主任、邓铁涛研究所所长。曾担任中国人民政治协商会议广东省委员会第四、第五届委员，国家中医药管理局顾问，中华中医药学会终身理事，国家重点基础研究发展计划首席科学家。

邓铁涛擅长诊治冠心病、重症肌无力等疑难重疾，创制五灵止痛散、强肌健力胶囊等制剂。他创新五脏相关学说、痰瘀相关理论，发扬脾胃学说，倡导寒温融合论治发热病，牵头中医诊断学科建设，开了岭南医学流派研究先河，创新师承教育模式，撰有《学说探讨与临证》《中医诊断学》等论著，曾获国家科技进步奖二等奖。

家学赐才，铁涛立志

1916年，邓铁涛出生于广东省开平县钱岗乡石蛟村。祖父给他起名“锡才”，锡字通“赐”，寓意才华天成、财运亨通。邓家祖籍河南南阳，祖父经营中药，父亲邓梦觉善治温病。邓铁涛自幼侍诊父侧，亲见父亲用中医解危救难，乃从小立志悬壶济世。

1932年，初中未毕业的邓锡才便考上了广东中医药专门学校——由广州中医知名人士暨省港药材行共同创办的五年全日制中医药专科学校。邓锡才读书时涉猎甚广，除了医学、自然科学，文史哲学科亦兼收并蓄，课余则遵照父亲“早临症，重跟师”的主张，先后跟了几位不同派别的老前辈实习。上学期间，邓锡才参加了中医师资格考试并取得第三名的好成绩。报考时他觉得“锡才”二字俗气，决意改名“铁涛”。

1937年，中华民国政府教育部勒令中医学校改称“中医学社”，不得以学校名义招生及颁发毕业证书。邓铁涛正好是这一届的毕业生，他决然拒绝领取加盖“学社”印章的毕业证书，以示抗议。思想彷徨之际，又逢日本侵华，但在救亡运动、进步文化的影响下，他开始接触马列主义和毛泽东同志著作。邓铁涛发现辩证唯物主义和历史唯物主义对学习、钻研中医学有很大的帮助，同时发现中医理论大多符合辩证唯物主义的内涵，更加坚定为中医学而献身的信心与决心。

身系家国，铸梦中医

1938年，日本飞机轰炸广州，邓铁涛和家人避难于香港。其间，他与同学康北海等四人创办中医夜大“南国新中医学院”。第二年邓梦觉不幸病逝。邓铁涛接替父亲在香港南昌街芝兰堂坐堂应诊。开业不到半年，邓铁涛便小有名气。彼时，树仁中学女教师林玉芹与邓铁涛相爱，两人于1940年结婚。1939年6月，中华全国文艺界抗敌协会香港分会成立，同时成立“文艺通讯社”，宣传共产党的抗战主张，为共产党的外围组织。邓铁涛参加了“文艺通讯社”，以“邓天漫”作笔名撰写针砭时弊的社论文章。

1941 年 12 月，香港沦陷。邓铁涛携家人回到广州，日常在太平南路药材店坐堂应诊。谭军（香港时“文艺通讯社”好友，受到邓铁涛激励参加东江纵队）奉东江纵队司令部之命找他做地下交通员，邓铁涛慨然允诺。他以医生职业作掩护，经常与东江纵队派来的同志上街购买游击区急需的各种物资，先存放在邓家，然后待游击队派人取走。东江纵队委派彭会和他单线联系。邓铁涛还启发药材行一位叫冯杲的少东家阅读进步书籍，动员他参加交通站工作。若干年后，彭会在《关于东江纵队驻广州地下交通站的回忆》一文中回忆说：“东江纵队司令部一位女同志介绍给我两个人：一位是中医师邓铁涛，他在太平南路一家中药店替人看病抓药；另一位姓冯，他家在十三行开药材行。经请示后，我们又将这两处作为联络点，因为看病和抓药更便于接头。”1945 年 8 月抗战胜利，1946 年东江纵队奉命北撤烟台，邓铁涛与彭会联系中断。此后，他辗转于武汉、广州为人诊疾治病。

1949 年 10 月，广州解放。1950 年 1 月邓铁涛应聘回母校广东中医药专门学校任教，同年 7 月出任教务主任。此后，该校更名为广东省中医进修学校，邓铁涛仍担任教务主任。这段时间也是中医困难的历史时期。1950 年 5 月，邓铁涛发表《评所谓“改造中医方案”》，反对把中医改造成为西医“医佐”。

1951 年发生了一件影响邓铁涛一生的重要事情。久别多年的彭会特意找到邓铁涛，共同回忆起地下交通站抗战的峥嵘岁月，百感交集，激动不已。彭会说：当年你没能赶上参加武装斗争，如今全国开展土地改革，建议你参加土地改革，这种锻炼对知识分子十分重要。邓铁涛渴望进步的热情不减当年，回家与妻子商量，由林玉芹一人承担起照料家庭养育两个儿子的重担。邓铁涛被编入广州市政协委员会新会土地改革第一队，身份是“开业中医”，是队中唯一的中医。邓铁涛来到新会县睦洲乡，坚持了两年艰苦岁月，身上总背着一只药箱，一边开展土地改革动员一边为农民治病。直到土地改革胜利结束，他也成长为土地改革工作队队长。

回忆从阅读进步书刊到参加土地改革的历程，邓铁涛说：“这些经历使我亲身体验到了中国农民的苦难，开阔了视野，我的心从中医扩大到国家民族，扩大到整个世界。”1958 年 12 月，邓铁涛加入中国共产党，从此把自己与党和国家的中医事业紧密地结合在一起。

创新理论，攻关疑难

20世纪50年代初，乙脑等传染性疾病流行。邓铁涛成功运用中医伤寒和温病的理论取得确切疗效，公开发表论著《温病学说的发生与成长》等也引起学界重视，特别是“伤寒孕育温病、温病发展伤寒”的论点得到当时著名医家时逸人首肯。他还应用针灸、中药及外敷治疗阑尾炎，打破了西医主张必须24小时内手术切除的定论。

中医自古只讲望闻问切四诊，未有系统“诊断学”。中医高等教育开展之初，邓铁涛被委任主编《中医诊断学》第一版全国通用教材。他认为辨证才是中医诊断之特色与精华，乃把散在历代古籍的诊法内容和各家辨证体系加以整合，构建起系统的中医诊断学。其1984年主编的五版教材至今仍被师生广泛使用。

1959年邓铁涛带领“西医学习中医高研班”81名学员进驻解放军157医院，开展脾胃学说应用研究。教研期间，邓铁涛屡次展示了中医的急救能力。一位不完全性肠梗阻青年战士，肠鸣音消失，主治医生找邓铁涛问是否立即手术？邓铁涛前往诊查，患者腹痛拒按，但舌诊见剥苔下有新苔生长，诊为大肠腑实证，处方大承气汤保留灌肠，随后梗阻解除。一名五个月的婴儿确诊肠套叠，邓铁涛以蜜糖水灌肠，并在腹部肠型包块处叩击梅花针，其后粪便自肛门排出，患婴安静入睡，免去一刀之苦。邓铁涛不但出色完成了教学任务，还带动解放军157医院开展中西医结合工作。“那是一段值得怀念的日子，我们度过无数捏着汗守护在危重患者床边的日日夜夜。”邓铁涛逐渐形成对内伤杂病首重脾胃，对虚损痿证重视升阳益气，对内伤发热善用甘温除大热的学术特色。

20世纪70年代，邓铁涛组织广州中医学院开展冠心病辨证论治研究。通过临床观察，发现中医对冠心病等心脑血管疾病的防治均有确切的临床指导意义。临床调查发现，岭南地区冠心病患者以气虚痰浊多见，邓铁涛以益气祛痰佐以化瘀的方药治疗冠心病100例，总有效率达95%。乃撰写《冠心病辨证论治》发表于《中华内科杂志》，产生了深远的影响。心绞痛是冠心病需要面对的临床难题。1981年邓铁涛献出祖传验方五灵止痛散。该药有镇痛解痉作用，因服食方便起效迅速，1984年8月通过技术鉴定，成为三类中药新药。邓铁涛把成果转让给广州中药三厂，技术转让费5万元全部捐献给中华中医药学会。

1961年，关于如何整理研究祖国医学遗产，邓铁涛撰文首先提出“五脏相关学说”的研究课题。1988年明确提出以“五脏相关说”取代五行说。他说：五脏的关系不是在书斋里想出来的，而是中医在长期临床实践中总结出来的；其实人们天天在用五脏相关的思维；可以说是日用而不知。2005年7月，89岁高龄的邓铁涛出任国家重点基础研究发展计划（“973计划”）的首席科学家，将中医五脏相关学说等理论再一次推向学术前沿。在临床实践中，邓铁涛运用五脏相关学说指导重症肌无力的辨证论治研究最为深入，临床效验显著，受益者众多。1986年10月起，邓铁涛承担原国家科委“七五”攻关课题“重症肌无力的临床及实验研究”。经过五年艰苦工作，课题顺利通过了国家中医药管理局组织的技术鉴定，1992年获得国家科技进步奖二等奖。

2002年岁末，一种前所未闻的传染病突袭广东。2003年1月，广东省中医院一位护士长被确诊为“非典型肺炎”，其丈夫急请老师邓铁涛指导，最后以中医为主救治取得成功。4月香港疫情危急，广东调派林琳和杨志敏两位青年专家驰援，邓铁涛和周仲瑛、颜德馨等老中医远程电话指导，成为她们的坚强后盾。邓铁涛一方面写信给南行广州的时任总书记胡锦涛，建言应允许中医及时介入抗击“非典”；另一方面发表文章《论中医诊治非典型肺炎》，系统阐明中医没有微生物学说却能防治感染性疾病的原因，也为抗击疫情提供了中医方案，成为全国中医抗疫的战斗檄文。

培根铸魂，牵头带徒

新中国给中医学带来了新希望；中医药高等教育的开设，使中医传承乏人乏术的窘境迎来了转机，但借鉴西方医学学科建设，又往往使得中医学如无根之木，成长乏力。邓铁涛目光如炬，他认为中医教育首先要着力给学子们铸造“医魂”，要把热爱中华文化、热爱中医事业的热诚传承给一代代中医学子，如不铸造医魂，只传授些技术，最终是不会培养出优秀中医学子的。因此，他从未停止过对青年学生思想的启迪，如给1982级本科班同学的信，他写道：“振兴中医，需要一大批真才实学的青年中医作为先锋。这些先锋，对中医有执着的爱，掌握中医的系统理论，能用中医药为人民解除痛苦，有科学头脑，有广博之知识，决心利用新技术以发展中医学，并在发展中医学中又反过来发展新技术。这不是高不可攀的，就怕决心不大，骨头不硬，方向不明，对祖国、对社会主义、对几千年岐黄之术没有炽热的爱。”

倡导名师带徒，抢救中医学术。这是邓铁涛在中医高级人才培养方面独到的见解。1986 年 1 月，邓铁涛开始撰写“耕耘医话”系列文章。他反复呼吁“继承名老中医经验，抢救中医学术，已成燃眉之急！”“中医学再不花力气去抢救，等现在的老中医老的不行了才想到出钱出力去发掘已经迟了！时不我待，时不再来！”1988 年，“耕耘医话”结集出版。1990 年 10 月，首届“全国继承老中医药专家学术经验拜师大会”在北京人民大会堂隆重举行。会上，邓铁涛代表致辞：“学我者必须超过我！继承是手段，振兴中医、发展中医，为中国人民和世界人民的健康服务，走在世界前头才是我们的共同目的。”

建言献策，文化使者

1984 年初春，时任中央军委副主席徐向前来广州，邓铁涛担任保健医生。他以“中共党员中医”的名义写信给中央，力陈中医学是中华民族优秀的文化遗产之一，但是长期未得到重视，后继乏人，“发展传统医药已明文写入宪法，但我们失去的时间太多了，必须采取果断的措施使之早日复兴”。徐向前读后，在信上加了意见，转呈给中共中央。不久，国务院讨论了成立国家中医药管理专门机构的问题。1985 年，徐向前自己用毛笔写了“心底无私天地宽”条幅送给邓铁涛。1986 年 12 月，国家中医药管理局正式挂牌成立。

1990 年，中央计划精简机构。邓铁涛会同路志正、方药中、何任、焦树德、张琪、任继学、步玉如“八老上书”，请求“国家中医药管理局的职能只能增加，不要削弱”。1998 年，全国刮起了“西医院校合并中医院校”风潮。8 月 11 日，邓铁涛与任继学、张琪、路志正、焦树德、巫君玉、颜德馨、裘沛然等老中医联名写信给朱镕基总理：“中医药是一个很有前途的知识经济领域，我们千万不可等闲视之；中医小，西医大，改革绝不能‘抓大放小’。”后来，中西医院校合并风被紧急叫停。

邓铁涛对中医学的执着，源自他对民族文化的热爱。2002 年他再次上书建言重视中医药，他说：中医药是我国少有的原创科学，是中国的“第五大发明”，而现今中小学常识课、生理卫生课教的都是西医知识，对中医绝口不提，这反映的是一种民族自信心的缺失。

20 世纪 80 年代，马来西亚倡议由马华医学院与广州中医学院联合办中医本科班。邓铁涛说，马来西亚是第三世界国家，办学赚不了钱，往往还要赔本，但这是一件关乎炎黄文化、中医学术在国外传播的大事。经过努力，跨国教育办起来了。1994 年，邓铁涛还亲自去马来西亚授课，并到当地诊所临床带教。

在 2003 年 11 月北京香山会议上，执行主席邓铁涛为中医药文化发出最强音。他说：中华文化要参与世界文化并与世界文化合流，中医学是中华文化瑰宝；东西方文化是互补性很强的两种文化，因此应把“向国际接轨”的口号改为“与世界双向接轨”。

仁心仁术，中医之魂

2017 年年底，百岁老人邓铁涛接受住院调养。他说他是为中医而生的人，中国共产党五代领导人都支持中医，这问题解决了，生死对于他又算得了什么呢？他叮嘱弟子们要好好读毛泽东同志的《为人民服务》。乃至身后的遗嘱也写道：“我能留给儿孙最大的遗产为仁心仁术，全心全意为人民服务。”“我一生做中医，告别仪式要有我的学生弟子代表和家人站在一起。挽联写‘生是中医的人，死是中医的魂’，如果有横批就是‘铁杆中医’。安琳（二儿媳）代我缴最后一笔党费 1 000 元。希望以后经常有人去看看我。”

供稿：广州中医药大学第一附属医院（邓铁涛研究所） 冼绍祥 陈坚雄

一代名医传薪火——董建华

人物简介

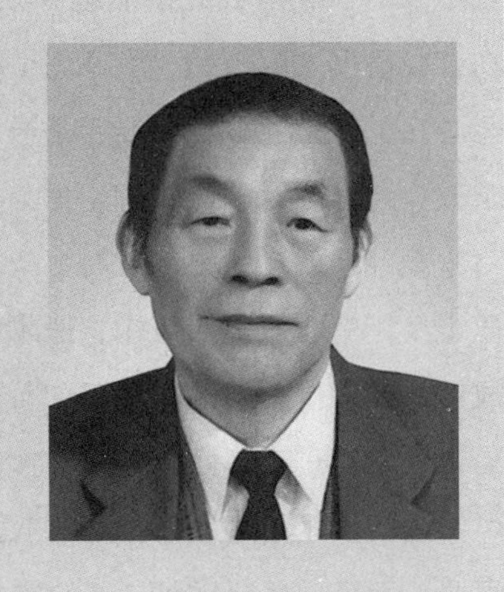

董建华（1918—2001年），上海市青浦县人，著名中医学家、中国工程院院士、全国首批中医学科博士研究生导师，享受国务院政府特殊津贴专家。曾任第五届全国政协委员，全国科学大会代表，中国中医药学会常务理事，中国中医药学会内科学会主任委员、名誉主任委员，卫生部学术委员会委员，第六、第七、第八届全国人大常务委员及教科文委员会委员，原国家科委中医专业组成员，发明奖特约评审员，北京中医药大学学术委员会主任，中国中医研究院学术委员会委员，光明中医函授大学北京分校校长，中国残疾人联合会名誉理事。

董建华毕生致力于中医教育、临床诊疗与科学研究工作，对脾胃病、温热病等外感内伤诸病均深入探索，将其学术思想总结而成《温热病论治》《中医内科急症医案辑要》等著作，推动国医精华薪火相传。编撰了《温病学讲义》《伤寒论释义》等中医学经典教材，并参与了全国统编教材《中医内科学》的编写，为北京中医学院（现北京中医药大学）创办及起步阶段的教学、医疗、科研等工作作出了不可磨灭的卓越贡献，其为医之道与诊疗之法也启迪着近现代一批又一批中医人砥砺前行。

名医之路：勤求博采有担当

1918 年 12 月 17 日，董建华出生于上海市青浦县一个中医世家。他的曾祖父是一名中医眼科大夫，外祖父则是善治热病急症的儒医。特殊的家学背景使他对中医学产生了浓厚的兴趣。

17 岁时，父亲推荐其拜驰名江、浙、沪一带的中医大家严二陵为师。严二陵不仅擅长内科，对妇儿杂症也有独到之处。随诊之处，董建华刻苦钻研，勤思勤问，在苦心研读《内经》《难经》《伤寒论》《金匮要略》等经典著作及《诸病源候论》《丹溪心法》《景岳全书》《温病条辨》等各家论著基础上，遇到疑问时也总虚心向师长求教，力求结合临床将理论付诸实践运用。在跟师临床诊治疾病的过程中，董建华对中医经典的理法方药及时方验方有了更为深入的理解与掌握，并能结合严氏辨证思维及用药特点灵活应用，医术得到不断锤炼与提高。他知道，要想在学术上有所成就，必须广开思路，集思广益，故又遍拜访上海地区当时颇负盛名的程门雪、秦伯未、陈存仁、徐丽州等众多医家，切磋技艺，博采众长。他一面精益求精地探索严二陵的学术思想，一面广泛收集名家验案，临证加以运用、比较，开拓了自己的思路，为日后逐渐形成自己的遣方用药风格奠定了基础。

1941 年，董建华跟随严二陵整整学习六年后，学成结业，返乡青浦挂牌行医。董建华沿袭严二陵之规范，深得病家信赖，其医德高尚，医风严谨，医术精湛，虽然年轻，却已在城内中医界小有名气。青浦县有个中医师公会组织，为首者除德高望重的老中医外，年轻的董建华也在其中。他们定期于下午诊务完毕碰头，交谈切磋。同时，他还参加了秦伯未等人举办的函授班，获益良多。当时正值抗日战争时期，社会动乱，百姓生活困苦，天花、霍乱、伤寒等传染病流行，董建华不计报酬，无论穷富，精心为患者治病。1950—1956 年，他先后担任了青浦县城厢联合诊所主任、县卫生协会主任、中国红十字会青浦县分会副会长以及县政协委员等职。

1955 年，董建华被选送到江苏省中医师资进修学校深造，使其十多年的实践经验得以升华。由于成绩突出，他受到了学校的嘉奖，后留校负责伤寒与温病的教研工作。1957 年，董建华加入中国共产党。同年，为加强并充实北京中医学院的师资力量，董建华奉命首批由南京调到北京工作。他在担任学院温病教研室主任期间，致力于理论联系实践的教学改革试点工作，为教学质量的提高、教研室的建设以及北京中医学院起步阶段的医疗科研工作，发挥了至关重要的奠基作用。因此，于1960年他被评为北京市和全国先进工作者。

1974年，董建华作为中国卫生代表团顾问，出席在日内瓦举行的联合国第27届世界卫生组织大会，会上做了题为“中国传统医药学在保障人民健康与改善环境卫生方面所起的积极作用”的报告，引起与会代表的极大兴趣。他还应邀出席了在日本东京举行的东洋医学会学术年会，并作为国家医学专家先后专程为菲律宾、喀麦隆等国家的首脑进行了卓有成效的医疗保健工作，为中医走向世界作出了积极贡献。董建华数十年如一日，恪守“信、力、巧”三字诀，在中医教学、医疗、科研等方面均取得了引人注目的成绩，为推动近现代中医药事业发展作出了突出的贡献。

名医之术：发皇古义创新论

董建华在深入研读中医古籍文献基础上，系统总结并提出了以下四大理论。

其一，通降论：董建华对金元四大家之一的李东垣之脾胃学说颇有研究，其谓东垣论脾胃成病，多由内伤发病；内伤不足而偏用补益之法，故创补中益气汤以益气升阳。而董建华论治脾胃病，则在东垣之说基础上，善从胃之和降的生理特点入手。他认为，阳腑胃病以通降治法为主，久病及脾或素体脾虚，则脾胃同调而复其升降之职。胃为水谷之腑，《素问·五脏别论》载述其气象天，故传化物而不藏；其生理特点表现为以通为用、以降为顺。胃气之所以表现出“和降”总的生理特点，与胃腑阳气阴液相互调和密切相关，即胃腑阳气的温煦、推动与阴液的濡润配合得当，饮食入胃才得以腐熟、润降。叶天士亦强调：“脾宜升则健，胃宜降则和。”胃和的关键就在于胃气润降。然而胃之和降，与脾之运化升清、肝之疏泄升发、胆汁胆火之通降、肺之宣发肃降、大小肠之传化下行等其他脏腑的功能密切相关。胃为传化之腑，只有保持通降之性，饮食水谷才能下传至小肠以分清别浊。若致病因素作用于胃，如饮食失节、情志不遂、邪气犯胃，或其他脏腑病变影响胃腑，使胃失和降，气机塞滞，则水反为湿，谷反为滞，阻碍气血运行，而形成气滞、血瘀、湿阻、食积、痰结、火郁等，则可出现痞满不适，嘈杂泛酸，嗳气呃逆，恶心呕吐，甚至胃痛等。脾胃互为表里，胃病日久，必内传于脾；脾气受伤，运化失司，升降失调，清浊相干，郁滞自中而生，此为虚中挟滞，故胃病日久，不论寒热虚实，内有郁滞是其共同的特征。寒则凝而不通，热则壅而失降，伤阳者滞而不运，伤阴者涩而不行。胃喜通降而恶壅滞，病则胃失和降，出入废则气机郁滞，故治疗上董建华强调以通降为要。所谓通，就是调畅气血、疏其壅塞、散其郁滞，以承胃腑通降下行之性，使气机调畅。胃腑实者，宜祛邪导滞，和胃通降；胃气虚者，气机不运，虚中有滞，宜补虚行滞，和胃通降。董建华临床运用通降法治疗脾胃病时，将其概括为十法：即理气通降、化瘀通降、通腑泄热、散寒通降、平肝降逆、导滞降胃、升清降浊、辛开苦降、辛甘通阳、滋阴通降。由此可见董建华论治脾胃病时，着重于“通”，补法亦常寓于“通”中。

其二，气血论：董建华临床亦强调对《黄帝内经》理论的研读与发挥。他指出，《黄帝内经·灵枢·决气》有“中焦受气取汁，变化而赤，是谓血”之言，而脾胃居于中焦，为水谷之海，气血生化之源，脏腑经络之根，故与人体气血盛衰有密切的关系。中焦脾胃的络脉系统较其他脏腑更为丰富，除所属同名经脉分支的络脉外，尚有“脾之大络”与“胃之大络”；脾胃络脉除了营养脾胃本身，又输注气血津液于经脉以灌四旁。因此，脾胃功能直接影响气血和其他脏腑功能的盛衰。胃为多气多血之腑，以气血调畅为贵。若胃腑受邪，胃气壅滞，肝胆疏泄受阻，土壅木郁而出现肝胃气滞，甚则肝胃气逆。气滞日久，血行推动无力，必然会导致血瘀为患。胃中气滞血瘀何以为辨，从疼痛性质看，若胀痛为主、伴有嗳气者属气滞，痛如刺如割者属瘀血；从疼痛部位而言，若痛处游走不定、攻冲作痛者为气滞，痛处固定，或扪之有包块者为血瘀；从病程分析，初病在经属气滞，久病不愈属血瘀。胃病日久，气滞血瘀互为因果。诚如《脾胃论·脾胃盛衰论》所述，脾禀谷气于胃而为胃行津液，饮食不节则胃病，胃病则脾无所禀而后病；劳倦伤脾则先病，不能为胃行津液谷气而胃后病。故脾胃不仅在生理上均为气血生化之源，病理上也常常相互关联。董建华治疗胃腑气分之病，常采用理气通降、泄热通腑、疏肝和胃、通降胆胃等调气之法；治疗久病入络者，则常用和胃理气化瘀、温经散寒化瘀、清热凉血化瘀、疏肝理脾化瘀、健脾益气化瘀、养阴益胃化瘀六大治法，善用“金铃子—元胡”“刺猬皮—九香虫”“蒲黄—五灵脂”“丹皮—赤芍”“丹参—沙参”等药对以化瘀而生新。

其三，湿热论：董建华认为，历代医家对“湿热”之因机论述最详者当属清代薛生白《湿热病篇》。湿热致病之邪多与时令气候密切相关，长夏初秋，天暑下逼，地湿上蒸，湿中生热，人处于气交之中，体弱者易着而成病。湿热外邪虽是重要的发病外因，但非决定因素，发病与否关键在于脾胃功能的强弱。若脾胃内伤，运化失常，水湿内停，蕴而化热，虽未发病，却已潜藏发病之机，一旦与外界湿热之邪相感，便会“同气相求”“内外相引”而发病。薛生白明确提出湿热主伤脾胃的理论，即脾胃为湿热病变的中心。湿热中阻临床主要表现为胃脘痞闷甚疼痛，恶心欲吐，嘈杂吞酸，胸闷纳呆，口黏而腻，心烦口苦，大便黏滞，舌红苔黄腻，脉濡数或滑数；治宜清化湿热，调中和胃，董建华创连朴苓草汤（黄连、厚朴、藿香、佩兰、茯苓、通草、陈皮）加减以治此证，并指出：若湿重于热，用药应侧重苦温燥湿；若热重于湿，用药宜侧重清胃泄热；若湿热久羁，必耗气伤阴。故气虚者酌加扁豆、山药等健脾利湿，阴伤者可选芦根、石斛等益阴和胃。热为阳邪，非苦寒不能清泄其热；湿为阴邪，非辛温不能宣通芳化其湿。故本方旨在苦寒与辛温并用、芳香与燥湿并施，辛开湿滞而苦泄热壅。前贤有欲清其热，应化其湿，欲化其湿，当宣通气机之说。董建华亦常说，临床应用此法，务必掌握清与化之分寸，只有清化合度，方能湿去热孤、热除湿化，病得速痊。

其四，标本论：董建华提出，胃病日久，由腑传脏，损及脾土，可有虚象表现；但不能只见其虚，忽略其实，或只重其本，不顾其标。因此，对脾胃病虚证的论治不仅要针对病因，还要权衡标本轻重缓急，或先祛邪后扶正，或补泻兼施，通过审察病证的标本，以定治法之先后逆从，这是辨治的重要环节。正如《素问·标本病传论》所强调：“知标本者，万举万当，不知标本，是谓妄行。”“久病必虚”是前贤总结的一般经验，而临床实践中“久病未必全虚”也不少见。如久病由气入络，可为瘀血实证；久病及脾，运化失司，水湿不化或复加情志、饮食所伤，往往又兼气滞、痰湿、食滞等，形成虚实夹杂之证。

可见，一代名医必是在刻苦研读医籍的基础上结合临床反复求索历练而成。

名医之风：桃李春风拂杏林

董建华在教学育人上亦颇有建树。他指出，中医学子应早临床、多临床方能真正掌握中医学要契。他工作繁忙之余抽出时间，带领学生深入基层、农村、矿区实习调研、讲学治病，使学生在医疗工作的第一线得到思想、医德和技术方面的综合锻炼，培养了一批精通中医理论又有扎实临床技能的中医人才。他对研究生提出要求：首先要有良好的医德，想患者之所想，急患者之所急，看病不仅要有良好的技术，同时开药处方要考虑到患者的实际情况；对待患者要亲切和蔼，说明病情时要避免给患者带来不必要的心理压力等。他对医疗技术的要求更是精益求精，处方字迹工整、清楚，特殊煎服方法书写详尽。对于如何观察患者的病症及其变化，如何进行临床研究、疗效分析和总结，以至如何写好中医病历等，他都不厌其烦地一一讲述，可谓言传身教，诲人不倦。

董建华一生培养硕士、博士研究生 30 余人。他重视中医学术思想与临床经验的继承，探索与总结了本科生、研究生与师带徒教授方式相结合的创新教学模式。作为教育部首批重点学科中医内科学的首届学科带头人，为培养新一代的中医内科学学科带头人作出了重要贡献。此外，董建华还长期活跃在国内外学术讲坛，听众之多，难以计数，为美国、日本、越南、中国香港等地培养了一大批中医师，可谓“桃李满天下”。他的学生中不少已成为医术高超的名中医，更有甚者著述宏丰、研究成果丰硕，成为国际知名学者，有的还身兼中医药院校领导、中医院院长等职。1991 年，“董建华学术思想研究会”在京宣告成立。中央领导人宋任穷、卫生部及国家中医药管理局等有关部门领导以及刘渡舟、焦树德等著名老中医都亲临开幕式并发言，其影响力可见一斑。

名医之绩：科学研究硕果丰

董建华在临床、教学的同时，也十分注重中医药的科学研究工作。他选择外感热病中较常见的“风温肺热病”作为突破口，主持完成《风温肺热病辨治方案及症候疗效评分法》课题项目，荣获 1986 年卫生部乙级重大科技成果奖。同时，董建华结合自己在诊治脾胃病过程中应用通降论、气血论、湿热论、标本论疗效显著的经验，通过长期观察，发现中医脾胃病中“虚痞”的临床表现与西医学中的慢性萎缩性胃炎相似，遂确立了《虚痞（慢性萎缩性胃炎癌前病变）中药治疗观察》的研究课题，得到国家教委博士点基金资助，主体项目被纳为原国家科委“八五”攻关课题。另外，还有《急性热病辨证规范临床与实验研究》《凉营透热法治疗温病营分证的临床及实验研究》等项目也获得了北京市科技进步奖三等奖、卫生部科技成果奖二等奖等卓越成绩。

董建华也将自己的研究成果进行总结归纳，共撰写论文、编写专著1 000余万字。代表著作包括《中国现代名中医医案精华》《内科心法》《实用中医心理学》《温热病论治》等；代表论文有《当代中医发展的几个重大问题》《虚痞（慢性萎缩性胃炎癌前病变）的中药治疗观察》《谈谈补法的误用》《治疗胃病必须调和气血》《治疗胃病应以通降为法》《浅谈热性病临床治疗规律》等，对中医药科研事业的现代发展具有重要启发。

名医之任：力挑重担谋发展

1978年，董建华当选为全国政协委员并被选为中华医学会理事，继而担任中华全国中医学会（1991年改称中国中医药学会）常务理事、中医内科学会主任委员，原国家科委中医专业组成员，卫生部学术委员会委员等职务，为我国中医药事业的弘扬发展积极建言献策。

1983年，董建华任中华人民共和国第六届全国人大常务委员会委员及全国人大常务委员会教育科学文化卫生委员会委员，1988年、1993年连任了第七、第八届全国人大常务委员会委员及教科文卫委员会委员。1984年5月30日，董建华组织的第一次会议上，与大家一起回顾了多年来中医工作取得的成绩与存在的问题，认为中医要立法，应该建立专门管理机构——国家中医药管理局，并将中医事业经费单独列入预算。而后在两次会议上提出议案，助推了国家中医药管理局的成立。作为人民代表，他不顾年迈，多次深入基层视察，组织中医界的人民代表收集、研究中医工作中的问题，提出了许多具有建设性的议案。

1994年，董建华当选为中国工程院院士。其毕生致力于中医药临床、教育、科研工作的传承发展与革新。董建华为中医药事业奉献的一生将铭记于万千中医人心中，并化作不灭的薪火，代代相传，生生不息。

供稿：北京中医药大学东直门医院 杜怀棠 杨晋翔 李 雁

中医药国际交流先驱——谢竹藩

人物简介

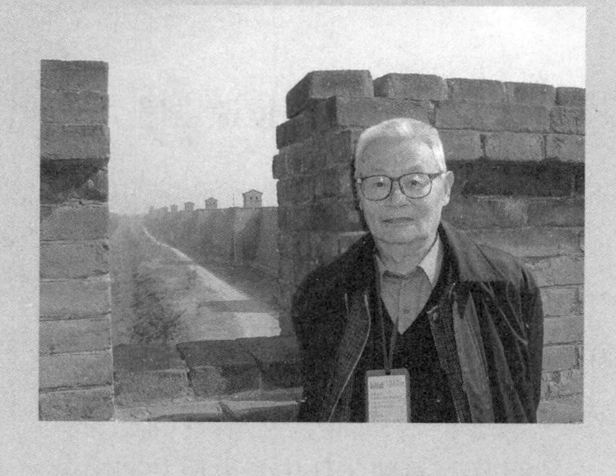

谢竹藩（1924—　），浙江省宁波市人，教授，博士生导师，首都国医名师，中国中西医结合学会发起人之一，曾任副会长及名誉理事；世界中联翻译专业委员会名誉会长；北京大学中西医结合研究所首任及名誉所长。

谢竹藩16岁考入燕京大学，1947年进入北京大学第一医院工作，曾任大内科副主任，其间保送至卫生部针灸师资训练班学习中医。

谢竹藩是中西医结合的先驱，在综合医院创立了中西医结合科、中医研究室，创立北京大学中西医结合研究所、中西医结合临床协作中心，20世纪80年代创立中西医结合硕、博士点。他是中医理论现代化研究、中医寒热证本质研究、针灸疗效机制实验研究、经皮肾穿刺诊断技术的先驱，是我国使用心电图诊断的第一人。他在西方医学院校讲授中医，撰写英文版中医教材、专著、名词术语词典数十部，多年担任WHO、NIH传统和替补医学顾问，是中医药国际交流和传统医学名词术语标准英译的领军人物。谢竹藩创造了医学界多个先驱之路，实乃“融汇中西之典范，传播岐黄之楷模”。

谢竹藩是我国乃至世界著名的中西医结合专家、学者，是我国现代中西医结合的奠基人之一，在医疗、科研、教学各方面创造了难以比拟的先驱之路，作为中医药国际传播的先驱，为中医走向世界作出了令人瞩目的贡献。

求学之路

1924年，谢竹藩出生于浙江宁波。幼年随父母迁居北京，就读于北京育英小学。由于天资聪颖、勤勉好学，10岁便考入天津南开中学。初中毕业考入天津工商学院附属中学高中部。1940年，16岁的谢竹藩以优异的成绩考入燕京大学理学院医预系。燕大教师多以英文授课，谢竹藩英语基础优异，不仅改修高年级英语课程，同时选修了德语。学生时代精熟的外语水平为其此后的国际交流工作奠定了坚实的语言基础。1941年，燕京大学停办，谢竹藩改读于国立北京大学医学院，至1946年毕业。他在课堂上聆听的是原协和医学院马文昭、臧玉泉、胡正祥、刘思职、钟惠澜等知名教授的讲授，在临床实习期间由毕业于协和医学院的邓庆曾、赵锡祉、吴阶平、严仁英、王光超等导师亲授指导，打下了优异的西医学基础。

1955年8月至1956年2月，响应国家号召，已留在北大医院内科任职的谢竹藩从西医队伍中被首批择优保送参加高等医学院校针灸师资训练班，自此走上了中西医结合的道路。结业后，谢竹藩仍在内科工作，同时拜师高凤桐老中医，进一步深化学习中医理论和完善针灸临床实践，并跟随本院客座老中医李景泉和郜香圃学习肾病等内科疾病的中医诊疗经验。1969—1970年，北医与中医研究院合办西学中班，谢竹藩再度入班进修，并跟从王鹏飞、王若兰等名中医临证学习。由于具备雄厚的西医基础，又早已涉足中医理论及临床，该班的讲义是由谢竹藩联合其他三名主讲教师共同编写的，可以说他当时的角色半是学员、半是教师。扎实的西医、中医功底，是谢竹藩今后成就融汇中西的先进理念和视角的重要因素。

医疗工作

1947年1月，谢竹藩毕业后即留在北京大学医学院附属医院（现北京大学第一医院）工作。从此时到1970年，谢竹藩在北大医院内科工作23年间，历任住院医师、主治医师、讲师、副主任、副教授等职，并担任大内科副主任。工作中受益于著名内科专家吴朝仁、王叔咸、马万森等教授的指导。在内科工作期间，除做好日常的临床工作外，他还不断拓宽医疗诊断手段，学习新技术。他所学习和使用的新的诊疗技术均是同时代的先驱。

心电图诊断的第一人

1948年，联合国善后救济总署（UNRRA）赠送我国一台细弦投影照相心电图机，该机拨给北大医院内科，由吴朝仁主任指定由谢竹藩接管，开展心电图投照和诊断工作。该机是当时国内唯一的一台医用心电图机，谢竹藩也成为中国给患者用心电图做诊断的第一人。

经皮肾穿刺活检的先驱

20世纪60年代初，在吴阶平教授的亲手指导下，谢竹藩在国内开展了经皮肾穿刺活检，有效解决了某些疑难病例的诊断，如痛风性肾病、肾淀粉样变等。1964年年初即发表相关文章，在国内居领先地位。

北京大学中医药、中西医结合工作的先驱

1956年，谢竹藩针灸训练班结业，在内科工作中开展针灸治疗，成为将针灸用于北大医院临床的第一人，从此逐渐引入针灸专业人员，形成以后针灸科的雏形。1972年年初，已年近半百的谢竹藩毅然辞去北大医院大内科的要职，专心投入中医科的建设。在他的带领下，北大医院率先成立了中医科病房，使中医不仅为门诊轻症、慢性疾病患者服务，同时也对相对急危重症的住院患者尝试中医治疗，无疑为中医在强大的西医优势的综合医院中如何开展临床治疗、学术研究乃至综合管理提供了宝贵经验。20世纪80年代，谢竹藩领导创建了中西医结合科，设有中西医结合门诊和病房。为进一步整合中西医结合工作，谢竹藩多方联系，于1994年首创成立北京医科大学中西医结合临床协作中心，成为西医医院领先的中西医结合研究机构。2017年，谢竹藩荣获“首都国医名师”荣誉称号。

科研工作

中医药理论现代化研究的先驱

1973年谢竹藩便在西医医院的背景下筹建了中医实验室，后改名为中医研究室，他兼任研究室主任。1987年经他积极奔走筹划，北京医科大学中西医结合研究所成立，是卫生部备案成立的四所医科院校中西医结合研究所之一，谢竹藩任所长。

无论从学术思路，还是到临床疗效，学贯中西的谢竹藩都独具慧眼，主张中西医结合是促进中医发展的有效途径，中医的现代化研究是揭秘中医千年国宝精髓实质的必由之路。谢竹藩从基本理论、哲学思想到常见病的临床治疗都很重视，在方法学方面他积极钻研，经常思考中西医学的异同，以及如何彼此补充，相互结合，从而创新。科研专攻寒热辨证和寒热药性的理论应用、寒热证物质基础、血瘀证及活血化瘀法的临床应用、补肾法抗老防衰，发现证型的寒热及药性的寒热均与人体的自主神经系统及肾上腺等内分泌功能有密切关系，研究成果被编入中医教材并获得国家中医药管理局科技进步奖。

制定传统医学名词英译标准的领军者

谢竹藩通过临床实践和实验研究，对中医的体会越深刻，越认识到中医的价值，认为中医是中华民族的瑰宝，应该向全世界展示和传播，为全人类所共享。他指出由于中西文化的差异，中医的概念和名词术语极难用西方的语言表达，英译中医术语不仅需要充分了解其含义，明确其逻辑层次，还需要广泛收集国内外各家的译法加以分析比较。因此，中医名词术语英译不是一项单纯的文字工作，更是一项研究工作。1980年，谢竹藩与黄孝楷共同主编国内第一本汉英中医药词典《汉英常用中医药词典》，1984年由商务印书馆改名为*Dictionary of Traditional Chinese Medicine*向国外发行。1986年，谢竹藩受命与黄孝楷、常端翼对卫生部组织编纂的《汉英医学大词典》中医药词汇部分11 000余条的初稿进行全面修订，该词典于1987年出版后受到国内医学界的好评，被广泛使用。为此，卫生部于词典出版的当年和其后的1994年两次给谢竹藩颁发奖状。在此基础之上，谢竹藩补充了大词典中解释性词条的对应词，于1994年与黄孝楷、楼之岑两位教授合编《汉英中医药分类词典》一书。2000年，谢竹藩受命于国家中医药管理局进行中医药名词术语标准化研究。作为该项研究的成果，他修订出版了《新编汉英中医药分类词典》（2002）并编写出版了 *On Standardization of English Translation of TCM Terms*（2003）论述中医名词术语英译的方法和规律。

2004年，谢竹藩在国家中医药管理局的领导下出版了《中医药常用名词术语英译》一书提供给世界卫生组织。该书于2004年10月被世界卫生组织认定为制定西太平洋地区（WHO/WPRO）传统医学名词术语国际标准的主要参考用书。在制定过程中 WHO/WPRO 共召开三次研讨会，谢竹藩均以临时顾问的身份参加，并被邀请为全书4 000余条名词术语撰写释义。2007年 *WHO International Standard Terminologies on Traditional Medicine in the Western Pacific Region* 问世，成为促进中医国际化的新里程碑，谢竹藩也因其作出的重大贡献而被 WHO/WPRO 誉为“制定此标准的诸多专家的领军核心”（the leading core among the experts in making it possible for WHO/WPRO to publish the book）。在世界中医药学会联合会中医基本名词术语中英对照国际标准制定期间，谢竹藩作为审定委员会主任之一，为该标准的制定提出了诸多宝贵建议，并因此获得了世中联翻译专业委员会名誉会长的称号。

2019年，年逾耄耋的谢竹藩笔耕不辍，同谢方教授共同编纂了《新编汉英中医药分类词典》（第二版），为新时代的中西医交流、发扬中医药的崇高内涵起到了积极的推动作用。

教学工作

西学中教材编写的权威

谢竹藩认识到在西医医院开展中医和中西医结合工作必须得到西医各科的支持，1970年就在医院领导的支持下开办西医学习中医班，1971—1974年每年一期，每期3～4个月。1975年秋他响应号召，带头到密云开办“社来社去班”，讲授全部中医课，并在县医院门诊应诊，同时带学生临床实习。在中医教学方面，除开班讲课等活动外，他特别重视教材的建设。早在1969年，他在西学中班进修期间即编写讲义，刻印蜡版。1970年春该班结束，当时的北医领导指定谢竹藩与李顺城、王德英、周霭祥三位教员共同编写供西学中人员试用的教材《中医学讲义》，于同年10月出版。该书经补充修改，改名为《中医学基础》(1973)，成为医学生的教科书。

北大中西医结合硕士点、博士点的创立者

从1979年起，谢竹藩结合自己从事的中医寒热辨证研究、脾虚本质探讨等科研课题招收了硕士研究生。从1988年起，招收博士生从事中医药抗老防衰方面的研究。创立了北医首个中西医结合硕士点、博士点，使中西医结合科成为门诊、病房、研究室一应俱全的临床科研研究生培养基地。

学术交流工作

中国中西医结合学会发起人之一

谢竹藩是1979年在广州召开的全国医学辩证法会议上倡议成立中西医结合研究会的发起人之一。1981年研究会（后更名为中国中西医结合学会）成立后他当选为第一、第二、第三届理事会的常务理事及第四届理事会的副会长，第五届和第六届名誉理事。并曾当选为北京分会第一、第二、第三届副会长及内科专业委员会主任委员。此外，学会与中医研究院主办的《中西结合杂志》中文版和英文版自创刊至今谢竹藩一直任编委。

中医药国际交流的代表

中医药是中华民族的瑰宝，是中国对世界的独特贡献。中医药走向世界、正确传播中医药文化和知识需要精通中外两种语言和中西两种医学的专门人才。谢竹藩精通多国语言，又具备雄厚西医学基础和中医技能，能够高屋建瓴地比较中西医学异同，又能够简明易懂地阐述中医的概念和思维方法，因而多次受邀前往国外讲学，曾在美国、日本、韩国、菲律宾、斐济、埃及、瑞士、意大利的诸多大学或机构做过有关中医和中西医结合的学术报告与授课，将古老的中医带到了世界大讲堂之上，使西方医学界从权威性的学术渠道认识到传统中医学的内容、实质和临床应用。

中西两种医学体系沟通桥梁的架设者

谢竹藩通过在海外开展中医教育，使西方医学界明晰了中西医理论和实践的异同，积极地推动了中医学从权威途径走向世界。1981 年 10 月，谢竹藩受大学的委派，赴旧金山美中教育学院为当地的针灸医师开班讲授中医理论和辨证，并被邀请到斯坦福大学医学院、加州大学洛杉矶分校医学中心以及波士顿的哈佛医学院做有关中医学的报告。1982 年 3 月加州教育部在加州首府萨克拉门托专门为谢竹藩举办大型中医学报告会，并在报告前颁发奖状，指出“他在东西方文化的隔阂之间架起了桥梁，使两种医学体系能够相容”“表彰为促进两国之间的友好而在教育和医疗领域中所作出的贡献”。谢竹藩在旧金山开班讲课的录音由学员整理成书面教材 *Lectures on Traditional Medicine*，并由“神”基金会（Shen Foundation，Fairfax，California）出版。英国中医杂志刊登书评，认为该书“较现有的英文中医教材更为详尽，具有权威性，内容精确，对于任何一个希望进一步了解中医的人都是极有帮助的。”

1996 年谢竹藩退休后，他还应邀赴美国巴尔的摩为西医开班系统讲授中医半年，受到我国驻美大使李道钰的嘉勉。同年谢竹藩赴日内瓦世界卫生组织总部开会期间到意大利米兰大学讲授中医课程，1997 年应洛杉矶加州大学东西医学中心的邀请，短期前往给医学院四年级医学生进行中医病例分析示范。

为西方读者开启中医之门的引导者

谢竹藩在推动海外中医教育的同时，利用业余时间从事翻译和编写英文中医教材，内容涵盖了针灸学、中医内科学及指导性书籍。早年与张凯等合译的 *Chinese Acupuncture and Moxibustion*，由外文出版社于 1987 年出版，不久即成为许多国外针灸学校的主要教材。1999 年又出版了该书的修订版。由于翻译国内教材未必完全适合国外读者，谢竹藩更多的精力用在自己编写英文中医书籍上，主要有与廖家桢教授合编的 *Traditional Chinese Internal Medicine*，自行编写的 *Practical Traditional Chinese Medicine* 和 *Contemporary Introduction to Chinese Medicine in comparison with western medicine*。以上三本书均由外文出版社出版，其中 *Traditional Chinese Internal Medicine* 已被转译为德文在德国出版，*Practical Traditional Chinese Medicine* 被转译为葡萄牙文和意大利文，分别在巴西和意大利出版。陈可冀院士曾于 2010 年就 *Contemporary Introduction to Chinese Medicine in comparison with western medicine* 发表书评，认为此书用词缜密，忠实反映中国文化特征，又能结合西方的观点论述，使读者易于了解和应用中医的精华以及常见病中医治疗的新进展，为当代西方读者提供了极其便利实用的最高专业水平的工具。此外，为了真正帮助世界各地中医师在临诊时同外国患者交流，使医患有效地沟通病情，年逾九十岁的谢竹藩笔耕不辍，与谢方博士共同编写了工具书 *Talking to Patients 900*（《中医英语问诊 900 句》），以增进国内外医生与医生、医生与患者之间的有利交流，促进中医的广泛传播和进一步发展。

参与国际组织传统医学工作，中医药权威交流的代言者

谢竹藩自 1985 年起曾 11 次担任 WHO 临时或短期顾问，并曾短期担任西太区传统医学代理官员。1985 年卫生部应 WHO/WPRO 的要求，推荐谢竹藩在第三十六届西太平洋区域委员会上专题讨论“传统医学在初级卫生保健中的作用”。顺利完成任务后，他又作为短期顾问前往斐济，与西太区官员合作为南太平洋诸岛国举办传统医学与初级卫生保健结合的讲习班。自此之后谢竹藩先后参加 WHO 的会议 12 次，在这些会议上不仅做重点发言，还多次起草或修订会议总结报告或手册，如《传统医学研究评价方法纲要》（*Guidelines on Research Methodologies for Evaluating Traditional Medicine*）、《针灸对照临床试验的综述与分析》（*Acupuncture*：*review and analysis of reports on controlled clinical trials*）等。后一册主要由谢竹藩收集资料和编写，为世界卫生组织制定针灸适应证向全世界推广提供了随机对照临床观察的依据。

另外，1995 年受美国卫生部国立卫生研究院（NIH）替代医学处的邀请，谢竹藩作为专家组成员参加补充与替代医学（包括中医和针灸等）研究方法学讨论会，1997 年他又受该处邀请，讨论国际传统医学研究规划。在这两次会议上均做了重点的发言。会议讨论的结果成为该处起草有关文件的依据。

谢竹藩从医 60 余年，精通多国语言，由西医内科高级医师转学中医，进而成为中西医结合大家，再而成为中西方医学交流的使者，是当之无愧的中西医结合泰斗。谢竹藩非凡的能力和奉献的精神令其作出了医学界的诸多先驱性贡献：他是在西方主流医学院校讲授传统中医的先驱，是中医药名词术语国际标准研究的先驱，是在国内用英文撰写出版中医教材和专著的先驱。

供稿：北京大学第一医院　叶　晖

中西医结合事业的旗手——吴咸中

人物简介

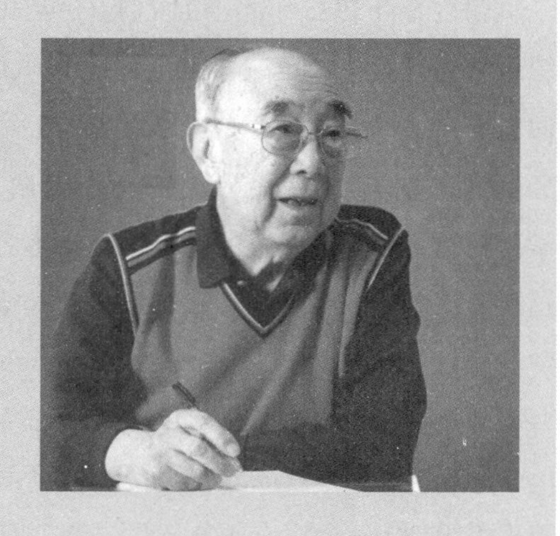

吴咸中（1925— ），辽宁省新民县人。中国工程院院士，国家首批国医大师。我国中西医结合治疗急腹症的主要奠基人和全国中西医结合事业的开拓者。首倡“以法为突破口、抓法求理”的中西医结合研究思路，推动了临床研究、基础研究和药学研究的有机结合；创立并不断完善了中国中西医结合急腹症诊疗体系，实现了外科治疗学的重要变革；在重症胆管炎、重型胰腺和多脏器功能不全综合征等外科急危重症领域取得重大突破。先后获国家科技进步奖二等奖、天津市重大科技成就奖等重大奖项。《中西医结合治疗急腹症》《新急腹症学》《腹部外科实践》《承气类方的应用与现代研究》等为其代表性著作。现任中国中西医结合学会名誉会长、天津市中西医结合研究院院长等职，曾任天津市南开医院院长、天津医学院院长和名誉院长、中国中医学会副会长、中华医学会副会长和中国中西医结合学会会长与名誉会长等职。先后五次当选中国共产党全国代表大会代表。

古圣今贤，莫不以立德立功立言为本，于医尤然。非盛德不可操此仁术，非明哲不能通其至理，非精诚难成苍生大医，务有精敏之思、果敢之勇、圆融之智、坚持之守，始可承国粹、创新知、起沉疴、济斯民。余致力于中西医结合凡五十余载，谨遵此旨，深有所感，特书之与同道后学共勉。

——吴咸中

1995 年 8 月 5 日，卫生部与国家中医药管理局领导来天津观察中西医结合工作时，称赞“南开医院是全国中西医结合事业的旗帜，吴咸中是全国中西医结合事业的旗手”。消息不胫而走，业内外无不称羡，流传至今，盛名不衰。随后，中国工程院院士、国医大师等桂冠相继加冕，又荣膺国家科技进步奖二等奖、天津市重大科技成就奖、全国中西医结合终身成就奖等一系列重大奖项，但吴咸中始终强调：“荣誉应当归于党，归于我们这个团结的集体，我只是其中一个代表而已。”

传奇家世　一门四名医

1925 年，吴咸中出生在辽宁省新民县一个知识分子家庭，五个孩子都天资聪颖，勤奋好学，除三子专攻农业外，其他皆从父命以医为业，并都攀上了各自的高峰——长兄吴执中后来成为中国职业病学的奠基人；二兄吴英恺（原名吴择中）成为中国心胸外科的先驱；姐姐吴振中成为眼科学家；吴咸中本人则成为著名的中西医结合外科学家。

中西兼修　奠事业鸿基

1943 年 3 月，吴咸中考取南满医科大学，1947 年 7 月，吴咸中来到二兄吴英恺主持的天津中央医院外科做实习大夫。此时，吴英恺已先后创造了三项亚洲或中国第一。他的业绩威望、成功经验、言谈举止、耳提面命，皆如细雨润土，对吴咸中产生了很大的影响。1950 年冬，吴咸中参加第一批抗美援朝医疗队时已经成为优秀外科医生。1953 年，他被授予天津市特级劳动模范称号，并当选为医院的工会主席，1956 年，他 31 岁时便被任命为外科副主任。吴咸中的迅速成长还得益于虞颂庭教授的精心培养，使他在普通外科和血管外科领域的成绩引起广泛关注。

从1959年2月至1961年8月，吴咸中参加了天津市第二期西医离职学习中医班。其间，他带领一组外科医生赴河北省沧州市整理中西医结合治疗脉管炎的经验，又和几位志同道合的外科医生在天津市几家综合性医院进行中西医结合治疗急腹症的研究工作。按照统一制定的诊断、治疗标准，治疗各种急腹症几百例，并先后发表了有关中西医结合治疗急性肠梗阻、急性溃疡病穿孔的临床报告和有关急性阑尾炎辨证论治和“下法”应用的理论探讨等文章，打响了中西医结合治疗急腹症的第一炮，被称为天津市继中西医结合治疗骨折之后的又一朵“红花”。研究班毕业时，老师对他的评语是：“学中医而探骊得珠者”“辨证如老吏断狱，施治如老匠斫轮，令人起观止之叹”。吴咸中在95名同学中位居榜首，荣膺以卫生部李德全部长名义颁发的唯一金质奖章，并从此开始了献身中西医结合事业的奋斗历程。

临阵受命　创研究基地

从1962年年初，吴咸中往返于天津医科大学总医院和南开医院之间，卫生部决定将南开医院作为全国首家中西医结合临床基地。于是，天津市抽调27位“西学中”骨干集中到南开医院，并聘请全市著名中西医专家担任顾问，组成以王勃东为主任、吴咸中为副主任的科学技术委员会。1964年冬，正式调吴咸中任南开医院院长兼外科主任。他很快制订了发展规划，建立了实验研究机构并取得了一批临床研究和实验研究的成果。1965年10月，在向新成立的原国家科委中医药工作组汇报后，得到原国家科委和卫生部领导的高度评价。卫生部随即决定在天津召开全国中西医结合急腹症现场会。

1970年夏，卫生部筹备召开全国中西医结合工作会议，吴咸中在会上报告了中西医结合治疗急腹症的成果。吴咸中编辑出版了《中西医结合治疗急腹症》第一部学术专著，与遵义医学院合作，出版《中西医结合急腹症通讯》，并接受卫生部的委托，连续9次主办全国中西医结合治疗急腹症学习班，为全国培养了大批中西医结合骨干力量。吴咸中于1973年作为中华医学会代表团团长赴日本报告中西医结合研究成果，实现了中日医学交流的破冰之旅。

1975年5月，原天津市科委批准成立天津市中西医结合急腹症研究所，吴咸中任所长。同年9月，由卫生部主持在天津市召开了第一届全国中西医结合治疗急腹症经验交流会。《中西医结合治疗急腹症》《新急腹症学》《急腹症方药新解》等一系列著作的出版，标志着中西医结合研究已经从肯定疗效发展到总结规律、确立新体系的深入阶段。在世界卫生组织1982年公布中国在世界领先的五项医药项目中，中西医结合治疗急腹症荣列其中。

攻急腹症 创立新体系

急腹症是腹部外科急性疾病的简称。吴咸中以其深厚的外科学基础和对中医理论体系的深刻了解，决心在中西医结合治疗急腹症领域深入探索，实现外科治疗学的重大变革，主要贡献可简述为以下几点。

创立并不断完善中西医结合治疗急腹症新体系

吴咸中始终以“肯定疗效，探索规律，研究机理，改革剂型”为中西医结合临床研究的总思路及基本内容，博采中西医两法之长，形成了西医辨病与中医辨证相结合的中西医结合诊断体系，对急性阑尾炎、溃疡病急性穿孔、急性肠梗阻、胆道感染和胆石症以及急性胰腺炎等几大类急腹症，分别制定了分期分型和辨证论治的原则与方法，明确治则与方药的选定、手术指征与治疗过程中的动态观察指标等。上述诊断与治疗方法被连续载入多版《黄家驷外科学》等外科权威著作中。

吴咸中始终把继承、创新有机地结合在一起，指出中医和西医的结合、医学和药学的结合、传统方法与现代技术的结合是学科创新发展的根本。在20世纪70年代初，B超、纤维镜与十二指肠镜在国外刚刚起步，他敏锐地感知这项技术对于中西医结合的重大价值，立即派人到日本学习，并引进了相关设备器械，使中西医结合诊断达到国际先进水平。至20世纪80年代中期，通过采用十二指肠镜进行胆胰管造影和引流技术（ERCP+ENBD），联合中药活血清解灵治疗急性重症胆管炎（ACST），已使这一困扰肝胆外科的危重性疾病的病死率由当时的20%左右下降到2%以下，达到国际领先水平。这项工作是中医药、手术和微创技术三种治疗方法的完美结合，标志着中西医结合进入向高层次发展的阶段。20世纪90年代初，世界上刚刚开展腹腔镜胆囊切除技术，他再次认识到这项技术对中西医结合腹部外科的潜在影响，并在国内首批开展了腹腔镜胆囊切除术。其后，在他的指导下，应用腹腔镜、十二指肠镜技术开展肝外胆管结石的两镜联合手术和应用腹腔镜、十二指肠镜、胆道镜技术开展肝内外胆管结石的三镜联合手术，并在手术前后应用中药治疗，加强了清热利胆效应，促进残存胆泥的排出，取得显著疗效，居国内一流和国际先进水平。随着微创技术在外科领域的推广，微创外科中心已成为国内最有影响的培训和推广基地之一。

以“六腑以通为用”的学说为指导，创立急腹症中医治疗“八法”

根据经典的“汗、吐、下、和、温、清、补、消”中医治疗八法，按照急腹症的病机，吴咸中创立了“通里攻下法、活血化瘀法、清热解毒法、理气开郁法、清热利湿法、温中散寒法、健脾和胃法、补气养血法”八法和相应的代表方剂，形成以中医药为主的非手术综合疗法。

中西医结合治疗腹部疑难急性疾病取得重要突破

吴咸中带领团队在急性重症胆管炎、重症急性胰腺炎、肠源性内毒素血症和多脏器功能不全综合征三个重大疾病的诊治上取得突破性进展，不但提高了临床疗效，还说明了肠屏障功能障碍在多脏器功能障碍综合征发生发展中的重要地位，用通里攻下法干预肠道是一个独特而有效的治疗方法，其疗愈机理也基本阐明。

首倡“以法为突破口，抓法求理”的中医理论实验研究方法学

在中西医结合急腹症的初期阶段，吴咸中即在全国率先提出“以法为突破口，抓法求理”的研究思路。在“九五”期间，他承担了国家科技部攻关课题“优质高效复方中药的示范研究——大承气颗粒”，对通里攻下法代表方剂大承气汤进一步进行开发，最终形成优质高效的大承气颗粒。他主持的通里攻下法的研究揭示了其“胃肠效应”“腹腔效应”和“整体效应”的作用机理，证明通里攻下法具有调整胃肠运动功能、清除肠道菌毒、缩小内毒素池、保护肠屏障、抑制过度炎性反应、调节神经—内分泌—免疫功能等综合作用，从而可防治肠源性内毒素血症，进而为防治危重症提供了有效途径。同时，也揭示出中医“釜底抽薪、急下存阴”治法的科学内涵，丰富了祖国医学“六腑以通为用”“肺与大肠相表里”等学说，具有较高

的理论与应用价值。“通里攻下法在腹部外科中的应用与基础研究”于2003年获国家科技进步奖二等奖。

大师风范 睿智揽全局

从20世纪80年代起，吴咸中担任天津医学院院长，兼任中国中医学会副会长，中国中西医结合学会副会长、会长，中华医学会副会长等职务，行政和业务方面工作的繁重程度超乎寻常。他为自己重新制订了工作时间表：“一年当两年，一日三单元（上午、下午、夜晚）假日干半天”，并特请书法家将自己的摘句写成条幅，挂在办公桌的正对面，时刻警醒自己，上面写道：“木秀于林，风必摧之；沙堆于岸，流必湍之；行高于人，众必非之；谦虚谨慎，好自为之。”

当1983年接替朱宪彝教授担任天津医学院第二任院长的次日，他曾赋诗明志：

市委领导下令文，千斤重担顿加身。
胸怀一片振兴志，何惧夕阳近黄昏。
举目求贤三伏渴，鼎力任能五内真。
尚望诸君多进教，净身洗耳候佳音。

可见当时确是踌躇满志，但现实对他提出三个挑战：一是高教战线百废待兴，困难重重；二是作为新中国成立后建立的第一个医学院理应进入全国同类院校的先进行列，但理想与现实的反差令人忧心忡忡；三是作为天津市第一个试行院长负责制的高校，无经验可循，改革创新则如履薄冰。吴咸中迎难而上，加强学习，转变观念，终于将这些难题逐步破解。到1991年卸任院长时，整个学校的教育质量、科技水平、基本建设和国际交流合作都进入了一个全新的阶段。最令吴咸中感到欣慰的是，他采取“兼容、开放、联合”的策略，把天津医学院的相关基础学科、附属医院中西医结合外科和天津市中西医院结合急腹症研究所三个不同行政隶属关系的单位联合组成中西医结合临床（外科），于1989年成功地被列入原国家教委第一批重点学科，到1997年原国家教委批准天津医科大学为“211”工程项目建设单位时，仍是全校唯一的国家级重点学科。国家教委联合柏宁顿（香港）教育基金会授予吴咸中首届“孺子牛金球奖”。

吴咸中以战略家的眼光不断探索发展全国中西医结合事业的新目标、新途径、新方法，积极向国家提出合理化建议。1982—1983年，他带领天津市中西医结合急腹症研究所的一组专家对全国11个省市的30余家中西医结合机构进行了广泛而系统的调查研究，形成了以“广阔的道路、光明的前景”为题的长篇调研报告，为中西医结合的途径和方法提出了周全的建议，并提出了三种医学力量“应是海陆空，协同作战，不应是魏蜀吴，鼎立三分”的著名论断，对三种医学力量“长期共存、共同发展”的方针提出了有效的补充和生动的说明，在业界引起普遍赞同。吴咸中始终认为，中西医结合是具有原创性和可持续性发展的医学科学实践，要将现代医学和中医的理论精华和实践经验有机结合起来，这是长期不断向更高层次发展的探索过程，兼容并存是基础，优势互补是不可逾越的关键阶段，结合创新则是终极目标。中西医结合的成果要经过实践的检验，要经得起历史的检验，空泛的争论和武断的结论都于事无补。

由于吴咸中在中西医结合事业上的卓越领导地位和伟大功绩，中国中西医结合学会于2018年授予他“中西医结合终身成就奖”，国家中医药管理局于2019年授予他“全国中医药杰出贡献奖”。

在南开医院住院部大厅里，吴咸中手书的院训“中西结合、德高医粹”赫然醒目，其下庄重地陈列着一大幅红木展示牌，雕刻着“国医大师吴咸中院士业医记”，以载其功，以彰其德。

在吴咸中96岁华诞之日，他的新作《行医济世七十年——吴咸中自述》出版发行。洋洋30万言，以真实的历史、哲学的思考和亦庄亦谐的文风，介绍了他学术成长的过程和感悟，将为有志于献身医学事业的中青年科技工作者提供有益的参考，并可成为研究中国中西医结合发展史的重要文献。

供稿：天津市南开医院　王兴民

以医治人　以义正己——贺普仁

人物简介

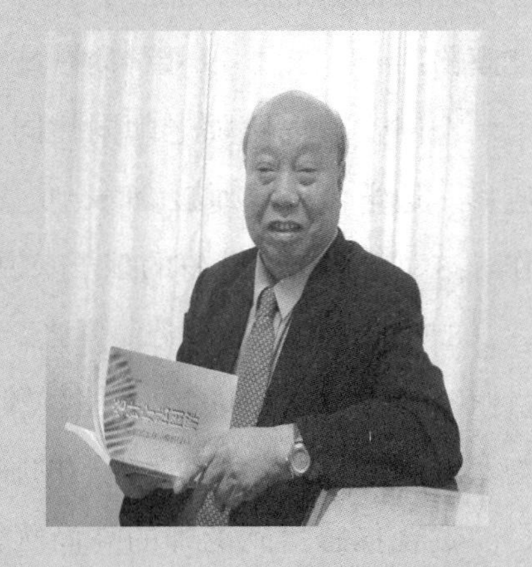

贺普仁（1926—2015 年），字师牛，号空水，河北省涞水县石圭村人，主任医师，首届国医大师，首都国医名师，著名针灸学家，第一批传统医药国家级非物质文化遗产针灸项目代表性传承人。创立了“贺氏针灸三通法”理论体系。

1956 年贺普仁调入北京中医医院，曾任中国中医科学院学术委员会委员、中国科协全国委员、北京针灸学会名誉会长等职位。从医 70 余载，以“以医治人，以义正己”为座右铭，以精湛医术普济众生，以仁义之心律己，以倾囊之德传授于徒，诠释了大医精诚的内涵。1990 年被评为国家级名老中医药专家学术经验继承人导师。2002 年，76 岁高龄的贺普仁实现多年夙愿，光荣加入中国共产党。2007 年被文化部评为国家级非物质文化遗产针灸项目代表传承人。2008 年被北京市卫生局、人事局、中医管理局授予“首都国医名师”称号。2009 年被国家人力资源和社会保障部、卫生部和国家中医药管理局联合授予“国医大师”荣誉称号。

学医生涯

1926年贺普仁出生于河北省涞水县石圭村，父母务农。8岁在家乡开始读私塾，学习《三字经》《论语》《孟子》等国学经典。

贺普仁幼年体质欠佳，因慢性胃肠病求治于著名中医牛泽华。牛泽华精湛的医术为他解除了病痛。年幼的贺普仁认为学医能为患者解除病痛，是一个高尚的职业。这段插曲成为贺普仁学医的缘由之一。1940年，14岁的贺普仁离开家乡，来北京前门外三眼井49号，向京城针灸名家牛泽华拜师，开始了八年的学医生涯。

旧时学医要跟随老师同住同行。当时贺普仁就和牛泽华一起生活，一边跟随应诊一边学习，跟师出诊时，负责拔罐起针、安排诊务等，生活上要做很多零散工作。这对于一个十几岁的孩子来说十分辛苦。

8年的学习生活艰苦而紧张，花了很多时间熟读背诵中医经典内容，如《难经》《针灸大成》《伤寒论》《灵枢》《针灸甲乙经》《金匮要略》等经典古籍。研读经典与实践学习同时进行，为以后的临床实践打下了坚实的中医基础。

贺普仁感悟到老师的高尚医德，在后来的从医生涯中一贯视患者如亲人。因学习认真，虚心求教，贺普仁受到牛泽华的器重，得到针灸医术真传。牛泽华诊治的病种很多，因为旧时卫生条件差，胃肠炎较常见，泄泻和呕吐的患者很多。牛泽华以针灸为主，常采用委中或曲泽放血，效果立竿见影，使贺普仁感受到针灸的神奇。当时瘰疬（淋巴结结核）很常见。牛泽华用火针治疗，效果很好。此外，牛泽华还善用水罐法，拔罐之后可以走罐。这些奇异的疗法使年轻的贺普仁大开眼界，迅捷的疗效更使他叹为观止。

牛泽华使用透穴比较多。他会告诉徒弟什么症状用什么穴位。贺普仁渐渐领悟其中的玄机，认为很多知识需要自己学习和琢磨，靠自己的悟性，这是学好中医学好针灸的必备条件。

学徒8年，贺普仁全面继承了牛泽华的临床经验，在以后70余载的针灸临床生涯中，大胆创新，勇于探索，灵活运用多种针灸技术，如放血疗法、火针，最后创立了著名的“贺氏针灸三通法”，为针灸事业的发展作出了突出的贡献。

拜师学武

牛泽华经常告诫弟子在学针灸的同时，一定要练功习武。贺普仁与师兄弟切磋针灸技术时，发现练武的针灸医师进针无痛感，针感强，效果好，感触颇深。1943年，18岁的贺普仁经张晋臣介绍，拜八卦掌第三代名家曹钟声老师学八卦掌。曹钟声的八卦掌得之于尹福先生，称为尹派八卦掌。尹派八卦掌，得气快，可以训练应变能力、提高反应速度，健身的同时又可防身。贺普仁每天天不亮就赶去师父那里练习，2个小时后回来侍诊出诊，风雨无阻。

贺普仁练此拳法数十年，身体日渐壮实。并注意结合针灸专业的需要，发挥了八卦掌代拳、以掌代勾，掌拳兼施的捶击之功。把八卦掌与针灸有机结合，改造传统针灸技法。他不仅练八卦掌，还练静功，每天都要打坐站桩，苦练修行。继而又学练了十八节刀、八卦连环剑等器械。十几年苦练功法使他的指力、腕力很强，为快速无痛进针法打下了基础。

贺普仁认为，功法与内气亦是针灸的关键，医生经常练功，内气就会充足，在行针灸治疗时，内气就会随针体直达病所，即所谓“刺之要，气至而有效”。贺普仁曾举过这样例子：“一个患阑尾炎的患者，疼痛难忍，学生给这位患者在阑尾穴上扎了一针，穴位不错，手法也对，深浅也适宜，但就是止不住痛。我过去稍加捻动，那位患者就舒展了眉头，不一会儿就睡着了。这可能是内气的作用。”

贺普仁认为针灸大夫不练功是一大缺陷。练功是“健身养生，是积极地防病于未然。”练功对健康有极大的帮助，练完通体舒畅。自从练功以后，他的针灸技术更为纯熟，进针时特别轻巧。在他年逾古稀时还能每天为上百名患者针灸治疗，这归功于几十年来坚持不懈地习武练功。

贺普仁在练功的同时，也注重指力的训练，认为练针先练气，使气到达手指，手法及功力决定针刺疗效，功力又主要体现在拇指、食指和腕力。贺普仁通过二指禅、顶指法、夹木锥、捻线法等练习，形成了独特的针刺手法。练习指力对操作火针也大有裨益，针刺时可更为敏捷和快速，所以贺普仁认为练功对于针灸医生必不可少。

贺普仁穷究医理，精研武道，把精妙的医术和深奥的八卦掌拳法内功有机结合起来，使针灸技术炉火纯青。练功习武不仅强壮身体，也为他治病救人储存了内在功力，他的带功针刺技术，极大提高了临床疗效。

行医之路

在跟随牛泽华先生学习八年针灸之后，年仅21岁的贺普仁开始在北京悬壶应诊，在天桥附近的永安路上开设了自己的针灸诊所——“普仁诊所”。

开始很艰难，自己准备诊室、设备，诊所最初只有30平方米，一个人应诊。天桥一带，三教九流，要立足并不容易。为了提高疗效，贺普仁看病时精益求精，综合应用火针、毫针、拔罐及中药，并多配合放血疗法。夏末秋初是急性胃肠炎好发时节，贺普仁采用尺泽放血止吐，委中放血止泻，基本上一次治疗，症状就能消失，立竿见影。因为精湛的医术，就诊的患者渐渐地多了起来。贺普仁经常为贫穷的患者免费治疗，患者拖欠的诊费更不会去追讨，全部当成了义诊。因为医术高超，医德高尚，贺普仁名声远播，门诊规模扩大，患者日益增多。

1956年，为响应党和国家的号召，30岁的贺普仁关闭患者盈门的诊所，来到北京中医医院针灸科当了一名普通医生。弃私图公之路是光荣的，但以121元的工资，养活11口的大家庭，生活也是严峻的。贺普仁说：“生活困难点是自家小事，为社会贡献是国家大事。”

医院刚刚成立，百业待兴，贺普仁年富力强，技术精良，1958年他被任命为北京中医医院针灸科第一任主任，并坚持了21年，为针灸科的成长建设作出不可磨灭的贡献。

建院初期，针灸科只有十几位医护人员，只设有针灸门诊，20世纪70年代建立了拥有40张床位的北京第一家针灸科病房。贺普仁十分重视名家的学术经验继承工作及对年轻人的培养，为针灸名家配备徒弟及学生，将年轻医师培养为科室骨干。他积极扩大针灸治病范围，继承并发扬各种针术，如金针、火针、三棱针等，重视科研工作，带领针灸科多次获得科研成果奖、科技进步奖。

创立“三通法”

贺普仁在几十年的临证工作中，不断探索提高针灸疗效的方法，精研《内经》《难经》，通览《针灸甲乙经》，阅读大量古籍，思考针灸治病的真谛。

贺普仁善用放血疗法，认为放血疗法效果迅速，临床上使用更广泛，如在中风先兆期，选择四神聪、金津、玉液放血，平肝熄风，根据病情还可取委中、尺泽等十二经郄穴放血，防止中风的发生。此外，头痛也可以采用太阳穴、耳尖放血，效果迅捷。

对于火针，贺普仁更是产生了浓厚的兴趣，火针治病见效快，可以达到毫针所不及的奇效。他精心研制贺氏火针，加入高科技材料，针体挺拔，高温之后不变性，大大促进了火针在临床上的应用。

基于丰富的临床经验，结合中医基础理论，贺普仁提出“病多气滞，法用三通”的中医针灸病机学说，完善了针灸治疗体系——“贺氏针灸三通法”，积极促进了现代针灸学的发展。

针灸三通法以传统中医理论为基础，经络理论与气血学说为其学术核心。人体是一个有机的整体，各脏腑组织之间关系密切，这些联系是通过经络来完成的，故而经络有运行全身气血、联系脏腑肢节、沟通上下内外的作用。气血在经络中的运行是维持生命活动的基本条件之一，如若气血不能正常运行，人体就会产生各种疾病。故而气血在经络中运行的“通”与“不通”是疾病防治的重要转机点，经络通顺、气血旺盛是人体健康的标志，经络不通、气血凝滞引起人体阴阳失衡是患病的主要原因。

贺普仁认为，任何疾病的发展过程中，气滞是不可逾越的病机，气滞则病，气通则调，调则病愈，故称“病多气滞”。针灸治病就是调理气机，使之通畅，从而治愈疾病。“通”乃针灸三通法的核心，这里的“通”既是对病因病机的概括，又是对治疗方法的描述，“通”为治疗的目的，通过“通”的手法，使人的经络通顺、气血充盈、运行流畅。贺普仁将针灸诸多疗法概括为以毫针针刺为主的微通法、以火针、艾灸疗法为主的温通法和以三棱针放血为主的强通法，三种方法有机结合，对症使用，称为“法用三通”。微通法即毫针疗法，取其微妙轻巧之意，主要以穴位刺激为基础。毫针可通经络、调气血，激发经气，调整阴阳平衡，广泛用于临床，内伤外感、虚实寒热、男女老少咸宜；温通法即火针疗法和艾灸疗法，是借助火热之力，通过温热刺激来开闭通塞，疏通经脉的治疗方法。火针可增加人体阳气、激发经气，调节脏腑机能，使经络通、气血畅，从而达到祛寒除湿、清热解毒、消症散结、去腐排脓、生肌敛疮、益肾壮阳、温中和胃、升阳举陷、宣肺定喘、止痛、止痒除麻、定抽、熄风等多种疗效；强通法即刺络放血疗法，放血疗法通过锋针决破皮肤，迫血外出，“治血调气”，以达到疏通经脉、解毒祛邪、治病防病的治疗作用，主要应用于清热泻火、止痛消肿、镇吐止泻、救急危症等方面。“三通法”可运用于虚实证中，毫针配合手法本身就有补虚泻实的作用，火针可用于虚证治疗，如肾阳虚，火针点刺肾俞甚至留针，可以温通经脉，补肾壮阳，而三棱针放血也可用于气虚血瘀之证，使瘀散而生化气血。

贺普仁十分重视“三通法”理论的总结和推广，著有《针灸治痛》《针具针法》《针灸歌赋临床应用》《毫针疗法图解》《火针疗法图解》《三棱针疗法图解》等书。1991 年，贺氏针灸三通法研究会成立，“三通法”享誉海内外。“三通法”大大拓宽了针灸治疗范围，在我国针灸临床医疗学术体系中具有代表性和原创性，可以说是针灸界的一面旗帜。

桃李满天下

贺普仁言传身教，注重学术传承工作，培养了众多优秀的针灸医家。1991 年，贺普仁成为国家级名老中医，由政府选定学生、徒弟。几十年来，他以“贺氏针灸三通法”理论培养了大批优秀弟子及针灸学研究生，所传带硕士研究生及弟子达 400 余众，可谓桃李满天下，遍布国内外。

现北京中医医院针灸科的众多骨干或为贺普仁的徒弟，或曾经接受过他的教诲，他们继承“三通法”理论，总结和发展了贺普仁的学术经验。贺普仁还带教了大量国内外慕名前来学习针灸的医务人员。在其影响及悉心指导下，其子女等也都在从事针灸相关工作。他们秉承贺普仁的学术思想，为针灸事业的发展作出了自己的贡献。

编著《中华针灸宝库》

贺普仁一生酷爱古籍，倾注大量精力财力，遍寻医书，收藏了数百部针灸文献资料，其中不乏善本、孤本。他一直致力于将所收集的针灸古籍整理再版，编著《中华针灸宝库》，促进针灸事业的发展。

2005年《中华针灸宝库》一书编写工程正式启动。贺普仁不顾体弱多病，坚持参加编委会议，把握本书的方向，对书稿逐字逐句修改。经过9年的艰辛工作，这部倾注了贺普仁以及百名编者心血与智慧的巨著终于问世了。

《中华针灸宝库》分明、清两卷，30分册，规模宏大。首次全面系统地收集了明清时期的针灸古籍，收录了多部孤本、善本，保护了历史文化遗产，为系统研究针灸古籍文献提供了宝贵的参考资料，具有很高的学术价值。本书首次从临床实用角度，对针灸古籍进行全面分析，突出了对现代针灸临床的指导意义。《中华针灸宝库》积极促进了针灸文献学及临床学术的发展，2016年荣获中华中医药学会学术著作奖一等奖。

供稿：首都医科大学附属北京中医医院 孙敬青 王桂玲

守正创新　播洒光明——唐由之

人物简介

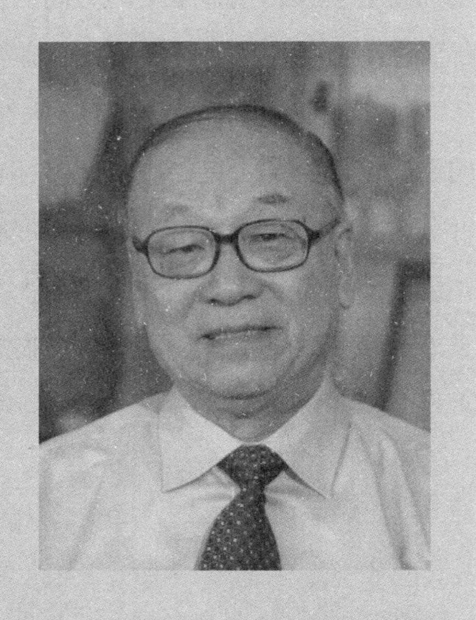

唐由之（1926—　）。中医、中西医结合眼科学家，国医大师，中国中医科学院、中国中医科学院眼科医院名誉院长，《中国中医眼科杂志》创刊人，致力于继承、发展中医及中西医结合眼科事业。发扬和创新了古代“金针拨障术”，在20世纪60年代初研究出“白内障针拨术”并提出“睫状体平坦部作为该内眼手术的切口部位”，改变了长期以来国内外眼科界称为“危险区”的传统看法，比国外开展睫状体平坦部切口施行内眼手术早10余年，在此基础上又发明了白内障“针拨套出术”。针对难治性青光眼设计了具有中医特色的“睫状体平坦部滤过术”，为白内障、青光眼的防治作出里程碑式贡献。将传统中医理论与现代眼科技术相结合，提出以气血理论为辨证依据，辨证与辨病相结合的眼底病诊治新模式。创建了中华中医药学会眼科分会、中国中西医结合学会眼科专业委员会及世界中联眼科分会，任第五、第六、第七、第八届全国人大代表。

唐由之传承和发扬了古老的金针拨障术，促进了中医眼科现代化及中西医结合眼科发展；筹建了第一家中医眼科专科医院，创建了中华中医药学会眼科分会、中国中西医结合学会眼科专业委员会及《中国中医眼科杂志》；提升了中医药在国际上的地位，为我国的医学事业、外交事业作出了特殊贡献。

锟铻·昆吾·由之

1926 年 7 月 4 日，唐由之出生在美丽的杭州，算八字的先生认为他五行缺金，于是长辈就给他取了个威风的名字“锟铻”。古书记载锟铻山的铜可以锻造利剑，因此宝剑也称“锟铻”，亦作“昆吾”。等唐锟铻上了小学，认为“锟铻”两字难写，自己后来就将名字改为“昆吾”。16 岁那年，唐昆吾经兄长唐云的友人石瓢僧人引见，拜见上海中医眼科名医陆南山。陆南山德艺双馨，使很多身患眼疾的人重见光明，给唐昆吾留下了深刻的印象，遂毅然下定决心，拜师陆南山门下，立志做一名眼科医生，把光明与爱洒向人间。

唐昆吾天资聪慧、勤勉好学，白天侍诊仔细观看老师的问诊与操作，倾听老师的讲解，默记处方，晚上认真研读中医经典、眼科古籍，不久已熟知许多眼病的特征、常用中药的药性以及汤头歌诀。陆南山先生虽然是中医，但对西医新技术一点不排斥，并且善于洋为中用。他是我国最先使用检眼镜、裂隙灯显微镜等现代科学仪器的眼科医生。这种开放的学术思想也深深植根于唐昆吾心中。

1947 年年底，21 岁的唐昆吾学成出师，回到杭州珠宝巷老家开设了“唐昆吾眼科诊所”，正式悬壶医林。1952 年，国家倡导中医学习西医，拟选拔在职年轻中医，进一步学习现代医学知识。北京大学医学院面向全国招收一批中学西五年制本科生，基于对现代医学知识的渴望，唐昆吾以“唐由之”为名分别在杭州和上海两地参加了考试。“大小由之”，结果两考两中。唐由之考入北京医学院医疗系，实现了自己攀登医学高峰的夙愿。“由之”这个名字也从此沿用至今。

中医·西医·中西医结合

金针拨障术是一种古老的治疗白内障的手术方法，过去的中医眼科医家开展该手术时，由于受历史条件的限制，缺乏消毒、解剖学等知识，手术过程不规范，造成并发症较多，成功率不高，因此金针拨障术很早就已经失传了。1957 年，唐由之从北京医学院毕业分配至卫生部中医研究院（现中国中医科学院）工作，受《秘传眼科龙木论》中“金针拨障术”的启发，自 1958 年开始“白内障针拨术”研究，根据《目经大成》中“针锋就金位，去风轮于锐眦相半正中插入，毫发无偏”的描述，针对这一进针部位进行反复测量，发现古人进针部位在角膜缘外 4 毫米位置，相当于睫状体平坦部。当时该部位尚为内眼手术的“禁区”。他对该手术部位的安全性进行了系统研究，结果证明是安全的。因此，在白内障针拨术研究中，唐由之首次提出将睫状体平坦部作为白内障内眼手术的切口部位，改变了长期以来国内外眼科界称之为“危险区”的传统看法，比国外开展睫状体平坦部切口施行玻璃体切割术早了 10 多年。目前该切口已为国内外眼科界广泛应用。

针拨白内障患者术后常出现高眼压，唐由之经过观察，分析术后引起青光眼的发病机制，认为可能是后房水经过拨障针进入的通道进入玻璃体腔内，使其内容增多，体积增大，将前部玻璃体挤进瞳孔区，并脱入前房，形成玻璃体疝，经过反复研究，制定在术中增加划破玻璃体前界膜的步骤，破坏玻璃体疝的完整性，避免了完全阻塞瞳孔，从而不再影响前后房水的交通，防止了瞳孔阻滞型青光眼的发生，后研制了巩膜环钻，在睫状体平坦部做巩膜、睫状体环形切除，有效地解决这类青光眼。

1966 年 4 月 18 日至 29 日，由卫生部聘请了中国著名的中西医眼科专家，在北京召开了“中西医结合针拨白内障的研究”科研成果鉴定会。该项成果得到一致好评，顺利通过鉴定。专家组认为该手术方法的优点为：一是视力恢复好，矫正视力已达到国内外白内障摘除术的先进水平。二是手术方法简便，一般约 5 分钟即可完成（而白内障摘除术需 40 分钟以上），对手术器械及药物的要求比较简单，便于推广。三是由于切口小，不会发生白内障摘除术大切口可能引起的并发症。四是手术中及手术后患者痛苦小，反应轻，无须特殊护理，在门诊或家庭也可施行；同时疗程短，患者经济负担轻；对合并有全身慢性疾病及年老体弱者一般也非禁忌。并且制订了推广培训方案。此项成果为第一项由中西医专家共同进行科学审定的中医药科研成果。1978 年唐由之研究员及《中西医结合针拨白内障的研究》成果分别获全国第一届科学大会的先进工作者奖及课题奖。

针拨术后长期留在玻璃体腔的晶状体可能引起虹膜睫状体炎、继发性青光眼等并发症，这些问题促使唐由之在“白内障针拨术”的基础上又进行了改进，尝试将晶状体悬韧带部分拨断，然后用自己发明设计的套出器，经睫状体平坦部的小切口进入将混浊的晶状体套住、粉碎、套出，建立了“白内障针拨套出术”及“白内障针拨吸出术”。针拨套出术是一种新的中西医结合治疗白内障的手术方法，同样具有手术快、恢复快、痛苦少的优点，当时达到国内先进水平，为中西医结合研究眼科手术提供了宝贵的经验，1985 年“中西医结合白内障针拨套出术研究”获得国家科技进步奖二等奖。

在对待西医的态度上，唐由之非常开明，他反复强调：临床中应用的各种检查仪器是现代科技方面的研究成果，是人类共同的财富。在检眼镜等检查仪器还没有被发明之前，中西医诊疗的方法基本上是相似的，在治疗方面中医更胜一筹，因为我们的祖先给我们留下了大量的珍贵的诊断和治疗经验，对外眼病的描述甚至比西医还要详细，只是在近代，随着基础医学的发展，西医眼科及时吸收了这些新成果，才有了突飞猛进的发展。他认为这些检查仪器不仅仅是西医诊断疾病的手段，中医也应该拿来使用，作为现代的中医眼科医师要不断扩大望诊的范围，以中医理论为基础，结合现代科技成果，开展创新性研究，将中医擅长的宏观分析病情和西医微观探查病理变化相结合，将中医的辨证与西医的辨病相结合，使中医眼科的辨证、辨病和治疗提高到一个新的层次和境界。

医院·学会·杂志

20 世纪 80 年代，唐由之提出发展中医药眼科的四大宏愿：建一所现代化的中医眼科医院和眼科研究所；组织成立中华中医药学会眼科分会；组织成立中国中西医结合学会眼科专业委员会；创办一流的刊物《中国中医眼科杂志》。

筹建医院谈何容易！建立眼科医院的设计从心中蓝图到梦想实现，前后历时十几年，这是唐由之投入精力最大、经历波折最多、耗费时间最长的事情。从最初的项目申报、立项审批，到申请土地、筹措资金、筹划基建，乃至后期储备人才、规划发展，无不倾注了他大量的心血。回顾眼科医院成立的起因，可追溯到 1983 年 4 月。当时中国中医研究院广安门医院新建病房楼即将投入使用，病床总数也由 302

张增至400张，院内很多科室都希望增加病床数量。唐由之在综合考虑实际客观条件后，认为增加床位难以解决根本需求，于是果断建议新建一所眼科医院，并向时任卫生部部长的崔月犁递交了《关于筹备建设中国中医研究院眼科医院的请示》。1986年10月25日，唐由之得到通知：卫生部正式批准中国中医研究院建立眼科医院。1994年9月30日，中国中医研究院眼科医院正式挂牌成立。2001年3月28日，中国中医研究院眼科医院成功举行了新楼奠基仪式。2002年11月30日，经过一年七个月的建设，新楼顺利完工。提起中国中医研究院眼科医院的办院特色，唐由之说："眼科医院的特色简单说就是中西医结合，中医眼科要领先，西医眼科不滞后！"在唐由之和他的团队努力下，中国中医科学院（中国中医研究院更名为中国中医科学院）眼科医院不断地发展壮大，目前已经成为医疗特色鲜明、技术力量雄厚、仪器设备先进、研究成果丰富、疗效备受肯定，在业界享有较高声誉的三级甲等专科中医医院。

在唐由之的倡导下，1985年，中国中医眼科学会成立；1988年，中国中西医结合学会眼科专业委员会成立；1991年，《中国中医眼科杂志》创刊；2005年，世界中医药学会联合会眼科专业委员会成立。全国性中医、中西医结合眼科学会的建立、眼科杂志的创刊为我国从事中医和中西医结合眼科的同志提供了学术交流的平台，把大家聚在一起，研讨和交流理论、临床、科研的经验，同时也把国内外中西医眼科先进的技术、好的思路及最新进展传授给广大中医眼科医师，提高了中医眼科的整体水平，促进了我国中医眼科的蓬勃发展。

平民百姓·国家政要·一视同仁

唐由之的心里永远装着患者，"病人者，养生之父母也""老吾老，以及人之老；幼吾幼，以及人之幼"。这是恩师陆南山的教诲，也是唐由之经常挂在嘴边的话。患者不但是医生的衣食父母，也是医生应该尊敬、善待的对象。

在长年的医疗工作中，唐由之待患者如亲人，特别是白内障手术患者，多是年老体弱、行动不便的老人，他经常搀扶接送患者进行检查和治疗，有时送患者上厕所，甚至为患者拿便器、倒尿盆。无论是周末，还是节假日，很少陪家人休息，都要到病房看望患者，观察病情，几十年如一日，深深地感染和教育了身边的医护人员。在唐由之眼里患者没有尊贵卑贱，无论是国家领导人还是平民老百姓，他都一视同仁，尽心尽力。即使身体不适的时候，患者请求加号，他也会答应。如果实在是时间安排不开无法加号，他会向患者诚挚道歉。有一次学生跟诊讲了一个真实的故事：一位年轻小伙子患了视神经萎缩，在一家医院被无情地告知说没治了，结果小伙子在举办婚礼前一天跳楼自杀。唐由之听后潸然泪下，喃喃地说："太可怜了，太可怜了！"当时唐老已是耄耋之年，一生极富传奇色彩，经历无数风雨，内心还这么柔软，医者仁心，当之无愧。

在平民百姓面前唐由之能委身下来尽一名医生的职责，但在国家政要面前他又倔强执拗，坚持做医生的原则。毛泽东主席是唐由之众多患者中"最不听话"的一位了。1975 年 7 月 23 日晚 11 点左右，高亢悦耳的《满江红》唱词缓缓地在手术室中回响，唐由之心无旁骛，仅用几分钟时间便顺利完成了毛泽东主席的白内障手术。术后第 2 天，毛泽东主席戴上眼镜能看书读报，不愿再包扎眼睛，唐由之又劝解说："主席，平时您是领袖，我们都应该听您的。今天我是大夫，您是病人，病人应该服从大夫，您应该听我的，您的眼睛还是要包的。"两人争执了好长时间，最后采取折中的办法，唐由之让毛泽东戴上了一副特制的眼镜。毛泽东主席从戴上眼镜以后一直在批阅文件，四五个小时后感到眼睛不适。在唐由之给他检查的时候，毛泽东主席伸出了"V"字形的两个手指，意思是"你胜利了！"面对此情此景，唐由之非常感动，他发自内心地对毛泽东主席说："主席，这也是您的胜利。因为您提倡我们将中医药和西医药的知识结合起来。这次给主席做的白内障手术，正是在这种思想的指引下研究成功的。"毛泽东主席听完后开心地哈哈一笑。

供稿：中国中医科学院眼科医院　梁丽娜

中西医结合事业的拓荒者——陈可冀

人物简介

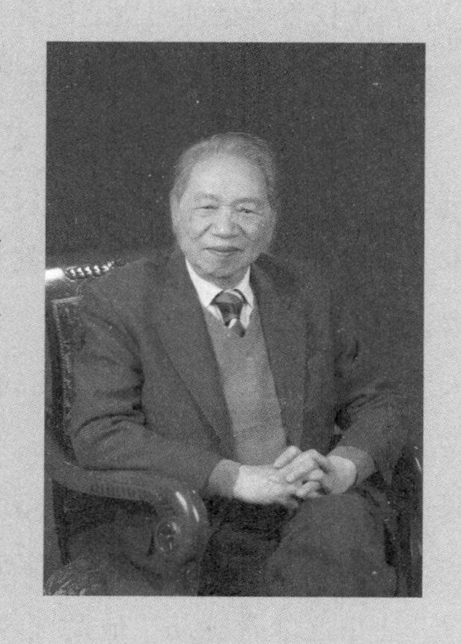

陈可冀（1930— ），中国科学院院士，中国医学科学院学部委员，中国中医科学院学部委员，第二届国医大师，中国中医科学院荣誉首席研究员及终身研究员，香港大学及香港中文大学名誉教授。长期从事中西医结合心血管病与老年医学临床研究。现任国家卫生健康委科技创新战略顾问，国家中医药管理局中医药改革发展专家咨询委员会顾问，中央保健委员会专家顾问委员会成员。中国科协荣誉委员，中国医师协会常务理事，中国药典委员会顾问，中国中西医结合学会名誉会长，中国老年学学会名誉会长，中国医师协会中西医结合医师分会会长，世界中医药学会联合会高级专家顾问委员会主席。国家中医心血管病临床医学研究中心主任。曾任中国科学院生物学部副主任（1993—2001 年），中国科学院学部主席团成员（2004—2008 年），世界卫生组织传统医学顾问（1979—2009 年）。曾获国家科技进步奖一等奖 1 项，二等奖 2 项，先后荣获首届立夫中医药学术奖、求是科技奖、何梁何利基金科学与技术进步奖、世界中医药联合会中医药国际贡献奖、吴阶平医学奖、中国脑卒中防治工作卓越成就奖、中华中医药学会终身成就奖、中国中西医结合终身成就奖、全国中医药杰出贡献奖等奖项，2014 年获评全国杰出专业技术人才。

跨入门槛 难忘师恩

陈可冀小时体弱多病，每每生病的时候，父亲就领他去看中医，老中医治疗鼻炎，常用木笔花（辛夷）等中草药，处方都是用毛笔写的，笔迹洒脱，给陈可冀留下了深刻的印象。陈可冀亲身体验了中药的有效性，但不知其所以然，因此常常有所谓“儿童不知春，春草何故绿”之问。

1949 年，陈可冀参加高考，同时考取了福建医学院（现福建医科大学）、北京大学医学院及厦门大学三所学校，为了离家近一些，他选择了福建医学院就读。在大学五年里，陈可冀系统学习了西医知识。转眼五年毕业，根据组织分配的要求，陈可冀留在本校附属医院担任内科助教（住院医师）。当时接待陈可冀报到的是内科主任王中方，王中方早年毕业于北平协和医学院（1941 年），专业学术非常精深，曾经担任过心脏病学家黄宛的临床实习带教老师。陈可冀到王中方的办公室报到时，王中方随手翻开一本厚厚的英文版 *Cecil Textbook of Medicine*（《西塞尔内科学》），叫陈可冀现场解读一段，这给陈可冀留下了深刻的印象。从此，陈可冀进入病房工作，正式开始了他作为医生的职业生涯。当年福建一些地方血吸虫病在流行，肝硬化腹水患者很多，每每有患者住院，除常用的汞撒利茶碱等利尿药外，王中方也常常开半边莲等中草药治疗，这对刚刚进入临床工作的陈可冀有天然的影响，也为他后期开展中西医结合工作埋下了伏笔。

1955 年 12 月，我国成立中医研究院，同时举办卫生部第一届西医学习中医班，从每个省选派毕业三年以上的医生各两名参加学习。王中方找到陈可冀，希望他能接受这个任务，陈可冀那时实际才工作一年半，但他坚决服从组织分配。他拿青春和毕生献给了中医药和中西医结合事业。

陈可冀和素有“南冉（雪峰）北张（锡纯）”之称的名医冉雪峰同一天在中医研究院高干外宾治疗室上班，开始了跟随冉雪峰临诊两年半的岁月。冉雪峰当年已78 岁高龄，但是精神矍铄，经常给陈可冀讲课。陈可冀系统学习了由中医研究院举办的中医学理论系统讲座，包括《内经知要》（陈苏生讲），《伤寒论》（陈慎吾、刘渡舟讲），《金匮要略》（岳美中讲），《神农本草经》（朱颜讲），《温病条辨》及《温热经纬》（蒲辅周讲），《兰台轨范》（冉雪峰讲），《医学心悟》及《笔花医镜》（王易门讲),《中药大辞典》300 种中药(郭士魁讲)。他们一般多是全书逐条讲解，大都对经典背诵如流，很是精彩。陈可冀就是在这些老前辈的引领下，逐步跨入中医药门槛，升堂入室，从此与中医药事业结下了不了情。

陈可冀自知无过目不忘之聪慧，就实实在在勤奋苦读，绝无“水土不服”的感觉。他感到自己倒像是一口“麻布袋”，这时拼命地往里边装中医中药的知识。岳美中老师传授:“对《金匮要略》《伤寒论》，如能做到不加思索，张口就来，到临床应用时，就成了有源头的活水，不但能触机即发，左右逢源，还会熟能生巧，别有会心。”陈可冀体会到这是岳美中从医自如，“读书读经典、做人做君子”的传奇医学人生的天机，也是他的气质、知识与医疗能力的体现。

卫生部为抢救名老中医经验，于 1957 年组织了名师带徒传承活动。陈可冀拜冉雪峰为师治疗了大量患者。陈可冀协助整理了冉雪峰的著作《八法效方举隅》中所列举的医疗案例。之后，陈可冀跟随岳美中老师临证学习，先后达 20 余年。岳美中在学术和医疗上提倡辨证论治与专病专方专药相结合，实为张仲景《金匮要略》理念和诊疗思维的最好延续。岳美中支持陈可冀从事中西医结合的临床研究，曾赠诗期许他“中西结合喜善收”。中医研究院党委为了鼓励陈可冀做脉诊客观化研究，按“一徒多师”原则，安排拜蒲辅周为师指导他进行此项研究，使他在中医药传统路上有更加坚实的基础。

蒲辅周当年学医出徒时，老师送给他三样礼物：一副草鞋、一个灯笼、一把雨伞，要求他从医以后，无论白天黑夜、路途远近、刮风下雨，只要患者需要，就要义无反顾地去诊治。岳美中在家中张贴了“治心何日能忘我，操术随时可误人”的座右铭，一辈子兢兢业业，谦虚谨慎，终成一代大师。以上这些名师老当益壮的优良人品与学风，对陈可冀无疑是一系列“无言”的感召。进一步教导他能以更加理性与平和的心态，传承学习和理解有数千年光辉灿烂历史的中华民族文化和传统医药学知识的价值观与文化观。并进而能在“系统学习，全面掌握，整理提高”的方针指引下，合理对待中西医学间的异同，建立爱其所同、敬其所异的理念。天下的路很多，但实践教育大家，不能没有中西医结合这条路。在前后 60 年的进程中，逐步稳固地建立中华医药文化的民族自信心，以及中西医两种医学间优势互补的中西医结合创新发展观。

弘扬传统 融汇新知

血瘀证与活血化瘀研究

20世纪50年代后期，陈可冀与老中医郭士魁一起，在国内首先倡导以活血化瘀为主治疗冠心病，并进行系统临床和基础研究，建立了血瘀证诊断标准和病证结合的冠心病疗效评价标准，得到国内外行业的认可和普遍应用。陈可冀与中国医学科学院阜外医院、北京安贞医院等国内先进的西医院和西苑医院的兄弟科室协作，主持研发了冠心2号（精制冠心片及精制冠心颗粒，《中国药典》收录）、赤芍801（棓丙酯）、川芎嗪、血府逐瘀系列制剂，引领了活血化瘀中药治疗冠心病产业的创新发展和转化应用。20世纪90年代初，针对冠心病介入治疗（球囊扩张以及支架植入）后再狭窄这一当时国际心血管病防治研究领域的难点，陈可冀首先运用活血化瘀中药进行干预研究，在国家"八五""九五""十五"科技攻关课题及五项国家自然科学基金课题的资助下，先后研究了血府逐瘀浓缩丸、精制血府逐瘀胶囊及芎芍胶囊干预再狭窄的作用机理，同时进行多中心、随机双盲、安慰对照的临床研究，科学评价了活血化瘀制剂干预再狭窄的疗效，证实其在现代西医常规治疗基础上可明显降低介入后再狭窄的发生，为介入后再狭窄的预防提供了一条有效的中药途径。20世纪90年代末，陈可冀首先采用超声学心肌显影的方法进行益气活血方药改善急性心肌梗死血运重建后心肌组织灌注的多中心、随机对照研究，证明益气活血中药结合西医常规治疗可显著改善心肌组织血流灌注，为益气活血中药治疗急性心肌梗死提供了证据。在国家"十一五"期间，陈可冀带领团队以临床心血管病终点事件为临床结局指标，进行13个中心、随机对照、国际注册的益气活血中药干预急性冠脉综合征介入后患者的研究，临床纳入850例患者，随访1年，证明在西医常规治疗的基础上，益气活血中药可进一步降低急性冠脉综合征介入后患者心血管病事件的发生且不增加出血风险。此后，在系统文献研究的基础上，通过多个大样本、前瞻性病因诊断学研究，相继建立了冠心病稳定期因毒致病的诊断标准和冠心病血瘀证诊断标准，创新了冠心病病因学，丰富了冠心病血瘀证内涵，进一步推动了血瘀证和活血化瘀的规范化与国际化进程，分别获得了2003年度的国家科技进步奖一等奖和2014年度的国家科技进步奖二等奖。

证治药动学研究

针对复方复杂成分药代动力学这一现代中医药领域研究的焦点问题，陈可冀在“复方药动学”及“病证药动学”的基础上，创新性提出“证治药动学”概念，并以冠心2号为研究载体，证明复方中药阿魏酸的生物利用度受冠心病不同证型和血瘀证轻重的影响，同时建立了健康人服复方及经沸水浴处理过的血清样品中阿魏酸含量测定的方法，为复方药代动力学研究提供了一个全新的模式。

去甲乌头碱的研究

缓慢性心律失常在心脏起搏器应用于临床以前，一直是临床医学的难点。西药如阿托品、异丙基肾上腺素等治疗虽有一定作用，但其增加心肌耗氧、诱发心律失常，毒副反应大，限制了临床应用。针对这一难点，陈可冀带领团队倡导温阳活血法治疗缓慢性心律失常，获得较好效果。在此基础上，他从传统中医温阳药附子中发现去甲乌头碱可用于治疗缓慢性心律失常，并且与阜外医院等合作进行研究，证明其有明显提高心律的作用，为缓慢性心律失常治疗提供了一个有效的中药成分。该研究成果获卫生部甲级成果奖。其他如延胡索生物碱治疗心律失常的研究，亦获得可靠疗效。

清宫医药档案中药复方开发研究

中国第一历史档案馆现存的清代宫廷医案及其他医学档案资料数量甚为可观，包括皇帝、后妃、太监及王公大臣等人的原始诊病记录等，这些史料反映了清代医学水平，十分珍贵。初到北京时，陈可冀去故宫参观玩耍，发现了在文物柜里展览的清宫医药档案，感觉非常珍贵，就萌生了整理研究的念头，但苦于当时他还没有深入学习中医，无力承担这项工作。经过近30年的准备，到了1980年，陈可冀正式提出申请，经中国中医研究院和故宫博物院同意，中共中央办公厅批准，主持清代宫廷医药档案和医疗经验的整理研究。陈可冀和周文泉、李春生等教授一起，夜以继日，艰辛整理，历时数载，陆续主编完成了《慈禧光绪医方选议》（中华书局出版，日本东洋美术出版社出版了日译本）、《清代宫廷医话》（人民卫生出版社出版，在日本有日译本出版，我国有英译本）及《清宫药引精华研究》（人民卫生出版社出版）等学术专著。340万多字的学术巨著《清宫医案研究》（中医古籍出版社出版）也于20世纪90年代第一个金秋正式出版发行。清代宫廷医疗经验的整理研究，填补了清代宫廷医学继承研究的空白，不仅提供了清代高水平的医疗经验和方药，而且对清史研究也具有重要作用。陈可冀善于古为今用，在清代宫廷医案整理研究的基础上，相继研发出数种源于清代宫廷医药档案中处方的中药新药，如清宫寿桃丸，具有抗自由基，改善疲乏等衰老症状的作用，由达仁堂生产；御制平安丹，可改善晕动病症状，由厦门中药厂生产等。这些源于清宫医疗经验的中药新药被广泛用于临床，从宫廷走入了民间。

整理名医医案研究

陈可冀强调创新发展的同时，始终注重传统中医和名老中医经验的继承：他认为继承是创新发展的前提，创新发展是继承的宗旨。除清代宫廷医案的整理研究外，他广泛从现代名老中医的临床实践中吸取经验。经过多年坚持不懈的努力，先后主持整理出版了《岳美中论医集》（已有日译本出版）、《岳美中医案集》（1982年获全国优秀科技图书奖）及《岳美中医话集》（卫生部部级成果奖）。此外，陈可冀还参加整理出版了《冉雪峰医案》《赵锡武医疗经验》等学术专著。这些医籍皆真实生动地反映了相关名医的学术思想和卓越医技，令人屡读不厌，对后世提高中医临床诊疗水平具有十分重要的参考价值。

老年医学研究

我国人口老龄化发展很快。陈可冀于1981年打报告申请成立老年医学研究室，仅一周时间即获当年中医研究院季钟朴院长的批准。陈可冀当时兼任心血管病研究室及老年医学研究室主任，组织科室同道们对我国300余种老年学及老年医药学专著及相关学说系统整理成《中国传统老年医学文献精华》一书，作为创新研究必先继承前人经验的重要行动。随后组织制定衰老证候分类及疗效评估标准。先后进行了补益脾肾复方对认知功能影响的研究，健脾复方八仙糕对小肠消化酶影响的研究，平安丹对大脑平衡功能影响的研究，以及应用核听诊器99 Te标记观察生脉注射液对心功能影响的研究。1978—1981年，陈可冀的研究生在“六五”科技攻关时期，还率先应用 Swan-Ganz 漂浮导管观察了生脉注射液对肺楔压及射血功能的影响，因属较早期创新性工作，受到业界关注。

推动国内外中西医结合学术交流

1981 年，在繁忙的临床和基础研究工作之余，陈可冀开始从事《中国中西医结合杂志》的创业。当初，他担任该杂志的副总编辑，从编辑部硬件及编辑人员的落实到杂志栏目设定、稿件审阅取舍和杂志印刷征订等，事无巨细，一一过问。现今，他担任《中国中西医结合杂志》的总编。《中国中西医结合杂志》已出版发行近 40 年，至今每一期仍渗透着他的心血，美国 *Index Medicus* 和 *Medline* 每期均收录该杂志发表文章的标题或摘要。在国内中文版的基础上，1995 年陈可冀又主持发行了《中国中西医结合杂志》英文版，2007 年成为第一个中医和中西医结合 SCI 收录的杂志，现 SCI 影响因子已达 1.539。这份汇通中西医结合最新研究成果与进展的杂志受到了国内外医学界的好评，推动了具有中国特色的中西医结合事业的发展，促进了上千万青年学者的成长。陈可冀为促进中西医结合事业的发展和学术交流，做了大量组织和领导工作，先后组织了多次全国中西医结合学术大会，还组织了国际活血化瘀学术会议，推广血瘀证诊断标准的国际应用。20 世纪 70 年代以来，陈可冀先后去美国、英国、加拿大、澳大利亚、日本、韩国等讲学，受聘为加州大学、香港大学等校名誉教授。1997 年、2002 年及 2007 年陈可冀相继主持召开了三次世界中西医结合大会，为传统文化交流和中医药和中西医结合走向世界，作出了杰出贡献。

励志结合　兢兢业业

陈可冀作为国内外著名的中西医结合临床医学家，从事临床医疗和科研工作近 70 年，勤勤恳恳、一丝不苟，致力于中医和中西医结合事业发展历尽艰辛而不悔。1960 年被卫生部评为“卫生部先进工作者”，1989 年被世界文化理事会授予爱因斯坦世界科学奖状，1994 年获首届立夫中医药学术奖，2001 年被求是科技基金会授予杰出科技成就集体奖，2002 年获何梁何利基金科学与技术进步奖，2007 年获首届中医药国际贡献奖，同年被中国老年学学会授予首届中国老年学奖杰出贡献奖，

2009年获吴阶平医学奖和中华老年医学贡献奖，2011年获中华医学会老年医学分会颁发的老年医学终身成就奖，2012年获首届张安德中医药国际贡献奖，2014年被中共中央组织部、中共中央宣传部、人力资源和社会保障部、科技部联合评定为全国杰出专业技术人才，并获“中国脑卒中防治工作卓越成就奖”和中华中医药学会终身成就奖。

陈可冀一生，出版论著60余部，作为第一作者发表学术论文350余篇，其中SCI收录100余篇。2002年11月被确定为第三批全国老中医药专家学术经验继承指导老师，2006年被中华中医药学会授予首届中医药传承特别贡献奖，2008年被评为国家级非物质文化遗产传统医学项目代表性传承人。迄今共陆续培养硕士、博士、博士后及传承人200余名。从医70年来，陈可冀曾连续三届担任全国政协委员，积极为中医药发展和文化传播献计献策。1996年在政协第八届全国委员会第四次会议上提出的建议“弘扬中国传统医药学工程”案被评为优秀提案，2002年向国务院提出“我国人口老龄化的若干问题和建议”，受到中央领导的重视。

陈可冀医德高尚、学识渊博、治学严谨，融中西医学于一家，善于发展创新。他时常告诫后学，中西医结合是发展中医药学的一个重要途径，优势互补，增效验，补不足，明理论，是医学发展赋予今人的使命；医学发展应当多元化，不应厚此薄彼，应海纳百川，共同发展。在此方面，他“躬身践行结合路”，既是倡导者，又是创业者。古人常用“炳烛之明”形容好学老人，陈可冀至今虽已91岁，仍炳烛之明，执着探索，以自己渊博的学识启蒙莘莘学子，继续为结合医学事业和人类健康贡献着自己的智慧。

供稿：中国中医科学院西苑医院　付长庚

给世界献上一份大礼之人——屠呦呦

人物简介

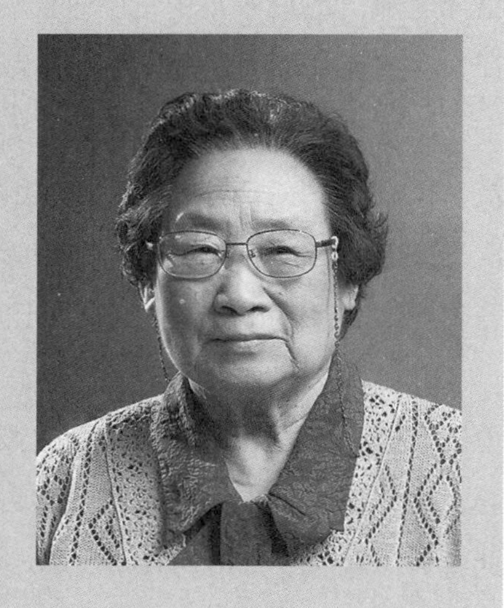

屠呦呦（1930— ），中共党员，浙江宁波人。1955年毕业于北京医学院（现北京大学医学部）药学系，当年被分配到卫生部中医研究院（现中国中医科学院）中药研究所工作至今，现为中国中医科学院青蒿素研究中心主任、终身研究员兼荣誉首席研究员、博士生导师。多年从事中药化学和中西药结合研究，突出贡献是发现并研发了新型抗疟药物青蒿素和双氢青蒿素。1978年领导的中医研究院中药研究所“523”研究组受到全国科学大会的表彰，1979年“抗疟新药——青蒿素”获得国家发明奖二等奖。2011年获美国拉斯克临床医学研究奖，2015年获诺贝尔生理学或医学奖，同年获美国华伦·阿尔波特奖。她是2016年度国家最高科学技术奖得主，2018年获改革先锋称号，2019年被授予共和国勋章。在同全球第一大虫媒传染病疟疾抗争的征途上，屠呦呦奉献了50多个春秋，让“小草”青蒿成为举世闻名的“中国神草”，每年治疗数以亿计的疟疾患者，挽救了数百万人的生命。

呦呦初鸣

1930年12月30日的黎明时分，屠家迎来了继3个儿子后终日所盼的“千金”。饱读诗书的父亲屠濂规吟诵出《诗经》中著名的诗句“呦呦鹿鸣，食野之蒿……”于是便给她取名呦呦，以示他对女儿的喜爱、期待之情。父亲还对仗了一句“蒿草青青，报之春晖”。没想到这童话般的诗句，后来竟变成了屠呦呦一生与青蒿难解难分的缘分。

受父亲影响，屠呦呦从小就喜欢读书。在屠呦呦14岁时，她的哥哥屠恒学在赠给妹妹屠呦呦的照片背面写道：“呦妹：学问是学无止境的，所以当你局部成功的时候，你千万不要认为满足，当你不幸失败的时候，你亦千万不要因此灰心。呦呦，学问绝不会使诚心求她的人失望。”哥哥照片的寄语也成了屠呦呦一生执着研究的座右铭。

1946年，16岁的屠呦呦经受了一场灾难的考验——她不幸染上了肺结核，被迫中止了学业。所幸的是，经过两年多的治疗调理，屠呦呦得以好转并继续学业。这段患肺结核的经历，在她看来，正是自己对医药学产生兴趣的起源。

向医而行

高中毕业填报志愿时，素来喜欢自己拿主意的屠呦呦，给自己报了北京大学医学院药学系（现北京大学药学院），并在1951年春考入，选择了一个在当时比较冷门的专业——生药学。屠呦呦说在那个年代，身为女孩能够接受大学教育“很幸运”。多年后，每每有人问及她是否后悔当年的选择时，她还总是说这是她最明智的选择，不改初衷。1955年，经历4年的勤奋学习后，屠呦呦大学毕业，被分配到直属于卫生部的中医研究院中药研究所工作。

疟疾是经蚊虫叮咬或输入带疟原虫者的血液而感染疟原虫所引起的虫媒传染病，是全球性，特别是热带、亚热带地区的主要寄生虫病。1964年，越共中央领导向我国党中央提出，希望帮助其解决部队受疟疾困扰这一难题。我中央领导回应：解决你们的问题，也是解决我们的问题。为此1967年5月23日，一个由全国60多家科研单位、500 多名科研人员组成的科研集体，悄悄开始了一项特殊的使命。由于这是一项紧急军工项目，为保密，以开会日期为代号，称为“523”任务，研究的指向正是——防治疟疾新药，因为 20 世纪 60 年代的东南亚战场上，疟原虫已经对奎宁类药物产生了抗性。鉴于当时的困境，由“523”办公室主任白冰秋、副主任张剑方及田辛等到访卫生部中医研究院，邀请参加此项政治任务。这一天也成了屠呦呦人生的转折点。

临危受命

中医研究院接受任务后交由所属的中药研究所来完成。“523”的重担交给了当时 39 岁的屠呦呦。自 20 多岁便与屠呦呦共事的中国中医科学院中药所原所长姜廷良说：“将重任委以屠呦呦，在于她扎实的中西医知识和被同事公认的科研能力水平。”

屠呦呦被任命为课题组组长，正式走上抗疟之路。接受抗疟药物研究任务后，屠呦呦首先从本草研究入手，广泛收集、整理历代医籍，查阅群众献方，请教老中医专家。用了 3 个月的时间，收集到包括内服、外用，植物、动物、矿物药在内的 2 000 多个方药，作为以后研究工作的铺垫，并在此基础上精选编辑了包含 640 个方药的《疟疾单秘验方集》，以中医研究院革委会业务组的名义油印成册，于 1969 年 4 月送交全国“523”办公室，希望能转送相关单位参考。

之后，屠呦呦开始关注常山等具有抗疟活性的中药，进行实验研究设法寻找减少其毒副反应的配伍中药。后来，随着同事余亚纲的加入，自 1969 年 5 月起，屠呦呦团队开始制备多种中药的水提取物、乙醇提取物，送请中国人民解放军军事医学科学院进行抗疟活性筛选，仅仅两个月的时间送样品 50 余个，其中，发现胡椒提取物对鼠疟模型疟原虫抑制率达 84%。1969 年 7 月，时值海南疟区流行季节。全国“523”办公室希望中医研究院中药所参与任务的科研人员去现场考察，并提出在上半年筛选样品中对鼠疟抑制率较高的胡椒以及辣椒加明矾，带去海南做临床疗效的观察。中医研究院的屠呦呦、郎林福、余亚纲全组 3 人前往海南。

当时的项目是在海南秘密进行。屠呦呦为不辜负党和国家寄予的厚望，只好把不到 4 岁的大女儿送去托儿所全托，而小女儿从出生起便一直在宁波老家。据屠呦呦回忆，她们母女三年里只见过一次面，小女儿看她生疏，远远地躲着不肯相认。由于长时间的分离，大女儿接回家时连妈妈都不愿意叫。对于今天家中摆满女儿和外孙女照片的屠呦呦而言，当年的她别无选择，因为青蒿素就是党和国家赋予她的使命。问起屠呦呦时，她表示不为自己的选择感到后悔，并如此描述自己担当重任的时刻："1969 年，中医研究院中药研究所参加全国'523'抗击疟疾研究项目。经院领导研究决定，我被指令负责并组建'523'项目课题组，承担抗疟中药的研发。这一项目在当时属于保密的重点军工项目。对于一个年轻科研人员，有机会接受如此重任，我体会到了国家对我的信任，深感责任重大，任务艰巨。我决心不辱使命，努力拼搏，尽全力完成任务！"

在海南疟疾疫区的临床验证结果发现，尽管胡椒和辣椒加明矾等多种制备样品对鼠疟实验治疗的抑制率达 80%以上，但是对疟疾患者只能改善些许疟疾引起的症状，并不能使患者体内的疟原虫转阴。任务结束后，屠呦呦被广东省"523"办公室授予"五好队员称号"。

1970 年，课题组一开始的主要精力依然是开展针对胡椒的深入研究。同年 9 月，屠呦呦与余亚纲讨论后决定，进一步扩大样本的筛选范围，由余亚纲负责矿物和动物药筛选；屠呦呦负责植物药的筛选。然而，扩大筛选工作启动后，仅仅做了 30 余个筛选样品，其中包括课题组首次做的青蒿乙醇提取物，疟原虫抑制率达 68%，未进行进一步实验。

矢志寻蒿

1971 年 5 月 22 日至 6 月 1 日，"523" 项目在广州召开疟疾防治研究工作座谈会。会议传达了关于加强热带地区恶性疟疾防治研究工作的重要指示，并提出了疟疾防治研究工作五年规划的重点与要求。

任务下达后的三个月里，屠呦呦及团队响应中央号召，高强度地筛选了 100 余味中药的水提取物和醇提取物，共计 200 余种，但实验结果并不理想。筛选过的中药里就包括青蒿，但实验结果对疟原虫的抑制率最高也只有 40%左右。在前期的实验研究中，胡椒提取物对鼠疟曾有较高的抑制率，有些对鼠疟的抑制率高达 84%，但是试用于临床时对疟原虫的抑杀作用并不相符。对青蒿的多次筛选也不能重现较高的抑制率。

带着问题，屠呦呦对以往研究过的几个药物的历代文献进行重新温习。在反复研读文献过程中，葛洪《肘后备急方》中“青蒿一握，以水两升渍，绞取汁，尽服之”，治疗寒热诸疟的描述，给了屠呦呦新的启迪。古人以“绞汁”的用法令她悟到青蒿中的有效成分跟提取温度也许有关系，之前的提取常规，一般中药常用水煎煮或者用乙醇提取，但结果都不好，并且想到只有嫩的枝叶才会绞出汁来，这是否还涉及药用部位的问题。于是又重新设计了以低温提取的研究方案，果然发现青蒿乙醚低温提取物，对鼠疟模型有较高的作用。

在选定青蒿前，她尝试了上百种中草药材。青蒿被圈定后，选择最佳的部位又是数不清的试验。后来试验证明，确实只有青蒿叶子才含有抗疟活性成分——青蒿素，占大量份额的坚硬茎秆中青蒿素的含量是极低的。

1971 年 10 月 4 日，经过屠呦呦小组持之以恒、坚持不懈的实验寻找，在 300 余个实验样本中，药物研究序号为第 191 号的青蒿乙醚中性提取物展现出了令人振奋的结果！ 这个实验样本对疟原虫的抑制率可以达到 100%。此后，屠呦呦及其课题组又不断完善提取、精制方案，制备样品，并在猴疟模型上证实乙醚中性提取物的抗疟活性。

1972 年 3 月 8 日，屠呦呦在南京召开的抗疟药研究“523”内部会议上，报告了青蒿及其乙醚中性提取物对鼠疟、猴疟具有良好抗疟作用的发现。会后，全国“523”办公室要求中药所将此青蒿有效提取物于当年带到海南疟区现场，观察对患者的抗疟疗效。

要进行临床研究，就必须先制备大量的青蒿乙醚中性提取物，用以测试临床前的安全性试验和制备临床观察所用药。短时间内提取大量的青蒿提取物在当时成了一个难题。屠呦呦课题组只能在非常困难的情况下，因陋就简，甚至买来盛水的大缸充当提取锅用，终于得到了足够多的青蒿乙醚中性提取物。但在进行临床前毒性试验时，却出现了问题，在个别动物的病理切片中，发现了疑似的毒副反应。因此，药理学的同事认为需要进行反复多次试验，当确证无毒后，才能上临床。然而，经过几次动物试验，疑似的问题仍然未能定论。是动物本身就存在问题，还是药物所致？一时争论不休。但是疟疾是有季节性的，若错过当年临床观察季，就要再等一年。并且青蒿乙醚中性提取物的首次临床试验是十分重要的。这既是鼠疟、猴疟的100%疟原虫抑制率与人体抗疟相关性的检验，更是青蒿提取物将来能不能成为临床有用的抗疟新药的第一步。综合分析青蒿古代的用法又结合实验动物的表现，屠呦呦认为疑似的毒副反应根据不足。为此她当机立断，给领导打报告，提出以身试药，她说："我是组长，我有责任第一个试药！"经领导研究，同意屠呦呦的申请。于是屠呦呦及课题组其他两位同事响应，共三人住进了医院，用自己的健康作为抗疟的探路者，在严密监控的情况下，于1972年7月，开始了青蒿提取物的人体试验。经一周观察，未发现该提取物对人体有明显毒副反应，三位受试者情况良好，肝肾功能及心脏相关指标正常。8月初，又增加剂量做了五例人体试服，亦未发现疑似的毒副反应，才同意上临床。

于是，屠呦呦亲自携药赶赴海南昌江疟区。屠呦呦亲自给患者喂药，以确保用药剂量，并守在床边密切观察患者病情变化，测量体温，详细了解血片检查后的疟原虫数量变化等情况。最终完成了海南疟区间日疟11例，恶性疟9例，混合感染1例的21例临床抗疟疗效观察，取得间日疟平均退热时间19小时，恶性疟平均退热时间36小时，疟原虫全部转阴的满意结果。同年，还同时在北京302医院验证了9例，亦均有效。1972年11月20—30日在北京召开的全国各地区"523"办公室主任座谈会上，屠呦呦报告了青蒿乙醚中性提取物首次临床30例疟疾患者全部有效的结果，引起了与会同道的极大关注。

礼献全球

青蒿提取方法的创新、抗疟活性化学部位的获得，临床试用有效，是发现青蒿素的关键。此后，屠呦呦课题组在1972年11月从青蒿乙醚中性物中分离获得抗疟活性成分青蒿素，1973年10月青蒿素首次在海南临床试用。到1975年年底，全国临床治疗超过900例疟疾，呈现速效、高效、低毒的特点，给药途径从口服发展到肌注、鼻饲和直肠灌注。1978年和1979年年初，已有几十万支青蒿素油针剂供紧急战备所需。

1976年，卫生部中医研究院中药研究所开始研究将青蒿素制成栓剂。1982—1984年，直肠给药治疗358例恶性疟、105例间日疟取得满意结果。1985年6月16日，首届卫生部药品审评委员会化学药分委会第一次审评会试评青蒿素及其栓剂。

1986年10月，获青蒿素原料药、青蒿素栓剂新药证书。青蒿素成为我国实施药品管理法以来，第一个批准上市的新药。由青蒿素肇始、双氢青蒿素等衍生物研发、青蒿素联合疗法（ACT）的应用，青蒿素现在已成世界疟疾治疗的首选药物，成功降低了疟疾患者的发病率和死亡率，在全球特别是发展中国家已挽救了数百万人的生命。

精神传承

时隔发现青蒿素近40年，81岁的屠呦呦斩获2011年拉斯克临床医学奖，登上了被誉为诺贝尔奖风向标的领奖台，那是彼时中国生物医学界获得的世界级最高奖项。屠呦呦由此成为第一位以本土的科研成果获得诺贝尔科学奖项的中国科学家，第一位获得诺贝尔生理学或医学奖的华人科学家。2019年，习近平总书记向屠呦呦颁授“共和国勋章”，以表彰其为人类健康和中医药传承创新作出的巨大贡献。

屠呦呦踏踏实实认真做好科研工作的故事，展现了中国老一辈科研工作者的精神风貌和科学实践。“胸怀祖国、敢于担当，团结协作、传承创新，情系苍生、淡泊名利，增强自信、勇攀高峰”将被一代又一代的后来人传承和发扬。

2015年12月7日，屠呦呦在卡罗林斯卡医学院以“青蒿素的发现：传统中医献给世界的礼物”为题做了一场精彩的学术报告。

供稿：中国中医科学院青蒿素研究中心　隋博元　廖福龙

躬行岐黄　明德育人——王永炎

人物简介

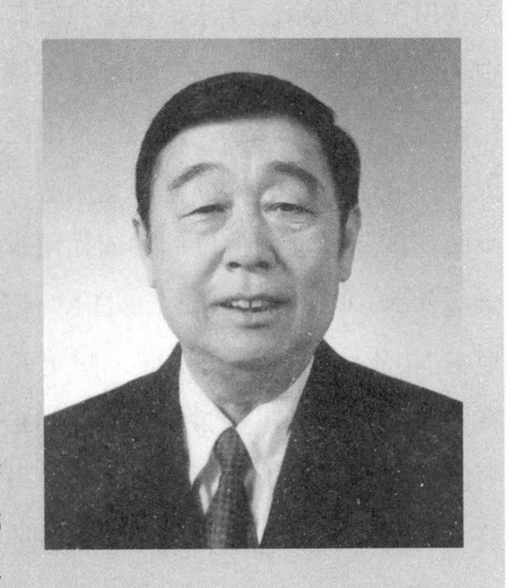

王永炎（1938—　），天津人。主任医师，教授，博士生导师，中医内科学专家，中国工程院院士。1962年毕业于北京中医学院，后于东直门医院工作。历任内科助教、住院医师、讲师、主治医师、内科副主任、医务处主任、副院长、副主任医师等职。1978年加入中国共产党，1983年12月，任北京中医学院院长，1985年晋升教授、主任医师，1990年被增列为博士研究生导师、校学位委员会主席。1997年任北京中医药大学校长，1997年10月当选中国工程院院士，1998年调任中国中医研究院院长。1999年被科技部聘为首个中医药行业国家重点基础研究发展规划项目（“973”）首席科学家。2001年6月当选为中国科协第六届常委，2003年当选第十届全国人大常委会委员，2012年当选中央文史研究馆馆员。现任中国中医科学院名誉院长、中国中医科学院中医临床基础医学研究所所长、北京中医药大学中医脑病研究院名誉院长兼学术委员会主任、北京师范大学资源学院教授。曾先后担任国务院学位委员会中医学、中药学学科评议组第三、第四、第五届召集人，卫生部学位委员会及中国药典委员会委员、国家中医药管理局中医药应急专家咨询委员会主任委员等职。

守正创新　引领中医学术发展

王永炎在中医药脑病研究、中医药标准化、中医药应对传染病研究等方面工作业绩突出：对中风病进行系统规范化研究，制定与推广“中医辨证量表”，首次引进医学计量学探索能被国内外与中西医均认可、能推广、立得住的疗效评价指标与方法；系统研究了中风病急性期针对痰热腑实证的化痰通腑汤、针对痰热证的清开灵注射液静脉滴注疗法；创立并发展了以标准组分、组分配伍、组效关系为重点的中药的研发模式，破解方剂配伍关键科学问题；主持了《中医药基本名词术语规范化研究》《中医病案书写规范》《中医内科常见病诊疗指南》等标准化建设工作，并倡导建立了中医药标准化研究中心，在规范全国中医药名词术语、诊疗指南及引领中医药国际标准化建设等方面作出卓越贡献。在 2009 年甲型 H_1N_1 流感暴发后，王永炎作为中医药“防治甲型 H_1N_1 流感专家委员会”组长，组织多次论证，总结甲型 H_1N_1 流感中医证候特征，制定并更新四版《中医药防治甲型流感》诊疗方案，有力保证了中医药在 2009 年甲型 H_1N_1 流感应对中的早期介入、积极参与，并发挥中医药特色与优势，同时建立了一支稳定的中医药防治传染病人才队伍与 41 家覆盖全国的中医药防治传染病重点研究室（临床基地），有效推动了中医药防治传染病体系建设。

医教协同　开创中医脑病学科

王永炎从事中医内科医疗、教学、科学研究 50 余年，主要研究方向是中医药防治中风病与脑病的临床与基础研究。师从中医名家董建华，并遵从董建华的建议，向全国十几名名老中医拜师学艺，奠定了中西医学扎实丰厚的功底。1990 年以来，受聘为中医内科学术带头人，深入系统进行了中风、痴呆临床和基础研究，在病因调查、证候规律、治疗方案、疗效评价及新药研制各方面都有创新性工作，提高了中医脑病防治水平。

先后主持了世界卫生组织国际合作项目、国家“863”“973”和国家“七五”至“十五”攻关课题等 20 余项。通过对缺血性中风系统临床研究观察，总结了证候演变、辨证治疗、调摄护理的规律。系统研究了中风病急性期针对痰热腑实证的化痰通腑汤、针对痰热证的清开灵注射液静脉滴注疗法，提高了显效率，降低病残程度。主持了多项中医标准化建设工作，进行从中医病历书写，到疾病、证候诊疗的规范标准建设的探索研究，为学科发展奠定了坚实基础。作为首席科学家主持国家重点基础研究发展规划项目《方剂关键科学问题的基础研究》的多学科创新团队工作，提出了方剂组分配伍研制现代复方中药的新模式，在国内外产生了重要影响。主持国家中医药行业科研专项“中医药防治甲型 H_1N_1 流感、手足口病与流行性乙型脑炎的临床方案与诊疗规律研究”，为我国中医药防治传染病工作作出了重大贡献。带领团队在“九五”攻关课题中，创立益肾化浊法，并按照中医理法方药统一的原则，总结多年经验和实验筛选，研发了中药新药复方苁蓉益智胶囊（原名：聪圣胶囊），在国内首次开展多中心、随机、双盲、对照试验，结果表明该药不仅能减轻患者核心症状，还能明显提高患者生活质量，目前广泛应用于临床。

科研成果先后获国家科技进步奖一等奖 1 项、二等奖 2 项、三等奖 3 项，省部级一等奖 5 项；获何梁何利基金科学与技术进步奖、香港求是基金会中医药现代化杰出科技成就奖、中国标准化终身成就奖、全国五一劳动奖章、“全国先进工作者”等荣誉称号。

教学方面，从门诊带教到大内科、神经内科大查房，融古今中西医于一炉，从中医四诊、西医示范查体、答疑解惑，到系统分析、辨证论治，创立了适合本科生、研究生、进修生、住院医师、主治医师的多层次、多梯队、多方位的立体教学模式，吸引了大量年轻优秀人才献身学科发展。已培养医学博士 70 名，出站博士后 37 名，其中 2 名博士荣获全国百篇优秀论文奖励，并成长为国家杰出青年基金获得者。发表学术论文 600 余篇，作为第一主编出版 20 余部学术专著，其中很多专著已成为教学参考资料，或教师、医师从业的指南规范。

诊察循证　追求中西医共识疗效

化痰通腑法治疗中风急症

王永炎在临床对大量中风病例证候的观察过程中发现，绝大多数患者中风病始发态会出现大便不通的现象，腑实便秘在中风急性期，特别是从始发态（24 ～ 72 小时）至发病 1 周不断出现，同时可并见痰热甚至风火诸证，观察发现痰热腑实消长与病势顺逆密切关联。于是，在承担的国家“七五”至“九五”等中风病急症攻关课题的协作研究中，与焦树德、任继学等老一辈中医大家，并联合全国从事中医脑病工作的李济春、沈宝藩、张学文、涂晋文、夏永潮等先生对中风病中医药诊疗进行了较为深入系统动态的观察研究。在此过程中，首次提出中风病痰热腑实证，并创制化痰通腑法。1982 年提出了中风病痰热腑实证的辨证论治方法，1986 年报道运用化痰通腑饮（瓜蒌、胆南星、大黄、芒硝）治疗缺血性中风病痰热腑实证 158 例，总有效率为 82.3%，显效率为 51.3%，总结了以舌红、苔黄厚而腻、口气臭秽、大便秘结或不通、脉弦滑而大等症为核心表现的痰热腑实证。1986 年由中国中医药学会内科分会、中医急症中风病科研协作组颁布的《中风病中医诊断、疗效评定标准》中，首次公布痰热腑实证，确立化痰通腑法。后经规范的随机对照研究和多年临床应用验证表明，化痰通腑法治疗脑血管病急性期痰热腑实证，对于改善患者意识状态、延缓病情进展和减轻偏瘫的病损程度具有较好效果。

病络及毒损络脉病机新学说

20 世纪七八十年代，王永炎总结中风病诊疗实践经验和长期系列的临床研究、基础研究成果，在提出脑血管病“浊毒损伤脑络”中医病机新认识、新理论基础上，形成了“病络及毒损络脉”的学术思想。

王永炎认为，毒损络脉是疾病发展到一定阶段，病情骤然发生变化的节点，标示着病情突然加重，邪气蕴结成毒，毒邪入络、损络，进而引起毒邪扩散蔓延，使毒邪效应骤然增强，毒邪靶位骤然扩大，并序贯引起脏腑组织损伤，性质败坏而使病情突然加剧的一种疾病状态或动态过程。

毒损络脉的内涵大致可以理解为以下三层意思：一是邪气成毒化：在疾病过程中，各种病邪都可以因为蕴结而成毒，形成邪气的转归。即邪气（外邪或内邪）—疾病—诸邪蕴结积久成毒—邪气成毒化。二是成毒损伤化：指邪气一旦成毒，即表现为毒性特征，毒邪伤害人体，形成毒损过程。毒损的具体表现是，形质受损，脏腑组织器官功能或（和）结构失常。毒损与贼邪害人（以下简称“邪损”）具有性质和程度的不同。邪损一般是病情轻、程度微，不会或较少造成形质受损，即使造成形质受损，也多可进行干预和逆转；而毒损则病情重、程度深，多引起形质受损，且不易干预和逆转。三是毒损的重要环节是毒损络脉。络脉是最重要的邪气侵入靶标和途径，毒邪形成而表现出毒性后，可以损伤多种靶标而具有多种靶向途径，其中络脉是最重要的靶向途径之一。由于毒邪损伤了络脉，引起机体的气血流通和渗灌不能而序贯损伤脏腑组织器官，导致各种疾病的发生或使原病情突然加重。邪损之“损”是邪气侵入机体的必然趋势，毒损是邪气损伤机体的终极趋势和最严重的阶段。疾病因为毒损才使病情陷入不易干预或无法干预的局面，从而使病患步入沉疴之途。

该思想是从创新中医学病因与病机的理论高度首次提出的，是一种具有病因、病机和病证属性等多种内涵的新的理论假说。该假说不仅使神经系统重大疾病、疑难疾病的诊疗水平有重大提升、认识思路有了新的突破，而且辐射影响至中医内外妇儿各个学科，通过“肯定疗效、规范标准、发现机理”的科学研究探索使得中医临床与基础研究成果形成创新学术思想。这些新思想又在指导进一步临床诊疗实践中得到验证发展，通过各个临床学科的广泛应用验证，提升了中医行业疾病诊疗水平。

辨证论治与意象诊疗模式

王永炎提出“象思维是中医主要的思维方式”，并将辨证论治诠释为“意象诊疗模式”，确是对中医学科原创优势的文化自觉。

中国文化中的“象”具有物我合一、现象与本质相融、自然、整体、动态时序的特点。中华先民基于“有诸内必形诸外”的原则“司外揣内”，创建了象思维模式，即通过观察事物的外在表现体悟推测其内在变化机制的思维方法。

中医辨证乃至中医理论的形成是象思维的最好体现。王永炎提出“以象为素，以素为候，以候为证，据证言病，方证相应”的临床诊疗路径与模式，将象思维贯穿辨证论治的层次递进，进行精辟概括。

虚气留滞、阳虚化风的病机新认识

王永炎在长期临床观察中发现少部分患者在中风病发病之初，即表现为气虚甚则阳虚为主，而邪实的一面并不突出，如有心脏病灌注不足导致卒中及风心病、房颤导致脑栓塞的患者，经及时益气温阳活血通络治疗，疗效显著。此类患者即使在

3～4个月后，积极给予益气活血通络法仍有使瘫软肢体肌力取得明显效果的可能。由此引发王永炎对中风病“风”的概念的深入思考，并在20世纪80年代大查房中提出“阳（气）虚化风”的病机新认识。

王永炎认为中风的发生归根结底为气血逆乱于脑。气血阴阳循行有序是生化之常，阳气亢张、血气逆乱为变化之机。临床实践发现阳气不足同样可以引起气血运行失其常度，变化生风。王永炎指出阳虚化风的内在本质为阳气不足，无力鼓动气血运行，气血不能上达于脑，导致脑失所养发为中风；阳气不足，鼓动无力还可致气血运行不畅瘀血阻络，使脑髓清窍失养、肢体经络失用出现肢体瘫痪、言语不能等中风病状；阳气不足，气化不利还可以导致有形物质的积聚，而成痰、成饮、成瘀，阻于心脉脑络，后者进一步阻碍阳气的化生和运行，易致“五脏气争、九窍不通”而发为中风。即所谓“虚气留滞、变化生风”。

随着血管成像、影像学的发展，“阳（气）虚化风”创新病机对指导临床干预策略方面意义重大。

病势顺逆与中风五大变证

在掌握证候演变主体规律及形成系列方药和辨证治疗的基础上，王永炎还进一步对中风病变证、坏病展开研究。辨证论治过程中，对中风病合病、并病、病势顺逆临床反应进行观察研究，发现中风病五大变证：呃逆、厥逆、抽搐、呕血、戴阳。

王永炎认为呃逆频频，是痰热内闭，损伤胃气胃阴，胃气衰败之象；突然神昏，四肢抽搐者，是内风乖张，气血逆乱而成；腹背灼热，四肢逆冷，乃阴阳离决；至于呕血便血，是由邪热猖盛，迫伤血络而成，亡血之后，气随血脱，多难救治；戴阳为虚阳浮越、命门火衰之故，邪盛正虚，阴阳格拒，病势凶险，多顷刻之间即被夺去生命。凡此种种，皆属变逆之象，病情凶险，虽经积极抢救，然能康复者甚少。为此，王永炎强调要注意观察变证早期的临床迹象，早期发现，积极干预，加强对变证的防治，要“防变于未然”。

玄府理论与中风急症病机

王永炎在多年临床实践的基础上，对中风病急性期脑水肿发病机制做了浅析，提出了脑内玄府郁滞、浊毒损脑的最新病机假说。

玄府的概念，从内涵上有狭义与广义之分，狭义的玄府指汗孔，以发泄气汗为主要的生理功能；广义的玄府则是遍布机体各处，无所不有的一种至微至小的组织结构，在功能上主要是与流通气（津）液、渗灌气血和运转神机有关。其广布于机体各处，通过流通气液而支持着不同的功能。分布于脑的玄府，依赖于玄府通利、开合自如，才得以保持机体的气液流通、血气渗灌和神机运转并整合出脑的复杂功能。病理情况下，一旦玄府的正常开合通利状态受到损伤，必然会影响正常的气液流通等功能，导致气液昧之，滞气停津，积水成浊，浊蕴为毒，浊毒泛淫玄府，碍神害脑，变生中风诸症。

中风病急性期的发病，始于血肿，次之气肿，由生水肿，继之演化为泛痰、淀浊、酿毒的系列变化，而变化的基本部位在玄府，引起玄府气郁、水淤、毒滞是病机关键，序贯而生其他病邪是病情复杂与病势旋进的重要因素。简单说，水淫玄府、浊毒损脑乃中风病急性期脑水肿的基本病机。

益肾化浊、解毒通络法治疗血管性痴呆

王永炎在多年治疗中风病与痴呆的经验与大量临床研究基础上，指出中风与痴呆都是在肾虚精气亏虚、痰瘀阻络的基础上发生，提出“中风后痰瘀蕴积阻络、酿生浊毒、毒损脑络、络损髓伤、神机失用、灵机记性丧失”为血管性痴呆的主要发病机制。

供稿：北京中医药大学东直门医院　高　颖　谢颖珍

为首选新药以身相许——王逸平

人物简介

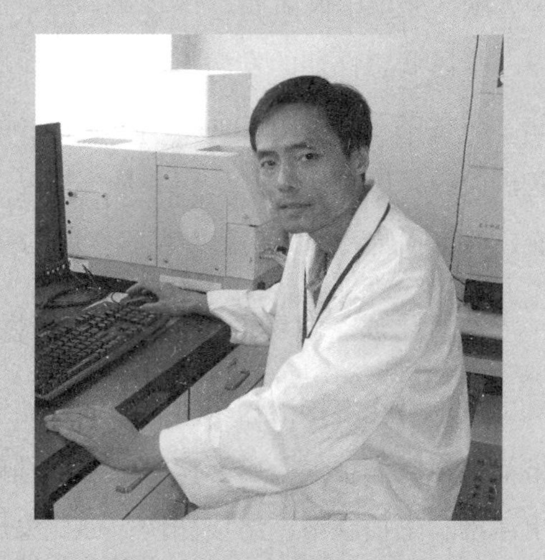

王逸平（1963—2018年），中共党员，中国科学院上海药物研究所研究员。2018年4月，他因病在科研工作岗位上溘然逝世，时年55岁。

王逸平长期从事心血管活性化合物的药理作用和分子机理研究和心血管药物的研发。作为主要发明人之一，历经13年不懈努力，成功研发了现代中药丹参多酚酸盐，成为我国中药现代化研究的典范。他主持药理研究的抗心律失常的一类新药“硫酸舒欣啶”是科技部“十五”重大专项“创新药物和中药现代化”，已获得了中国、美国、英国、法国、德国、意大利和日本等国家的发明专利授权。他构建了包括心血管疾病治疗药物先导化合物筛选、候选新药临床前药效学评价、药物作用机制研究等完整的心血管药物研发平台和体系，为全国药物研发企业的科技创新提供了强有力的技术支撑。他为研究生教育和人才培养倾注了极大的热情与心血，培养了30余名硕士、博士研究生，很多毕业生已成长为年青一代的优秀科技人才。

王逸平曾先后获得国家技术发明奖二等奖、中国科学院杰出成就奖等荣誉。2018年11月16日，中央宣传部向全社会公开发布王逸平的先进事迹，追授他“时代楷模”称号。2019年，被追授“最美奋斗者”称号。

选择决定了人生的方向和道路

王逸平把党的要求，国家的需要，人民的期盼作为自己的人生选择和奋斗目标，并坚持始终。他在入党申请书中写道："要将个人成才与国家利益相结合，并服从于国家利益，把自己的才能无私地奉献给社会主义现代化建设事业。"他说，"药学研究的每一份付出，每一点进步，都能为百姓生命健康带来一丝希望""选择了新药研究就是选择了科学长跑"。为此，他用一生的行动来践行承诺，在药物所工作 30 年，始终坚持研发创新药物的科研方向，并与生命赛跑。

心血管疾病是严重危害人民健康的重大疾病。为此，王逸平长期从事心血管药物的药理作用机制研究以及心血管药物研发。早期，他先后开展了对关附甲素在抗心肌缺血上的作用机制研究和以银杏叶成药的天保宁的临床药理研究等工作。由于科研能力和成绩突出，他在 31 岁就成为药物所当时最年轻的课题组组长。

1994 年起，王逸平与宣利江合作，率领研究团队历经 13 年不懈努力，终于成功研发了现代中药丹参多酚酸盐。该项目被列为发展改革委中药现代化示范项目，已在全国 5 000 多家医院临床应用，2 000 多万名患者受益，累计销售额突破 250 多亿元，被评为最具市场竞争力的医药品种，成为我国中药现代化研究的典范。王逸平无愧为中药现代化的开拓者。

在进行丹参多酚酸盐研究的同时，1997 年开始，王逸平持续 21 年主持抗心律失常新药硫酸舒欣啶的药理学研究。2018 年 1 月完成Ⅱ期临床试验，并已获得了中国、美国、英国、法国、德国、意大利和日本等国家的发明专利授权。

王逸平先后承担了科技部"创新药物和中药现代化"专项、中国科学院重大专项、"863"课题等一系列重大科研项目，取得了丰硕的科研成果。他还领导团队构建了包括心血管疾病治疗药物先导化合物筛选、候选新药临床前药效学评价、药物作用机制研究等完整的心血管药物研发平台体系，为全国药物研发企业完成 50 多个新药项目的临床前药效学评价，为企业科技创新提供了强有力的技术支撑。

新药研究的道路充满荆棘和坎坷，没有哪一个新药不是经历了无数次的失败才成功的。在这样一条无比艰险的探索之路上，王逸平却孜孜以求着做"全世界临床医生首选新药"的梦想。他在毕业典礼上勉励毕业生时说：碰到困难和低谷，要时刻提醒自己要坚持“再战一个回合”，能够坚持“再战一个回合”的人，是不会被打垮的。他就是这样始终“不忘初心”，坚持自己最初的选择，从关附甲素到银杏叶胶囊，再到丹参多酚酸盐、硫酸舒欣啶；从药理研究到申报临床，再到新药审批上市，王逸平凭借着“再战一个回合”的毅力和勇气面对挑战和磨难，一路前行。

对王逸平来说，新药研究之路如此，人生之路亦如此。1993 年，年仅 30 岁的王逸平被确诊患有克罗恩氏病，即肠道炎症性疾病，同年手术，切除了一米多小肠。曾经学医的王逸平非常清楚，克罗恩氏病目前无法治愈，反复发作，只能靠药物控制，且极易引起并发症，他的健康状况从此只会越来越恶化。好几次外出时突然发病，腹部剧痛、便血虚脱，几乎昏迷，他只能用手机向家人和同学求助，等亲友赶到，他已经瘫软在地，每次都是被抬回家的。然而症状稍微缓解，他又继续上班工作。因为患克罗恩氏病，怕引起腹泻，平时他不敢多喝水，时间久了，他又得了肾结石，从此两种疾病引发的剧烈疼痛交替折磨着他。随着病情的不断加重，王逸平的身体日益虚弱，体重不足百斤。

然而，病痛没能改变王逸平做新药的初心，他以锲而不舍、永远奋斗的精神，在长达 25 年的时间里，一次又一次地战胜病痛，一个又一个地攻克科研难关。然而他除了自己记录病情，很少跟别人提起自己的病况。当他因新药研发取得的重大成果，赢得全所职工和研究生赞誉和钦佩的时候，绝大多数人却不知道他的病情日益严重，健康状况每况愈下，以至于他突然离去，几乎所有的人都不敢相信，为之震惊。更可贵的是，在众多成绩和荣誉面前，他总是悄悄地把奖状和证书塞进文件橱，把奖金捐献给党组织，然后又默默地以重病之躯迎接又一个新药研发的挑战，开始又一次的“再战一个回合”。

在追逐人生梦想，与病魔顽强的抗争中，对王逸平来说最宝贵的就是时间。研究生说他比学生更勤奋，“早上不到 7 点半就到所里了，晚上往往要 10 点半以后才回家”。老所长建议他半天工作半天休息，他却说“到了实验室反而可以减轻我的病痛”。妻子说：“女儿读中学后，他从来没有参加过家长会；女儿在国外读书 4 年，他更是从来没有去看过她，一直没有时间。”为了赢得更多宝贵的科研工作时间，王逸平在办公室冰箱中常备止痛针和急救药，他总是通过服药和自己打针来缓解病痛。2018 年年初，王逸平感觉自己的病情持续加重，而激素药物已经无法控制，但他仍不肯改用生物制剂，因为那是最后一道屏障。他选择通过加大服用剂量来延长激素药物的治疗时间。此时他想的是："再争取十年时间，我可以再研究出两个新药！"就这样，在与时间的赛跑中他坚持了25年。

虽然王逸平没能再争取到十年时间，但他在科研生涯中充分展示了一名"党员科学家"的可贵精神和优秀品质。

王逸平没有海外留学背景，是我们国家自己培养的一名优秀的科学家。生前他没有任何"帽子"，曾经备受没有名气、缺少设备、经费不足的困扰，但他坚持立足国内，坚持新药研发，没有设备就下班后借用别人的仪器做实验，加班加点日夜奋战。1994年，31岁的他开始丹参多酚酸盐项目研发，一直到2005年拿到新药证书。他说没有时间出国留学。2005年后他继续开展硫酸舒欣啶的研发，其他新药项目也不断开展，他觉得在国内做新药更有价值，没有必要出国。曾经发论文是科研成就的主要衡量指标。王逸平说："发文章是名利双收最简单的路，若是人人都挑简单的路，新药这条艰难的路谁来走呢？"他倔强地坚持在新药研发的路上摸索前行，不为名利所动。

把创新作为科研的灵魂

王逸平始终坚持新药研发走创新之路。丹参入药，在中国有着千百年历史，然而有效成分是什么一直是个谜。如何让中药瑰宝重现价值？王逸平从解开有效成分这个谜团入手，对100多种丹参水溶性组分和化合物进行反复检测，终于发现了丹参乙酸镁的生物活性特别强。他大胆推测，这可能就是丹参最主要的有效成分，并提出了以丹参乙酸镁为质量控制标准来研制丹参多酚酸盐粉针剂的方向。最终的临床试验证明，丹参多酚酸盐粉针剂可治疗冠心病、心绞痛等疾病，且疗效显著。他还大胆尝试，作为中药注射剂，创造了"第一次用近100%的有效成分研制中药注射剂""第一次用丹参乙酸镁作为丹参注射剂质量控制核心""第一个采用运动平板试验评价临床疗效"等多个"国内第一"。对此，国外权威评论"该药成功上市意味着中国的生物医药产业，可以通过对具有悠久临床应用历史的传统中药进行化学成分的深入研究，来开发创新药物。与从头开始的合成新化合物相比，该途径更加快捷，成本低廉"。

把责任作为科研的动力

王逸平始终把患者放在第一位。有企业家问王逸平："有的类似药物的有效成分控制只有40%，就开始申请做临床试验了，你为什么要将单一成分提高到80%、总有效成分做到接近100%？"他回答得简单干脆："对患者负责。"丹参多酚酸盐Ⅰ期临床试验，为了快速获得药代的数据，王逸平老师撸起袖子，让护士埋针点滴，自己以身试药。他说："一个好药，一个安全可靠的药，你要敢用到自己身上。"丹参多酚酸盐研发是个漫长的过程，十几年耐住寂寞，抵挡诱惑，每年工作汇报，每次他讲的几乎都是丹参，时间一长难免引发质疑。然而他却仍专注于整个研发过程中不断地解决问题，就是拿到新药证书后，还继续跟踪从实验室到工厂生产，具体到某个环节上的一个参数控制上，生怕从实验室到生产车间转换过程中出现问题。企业在生产中遇到问题，只要有电话过来，他都会放下手里的工作，立即赶过去解决问题。他像呵护自己的"孩子"一样呵护新药，关注它的整个生命周期。这个药越是得到认可，他就越感到责任重大，就越要不断完善。丹参多酚酸盐粉针剂上市后，为了方便患者用药，他又开始口服制剂的研发。因为丹参口服不吸收，利用度低，尝试了10多种方法都没有彻底解决问题。但他坚持以临床药效为标准，本着对患者负责的精神，口服制剂研究又坚持了16年，凭着"咬定青山不放松"的劲头，直到临终前，口服丹参制剂终于有了突破，可他却看不到结果了。因为治疗房颤至今没有有效药物，王逸平还希望用硫酸舒欣啶来治疗房颤，研究也取得了突破性进展，一位与他合作的临床医生说，这是一个他实现做"全世界临床医生首选的新药"愿望的药，就差一点儿可能就成功了。在坚持做好一个药的同时，王逸平却经常果断地终止成药性不好的项目，哪怕投入再多人力物力也毫不犹豫地放弃转让，他觉得对企业负责，也是对患者负责。就这样，"寻找治疗疾病新药，为患者解除病痛"是一直压在王逸平心上的责任，更是他科研的动力。

把合作作为科研的纽带

王逸平始终不计名利得失，只为"出新药"。丹参多酚酸盐的研发与宣利江等的课题组成为最紧密的合作伙伴。王逸平和宣利江也成了最亲密的朋友。无论碰到什么难题，不管是药理的还是药学的，他们都会共同来解决，从不计较，更不埋怨，在长期合作中达成了一个共同的认知，即无论哪方面的问题解决不了，结果都是药做不出来。对王逸平来说，除了新药，其他都是次要的。他与企业合作的时候不看重转化的收益，更关注的是共同推进新药研发进程，使新药早日成功上市，造福病患。他真心帮企业解决问题，在他的横向合同中，经常是需付出的成本和企业支付的收入基本是持平的，很多时候是先帮企业做些预实验，有了方案，确定可以做了之后才签订合作协议收款。甚至到了项目款项付款的时间节点，他也都为企业着想，考虑到企业的实际情况，提出不催款，企业付款可以缓一缓。他总说：企业既然全力以赴在做药了，我们就要全力一起达成目标。他是药物创新研究院新药研发大团队的代表及心血管领域的首席科学家，他大力支持各分部研究中药、民族药的团队项目，给予无私的帮助，对需要先由研究院总部的药效平台对候选品种进行药效再评价后才决定是否立项的项目，他事先都不收取费用，帮助完成了相关项目的药效评价工作。王逸平逝世后，昆明植物所的一位年轻的科研人员打电话给科研处，诉说了王逸平给他的帮助，帮他筛选了许多化合物，并提供了报告，却没有签订合作协议，也没有收费。就这样，王逸平无论是与所内外研究团队，还是与企业、临床医院都建立了良好的合作关系，赢得了信任与赞誉。他的突然离世，使很多合作者们都痛感失去了“科研的另一半”。

把育人作为科研的未来

王逸平始终言传身教，为人师表。作为博士生导师、中国科学院上海药物研究所学位委员会副主任，他十分注重对学生全方位的培养。他认为，我国的复合型高等药学人才缺乏，以“出新药”为目标，药物所培养出的人才应该兼具基础研究和新药研发的能力，要让学生更多了解临床研究、新药申报、政策法规等方面的知识，增加新药研发管线下游环节的实战经验。他非常细心了解了每个学生的家庭情况、学习情况，从实验基础开始，手把手地带教学生。他十分耐心地将实验原理流程仔细给每一个学生说一遍，然后亲自演示，并在学生做实验的过程中当场指出需要改进的地方，就连移液枪之类的基础技能也都要求反复练习，反复比对结果，有差异的一定要到找出原因为止。他告诫学生，研究工作一定要经得起检验，不但自己组里能重复出数据，而且在别人那里也能重复出来，定性定量的结果才有说服力。他说做科研必须有素养，这是决定你一辈子的事。他鼓励组里职工读研究生，大家都说他是个为别人着想的人。研究生们有时候对实验中的问题仅是流于表面的总结，而他则会为此而彻夜不眠。动物实验由于个体差异性大，有时实验结果不理想，他从不责怪，而是组织大家讨论，然后自己晚上回去找原因，经常睡觉睡到一半就爬起来想，最后找到解决办法。他还把这些实验中的经验与教训，归纳起来，形成实验室的各种操作规范。他每天上班比学生早，下班在学生后面走，周末学生们到所里，抬头总能看到 5 楼西北角他的办公室的窗是开着的。王逸平用自己在新药研究上不畏艰难、勇于创新、坚韧不拔的优秀品质为身边职工和研究生树立了榜样，时时刻刻影响和鞭策着青年人积极向上，不断进取。在他的精心培养下，许多研究生的综合素质都很强，成为优秀科研人才。

从 30 岁到 55 岁这段人生中最美好的时光，王逸平是在为解除人民病痛研发新药的艰难探索中度过的，也是在与自身疾病漫长的斗争中度过的。他以坚定的信念、坚强的信心、坚韧的毅力实现了自己的人生选择和追求，体现了对党忠诚、信念坚定的政治品格，心系群众、为民造福的宗旨意识，执着追求、矢志创新的科学精神，坚韧不拔、严谨求实的工作作风和淡泊名利、甘于奉献的高尚情操。习近平总书记在两院院士大会上寄语科学家要“干惊天动地事，做隐姓埋名人”。王逸平正是这样一位用自己朴实的言行，铸就不平凡的科研人生的党员科学家。

供稿：中国科学院上海药物研究所原党委副书记　厉　骏

华夏抗疫英雄谱

英勇无畏战“非典”——姜素椿

人物简介

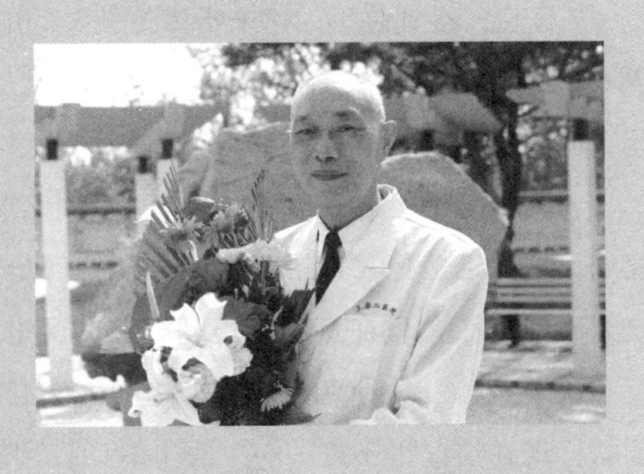

姜素椿（1929— ），主任医师、教授、专业技术3级、硕士研究生导师，中央保健会诊专家。湖南宁乡人，1950年12月入伍，1956年10月大连医学院毕业，分到解放军第三〇二医院（现为解放军总医院第五医学中心）工作。1979年6月入党，1983年6月至1987年9月任副院长。1990年7月进院专家组，1992年10月起享受政府特殊津贴，1999年5月退休。对中枢神经系统、消化系统、呼吸系统等传染病的诊断治疗有很深造诣和丰富经验，准确诊断、救治了许多疑难杂症患者，参与扑灭了10多次突发疫情。培养了11名研究生，承担了国家“七五”攻关课题《依诺沙星实验及临床研究》等，获军队医疗成果二、三等奖多项，发表学术论文100多篇。主编和参编了《传染病基础与临床》《实用临床传染病学》等著作。曾任中华医学会常委、《中华实验与临床病毒学杂志》副主编和10多家学术期刊编委。多次受到上级表彰，两次荣立三等功。在2003年抗击“非典”中表现突出，受到胡锦涛等中央领导的批示表扬，被评为全国防治“非典”工作优秀共产党员，全国先进科技工作者，全军防治“非典”工作优秀共产党员、先进个人。获首都五一劳动奖章、中华医学基金会华源医德风范奖。被评为2003年度公众关注的中国十大科技新闻人物、全国离退休干部先进个人等。

2003年3月5日下午，一辆人们常见的救护车给解放军第三〇二医院转运来3位病情“怪异”的危重患者。经过有关科室夜以继日的紧张忙碌，让人意想不到的诊断结果和突如其来的“非典”疫情，使全院上下火速进入“战时状态”：院党委、院领导急调精兵强将，安排专家会诊，及时组织抢救……

奋不顾身　指挥第一批危重患者的紧急抢救

7日晚，接到院里“速来指挥抢救”的电话后，姜素椿以最快的速度赶到病区更衣室门口时，早已等候的吕院长说：这批从山西转来的患者，不仅均呈现肺炎症状，而且都是从广东回来后发病的。现在病情十分危急，特请您来指挥抢救……

姜素椿心里“咯噔”了一下。没料到北京第一批输入“非典”患者会来得这么突然，这么迅速！姜素椿正琢磨着该如何抢救患者时，吕院长又特意叮嘱道：您这么大年纪了，就在病房外边隔着玻璃窗坐镇指挥吧！里边有那么多医生护士就行了！姜素椿一边穿防护衣，一边听医生汇报：“病情最重的这位患者，我们正在抢救，现在情况很不好……”医生的话音刚落，姜素椿便着急地对吕院长说：“不行，我不能在病房外边隔窗指挥，必须进入病房，站在床边，直面患者，才能准确指挥！”

吕院长考虑到姜素椿已年逾古稀，又患过癌症，仍不同意其进入病房，旁边的医生也劝道：“您就别进去了，我们随时出来给您汇报。”“那也不行！”姜素椿当时真有点儿急了：“一个医生不见到患者，怎么组织抢救！”他顾不了那么多，很快就穿好了隔离衣。当时病房里没有厚口罩，他十分警觉地特意在薄口罩里边垫了两块纱布，然后不顾大家劝阻，无所畏惧地走进病房。时间十分紧迫，吕院长只好对参加抢救的医护人员说：“一切听姜教授指挥！”

姜素椿走到患者床前，发现患者全身青紫，呼吸、心跳都没有了。一边立即组织6位医生轮番给患者做心脏体外按摩，一边紧紧盯着床前的心电图示波，发现一直是直线。他果断地做出决定：心内注射！静脉注射！继续做心脏体外按摩……

姜素椿对抢救的每一个细节都观察得很细，发现有什么疏漏，就立即指出来。他看到一个医生在用力按摩时，手套脱落下来，便急忙用手一指：“快把手套戴好，压紧衣袖！”由于按摩时用力很大，病床会不停地挪动。姜素椿便用自己的身体紧紧地顶住病床的一侧，终于稳定住了病床，使医生们的按摩更加得法、有力。荧光屏上呈直线的心电图示波突然有了一个波峰，医生们仿佛看到了一丝希望。

姜素椿聚精会神地注视着患者瞳孔的变化……由于气管插管后补充了足够的氧气，患者的瞳孔在呼吸、心跳停止后一时还没有放大。为了看清患者的瞳孔，姜素椿把头伸近患者面部，以最近的距离，仔细观察着。作为高龄老人，又离患者这么近，尤其是给患者插管抢救时，呼吸道分泌物不断地喷出来，所有参与抢救的人又都大口大口地呼吸着被严重污染的空气，每个人都面临着被感染的风险。但在当时，大家谁也没顾及这些，心里只想着如何把患者抢救过来。

尽管姜素椿指挥医护人员又进行了一个多小时的紧张抢救，但因这位患者年龄偏大、病情太重，且来院之前又贻误了最佳救治时间，最终还是没有被抢救过来。

停止抢救之后，姜素椿立即交代了两件事：一是让护士们认真做好尸体料理，切实防止尸体排泄物外流污染环境；二是叮嘱所有参加抢救的人员，必须先去洗澡，把衣服和鞋袜都更换下来，留在科里彻底消毒，才能离开隔离区。

洗完澡换好衣服后，大伙儿正准备往回撤，姜素椿又决定让医生们先留下，请大家对如何尽快查明病因、做好后事处理及下一步救治工作等做了些讨论……讨论会一直开到了 3 月 8 日凌晨一点多钟。会议结束时，姜素椿特意请赵敏主任负责，注意留取死者的心血等各种标本，并向院里汇报，争取尽快做尸体解剖。

精心策划　指导第一例“非典”死者的尸体解剖

急事急办。院领导立即把姜素椿关于尽快尸解的建议向中国人民解放军后勤部卫生部做了汇报。在当天上午卫生部召开的专家讨论会上，姜素椿再次谈了尸解的重要性和紧迫性。最后经卫生部同意，下午即进行尸解。

考虑到解剖时病毒就会向外蔓延、扩散，危险性相当大。院领导在确定参加尸解的人员时，都不同意让姜素椿也参与其中。理由是他体力透支较多，不能过度疲劳……

姜素椿再次谢绝了领导们的特别关照，并以对死者情况比较熟悉为由，邀请洪涛院士一起走进了病理科解剖室。姜素椿一边叮嘱参加具体尸解工作的病理、病毒、免疫和微生物室的专家们注意搞好自身防护，一边指导他们对应该留取的各个组织器官和各种体液，进行规范、细致的采集。

在紧张有序的尸解过程中，姜素椿和洪涛等目不转睛地盯着尸解人员的各种操作，仔细地审视着死者的器官上有没有出血点……解剖进行了3个多小时，后续工作一直延长到夜里10点多钟。这次尸解非常成功，尸解人员的很多发现，在全国都尚属首次。北京首例“非典”死者尸解工作的顺利完成，为此后全国多家医学和科研机构迅速开展“非典”研究工作提供了大量极为珍贵的第一手资料。

尸解工作结束后，吕院长、倪政委等再次给姜素椿下了一道“死命令”：坚决撤离临床一线，先休息几天再说！“命令”传达到姜素椿耳朵里之后，他找到吕院长，态度诚恳地央求道：“我就这么点儿爱好，爱看个患者，有患者不让我去看，我心里就难受。”见吕院长没有答应的意思，姜素椿又说：“医生的战斗岗位在临床救治一线，天职是救死扶伤。在‘非典’疫魔肆虐、‘非典’患者急需救治的关键时刻，我怎么能先撤离临床一线呢！”

处于两难选择中的吕院长，面对这样一位为救患者而奋不顾身的老党员、老教授，很难想出更好的劝阻办法，便只好于心不忍地叮嘱道：“姜教授，确保您的健康和安全，也是我们的责任，即使临床一线急需您去，您可千万要保重自己的身体啊！”

此后几天里，姜素椿仍然坚持到临床一线去参加其他“非典”患者的查体、诊断、治疗和抢救工作，甚至近距离地查看患者的嗓子。每次查房，他经常一待就是几个小时，而他一忙起来，往往就忘记了休息，忘记了下班。

3月10日下午，姜素椿又来到“非典”隔离病房查房时，一直担心的事情果不其然地发生了，3位同行不幸感染了“非典”！眼睁睁看着同事们这样快地倒下了，大伙儿既悲痛又恐惧，每个人的心里都沉甸甸的。看到这种情绪，姜素椿急忙安慰大家：别紧张，我们一定会想办法，尽快救治好他们的！越是这种时候，越要冷静、沉着！

为了应对下一步还可能会出现的减员局面，院领导一边组织第二梯队、第三梯队，一边“命令”年事已高的姜素椿火速撤离临床一线！看到同行们一个个地倒下了，姜素椿心如刀割，却更加“固执”：为了守住这块无名高地，战友们病倒了，我作为幸运者，怎能临阵脱逃！在疯狂肆虐的“非典”疫魔面前，他不仅没有退缩，而且仍然坚持白天查病房，晚上查资料，力图找到抢救危重患者的好办法，为同行们闯出一条血路！

临危不惧 自愿第一个以身试用“非典”血清疗法

3月14日傍晚，当姜素椿和老伴儿保持两米距离在院子里遛弯儿时，突然感到身上一阵发冷，还伴有寒战。他问老伴儿：“你觉得冷吗？”老伴儿脱口而出：“不冷啊！我没感到冷。”姜素椿没有再说下去。联想到一科的同志连续多人病倒的现实，他意识到“自己也可能出问题了”。

3月15日下午，姜素椿依然感到身上发冷，一量体温，37.9摄氏度！不但没有退烧，体温反而又升高了。他及时报告医务部：“我要马上住院！”他简单地收拾了几件衣服和生活用品，拎着小包向门外走去。

老伴儿彭裔云也是在临床科工作了几十年的老专家，深知高烧不退正是“非典”的早期症状之一。彭裔云没有半点儿犹豫，紧跟着姜素椿走出了家门，想亲自把他送进病房，再多嘱咐他几句。

姜素椿边下楼梯边想，老伴儿也是70多岁的人啦，病房是传染区，多一分接触，就会多一分危险，便对老伴儿说：“你只能送到楼下。”可老伴儿听了，坚决不依：“你一个人去，我不放心！”老伴儿还是固执地跟了上来，双手紧紧地挽住姜素椿的胳膊，一直不愿松开。姜素椿看到老伴儿无声地咬着嘴唇，泪水在眼眶里直打转，自己的鼻子顿时也感到酸酸的。

此时，姜素椿当机立断，干脆给老伴儿挑明了说：“这次住院，与以往不同，传染病是不讲情面的，我可能回来，也可能回不来。但你是了解我的，前两次因鼻咽癌和脑出血住院，我不都挺过来了嘛！这一次，你也要放心，我会争取回来的！现在，我们最需要的是坚强和理智，我也需要你的理解和信任！好了，你快回去吧！”彭裔云默默地听着姜素椿饱含深情的临别赠言，这才慢慢地松开了手，停住了步，一直看着姜素椿独自一人向病房走去……

姜素椿住进病房后，一科主任根据院领导关于“要不惜一切代价设法救治”的指示，立即给姜素椿做了全面检查。结果很快就出来了：流行病史符合，体温符合，胸片符合……姜素椿被确诊感染上了“非典”！躺在病床上、知道了结果的姜素椿反倒平静了许多。他还注意把自己病情发展的有关情况记录下来，让同事们研究。

3月16日早，科领导们即来查房。此时，姜素椿的体温已升至39摄氏度，连脸色都变了，正处于最危险的时候。但他仍镇定地对自己带出来的这些医生说：现在，我是患者，会积极配合你们治疗的。我躺着说，你们站着讨论；我举手，你们就叩锤定音。

吕院长、倪政委等院领导对姜素椿的治疗工作非常重视，多次召集专家和科领导及医生研究治疗方案。方案确定后，医务人员给他上了激素、抗生素和抗病毒药，注射了免疫增强剂。第二次拍胸片时，片子显示的情况有所好转，使他感到十分欣慰。可是第三次拍出的胸片显示，肺部的阴影又扩大了。科里会诊后，迅速报了病重。

战胜疫魔，首先要战胜自我！他暗下决心：自己作为一名老兵，必须带头坚强起来，要用顽强的毅力，抵挡住疫魔，支撑起战友，眼下更要尽最大努力使病情尽快好转，使倒下的战友增强信心，使站着的同事们不再倒下！战友们看到年逾古稀的姜素椿还那样意志顽强，那样信心百倍，眼前仿佛树起了一根强大的精神支柱，心里顿感踏实了许多，战胜疫魔的信心增强了许多。在当时那种特殊情况下，姜素椿的榜样作用是无法估量的！

与“非典”病毒较量，关键在患者自身的抵抗力。姜素椿深知自己曾患过癌症，做过多次放疗，又是古稀高龄，抵抗力肯定比不过年轻人，预后十分危险。况且，眼下既没有特效药物，又没有超常规疗法，唯一值得一试的就是血清疗法了。

经过深思熟虑，姜素椿相信血清疗法肯定对患者有好处。借鉴其他传染病用血清治疗的成功经验，姜素椿进一步认为，对新出现的“非典”危重患者来说，也很有尝试血清疗法的必要。现在，我们遇到了肆虐的“非典”疫魔，自己作为临床医生，虽然不能直接救治患者了，但也可以为探索“非典”新疗法作点儿贡献嘛！想到这里，姜素椿非常慎重地向院领导提出了愿在自己身上首试血清治疗的想法。

对姜素椿提出的想法，吕院长、倪政委既非常重视，又十分慎重。先后 3 次主持专门会议进行了研究论证。因为用血清治疗“非典”患者还从未有过，把含有抗体的血清输入其他“非典”患者体内，也不是一件轻而易举的事情。

姜素椿知道任何新疗法都可能有风险，但他已经深思熟虑过了：“我有 80%的成功把握，事情就可以做了，这绝不是鲁莽行事。我都 70 多岁了，我不冒这风险，让谁去冒这风险。退一步说，万一真有什么危险，也总比让年轻人来试验好吧。即使试验失败了，我也死而无怨！”如果能在生命的最后一程，再用自己的身体为救治更多“非典”患者闯出一条路子，就是搭上这条老命也值得！他主意已定，决心要拿自己的身体做一次史无前例的“非典”血清疗法实验！他再次拿起电话，把血清疗法的科学性、可行性、必要性等，认真地向院领导做了详细汇报，并坚决要求在自己身上马上进行试验：“这是我最渴望满足的一个心愿，请你们务必答应我这最后的请求。”

在姜素椿的坚决要求下，院领导和专家们经过反复研究，认为血清疗法行得通，但还没有人在“非典”患者身上用过。经权衡利弊，院领导最终决定采纳姜素椿首试“非典”血清疗法的建议。

血清取回第三〇二医院之后，院领导特意邀请多家医院和本院专家一起会诊，并请5个兄弟单位的检验科对血清进行了全面检测、化验，结果一致，证明取回的血清质量是合格的、可输的。那些天，为了救治姜素椿，院部领导和专家们，做了精心准备，光实施方案就研究了多次。

3月22日，是一个普普通通的星期六。但对姜素椿来说，却是他的病情实现重大转折的关键一天。这天上午，姜素椿义无反顾地在医嘱栏上签上了自己的名字。下午，血清很快送到了病房。医护人员及时做好了各种准备：抢救车推到了病房门口，随时准备应付万一；为预防过敏反应，提前输了氢化可的松……一场生死试验开始了！但这时躺在病床上的姜素椿却显得非常平静。一滴一滴血清，缓缓地流进了姜素椿的血管里。50毫升的血清，足足输了一个多小时，科主任周先志和医护人员也整整看了一个多小时。血清输完后，姜素椿自感无异常情况，便对同事们说：“谢谢你们！我这儿没事了，你们可以去忙别的了。”

输入“非典”患者康复期血清之后，姜素椿的身体未出现任何异常反应。由于这种具有特异性的血清是直接针对病毒的，所以很快就发挥了作用。经过配合其他药物治疗，一周以后，姜素椿自己感觉身体开始发生了很大变化：呼吸顺畅了，浑身有劲了，心情也好多了……

病情刚有好转，姜素椿就躺不住了，他抓紧时间，开始做总结、写文章。他多次对身边的年轻医生说：“能够在有生之年投身于‘非典’患者的救治工作，是人生的一笔宝贵财富。所以，我必须抓紧时间写点文章。”病区规定晚上9点半熄灯，可姜素椿病房的灯总是亮到深更半夜。值班护士和医生心疼地说：都快12点了，您怎么还不睡觉啊？姜素椿解释说：“你们不知道我心里有多急呀，对‘非典’这种新发传染病，大家还不了解。我想早点把这些论文写出来，好让发生‘非典’的地方有所借鉴啊！”

院领导知道姜素椿在没日没夜地写论文后，也动员他的老伴儿劝劝他：“你的病情刚有好转，仍然需要休息，你可不能这么拼命。”但他全然不顾，就是靠这种笔耕不辍的奋斗精神，在一张简易的餐桌上，他写了《重症急性呼吸综合征》等9篇医学论文，约5万字，对“非典”防治工作提出了独到的见解和科学的举措。有些论文发表后，对鼓舞同行起到了积极作用，受到广泛好评。

4月7日傍晚，边治疗、边康复、边写作的姜素椿，住院仅23天便奇迹般地康复了。4月21日、22日，胡锦涛等中央领导同志对姜素椿的感人事迹作出批示表扬。中央各大媒体广泛宣传后，在全国引起热烈反响。此后，他参加院内外重要会诊、会议，接受各种媒体记者采访，回复各地来信来电询问等工作更忙了，有时竟要忙到深更半夜。

5月6日，第三〇二医院隆重举行了康复医护人员重返救治一线誓师大会。随着收治任务的加重，姜素椿又率先主动请战，坚决要求重返一线，并带头签名、宣誓，决心为战胜“非典”再作贡献！

供稿：原解放军第三〇二医院政治工作部主任、丰台区军休28所退休干部　申金仓

解放军总医院第五医学中心　李　莹

共和国勋章获得者——钟南山

人物简介

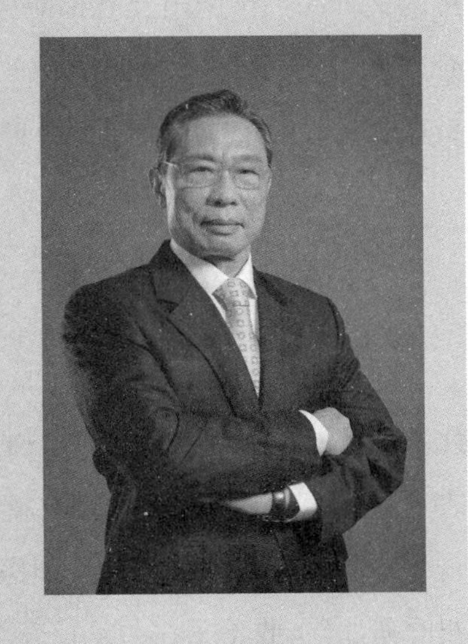

钟南山（1936— ），中共党员，福建厦门人，广州医科大学附属第一医院国家呼吸系统疾病临床医学研究中心主任，中国工程院院士，第十一、第十二届全国人大代表，第八、第九、第十届全国政协委员。他长期致力于重大呼吸道传染病及慢性呼吸系统疾病的研究、预防与治疗，成果丰硕，实绩突出。新冠肺炎疫情发生后，他敢医敢言，提出存在“人传人”现象，强调严格防控，领导撰写新冠肺炎诊疗方案，在疫情防控、重症救治、科研攻关等方面作出杰出贡献。2020年9月8日，获得“共和国勋章”。

2020 年 9 月 8 日，荣获“共和国勋章”的中国工程院院士钟南山从北京返回广州。当天晚上，广州塔“小蛮腰”为钟南山“爆灯”；夹道欢迎的广州医科大学师生高举着亮灯的手机，把现场变成一片星海……

“共和国勋章”是崇高的荣誉，是为了表彰在抗击新冠肺炎疫情斗争中作出杰出贡献的功勋模范人物，是弘扬他们忠诚、担当、奉献的崇高品质而颁发的。

2020 年 1 月 18 日傍晚，一张钟南山坐高铁赴武汉的照片感动无数网友：临时上车的他被安顿在餐车里，一脸倦容，眉头紧锁，闭目养神，身前是一摞刚刚翻看过的文件……钟南山及时提醒公众“没有特殊的情况，不要去武汉”，自己却紧急奔赴第一线。84 岁的他在高铁上略显疲倦的身影，他清瘦、睿智的面孔，将永远定格在历史的镜头里，定格在很多人的记忆里。

他的名字被无数人记住了

67 岁那年发生的事情，是钟南山人生众多转折点中最具传奇色彩的一笔。2003 年，“非典”来袭，在疾病最先暴发的广东，作为广东省乃至全国呼吸界的代表人物，原本只在行业内享有盛名的钟南山被历史推到了台前。

2002 年 12 月 22 日，广州医学院第一附属医院呼吸疾病研究所（以下简称“广州呼研所”）收治了一位从广东河源转来的危重肺炎患者。由于广州呼研所一直研究呼吸类疾病，一开始没那么紧张。但该患者发烧不退，病情渐渐恶化。当钟南山查房时，第一次接触到这位患者。之后他得知，收治该患者两天后，河源救治该患者的 8 位医护人员全部被感染。根据多年的行医经验，钟南山警觉到这是一例值得关注的特殊病例。

后来，广东省内接连出现相同病例，截至 2003 年 1 月 20 日，中山市发现 28 例此类患者。21 日钟南山赶到中山，会同广东省卫生厅专家组，对患者进行会诊和抢救。22 日，专家们起草了《中山市不明原因肺炎调查报告》，首次将这一怪病命名为“非典型肺炎”（2003 年 3 月，世界卫生组织根据这种疾病的临床表现和流行病学特点，将其命名为“严重急性呼吸道综合征”），并提出了酌情使用皮质激素等治疗原则和可能通过空气飞沫传播的传播方式及通风换气等一系列预防措施。随后钟南山被任命为广东省“非典型肺炎”医疗救护专家指导小组组长。

广州呼研所党支部书记程东海对媒体回忆，钟南山根据可能发生的大规模感染，在大年二十九（那年没有年三十）晚上，连夜组建隔离病房，取消一线人员休假，同时采购物资。投建3天的呼吸危重症监护中心整建制投入，将优质资源全部投入了“非典”防治工作。

当时广东谣言四起，2月11日，在广东省卫生厅召开的记者见面会上，钟南山沉着、冷静的神情让慌乱中的人们渐渐安下心来，他以院士的名誉作担保，告诉公众：“非典”不可怕，可防可控可治。

很长一段时间内，钟南山和攻关小组全力以赴钻研探寻疾病的救治方法。他与肖正伦、陈荣昌等专家研究出了“无创通气”（与通常插管或切开气管通气不同，采用无创鼻部面罩通气），增加了患者的氧气吸入量。当患者出现高热和肺部炎症加剧时，适当给予类固醇或皮质激素。当患者继发细菌感染时，针对性地使用抗生素。

对患者使用皮质激素，与传统治疗肺炎的方法相反。钟南山将以上措施写入《广东省医院救治非典型肺炎病人工作指引》，3月9日下发各地市与省直、部属医疗单位。

疫情初期，钟南山压力颇大。面对权威研究部门得出的结论，钟南山没有让自己的怀疑沉默：假如是衣原体感染，患者应该有上呼吸道炎症，但是我亲自观察患者的口腔，怎么都没有呼吸道感染的迹象呢？讨论中，面对在座的各位专家，他坚定地说：“我不同意这一结论。典型的衣原体可能是致死的原因之一，但不是致病原因。”

有人问他：“你就不怕判断失误吗？你完全可以选择沉默。”钟南山说：“我们看到这个事实跟权威讲的如果是不一样的话，我们当然首先尊重事实，而不是尊重权威。”

“南山风格”从来没有走远

随着时间的流逝，“南山风格”已经渐渐淡出了人们的记忆，但是在钟南山工作的广州呼研所，“南山风格”始终闪烁着耀眼的光芒。

1997 年，广州市政府号召全市人民学习钟南山的爱岗与奉献精神，首次提出了“南山风格”。“南山风格”意味着奉献、钻研、开拓、合群。

钟南山曾担任中华医学会呼吸病分会的主任委员，在一起讨论学会工作的时候，钟南山每次都要认真听每个人的发言，而且总是反复跟大家说，有什么不同的意见一定要在会上讲出来。钟南山说，要想取得真正的医学成果，绝不能闭门造车，各自为战。一位在广州呼研所工作的医生曾说过：“我们上班很开心，因为这里总是被一种积极向上、协作进取的团队精神时时鼓舞着、激励着，使我们充满了热情。”

广州呼研所，是钟南山率领同事从一个小诊所白手起家“搭”起来的。钟南山做事情有这样一个习惯：凡做事之前一定要跟大家讲清楚为什么要这么做，充分让大家理解做事的意义，而一旦做起来他总是以身作则。广州呼研所在国内呼吸疾病领域成长为学科翘楚，离不开钟南山所倡导的团队精神。

抗击“非典”的过程中，“南山风格”无处不在。2003 年 3 月是广东“非典”防控形势最严酷的时段，6 家专门用于接纳“非典”患者的医院已不堪重负。3 月 17 日，广东省全省累计报告病例首次突破 1 000 例。就在这个时候，钟南山主动请缨：“把最危重的患者往我们这里送！”

那些日子，与死神一步之遥的“非典”危重患者一个个从其他医院转送过来，凶险也随之一点点靠近每一位医护人员。钟南山对所里收治的每一个患者都一一查看。只要听说哪里有患者，马上就会赶过去，“不亲自去，我放心不下”。别人劝他休息，他一点儿也不领情：“不找到解决问题的办法，我一天都无法安心。”

“非典”一战，广州呼研所无一人后悔、退缩，在大家眼里，钟南山就像一面不倒的旗帜在战区飘扬。如今在广州呼研所，钟南山这个名字依然代表着这样几句话：高尚的医德，精湛的技术，不懈的斗志，合群的睿智，淡泊的人格。

2020 年 9 月 17 日，钟南山在《人民日报》撰文《人民至上　生命至上》，他深情地写下：对于广大医务人员来说，自己的工作是“健康所系、生命相托”。这份责任不但成为医务人员在应对突发公共卫生危机时无畏前行的动力，还时刻提醒着医者是人类与病魔斗争的最后一道防线，而这背后就是生命的重量。这次抗疫斗争让我们更加明确：不管是面对急性传染病还是多发、常见及危害大的各种慢性病，保障全国人民身体健康和生命安全，永远是我们公共卫生及医疗战线工作者的首要使命。

或许，这就是“南山风格”的真实体现。

人也要活在理想里

世界上只有一夜成名的富豪，却绝对没有一夜成名的科学家。钟南山出生在一个医生家庭，在父母亲的言传身教下，他从小就对成为一名悬壶济世的白衣天使充满了向往。父亲的一句话一直让他牢牢记在心里：一个人如果能为别人创造点东西，他就没有白活。老师也给他幼小的心灵播下了真理的种子：人不应该仅活在现实中，还要活在理想里。这些话，一直像夜晚的航灯，指引着他不断地努力学习。

1979 年，钟南山来到美丽的英伦三岛，以访问学者的身份先后在爱丁堡大学皇家医院和伦敦大学深造。开始的那段时间，因为来自科技暂时还比较落后的中国，他遇到了不公正的待遇。

困难并没有让钟南山退缩，反而激发了他内心的斗志：要赢得别人尊重，必须扎扎实实拿出成绩，为此，他付出了常人难以想象的努力。有一次，为了取得第一手数据，他不惜用自己的身体做试验，连续吸入一氧化碳，反复抽血进行浓度测定，直到体内血液中的一氧化碳含量达到 22%，这等于一个人一次连续吸入 100 支香烟的代价！那一天，伦敦云开雾散，钟南山向导师报告他的研究结果，导师一口气看完，激动地一把把他抱住：“太好了！我一定把你推荐到全英医学会。”钟南山眼睛湿润了，那天，他赢得了一个中国人的骄傲和尊严。

两年很快过去，钟南山和英国同行合作先后摘取了 6 项科研成果，伦敦大学也授予他荣誉学者称号。他的导师给中国驻英大使馆写了一封热情洋溢的信，称赞钟南山说：“在我的学术生涯里，曾和很多国家的学者合作过，但还没有遇到一位像钟医生这样勤奋、合作的优秀医生。”

1981 年，钟南山圆满结束了在英国的学者生涯，谢绝了导师的盛情挽留，回到了美丽的珠江边，开始了事业的又一次飞跃。

对早诊早治的“执迷”

从1999年开始，钟南山带领团队提出对慢性阻塞性肺病进行早期干预。慢性阻塞性肺病在中国是人群死因前三位的一种疾病，是钟南山的一个重要研究方向。

“非典”之后，除去对公共事件发言，钟南山将大部分精力放在专业科研上。十多年过去，终于和研究小组第一次从流行病学证实生物燃料可引起慢性阻塞性肺病，第一次发现两种含硫氢基的老药用于预防慢性阻塞性肺病急性发作安全有效。

针对慢性阻塞性肺病的治疗，世界卫生组织的指南依然只针对有症状的人。钟南山研究发现，当出现呼吸困难等症状就医时，这些患者的肺功能已经损害50%以上，失去了最佳的治疗时间。“我们发现早期控制血压、控制血糖就能够预防重症，但是对慢性阻塞性肺疾病，直到现在，全世界的医疗手段还是非常落后的，发现症状才治。我们经过十年的努力，现在全国都增进了早期的干预。”

关于慢性阻塞性肺病的研究，很少人愿意做。这需要医生到社区将患者筛查出来，但因患者早期没有症状或症状不明显，患者可能觉得没必要。“如果医者不做，这部分患者就成为‘没人管的孩子’。”钟南山和冉丕鑫与团队一同到广州市区，到连平、翁源等各乡镇社区发现患者。在对40周岁以上，有长期吸烟、职业粉尘暴露等危险因素接触，或咳嗽、咳痰等人员进行细致筛查后，最终为研究提供了841例个案。

“实验证明，早期少量的一些行动就会使肺功能有大大的改善，有一些恢复到正常，所以我们开辟了一条路，就是慢性阻塞性肺病的治疗战略应该和其他病症一样，早诊早治，我们的研究在去年发表了，我相信我们再做多一些工作，我们这种战略能在国际上起到引领作用。”钟南山说。

2017年9月7日，钟南山、冉丕鑫有关慢性阻塞性肺病的论文发表在《新英格兰医学杂志》上，随机、双盲、安慰剂对照的实验结果显示：使用噻托溴铵的一组患者和使用安慰剂的一组患者相比，肺功能改善率明显提升，从一般的50～60毫升提高至120～170毫升。成果引发全球呼吸疾病领域的轰动，这被他视为“非典”后最满意的一件事情。

此前，钟南山及其团队相关成果被写进世界卫生组织编撰的新版《慢性阻塞性肺病全球防治指南》，其中两篇论文分别被评为《柳叶刀》2008 年度最佳论文和 2014 年度国际环境与流行病研究领域最佳论文。

2017 年，有感于肺癌患病率的增加，钟南山开始推广肺癌筛查的居民健康服务。由于工作繁忙，这一实践只能利用空余时间去做。

再一次“出发”

在新型冠状病毒感染的肺炎疫情暴发后，钟南山临危受命，担任国家卫生健康委高级别专家组组长，他毫不犹豫奔赴疫区一线，积极提出疫情防控治疗建议。

2020 年 1 月 20 日，作为国家卫生健康委高级别专家组组长，钟南山告知公众新冠肺炎存在“人传人”现象。此后，他带领团队只争朝夕，一边进行临床救治，一边开展科研攻关。疫情防控期间，他和团队先后获得部级科研立项 5 项、省级科研 16 项、市级 5 项，牵头开展新冠肺炎应急临床试验项目 41 项，并在《新英格兰医学杂志》等国际知名学术期刊上发表 SCI 文章 50 余篇，牵头完成新冠肺炎相关疾病指南 3 项、相关论著 2 部。

钟南山不仅为国内的疫情防控立下汗马功劳，也为全球共同抗击疫情积极贡献力量。他先后参与了 32 场国际远程连线，与来自美国、法国、德国、意大利、印度、西班牙、新加坡、日本、韩国等 13 个国家的医学专家及 158 个驻华使团代表深入交流探讨，分享中国经验，开展国际合作。

面对新冠肺炎疫情，钟南山知道公众需要专业的指引。他不仅发挥自己在病理学、流行病学等领域的渊博学识，就连如何洗手、戴口罩等细节也要亲自示范、普及；当他看到疫情防控难度增加时，苦口婆心地劝诫人们一定要尊重医学、尊重知识、加强自我隔离。

回顾与新冠肺炎疫情的战斗，钟南山表示：“这次疫情之前有困难，但老百姓都有一口气。一个民族，关键是要有一股气。这股气要是一直在，这个民族就不可能被打倒！”

84 岁的钟南山看起来比实际年龄至少年轻 20 岁：头发依然乌黑，只是两鬓有些许白丝，体形匀称，走路带风，说起话来中气十足。很少有人知道，经历“非典”之后，他的身体一直出现状况：2004 年得了心肌梗死，做手术装了支架；2007 年出现心房纤颤，逼得他告别篮球场；2008 年得了甲状腺炎，短短两个月瘦了 10 斤；2009 年又做了鼻窦手术……但钟南山没办法停下前进的脚步，他还有很多心愿需要完成。

供稿：健康报社　李天舒

倾其一生　为生民立命——曾光

人物简介

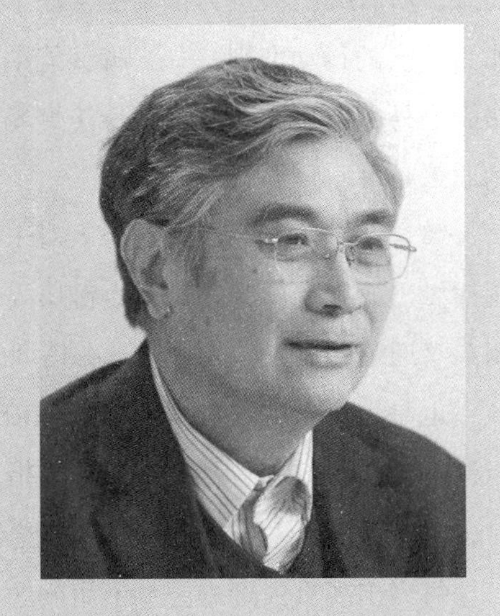

曾光（1946—　），硕士研究生学历。中国疾控中心研究员，流行病学首席专家（2000—2019年）；北京市政府参事。曾任首都“非典”联合指挥部顾问、国家卫生健康委新冠肺炎疫情防控高级别专家组成员。荣获国务院特别津贴、全国五一劳动奖章。

2001年创建中国现场流行病学培训项目，培养的大批骨干在SARS和新冠肺炎疫情防控中发挥了突出作用。

2003年4月现场调查医院感染严重的北大人民医院，提出的封院、患者转移远郊区，为指挥部采纳，建立了小汤山医院。4月28日应邀为中央政治局讲授“非典”的科学防治对策，提出隔离为主的对策被党中央采纳。

2020年1月20上午向国务院主管领导建言，要吸取1967年人口流动导致流脑大暴发的教训，下午面对全国媒体率先呼吁“武汉人不出来，外地人不进去”，为中央决策采纳。

曾率队侦破“云南不明原因猝死”“氨甲蝶呤药害”等多起复杂疑难要案。

创新性地提出“公共卫生定义”“公有、公益、公平、公开、公信”“零级预防”等新理论，倡导公共卫生改革。主编《现代流行病学》《中国公共卫生与健康的新思维》等著作。

曾光，何许人也？

对大多数普通大众来说，这个名字是陌生的。也难怪，公共卫生本就曲高和寡，若要让象牙塔里的公共卫生专家像大众明星一样家喻户晓，或是像临床名医一样誉满天下，实在勉为其难。

然而，当2020年年初最大的一只“黑天鹅”——新型冠状病毒肺炎疫情席卷而来，所有人的注意力都聚焦于医学专家身上，竞相追踪他们的观点与动向，以此作为自己的行动准则——一脚就能踏进公众视野的曾光却仍然游离于人群的喧嚣与热闹之外，有意或无意地藏身于聚光灯的阴影下，默默地履行着一位公共卫生专家的职责……

就是这个曾光，在大部分人对未知的新冠肺炎疫情一筹莫展时，依据流行病学规律做出研判，作为国家卫生健康委高级别专家组成员，向国务院主管领导提出关闭离汉通道的建议，为这场没有硝烟的抗疫战役赢得了主动权。

也是这个曾光，在2003年SARS流行期间，先后担任了卫生部广东联合调查组流行病学组长和首都SARS防治指挥部顾问，在中共中央政治局第四次集体学习时，向时任国家主席胡锦涛在内的党和国家领导人宣讲SARS防治策略。

每当出现重大疑难公共卫生问题，特别是原因不明的公共卫生事件时，他总会被“请”出战；而无论是在新冠肺炎疫情期间，还是SARS期间，他的门生故旧都会活跃在全国各地——这些屡屡立下奇功的现场流行病学高手，都来自“中国现场流行病学培训项目”，曾光是该项目的创始人和导师……

他，就是中国疾病预防控制中心流行病学首席科学家——曾光。

新冠战役：为武汉防疫建言

凭借深厚的学术功底与多年现场流行病学的实践经验，在中国近20年重大公共卫生事件的应对中，曾光在中国疾病预防控制系统被公认是不可或缺的领军人物和学术领袖。他的不唯上只唯实的铮铮品格从未因疫情的严峻急迫以及决策者的位高权重而有过丝毫改变。2019年退休之后，曾光仍然甘愿肩负重任，这一点在对

2020 年新冠肺炎疫情的应对中再次得到验证。

2020 年 1 月 8 日晚间，年届七旬、都已过“超期服役期”的曾光，接到了来自国家卫生健康委的电话，第二天一早立马赶赴武汉。刚到江城后，表面看来一派元旦过后、春节将至的喜庆应景模样，老百姓兴高采烈地置办年货、准备过年，曾光观察着周遭的一切，隐然感受到了疫情的暗流涌动。

1 月 18 日下午 3 时，国家卫生健康委一通紧急电话打到了曾光的手机上。事不宜迟，曾光当晚再次从北京赶赴武汉，此时他的身份是国家卫生健康委高级别专家组成员。曾光作为专家组成员中唯一的流行病学专家，和钟南山、李兰娟、高福、袁国勇、杜斌等几位院士、专家一起，与湖北省、武汉市卫生健康委负责人会商疫情，探讨新冠肺炎疫情流行的严重程度。在表面的风平浪静中，曾光看到了孕育中的波涛汹涌。

1 月 19 日上午，高级别专家组向国务院领导汇报对疫情的研判，曾光凭借丰富的经验，提出了要汲取 1967 年大串联诱发流行性脑脊髓膜炎在全国暴发流行的历史教训，春运已经开始，需要采取紧急措施。在下午面对全国媒体的新闻发布会上，曾光以高级别专家组名义率先公开呼吁：“能不到武汉去就不去，武汉人能不出来就不出来！”

提出这样的建议，也并不是源于他一时的冲动意气，而是因为他曾经负责全国传染病疫情工作 17 年，对我国传染病流行史非常清楚。历史上，1966—1967 年，大规模的人口流动诱发了流行性脑脊髓膜炎大流行，全国发病 300 万人，死亡 16.4 万人。时任中国医学科学院流行病学研究所的胡真研究员向国务院提出了暂停相关大串联以平息流行性脑脊髓膜炎的建议，这一建议被国务院采纳，流行高峰很快终止。

专家组的建议受到了高度重视。1 月 22 日，党中央、国务院启动关闭离汉通道决策，1 月 23 日凌晨起以最果断的措施实施，以最快的速度阻断了疫情蔓延，武汉保卫战正式打响。

事后，被誉为全世界最知名“病毒猎手”的美国哥伦比亚大学公共卫生学院感染与免疫中心主任、传染病学专家利普金教授，不无疑惑地向曾光询问：当时，武汉只有 200 多病例，相对于武汉市 1 000 多万人口基数而言，这是一个很小的数字。为何要如此急迫地封闭离汉通道？曾光告诉他：200 多例看似渺小，实则仅是硕大冰山浮出海面的一角，大量患病未诊断的患者，更多已经暴露并处于潜伏期的人群，已经或即将汇入庞大春运的人流，随着铁路、公路、汽车、航班等，将呈几何级数般扩散……从事公共卫生的专业工作者明白，此刻已是千钧一发，耽误一日，传染人数就可能成十倍、百倍地增加。

之后的事实证明，中央的关闭离汉通道决策是完全正确及时的。在欢歌笑语的春节氛围里，一个大大的“封”字，坚决果断地把中国疫情的主战场局限于一个武汉，在新冠肺炎疫情猖獗流行的五大洲中，中国得以率先进入新常态。

SARS 战役，关键时刻出高招

事实上，应对由冠状病毒引起的重大公共卫生事件，除 2020 年这场牵动全球的新冠肺炎疫情外，国内尚有过两次大的战役——2009 年甲型 H_1N_1 流感和 2003 年 SARS 之战，曾光均亲历其中。

2003 年 4 月，SARS 疫情燃烧到了北京。其时，与卫生部对门相望的北京大学人民医院感染最为严重，卫生部指导医院采取了各种措施。然而，医院感染却越来越严重。

4 月 22 日，顶着卫生部广东联合调查组流行病学组长和首都 SARS 防治指挥部顾问头衔的曾光，率 SARS 防治专家组进入感染严重的北京大学人民医院。当“全副武装”下到病房一线和门诊现场查看后，他听到了一线医生的真实声音，“医院里感染的情况糟透了，已经无法挽回了！”

经过仔细分析和判断，曾光向北京市领导果断提出立即隔离关闭人民医院，在远郊建立 SARS 专科医院，集中收治“非典”患者，使老百姓远离“恐怖源”。不久，小汤山医院在 10 天不到时间内建起。两个月后，北京 SARS 病例实现“清零”。

4 月 28 日，曾光受邀作为中共中央政治局第四次集体学习的主讲专家，向时任国家主席胡锦涛在内的党和国家领导人宣讲 SARS 防治方法。在医学界普遍持高科技防治观点、专注于疫苗研发之时，曾光的讲课却紧紧围绕公共卫生防治的基本策略展开。这一策略的确定，不但为防控 SARS 作出了贡献，也一直延续到 2020 年的新冠肺炎疫情防控。

由于在抗击“非典”疫情中的突出贡献，后来在人民大会堂举行的首都庆功大会上，一共23人代表所有6 000名受奖者上台接受表彰。曾光列在第12位，站在主席台的正中。

但，对这段人生的高光记忆，曾光却不愿把这份荣誉视作骄傲。

培养实干型人才——打造中国现场流行病学的旗舰项目

早在1999年春节前夕，卫生部召集专家座谈。中青年专家曾光丝毫不顾及新春临近的祥和范围，针对现场流行病学人才短缺问题频频“放炮”：“1998年洪水过了，实现了大灾之后无大疫，但也暴露了现场流行病学人才短缺问题。”他以其所在“国家队”为例分析：“只经过半天专业培训，怎么能指导救灾防病工作？一次侥幸过关，长远怎么办？”他直言不讳，只有平时着手开展现场流行病学人才培训，形成自上而下的人才网络，需要时才能拉得出合格的人马。

2001年，卫生部开启了后来被誉为中国公共卫生“黄埔军校”的“中国现场流行病学培训项目”，以调查处理各种公共卫生事件现场为大课堂，培养中国公共卫生应急人才。负责与外国专家谈判和项目筹备工作，并担任项目执行主任的，是曾光。

他确立的培训宗旨是：造就高素质的现场流行学专家，促进国家建立更密切更有效的监测和应急反应系统。作为我国和国际流行病学交往的桥梁，项目培训目标是让学员具有8种能力和4种精神。8种能力是：应急调查能力、救灾防病能力、疾病监测能力、决策建议能力、信息利用能力、科学研究能力、讲演沟通能力、培训授课能力。其中，最关键的是应急调查能力和决策建议能力。4种精神是：敬业、团队、探索、求实。CFETP被称为中国公共卫生的“黄埔军校”。每期新生都要复习当年黄埔军校大门的那副对联：升官发财请走别路，贪生怕死莫入此门。

磨炼敢于担当的性格，一生为了公共卫生事业

按说，年过七旬的老者，应该平和从容得多了吧。毕竟见识了那么多大风大

浪，应该没什么能再激起情绪的波澜了？曾光是个例外。

2019 年 6 月，在国务院发展研究中心举办的中国医改 10 周年研讨会上，曾光直言：公共卫生是弱势的，医改 10 年恰恰是国内公共卫生滑坡的 10 年，公共卫生从来没有提过改革，人们对公共卫生毫无忌惮之心。有相熟的同行问邻座的曾光弟子，那么多重量级领导在现场，曾老师发言怎么一点儿面子都不给，太尖锐了吧？只有曾光的学生们知道，曾老师从来都是直面问题，实事求是，在探求真理的过程中，权力与权威根本不在他眼里。

公共卫生是什么？曾光认为是："以保障和促进公众健康为宗旨的公共事业，这是公共卫生最基本的定义，可有多少人真正明白'公共卫生'这几个字的意义？"在曾光看来，经济高速发展的同时，由于公共卫生经费不足，公益事业被异化成赚钱工具，卫生防疫站长期不接受专业训练，碰到现场流行病调查等花钱的事情不想干，考虑的只是如何赢利，这是对公共卫生的最大伤害！

在很多人看来，公共卫生是个吃力不讨好的活儿，面对所有的公共卫生问题，你只能选择迎战。不做也许不会错，做了也不一定"立竿见影"，很难有"政绩"可言。

每当读到北宋理学家张载"为天地立心，为生民立命，为往圣继绝学，为万世开太平"的名句时，曾光都会怦然心动。一个公共卫生专家、流行病学专家，倾其一生做的，不就是"为生民立命"的事业吗？

而有时，他也疑惑自己苦心孤诣、书写于案头的这些文字报告，是否仅仅只是一个知识分子在长夜里的自言自语？如今，回顾这段惊心动魄的武汉往事，曾光坦言，他不是没有过惶恐不安的闪念，内心深处也曾深深纠结过，万一防疫建议错误，这个历史罪人的骂名能担得起吗？

儿子也曾诙谐地说："爸爸，就算你已经爬上了流行病学山包的顶峰，你抬头看看，其他哪座山峰不比你的山包高啊？！"

是啊，从某种程度上说，公共卫生的山包不高，公共卫生人无权无势，没有知名度，似乎难有作为。但是，君不见在今天的中国，凭借真知灼见和为国为民的担当，公共卫生专家借助于国家杠杆的力量，撬动了一座座大山。小汤山医院的建立、武汉关闭离汉通道的举措，不但证实了杠杆力量的伟大，也证实了公共卫生专家的价值。

什么样的经历决定了曾光的担当？

1970 年曾光在大学毕业后被分配到贫困山区的一家乡镇卫生院工作了 9 年，在茅草屋中生活、学习。他有过冬天大雪封山在崎岖的山间小路巡回医疗的经历，深深地体验了农民缺医少药的健康状态。夜深人静读书，没有电灯，只有昏暗的煤油灯，打瞌睡时有过煤油灯点燃头发的情景。流行病学研究生毕业后，曾光告别了农村生活，以后作为访问学者在美国疾控中心学习进修，也为中国的荣誉与“老外们”唇枪舌剑。他深知自己，从一个乡医成长为公共卫生领域的专家，没有国家的培养，怎能有今天的作为？每一次对重大疫情的应对，国家和人民都在等着他说真话、说实话，为国家决策作出专业领域的判断。他，根本没有犹豫可言。

有一个这样流传的小故事：一群医生在河岸边野餐，突然从上游冲下来很多落水的人，医生们赶紧下河捞人、救人。可是，还是不断有人被冲下来，这时有两个人跑开了，跑到了山的背后，他们去做什么呢？他们是去溯源，寻找落水的原因，从根本上解决这个问题——从事公共卫生工作就像这两个人，他们永远隐藏在背后，一旦看到他们，那就意味着出现了重大公共卫生事件。

曾光一直向弟子们强调，外界看不到我们，这是公共卫生专业工作者的职业骄傲。从 2001 年到现在，这个小故事讲了将近 20 年，在这个越来越多的人期待着将名利的强光把自己照得光彩夺目的时代里，曾光这一教诲，也讲了近 20 年。

这就是曾光研究员，倾其一生，为生民立命。

主要参考文献：

[1] 国家卫健委高级别专家组答记者问（实录全文）[EB/OL].（2020-01-21）[2020-08-10]. https：//www.sohu.com/a/368233343_120130386.

[2] 李剑 . 1966—1967 年流行性脑脊髓膜炎疫情及其防控的历史回顾 [J]. 中华医史杂志，2020（2）：101-109.

[3] 曾光 . 流行病学的新定义、新使命与新应用 [J]. 国际流行病学传染病学杂志，2017（6）：361-363.

供稿：原上海文汇报驻京记者　王　乐

中国疾控中心　裴迎新

国家有难敢为先——李兰娟

人物简介

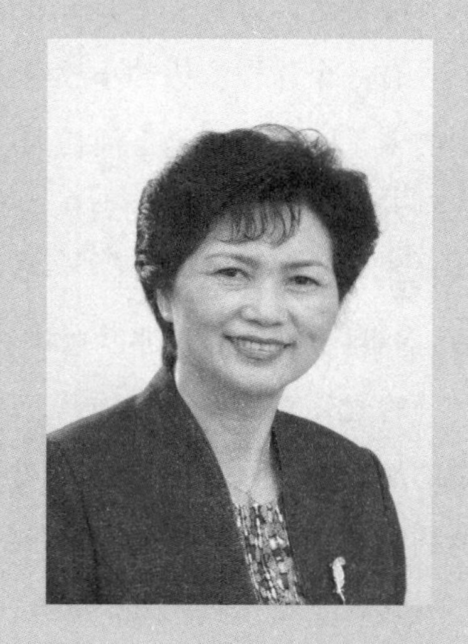

李兰娟（1947— ），1972年4月加入中国共产党，中国工程院院士、国家卫生健康委高级别专家组成员，现任浙江大学传染病诊治国家重点实验室主任，国家感染性疾病临床医学研究中心主任，感染性疾病诊治协同创新中心主任，兼任教育部科技委生物与医学学部主任。她是我国著名的感染病学家，人工肝事业的开拓者，感染微生态学说的奠基者。曾获国家科技进步奖特等奖、一等奖、二等奖，国家科技进步奖（创新团队奖），浙江省科技大奖，荣获“全国优秀科技工作者”“全国杰出专业技术人才”“全国优秀党员”等荣誉称号。她是全国优秀共产党员、全国抗击新冠肺炎疫情先进个人。

“善为至宝一生用，心作良田百世耕。”用《中华谚海》中的这句话，来形容中国工程院院士李兰娟恰到好处。

从“赤脚医生”到院士，到率领团队成功防控人感染 H_7N_9 禽流感疫情，再到奋战在新冠肺炎疫情防控阻击战最前线的巾帼英雄，李兰娟几十年的奋斗经历，无愧于院士的头衔，无愧于共产党员的身份。她用实际行动践行着“坚韧不拔、奉献社会”的人生信条。

李兰娟说：“医学是治病救人的，医学研究要秉承严谨求实的精神，勇于攻克难题，开拓创新，敢于勇攀高峰，最终目的是造福人民。”

家境贫寒，自学成才当了“赤脚医生”

李兰娟的家乡是浙江绍兴夏履镇，小时候家境清贫，靠着学校老师、同学的帮助，以优异的成绩完成了高中学业。而要当医生这个愿望，在高中毕业后就深深印在李兰娟的骨子里。

在农村长大的李兰娟经常目睹辛苦劳作的村民遭受腰背疼痛但无钱治病的情况。为了能为乡亲们舒缓病痛，1966 年高中毕业后，她去“杭高革委会”要了一纸介绍信，毅然去浙江省中医院学习中医针灸技术。而这是她第一次接触到医学，仅仅是为了给乡亲们做点事。

后来李兰娟又重新回到家乡夏履桥。当时镇上还没有高中文化水平的人，因此她被安排成为中学代课老师。

由于李兰娟知识功底深厚，上课精彩，深受学生们喜爱。她一边做老师，一边为乡亲们针灸治病，在当地有很好的口碑。就在这时候，大队组建农村合作医疗站。由于学校和生产大队都希望留住李兰娟而争执不下，人民公社只好让她自己做决定。是做中学老师还是当“赤脚医生”呢？当时代课老师月工资有 24 元，“赤脚医生”每天只能算 5 个工分，相当于 1 毛钱，就算做满一个月时间，也只有 3 元的收入，与代课老师相距甚远。“只要脑袋里有知识，老师什么时候都能做；可做医生，就有机会进一步参加培训学习医学。”出于对医学的挚爱和为了能学习到更多的医学知识，李兰娟毅然选择了做“赤脚医生”。当“赤脚医生”的两年里，不管刮风下雨还是深更半夜，只要患者有需要，她背起药箱走家串户随叫随到，把小小的农村医疗站经营得红红火火，与当地乡亲们建立了浓厚的感情。

后来因为业务能力精湛，深受乡亲们好评，李兰娟以“赤脚医生”的身份被推荐到浙江医科大学读书。

潜心钻研，开拓“人工肝”

1973年夏，大学毕业之后，李兰娟被分配到浙大一院感染科工作。

20世纪70年代的中国，在医疗设备不足、技术落后的条件下，李兰娟面对一个个慢性重型肝炎患者，心里总伴随着一种无力感。一面是患者家属双膝跪地恳求救治，一面是因条件、技术的限制而使治疗陷入束手无策的局面，李兰娟在面对这些患者和家属时，尤其是家属一次次地跪地时，她知道，对于治疗肝炎，必须有一个突破。

1986年的一个风雨之夜，危机与机会同时降临。一位杭州棉纺织厂的女工赵某因昏迷被送到传染病科，被诊断为急性重型肝炎。因患者无尿，主管医生李兰娟应用血液滤过、血液透析技术加活性炭血液灌流对该患者进行救治。经过4天的抢救，患者意识恢复，奇迹般地死而复生了。这个病例看似偶然，却给了李兰娟很大的触动和启示。在查阅大量国内外文献之后，她做出了大胆的设想：是否能根据重型肝炎发病机制，利用体外循环装置、血液透析、活性炭吸附滤过等技术，设计一套“人工肝”支持系统，暂时代替肝脏功能呢？

1986年，李兰娟用申请到的3 000元青年科研基金带领课题组展开“攻坚战”，牵头成立了浙江大学医学院附属第一医院人工肝治疗室。就是在这小小的10平方米的房间里，李兰娟带着团队开始了人工肝治疗技术的探索研究。

承担着代谢、解毒等功能的肝脏，在人体内被“委以重任”。那些年，李兰娟也听到了另外的声音：“李兰娟，人工肝是不可能实现的。”“你放弃吧，肝脏的机理太复杂了。”研究过程中，李兰娟及其团队的确遇到了重重阻碍：人工肝中肝素、鱼精蛋白怎样合理地应用？大出血的问题怎样克服？患者本身情况不好血压要下降，人工肝运用影响血压怎么办？

“放弃，那是不可能的。”每当想到那些急需救治的患者，李兰娟就又充满斗志。

李兰娟凭借着一股钻劲，不辞辛劳、不怕传染，夜以继日地守候在患者床边，认真记录分析、总结经验。经过十余年努力，终于解决了国际上人工肝治疗中易出血、低血压等难点，创建了一套独特有效的、具有自主知识产权的李氏人工肝系统，治疗肝衰竭获重大突破，使急性、亚急性重肝病死率从 88.1% 显著降低至 21.1%，慢重肝从 84.6%降至 56.6%。广泛推广应用，显著降低肝衰竭病死率。不夸张地说，李氏人工肝开辟了人工肝治疗重型肝炎的里程碑。

如今，以李兰娟命名的“李氏人工肝支持系统”已经成为全世界医治人数最多、治疗指数最为成熟的人工肝系统。2005 年，李兰娟成为国际上最大的人工肝科研联盟的主席，同年当选中国工程院院士。2013 年，以李兰娟为第一完成人的“重症肝病诊治的理论创新与技术突破”项目获得了国家科技进步奖一等奖。

从 2001 年起，李兰娟每年举办一次人工肝的推广班，将自己的科研成果、治疗方法无偿教授给更多医生。“全国有那么多病患，不可能都跑到浙江来就医，在当地得到及时的治疗，才是最好的结果。”如今，人工肝技术已推广至全国 31 个省（直辖市、自治区），她还多次举办全国乃至国际人工肝会议，被誉为“国际上最大的人工肝组织的领头人”。

SARS 治愈者，零严重后遗症

2003 年“非典”期间，李兰娟时任浙江省卫生厅厅长。在浙江出现首个 SARS 病例的当天，早上 5 点，浙江省卫生厅即向社会公布了这一消息。当晚，杭州对密切接触患者 1 000 多人进行了就地隔离。李兰娟回忆说，一时间隔离这么多人，社会上有些不同看法。“但我坚持这么做，因为根据《传染病法》，SARS 这样达到甲类传染病程度的病种是可以隔离的！”事后证明，这是必须做的行之有效的办法。由于早期传染源得到很好的控制，浙江没有发生医务人员感染事件，也没有出现“二代感染”的病例。这一经验被中央电视台等媒体专门进行了报道。

在浙江发现首名 SARS 病例的 48 小时内，李兰娟率攻关小组检获了患者的病毒特异性核酸，最终成功培养和分离出 SARS 病毒，完成全基因序列测定，研制出特异性检测 SARS 病毒基因的实时荧光核酸扩增诊断试剂并获发明专利，还出版了

《非典型肺炎》专著。

据统计，曾在浙江治疗的SARS患者，没有一人出现股骨头坏死等严重后遗症。“我们在整个抢救过程中对激素、抗生素的使用都十分注意，只在关键时刻进行合理应用。”李兰娟说。

创建新发传染病防治的“中国模式”

2013年4月，H_7N_9禽流感突袭而来。当人们担忧，这次会不会重演10年前“非典”疫情时，李兰娟带领团队抽丝剥茧，发现活禽与患者的病毒同源性高达99.4%，迅速确认H_7N_9病毒来源是活禽市场，提出了关闭活禽市场的关键防控建议，成功阻断疫情蔓延。

“仅仅花了两天时间，我们便将目标锁定在活禽市场了。所以，H_7N_9禽流感重演10年前‘非典’疫情可能性微乎其微。”李兰娟坚定地说。

看到不同省市报告的人感染H_7N_9禽流感疫情，患者发病进展迅速，没几天就出现呼吸衰竭，李兰娟在心里不断琢磨：这么严重的症状，为什么任何药物施加都起不到什么效果，会不会是大量细胞因子风暴导致？

李兰娟带领团队首创“四抗二平衡”治疗新策略，创造性运用“李氏人工肝”技术消除“细胞因子风暴”，显著降低病死率，为全球提供了重症传染病救治新技术。该治疗方案得到了美国NIH及美国国家疾控中心的高度赞誉，并获得了时任国务院副总理刘延东的高度评价。

李兰娟还带领团队成功研制出我国首个H_7N_9病毒疫苗种子株，打破了我国流感疫苗株必须依赖国际提供的历史，2天内成功研发检测试剂，7天内由世界卫生组织向全球推广，提升了我国流感疫苗研发能力和水平，为应对重大新发突发传染病提供了快速研发疫苗新技术平台，成功阻击了2013年人感染H_7N_9禽流感疫情，对保障人民健康、维护社会稳定和经济发展作出了重大贡献，使我国在新突发传染病防治领域成为全球“领跑者”。中国传染病防控体系被世界卫生组织评价为“国际典范”。标志着我国在新发传染病防治领域从“跟随者”成为“领跑者”。

这是中国科学家在新发传染病防控史上第一次利用自主创建的“中国模式”技术体系，成功防控了在我国本土发生的重大新发传染病疫情，为保障国家安全作出了重大贡献。成果“以防控人感染 H_7N_9 禽流感为代表的新发传染病防治体系重大创新和技术突破”项目被授予国家科技进步奖特等奖，实现了我国教育系统、卫生系统“零的突破”。

三进武汉，科学抗疫

2020 年 1 月 18 日，李兰娟作为国家卫生健康委高级别专家组成员前往武汉。19 日进行实地调查，并在国家卫生健康委高级别专家组闭门会议上对新冠肺炎疫情态势开展分析研判。她指出已存在“人传人”，提议按甲类传染病管理，把疫情控制在武汉，做到不进不出，利用大数据和人工智能发现和追踪传染源等关键性建议。

1 月 20 日，李兰娟等专家列席李克强总理主持召开的国务院常务会议，就加强疫情防控与救治、严格隔离等提出具体建议。随后，国务院当即做出决定，将新冠肺炎按照乙类传染病进行甲类管理。当天下午，国务院和国家卫生健康委召开全国电视电话会，布置了全国联防联控的要求，全国抗击疫情警报正式打响。以习近平同志为核心的党中央、国务院英明决策：1 月 23 日上午 10 点关闭离汉通道。

2 月 1 日上午，年逾古稀的李兰娟主动请缨，请求驰援武汉，快速集结了感染病、人工肝、重症医学等专业的精兵强将，亲自挂帅“援鄂重症新冠肺炎诊治李兰娟院士医疗队”，再次奔赴武汉。她率医疗队进驻武汉大学人民医院东院区重症监护室，冲在抗疫一线，深入“红区”，指导重症患者救治，并创新性地将“四抗二平衡”的救治经验和人工肝、微生态、干细胞等新技术用于武汉重症、危重症新冠肺炎患者的救治并取得显著成效，重症监护室危重患者病死率由 52.4%下降到 12.2%，尤其是处于细胞因子风暴早期重症患者经人工肝治疗后，全部治愈出院。

在武汉的每一天，李兰娟都忘我地扑在救治一线，“抗击新型冠状病毒肺炎这场战役不成功，我们就不撤兵！”至今，人们仍清楚地记得，李兰娟摘下防护镜和口罩后的那张照片，两颊的深深勒痕，让全国老百姓为之泪目！

5 月 30 日，她三进武汉，科学解读千万人核酸检测数据，指出“武汉是安全的，武汉人是健康的，武汉的绿码应被承认”，促进武汉复工复产复学。

输出中国经验

回到浙江的李兰娟，挑起另外一副担子——向国外输出中国抗疫经验。

3 月 26 日，习近平总书记在北京出席二十国集团领导人应对新冠肺炎特别峰会时强调，中方秉持人类命运共同体理念，愿同各国分享防控有益做法，开展药物和疫苗联合研发，并向出现疫情扩散的国家提供力所能及的援助。

中方愿意分享，不少国家迫切需要。4 月 2 日，作为全球最高规格的疫情防控会议之一，新冠肺炎疫情防控国际经验分享会暨健康中国国际公共卫生管理培训项目启动会在线召开，身在浙江安吉隔离的李兰娟向世界各国分享了中国在抗击疫情中的经验。

仅隔一天的 4 月 4 日，中国与厄瓜多尔医疗专家，首次跨国防疫经验交流视频会召开。会上，李兰娟毫无保留，向厄瓜多尔同人讲解人工肝血液净化治疗技术。“李兰娟院士学养深厚，临床经验丰富，不愧是享有国际声誉的专家。她无私地向我们分享和传授了第一手的宝贵经验。”厄瓜多尔卫生部国际合作司司长哈科梅表达对李兰娟的称赞和感谢。

做一个好医生

鲜花与掌声的背后，李兰娟是个有点“执拗”的医生。无论多忙，她依然几十年如一日地坚持每周两次出专家门诊。她说：“回首 50 年从医路，历经一次次惊心动魄，对医务工作者而言，患者康复出院时说声谢谢，是最美好的时候。”

迈过新冠肺炎疫情防控岁月的李兰娟，一时间成为很多年轻人的榜样。谈及这一现象，她把历年来带硕士和博士的嘱咐语，送给广大年轻人，即 16 个字——严谨求实、开拓创新、勇攀高峰、造福人类。在她的理念里，唯有严谨求实，才能创造出有价值的东西。特别是年轻人的内心里，要有探究未知领域的劲头，掌握一些知识和技能后，持续立足本职攻克难题。另外，人生在世，不只是为了个人和家庭，还要想着为人类作出贡献。

2020年9月8日，北京人民大会堂二层宴会厅内，华灯璀璨，气氛热烈。在全国抗击新冠肺炎疫情表彰大会上，李兰娟接过两项沉甸甸的荣誉——全国优秀共产党员、全国抗击新冠肺炎疫情先进个人。

“荣誉不仅仅属于我个人，更属于我的团队，属于在这场抗疫大战中同舟共济、共克时艰的每一个人。”李兰娟说。

供稿：浙江大学医学院附属第一医院　潘　磊
树兰（杭州）医院　邹　芸

宁负自己　不负人民——张伯礼

人物简介

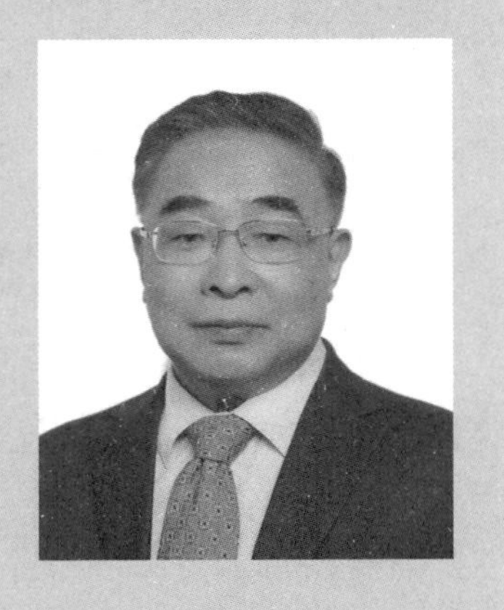

张伯礼（1948—　），出生于天津，籍贯河北宁晋，中共党员，中国工程院院士，全国名中医，天津中医药大学校长，中国中医科学院名誉院长，中国工程院医药卫生学部主任，组分中药国家重点实验室主任。国家“重大新药创制”专项技术副总师、国家重点学科中医内科学科带头人、教育部医学教育专家委员会副主任委员、第十一届药典委员会副主任、世界中医药学会联合会副会长、中华中医药学会副会长、世界华人中医医师协会会长。

张伯礼数十年从事中医药事业，成绩显著，贡献突出。自1991年起享受国务院颁发的政府特殊津贴，曾获何梁何利基金奖、吴阶平医学奖、光华工程奖、教育部教学大师奖，先后被评为国务院、中组部等部门授予的全国优秀共产党员、全国杰出专业技术人才、全国先进工作者、国家级有突出贡献中青年专家、全国教书育人楷模等荣誉称号。

2020年新冠肺炎疫情暴发期间，亲临武汉前线，带领中医团队全程深度介入治疗，制订中西医结合治疗方案，研究中医药治疗新冠肺炎的有效方药。2020年获得“人民英雄”国家荣誉称号。

逆境成长，练就品质

子曰：“君子博学于文，约之以礼。”当初张伯礼的父亲希望孩子长大后能博学而成才，又懂得用道德约束自己，成为一个德才兼备的人，故起名为“博礼”。因在家中八个孩子中排行老大，慢慢意识到自己作为长兄要照顾弟弟妹妹，照顾家庭，遂自己改名为“伯礼”。

三年自然灾害期间，粮食供应紧张，当时10岁出头的张伯礼，正是长身体的时候。每到吃饭时，摆在餐桌上的都是各种野菜，“最难吃的是蚕豆皮，炒后磨成面，特别干，吃完很难消化。还有连牲口都不吃的水杂草，母亲用碱水煮过以后，磨成碎末掺在面里吃”。有时放学回家，他看到与父亲同在粮食局工作的邻居会带回一点儿白面，或者黄豆、大枣，便好奇地问：“爸，咱家怎么没有那些粮食？”父亲告诉他，粮食局底下管着很多粮店，有些职工下班后就去粮店抖一抖卖完白面的空布面袋子，多抖几个，就能攒出一点白面带回家，黄豆、大枣属于计划外的，弹性大一些，“那些都是公家的东西，咱不能沾”。

张伯礼母亲在铸铜厂当工人，从事高温作业，工厂给高温工人准备了山楂水等清凉饮料。有的工人会拿着瓶子、壶往家带一点儿给孩子们喝，“我母亲从来不带，她告诉我们，饮料是给工人的，我们绝不能占公家一分钱便宜”。

自幼受父母的熏陶，张伯礼逐渐形成了无私的特质。长大后，他响应国家“知识青年上山下乡”的号召，到天津大港上古林卫生院医疗队工作，长年驻扎在农村。当地有个习惯，例如患者在西屋，就会先请大夫到东屋吃饭，之后再去看病。张伯礼对此很反感，每次看病，患者在哪儿他就去哪儿。渐渐地，大家都知道有一位看病不吃饭的大夫。一个冬日早晨，天刚蒙蒙亮，张伯礼骑车去18里地外的村子给患者看病，看完已过中午时分。老乡把饭做好，非要留他吃饭不可。张伯礼不肯，蹬上自行车就回去了。作为医疗队的“小领导”，他回去就跟大家约法三章：“到农民家不许吃饭、不许喝水、不许抽烟。”当被问到为什么连一碗水都不能喝时，张伯礼的语气柔软了起来：“当时在农村，热水都很稀罕。老乡们没那么讲究，平时就喝点儿凉水，或者吃饭时喝点儿热汤，要喝热水就得用做饭的大锅烧，就得把锅反复刷干净。”

担任天津中医药大学校长后，张伯礼曾召开一次“家庭会议”，他告诉家人：“我是校长，有一定的权力，咱们今天立下规矩，涉及工作上的任何事，不能在家里说。”遇到亲戚朋友请他帮忙给孩子介绍工作或者想参与有关项目合作时，他从来都是简单粗暴地用一句话堵回去：“走正规途径！”张伯礼的妻子有时还要买点东西去亲戚家上门解释：“老张实在为难，这事不能办，他也办不了啊。”

见证神奇，矢志中医

1968 年，张伯礼毕业后被分配到渤海之滨的渔乡卫生院工作。当时大港还没有医院，张伯礼骑着自行车背着大诊包出诊，给当地农民、渔民看病。后来，大港开始建炼油厂、化纤厂、水泥厂，市里又派出医疗队支援，共同给居民和工人们看病。

1969 年冬天下了场大雪，每走一步都要把腿从雪里拔出来，往前一迈，又踩出个长筒靴一样深的坑。这天，一个 20 多岁的小伙子突发急性肠梗阻，需要送到 40 公里外的医院去救治，拖拉机在那么深的雪地里根本无法前行。情急之下，在老中医的指导下，他开了一剂大承气汤的方子，煮了给患者喝了。没有一个小时，患者大便就下来了，肠梗阻解决了。这神奇的效果，让张伯礼对中医药产生了好奇。

老中医很有经验，患者都找他看病，他一根针、一把草就解决了问题。张伯礼就跟着他学习中医药诊治，也治好了不少患者，这让他对中医药越学越感兴趣。

师从名家，登堂入室

20 世纪 60 年代末，张伯礼刚当医生时，白天在公社卫生院帮人看病，骑着自行车出诊；晚上在土房里研读医经典籍，整理诊案、记录心得。1973 年，张伯礼报名参加了当时的天津市卫生局举办的“西医学习中医”脱产班，上午上课，下午跟着老师看病、抄方子，晚上还要集体讨论，收获颇丰，医术也大有提高。两年半后，从脱产班毕业的张伯礼再回到乡村坐诊，每天大院里都挤满了开着拖拉机、驾着大马车来瞧病的人。从那时起，张伯礼每天就得看上几十个号。

1979 年，张伯礼考取了天津中医学院研究生，师从著名医家阮士怡。他选择舌下诊作为论文课题。谦逊严谨的中医大师阮士怡勉励他："一旦定下来，就要认真地坚持下去。"

上工厂、下农村，搞流调、做普查，历时一年；近 5 000 人流调资料、数千张舌诊照片，数万份表格、几十万个统计数据，力求精准。两个多月后，论文终于完稿。当蓬头垢面的张伯礼穿着棉衣走到操场，才惊觉已是阳春四月天。这次经历，让张伯礼参悟到科研的真谛，品味到科研的艰辛，也收获了科研的成果。从那以后，张伯礼在中医药道路上潜心忘我。毕业后留校从事科研、临床、教学工作，至此他把一生都奉献给了中医药事业。

为孺子牛，植桃李树

母亲的一句告诫，成为张伯礼的教学信条：千万不要误人子弟。一句朴实的告诫，包含了母亲对儿子的期许。教师往往能够影响学生一生的发展方向，而作为一校之长，其教学理念，能影响更多学生，一旦有误，影响非常大。这是一份沉甸甸的责任。因此，张伯礼时刻牢记这句话，从"不误人子弟"的底线，走向"立德树人"的高标准。他强调，要特别重视"培养什么样的人才"，不能只注重专业知识，更要注重品德的培养。要给学生心灵埋下真善美的种子，引导和帮助学生把握好人生方向，特别是引导和帮助学生扣好人生第一粒扣子。

"我一直跟学生讲，医术固然重要，但想成为一名好医生，高尚的道德情操、仁慈的爱心更为重要。作为教师、作为医生，最重要的品德是爱心，爱事业、爱学生、爱患者，最重要的使命是责任和担当。"

他说，自己"最大的心愿是培养出一批超过我的学生"，希望有更多掌握中医思维和治病能力，"坐下来能看病，站起来可演讲，闭上眼睛会思考，进实验室能科研"的优秀中医人才涌现。

张伯礼对中医药事业和学生十分慷慨。他把吴阶平医学奖、世界中医贡献奖、教学大师奖等个人获得的全部奖金都用于助学，设立"勇搏"助学金，目前已捐资 700 余万元。春节，他陪未离校的学生吃饭；中秋，为学生准备月饼；学生生病，他买营养品送去；学生家庭困难，他悄悄为学生缴学费；冬天，给数十名贫困学子准备棉服，也一定记得样式各不相同，不忘保护好学生的自尊心……他说：“爱是教育的基础。”他的学生说：“他给我们的爱，是父亲的爱，是家人的爱。他没有时间陪伴自己的孩子成长，却把爱和陪伴给了我们。”

“教育兴则国家兴，教育强则国家强。”张伯礼同样殷切期盼中医药大学的老师们成为有理想信念、有道德情操、有扎实学识、有仁爱之心的“四有四好”老师，并寄语老师们，“秉持严谨治学，注重诚信、勇担责任的优良教风，耐得住寂寞，经得起诱惑，守得住底线，立志做大学问，做真学问，成为塑造学生品格、品行、品位的‘大先生’”。

到今天，张伯礼培养的硕博士研究生、海外留学生已经超过 300 名，遍布世界各地，可谓桃李满天下。

为民请命，国士出征

张伯礼既是医生也是教师，还是科学家，并获得了很多荣誉，但他始终铭记自己的第一身份是共产党员，第一职责是为党为人民工作。2003 年，55 岁的张伯礼在抗击“非典”前线作出“不负人民”的承诺；17 年后战新冠，岁月虽然沧桑了白发，誓言却未曾改变。

“国有危难时，医生即战士。宁负自己，不负人民！”2020 年 1 月 26 日，临危受命、星夜赴汉的张伯礼出发前写下了这句誓言。从 1 月 27 日开始，他多次进入“红区”，白天指导会诊、调制处方、巡查医院，晚上开会研究治疗方案。2 月 16 日，劳累过度的张伯礼胆囊炎发作。他不想耽搁分秒，只想保守治疗，直到中央指导组领导强令其“不能再拖，必须手术”。术前，照例征求家属意见。他怕老伴儿担心，说：“不要告诉家人，我自己签字吧。”

术后第一天，张伯礼便开始处理文件。第二天，在连线中国工程院召开的视频会议前，因担心病情为外界所知而影响士气，他把自己的上衣套在病号服外，衣领拉高，在病房角落的木椅上坐了整整 4 个小时。大家劝他卧床休息，他说：“仗正在打，我不能躺下！”术后第三天，张伯礼便再次投入一线战斗。他乐观又风趣地说：“肝胆相照，我把胆留在这儿了。”

奉献小我，成就大局

张伯礼虽为中医药人，但十分关心国家大事，每日必读《环球时报》和《参考消息》，对中国在国际上的地位、中国声音了如指掌。他常说，一个科学家要做半个政治家。无论是从事什么行业，都必须要清楚自己的定位，要为国家服务，为人民服务，要服从国家大战略，满足国家需求。一个科学家，忘了自己的国家，失去了信仰，将是可悲的。他常说：高层次人才的较量，往往不是学术上的较量，而是品格和素质的较量。只有站在国家和人民的立场，才能成为大科学家。

所以，在国家、中医药事业获得重大成功和荣誉后，张伯礼表现得非常兴奋。2015年，张伯礼正在办公室批改文件，突然接到电话，得知屠呦呦获得了诺贝尔奖，时任中国中医科学院院长的张伯礼难掩激动之情，一气呵成连写了几首诗词；在屠呦呦获奖引起争论的时候，张伯礼站出来据理力争，又写下了《踏莎行·答疑客》。

2016年12月25日，中国首部《中医药法》获得第十二届全国人大常委会第二十五次会议通过，张伯礼喜极而泣，作诗回顾了立法的艰辛历程。《中医药法》是张伯礼心中多年的梦想，并一直在持续推进。对《中医药法》的内容逐字逐句、逐章逐节的推敲，哪怕是在立法审议最后时刻，几乎没有可能修改的情况下，为了中医药的发展，他仍不顾层层困难，提出了合理化修改建议，并多方解释其重要性，最终得到了认可，写进了法案中。

正是有着这样的家国情怀，古稀之年的张伯礼在2020年抗疫前线坚守82天，摘胆不下火线，有了合理的解释。也正因如此，付出了常人难以想象的艰辛后，获得了巨大的成就，赢得了抗疫的胜利。中医药获得了认可，张伯礼也获得了认可。习近平总书记亲自为他颁发了“人民英雄”的荣誉奖章。但在个人名誉面前，他表现得又非常谦卑。

供稿：天津中医药大学　郑文科

共产党员的楷模——邓练贤

人物简介

邓练贤（1949—2003年），主任医师，1973年毕业于中山医学院医疗系。曾任中山大学附属第三医院党委委员、传染病科副主任兼党支部书记。一直从事传染病教学、医疗、科研和党务工作。担任传染病科党支部书记20余年，带领支部连续13年被评为先进党支部。

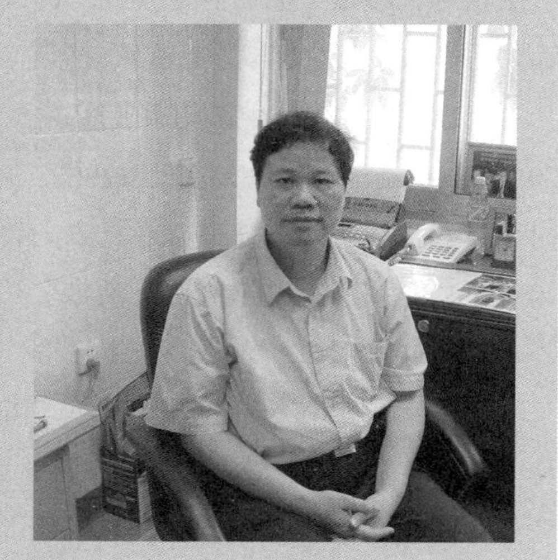

邓练贤始终坚持奋战在抗击“非典”的最前线，劳累过度加上接触大量重症患者，他在救治“非典”患者时不幸被感染。2003年，邓练贤以身殉职。

邓练贤在抗击“非典”工作中成绩显著，贡献突出，被授予“全国优秀共产党员”、广东省“模范共产党员”、“革命烈士”、“人民健康好卫士”等光荣称号，获得全国五一劳动奖章和“白求恩奖章”。

妙手仁心，矢志从医不言悔

邓练贤，1949 年 12 月出生在广东省台山市冲蒌镇一户贫农家里。家中有八个兄弟姐妹，他排行第二。年幼的他很早便懂事地担负起兄长的职责，帮着父母照顾好弟妹们。

1968 年，村里的公社建立了医疗站，素来勤奋刻苦的邓练贤被群众推荐为“赤脚医生”。医疗队初建，资金少、条件差，邓练贤因陋就简，把一张烂桌子修理好作柜面，以三块水闸板作药架；缺乏药品，他便与村里干部商量，组织了一些人到 30 多公里外的山上去采集中草药。医疗站越办越好，还被评为了公社先进医疗站，附近几个公社卫生队都专门来参观学习。

条件艰苦，但阻挡不了邓练贤满腔热情地为村民服务。他处处急患者之所急，痛患者之所痛，经常背着药箱，走家串户帮人看诊，并发动群众大搞预防工作。村里人都知道要是生了病，就找“赤脚医生”邓练贤，哪怕是半夜，他都会上门看诊；哪怕他完全无法处理，他就是背也会连夜把患者背到卫生院。1970 年，群众一致推荐邓练贤去读大学，他成了中山医学院第一批“工农兵学员”。

1973 年，即将毕业，得知填报传染科的医生很少，共产党员邓练贤毅然选择了申请传染科，并被分配到以治疗传染病、肝病为主的中山医学院附属第三医院（现中山大学附属第三医院）。从此，邓练贤便一直兢兢业业奋战在传染科医疗、教学和科研第一线。

善待患者是邓练贤留给医生、护士最深的印象。在他眼里患者既是病人也是亲人，没有贫富贵贱远近亲疏之分。以前大家经济都还不宽裕，邓练贤常常自己掏钱给患者买饭，看到邓练贤这样做，他身边很多年轻医生、护士也都养成了这种助人为乐的习惯。每次邓练贤与家人回台山老家探望母亲，往往是人还没到家，就被乡亲们围住了，说说自己头疼脑热、腰腿疼痛的疾病。他也总是很热情，一如当年的“赤脚医生”。邓练贤追悼会那天，家乡 200 多名群众自发包车赶来广州参加，多数都是他医治过的，还有一些在病中得到他热情的帮助，大家都不舍得这位好人、好医生。

先锋模范，是医生也是支书

每一个认识邓练贤的人，都说他是一个好人、好医生、好支书。

在日常的临床医疗工作中，邓练贤牢记医者初心，对患者负责到底。曾有一位患者专门从江西到中山大学附属第三医院（以下简称“中山三院”）求医，一开始病因诊断不明。他积极到图书馆查阅文献，结合病情、读书心得写了厚厚的病情记录，并积极联系各方面的专家，最终与科室共同讨论确诊其所患的是弓形虫病，并成功治愈患者。当患者因思想负担不能配合医疗工作时，他常常主动找患者和家属谈话，安慰、说服他们。由于他认真、细致的工作和无微不至的关怀，患者最后多能配合治疗。哪怕是病倒的前一天，他还在给一位“非典”患者的家属做思想工作。他在医疗查房时常常告诫年轻医生：“我们的笔就是患者的生命、就是患者的经济支柱，下医嘱用药的时候要针对病情用药，又要尽可能减轻患者的经济负担。”

妻子朱秀娟回忆邓练贤经常对自己说：“既然选择了做一名医生，就意味着付出，患者的需要就是我们的需要。”平时，遇到危重患者抢救，无论当班不当班，他总是亲临现场指挥和抢救。曾经有一位女患者处于深度昏迷，生命垂危，家属想放弃治疗，邓练贤却坚持“哪怕只有百分之一的希望，我们都要付出百分之百的努力”。他调整了治疗方案，经过 13 天的积极救治，患者奇迹般地痊愈了。

作为基层党支部书记，邓练贤作风民主，科室几位主任与他相处十分融洽，他也积极推动党建工作与科室业务工作互相融合。他切实践行学科发展理念，传承优良历史传统。传染病科的成功发展，以及由此推动医院的迅速发展。邓练贤尽了极大努力，可谓功不可没。

“邓书记”，同事们总是这样称呼邓练贤。在传染科，大事小事大家都习惯找邓书记，因为他是支部书记，也因为他为人特别有耐心。同事遇到业务上的难题，找他；年轻人工作受委屈，找他；家庭内部发生矛盾，找他。同事们从未见过他发脾气骂人，哪怕有些同事做得不好，他也是和颜悦色劝导。他总是鼓励年轻同事积极向党组织靠拢，用更高的标准严格要求自己。他平时省吃俭用，却带动科室职工，以传染科支部名义在韶关仁化资助了 14 名贫困孩子的学业。

对待老前辈、老教授，邓练贤在工作和生活中都关怀备至，如同对待父辈一般，十几年前交通还不那么便利时，只要有他陪同老人家外出公干，他总是考虑周到、无微不至，让老人家放心，科室也放心。邓练贤30年的同事和老师——姚集鲁教授评价他“是个老实人。论起勤勤恳恳工作、老老实实做人这两条，他在我的学生中是做得最好的。我不是共产党员，但什么是共产党员的先锋模范作用，我从他身上都看到了”。回忆起与邓练贤共事的日子，姚集鲁仍很伤感，“无论是我们在‘非典’期间一起查房，还是他被感染住院后我去探望他，他总是很关心我，让我不要太靠近，担心我年纪大抵抗力弱，染上疫病不好办”。

从1977年担任传染科党支部副书记开始，邓练贤就从未忘记一个基层党务工作者的责任。在他的带领下，传染科党支部一直是医院里最有活力的基层党支部之一，连续13年被评为医院先进党支部，他本人则连续13年被授予优秀共产党员的称号。

身先士卒，救死扶伤闯险关

当不明原因的“非典”2002年年底在佛山、河源等地出现时，医院就曾派传染科的同事邓子德到实地考察过，病源和病因都是未知数，但对它极其强烈的传染性，大家已早有耳闻。中山三院接诊的“非典”病例，都是早期病情极重、传染性极强的危重患者。面对未知的巨大危险，邓练贤和他的同事们成为第一批“扫雷者”。

2003年1月31日，农历除夕，中山三院在下午接到了紧急通知：广东出现不明原因肺炎，指定医院为四家接收医院之一，要马上做好接收患者的准备。医院立即部署成立医疗小组，邓练贤以传染科支部书记和副主任的身份，主动挑起人员调配、组织协调和物品落实的担子，组成一支快速反应部队。尽管他已50多岁，也深知危险很大，但以年龄为借口推托，让别人去承担风险，不是他的作风。他一马当先，带领大家投入这场“遭遇战”。

刚吃完年夜饭，邓练贤接到了来自医院的电话，医院收治了不明原因肺炎患者，要他马上回医院准备抢救。第一个收治的患者是从外地送来的11岁小男孩，邓练贤交代参加会诊的医务人员做好消毒、隔离工作，抢救进行了3个多小时，进行得很顺利。趁医护人员泡手消毒的时候，细心的邓练贤替所有参加抢救的医护订了盒饭，出门看见走廊上病孩的父母孤零零地坐在那里，满含着期待的目光望着医生们。邓练贤担心他们人生地不熟，替他们又买了两份饭。刚结束抢救小男孩没多久，又一名女患者被送来。邓练贤和他的战友们走出抢救室时，已是凌晨 3 点多，妥善完成消毒后回到家里，天都蒙蒙亮了。

面对这突如其来的疫病，邓练贤感到了从未有过的巨大压力。第二天上午，他又回到科里和同志们研究，如何做好各方面的准备，避免近距离接触患者的医护人员被感染。

中午，一名病情危重的患者从其他医院转来，患者处于高热状态、狂躁不安，频繁而剧烈地咳嗽，呼吸困难，情况十分危急。邓练贤和同事们马上开始抢救，抗炎、吸氧、镇静、激素都用上了，但患者病情仍在加重，专家小组迅速做出决定，给患者进行气管插管、应用呼吸机辅助呼吸。体重足有 80 千克的患者因为缺氧情绪极度不稳，在做气管插管时不断挣扎。随着患者剧烈咳嗽，含有大量病毒的痰液从插管处喷出，进行抢救的医护人员的口罩、防护服、身上密密麻麻沾满了脓液，甚至连天花板上都溅满了。邓练贤清楚地知道，自己和同事们正处在危险中，但撬开患者喉咙维持气管通气的仪器一旦松开，患者可能因为缺氧、呼吸衰竭而死。他和同事们来不及更换衣帽，继续抢救。在现场 3 个小时的抢救中，光给患者接痰的罐子就换了好几个。邓练贤和专家们严密监测病情变化，患者终于与死神擦肩而过，他感到很欣慰。

接下来的几天，几位重症患者相继被送到医院，邓练贤每天都要连续工作 10 多个小时。高度紧张的工作及大量的体力消耗，就是年轻人也吃不消。他感觉到全身肌痛、乏力、头痛，但仍坚持工作，不言休息。

烈士长辞于世，精神永垂不朽

2 月 4 日，邓练贤高热不退。他首先想到的事情，是给其余参加抢救的同事们一个一个地打电话，结果发现他们中的大多数人已有发病的先兆，甚至有两个没有进入抢救室的护士也被感染了。他意识到这是个非常危险的信号，被传染的医护人员还有可能增加。他立刻联系了医院党委书记汇报情况。2 月 5 日一大早，医院党委召开紧急会议，研究应对措施，重新部署力量，紧急调配人员，决定设立隔离病区，并组建起两个医疗小组。

在邓练贤之后，医院相继有20多名一线医护人员也病倒了，其中包括5位科主任、3位党支部书记和8名共产党员。医院人手不够，加上防护衣隔离服等有限，邓练贤等20多个刚从战场上下来的“伤员”，在少数几个护理人员的帮助下，相互搀扶着，住进了隔离病区。医疗组专家24小时坚守在隔离区，轮流值班，每天查房、讨论病情，针对患者的不同症状、轻重程度作出新的决策和治疗方案，定时汇报病情。医院党委建立起严格的隔离制度，进隔离区要戴多重口罩、隔离衣帽和鞋套，实现全封闭式管理，同时摸索出一套行之有效的现场消毒隔离和个人防护方法，后续再无医护人员受感染。

躺在病床上的邓练贤从未停止与病毒的顽强搏斗，还牵挂着科室的工作和同志们的身体健康。邓练贤经常和战友们互相打电话询问病情，强忍病痛，互相鼓励，有时还对自己的病情做些诊疗。随着病情加重，他们只能隔着玻璃互相看着对方，伸出大拇指，互致敬意。

邓练贤坚持用自己的“很好”鼓舞大家。王乔凤是科里的护士长，因抢救患者病倒了，邓练贤打电话对她说：“现在还没有什么特效药，相互间的安慰和精神鼓励很重要，信心是我们战胜病魔的有力武器。你每天都要给被隔离的同事打电话，你就说，我很好。你的话他们会信的。”和妻子每天通电话，他也总是报喜不报忧，说自己很好。当妻子终于进到病房见到邓练贤时，才发现他一下子瘦了很多，只剩下皮包骨，却依旧表现得很乐观。他带的研究生麦丽也因抢救“非典”患者而被感染。他不忘让妻子给她煲汤，还给她写纸条：“你好好养病，等我出院后，我给你修改论文。”

邓练贤的病牵动了无数人的心，广东省委、省政府时刻关心着邓练贤等抗“非典”勇士的安危。原中共中央政治局委员、广东省委书记张德江等各级领导指示，要不惜一切代价救治邓练贤等患病医务人员。

邓练贤的病越来越重，2月18日，他转入广州医学院一附院呼吸疾病研究所ICU。尽管他几乎躺着不能动，声音沙哑无法说话，但他非常积极配合治疗，还经常主动用笔把自己的情况写给主管医生看。当知道同时被感染的医生护士有的已经康复出院，他更是激动，让妻子转告他们“一定要注意休息，加强营养”。

但最早病倒、带领战友冲锋陷阵的邓练贤，却未能从ICU中走出来，在2003年4月21日永远地离开了这个世界，享年53岁。他是广东省在抗击“非典型肺炎”战斗中第一位因公殉职的医生。

致敬烈士，救灾战疫展担当

邓练贤烈士倒下了，但在抗击“非典”的战斗中，却树起一座不朽的精神丰碑。他的奋斗和牺牲成为战友们前进和避免更大牺牲的指路牌。他的同事们用同样的精神，接过了他手中的“火炬”。

邓练贤烈士始终践行全心全意为人民服务的铮铮誓言，用一生淋漓尽致地诠释了人民至上、生命至上的大爱情怀。他的精神已成为中山三院不朽的文化符号。17年来，每逢清明，感染科党支部（原传染科党支部）都要组织党员到邓练贤烈士的雕像前缅怀追思，将抗击“非典”精神薪火相传，将党支部锤炼为一支战斗力极强的队伍。关键时刻总是“共产党员先顶上”。多年来，无论是汶川、玉树抗震救灾一线，还是高致病性的H_7N_9禽流感、甲型H_1N_1流感，感染科支部党员没有一次缺席，以出色的表现无愧于医者使命、党员初心。

庚子新春，新冠肺炎疫情暴发，邓练贤烈士精神激励中山三院全体党员干部奋勇战“疫”，白衣为甲，逆行出征，冲锋在疫情防控第一线，交出了一份亮眼的“答卷”，医院荣获“全国抗击新冠肺炎疫情先进集体”的称号。致敬邓练贤烈士！

供稿：中山大学附属第三医院

阳光和微笑的化身——叶欣

人物简介

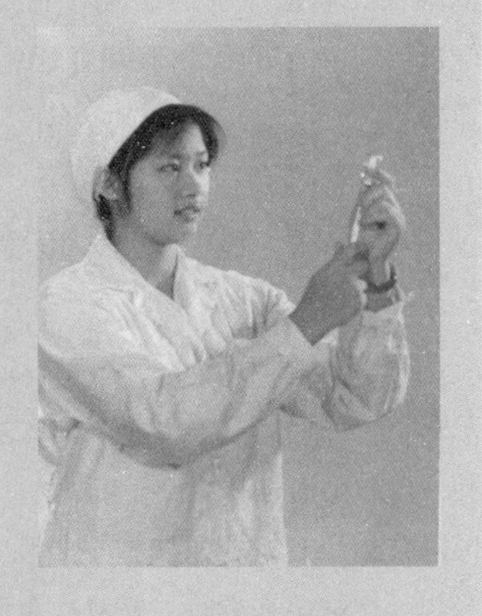

叶欣（1956—2003年），女，广东徐闻人，中共党员，生前系广东省中医院二沙岛医院急诊科护士长、主管护理师。在人类第一次与“非典”正面交锋时，舍生忘死抢救患者，不幸感染病毒，于2003年以身殉职，终年46岁。叶欣牺牲后，被追认为革命烈士、人民健康好卫士、全国优秀共产党员、广州抗击“非典”英雄、100位新中国成立以来感动中国人物、最美奋斗者等荣誉称号，被追授全国五一劳动奖章、第39届南丁格尔奖章、“白求恩奖章”等。

科室里似乎仍回荡着她那爽朗的笑声，患者难忘她那仿佛仍在穿梭忙碌的身影和那春风般关切的抚慰。然而，在2003年抗击“非典”的战疫中，在万物复苏的阳春三月，广东省中医院二沙岛医院急诊科护士长，46岁的叶欣却告别了人间美好的季节，永远地走了。

她倒在了与“非典”昼夜拼搏的战场上。她的爱人不相信，总是泰然处之、波澜不惊，危险和死亡似乎从来没有走近，拥有明亮双眸的妻子，会永远地合上眼睛，离开了他和还在上大学的儿子。他说：“她知道这次抗击‘非典’的危险性。但她却坚定地迎着上去。她没有当逃兵，我们为她骄傲。”他要求为叶欣换上护士的工作服和燕尾帽，含泪说，“叶欣喜欢工作服，她热爱她的职业”。

“告诉他，我在班上，没事！”

2003年春节前后，“非典”这个病魔开始在广东一些地区流行。广东省中医院是在2003年1月7日开始接触这类患者。医院专家在对患者病情进行了深入的检查和分析后提出，这是一种此前从没有接触过的特殊的肺炎，而且有很强的传染性！医院党委迅速成立了防治“非典型肺炎”的领导小组，提出：“要把治疗‘非典’当作一次战争来看待，要对社会负责！不能退缩，共产党员、共青团员要冲在前面！”医院随即进入了高度戒备的状态，广东省中医院二沙岛医院急诊科按照部署做好了排查和紧急抢救“非典”患者的准备。从2月开始发现“非典”和疑似“非典”的患者，最高时一天就有5例。

一场没有硝烟的战争就这样打响了。面对增加了数倍的工作量，身为共产党员的叶欣周密筹划，冷静部署，重新排班，并安排了加强班。在她的安排下整个护理队伍紧密地配合医生，同时认真实施隔离消毒措施，为抢救、保护患者的生命创造了条件。对于“非典”患者，一旦确诊就会马上转入大德路总院隔离病区治疗。

为了防止“病魔”感染自己的同事，每天上班，叶欣第一件事就是亲自打来开水拿来预防药，亲眼看着大家吃下去。她苦口婆心地提醒大家做好各项隔离措施，从医生到护工一个都不落下，其检查的严谨和认真几乎到了吹毛求疵的地步。

随着“非典”患者的急剧增多，科室的工作强度不断增加，叶欣身先士卒，从2月8日起便开始持续加班，忙的时候，她甚至拒绝接听家人的来电询问。只是对接听电话的姑娘说：“告诉他，我在班上。没事！”

尽管面对的是高风险、高强度的工作，但是叶欣像一台永不疲倦的机器般全速运转着。原有冠心病，曾经做过心脏搭桥术的患者梁先生是一名高度疑似患者，短期内他的病情急剧恶化，呼吸困难，烦躁不安，面色发绀，出现心力衰竭和呼吸衰竭。叶欣迅速赶到病床前，娴熟地将病床摇高使患者半坐卧位，面罩吸氧，接上床边生命监护仪，静脉注射强心药、血管活性药、呼吸兴奋药，监测心率、血压、呼吸……两个小时过去了，患者终于脱离了危险。叶欣却顾不上休息，又投入另一个患者的抢救中……在把一个又一个患者从死神手中夺回来的时候，谁能想到，自从急诊科出现“非典”患者以来，叶欣的工作连轴地转，已经长时间没有得到休息了。高强度的工作下，一段时期后，她明显地感到精力不济，尤其是颈椎病、腰椎病和膝关节病似乎凑热闹般一齐袭来。但她强忍着自身病痛的折磨完成了一次又一次危急的抢救。

“这里危险，让我来吧！”

由于急危重症“非典”患者本身的强烈传染性，以及在抢救的过程中，为了保持患者呼吸道通畅，必须将堵塞在气道的大量浓血痰排除出来，也就使得这一刻成为最容易让医务人员感染的危险时刻。

面对死神的挑战，叶欣和时任二沙岛医院急诊科主任张忠德默默地作出一个真情无悔的选择——“这里危险，让我来吧！”他们尽量包揽对急危重症“非典”患者的检查、抢救、治疗、护理工作，有时甚至把同事关在门外，毫无协商的余地。他们深知，也许有一天自己可能倒下，但能够不让或少让自己的同事受感染，他们心甘情愿！他们作出了一个共产党员先锋模范的生死抉择。

这是一个紧张而又不寻常的日子。2003年2月24日上午，一位怀疑肠梗阻的急腹症患者前来急诊，需要紧急手术。患者的某些症状引起了医务人员的高度注意。随着检查结果的反馈，怀疑终于被证实：又是一名“非典”患者！紧接着患者的病情急转直下，一切严重的症状都表现出来了，这是一名“毒”性极大的重症患者！叶欣与专家组的成员迅速展开了抢救工作。时间一分一秒地过去，患者终于被从死亡线上拉了回来。可“非典”病毒却像被围剿得无处可逃的恶魔一样悄悄闯进了已经在一线连续奋战了多天的叶欣那疲弱的身体。

3 月 4 日清晨，极度疲倦的叶欣开始出现发热症状，不得不到病房隔离留观。体温上升，身体虚弱难受，但她依然牵挂着科室里那几个危重患者。通过呼叫仪，急诊科的同事们又听到她那亲切但却微弱的声音：“9 床上呼吸机后，血氧饱和度上去没有？”“下午每隔 2 小时的吸痰量多不多……”“7 床每 2 小时尿量有多少？危重患者可要按时翻身并做好皮肤、口腔护理哦！”……

“不要靠近我，会传染！”

在她刚住进医院呼吸科病房的那几天，每当医护人员前来检查和治疗时，她总是再三叮嘱他们多穿一套隔离衣，多戴几层口罩。她甚至提出自己护理自己：“我是老护士长了，什么不行？”

医院领导前来探望，她首先讲的不是自己身体不适，而是检讨自身的不足，自责不慎染病，给医院和领导添了麻烦。她甚至询问自己科室的同事，看看还有没有自己可以力所能及的工作，可以让她在病床上可以完成的工作——她始终不忘在一线与“非典”搏斗的同事。

为了救治叶欣，医院在最短时间内成立了治疗小组，抽调一名主任负责全程治疗方案的实施。吕玉波院长要求医疗小组用已知的、最好的治疗方法、手段和药物为叶欣治疗。治疗小组还特别邀请了中山医科大学、广东省人民医院、广州医学院的专家参与了整个治疗方案的制订，同时积极向全国寻求支援。一次专家会诊时，吕玉波院长听说天津有位医学专家对治疗多脏器衰竭有独到心得，当晚即打电话给这位远在天津的专家。专家被吕玉波院长的急切和真情感动了，第二天一早即乘第一班机赶来广州会诊。

不知有多少人在为叶欣护士长祈祷，不知有多少人一上班就关切地询问“叶欣护士长怎么样了？好转了吗？”叶欣的病情几乎牵动了所有人的心。在叶欣转入 ICU 不久，由于戴上了面罩，她说话困难。尽管这样，她依然惦记着别人。另一位被感染的医生、当时也转入 ICU 的张忠德主任回忆说，叶欣虽然自己重病，但却通过纸条鼓励张忠德主任树立信心，战胜疾病。

一天，面对前来治疗的医生，她忽然急切地示意护士递给她纸和笔，颤颤巍巍地写道："不要靠近我，会传染。"护士含泪把纸递给了其他同事……

多少人的努力和呼唤，却没能挽留住叶欣最终离去的脚步！她护理过的许多患者都出院了。就在她最后所抢救的那位"非典"患者健康出院后不到一个星期，3 月 25 日凌晨 1：30，叶欣永远离开了她所热爱的岗位、战友和亲人！

"阳光和微笑的化身"

2003 年 3 月 29 日下午，广州殡仪馆青松厅，广东省中医院全体员工在这里为她做最后的送别。花圈如海，泪水如雨。遗像中，留给人们的是永恒的微笑。

一位熟悉叶欣的医学专家说："叶欣是一本书，每一页都燃烧着生命的激情和热烈的追求。"

叶欣出生于广东徐闻的一个医生家庭，成长在湛江遂溪，1974 年被招进广东省中医院卫训队。很快，年轻的叶欣从同期护理班学员中脱颖而出，结业时她的护理能力测试成绩名列前茅。因此，叶欣留院工作。光阴荏苒，1984 年 12 月叶欣由于工作突出，被提升为广东省中医院急诊科护士长。1996 年，她光荣地加入了中国共产党，多次被评为"先进工作者""优秀护士""优秀护士长"。她曾获省中医药管理局科技进步奖，多次在全国、全省的学术交流大会上宣读论文……

同伴们忘不了，每当急诊科有伤寒、霍乱、登革热、艾滋病等传染性患者前来急诊就诊时，总能看到叶欣一马当先冲锋在前的身影。她尽量不让年轻的小护士们沾边。她说："你们还小，这病危险！"对待这类患者，她护理得格外耐心、细致，没有一丝厌恶和嫌弃。对于家境贫寒的患者，她甚至主动出钱为患者买这买那。她常常说："患者得了传染病已经很不幸了，但社会的歧视给他们心理造成的伤害也许比病痛更难受！作为护士，我们要解决他们身体的苦痛，更要给他们爱的力量，生活的力量。"

在叶欣的办公桌上，留下了一本本厚厚的工作记录，那是用废弃的化验单的背面写就的工作记录。点点滴滴，记载着她在这场没有硝烟的战斗中拼搏的足迹，凝聚着她一生对护士职业永恒的热爱与追求。科室里的同事说："叶护士长已经不是第一次把危险留给自己，把健康让给同事。"她简直就是阳光和微笑的化身，那么明朗，又是那么明媚。

供稿：广东省中医院

雷厉风行的拼命三郎——张定宇

人物简介

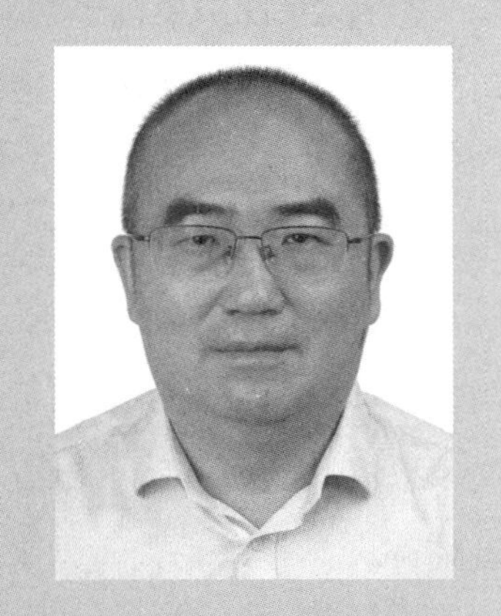

张定宇（1963— ），1986年7月参加工作，2003年6月加入中国共产党，在职研究生学历，临床医学博士，主任医师。曾任武汉市第四医院医务处副主任，院长助理，副院长、党委委员，武汉血液中心主任、党委副书记。2013年12月至今担任武汉市金银潭医院（武汉市传染病医院）党委副书记、院长。2020年4月任湖北省卫生健康委党组成员、副主任。2020年3月，被国家卫生健康委评为全国卫生健康系统新冠肺炎疫情防控先进个人。被授予“人民英雄”国家荣誉称号。2020年8月，被授予“全国抗击新冠肺炎疫情优秀共产党员”。2020年8月，获第十二届中国医师奖。2020年，被中国医院协会授予2020年突出贡献奖，当选感动中国2020年度人物。

2020年的武汉抗疫大战，第一枪在金银潭医院打响。从职能来看，这是别无选择；从结果来看，为更多生命点亮了绿灯。

2019年12月，武汉部分医疗机构陆续出现不明原因肺炎患者，张定宇带领金银潭医院600多名医护人员，第一时间冲在抗击新型冠状病毒肺炎疫情的最前沿。张定宇说，我能做的就是把大家充分调动起来，动员大家取消周末，告诉大家我们必须应对这件事情。我们已经站在一个风暴眼上，必须保卫我们的武汉，保卫武汉人民。

当月29日，来自华南海鲜市场的首批7名不明肺炎患者，转入武汉市金银潭医院。凭着多年在传染病领域的专业经验，张定宇感到事态不一般，当机立断，立即组建隔离病区。他一边叮嘱医务人员加大防护，一边带领大家率先采集了这7名患者的支气管肺泡灌洗液，并送往中国科学院武汉病毒所和武汉市疾控中心进行检测。“为什么要采集肺泡灌洗液？因为我们发现，一些患者在做咽拭子检测的时候是阴性，但病情却在持续加重，肺部CT异常，我们怀疑病毒已通过下呼吸道进入肺泡，果不其然。”张定宇说，“病毒躲在肺泡里，咽喉检查根本不起作用，到后来患者肺部斑点越来越大，越来越多，病情进展非常凶猛，但究竟这是一种什么病毒，谁也不知道。”正因为有当时的雷厉风行，果断动作，才为科学家团队的成功确认病毒赢得了时间，同时阻断已知传染源。

当疫情不断蔓延，形势异常严峻，武汉市金银潭医院被指定为武汉市不明原因病毒性肺炎重症和危重症患者定点收治医院。

张定宇知道，现在，他必须带领大家，再一次为生命而战。他在各项工作上都打了提前量，但是，也仅仅只快了半拍！好在张定宇早有准备，要求全院动员，组建应急三病区，抽调医生5名、护理人员28名，做好应急准备。12月31日8点整，他又主持召开了包括医务、护理、院感、总务、保卫等职能部门负责人参加的会议，安排不明原因的病毒性肺炎患者收治工作：腾退结核六科收治患者，布置电梯消毒与管控、安保人员守护、标识标牌、门诊预检分诊、总值班双班等工作。

此时的金银潭医院，从上到下，陷入前所未有的忙碌。几乎所有的医护人员都披甲上阵，把全部精力投入医疗救治当中，但依然忙不过来。金银潭医院遇到了前所未有的考验。

张定宇说：“最令人刻骨铭心的是春节前的一周，患者从一个一个转诊到一拨一拨地转诊。医院卫生员告急，安保人员告急，医护人员告急，防护用品也告急。在这个至暗时刻，我必须成为全院857名医护人员和干部职工的一道光，只要我不倒下，军心就不会散，我就能带着大家，一直战斗到黎明到来。”

从患者着手转运的那一刻开始，金银潭医院的专业特色立即得到凸显——迅速组建收治专班，并对各个环节提出严格要求：患者转入由市120统一调度派负压救护车，分批转运；参加转运的医护人员、担架员实行三级防护，驾驶员实行二级防护；接诊的医护人员要做好三级防护；要开辟绿色通道，控制好专用电梯，以保证患者安全，直达隔离病区，医院感染防控人员及时进行环境消杀。患者到达病区后，转运的相关设施设备及车内的抢救设备按技术要求消毒，救护车进入消洗站消洗。

面对人民群众迫切的救治需求，他亲自带领院领导深入病区核查筛选符合出院标准的患者（连续2次核酸阴性的确诊患者和1次核酸阴性的疑似患者），加强治愈患者出院周转，挖掘潜力，增加收治转诊患者200人次，尽最大努力增加收治转诊危重症患者，并且承担起负责武汉客厅方舱医院重症患者的救治任务。

自疫情伊始，作为医院领头人的张定宇，如拼命三郎，吃住在医院，往往凌晨2点刚躺下，4点就得爬起来，接无数电话，处理各种突发事件。即使同为医务人员的妻子因感染新型冠状病毒被另一家医院进行隔离治疗，他也没有离开自己的工作岗位。即使通宵达旦的忙碌让他的双眼布满血丝，他也仍然眼神坚毅、沉稳。他说：“身为共产党员、医务工作者，非常时期、危急时刻，必须不忘初心、勇担使命，坚决顶上去！”

深藏不露的专家

除武汉市金银潭医院的院长身份外，张定宇还是一位医学博士，有着医学专家特有的专业敏锐性和前瞻性。

ECMO，也称体外膜肺氧合，是现有体外循环技术中的王者。当他发现医院库房中，躺着一台ECMO时，他立即请来心脏体外循环专家给ICU医生做培训，说：“一定要学会，这门大炮要是在我们手上废了，那可不行！”当年年底，金银潭医院用ECMO成功救治了两位艾滋病重症肺炎患者，在武汉地区最早将ECMO用于重症肺炎救治。2016 年春节后，又救了一位患重症肺炎的 24 岁的大学生。2017 年年初，人禽流感来了，ECMO 大显神威，极大提高了湖北省人感染 H_7N_9 禽流感抢救成功率。为了锻炼这支队伍，他决定，让 ECMO 走出去找病例。医院每年拿出十个单价 4.8 万元耗材套包，免费供省、市医院使用。只要有医院有患者适合上 ECMO，患者又没有钱，就可以通知金银潭医院，ECMO 团队带设备带套包过去做。

在这次救治新冠肺炎患者中立下大功的，还有高流量给氧技术。这个其实源于张定宇在《新英格兰医学杂志》（NEJM）上看到一篇文章介绍，高流量给氧可以替代部分无创呼吸机的功能。他顺着杂志上的网站找到新西兰生产厂家，通过厂家再找到武汉的经销商，一口气采购了六台高流量呼吸湿化治疗仪，当时这个经销商在很长时间里只在武汉卖出了一台。目前，高流量呼吸湿化治疗仪现在已是 ICU 的标配，这次还被写进新冠肺炎患者的临床救治指南。在金银潭医院，早前就给每个病区配备了高流量呼吸湿化治疗仪，一支能够娴熟使用的医护队伍已经成长起来了。

2014 年，在他担任金银潭医院院长的第一年，他提出要力争获得国家新药临床试验（GCP）资格。3 年后，该院正式获批药物临床试验机构资格认定证书。随后，金银潭医院通过 GCP，申报重大新药创制国家科技重大专项，也获得通过。该院成为首家以责任单位申请获批的“重大新药创制国家科技重大专项”的市级单位。同年 10 月，该院正式成立Ⅰ期临床试验研究室。截至 2019 年 12 月，这个试验室在国家药品监督管理局药品审评中心临床试验登记平台上，已登记的药物临床试验总数，排名全国第二。2019 年，医院在他的正确引领下，在生物制剂及创新药上也取得一定突破，相继承接并开展了 3 项创新药物Ⅰ期临床试验，实现医药研发由仿制向创制的转变。

为治病救人，正是依托着药物临床试验的经验，张定宇带领着全院职工，全力救治的同时，与全国援鄂专家们一起不断创新临床诊疗方案、开展药物研究。1 月中下旬成立了攻关小组，牵头并启动科技部“重症病人救治及诊疗方案优化”应急攻关项目，先后开展了评价洛匹那韦 / 利托那韦治疗武汉新型冠状病毒感染住院患者的疗效和安全性随机、开放、空白对照的研究，仅 17 天高质量完成入组 199 人，研究结果发表于《新英格兰医学杂志》且被引用 1 000 余次，研究成果写入我国新冠指南。评价瑞德西韦治疗住院成人新型冠状病毒肺炎患者疗效和安全性的Ⅲ期、随机、双盲、安慰剂对照的多中心研究、评价抗 SARS-CoV-2 病毒灭活血浆治疗重型新型冠状病毒感染患者的有效性及安全性的随机、双盲、平行对照、单中心临床研究项目；主持 CAStem 治疗新冠肺炎肺纤维化的治疗研究；并与中国中医研究院黄璐琦院士带领的中医团队合作，采用中药方剂口服和中药注射剂静脉注射相结合的方法救治新冠肺炎患者。同时还承担了湖北省科学技术厅及武汉市科技局应急攻关各 1 项。开展全国首例新冠肺炎逝世患者遗体解剖工作，根据尸检病理结果，提供治疗建议，也是金银潭医院的重点工作之一。经过 18 例的尸体解剖，找到了一些病理学证据，这些尸检结果被写入第七版《诊疗方案》。在病理解剖的基础上，举办 6 场病理解剖案例讨论会，使病理发现迅速转化为指导临床治疗。这些都为抗击新冠肺炎疫情作出了最为有益的探索，积累了宝贵经验。此外，疫情期间攻关研究结果及时汇报给科技部、国家卫生健康委。并多次在《新英格兰医学杂志》等顶级医学杂志上发表。疫情中，医院承担省部级以上重大科研任务，牵头 2 项，参与 13 项，申请专利 4 项，以第一作者或通讯作者发表新冠肺炎相关 SCI 论文 60 余篇，总影响因子 961.4 分，在 IF>10 杂志上发表论文 18 篇，单次最高引用近万次。

一场迎战新冠肺炎疫情的战争中，张定宇再也隐藏不住他作为医者的医学造诣。

与时间赛跑的渐冻人

2017 年，张定宇忽然感觉腿部有异样。2018 年 10 月，他被确诊为患上了肌萎缩侧索硬化症（ALS），也叫运动神经元病（MND），俗称“渐冻症”。这种病是一种罕见的绝症，目前无药可救。作为医生，他与多位医学专家交流得知，他的生命最多还剩 10 年左右，如果状况不好，活着的时间将更短。

随着腿部肌肉的不断萎缩，他的行走变得越来越吃力，一瘸一拐地跛行成了他的常态。多少次，他也为此懊恼不已，但作为医生，他该如何面对，自己心里最清楚不过了。“不能改变的事情，坦然去面对就好了，没有什么好怕的，怕也没有用。”传奇的经历，让张定宇见惯了生死。他身患绝症的痛苦，却不想让同事和朋友们知道。每次有人问，他总是说膝关节不好，没有办法的事情。如果不是这次疫情，张定宇并没有想把这样的悲伤告诉他人。这位极具情怀的汉子，特别担心在公务活动中失去礼节，不得已自暴了跛行残疾的原因。当有人问他，身体状况都这样了，为什么还这么拼？生来乐观的他却笑道：“如果你的生命开始倒计时，就会拼了命去争分夺秒做一些事！”

渐冻症可能会慢慢吞噬、“冻住”他的肢体，但却冻不住他一颗积极乐观、救死扶伤的赤子之心。不向命运低头，做一个活得有意义的人。在没有硝烟的战场上，张定宇用自己渐冻的生命，与时间赛跑，诠释着希波克拉底誓言。

2020 年 9 月 8 日，全国抗击新冠肺炎疫情表彰大会在人民大会堂举行。张定宇代表 6 000 万名湖北人民、全省 54 万名医护人员，走进了人民大会堂，获授“人民英雄”国家荣誉称号，并接受习近平总书记授勋。

张定宇说：“国要有精神，人要有精神。我只是一名普通的医生，做了一件再普通不过的事情，党和人民却给了我这么高的荣誉。虽然生命留给我的时间不多了，但我现在觉得很幸福，因为我还能做喜欢的工作，还能被需要，对社会还有价值。被需要是一种幸福，能够帮助别人也是一种幸福。”

供稿：武汉市金银潭医院

基层无私奉献者

新中国第一位进藏医师——徐乐天

人物简介

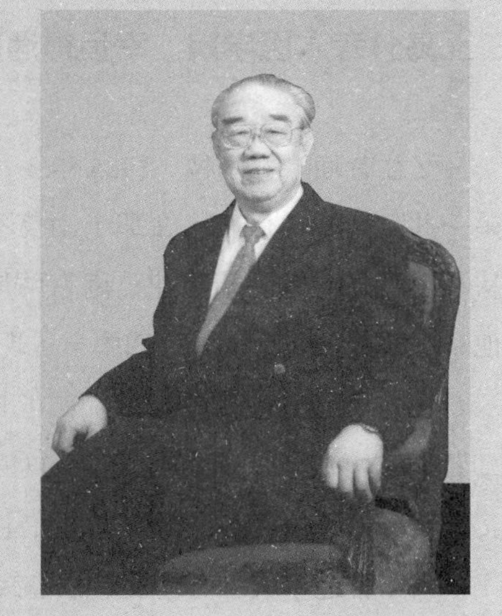

徐乐天（1925—2020年），祖籍天津，著名胸外科专家，北京协和医院胸外科教授，长期从事胸心外科临床工作，对肺、食管、纵隔、胸膜等疾病的诊断及治疗有着丰富的经验。1946年7月参加地下革命工作，1949年2月加入中国共产党。1950年毕业于北京大学医学院，1961年获苏联医学候补博士学位，1981年赴美国密歇根大学胸外科攻读博士后。

1951年，跟随解放军入藏，是新中国第一位入藏的医师，参与创建拉萨市人民医院并担任首任外科主任。1972—1992年，任北京协和医院胸外科主任；1985—1987年，任外科学系主任。曾任中华医学会北京分会常务理事，中华胸心血管外科学会北京分会主任委员，《中华胸心血管外科杂志》副总编辑。2006年，获北京协和医院卓越贡献奖；2009年，获北京协和医院杰出贡献奖、中国胸心外科学杰出贡献奖、北京医学会胸外科专业委员会突出贡献奖；2012年，获中国胸外科杰出贡献奖。

“(20世纪)40年代的烽火岁月，他投身地下工作，对党赤胆忠心。新中国成立后，他是中央派遣的第一位进藏医生，为建立拉萨市第一个人民医院立下汗马功勋。1960年留苏归国，他是协和恢复重建胸外科的核心力量，是继吴英恺、黄家驷之后重要的学科继承人和带头人。承前启后为协和，呕心沥血还坚劲。不要人夸好颜色，只留清气满乾坤。醉吟先生今犹在，云自无心水自闲。”这是2009年徐乐天荣获北京协和医院“杰出贡献奖”时的颁奖词。寥寥数字，却生动勾勒出他传奇般的行医之路。

高分考人医学院　幸运得遇协和人

忆往昔峥嵘岁月稠。1925年3月，徐乐天出生在天津市王庆坨镇。他这辈堂兄弟一共六个，他最小。在那个动荡不安的年代，徐乐天的求学之路同样崎岖不平，从小学到初中辗转于天津、南京两地。初中毕业的时候赶上父亲工作调动到北京，他顺利考上了北京市立第四中学（现北京四中）。

1944年，北平大学医学院在华北地区招生，在600个考生之中，徐乐天考了第二名，平均83分，出乎全家人的意料，但似乎也在情理之中。他的祖父非常开明，父亲受过良好的教育，同样也很关注孩子的教育及培养。

当年，北平大学分为文、法、理、工、农、医六个学科，徐乐天选择报考医学院也是有点“稀里糊涂”。当时的社会环境较差，在家里人看来“医生是一个稳定的职业”，也能改善生活条件。但真正学起来之后，他一点儿都不曾含糊。

那时，协和医学院由于太平洋战争爆发而迫不得已关门，一大批华裔教师、医生就转到当时的北平大学医学院。幸运的是，徐乐天正好赶上协和这些很有经验的临床医生给他们讲课。有一个场景始终深深印刻在他的脑海中，当时在西单背阴胡同万福麟家的大宅院里，有个阶梯教室可以容纳一二百人。北京协和医院内科教授钟惠澜在那儿讲课、做临床病例的分析。由医学生报告病历，钟惠澜提问，医学生再回答，最后提出治疗方案，整个过程精彩极了。

徐乐天敬仰协和人的才学与精神，并像海绵一样吸收着他们的经验与教诲，也就此与协和结下了不解之缘。

随行西北访问团 回京申请调临床

20 世纪 40 年代，北平青年学生的政治思想空前活跃。而此时的徐乐天恰同学少年，风华正茂，对于医学，他拥有满腔豪情，而家国情怀亦在心中迭出鸣响，他以笔名徐真写过两篇文章：《为什么要实行公医制度》和《医学民主》，先后发表在 1947 年 7 月 24 日、9 月 25 日的天津《大公报》医学周刊版，表达了他对医学卫生事业的认识和对未来、对理想的抒发。

1949 年 2 月，徐乐天怀着赤诚之心加入了中国共产党，开始用新的人生观来看待世界、审视世界。那一年，他也开启了在北大医院的实习生涯。1950 年，百废待兴，国家亟须一批医学人才，即将毕业的徐乐天和同班 120 多人成了“香饽饽”。徐乐天被分配到了卫生部。可能很多人会觉得这是一项“美差”，但对于准备在临床上施展满腔抱负的徐乐天来说，却有点“不甘心”。

当时卫生部组织了一个访问团到陕、甘、青、宁、新五省，刚刚参加工作的徐乐天加入了其中的卫生组。那时新中国成立没多久，访问团的主要任务是去当地宣讲共产党的政策，为一些受灾、受苦的老百姓发放物资。卫生组的作用一是为团员们提供医疗服务，二是调查了解少数民族地区的医药卫生情况，为当地百姓免费看病、送药。听说有机会进行医疗实践工作，徐乐天非常兴奋，“那个时候，整个国家都处于一种欣欣向荣的状态”。

1950 年，从西安到兰州还没有通铁路，只有大卡车载着访问团的百余人下到偏远村落。卡车颠簸在砂石路面的公路上，成员们每天在卡车上站一路，特别辛苦。到了目的地，访问团就在露天空旷的地方为老百姓看病。“当时西北地区的卫生条件很差，小孩患沙眼、头癣的很多。”徐乐天回忆道，如果沙眼并发倒睫，时间长了，就有可能发生角膜穿孔，引起失明。另外，他还发现，当地梅毒的发生率也很高。

访问团回到北京后，徐乐天等人向卫生部做了汇报，部分情况卫生部领导也是第一次听到。徐乐天再次表达自己愿意冲在临床第一线的愿望。卫生部领导也尊重了他的意愿，把他分配到北京大学人民医院外科。这个时候，徐乐天还不知道在半年后即将面临一项艰巨而又光荣的任务。

毫不犹豫接下任务　成首位进藏医师

1951年5月23日，《和平解放西藏协议》签订，中央派张经武将军带领14个人，包括一个医生、一个护士、一个司药，争取最快时间到拉萨执行这个协议。那时候，从部队里找一个医生马上跟着出发，并非易事。兜兜转转一大圈，中央最后找到了徐乐天，当时说是三个月的出差任务。他毫不犹豫地一拍胸脯说："去！"

1951年9月8日，徐乐天一行到达拉萨，他们是新中国第一批进入西藏的医务人员。在拉萨，代表团住在一栋三层的藏式楼房，徐乐天因地制宜，就地取材，在二层的一个房间内摆放了桌凳、药车、血压表等器械，将其改造成患者的检查室。刚开始，患者就诊前需要先与一位四品官员谈话才能进入"诊室"，所以来的患者不多。徐乐天的主要任务是应邀家访看病。

当时徐乐天是不用穿军装的官员医生，可以在拉萨大街小巷登门访户，所以，他并不甘于"坐"等患者上门，经常走街串巷，得以深入了解社会民情，并及时为当地百姓看病。为了便于沟通，善于琢磨的徐乐天还专门研究了藏语的语法结构，把经常用到的简单语句记下来，如"肚子疼不疼？""发烧不发烧？"等。经过三五个月的积累，他在街上遇到患者，不用翻译，靠比画加上简单的藏语沟通，看病就基本上不成问题了。

1952年春天，拉萨暴发天花大流行，患病率和死亡率都很高。有些没有种过牛痘的老百姓感染天花以后，往往是暴发性的，出血、高烧，甚至死亡。这也让徐乐天充分意识到改善医疗条件的重要性和迫切性，"我看过几个因天花死亡的藏族群众，后来总也忘不了那个惨不忍睹的情景"。

在西藏，徐乐天增长的不仅是医疗技术，还有社会性阅历。

参与创办拉萨市人民医院　并担任外科主任

新中国成立前，整个西藏仅首府拉萨有两个性质类似的医疗机构：药王山和门孜康。药王山，又名"医学利众寺"，创立于1696年；门孜康，创立于1916年。徐乐天进藏后走访过门孜康，那里没有任何现代化的医疗器械和辅助设备，负责人也非专业医生。

到了1952年9月，从内地去的医疗队加起来有将近上百人，为西藏带来了大量的人力、物力、医疗器械和药品，还包括30张病床。9月8日，拉萨市人民医院成立了，这也是新中国在雪域高原成立的第一个现代化医院。徐乐天见证了这一历史时刻，并担任首任外科主任。

由于条件有限，援藏的每个医生都是“全能手”。高原地区光照强，所以白内障患者多，医疗队带来的白内障手术器械很充分，却没有眼科大夫。作为科室带头人，徐乐天就担起了这个重任。一位勇敢的解放军连长成为徐乐天“跨行眼科医生”的第一例患者。连长的眼睛不幸受伤后，瘢痕把晶体挡住了，视力急剧下降。徐乐天果断地为他做了白内障手术，手术很成功。

徐乐天接诊的第一例藏族白内障患者是一位50多岁的大娘。当徐乐天取出她已经钙化的晶体时，她马上就有了光感，激动地大喊“嘎布睿”（音），意思就是“白的了”。

从此，徐乐天为藏族白内障患者开启了光明之路。后来，十八军卫生部的文工团还专门用徐乐天让白内障患者重见光明的题材，写了一个剧本进行演出，在当时热闹了一阵子。

徐乐天在外科领域更是得心应手，“十八般武艺”样样精通。他接诊过一位被炸药炸伤的藏民。伤及面部，血肉模糊，患者和家人都非常恐慌。徐乐天当机立断施行清创，由于他处理及时，抢救很成功，患者一个星期左右就出院了。家属很感动，一定要求开一个感谢会，并当场宣读了感谢信。

1953年4月，徐乐天离开拉萨。在入藏的这一年零七个月中，徐乐天完成了23例白内障手术，还率先开展了高原上的第一批外科手术：肠结核切除术、宫外孕切除术和急性阑尾炎手术。援藏的经历也在徐乐天的人生画卷中，留下了浓墨重彩的篇章。

协和恢复胸外科需要人　来了就是一辈子

1957年10月，徐乐天前往苏联莫斯科继续深造，攻读胸外科方向的副博士学位。1956年，北京协和医院外科学系主任吴英恺受命创建解放军胸科医院和阜外医院，大量骨干被抽调，协和的胸外科病房就关闭了。1961 年，在黄家驷的指导下，北京协和医院重建胸外科，急需引进人才。刚学成归国的徐乐天就被“挖”到了这里，这一干就是一辈子，正可谓“毕业 11 年曲折路，峰回路转来协和”。

1965 年，徐乐天开展了我国首例重症肌无力患者的胸腺瘤切除术，并切除了国内最大的纵隔畸胎类囊肿，重达 5 000 克。善于钻研的徐乐天在 20 世纪 60 年代与基础医学研究所开展紧密合作，进行了羊的左心室机械辅助循环装置置入术实验，动物在术后存活 11 天，这是当时国内最好的成绩。

徐乐天因表现优异，1972 年被任命为胸外科主任。1985 年，他接任外科学系主任一职，并发表了全球最大一组（50 例）气管及支气管肿瘤的诊断和手术经验病案报道。在他的带领下，科室医教研“三驾马车”齐头并进，协和胸外科被评为北京市高教系统“教书育人、服务育人”先进集体（1986 年）。第二年，他还发表了全球最大一组（43 例）耐药性绒癌肺转移的手术切除治疗病案报道。

20 世纪 80 年代，徐乐天受邀在美国 Vanderbilt 大学医院做报告，题目是“协和胸外科做食管癌、贲门癌手术 850 例的经验”。当时，这个报告让美国同行大为震惊，因为他们没有那么多的经验，也根本想象不到中国的胸外科会积累如此多的病例。协和胸外科当时的技术水平可见一斑，而作为学科带头人的徐乐天更是首屈一指。

1961—1991 年，协和很多地方都留下了徐乐天奋进的身影：他在病房夜以继日地奔波，他废寝忘食地进行手术操作，他在图书馆深夜钻研阅读，他热衷于教学并绞尽脑汁地构思写作……也正因为如此，在这期间他写了 120 多篇论文，如在查阅浩如烟海的历史文献后，发表了谈古论今的《中国胸心外科发展的历史》。由他主编的《现代胸外科学》一书对技术既不墨守成规，也不片面追新求异。

在协和的这 30 年中，徐乐天积累了约 300 张胸外科临床影像资料的旧式幻灯片，他视如珍宝。年过九旬的徐乐天觉得这些资料就这样“闲置”，太可惜了，所以，他决定整理加工编辑成书册。他亲自将旧幻灯片内容逐个审核，并很快学习掌握了转换器的使用，以数码影像形式存入电脑，再将资料一一分组、编辑、注释、成文，最终汇总形成了包括 20 多个病种、百余张图像的书册——《协和胸外科典范临床病案》。与其他偏理论性的书册不同，这里面充满了鲜活的病例及可遇不可求的影像资料，为中国胸心外科学事业留下了一笔宝贵的财富。耄耋之年，精神矍铄的徐乐天仍兴致勃勃参加医院的演讲比赛，并两次获特别荣誉奖，为协和青年人树立了典范和楷模。

斗转星移七十载 医学巨匠陨落

2002 年 9 月，徐乐天应邀出席西藏自治区人民医院成立 50 周年庆典。面对西藏的巨大变化，他感慨万千。斗转星移，如今，距离他首次入藏已是近 70 年光阴。

2020 年 9 月 23 日 8 时 34 分，徐乐天因病逝世，永远离开了我们。他从医 70 余年，把毕生心血献给了所钟爱的胸心外科事业，为协和乃至中国胸心外科事业发展作出了杰出贡献，赢得了患者和同行的尊重与爱戴。他的一生是“严谨、求精、勤奋、奉献”的协和精神的真实写照。

供稿：北京协和医院 王敬霞 董 琳

中国合作医疗之父——覃祥官

人物简介

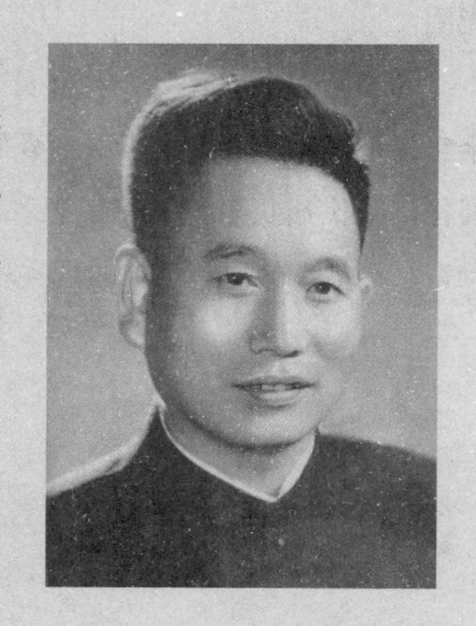

覃祥官（1933—2008年），中共党员，出生在湖北省宜昌市长阳土家族自治县榔坪镇乐园村。1953年，被推选为所在地的杜家村农业合作社副主任；1966年毅然辞去刚领3个月工资的乐园公社卫生所医生的公职，回到家乡担任“只记工分，不领工资”的“赤脚医生”，创建大队卫生室，成功探索、创办了闻名中外的合作医疗制度，登上天安门城楼出席20周年国庆观礼；连续当选第四、第五届全国人大代表，迈进庄严的人民大会堂；担任湖北省卫生厅副厅长，随时任国务院副总理王震出访日本，介绍中国合作医疗经验；出席世界卫生组织西太平洋区委员会第27届年会——世界卫生组织太平洋区基层卫生保健工作会议，登上国际讲坛，做了题为“中国农村基层卫生工作”的报告。覃祥官成为从土家山寨土墙屋走出来，名享中外，世人公认的传奇式风云人物——“中国合作医疗之父”。

覃祥官是被新华社《半月谈》称为“中国合作医疗之父”的传奇人物。

覃祥官幼年家庭贫困，1940 年在族人帮助下，迈进了学堂，只勉强读了三年半书。1944 年，年仅 11 岁的他不得不辍学回家，随父务农。新中国成立第四年的 1953 年，他被推选为所在地的杜家村农业合作社副主任；1955 年在农业合作社建饲养场中负重伤，卖了耕牛请医买药，久治无效。当时普遍缺医少药，许多被疾病折磨的村民挣扎在鬼门关。有一天，连续 3 个孩子被病魔夺去了鲜活的生命，覃祥官由此萌发学医治病、救死扶伤的念头，先后跟随多名乡土老中医学医，边学边诊，走上了从医之路。新中国成立的第八周年——1957 年 10 月，覃祥官加入了中国共产党，步入了他人生政治生命旅途中的崭新里程。

20 世纪的伟大创举——创办合作医疗

1966 年 3 月，乐园公社全域流行麻疹、百日咳、脑膜炎等疫情，6 个大队，49 个生产队，有 1 000 多人感染，患病率高达总人口的 30%。杜家村一天就有 4 个患病儿童夭折；一位妇女患疱疹和麻疹，因无钱医治，悬梁自尽。覃祥官被农村看病难、看病贵的现实压得喘不过气来。一心想把全部精力用在给村民看病的覃祥官自告奋勇地回三大队当“赤脚医生”。自此，他毅然辞去乐园公社卫生所医生公职，回到家乡——乐园公社三大队，告别铁饭碗，成为不领工资只记工分的“赤脚医生”。缺医的问题解决了，缺药和老百姓因贫穷看不起病的难题又怎么解决？覃祥官和大家想到了一剂“良方”：团结就是力量。新中国成立之后，党和政府领导人民群众办农业合作社、供销合作社、信用合作社，解决了农民在生产生活中的许多难题。乡亲们看病吃药难，能不能也发扬“团结互助”精神，办合作医疗卫生室呢？说干就干，征得县卫生局和乐园公社党委同意及乐园公社卫生所支持且配合，建立了旨在解决长期以来农村缺医少药问题，保障人民群众健康的“合作医疗”制度，初步创立了以“预防为主，群防群治”八字为办医方针，以“三土”（土医：“赤脚医生”。土药：中草药。土药房：每个生产队建起的由有医药常识的农民兼职管理的中药房）“四自”（自采，自种，自制，自用中草药）为办医形式，以“无病早防、有病早治、确保健康”为办医目标，全公社群众每年每人缴纳 1 元钱的合作医疗基金，看病时只交 5 分钱挂号费，药费在合作医疗积累基金里报销的合作医疗模式。

1966年8月10日，中国历史上第一个农村合作医疗试点——“长阳县乐园公社杜家村大队卫生室”，在“一脚踏两县（长阳、巴东）三镇（榔坪、渔峡口和野三关）”土家山寨的一栋土家吊脚楼里挂牌诞生了。1966年12月4日，乐园公社隆重召开了有史以来第一次合作医疗代表大会，正式通过了《合作医疗50条管理制度》。会议郑重宣布：从1967年1月1日起，全公社全面实行合作医疗制度。这就是后来轰动全国、震惊世界，得到毛泽东主席赞赏，并批示“此件照办”的农村合作医疗制度的雏形。

全国十万人慕名参观

长阳县乐园公社的农村合作医疗模式，让广大人民群众受益，彻底结束了几千年来中国农村缺医少药的历史。1968年下半年一份反映乐园公社合作医疗情况的调查报告，由中共湖北省委送到北京，1968年12月4日由主管中央舆论宣传的负责人送到毛泽东主席的案头。毛泽东主席亲笔批示：“此件照办！”1968年12月4日晚7时，中央人民广播电台在全国新闻联播中全文播发。12月5日《人民日报》头版头条刊发了关于乐园公社实行合作医疗的调查报告：《深受贫下中农欢迎的合作医疗制度》。文中特别赞扬覃祥官是“忠心耿耿为人民的白求恩式的好医生”。

全国掀起了学习合作医疗的热潮，前往长阳县乐园公社参观、学习者络绎不绝。当时，乐园公社接待前来学习合作医疗经验的第一个单位是河北省代表团。1966年12月6日，河北省学习参观代表团组成，由省“革委会”一位姓吴的副主任带队。吴副主任在战争年代左腿伤残，配有假肢。山路崎岖，他从长阳县城出发足足走了5天，才在同事们的帮扶下步行到达乐园公社所在地。到达杜家村时，他的一只脚由于走山路太久而冻伤已经化脓。杜家村的医生们不得不马上为他包扎伤口。到乐园参观人数最多的是武汉医学院。他们一行350人，背着行李，1970年6月14日从宜昌出发，步行到乐园，7月5日返回宜昌，前后共20天，行程达350公里。

乐园公社的名字登上党中央机关报后，偏僻的山村一时热闹非凡，操着南腔北调、各种口音的参观者熙熙攘攘，纷至沓来。中共宜昌地委和长阳县委为此下拨专项资金，修建乐园公社接待站——大山里第一栋钢筋水泥混凝土建造的预制结构房屋。据不完全统计，从1966年开始近十年时间，除台湾、西藏以外，全国到乐园公社参观学习的代表人数近10万人。此后，全国95%以上的农村陆续推行了合作医疗，数以亿计的中国农民在共产党的领导下，开始了享受“预防为主、群防群治”和“无病早防、有病早治、确保健康”的国民待遇。

出席二十周年国庆观礼

乐园公社创办合作医疗，给百姓群众健康带来极大便利和保障，真正提高了人们的健康水平。同时，党和国家对以覃祥官为代表的合作医疗制度创办者给予了莫大荣誉。

1969年9月下旬的一天，覃祥官收到两份特别的请柬。第一份是红色封面的请柬：“为庆祝中华人民共和国成立二十周年，定于一九六九年十月一日，在天安门广场举行群众庆祝游行大会，请你持请柬到天安门城楼观礼。”落款是“国庆节筹备工作小组”。第二份是：“为庆祝中华人民共和国成立二十周年，定于一九六九年九月三十日（星期二）下午七时在人民大会堂宴会厅举行招待会，请参加。”落款署名为“周恩来”。9月30日晚，覃祥官受邀到人民大会堂宴会大厅，出席热烈庆祝国庆20周年盛大招待宴会。10月1日，36岁的覃祥官作为乐园人民的代表登上了庄严的天安门城楼，出席庆祝国庆观礼。1974年，覃祥官以“合作医疗创始人”和“全国赤脚医生代表”的身份，随同以王震副总理为团长的中国代表团访问日本，参加中日通航首航纪念活动。在日本访问期间，覃祥官不失时机地向日本人民介绍中国的合作医疗。中国的合作医疗，引起了他们的极大兴趣。

1975年，覃祥官当选为第四届全国人大代表。1976年，覃祥官和时任乐园公社卫生院党支部书记李道槐、县卫生局医政股长倪兵万出席了全国“赤脚医生”工作会议，介绍了乐园合作医疗和“赤脚医生”经验。1977年12月，覃祥官再度当选为第五届省人大代表。1981年3月，覃祥官被聘为卫生部医学科学委员会委员。

登上世界卫生组织国际讲坛

以覃祥官为代表的长阳人民创办的合作医疗，不仅在国内得到全面推广，影响很大，而且在世界上，引起联合国教科文组织和众多国家的高度关注，享誉中外。

1976年，来自33个国家的政府官员与医疗专家聚集在菲律宾美丽的马尼拉城，出席世界卫生组织西太平洋区委员会召开的第27届会议及世界卫生组织西太平洋区基层卫生保健工作组会议。在9月9日上午举行的全体会议上，覃祥官做了题为“中国农村的基层卫生工作”的报告。

覃祥官向各国代表详细介绍了中国农村合作医疗制度及其实施状况，引起了各国特别是第三世界国家代表的浓厚兴趣。覃祥官走下讲台时，许多国家的代表同他握手，感谢他带来了中国农村的合作医疗的经验。覃祥官接着又回答了世界各国卫生部部长和记者的提问。数十家中外媒体的采访，使覃祥官一时成为著名的新闻人物。中国农村的合作医疗制度，成了各国代表议论的“热门话题”。覃祥官和合作医疗不仅从乐园走向了全国，而且走向了全世界。

催人泪下的遗愿

1976年，43岁的覃祥官接到一纸任命，被破格提拔为湖北省卫生厅副厅长、临时党委委员。就这样，覃祥官成了一名吃农村口粮，拿村里工分的副厅级干部，被当地人称为“农民厅长”。上任之后，当年11月在英山县主持召开了一次全省医药卫生工作会议。尽管他每月坚持到长阳杜家村卫生室工作半个月，但大多时候，没有人找他治病，没有地方采药，也没有人拉拉家常话。时间越长，他想回到山里的意愿越浓烈。3个月之后，他做了一个让所有人大跌眼镜的举动——弃官回山。

回到乐园，覃祥官又穿起了那双破旧的草鞋，背起了那个熟悉的药箱，翻山越岭，走村串户。熟悉的“赤脚医生”生活仿佛又将他带回了年轻的岁月。为了办好合作医疗卫生室，覃祥官几乎达到了忘我的境界。有一年，他看到杜家村合作医疗卫生室经费一时困难，便把自己的70多块钱交给了卫生室。他有个叔叔叫覃大吉，是乐园一带颇有名望的药农。经他动员，覃大吉将保存了10多年的贵重药材全部捐给了卫生室。他还卖掉家里准备盖房子的木料，给卫生室添置医疗器具。与此同时，覃祥官四处奔波，帮助各村卫生室兴办药园，共种了500多亩、100多种药材。

改革开放后，覃祥官还经常到各村（由大队改为村）巡回指导，献计献策。在他的帮助下，乐园乡另18个村都恢复了合作医疗，而且各个村卫生室都办得很有特色，有的“以药补医”，有的“以林补医”，农民既能承受，又能参与管理，深受欢迎。

2008 年 8 月，覃祥官因腹痛被送往长阳县医院接受救治。9 月初，覃祥官病情加重，被转至宜昌市中心医院进行抢救。由于他多种疾病缠身，而且白细胞偏低，每天要靠输白蛋白等药物来帮助恢复健康。时任中共长阳县委、县人民政府主要领导到市中心医院看望覃祥官，并受省委常委、副省长汤涛委托转达问候时，覃祥官说：“领导不要费心再关心我了，真需要关心关照的是百姓。如果我病好了，我还想到县的其他乡镇去看看。在我们县农村合作医疗制度已经全面实施，但是究竟老百姓享受到的实惠有多少，是不是还有一些政策在有些地方打折扣。我想亲自去走走看看，百姓是不是都看得起病、吃得起药、治得好病了……”“让百姓都看得起病、吃得起药、治得好病”成了他最后的遗愿。2008 年 10 月 22 日深夜，覃祥官突发心脏病，10 月 23 日凌晨逝世。

10 月 27 日上午，细雨蒙蒙，覃祥官追悼会在榔坪镇乐园村他的故居举行。几千名乡亲踏着泥泞从四里八乡赶来，为这位传奇老人送行。

来自社会各界的亲切关怀

以覃祥官为代表的长阳人民，在特殊的历史环境和时代背景下创办的合作医疗，随着改革开放新历史时期的到来，发生了一系列变化，但“团结互助，艰苦奋斗，与时俱进，探索创新”设立这一制度的首创精神，始终得到中央、省、市和县委、县政府的重视和肯定，中外各大媒体的广泛关注和持续报道。

改革开放不久的 1980 年，时任中共湖北省委第二书记，省人民政府省长韩宁夫来到长阳乐园，调研合作医疗，看望并亲切慰问了覃祥官。次年，中共宜昌地委报请省委批准，覃祥官担任政协长阳县委员会副主席；同年 3 月 1 日，覃祥官被聘为卫生部医学科学委员会委员。

新华通讯社记者陈新洲于 1993 年赶到乐园，实地专访覃祥官，在中共中央宣传部主管、新华通讯社主办的《半月谈》（内部版）发表长篇人物通讯《“中国农村合作医疗之父”覃祥官》。

2005 年 12 月，覃祥官同志接受中央电视台《新闻调查》栏目著名节目主持人董倩的专访，介绍了他在20世纪60年代创办农村合作医疗时的情景；2006年6月1日，香港凤凰卫视《凤凰大视野——回眸百年中医》详细介绍了覃祥官。

2016年3月12日，长期关注和支持合作医疗的全国人大常委会副委员长陈竺，在得知中共宜昌市委和长阳土家族自治县委把当年乐园公社三大队卫生室——覃祥官曾工作的原址，整旧还旧，建起了“中国合作医疗发源地纪念馆”，特地题写了“中国合作医疗发源地纪念馆”馆名。

供稿：中国合作医疗发源地纪念馆特邀副馆长　李茂清

覃祥官女儿　覃发珍

覃祥官外孙女　秦　晴

太行山上不朽的丰碑——赵雪芳

人物简介

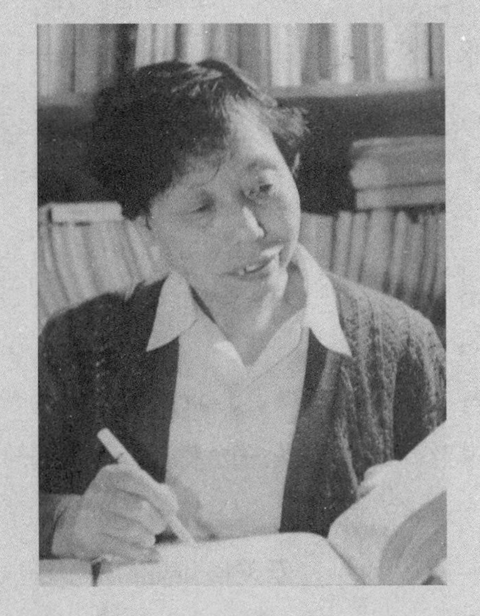

赵雪芳（1936—1998年），山西阳城县李圪塔乡人，曾任长治市人民医院妇产科主任，党支部书记，副院长，主任医师。1959年加入中国共产党，1963年毕业于山西医学院。在30多年的工作中，她以白求恩同志为榜样，忠诚于党的医疗卫生事业，始终以共产党员的标准严格要求自己，廉洁自律，不为名利，无私奉献，以精湛的医术和高尚的医德赢得广大患者和人民群众的爱戴和尊敬。她先后被评为长治市特级劳模、山西省优秀共产党员、山西省劳动模范。1993年9月9日，中共长治市委做出关于“向优秀共产党员赵雪芳同志学习”的决定。同年12月9日，中共山西省委授予她“人民的好医生”光荣称号。1994年4月，全国妇联授予她“巾帼建功标兵”称号。1994年4月23日，卫生部、人事部在人民大会堂举行大会，授予她新中国成立以来第一枚“白求恩奖章”，1997年被中组部授予“全国优秀共产党员”荣誉称号。

1998年5月31日，一个生命的轨迹永远定格在这一天。

太行人民的女儿，人民的好医生，我国首枚“白求恩奖章”获得者——赵雪芳走了。

63年的岁月，她像燃尽的蜡烛，在身后留下了不尽的思念，又带走了许多不了的情结。父老乡亲多想把她从死神手中拉回来，因为她曾高举着燃烧自己的火炬拯救了无数的生命，用春一样的温暖迎接了太行山无数生命的诞生。

她去了，但她永远是他们心中的天使，是他们心中的“活菩萨”，是太行山上永恒不朽的丰碑。

视患者如亲人

妇产科医生赵雪芳不但医术高明，而且把每位患者都视作自己的亲人。生人、熟人，城里人、乡下人，有钱的、没钱的，都能得到她的真诚接待和精心诊治。有些生活贫困的患者一时付不起医药费，她先垫上。手术后需要加强营养的，她就在家熬好红枣小米汤送来。对于重病号，她还提上罐头、水果到床前探视。她治好一个患者，就认下一门亲戚。赵雪芳究竟有多少门这样的“亲戚”，谁也说不清。

1984年，壶关一位老红军因患子宫肌瘤和功能性子宫出血住进了赵雪芳的病房。老人性格古怪，动不动就发脾气，赵雪芳像亲闺女一样照顾她、开导她，从家里做好各式饭菜带给她。结果，老人硬把赵雪芳认了干女儿，经常去她家唠唠家常。赵雪芳也把老人当作自己的亲人，时不时地给老人添上一两件新衣服。

1991年7月，赵雪芳的老母亲故去了，她这才回到了老家阳城县李圪瘩乡李圪瘩村。这是阳城县最偏僻、贫困的一个小山村。给母亲出殡的当天下午，赵雪芳就脱下孝服、穿上白衣走进了乡卫生院。在山村短短的几天里，她发现这里的妇女80%以上患有妇科疾病，有的已被夺去了生命。3天时间，为远近300多位妇女做了检查。因站得太久，她的脚肿得老高。临走，她带回几十份病理标本，还为村里修学校、建桥捐出300元钱。

没过多久，她再次回到家乡，第一件事就是挨户探访需要做手术的6位妇女，并免费为她们做手术。3天做了7台手术，最后一台手术做完已是午夜时分。筋疲力尽的赵雪芳摇摇晃晃走出了手术室，只觉眼前一黑，赶紧靠在墙上。在万籁俱寂的深夜，赵雪芳硬撑着病弱的身体守护着术后的患者。

以高尚医德 施精湛医术

离开山村前，她去看望手术后的患者，突然发现有人在呻吟，引起了她的注意。这是一个30多岁的妇女，脸色苍白，冷汗淋漓，不住地呻吟。赵雪芳连忙询问，卫生院的赵院长告诉她："刚收下的这个患者是胆囊炎，正在输液。"赵雪芳习惯性地上前检查，触摸几下患者的腹部，她断然说："不对，她很可能是宫外孕！"她建议立即手术。

卫生院长吓出一身冷汗，前年，本乡一个宫外孕患者就因为来不及转院过世了。

赵雪芳当机立断：转院已不可能，立即手术还有希望。不能全麻就用局麻，没有血浆就用流在腹腔的血回输。她让院长准备一把汤勺赶快消毒。

患者被送进手术室，天色已晚，偏偏又停了电。"赶快找手电来照明！"赵雪芳下着命令。

在四束微弱的手电光下，手术开始了，随着手术刀一划，鲜血立即涌出切口——赵雪芳判断准确。只见她迅速止住了出血点，用那把汤勺，一勺一勺把腹腔内的积血舀出来，经过过滤，再一滴滴回输到患者的血管里。

手术成功了，走下手术台时，汗水湿透了全身。人们劝她吃饭、休息，她却说："我要在这里观察患者的情况。"当东方渐白，晨光射进山村卫生院病房时，这位农妇苏醒了，看到坐在跟前的赵雪芳，她哭了。卫生院拿出500元"劳务费"给赵雪芳，推来推去推不掉，赵雪芳说："行，让我处理吧！"她拿出200元给这些天参加手术的大夫；拿出100元给卫生院添置点简单的设备；给7个手术住院的患者每人30元。她说："姐妹们，钱不多，买点奶粉补补身子！"

第二天一早，赵雪芳就要走了，几百名群众自发地来送她，这个送来满篮的红枣，那个送来毛巾兜着的鸡蛋。卫生院内外一片哭声，乡亲们拉着她的手一直送到了村口，大家心里是感激，更是不舍。

20世纪70年代初，一位年轻孕妇患了葡萄胎。手术方案是子宫全切，主刀医生是赵雪芳。可临上手术时，赵雪芳犹豫了，她知道孕妇来自农村，也很年轻。如果切除子宫，她将再无生育希望。尤其在农村，一个女人不能生孩子，对她今后的生活来说将有很大的影响。思虑再三，赵雪芳跑到了当时的院“革委会”，要求改变手术方案，否则决不上手术台。最后，在赵雪芳的坚持下，“革委会”作出了让步，同意她为患者做清宫手术。

曾经一个产妇身怀双胞胎，胎头已经娩出，婴儿面色青紫，却很难生产下来。赵雪芳赶快让产妇躺平，指导她正确用力，以最快的速度娩出了胎儿。为了让孩子及时呼吸氧气，在没有吸痰器的情况下，她就用嘴巴一口一口把胎儿口里的羊水和分泌物吸出。当听到婴儿发出第一声响亮的哭声时，羊水的咸味与腥味变成了甜味。那对双胞胎健康成长，长大后双双考入大学。像这样的例子数不胜数。

越来越多的患者信任她的医术，信服她的为人，专门来找赵雪芳看病的患者也越来越多。

在她的时间表上，无上下班之分。有时，她一天完成 5 台手术，晚上仍坚持值夜班，第二天居然又一刻不差地来到工作岗位。多少次，她拖着疲惫的身体回家，路上碰到求治的患者，又返回医院开始工作；多少回，迈进家门，迎接她的不只是丈夫、女儿，还有乡下来的患者。于是，让女儿捶捶背，按摩一会儿，又开始重振精神为患者检查治疗。

赵雪芳有一颗金子般的心，更有一手漂亮过硬的技术。赵雪芳深知：光靠热情、笑脸和耐心是救不了患者命的，治病救人最终要靠高度的责任感和精湛的医疗技术。正是凭这点，赵雪芳看病 30 年从没有出现过差错。人们都说她是一位“保险”医生。

担任科主任和党支部书记后，赵雪芳选准了突破口：一丝不苟、从严治科，坚持传、帮、带。她敢抓敢管，不讲情面，不徇私情。因为她清楚，平时要求严一点，手术台上就会少出危险。

为了提高大家的医疗技术，赵雪芳把功夫下在人才培养、队伍建设和科技进步上。她毫无保留地把经验技术传给年轻人。经过几年的努力，全科整体业务水平显著提高。通过总结经验教训，翻阅大量的有关资料，反复进行定性与定量的分析研究，终于制订出一套行之有效的羊水栓塞抢救方案。

《山西省围产儿死亡流行病调查》《氯底酚胺联合小剂量雌激素诱发排卵 448 例》

《山西省围产儿死亡的高危因素及死因分析和降低死亡率的对策》等10多篇论文，分别发表在一些医学杂志上，读之令人击节，掩卷不由深思……

在经费紧张的情况下，完成“阴道成型术改进”科研项目，研制出H871、H872、H873号治疗妇科疾病的良药，取得不孕症及宫颈癌前病变治疗方面的突破……

岁月如水，时光飞逝。多年来，赵雪芳以其精湛的医术，无数次托起生命的太阳，无数次带给患者以生的希望。

曾经的妇产科副主任孙清芳大夫回忆说：“我伴她手术30年，她的心思我摸得清。手术中哪怕是一根血管、一块组织，能不损伤的，她绝不轻易损伤，能保留的脏器，难度再大也要给受术者留下。对待患者，她就像对待亲人一样，对待自己和医护人员却十分严苛。”

为了锻炼大家的指功，准确掌握接产要领，她找来一个完整的颅骨，缝制了一个大小如新生儿一般的整体胎儿，连同一副骨盆，组成一套接产模具，结合解剖，带领大家反复苦练基本功。

原妇产科护士林梅谈起赵雪芳时说：“恨她、爱她、敬她。”“我恨过她，因为她批评人毫不留情。我也很爱她，因为她不厌其烦地手把手教我学本领。我更从心底敬重她，她是我心中的楷模。”

原妇产科护士长赵桂梅则说：“赵主任心中有个天平，一边是医护人员，一边是患者。她的天平永远是向患者倾斜的。”

从20世纪80年代起，赵雪芳就是长治市最知名的医生之一，几十年中她以自己高尚的人品和过人的医术被群众传颂，多次被评为省、市的劳动模范和先进工作者。面对改革开放的大潮中和发展商品经济过程中出现的新情况，赵雪芳不容许拜金主义侵蚀医院这洁白的圣地。行医30年，她从未收过患者一分钱，更没让患者给自己办过一件私事。她也严格要求全科医护人员都做一个正直的人。

在赵雪芳大儿子的记忆中，母亲永远都是忙碌的、严肃的。小时候，母亲没有太多精力照看他，造就了他从小就很独立的性格。长大工作后，有的朋友得知他的母亲就是赵雪芳，家里亲戚生病时，就想托他安排插个队或是能有些“特殊”照顾。当他来到母亲的办公室外时，却被护士拦在门外：“你妈在呢，她不让插队，你看这么多人，没办法，让你的朋友来排队吧。”做儿子的曾经也很不解，但最终体谅了母亲的良苦用心。

身为科主任和党支部书记，她的眼里容不得一粒沙子。一名护士开了患者的“搭车”药，赵雪芳发现后要她当面向患者退钱道歉，还扣了她一个月奖金。一名中年医生病历书写不合格，赵雪芳扣他一个月奖金，又自己承担起管理不严的责任，罚了自己。两名护士使用保温袋不慎烫伤了婴儿的脚，一个季度的奖金被扣，科里还两次开会吸取教训。

30 多年来，赵雪芳没有节假日，没有星期天。只要有患者，她就有工作。她医治了 2 万多名患者，没发生过一例差错。在无影灯下，在手术台前，她日渐消瘦。

人们没有想到，当她把生的希望和人间的温暖送给别人时，疾病正无情地折磨着她，死神正无情地向她逼近。

生命不息　奉献不止

正当赵雪芳的生命在事业的熔炉里燃烧正旺时，1989 年元月 3 日，对赵雪芳来说无疑是一个黑色的日子，就是这一天她被诊断为膀胱癌。面对癌魔，她没有丝毫畏惧，决心面对现实，用加倍的工作去夺回时间。赵雪芳在接受了手术治疗安排后，没有休息一天，直到自己做手术的前一天，还给患者做了 3 台手术。临手术的前一个钟头，她还在查房、看望患者。膀胱癌没有压垮赵雪芳。手术后，她仍然以一个健康人的标准要求自己，承担着科主任、支部书记的全部责任，和以往一样，加班、值班、手术、出诊。

就在赵雪芳全身心地为患者治病服务时，一个更加沉重的打击又悄然向她袭来。1992 年第一个飘雪的日子，赵雪芳再次发病，经诊断，并非膀胱癌复发，而是新发直肠癌。当命运之神第二次用死亡的重锤敲击这位坚强战士生命的门扉时，她不仅没有丝毫的惊恐和异常，反而显得更为平静了。她继续奔忙于产房、病房和手术室之间。在院领导的劝说和同志们的关心下，她同意做手术，日期定在 12 月 9 日。

12 月 7 日，星期六。赵雪芳到医院照常上班，还特意安排了两台手术。做完第一台手术，已到中午。第二台手术的患者并非急症，这天又是周末，大家提议手术改在下周，几位医生已脱下手术衣准备离开。

“你们都给我回来！”赵雪芳沉着脸，面色苍白，带着几分命令，也带着几分恳求。同志们从未见赵雪芳这样，一时都惊呆了。

赵雪芳眼里的泪珠打着转，颤抖着声音说："我求求大伙了，再辛苦一下，帮我……帮我把这台手术做完吧。"

12 月 9 日上午，长治市人民医院静静的手术室里，为赵雪芳进行手术的所有医务人员已经各就各位。手术前的准备全部就绪。

上午 9 时 15 分，赵雪芳神态自若地上了手术台。

当燕章文主任问她还有什么要求时，赵雪芳摇摇头，微笑着示意燕主任手术可以开始了。顿时，手术室里的气氛一下子变得紧张起来，除了所有人员短促的呼吸声，就是手术器械的碰撞声……消毒、麻醉、给氧、切口、割除癌变部分、缝合……他们配合得天衣无缝，整个手术进行得有条不紊……

在人们的等待中，手术室的门终于打开了。手术成功了，上天再一次眷顾了这个尽心为民的好医生。

她没有倒下，又挺过来了。在病休期间，每当科里有了危重患者，她照例是亲自出马。省卫生厅考虑到她的工作和身体情况，决定在职称晋升考核中对她免试，但她不仅坚持考了，而且考得很好。

她就像一台已经损伤的机器，上紧了发条，长期超负荷的工作运转，使赵雪芳的病情急剧加重。1996 年 6 月在北京又一次诊断为膀胱癌、直肠癌、肺癌。她太虚弱太劳累了，身体许多部位不适的感觉越来越明显。这一次，她病得很重，癌细胞已扩展到许多部位。但她仍放不下患者，放不下工作。在生命的最后阶段，她静静地躺在工作了 30 多年，曾为上万名患者诊断过病症的 6 平方米的办公室里。医院曾专门给她安排过好一点儿的病房让她搬过去，她谢绝了。她说："病房还是留给其他患者吧，就让我最后再在这个家住几天吧，在这里离我的患者近些。"癌症吞噬得她已虚弱不堪，她把孙清芳副主任叫到床前，用微弱的声音，断断续续地说："我就要去了，今后你肩上的担子会更重……注意身体，带领大伙儿好好干……"

1998 年 5 月 31 日清晨，赵雪芳在自己工作了几十年的办公室安然而去，3 种癌症夺走了她 63 岁的生命，但是她的精神却在老区人民的心目中竖起了一座丰碑。

赵雪芳，这个普普通通的名字，在 960 万平方公里的土地上传播着，平平凡凡的事迹打动了亿万人的心……

1992 年年初，在进行医德医风的教育中，长治市人民医院党委就做出决定，在全院上下开展“学习赵雪芳，奉献在岗位”活动。接着，将学习赵雪芳的活动扩展到了全市的医疗卫生保健单位。

1993年9月9日，中共长治市委做出“关于向优秀共产党员赵雪芳同志学习”的决定。

1993年12月9日，中共山西省委做出决定：授予赵雪芳同志“人民的好医生”荣誉称号。

1994年3月29日，中央电视台第二套节目首次播出《一个医生的故事》。

1994年4月20日，《人民日报》在头版头条发表《白求恩式的好医生——赵雪芳》，并配发评论员文章《让白求恩精神再现》。同时，新华社向全国的新闻单位发出同题通稿。

1994年4月23日，赵雪芳在人民大会堂荣获新中国成立以来首枚“白求恩奖章”。

赵雪芳去世后，长治市人民医院职工和市直党员群众捐资，在院中塑起了赵雪芳的半身塑像，同时建成赵雪芳事迹展览馆。

站起来，她是一尊雕塑；倒下去，她是一座丰碑。

赵雪芳在行医的30年间，以一颗赤诚炽热的心，温暖了千万个患者的心灵；以精益求精的医术为患者打开了希望的天地；以高尚的道德向人们展示了白衣天使的神圣职责；以共产党员的崇高思想境界和宗旨意识，把自己全部奉献给了人民群众。

供稿：山西省长治市人民医院　栗彦阳　顾　宝

帕米尔的“白衣圣人”——吴登云

人物简介

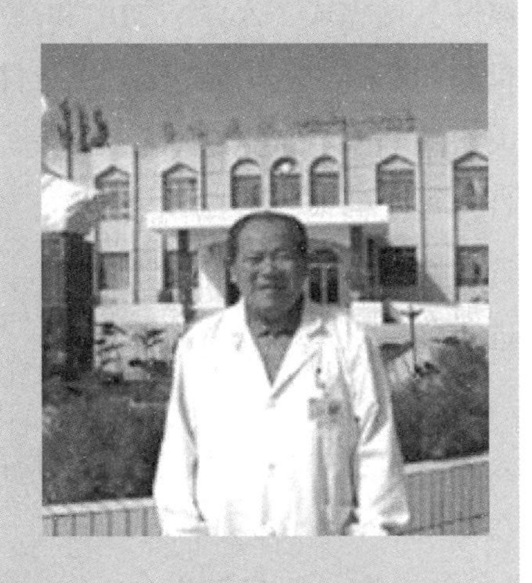

吴登云（1940— ），出生于江苏高邮郭集，中共党员，1960年考上扬州医专（现扬州大学医学院）；1963年毕业后，他响应党的号召，自愿来到祖国版图最西端的乌恰县工作，成为一名医生，一干就是50多年。为抢救民族兄弟，他曾先后无偿献血30余次，共计7 000毫升；为抢救烧伤的婴儿，他从自己腿上割下13块皮肤移植到患者身上。他是百位新中国感动中国人物之一，“白衣圣人”，是中共十六大、十七大、十八大代表，新疆乌恰县政协原副主席、县人民医院原院长。曾荣获全国五一劳动奖章和“白求恩奖章”、全国双拥先进个人、全国优秀共产党员、全国先进工作者等荣誉。医学卫生界曾掀起一股学习吴登云的热潮。

2009年，吴登云当选为“100位新中国成立以来感动中国人物”。2011年，吴登云被评为新中国成立以来百位先进人物。2019年，吴登云获誉“最美奋斗者”。

扎根边陲

“天高任鸟飞，海阔凭鱼跃。”吴登云，一个普通的农家子弟，从风光旖旎的高邮湖畔到风沙肆虐的帕米尔高原，从一个意气风发的热血男儿到鬓发染霜的古稀老人。他用五十多年的智慧心血，浇灌出一簇绚丽的理想之花。

1940 年，吴登云出生在郭集镇柳坝村一个普通农民家庭，在家乡郭集镇和高邮县城完成了小学、初中和高中学业，1963 年毕业于扬州医学专科学校。20 世纪 60 年代初，“到边疆去，到祖国最需要的地方去”，成为每一个有志青年的人生选择。吴登云也和他们一样，富有青年热血，渴望为国家建设贡献一份力量。很快，他就响应国家号召，毅然选择去往祖国边陲新疆。1963 年秋，吴登云与 90 多名进疆的毕业生，从扬州经南京到达乌鲁木齐，行程达 3 500 公里，进行集中培训后分往新疆各地，然而距离乌鲁木齐最远的乌恰却没有人愿意去。乌恰位于祖国版图的西部边陲，是送走太阳最晚的地方。这里生活着 4.3 万各族人民，其中柯尔克孜族占总人口的 72%。乌恰全境三面环山，四季积雪，海拔在 1 700 ～ 6 100 米，空气稀薄，日照强烈，年平均气温只有 6.5 摄氏度。一年当中 8 级以上大风平均多达 43 天以上，当地人说，“乌恰三场风，从春刮到冬”，大风刮得“天上无鸟飞，山上不长草，石头满地跑”。面对如此艰苦的环境，吴登云却说：“我是农民的儿子，愿意到最艰苦的地方干一辈子。”他被分配到了乌恰县的乌恰医院。乌恰医院虽是县级医院，但条件的艰苦、设施的落后、人才的匮乏远远超出想象。这里只有 3 名医生、5 间干打垒的土坯房、13 张简陋的病床。夜晚，在一间简陋的土房内，在煤油灯火苗的摇曳中、屋外狂风的怒吼下，吴登云开始思念着万里之遥的家乡和亲人，脸上不知不觉间淌满了泪水。条件的艰苦、孤独的折磨、环境的不适应等困难并没有吓退吴登云这个硬汉，他克服了最初心理上的孤独感和生理上的不适应，像一棵生命力顽强的杨树，在乌恰扎下根来。

随着时光流逝，当年一同入疆“支边”的同学陆续返回内地，到了条件好的城市医院，有的还担任了医院领导或科室负责人。一个个充满关爱的电话，一封封饱含乡情的信件，拨动着吴登云的乡思，考验着他的信念。

1980年，扬州医学院附属医院组建烧伤科，急需人才。一纸“商调函”寄到了他手里。他犹豫了好几天，始终没有将商调函交给领导。1986年10月，求贤若渴的高邮县政府寄给他一封热情洋溢的信，欢迎他回家乡工作，并附了一张“调动审批表”。家乡的热忱拨动了吴登云思乡的心弦，但在乌恰县领导的真诚挽留下，他还是决定继续留在乌恰。1993年，新疆克州领导考虑到吴登云年龄渐大，想调他到州卫生局或州医院担任领导。吴登云婉言谢绝了，说：“我在乌恰医院还有很多事情没做完，离开乌恰我心里不踏实。”

雪山巍巍，风沙漫漫。这位老人就像一棵挺拔的胡杨在帕米尔高原深深扎下根来，这一扎就是60年。他把对家乡亲人的思念转化成对雪山高原的热爱，对柯尔克孜族乡民的热爱。吴登云说：“如果还有来生，我还选择乌恰；乌恰人民需要我，我也需要乌恰人民；我也还选择当医生，为患者解除痛苦，还患者健康，这也是我最大的幸福。”

融入他乡

“开弓没有回头箭。”既然选择了这片土地，就要全身心地融入这片荒漠，要与少数民族兄弟融为一体。和当地人语言不通，他便一字一句地学习他们的语言；对当地情况不熟，他便一个毡房一个毡房地访问；县里缺医少药，他刻苦钻研，把自己锤炼成“全科医生”；“十年树木”“十年树人”计划的实施，为乌恰留下了一座花园般的医院，为乌恰培养了一批土生土长的医疗骨干。

1963年年底，吴登云刚到乌恰医院不久，一位柯尔克孜族牧民骑了三天三夜的马，送来一个胃穿孔的患者。乌恰医院一无所有，三名医生都没有做过这样的手术，只能眼睁睁地看着患者在痛苦中死去。医生救死扶伤的天职让吴登云陷入深深的愧疚和自责之中，他发愤一定要提高自己的临床技术。吴登云如饥似渴地阅读了大量的医学著作，还先后去喀什人民医院、扬州大学附属医院进修。经过坚持不懈的努力，他对烧伤科、泌尿科、胸外科、脑外科甚至妇产科、牙科等都掌握了必备的知识，成为边疆人民最需要的“全科医生”。

从20世纪60年代初到80年代末，吴登云每年都要用三四个月的时间到牧区去巡诊和防疫。他身背药箱，翻山越岭，风餐露宿，有时还会遇到威胁着他生命安全的风沙、山洪、雪崩、泥石流等。一次巡诊途中，突遇暴雨、泥石流，他只能在山包上坐一夜，与马相依靠着取暖。牧区地广人稀，有时为一个患者，要走两三天的山路。一次，他累得筋疲力尽，迷迷糊糊在马背上睡着了，结果摔下山沟，全身受伤。

1986 年一天晚饭前，乔拉斯塔村有位柯尔克孜族妇女难产。吴登云闻讯后抓了几个馒头，背起药箱便骑马出诊，黑暗中几次迷失方向，好不容易在天亮前赶到牧民的毡房。产妇出血过多，心率几近衰竭。经过紧张的抢救，产妇转危为安，毡房里传出婴儿的哭声。吴登云却因劳累过度，心力交瘁，瘫倒在地。毡房里，这对柯尔克孜族夫妇抱着刚出生的婴儿给吴登云行礼以表示感谢。

1992 年，吴登云巡诊到一个牧区，听说一个年方 22 岁的姑娘小李患了膀胱结核破裂症小便失禁久治不愈，男朋友要跟她分手，姑娘万念俱灰。吴登云主动上门，说要为她试试。小李和家人认为大城市大医院都看不好，对吴登云心存疑虑。吴登云查阅大量病例，虚心向有关专家请教。在他精心治疗和悉心照料下，姑娘的顽症终于痊愈。吴登云和他的药箱，给牧民兄弟们带去了健康和希望，带去了生命的阳光，牧民们视吴登云为亲人。牧民们为吴登云端出别具风味的食物，铺上厚厚的被褥，在河水中为吴登云探路，脱下大衣为吴登云温暖冻伤的双脚。

吴登云曾说，他这一辈子在乌恰干过三件大事，一是抢救了一批危重的患者；二是为乌恰修了一座医院；三是为乌恰培养了一批土生土长的医务人员。

1985 年 8 月，乌恰县发生 7.4 级地震，整个县城几乎夷为平地。刚担任乌恰县人民医院院长还不到一年的吴登云迅速组织医疗队，赶赴受灾现场抢救伤员。仅用 3 天时间就搭建起一座帐篷医院，恢复门诊，接受各种手术。为重建一所全新的乌恰医院，吴登云制订了一个“十年树木”计划。可在“生个娃娃容易，种活一棵树难”的帕米尔高原，这个计划实施起来却十分困难。没有土，他们就到 7 公里外的老城去拉，一个树坑一个树坑地垫土。没有水，他们就从雪山下挖了一条 12 公里长的引水渠。一年接着一年，硬是在戈壁滩上建起了一座园林式的医院。重建后的乌恰县人民医院有凉亭、莲池、小桥，处处展现着江南水乡的美丽风光，渗透着吴登云对乌恰各族人民的爱心和浓浓的家乡情结。

要想改善这儿的医疗环境，光有好的医院环境还不行，还必须得有医务人员。可乌恰地处边陲，人才引不进、留不住。要使牧民不再缺医，唯有培养一批土生土长生的柯尔克孜族医生，造就一支不走的医疗队伍。担任院长后，吴登云把多年的思考化作“十年树人”计划，一步一个脚印地去实施。他马不停蹄奔波于各乡镇卫生院之间，物色好苗子送外进修。经过他多年的努力，目前，乌恰已经有了一支以少数民族医生为主体的医疗骨干队伍。当年被他选送进修的乡卫生院的卫生员吐尔洪，如今已经是乌恰医院的外科主任、柯尔克孜族医生中的佼佼者。

大义献血

给患者输血是常用的医疗技术手段之一。但是当年，大山深处的乌恰医院没有血库，当地的大多数牧民甚至对输血闻所未闻。只要患者需要，吴登云会毫不犹豫地伸出自己的手臂，让热血一次又一次地流进少数民族兄弟的血管里。据不完全统计，吴登云先后献血 30 多次，总量达 7 000 多毫升，超过一个成年人血液总量。在吴登云的带动下，他的女儿，医院职工、机关干部和牧民群众等也纷纷加入献血者的行列，在乌恰逐步形成了一个社会献血团队。

1966 年冬天，乌恰医院抬进来一位患功能性子宫出血的柯尔克孜族妇女。患者脸色苍白，严重贫血，稍一挪动就气喘吁吁，虚汗淋漓。解决的办法只有一个：输血。吴登云伸出手臂，300 毫升的热血缓缓流进了患者的血管。患者的眼睛亮了，惊喜地说：“我身上有力气了！”吴登云的第一次献血就这样开始了，他温热的鲜血救回了一条鲜活的生命，他自己也备受鼓舞。他说：“我献出的只是一点血，患者获得的却是健康和生命，这是天底下最值得做的事情。”

1993 年年底的一天，20 岁的维吾尔族青年矿工因工伤导致多根肋骨骨折、十二指肠损伤、肝脏大面积破裂，送到乌恰医院时已失血性休克。手术复杂，风险巨大，有人建议送喀什地区医院去治疗，可山路崎岖难行，伤员经不起折腾。吴登云决定收下伤员，亲自主刀进行手术，在手术台上连续奋战了 9 个多小时。术后，患者面如白纸、脉搏微弱，急需输血。已经疲劳至极的吴登云坚持为患者输血 300 毫升，终于让患者转危为安。

忍痛割皮

古人云："身体发肤，受之于父母，不敢毁伤，孝之始也。"为了履行治病救人的天职，作为手术主刀医生的吴登云，曾割下自己的皮直接移植到患者身上。传统的孝道没有妨碍吴登云对人民的忠诚，他用自己的大爱之心，谱写了一曲新时代的道德颂歌。

1971 年的一天，某柯尔克孜族牧民两岁的儿子不慎跌进火堆被烧伤，经诊断为三度烧伤，烧伤面积达 50%以上，生命垂危。为迅速愈合创面，必须进行植皮。孩子太小，自体移植困难大，只能进行异体移植，从其亲属身上割皮。可孩子父亲一听说要从他身上割皮，吓蒙了，连连摇手说"不行"。为了挽救这个小生命，吴登云决定在自己身上割皮。他咬着牙忍着痛，从双腿 4 个部位割下 13 块指甲盖大小的皮肤，一块一块地移植到患儿的创面上。看着这一切，孩子父亲从震惊到感动，泪水中饱含着羞愧、感激和崇敬。当年的那个男孩现已是两个孩子的父亲。吴登云的腿上至今还留着当年的疤，但他从未后悔。

痛失爱女

吴登云是一个普通的人，也是一个"大写的人"。他心中那杆秤的定盘星始终朝向着群众的利益倾斜，为了乌恰百姓的健康和幸福，他献了青春献终身，献了终身献子孙。他女儿吴燕，一个美丽的"白衣天使"，将自己年轻的生命永远留在了帕米尔高原上。吴燕是吴登云唯一的女儿，她放弃到金融单位工作的机会，成为乌恰医院一名"白衣天使"。一位患宫外孕的柯尔克孜族妇女失血休克，吴燕像他父亲那般毫不犹豫地挽起袖子，献血 250 毫升，先后献血 4 次，达 1 000 毫升。新来的护士静脉穿刺不过关，吴燕忍痛让她在自己手臂上一遍遍练习。1997 年 5 月，距 28 岁生日还有三个月，吴燕休假在家。吴登云安排她护送一位身患癌症的柯尔克孜族民警去乌鲁木齐。吴燕在与病员及其家属一道返回乌恰途中，不幸遭遇车祸，永远合上了她聪慧、美丽的双眼。5 月 23 日凌晨 6 时，噩耗传来，如晴天霹雳，吴登云泪如泉涌，晕倒在地。送别吴燕的第二天清晨，当吴登云那微驼却很硬朗的身影出现在医院时，全院干部职工向他投来崇敬的目光。

失去爱女后，吴登云常常独自一人走进一片沙枣树林，双手轻轻抚摸着一棵弯弯的沙枣树，默默流泪。原来吴燕小时候常在这棵树下玩耍。睹物思人，吴登云说：“我只想见见女儿，再跟她说说话。”为解思念之情，吴登云花了 3 000 多块钱，为小外孙装了一部长途直拨电话。每当想起女儿，想起小外孙，就打个电话。吴登云按月给远在北疆的小外孙寄钱供他上学，他还想等将来退休回内地，就把小外孙带上，给他找个最好的学校，以此来稍稍减轻对女儿的歉疚。可就是这个愿望，他也没能兑现。

赤子情深

“无情未必真豪杰，怜子如何不丈夫。”吴登云是英雄，是“白衣圣人”，更是一个情感世界丰富的人。高邮是他的第一故乡，乌恰是他的第二故乡，情感上的纠葛常常让他无法平静。他把青春、一生和亲人献给了乌恰的各族人民，献给了千千万万的患者，却欠下家乡、亲人一笔笔感情债，留下了一个个难以弥补的遗憾，一句“忠孝不能两全”难以抚平愧疚的心灵。

1969 年，吴登云正在最偏远的吉根乡牧区巡诊，收到弟弟吴登林寄来的家信，得知母亲因突发脑出血去世。其时，距离母亲去世已经一个多月。他痛不欲生，噙着泪水守着摇曳的煤油灯枯坐了一夜。他想：“我是个医生啊，如果我在身边，母亲也许不会走得这么早这么快！”他写信给弟弟，诉说对母亲的怀念和歉疚，请弟弟给他在母亲坟头多烧点纸钱，请母亲原谅自己的不孝。

1986 年，吴登云父亲病危，在弟弟的再三催促下，吴登云赶回家“见父亲最后一面”。在家中，吴登云悉心陪伴父亲，端水送药、擦身换洗；晚上陪父亲说话、睡觉，以尽人子之道。吴登云人在家乡，心在乌恰。震后重建、防病防疫，许多工作在等着他，两天后他挥泪告别了病危的父亲。父亲坚持把他送到村外，反复叮嘱“要把公家的事情做好”。吴登云知道，这次的“生离”无异于“死别”。他于心不忍，掉过脸去，不停地抹眼泪。直到父亲去世，吴登云也没能回来。他诉说过一个心愿：他在乌恰“圆梦”后，要带上所有的奖章、奖状和证书，跪倒在父母的坟墓前，痛痛快快地大哭一场，告慰二老的在天之灵。

吴登云是一个不知疲倦的人。60年来，他始终没有停下忙碌的脚步。即使到了退休年龄，因冠心病心脏放了4根支架；即使有了那么多的荣誉和光环，他仍然坚持每周3次的专家门诊，并且利用自己的“名人效应”，为推动乌恰经济和社会事业的发展而劳碌奔波。他坚信：只有奉献，他的生命才能在高原延续，生命才有意义和价值。作为一个老党员，吴登云对未来充满信心。他说：“党的十八大提出全面建成小康社会，我坚信，随着党的十八大精神的贯彻落实，人民群众一定能够过上更加美好的生活。”让乌恰各族人民过上更加美好的生活，是他质朴的愿望和毕生的追求。看着他虽然年逾古稀，依然精神矍铄、健步走去的背影，我们有理由相信：他的愿望和追求必将像一颗生命力旺盛的种子，在帕米尔高原发芽、生根、长大，开出漫山遍野的花朵，结出丰硕无比的果实。

供稿：扬州大学医学院

培训“赤脚医生”的第一人——黄钰祥

人物简介

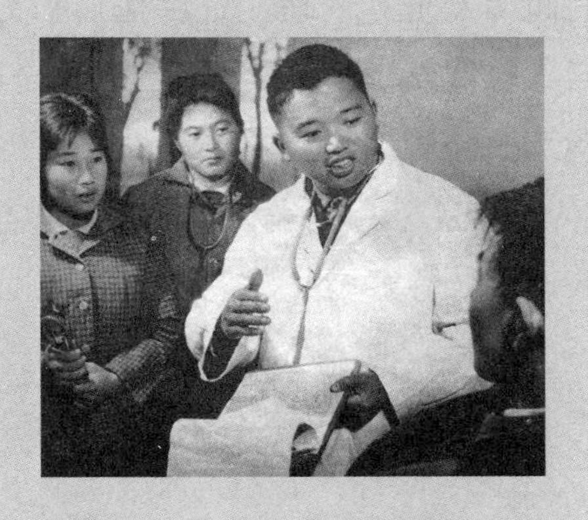

黄钰祥（1942—　），上海市川沙县人。1958年考入苏州医学专科学校，1963年毕业后分配至川沙县江镇公社卫生院工作。

1965年12月，为落实毛泽东关于“把医疗卫生工作的重点放到农村去”的“六二六指示”，时任院医疗组长的黄钰祥在全国率先培训农村“赤脚医生”（大队半农半医卫生员），“赤脚医生”的称谓由此诞生。

1967—1968年，主持举办2期“抗大式”的“赤脚医生”训练班。1968年9月《红旗》杂志发表《从“赤脚医生”的成长看医学教育革命的方向——上海市的调查报告》，黄钰祥培训“赤脚医生”的工作受到中央的肯定。此后，《人民日报》《文汇报》相继发表采访黄钰祥事迹撰写的《这样的知识分子，工农兵是欢迎的》《贫下中农的好医生》等长篇专题报道，黄钰祥由此闻名全国，并作为中国代表赴菲律宾马尼拉出席世界卫生组织（WHO）西太平洋区委员会和西太区初级卫生保健工作组会议。

黄钰祥历任上海市革委会委员、江镇卫生院院长、浦东新区卫生学校教务主任等职，兼任中华医学会上海分会理事、《上海医学》杂志编委等。主编、参编医学专著20余部，发表医学文章10余篇，其代表作《赤脚医生培训教材（供南方地区使用）》共出版发行百余万册，为“赤脚医生”培训作出了重要贡献。

20 世纪中期，我国有限的医疗资源大都集中在城市，农村缺医少药的情况非常严重，流行性疾病肆虐。1965 年的麻疹、1966 年的流行性脑膜炎、1967 年的乙型脑炎，连续三年疾病大流行凸显了农村基层卫生网的缺失。1965 年 6 月，卫生部向中央递交了关于农村医疗状况的报告，指出“中国有 140 多万名卫生技术人员，高级医务人员 80%在城市，其中 70%在大城市，20%在县城，只有 10%在农村，医疗经费的使用农村只占 25%，城市则占去了 75%”。6 月 26 日，毛泽东指示应当“把医疗卫生工作的重点放到农村去”“培养一大批‘农村也养得起’的医生，由他们来为农民看病服务”，史称“六二六指示”。此后，普及农村医疗卫生的工作在全国迅速展开。在上海市川沙县江镇公社，被称为“赤脚医生”的新型农村卫生人员应运而出并在数年间风行全国，成为“六二六指示”后普及农村医疗卫生工作最重要的成果。黄钰祥则是培训“赤脚医生”的第一人。

学成还乡　服务桑梓

黄钰祥，1942 年 12 月出生，上海市川沙县人。1963 年，21 岁的黄钰祥从苏州医学专科学校医疗专业毕业后回到家乡，分配到川沙县江镇公社卫生院，开始了他在江镇卫生院长达 19 年的工作生涯。这个满腔工作热情的年轻医生决心要在家乡好好干一番事业。

江镇卫生院承担着 20 多个生产大队、28 000 余人的医疗工作，但条件却非常简陋，只有几名医务人员，“没有高压蒸汽消毒设备，连高压锅都没有，针筒等最基本的医疗器械是用煮沸的方法消毒，按正规的要求这是不合格的”。作为卫生院第一个受过正规大学医学教育的医生，黄钰祥对这样不合医疗规范的操作非常担忧，痛感农村的医疗条件太落后。在他的建议下，卫生院购买了小型高压消毒机，由他负责操作消毒。最基本的医疗消毒设备的提升，避免了因医疗器械消毒不严格而引发交叉感染的隐患。

黄钰祥除了在卫生院门诊给患者看病，还经常出诊到村里上门为农民治病，这使得他对农村缺医少药和农民看病难的状况有了深刻的了解。当时农村卫生状况差，卫生防疫意识薄弱，好多人得了胆道蛔虫症，蛔虫钻进胆囊感染，就发展成胆囊炎，胆石症患者也相当多。黄钰祥深知，要改善农村医疗状况，卫生防疫措施非常重要，于是，在他的倡导下，卫生院开展了一系列的卫生宣传活动，发动群众大搞饮水卫生，进行井水消毒，并且联合工、青、妇等组织一同开展基层卫生工作。因工作努力，表现突出，1964 年，他被任命为卫生院医疗组长，并被评为川沙县 1964 年度爱国卫生运动先进工作者。

自编讲义　首倡育人

1965 年 12 月，为落实毛泽东关于“把医疗卫生工作的重点放到农村去”的指示，江镇公社卫生院在 12 月举办了全住宿的农村卫生员培训，由黄钰祥负责培训工作，带训本公社第一批 28 名农村卫生员。这 28 名学员是由江镇公社所辖的 21 个生产大队推选出来的根正苗红的贫下中农子女，平均年龄 23 岁，文化程度多在高小以上，有的只读过三年书。他们利用农闲时间集中学习 4 个月，学的是普通医学常识以及常见病的简单治疗方法。学习结束后，他们回到大队，成为大队卫生员。由于大队卫生员能及时地治疗很多小伤小病，极大地方便了农民就医，解决了农民看病难的问题，加之他们在普及卫生知识、接种各种疫苗、井水消毒等防病防疫工作上也发挥了重要作用，因此得到广大农民的赞扬和好评，被老百姓们亲切地称为“赤脚医生”。黄钰祥说，“赤脚医生”是在农民中自行叫起来的。因为中国南方多为水田，农民平时劳动时是赤脚下水田的，所以当地农民早就有一个朴素的观念——“赤脚”和“劳动”是一个意思，“赤脚医生”就是既要劳动也要行医的意思。其中来自大沟大队的王桂珍，后来被誉为“中国赤脚医生第一人”。

培训的首要问题是没有合适的教材。培训农村卫生员没有先例可循，没有现成的经验可以借鉴，一切只能自己开创。黄钰祥认为：“他们还是肯学的，就是文化差一点，我们讲课都要讲得比较通俗。原来的医药书也不能用，因为从医学基础学起来，时间也不允许，他们只能培训几个月，就要去给患者看病。所以我们自己编一些讲义，油印一下，给他们用。”黄钰祥于是自己编写培训讲义，名为《常见病多发病的诊断和治疗》的自编讲义很快就油印成册，作为培训“赤脚医生”的教材使用。此后风靡全国、发行量达百余万册的《赤脚医生教材》就是在这本讲义的基础上进一步整理加工而成的。与传统的医学书籍不同，培训教材首创了以问题为中心的编写方式，对于文化程度不高的医学速成培训班学员来说，这样的教材更为通俗实用。

为培养更多的“赤脚医生”，黄钰祥排除干扰，在1967—1968年主持举办了2期、每期为时3个多月的“抗大式”的“赤脚医生”训练班。为带教“赤脚医生”，也为了给农民治病，他经常下乡“三同”：与农民同吃、同住、同劳动。像黄钰祥和他所带教的“赤脚医生”这样走出医院，来到乡村走村串户开展巡回医疗，甚至到田间地头为农民治病，农忙时也参加部分农业劳动的方式，得到了农民的欢迎，“黄钰祥医生和我们贫下中农在一起，一点儿也没架子，不怕苦，不怕累，和我们贫下中农是一家人，我们就是中意这样的知识分子，我们也欢迎更多的这样的知识青年到农村中来”！

主席批示　名扬全国

黄钰祥和“赤脚医生”的事迹得到了当地政府的肯定和宣传，1968年，上海市政府派出记者前往川沙县江镇公社调查、采访，撰写了《从“赤脚医生”的成长看医学教育革命的方向》的调查报告。上海市政府将调查报告送毛泽东主席审阅，毛泽东亲笔加写了“这个从城里下到农村的医生证明，从旧学校培养的学生，多数或大多数是能够同工农兵结合的，有些人并有所发明、创造，不过要在正确路线领导之下，由工农兵给他们以再教育，彻底改变旧思想。这样的知识分子，工农兵是欢迎的。不信，请看上海川沙县江镇公社的那个医生”。这段话作为《从“赤脚医生”的成长看医学教育革命的方向》的主席批示，登上了《人民日报》头版。

1968年9月，《红旗》杂志发表《从“赤脚医生”的成长看医学教育革命的方向》的调查报告。中央人民广播电台和各地方台于1968年9月13日晚多次全文广播了这篇重要文章，《人民日报》及全国各报均于9月14日在重要位置全文转载。随即，《文汇报》于9月16日、《人民日报》及其他各报于9月17日均在头版头条以毛泽东最新指示为栏目，刊发了由《文汇报》记者周嘉俊采访黄钰祥事迹撰写的长篇专题报道《这样的知识分子，工农兵是欢迎的》，并且专门发表了《做工农兵所需要的知识分子》的社论。由此，黄钰祥作为培养“赤脚医生”的典型人物名闻全国，成为全国知识青年学习的榜样。全国各地到江镇卫生院参观学习的知识青年蜂拥而至，原本罕有外人造访的黄钰祥所居住的黄家宅也一时间变得热闹非凡，村民因指路不胜其烦，干脆在从村口开始的一路墙壁上都画上标识黄医生家的指路箭头。他家墙壁上更是用红粉笔写着硕大的“黄医生家”，蔚为壮观。

毛泽东主席对于江镇公社“赤脚医生”的事迹予以肯定和表扬，全国各地的卫生部门开始下大力气，按照上海川沙县江镇公社的做法，着手组织大批培训“赤脚医生”，构建了农村三级医疗体系，在大队（相当于现在的村）一级设立了卫生室，农村医疗状况迅速改观。

千里奔波　编写教材

1971 年 8 月，作为《赤脚医生教材》主要编写者的黄钰祥在人民卫生出版社的组织下，开始赴各地征求意见。《赤脚医生教材》原名《“赤脚医生”培训教材》。1969 年，黄钰祥所在的江镇公社卫生院接受了一个特殊的任务，编写一本适合南方地区使用的“赤脚医生”实用教材。此时，黄钰祥已全面负责江镇卫生院的工作，他责无旁贷地承担起了这项任务。于是，黄钰祥便以当初办“赤脚医生”培训班时所编写的讲义为蓝本，进一步整理加工扩充，于 1970 年 6 月由人民卫生出版社正式出版了《赤脚医生培训教材（供南方地区使用）》。该书第一版印 50 万册，一经上市便被一抢而空，后来数次加印。到 1971 年，全国各地共印了 118 万册。其使用之广、影响之大，可说前所未有。但随着形势的发展，这本教材已不适应各地（尤其南方地区）培训工作的要求。为此，出版社又组织人员进行修订，由黄钰祥等人在上海中华医学分会脱产编写数月。完成初稿后，由出版社主管编辑张元康和两位主要编写者黄钰祥、乔伯书一行三人动身奔赴外地征求意见。

他们一路历经广东、贵州、湖南、湖北、江西、浙江等长江以南各省，在各地各级医疗单位和“赤脚医生”中广泛征求意见，听取他们对培训教材的使用情况反馈。历时之长，路途之艰难，会见交流的人数之多，也是绝无仅有的。他们经常一天赶一个地方，这里的交流刚结束，便要匆匆赶往下一个地点。辗转各种交通工具，一路上马不停蹄，个中艰辛，唯有自知。

一次在旅途中的火车上，凌晨一点半，因买不到卧铺票而坐了一天火车的黄钰祥好不容易才靠在座位上迷迷糊糊地进入了梦乡。忽然他被车上广播叫醒，原来是8号车厢有一个老年华侨妇女突发疾病，广播正在寻找医生。他顾不得劳累，立即起身前去察看诊治，回到座位上时天已微明。

《赤脚医生手册》出版后，这本深红色塑料皮封面的手册，立刻成为风靡全国的畅销书，各地的“赤脚医生”几乎人手一册。它承袭了最初的编写模式，不按照传统的做法从基础理论开始先讲解剖学、生理学、生化学、药理学，而是以问题为中心，清晰明了、简单易行、务求实效。《赤脚医生手册》成为医学教育成功的案例，也引起了国际社会的关注。

世卫宣讲　造福国际

1976年，黄钰祥受卫生部委派，参加国家卫生代表团，赴菲律宾马尼拉出席世界卫生组织（WHO）召开的西太区第二十七届会议和初级卫生保健工作组会议。会上，黄钰祥做了“在农村医疗实践中培训带教赤脚医生”的专题发言。与会的各国代表对此都很感兴趣，在随后的交流讨论和各种招待会上，纷纷询问。黄钰祥详细回答了他们提出的关于“赤脚医生”培训等方面的问题，重点宣传了我国“赤脚医生”、合作医疗和医务人员下农村等几个新生事物对开展基层卫生工作的作用及具体做法。各国代表纷纷赞扬了我国的做法。区域顾问专程走过来说：“你们的基层卫生工作搞得好，‘赤脚医生’发挥了很大的作用。”区主任弗朗西斯科·迪也赞扬道：“你做了一个很好的发言。”

会上，还放映了我国代表团带去的两部影片《赤脚医生好》和《大寨卫生革命赞》。整个会议期间，有不少代表、友好人士和工作人员对我国卫生事业的发展表示赞扬。会议主席、斐济卫生部部长对黄钰祥说：“昨天听了你的报告，看了电影，晚上电视里又转播了，我很受感动。”“希望下次有机会在斐济看到你。”联合国儿童基金会组织在发言中说：“我们对中国代表的发言和放映的两个电影有很好的印象。”菲律宾卫生部部长接见中国代表团成员，赞扬我国在医疗方面的成就，特别提到“赤脚医生”，说“学西方的不行，行不通，要学你们的经验”“菲律宾对培养‘赤脚医生’很感兴趣”“我们非常愿意与第一个培养‘赤脚医生’的医生进行交流”等。

“赤脚医生”称谓从1968年首次见诸报端到1985年卫生部决定停止使用，在近20年间，有数以百万计的“赤脚医生”具体实践着中国农村的合作医疗，为六亿农民提供着最基础的医疗服务。中国这种低投入、广覆盖的基础防疫和医疗救助体系，也广受国际肯定，成为世界医疗卫生史上辉煌的一页。联合国妇女儿童基金会《1980—1981年年报》指出：中国的“赤脚医生”模式为不发达国家提高医疗卫生水平提供了样板。它是当时国力有限和农民收入水平低等情况下，解决农村缺医少药及保障农民健康的法宝。2004年，时任联合国秘书长的安南还提出要以中国“赤脚医生”模式在非洲防艾滋病。联合国世界卫生组织专家张开宁说他“始终认为它不但是中国人的宝贵财富，也是全球医疗卫生史上值得称道的一段历史”。黄钰祥以他的青春和热血，为“赤脚医生”模式的建立与推广作出了重要的贡献。

老骥伏枥　奉献余热

1982年7月，黄钰祥调入川沙县卫生学校（1993年起改为浦东新区卫生学校）任教务主任。在卫校工作期间，主管全县（区）乡村医生和卫生保健员的业务培训工作，并协助县卫生局人保股（后为新区社会发展局卫生处职改办）开展各基层卫生单位的“士升师”培训和组织考核等。1985年起，在主管卫校中专教育工作的同时，又兼管学校的职教工作（含大中专自学考试等），继续为基层卫生教育事业贡献自己的力量。

供稿：上海师范大学　黄　清

无私奉献为人民的“赤脚医生”——王桂珍

人物简介

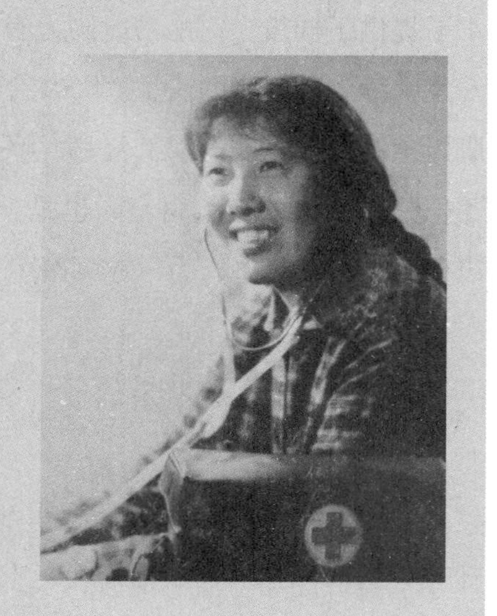

王桂珍（1944— ），中共党员，出生于上海市川沙县（今为浦东新区）江镇公社大沟大队。1964年担任大队团总支书记，经大队党支部推荐，在公社卫生院进行四个月短期培训后担任了大队“赤脚医生”。

1969年，作为“赤脚医生”代表参加了国庆二十周年各项活动。曾兼职担任过中共江镇公社党委委员、中共川沙县委委员、中共江镇公社党委副书记和川沙县卫生局党的核心小组副组长。

1974年，代表全国百万“赤脚医生”参加了在瑞士日内瓦召开的第27届世界卫生大会并做了发言，向全世界介绍了中国的“赤脚医生”。1975年10月，任卫生部党组核心成员，根据组织安排实行“三三”制工作方式，即一年中四个月在卫生部工作，四个月在川沙县卫生局工作，四个月在大沟大队当“赤脚医生”，不拿工资拿工分。

1977年经组织安排到江镇丝绸服装厂当厂医（属乡办企业的“赤脚医生”）。1987年，在江镇卫生院工作，并考取医师资格。1999年11月在浦东新区社会发展局江镇卫生院退休。

昔日茅草屋 今日陈列馆

到浦东祝桥镇大沟村王桂珍家，最吸引人的无疑是那间“赤脚医生”陈列馆。

这约百十户的村庄已然成了历史的坐标，村口矗立着一块醒目的咖啡色标牌，上书“赤脚医生陈列馆”。村旁一条波光粼粼的河流由北向南缓缓流过，忍不住感叹这片土地的沧桑巨变。原上海农业区划之一的川沙县即在这里，1992 年才撤销行政建制并入浦东新区。

陈列馆紧挨院宅，建在一座小平房内，与其称它是陈列馆，不如称它陈列室更加贴切。

王桂珍夫妇笑着说：“这是我俩当年的婚房，1972 年我们俩结婚成家就在这里面。房子原先不像现在是瓦房，而是泥草屋，破旧得很呢！”

馆内陈列着各色纪念品，有实物，有图片，有文字。自 2018 年开馆以来，影响日益扩大，已经有各方中外人士慕名而来，重温追溯那段历史。门前柜台上的留言本已写满了厚厚六本，来访者在上面写下一段段对“赤脚医生”的肺腑之言。

“赤脚医生”——这一度在农民心中温暖无比的称谓，穿越时光，被这间小屋一并加以浓缩收藏。

透过黑白照片，可见当年王桂珍还是扎着两根小辫的朴实青涩的农家姑娘，她背着红十字药箱的身姿，已经成了约定俗成的“赤脚医生”的标志性形象。墙上有两张照片，底下是王桂珍身背药箱的照片，上面是 1977 年上海市粮食局发放的上海市市民定量粮票的图样。票面上那位背着药箱的姑娘，正是取之于王桂珍的肖像。她右肩挎着药箱，脸上绽放着青春的笑靥。王桂珍说：“一位来访的美国人开价十万美元要买下这张粮票，被我婉言谢绝了。”

柜台上放着一只小小的药箱。那是一只敞开的棕褐色药箱，外表已经斑驳褪色，唯有中间白色衬底的红十字依然鲜艳，箱内放置着简易的医疗用品：体温计、注射器、听诊器、止血钳、针灸针等；一旁存放着那年月最廉价最常用的药品。凝视这些物品，一股“赤脚医生”鲜活亲民的形象扑面而来，仿佛又看见年轻的王桂珍在田间地头村前村后为村民祛除伤病治病救人的忙碌身影。

一张电影《春苗》的剧照映入眼帘。尽管影片主题留有那个时代的烙印，但一心为民的“赤脚医生”春苗，其原型就取自王桂珍的真实生活。

王桂珍直白地道出了她开设陈列馆的初衷："开设陈列馆不是为了宣传我自己，而是为了让人们记住当年那些为人民健康无私奉献的'赤脚医生'。"

在历史中应运而生

"赤脚医生"的诞生要追溯到1965年。据记载，当时卫生部向毛泽东主席报告了农村缺医少药的现状：拥有五亿农民的农业大国，其70%的卫生技术人员分布在大城市，农村却缺医少药。这引起毛泽东主席极大的忧虑，当即批示："应该把医疗卫生工作的重点放到农村去！培养一大批农村也养得起的医生。"这即是当时家喻户晓的"六二六指示"。

上海是启动"赤脚医生"培养最早的地区。川沙县卫生局决定招收一批具有高小文化程度、政治表现优异的农民开展为期四个月的乡村医生培训。王桂珍即在被选之列。王桂珍的入选并不意外，大家公认她是个为人热心、做事麻利、甘于吃苦的好小囡。乡亲们对王桂珍雷厉风行风风火火的性格有个评价，夸她是"三快姑娘"，即：吃饭快、走路快、做事快。此时她已是大队团支部书记，并光荣地加入了中国共产党。所以选王桂珍当乡村医生应该说是众望所归。

虽只是四个月的短期培训，但对于王桂珍来说，这可是她生命中了不得的大事。特别"医生"这两个遥不可及的高贵字眼，做梦都不曾想过会和自己的生命轨迹联系在一起，她忘不了祖祖辈辈因为无医无药而遭受的种种苦难。

她出生在一个贫困的农民家庭，父亲靠租种几亩薄田为生，母亲是一位勤勉的家庭妇女。家里有四个兄妹，她排行老二。两个哥哥正是因为贫穷，因为缺医少药，出生不久便过早夭折。大哥患的是破伤风，二哥患的是脑膜炎，当时父母面对病重的孩子束手无策，眼睁睁看着自己的骨肉离开了人世。"那时的农村穷啊，连生孩子都没医生接生，卫生条件恶劣，感染率极高。"说起这些，王桂珍心情沉重，一层薄薄的泪光蒙上了眼眸。

可以想见，"医生"二字，从天而降的从医机会对于她是多么的珍贵。四个月的时间要造就一个医生似有些天方夜谭不可思议。殊不知那时所需要的正是能解决常见病多发病的农村自己的医生，一本不怎么厚的《赤脚医生手册》涵盖了各科防治疾病的基本知识和技能。

时间虽短，但——勤能补拙。她要把有限的时间拉长，哪怕牺牲休息和睡眠的时间。她孜孜不倦地研习，夜晚也要躲在被窝里，打开手电，一字一句复习白天所学的知识。只有小学程度的她，常被一大串化学元素弄得摸不着头脑。每每至此，她总会不耻下问，直到弄懂为止。针灸是乡村医生必须掌握的基本技能。王桂珍说，“开始是在卷得厚厚的草纸上练习针法，熟练后开始在自己身上反复练习”。

特殊的时代，特殊的方式，特殊的对象，中国历史上第一批“赤脚医生”就是在那个特定的历史背景下应运而生的。

呼之欲出的“赤脚医生”

“赤脚医生”是农民在切身体会中对新一代乡村医生发出的最形象最亲切的称呼。一是防治结合，用最简易的技术解决了农民的常见病多发病，以“一根针，一把草”的低廉费用维护了百姓的健康。二是草根性，是农民在田间地头、村前村后，无论白天还是黑夜都能唤到身边的医疗服务。用乡亲的话说，“这是我们自己的医生”。三是这些医生的身份没有改变，仍然是农民。据王桂珍回忆，那时除了在村里行医，她每天还要参加农业劳动，要下地插秧，挑河泥，一年下来约有 2 000 工分，一个工分合 7 分钱，全年 140 块钱，和普通农民基本一样。

没有比这个称呼更为贴切的了，王桂珍用行动将这一称呼做了最深刻的诠释。

王桂珍背着药箱走向田头，踏进村里有医疗需求的家家户户。“那时是随叫随到的，即使正在吃饭，哪怕在深夜睡梦中，只要有情况，立刻会放下饭碗或翻身下床，拿起药箱赶到病家去”。

许多往事还历历在目。一位大娘清楚地记得，那年她生了一对双胞胎，是王桂珍保证了她们母子平安。为了照顾产妇，王桂珍席地而睡，半夜起身为婴儿换尿布，帮着产妇喂奶。大娘望着躺在地上、寒夜中像亲人般陪伴在自己身旁的王桂珍，一股暖流走遍全身。

另一位男性村民现今已 60 多岁，他六岁时患上肝炎，是王桂珍背着他到路途遥远的县东门隔离医院。他幼小的身躯伏在王桂珍身上，见王桂珍光着脚丫，深一步浅一步地蹚过泥泞的路面。他可以听见王桂珍急促的喘息声，看见汗水顺着她的额头脖颈一个劲儿地向下流淌……

深更半夜患者哮喘发作，她第一时间赶到，就着煤油灯的光亮，伏在患者身边为患者静脉推注配有氨茶碱的葡萄糖液，一推就是半个小时，直到两手酸软大汗淋漓；遇到便秘的患者，她顶着异味，用手帮着患者一点点把粪便挖出来。她不光治病，还会为其倒屎倒尿，清洗便盆；遇到生病在家的孤老，她不嫌其脏，细心地为老人清除虱子，洗头剪指甲，诊疗结束离开，家人会发现王桂珍已为其挑上了满满的一缸水……

是王桂珍用自身的行动把医生二字的内涵做了更大的扩展，而她只淡淡说了一句现在看来是那个时代非常质朴的话："毛主席为我们贫下中农撑腰，我们要为毛主席争气！"

世界卫生组织一再强调，要解决卫生的不平等，落实普遍可及的社会公正。殊不知半个世纪前，号称一穷二白的中国已对此做了有价值的尝试。"赤脚医生"用手中的"一根针、一把草"，以最少的卫生投入让农民享有了基本的初级卫生保健。

王桂珍回忆，那时除了治病还要防病，有一度乡间红眼病流行，她们用自制的决明子、野菊花熬制成中药汤剂，挑着担子送到田间地头让农民服用，有效遏制了传染病的流行。说起2020年年初新冠肺炎疫情流行期间武汉建起的方舱医院，王桂珍笑着说："我们那时就已经这样做了。为了收治大批的血吸虫病患者，公社把所有需要治疗的患者集中到大礼堂内，患者睡的是地铺，而我们则是跪在地上拿着针筒为患者做静脉T剂治疗，为血吸虫病的消灭发挥了重要作用。"

昂首迈上国际讲坛

"赤脚医生"的影响是从小到大走向全国，最终得到毛泽东主席的肯定，从而影响了世界的。

不承想，一个从淤泥中破土而出的名词居然踏出了国门，由此世界卫生组织讲坛上多了一个英文词汇：barefoot doctor，即"赤脚医生"。

1968年9月，《人民日报》转载了《从"赤脚医生"的成长看医学教育革命的方向》一文，毛泽东主席在《人民日报》的报头上提笔写下"赤脚医生就是好"7

个字。

王桂珍的事迹开始陆续出现在各类媒体上。从上海市到国家各部门都对“赤脚医生”这一新生事物投来关注的目光，特别是卫生系统将王桂珍推举为全国“赤脚医生”的代表，树立为乡村医生的榜样。

1974 年，王桂珍接到了参加第二十七届世界卫生大会的通知，她将代表中国的“赤脚医生”在大会上发言。一个只有小学文化程度的农民，一个背着药箱在田间地头为村民巡诊的“泥腿子”，如今却要登上世界卫生的最高讲坛，这是何等的荣耀。

王桂珍终于作为中国代表团的一员踏进了世界卫生组织的最高殿堂。

“尊敬的大会主席，各位女士、各位先生……”

随着开场白，王桂珍将“赤脚医生”的由来、作用、农民对“赤脚医生”的评价、中国政府对“赤脚医生”的扶持做了全面阐述。发言结束，会场响起一片热烈的掌声。

与会代表口中不时冒出：barefoot doctor，barefoot doctor……许多国家的代表围着王桂珍提出五花八门的问题，一位外国友人考核似的问王桂珍，如果出现患者骨折肢体外伤应该怎样处置？王桂珍条理清晰地回道：“用止血带结扎患者肢体，每 15 分钟松解一次，以保证血流畅通。同时联系救护车，第一时间护送患者前往所在地的中心医院。”友人听后一个劲地竖起大拇指。一位来自坦桑尼亚的卫生官员高度赞扬中国的“赤脚医生”制度，表示非洲人民也要仿效中国的做法，以有效保障非洲人民的健康。

用低廉的费用换来高效的健康效益，是世界许多国家特别是发展中国家发自内心的声音，中国的“赤脚医生”制度成了他们要效法学习的榜样。尽管如此，王桂珍仍然将自己视为一名普普通通的“赤脚医生”。她回忆说，从日内瓦坐飞机上午回到上海，下午她就出现在田间地头，背着药箱一边下地干活一边为农民巡诊治病了。

在京城的那些记忆

生命中始料不及的人生跨度就这样来临了，此后王桂珍多次进京。

第一次进京是 1969 年的国庆前夕，她收到了参加中华人民共和国成立 20 周年国庆观礼的正式邀请。她将和许多老一辈无产阶级革命家一起登上天安门城楼，见到日夜思念的中国人民的伟大领袖毛泽东主席。这是从前做梦也不曾想到的事。

当看着和毛泽东主席就近在咫尺，她是多么想上前和毛泽东主席握一握手，代表家乡人民转达对他老人家的亲切问候啊。王桂珍说，她曾和毛泽东主席有过多次近距离接触的机会。遗憾的是，她与毛泽东主席一次手也没握过。

人生有许多东西是无法预见的。此后一系列的荣誉和高规格的政治待遇接二连三降临到王桂珍的身上。

登上天安门城楼不久，她再次作为先进模范人物的代表受邀进入中南海接受短期疗养。至今记得寒冷的夜晚，邓颖超大姐轻手轻脚地来到住地，走到床边细心地为她盖严被子，对这些来自各条战线的先进模范人物表现出无微不至的关怀。这温暖的一刻至今深深铭记在王桂珍的心底。之后王桂珍在重要场合出现的频率越来越高，受到的关注也越来越多。

出席世界卫生大会回国后，王桂珍得到多方赞许。1975 年，王桂珍被任命为卫生部党组成员。王桂珍成了所谓的“三三制”干部。这是当时的干部制度，凡从基层选拔上来的干部必须在中央、地方、基层三个层级的岗位上轮换任职。王桂珍先后担任过卫生部防治局副局长、卫生部党组核心成员（副部级）。她分别在卫生部、川沙县卫生局工作四个月，余下时间回大沟村当她的“赤脚医生”，下地挑河泥，背着药箱继续为农民防病治病。

王桂珍在北京的经历延续到 1976 年，那年是中国历史上极其晦暗的日子，1 月 8 日周恩来总理逝世，7 月 6 日朱德委员长逝世，9 月 9 日又传来伟大领袖毛泽东主席去世的消息。

还清晰地记得，那天和往日一样，她和乡亲们在田间劳动，背着药箱为大家巡诊治病。公社广播站的喇叭突然响了，反复呼叫着王桂珍的名字，让她立刻到大队部去。到了大队部才被告知，中央要求王桂珍紧急动身赶赴北京。她回家简单收拾一下行装，匆匆踏上了去北京的航程，在路上才听到了毛泽东主席逝世的消息。

王桂珍被列入了毛泽东主席治丧委员会的成员。她参加的是卫生保健组。人民大会堂始终沉浸在压抑悲痛的气氛中，王桂珍忙碌了整整10个日夜。王桂珍要为毛泽东主席守灵，还要参加现场的医疗抢救工作。瞻仰毛泽东主席遗容的群众如潮水般进入大会堂北大厅，许多人由于悲痛出现休克，必须现场采取抢救措施。这段经历是永远难忘的。直到9月19日举行完毛泽东主席的追悼大会后，王桂珍才返回上海。此后她再没有回到北京。

默默地回归自我

王桂珍回到了上海，回到了生她养她的大沟村。

1976年10月后，王桂珍所有行政和党内职务被先后撤销，她插秧育苗，挑担施肥，重归家乡的土地。

随着时光流逝，农村合作医疗和三级医疗网络逐步健全，“赤脚医生”制度也面临改革。20世纪80年代初，随着家庭联产承包责任制的推行，农业经营规模缩小到以家庭为单位，工分计酬的方式不存在了，“赤脚医生”的计酬方式也就不存在了。1985年卫生部做出停止使用“赤脚医生”称呼的决定。“赤脚医生”终于成为历史，但人们不会忘记特定历史条件下，是它改变了长期以来农村缺医少药的现状。“赤脚医生”成为亿万农民对那个年代的温馨记忆。

回归平静的王桂珍开始再次过上普通人的生活。为了维持生计，她养过长毛兔，做过服装生意。可是救死扶伤、为民治病的情结并未在她内心消散，她还想当一个名正言顺的医生。1987年上海卫生系统开展了执业医师的考核工作，王桂珍毅然报名加入了培训班。王桂珍回忆说：“我爱人非常支持我，非但在经济上为我想办法，还承包了所有家务。说你放心去考试吧，家里有我呢！”

坚持、毅力、刻苦、勤奋，凭着两个月的努力，王桂珍出色地考取了医师证书。不久在上级领导关心下，她重新回到乡镇卫生院工作，成了卫生院的一名正式职工。

在卫生院她一干就是十年，直至1999年以干部身份退休。

半个世纪是一个相当长的历史跨度。本以为“赤脚医生”这一土得掉渣的职业将离我们越来越远，甚至被人们遗忘。王桂珍也将默默守着她的陈列馆，安安稳稳在她的故土上度过晚年。

事实是，历史没有忘记，人民也没有忘记，都还清晰记得当年在东海之滨的祝桥镇大沟村有一位打赤脚的乡村医生王桂珍。

是的，“赤脚医生”的功绩将永远铭记在中国农村卫生的历史上。

（本文内容摘自2021年1月11日《上海纪实》刊载的《逝去的是时光　留下的是精神——访赤脚医生第一人王桂珍》，内容有删减）

供稿：上海市社区卫生协会　刘宏炜

情系大地的乡村医生——马文芳

人物简介

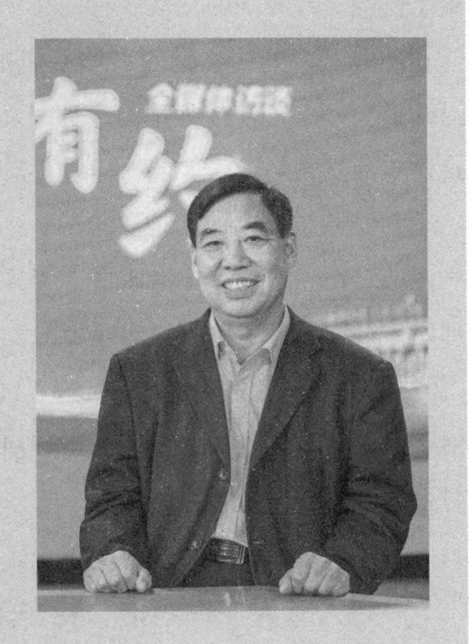

马文芳（1951— ），河南省通许县乡村医生，曾先后荣获全国劳动模范、和谐中国·十佳健康卫士、全国模范乡村医生、全国百佳乡村医生称号。连续担任第十一、第十二、第十三届全国人大代表。作为一名村医代表，在履职的11年里，曾到7个省38个市300多个村调研，先后走访4 000多人，共提出400余条建议。

从1967年卫校毕业后，马文芳回村当上了“赤脚医生”，开始追逐自己的“健康梦”。50多年来，他坚持每年义务为全村40岁以上的中老年人进行一到两次体检，给每家每户建立健康档案；给全村7岁以下儿童每年免费按时预防接种；每逢双月15号一定准时到大岗李乡敬老院为老人们义务体检看病，送医送药，先后把18位老人接到诊所里免费吃住治病。村里有8名伤残军人，他们是参加过抗日战争和抗美援朝的功臣。在1990年前后，马文芳就为他们建立了健康档案，长年坚持义务上门为他们体检看病。2003年“非典”肆虐时期，他个人捐出13 000元钱对全村23个来返人员困难家庭进行帮扶。

“一定要当一名好医生”

1961年，在马文芳10岁那年的中秋节前夕，32岁的母亲突然感染伤寒，持续的高热、头痛、腹泻如恶魔般摧残着母亲的生命。为给妻子治病，马文芳的父亲花光了家中所有的钱，卖掉了家中能卖的东西，但是在中秋节满月如盘的时候，母亲还是撒手人寰。

祸不单行。马文芳还没有从失去母亲的撕心痛楚中走出，死神的阴影又一次逼近了已经一贫如洗的马家———马文芳3岁的弟弟也染上了伤寒。

憨厚朴实的乡亲们没有袖手旁观，5毛的、5分的……村民们自发捐出自己的血汗钱。马文芳清楚地记得，邻村马岗村的陈大娘，把身上仅有的2分钱，颤巍巍地送到他父亲的手中。就这样，乡亲们一共捐出169元钱。

马文芳和父亲一起抱着弟弟，来到了开封市的一家医院，经过20多天的救治，病情还是逐步恶化，不治而亡。“农村为啥没有医生？为啥老百姓看病这么难？”从那以后，马文芳下决心一定要当医生，给老百姓治病，报答乡亲们的恩情。

1972年，初中毕业的马文芳以优异成绩考上了通许县卫校。在学校，马文芳加倍学习，从没休过一个星期天。1974年毕业后，因成绩优秀，他如愿以偿地被选为村里的“赤脚医生”。

“穷人富人一样对待，有钱无钱一样看病”

多年来，在河南省通许县大岗李乡苏刘庄村，无论谁病了，无论天多晚，路多远，无论寒冬酷暑，只要群众需要，就有马文芳的身影。

“穷人富人一样对待，忙时闲时一样尽心，有钱无钱一样看病。”打从背起药箱的那天起，马文芳就立下这样的规矩。时间一长，无论大病小恙，不但全村的乡亲来找他，而且周边乡村的群众也慕名前来。

马文芳的名气越来越大，患者越来越多，原有的两间小诊室常常拥挤得密不透风，许多就诊的患者只好在室外等候。马文芳一咬牙，就用多年省吃俭用的钱，盖起了两层小楼，设立了门诊和几张观察床。在乡亲们祝贺的鞭炮声中，马文芳把自己的诊所起名为“爱心诊所”，寓意要用爱心奉献一生，报答有恩于他的父老乡亲。

苏刘庄村地处偏僻，交通不便，全村300多名儿童预防接种时，要徒步到乡卫生院去打预防针。有的家庭贫困，就干脆不去医院。看着那些可爱的孩子，马文芳心里一酸，想起了早年夭折的弟弟。“我是一名乡村医生，是一名共产党员，决不能让弟弟的悲剧重演！”马文芳暗暗下定了决心。

他为全村儿童建立了计划免疫档案，孩子要打防疫针，什么时候打，打什么针，一目了然。马文芳为全村所有的儿童发放了接种卡，一年9次为他们打防疫针，而且分文不收，仅此一项，马文芳每年要花费4 000多元。

为这事，在马文芳家里曾闹起了一场不小的“风波”。2005年，在准备给全村儿童发放接种卡时，马文芳手头正紧，就想动用积攒多年为儿子结婚用的7 000多元钱。当时，未过门的儿媳看到公公近似“疯狂”的举动，在婚事上动摇了。一直默默支持马文芳的妻子硬着头皮，来到未来儿媳家中。当她把马文芳幼年的遭遇告诉姑娘后，没想到，懂事的姑娘赞许地点了点头。

不只免费为全村儿童打预防针，马文芳还坚持每年为全村40岁以上的中老年人进行一到两次免费体检，给每家每户建立了健康档案，达到了一户一档，一人一页。对住观察床的患者，一日三餐免费就餐，检查费、注射费、手术费优惠20%～30%。有村民说：“不出家门，就能做B超、心电图，进行全面体检，真是托了马文芳的福啊！”

“文芳，全村人看你的了”

2003年4月，“非典”疫情发生时，苏刘庄村有262人在北京、广州等地打工，一些打工者纷纷返乡，防治形势严峻。马文芳主动找到村支书赫雪栋、村主任赫五来，要求“爱心诊所”义务为全村群众服务。赫雪栋握住马文芳的手动情地说：“中！文芳，全村人可是看你的了。”

拿出家里的3 000多元钱，马文芳买来隔离衣、消毒液，带领“爱心诊所”的医护人员对办公室、学校、饭店等场所一天两消毒；对23名返乡人员进行隔离、测量体温；在村口设立了“非典”防治服务站，对过往车辆、人员消毒、量体温；村里的高音喇叭每天广播着“非典”防治知识；在“爱心诊所”门口专门制作了宣传版面，每天张贴“非典”宣传材料。

那时，正是三夏大忙季节，村里有未返乡的12个特困家庭，马文芳与村支书、村主任一商量，决定帮助他们解决麦收困难。老伤残军人赫世孝怎么也没想到，马文芳扛着一袋面粉来到他家。70多岁的赫世孝老人，老伴儿双目失明，两个儿子在山西打工。马文芳多次打电话给赫世孝的儿子，承诺帮他们麦收，劝他们不要回家。随后，马文芳租来收割机，帮助老人收割小麦，赫世孝老人满含泪水地说："我患有脑血栓病，打针、吃药，马大夫从没收过一分钱，还帮我麦收，马大夫，好人啊！"

整整两个多月，"爱心诊所"虽距马文芳家不足一公里，可他没回过一趟家，昼夜奔波在抗击"非典"一线。

在此期间，马文芳年迈的父亲突然病倒了，老伴儿跑来找马文芳，马文芳有些犹豫，怕一走这里出事，想了想说："爹还是老毛病，让他到诊所先用点药吧！"

83岁的父亲这次没有挺住，第二天就被送到县医院抢救。马文芳赶到县医院时，不禁失声痛哭。父亲临终时告诉马文芳："好好干，别亏待了乡亲。"

马文芳被评为河南省防"非典"优秀共产党员。在表彰会后的座谈会上，马文芳深情地说："我是一名乡村医生，又是一名共产党员，群众有困难，就要责无旁贷地冲上前。只有这样，才能得到群众的拥护，才能得到群众的信任，群众心目中共产党员的光辉形象才能立得住！"

2020年，为抗击新冠肺炎疫情，马文芳为全村防控捐出3 000元钱，购买了消毒液、体温计、口罩和喷雾器等防护物资。他还和村干部、党员一样，天天坚持守在检查站，对村口过往人员一一进行排查，在村里走访和宣传防疫知识，劝阻人群聚集，对返乡人员重点监控和安全隔离。"只有安全得到保障，才能更好地战胜这次疫情，让乡亲们能够过正常生活。"马文芳说。

"我就是想通过自己的努力让老人们安度晚年"

"大多数人生活好了，我们可不能落下上了年岁的、无儿无女的老人们。"尊老敬贤是中华民族的传统美德。在马文芳看来，他有责任率先垂范，将这种传统美德发扬光大。大岗李乡敬老院的老人们说，马大夫和他们有个约定，每逢双月15日必然要赶到敬老院，为30多位老人义务看病、检查身体。这些年来，无论刮风下雨，还是天寒地冻，从没间断过。

2003年2月15日，像以往一样，马文芳带着医疗器械和药品准时来到敬老院。在为80岁的宋世保老人检查时，马文芳发现老人患上了严重脑血管病。马文芳当即对一旁的院长说："耽搁不得，否则老人随时会发生危险。"于是，马文芳找来一辆架子车，迅速把老人从十多里外的乡敬老院拉到他的"爱心诊所"进行治疗。等重新诊断发现老人病情加重时，马文芳不顾天黑路滑又骑车40多里到县城，为老人购买了"脑活素"等稀缺药品。通过半个多月治疗，老人病愈，马文芳才用三轮车把老人送回敬老院。

时任敬老院院长田德生介绍说，马大夫与敬老院的老人们有太多让人感动得流泪的故事。马文芳已经成了老人们的亲人，成了敬老院不可缺少的特殊"院民"。

2004年2月16日，马文芳听说敬老院从原来偏僻的村里搬迁到乡里，十分高兴，专门花上1 000多元请来戏剧团为老人们唱了一场戏。敬老院的老人们乐得合不拢嘴。

"老人们无亲无故，够不幸的了。我就是想通过自己的努力，让他们在幸福中安度晚年。"马文芳说。

"爱心诊所献爱心，不忘革命老军人，感谢诊所赤诚意，一片丹心为人民"，这是挂在马文芳"爱心诊所"里的一块镜匾，是2000年春节，李伯举、赫更晨、赫顺清、苏清友、马明山等8位老伤残军人凑钱送给马文芳的。

当时苏刘庄村有8名伤残军人，他们是参加过抗日战争和抗美援朝的功臣。为了能让这些革命功臣安度晚年，过上幸福生活，早在1995年前后，马文芳就为他们建立了健康档案，长年坚持义务为他们体检看病。十多年来，风雨无阻，雷打不变。

1992年，无儿无女的老伤残军人赫诗谣患脑血栓生活不能自理。就在老军人感到生活无望时，马文芳及时出现在了老人的病床前。没有犹豫，他就把老军人接到了"爱心诊所"。曾经目睹这一感人场面的邻居们说，当老人被马文芳抱上车时，竟然感动得哭出了声。

赫诗谣老人在马文芳的"爱心诊所"一待就是4年多。在一千多个日日夜夜里，马文芳每天除了给老人端屎端尿，打针换药，洗衣喂饭，还坚持每个星期为老人洗一次澡。有一次，老人拉肚子，当马文芳扶着老人去方便时，不小心被溅了一身。老军人内疚得直打自己脸。马文芳见状，眼含泪水对老人说："您为了国家和人民，扛枪打仗不怕牺牲，还落下一身的病，我照顾您几年又算什么呢！"

1996年年底，老军人赫诗谣的病开始恶化。临去世前，老人费力地对马文芳说："你待俺这样好，俺永远也不能忘啊！"

"这辈子没存下一分钱，这一辈子值了！"

"望着远去的你们，我泪流满面，心里默默为你们祝福'好人一生平安'……"2001年10月15日，郑州大学医学院大学生宋欢欢在给马文芳和他的爱人的信中，满怀深情地写下了这段文字。

宋欢欢，河南扶沟县包屯乡人。2001年10月，欢欢考上大学万分欣喜，可交了学费后，生活费却没了着落，陷入了困境。就在这时，马文芳及时伸出了援手，每月资助宋欢欢100元生活费，直到完成学业。和宋欢欢一样幸运的还有开封县仇楼乡王保功、鹿邑县任集乡李西锋，他们都是郑州大学医学院2001级学生。

2001年10月，马文芳和他的"爱心诊所"一路风雨走过，已经是小有名气。马文芳想到资助几名医学贫困大学生，让他们在爱的滋润下成长。

就这样，马文芳通过有关渠道来到郑州大学医学院，找到了贫困大学生王保功、李西锋、宋欢欢。"当见到孩子们穿着破旧的衣裳，看着他们清瘦的面庞，我心都酸了。从那一刻起，我决心竭尽全力资助他们。"

马文芳的爱人说，当时她和丈夫每月一次去郑州给孩子们送钱时，孩子们总会感激地哭上一场。后来为了避免这种状况，怕影响了孩子们的学习，他们就改成邮寄或到银行储蓄了。谈起孩子们的将来，马文芳说，只要他们有继续深造的想法，他愿意继续资助，不管是读硕士，还是博士。

不仅如此，2004年，他把3 000元省劳模奖金全部捐出用于服务乡亲；2005年5月1日，马文芳在北京参加劳模大会一回家，又把1万元奖金献出；2006年1月11日，被评为"全国优秀乡村医生"的马文芳一回村，又把5 000元奖金中的3 000元给村里几个特困户送去，剩下的2 000元，全部购买了一次性卫生材料，准备再给全村妇女儿童进行一次体检。

"这辈子没存下一分钱，可我什么都得到了。作为乡村医生，这一辈子值了！"马文芳说。

做好农民和“上边”的小桥梁

2005年4月29日，在庄严的人民大会堂，第一次来到这里的马文芳和全国劳动模范一起，受到胡锦涛等党和国家领导人的接见。2006年1月，马文芳被评为“全国优秀乡村医生”，披红戴花，接受了隆重的表彰。

2006年2月6日下午，马文芳受邀到北京中南海小礼堂参加温家宝总理主持召开的《政府工作报告（征求意见稿）》及“十一五”规划纲要座谈会。从来舍不得花钱买好衣服的马文芳，特地买了一身西服和一双皮鞋，将自己装扮一新。

作为全国82万乡村医生的代表，“该向总理讲些啥呢？”他一夜未眠。“讲实话吧”，他向总理讲了当时农村卫生、农民看病的三个“难”：第一难是农民看病贵、看病难；第二难是乡村卫生室存活难；第三难是乡村医生生存难。总理听后一直沉思，问解决这“三难”有没有办法。马文芳说：“医治的药方就是建立农村新型合作医疗。”总理又问他：“如果办合作医疗，你能不能干好？”“一定能，请总理放心，我一定好好干！”马文芳两眼湿润，这天晚上又是一夜未眠。

至今为止，马文芳已经做了13年全国人大代表。13年里，他调研了7个省、38个市县，覆盖400多个村庄、4 000多人，提出建议和联名议案300多件，亲眼见证了农村医疗卫生事业的发展进步。

2020年，新冠肺炎疫情防控期间，马文芳依然靠打电话、发信件坚持调研。多年来，他一直关注农民、农村、农业的问题，如农村的油改电、小学上学难、道路重修不重养护等。他说自己就是一座“小桥梁”，把农民的心声、愿望和期盼通过这个“小桥梁”反映上去，让国家制定政策更完善，老百姓得到更多实惠。

他认为，公共卫生体系目前有了很大的发展，但仍旧存在服务设施不足、资金投入不足、人才储备不足的短板。他觉得，要对乡村医生加强培训，给县、乡、村的医院或诊所配备必要的卫生设备，平时准备工作做好。这样，发生疫情，基层卫生组织才能迅速投入战斗。

马文芳说：“作为一个乡村医生，最重要的工作是搞好预防保健，让我家的悲剧不再重演；最大的心愿是让农民的常见病、多发病早早得到治疗；最大的理想是村里的父老乡亲都有个好身体，能够为新农村作出应有的贡献。”

如今，年近70岁的他，依旧坚守在村里，觉得自己“很有干劲”。“我现在每个月1000多块钱工资，都用到了村民身上，就是希望能为老百姓好好服务，为他们多做贡献。”

但他一直以来都有个担忧：“当前乡村医生普遍面临年龄偏大、后继无人，未来谁来接这个班？”

为此，他呼吁了13年。他始终希望，乡村医生能后继有人。

（本文根据《健康报》2006年3月13日报道的《马文芳：乡村医生的大地情怀》、2006年6月30日报道的《村医马文芳的非常人生》等内容综合整理）

供稿：健康报社　高艳坤

“索道医生”——邓前堆

人物简介

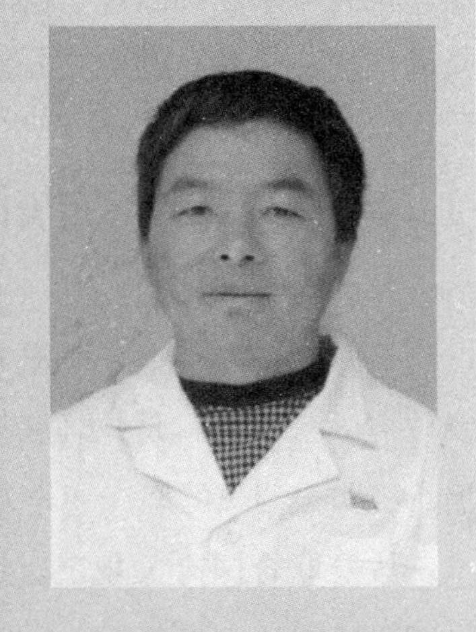

邓前堆（1964— ），云南省怒江傈僳族自治州福贡县石月亮乡拉马底村乡村医生。2001年7月入党，中专文化。37年来，他不顾生命危险，靠一套滑轮、一根绳子，通过距怒江江面30米高、100多米长的溜索来往于拉马底村，为百姓送医送药，累计出诊5 000多次，步行约60万公里，诊治患者13万余人次，未出现一起医疗事故和医患纠纷，被当地群众称为“索道医生”。

邓前堆同志2004被评为云南省实施世界银行第七个卫生贷款先进个人，2011年荣获全国五一劳动奖章；2011年6月，评为“全国卫生系统先进个人”；2011年7月被中组部评为“全国优秀共产党员”；2011年8月被评为“全国卫生系统职业道德建设标兵”；2011年7月被评为全国、省、州、县、乡优秀共产党员；2011年9月在第三届全国道德模范评选中荣获“全国敬业奉献模范”称号；2011年9月荣获“全国职业职工道德建设标兵个人”称号；2012年6月荣获第八届中国医师学会“医师奖”；2013年1月，被评为“全国十大最美乡村医生”；2013年1月，荣获“白求恩奖章”；2019年，被中央有关部门表彰为“最美奋斗者”。

在云南怒江大峡谷西岸高黎贡山山梁上有个石月亮，那是傈僳族人民祈福的圣地。怒江东岸碧罗雪山下有位怒族乡村医生邓前堆，在石月亮的注视和陪伴下奔波了37年，在怒江两岸留下了一个个坚实的足迹，也留下了一个乡村“索道医生”的伟大传奇。

邓前堆，云南省怒江傈僳族自治州福贡县石月亮乡拉马底村乡村医生，2001年7月8日加入中国共产党。他凭借对村民们的一份真挚深情，37年如一日，立足山区，在最基层的医疗卫生工作岗位上默默倾注着精力和心血，守护着当地村民的健康。他凭着崇高的医德、精湛的医术，为患者除疾祛病，排忧解难，赢得了广大群众的信赖和赞誉，被人们亲切地称呼为“索道医生”。

无悔人生　选择与大山为伴

石月亮乡，一个在地图上要找半天的乡镇。从乡所在地利沙底逆江北上，在离乡政府6公里处就是拉马底村。拉马底村，山高谷深、地势陡峭，6个自然村（村民小组）被湍急的怒江一分为二。

按照联合国有关规定，超过25度的坡地不适合人类居住，但由于特殊的地域和历史原因，这6个村民小组里，除少数几户居住在较为平坦便利的江畔公路边外，其余大部分散居在坡度超过50度的崇山峻岭之中。在江对岸的害扎、拉娃达、格扎三个小组，通往每一家的山路，都十分艰险崎岖。

邓前堆就出生在拉马底村一个叫培建的傈僳族寨子中，从小奔跑于高黎贡山的山间小道。1983年，初中毕业不久的邓前堆得了痢疾，被村医友尚叶治好。此后，他跟着友尚叶学医，又到乡卫生院乡村医生技能培训班参加培训取得从医资格，年仅19岁便成为拉马底村的一名村医。

“山区缺医少药，从小目睹乡亲们小病小痛得不到及时治疗，拖成大病，当时我就想这辈子别的事不干了，就干医生了！”邓前堆说。当上乡村医生那天，他兴奋得彻夜难眠，终于可以为乡亲们做事了。

怒江湍流咆哮，江风刺骨，江对面的村民小组在云雾间隐隐约约。一条晃晃悠悠的溜索横跨在峡谷的江面上。这条100多米长的溜索，就是来往村庄两岸的桥梁。索道距离江面有30米，在没有任何保护的情况下，仅靠溜梆和一根绳子通过100多米长的溜索，其艰险毋庸置疑，一旦出现意外将是九死一生。

"膝盖这里的窝窝就是我过溜索受伤的地方，这是我当医生第二年时出的事。"邓前堆膝盖一侧还有浅浅的瘢痕。1984年，当医生才一年的邓前堆刚学会滑溜索过江。有一次，因速度过快，他的右腿撞在对岸固定溜索的岩石上，一个多星期不能走路。

邓前堆每月全村巡诊一次，到江对岸出诊四五次，每月他至少在怒江上空滑10次溜索，风雨无阻。在这条危险的索道上，邓前堆穿行了27年。他由此被媒体报道为"溜索医生"。

从当上了乡村医生那一天起，邓前堆就下定决心，忍受着夏季的蚊虫叮咬、冬日里的寒风凛冽，翻山越岭、走村串寨，打针抓药、把脉诊疗，奔波在云封雾锁的高山峡谷间。几十年间，邓前堆也从最初背上药箱时的激情渐渐沉淀为平静中的执着，用生命的激情和无私，履行着"服务乡亲，奉献家乡"的人生誓言。

执着情怀　挽救生命比天高

"689009"是邓前堆的电话短号，这个号码在拉马底村家喻户晓、童叟皆知，因为在拉马底村民们看来它就是"120"。作为一名乡村医生，几十年来，邓前堆信守"24小时上门服务"的出诊承诺，只要有村民来喊，无论白天黑夜，不管山高路远，他都二话不说，立即出诊。

一天夜里，睡梦中的邓前堆被一阵急促的电话铃声惊醒：原来江对岸山顶拉娃达寨子一个村民突然剧烈腹痛，处于昏迷之中。虽然此时已是深夜，邓前堆仍毫不犹豫地带上溜梆，打着手电筒，背起药箱就走。邓前堆摸索着来到江边的溜索旁，一手拿着电筒，一手握住索把，瞬间溜到了对岸。

当时通往拉娃达寨子的路，要顺着河谷走，中途多处要过河，即便是白天，也得走4个小时才能到达。乡亲病情危急，咋办？抄近路！邓前堆急中生智，选择了走直线翻越拉娃达山。借助手电筒光，邓前堆顺着陡峭的山势往山顶爬，途中手背被划破了几道口，都全然没有发觉，滑倒了多少次已记不清楚，足足爬了两个小时才到寨子。

“邓医生，你是飞来的吗？”当汗水湿透全身的邓前堆出现在村口时，前来接应他的村民目瞪口呆。邓前堆顾不上休息，立即给患者诊疗。村民得的是急性胃炎。待救治后病情稳定下来，已经是凌晨5点了。因担心村民病情，邓前堆当晚就睡在了患者家里。

第二天早上起床时，看见患者已经在烧火做饭，邓前堆放心了。

2009年春节前夕晚上，害扎村一户人家房屋起火，江对岸看到起火的村民纷纷溜过索道，赶去救火。邓前堆习惯性地背上药箱，赶到现场。果然80岁高龄的户主左手被严重烧伤。邓前堆当场给老人进行清创上药、吊针输液。过后几天里，想到老人是孤寡户，下山、过溜来村卫生室换药不方便，邓前堆就送医上门，每天一趟，过溜、爬山，赶到老人身边给他换药打针，治疗了一个多星期，老人烧伤的手终于痊愈。

“从医这么多年，我走得最多的是‘夜路’，几乎每周都有好几个晚上要出诊，给村民治病是大事啊……只要乡亲们健康了，我走再多的山路，也值得！”邓前堆说。行山路、攀山崖、过索道，像这样深夜出诊治病救人的事，邓前堆不知有过多少回。

“一年365天，他白天坐诊，有时晚上还出诊，很少有时间陪家人。”邓前堆的妻子达付恒说。在儿子的记忆里，父亲总是早出晚归，时常几天外出不回家。虽然卫生室离家仅500多米，但是如果患者多或是有输液患者，很多时候都是母亲把饭送到卫生室来。若是母亲走不开，父亲一天就只吃一顿饭那也是常有的事。

邓前堆常说：“看病要实惠，小病不出村，能花小钱就不花大钱。”村民有些小毛病来找他，他常常分文不取。为了让缺钱的乡亲们看病方便，邓前堆养成了一个习惯，无论是到山地里劳动，还是赶集、做客、走亲戚，他都会挎上药箱，以便随时在田边地脚、林间崖下为村民提供医疗服务。

“邓医生是个好医生。”一位村民道出了心里话，“乡亲们不能想象，如果没有邓前堆这样的乡村医生，他们的生活会是什么样子。”

这些年来，医好了多少患者，邓前堆自己都说不清楚。在邓前堆的心中，“人命比天高，救人是第一”，而“乡村医生”这个词，对他来说，已不单是一种职业，更多的是一种责任、一种使命。

医者仁心 守护乡亲健康

邓前堆及卫生室同事原本服务石月亮乡拉马底村 1 100 多人，加上他们主动服务的相邻的马吉乡布旺村小组的 100 多人。这 1 200 多位村民的健康便成了邓前堆心中的牵挂。

邓前堆说，他治过的最“严重”的病，还是一次外伤的清创缝合。

那是 2003 年的一天，害扎村村民邓某某从陡坡上滚下来伤了眼睛，邓前堆闻讯爬了 3 个小时山路赶到伤者家里。患者的眼球都掉出来了，悬挂在脸上，眼角有一个大窟窿，窟窿里淤塞着一团泥。邓前堆想送患者到县级或州级医院去治疗，可是天已黑，下山、过溜、赶路、找车，再到县城，顺利的话最快也要四五个小时，万一到江边公路上没有车怎么办？那得耗去多少时间？

情急之下，邓前堆立即对伤口进行清洗消毒，将眼角窟窿里的泥一点点抠出来，再将伤者的眼球塞回眼眶，固定包扎好。清洗、消毒、缝合、包扎、输液，一直折腾到深夜。患者家属打着火把，把他送下山。当夜，邓前堆辗转反侧，难以入眠，总担心患者感染和失明。第二天一大早，邓前堆再一次赶到患者家里。患者生命体征正常，并没有感染的症状，但受伤的眼睛，最终还是失明了。

文化不高的邓前堆尽管多次参加了省、州、乡组织的乡村医生培训，但在行医过程中，他仍然感到所掌握的医学知识不够用，与守护村民健康的要求还有一定差距。邓前堆一直有两个心愿：一个是村子的交通路桥能修得更多更好，这样江西三个小组的乡亲们得了什么大病，也可以用最快的速度送到外面的大医院；另一个心愿就是，自己能掌握更多基本、实用的救治操作技术，为村民提供更全面、有效的恢复治疗。

如果说冒险过江出诊靠的是救命的信念，那么平时的医疗防疫工作则是对职业的恪守。现在通信便捷，巡诊之前，邓前堆事先打电话通知村民小组长，请组长通知各户，让有病、需要药品的村民在寨子里集中。邓前堆每次都按时到达，现场为乡亲们服务。如果了解到有哪个患者不能“集中报到”就诊，路再远，邓前堆也会送医上门。亲自去看一下，他才放心。

在 37 年的从医生涯中，邓前堆走村串户、风雨无阻，孜孜不倦地钻研农村实用医术，为患者精心诊治，提供咨询服务，宣传、落实防疫保健工作，用爱心与执着，用坚实的脚步和汗水书写了自己的人生之歌。

深山坚守　源于心中有爱

“当村医30多年来，您有没有动摇过？”曾有记者这样问邓前堆。

“我没有动摇过，我媳妇劝过我不要干了，我说患者找我，我不去怎么办？”邓前堆回答。

邓前堆妻子的顾虑不仅在于村医的辛苦，还在于待遇低。2010年以前，邓前堆每月只有200元工资。2010年起工资涨到400多元，每个月可以拿到乡村医生补助和计生信息员补助，勉强可以安排一家四口人的生活。

由于过度劳累，邓前堆身患高血压，在2013年时还得了白癜风。但他不在意这些困难。2019年10月接受记者采访时，他在卫生室打开几本门诊日志给记者看，上面用工整的字迹写满了患者的基本情况。他又从柜子里抱出一堆处方，略带自豪地说：“每个患者都有清楚的记录，2018年看了1 206个患者，2019年到现在看了970个患者。”

金钱有价，而与百姓的情义无价。几十年如一日，邓前堆总在奔忙，却很少想到报酬的微薄。邓前堆觉得，自己的境况比起那些贫困的父老乡亲，已经很不错了。早些年，很多村民走出大山外出打工。面对一次次走出农村的机会，他倔强地选择了与大山为伴。用他自己的话说：“我要走很容易，可是这里的村民怎么办？父老乡亲有个头痛脑热了找谁去？”

他为乡亲们看病无数，也遇到过一些乡亲手头拮据而欠费的时候，但邓前堆总是说：“乡亲们只要手里宽裕，是不会欠我的。我从不主动开口去向他们讨债。乡亲们实在没钱来还，也就算了。”后来，新型农村合作医疗政策出台，给边境地区农民带来了实惠，有效地缓解了贫困群众看不起病的问题。

就是这样，邓前堆用自己的爱心和行动演绎了人间真爱。他用爱坚守着自己的精神家园，让人间少了许多冷漠，增添了许多温暖。当被问到准备什么时候“退休”时，邓前堆笑着说：“干久了，和乡亲们感情都很深。他们把我当自己人。在这里不为赚几个钱，就是这份感情和信任，让我每天活得很开心，很有价值。‘退休’，我说不出口，觉得对不住他们。”

“他是一个比较好学、不怕吃苦的人。”说起邓前堆，时任福贡县卫生局局长张宗成表示，“邓医生不分节假日地工作，并能把病人当作自己的亲人一样关心治疗，最可贵的是他能在工资低、条件差的环境中坚持这么多年，是其他医生的典范和榜样。”

2011年，邓前堆肩挎药箱滑溜索过怒江的照片视频登上各大媒体的版面和荧屏。邓前堆被评为全国优秀道德模范、全国优秀共产党员。2012年，被乡亲们称为“连心桥”和“幸福桥”的铁索桥先后建成，索道变成了车道，邓医生也考了驾照，开车出诊。2019年国庆期间，邓前堆到北京接受“最美奋斗者”颁奖，光荣地参加了庆祝新中国成立70周年纪念大会。2019年12月，拉马底村实现全村脱贫，大山深处的人民群众正阔步走向健康、幸福的小康生活。

现在，精准扶贫让水泥路进村连户，邓前堆出诊的效率提高了，村民们的卫生保健意识也得到提升。拉马底村卫生室也由原来的茅草房变成了新的标准的卫生室，村医增加到了三位，其中一位正是邓前堆的儿子。因从小耳濡目染看着父亲治病，在父亲的鼓励下，儿子选择了医学专业，如今也走上了乡村医生的岗位。“和父亲一起为乡亲们看病，看着他们在我们的帮助下康复了，我也很幸福。”邓前堆的儿子说。

2020年2月，邓前堆参加了新冠肺炎疫情防控一线执勤，在怒江边的公路上守卡两个星期，为过往人员测量体温、登记信息，饿了就吃方便面，困了就在车上打盹。在他看来，这是一名医生应尽的本分。“只要身体可以，乡亲们还需要，我就一直当村医！”邓前堆坚定地说。

邓前堆在平凡的岗位上，默默奉献坚守、任劳任怨、辛勤耕耘。虽然没有豪言壮语，没有惊天动地的业绩，但是，正是有了像邓前堆一样的人几十年来扎根基层，心系群众疾苦，关心群众安危，才保障了一方百姓的健康安全；正是有了像邓前堆一样的人几十年服务基层，农村“小病不出村”的目标才得以实现。

（注：部分资料来自云南网、新华网、央广网）

供稿：云南省人口和卫生健康宣传教育中心　叶利民　白雨澄

“80后摩托医生”——贺星龙

人物简介

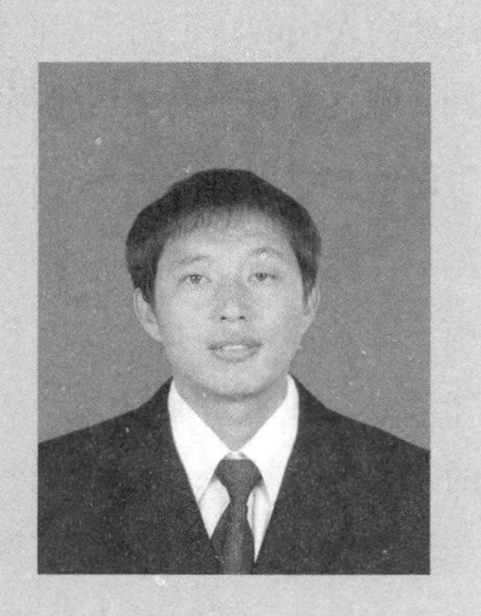

贺星龙（1980—　），党的十九大代表、山西省大宁县徐家垛乡乐堂村党支部副书记，乡村医生。2000年开始从事乡村医生工作，2008年7月加入中国共产党。

2016年6月，被山西省委组织部评为“省优秀共产党员”；

2016年12月，被评为“中国网事·感动2016”年度网络人物；

2017年5月，获2017年“全国向上向善好青年”荣誉称号；

2017年8月，获“白求恩奖章”；

2017年11月，获第六届全国道德模范提名奖；

2018年3月，被评为第四批全国岗位学雷锋标兵；

2018年5月，获第二十二届“中国青年五四奖章”；

2018年8月，获第十一届“中国医师奖”；

2018年11月，获第三届“百名网络正能量榜样”；

2019年9月20日，获“2019年全国脱贫攻坚奖”先进个人之贡献奖；

2019年9月25日，被授予“最美奋斗者”荣誉称号；

2020年5月，入选山西省2020年全国劳动模范推荐人选。

从“大山之子”到“摩托医生”

山西省临汾市大宁县是十年九旱的黄土高原，直到 2018 年还是国家级贫困县。大宁县有一个贫瘠的小山村，名叫乐堂村。“有驴不卖木岩村，有女不嫁乐堂村”，在当地的民谚里，乐堂不乐，苦中有苦。由于受到地理环境的制约，生活在这片土地上的人们面朝黄土背朝天，祖祖辈辈靠种地为生。他们顽强地与大自然抗争，每日辛勤耕耘、默默劳作，许多人因此积劳成疾。然而，那时候，村里没有医生，距离乡镇卫生院和县城医院路途遥远，出行不便，因为缺医少药，老百姓经常是“小病拖成大病，大病夺去性命”。“80 后”的贺星龙，就出生在这样一个小山村里。

贺星龙 12 岁那年，爷爷生了一场病。起初以为只是感冒，因家里经济条件不好，村中又无医可看，便一直拖着。病一直不见好，反而越来越严重，在家人的反复劝说下，老人才去了几十里外的县城医院。可这个时候，老人的身体已经被拖垮了，52 岁便撒手人寰。爷爷的离世让年幼的贺星龙无比悲伤，脑海中始终无法忘记那个画面：年迈的爷爷拉着他的手，拼尽全力喊出最后一句话：“龙呀，好好念书，长大学医！”

1996 年，16 岁的贺星龙如愿考上了太原市卫校，可 6 800 元的学费却如大山一样横在了中间。无奈之下，贺星龙只好选择了只需 3 000 元学费的运城卫校。即便就这 3 000 元，对一个农村娃也是一个天文数字。家里清出柜底，共翻出 302 元……眼看着当医生的梦想就要破灭，年少的贺星龙心中有说不出的苦涩与不甘。就在这时，乐堂村的乡亲们站了出来：“村里要出文化人了，要出医生了，一家供不起，那咱们整个村来供！”你家 30 元，他家 50 元，厚厚一沓零钱被那些常年劳作的粗硬的手掌攥着，送到了贺星龙的眼前……捧着这全村人用零钱凑成的 3 025 元，贺星龙的泪水模糊了双眼，一声“谢谢”如一块巨石梗在了心中。这份无法言表的感激化成了一股信念：好好学习，学成后回来为乡亲们看病！

2000 年，以优异成绩毕业的贺星龙在大宁县医院实习。由于勤学刻苦，医院将他列入留院名单。贺星龙辗转反侧，内心充满矛盾。留院意味着什么？这意味着他有机会走出穷山沟在城市立足，意味着会有更广阔的天地大显身手！这对于一个从穷山沟出来的孩子，是多么有诱惑力啊！可是，爷爷临终的那句话、那一沓厚厚的零钱，还有乡亲们饱含期望的双眼，如同一声声惊雷不断闪现在脑海中。心底有放不下的人，胸中有未完成的承诺——贺星龙回绝了医院的邀请，回到了家乡……

20岁的贺星龙回乡了，准备用自己学到的知识好好为乡亲们服务。可理想与现实的鸿沟再次横在眼前——他连最起码的乡村医生资格证、听诊器、血压计都没有，怎么看病行医？父母拿出家中卖玉米、卖绵羊的几百元钱，支持贺星龙在县卫生局考下了乡村医生资格证，购置了几件必要的医疗器械和一些常用药，又把留给贺星龙娶媳妇的窑洞腾出来，开了一间简易诊所。这可是周边十几个村、方圆几十公里历史上的第一家诊所。

诊所是开张了，可好几个月过去，患者寥寥无几。村民有个头疼脑热仍旧能扛就扛，即便磕头烧香也不来找他。医人自古老的好。“一个年轻娃娃，一点儿经验都没有，能看得了病吗？”老百姓对他的医术充满怀疑。

贺星龙干脆送医上门，印了4 000张宣传页，发到周围的村里。宁肯多跑十趟把病诊清，不可少去一趟延误病情，并把“24小时上门服务”的承诺放到了手机彩铃上。凭着这份执着，贺星龙治好了被大医院下过三次病危通知、家人都已经放弃了的上乐堂村一位老人的病。一传十，十传百，慢慢地，前来找他看病的人逐渐多了起来。附近村子里的人都知道乐堂村有一个能看病的医生，技术高、收钱少。于是，贺星龙过上了靠着一根扁担两条腿为十里八村的百姓送医送药的日子。

由于没有交通工具，贺星龙每次出诊都要徒步翻沟越岭，仅靠步行一天下来看不了几个患者。为了缩短路上的时间，贺星龙的父亲花40元钱从城里买了一辆二手自行车让他骑着出诊。可这每天最多也就能跑三个村，遇到下雨天，道路泥泞不堪，就更不方便了。贺星龙狠狠心，到信用社贷款买了一辆摩托车。疾驰在沟壑纵横的黄土高原，贺星龙成了一名“摩托医生”。

随叫随到，28个村的乡亲们都在心里

大宁县穷，赊欠医药费是常事。可乡亲们说：“有钱看病，没钱也看病，龙娃子从来没有张口要过钱。”从行医那天起，贺星龙给自己定了标准：不收出诊费，药品及治疗只收个成本。不管寒冬酷暑，不论刮风下雨，手机24小时开机，“白+黑”“5+2”，再远的路，他都随叫随到。方圆几十公里的人家都保存着贺星龙的手

机号码。

村庄里的年轻人多是外出打工，留下的都是老年人和留守儿童。老人体弱，插导尿管的、灌肠的、哮喘的、患心脏病的，每天都有一两个找他看病。冬季患者发病率高，又多在深夜或凌晨，需要看急诊。每年腊月，贺星龙都是村里最忙的人，除夕夜出诊也是常事。深夜一个人行走在山沟里，陡坡上覆盖着大雪，贺星龙数不清多少次连人带车摔进路边的排水沟里，可他没有一次拒绝召唤。

2013年腊月的一个早晨，天下着大雪，索堤村村民贺某某打来电话：家中两岁的孙子发高烧，已经引起抽搐。贺星龙背上药包，不顾妻子陈翠萍的担心，发动摩托车冲进了大雪中。去索堤村一路下坡，路上多有沙石，在一面厚雪覆盖的陡坡，摩托车车身一扭像脱缰的野马般倒冲下来，贺星龙连人带车翻进了路边的排水沟里，脚和膝盖都碰破了。贺星龙顾不得查看自己的伤，扶起车继续飞奔去给孩子看病。回到家里，才发现血把袜子已经染红，脚也肿了。贺星龙自己简单包扎了一下，第二天继续出诊。张某某老人的哮喘病又犯了，为了赶时间，贺星龙挑着担子抄了山间近道，不料脚一滑，从10多米高的山坡滚落沟底。当一身雪水、冻得直哆嗦的他推开张某某的屋门时，老汉感动得说不出话来。一连几次的摔倒，贺星龙的脚伤越来越重，疼痛难忍。实在撑不出了，他到县医院去拍了片子，才发现右脚内踝关节骨折。贺星龙买了点石膏粉，给自己打上石膏，在家躺了半个月，就又一瘸一拐继续上门为村民服务，最多时一天出诊30次！

徐家垛村的贺某某是一位85岁的退伍老军人，老伴儿和两个儿子都已过世。老人平日无人照顾，生活十分困难，还患有严重的前列腺增生症，不定期发病，要靠插管排尿。只要老人一个电话，不分白天黑夜，贺星龙都会及时赶到，为老人更换导尿管；冯某某自幼下肢残疾，脚踝骨常年溃烂，一辈子没成家，平时很少有人踏进老人的门，贺星龙主动承担起了照顾老人的任务，送医换药，照顾吃喝，十几年从未间断；乐堂村张某某，老伴儿去世后时常感到孤独，贺星龙在县城旧货市场买回一台二手电视机，修好后给老人安装上……对每一位村民的身体状况和生活情况，他都了如指掌；谁患过哪些慢性病，谁对哪些药物过敏，他心里一清二楚。贺星龙凭着这股宁愿自己吃苦，也让乡亲安心的傻劲儿、韧劲儿，竭力守护着黄河岸边这28个村、4 600多名百姓。

黄河畔“摩托医生”的事迹渐渐从山西省传遍全国。2017年，在由中国医师协会组织的公益捐赠活动上，笔者见到了这位“最美医生”。一身朴素的山沟农民打扮，和一群乡间大爷大妈在一起忙前忙后，黝黑的面庞扬起腼腆憨厚的笑容，毫无“知名人士”的自觉。最显眼的是他腿上穿着厚厚的皮裤。当时，天气已经很暖和，为何做如此畏寒打扮？他的妻子陈翠萍解开了谜团。长年风雨无阻、昼夜不分的劳累，贺星龙落下了一身病：右脚骨折留下了后遗症，长年骑摩托车留下了关节炎，每天背几十斤重的药包，致使脊椎侧弯，由于吃饭没有规律，患上了慢性糜烂性胃炎……

陈翠萍坦言，结婚十几年跟着贺星龙没过啥好日子，孩子小时候要喂奶粉，可每次进城，贺星龙都是先买好乡亲们的常用药品，剩下的钱再给孩子买最便宜的奶粉。2008 年，丈夫瞒着她借钱在黄河边上买了两孔窑洞，想做第二诊所。陈翠萍知道后火冒三丈：现在年轻人都到城里买房子，哪有回村买窑洞的呀？ 2009 年，孩子到了上学的年龄。陈翠萍费了好大劲儿在城里谈妥了一间门面房，准备“逼”丈夫进城开诊所，同时方便照顾孩子。可贺星龙知道后坚决不同意，夫妻俩为此吵翻了天。后来，不知是谁把这件事传开了。乡亲们着急了，贺星龙一天就接到了十几个挽留电话。索堤村 70 岁的郝某某甚至走了 6 里山路来找他。老人含着泪抓住贺星龙的手：“娃呀，你可不能走啊，要是有个头疼脑热的，谁来管咱呢？”这些年，她慢慢能理解丈夫对于乡亲的感恩之情，对于养育他的这方水土的依恋之情，也明白丈夫放不下父老乡亲。陈翠萍同时也感受到了乡亲们对丈夫的需要和信任。最终，妻子被丈夫的精神打动，默默吞下这份委屈。

全能守护者，任何事都难不倒

前些年，国家对乡村医生这个职业没有补贴，一年下来，靠行医挣不下多少钱。为了补贴家用，贺星龙家养了两头驴，几亩旱地上种点玉米和向日葵，加上妻子在县城打工的收入，勉强维持两个孩子上学的开销。为了减轻经济压力，他还自学了中医、兽医，并采摘中草药以降低医药成本。这些年他免去的出诊费、医药费和不好意思要的账，加起来少说也有三四十万元。有人劝他：“好歹收点儿汽油钱啊，有钱不挣，不是傻子吗？”“当年要不是乡邻们帮衬，哪有我的今天？”贺星龙说，要想挣大钱，当初就不会回来。

作为村中少有的“文化人”，乡亲们谁的手机不会用、水龙头坏了都来问他；

村里的路灯、电视机机顶盒坏了也是他来修；老人们眼神不好，记不住长长一串电话号码，他就给老人把手机设定好，按一个键就能拨通。他给外出务工的同乡承诺要尽心照顾留守老人和儿童，"让外出打工的人放心，让留在村里的人称心，自己才能安心"。每到过年，在外务工的人总喜欢到他家里坐坐。村里大事小事都喜欢找贺星龙，对此，贺星龙很是"得意"。

村里的路难走，到了雨季出行更加不便，贺星龙发挥自己的好人缘和影响力，挨家挨户动员，讲大局、谈好处，组织村里青壮年修好了路；乐堂村地势高、日照时间长、昼夜温差大，贺星龙因地制宜带领村民发展苹果、核桃等经济林果200余亩，平均每户增收近千元，拓宽了致富的渠道。不仅如此，为了提高农作物生产效率，贺星龙还用获得的奖金购买了发电机、打药机、扬场机及割草机等农机，免费提供给村民使用。

贺星龙出诊经常遇到留守儿童和留守老人生病的痛苦情景，于是，他跑到乡镇医院协商，主动承担起28个自然村中1 028名儿童的防疫、200多名儿童营养包的发放和留守老人的医护工作。同时，他还兼职着全乡里的防疫、妇幼、保健工作，使村妇住院分娩率达100%，卡介苗、乙肝首针接种率达100%，基础免疫接种率达到95%以上。

现如今大宁县已脱贫摘帽，为解决全县5万余农村人口看病难问题，大宁县下大力气整合扶贫资金，给每个村配备了标准化卫生室。贺星龙的卫生室如今也升级扩版，心电图机、健康一体机、血压仪、远程会诊系统等设备一应俱全。贺星龙感慨："如今好了，县里不仅新建、改扩建了75个贫困村的卫生室，还招聘了42名乡村医生补充到农村一线，每月给每名村医发1 000元补贴。这样一来，稳定了村医队伍，乡亲们看病也更方便。"

近些年农村医疗状况逐渐改善，现在，新农合基本实现全面覆盖，人手一张医保卡，乡亲们都能看得起病了，赊账的人也越来越少。以前，贺星龙出门，总会先把重症患者检查一遍，留下几天的药才敢放心离开，如今，他再也不担心乡亲们找不到他。

"我担心自己不在时，乡亲们有问题不能及时得到解决。所以就在诊所，装上了一个智能摄像头。"贺星龙的诊所不关门，谁都可以进。他可以远程查看诊所的情况，可以通过摄像头与乡亲们对话。有的乡亲不识字，可以拿着药瓶在诊所里比对拿药，通过摄像头跟贺星龙确认。后来，他在每个村建了一个微信群，专门发送相关医疗知识等信息。另外，通过远程会诊系统，既能与北京大学第三医院等对口帮扶的三甲医院专家进行线上交流会诊，也能为村民及时联系好外面的医院外出就诊。

默守初心 "龙娃子"离不开黄河水

从大宁县党代表到党的十九大代表，贺星龙出了名，各路记者蜂拥而至，各种荣誉接踵而来。他获得了"2019 年全国脱贫攻坚奖"先进个人之贡献奖，并受邀参加了新中国成立 70 周年国庆大阅兵的观礼。村里又有了这样的传言："星龙出了名，恐怕要被调走了，咱以后看病怎么办？"贺星龙听说后，便给乡亲们解释："我不会离开村里，还会继续给大家看病。"医药公司赠送的中成药，他毫不犹豫免费分发给需要的乡亲们；领导慰问送来的大米、油、面、牛奶、衣服等，他送到周围村里贫困户家中。每次开会回来，有什么扶贫的好项目，他会带回来；党的好政策，他也会利用骑摩托车出诊的机会宣传给周围村乡亲们。他说："不是村民离不开我，是我离不开村民。"

贺星龙家的后面就是村卫生所，卫生所门口的白板墙面上写着醒目的三行字："一切为了患者，一切方便患者，一切服务患者"。卫生所有间小房子，一边摆放着贺星龙几年来获得的荣誉证书和奖章，一边放着十几个大小不等、破了洞的布包。他把这些布包与国家级、省市级、县级的各种证书放在一起，因为那里面装的是沉甸甸的百姓健康。当被问到获得这么多荣誉有什么感想时，贺星龙表示，所有的荣誉都是百姓给的，是党和国家对他的认可和鼓励，荣誉带给他的是继续扎根乡村行医的底气。他是一名党员、一名医生，今后更应该继续做好自己该干的事。

贺星龙常说，"村里需要全科医生，我各科都学，会有很多需要学习的地方"。外出开会或者节目录制期间，贺星龙房间的纸张上，写满了他忙里偷闲记下的医学笔记。后来，参加党的十九大或其他会议时，遇上医学方面的专家，他也赶紧跑过去加对方微信。"加了他们微信，碰上乡亲们有疑难病症，就可以及时咨询，帮乡亲们缓解病痛。"贺星龙说。

新冠肺炎疫情发生后，贺星龙作为撑起农村医疗保障网底的乡村医生中的一员，是最贴近群众的健康卫士。贺星龙义无反顾冲在防控工作第一线，白天黑夜连轴转。除了给村民看病，他还要在两个疫情防控检查点值班，做疫情防控宣传，为包联的6个自然村127名返乡人员测量体温。由于值班时间不固定，不能按时吃饭，贺星龙的老毛病糜烂性胃炎又犯了。但他却用自己的血肉之躯，筑起了一道坚实的"防火墙"。

曾有记者问贺星龙两个孩子的理想。弟弟说，他想以后等爸爸老了，接替爸爸给乡亲们看病。姐姐说，她的理想是考上医科大学。在他们的作文中，都写到心中的榜样是爸爸。

巍巍太行滚滚黄河见证了贺星龙大爱无疆的医者仁心；滋养了他扎根山村、甘于奉献的为民情怀；培育了他恪尽职守、信念坚定的党员品格。"龙娃子"没走出生他养他的黄土地。在行医生涯中，他骑坏了7辆摩托车，背坏了12个医药包，足迹遍及黄河两岸，走遍28个自然村，出诊次数高达18万人次，出诊总行程达到40多万公里。凭着"滴水之恩，涌泉相报"的初心，贺星龙时时想到国家，处处想到人民，在足以绕地球10圈的行医路上，用近20年的坚守诠释了一名共产党人的情怀和信念，让我们懂得了平凡中的伟大。

供稿：中国医师协会报刊出版管理部　冯春磊

援华国际友人榜

不曾远去的英雄——白求恩

人物简介

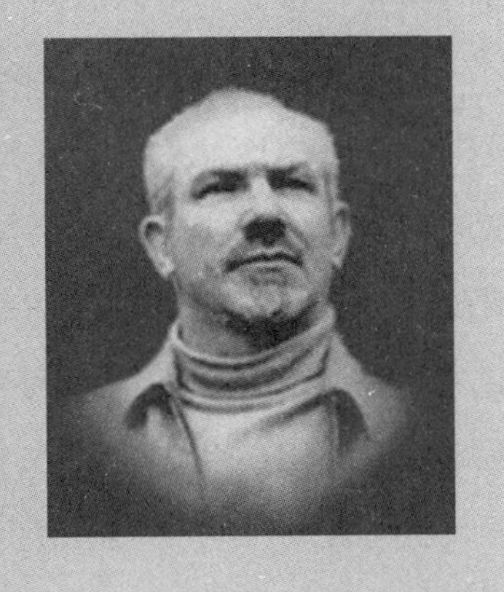

白求恩（1890—1939 年），1890 年出生于加拿大安大略省格雷温赫斯特镇。加拿大共产党员，著名医生，伟大的国际主义战士。

白求恩 1909 年就读于多伦多大学，1922 年 2 月，被录取为英国皇家外科学会会员。1924—1935 年，先后在美国、加拿大行医，并当选为美国胸外科学会五人理事会理事。1935 年 8 月，应邀赴苏联参加国际生理学大会并在苏联参观访问。回国后致力于建立社会化医疗制度，主张医疗要为那些真正需要治疗而又无力支付费用的穷人服务。1935 年 11 月，加入加拿大共产党。1936 年 10 月奔赴西班牙反法西斯战争前线，创建流动输血站，为前方提供了卓有成效的医疗救援服务。1938 年 3 月率领医疗队抵达延安，不久赴晋察冀边区，担任晋察冀军区卫生顾问。在此后的一年多时间里，坚持在前线为八路军伤员做手术，有时一个月行军四五百公里，连续做一百多例手术。在一次为伤员施行急救手术时，受感染以致引起败血症，于 1939 年病逝于河北省唐县黄石口村。

经历坎坷，三次参军

白求恩的幼年时代是在格雷文赫斯特度过的。1896 年全家定居多伦多，他在那里读完了小学、中学。中学期间和之后的两年里，白求恩曾送过报，在学生食堂当过招待员，在客轮上当过侍者，在报社当过兼职记者，在农村小学当过教师。这种坎坷的生活经历，使白求恩从年轻时就对社会底层人们的生活有了深刻的了解和切身的体验，从而为他以后的人生追求奠定了思想基础。

1909 年，白求恩考入多伦多大学。1914 年，第一次世界大战爆发，正在大学读书的白求恩应征入伍，在加拿大第二战地救护团服役，任战地担架队员。他随军东进，越过大西洋，到过英国、法国和比利时。在比利时西北部的一次战斗中，左腿被炮弹炸伤，接受住院治疗。1915 年 11 月，白求恩伤好退伍后又回到多伦多大学医学院继续上学。1916 年 12 月毕业，获学士学位，不久便到安大略省斯特拉特福城行医。1917 年，他再次参军，在英国皇家海军服役，任伦敦查塔姆医院上尉军医，后又在“飞马号”军舰上担任医生。1919 年 2 月退伍后，在伦敦大奥蒙街儿童医院任实习外科医生。

1920 年 2 月，白求恩第三次参军，在加拿大空军任上尉军医。1920 年 10 月退伍去伦敦，在西伦敦医院实习。1922 年 2 月 3 日，白求恩被录取为英国皇家外科学会会员，在西伦敦医院任外科医师。

1922 年 8 月，他赴瑞士、意大利、法国、奥地利、德国旅行 6 个月，在各国观摩了外科名医的示范手术。1924 年，赴美国明尼苏达州罗切斯特城梅奥诊所进修神经外科后，在美国密歇根州底特律市定居，并正式挂牌行医。1926 年，被聘为底特律医学院医药学讲师。

逆境中搏击，加入共产党

1926 年夏天，他患上了可怕的肺结核。这种病在 20 世纪 20 年代就如同今天的癌症。1926 年 12 月 16 日，他住进了设在美国纽约州的特鲁多疗养院。在疗养院里，他拒绝了医生的“静养”疗法，在认真研究“人工气胸疗法”理论和利弊之后，毅然决定让医生在自己身上大胆地进行实验。气胸疗法不仅治好了白求恩的肺结核病，还使白求恩在胸外科疾病的研究方面取得重大进展。1927 年 12 月，白求恩痊愈出院后，来到美国纽约州的雷溪州立早期结核病医院，进修生物化学和细菌学，并致力于结核病感染问题的研究。白求恩的医学才华很快显露出来，名声和地位也与日俱增，1935 年当选为美国胸外科学会正式会员，并成为该学会五人理事会理事。

白求恩成名后仍然惦记着那些生活在贫困线上的人们，他利用各种场合进行宣传，一面揭露当时资本主义体制下非人道的医疗制度，一面号召医务界的同行们行动起来，主动为那些贫困患者服务。1935 年 8 月，白求恩有幸应邀去苏联彼得格勒参加在那里举行的国际生理学大会，深切地感受到社会主义制度才寄托着人类的希望，从而也使他终于找到了自己所应追求的人生目标。返回加拿大后，白求恩开始逐渐与加拿大共产党接近。1935 年 11 月，白求恩在蒙特利尔秘密地加入加拿大共产党。之后，他便进一步利用各种机会广泛呼吁，大力倡导社会化医疗改革。

投身反法西斯前线

1936 年，白求恩参与国际纵队，与西班牙共产党和广大劳动人民并肩作战，以鲜血和生命来保卫人民的自由与和平。白求恩来到马德里的时候，德、意法西斯正在对这个城市猛烈进攻和狂轰滥炸，在强大的拥有现代化装备的法西斯军队进攻面前，许多西班牙优秀儿女和国际纵队的战士倒下了，但大家毫不怯懦，前仆后继。他在观察了前线的救护工作和一些医院的情况后，发现由于伤员得不到及时输血，许多人在半路上就牺牲了，因此，前线的救护工作急需解决的问题是输血。经过深思熟虑之后，白求恩毅然决定建立流动输血站，把血直接送到前线去。

他亲自前往巴黎，购买所需器械，又到伦敦向那里的一位输血专家请教了有关专业问题，在马德里普林西帕·德·维卡拉大街 36 号，建立了加拿大输血站。随后，通过电台、报纸发布消息，号召人们为支援反法西斯战争自愿献血。很快，第一批数百名志愿者献了血，并且保证三周以后还来献一次血。献血者的牺牲精神，深深感动了白求恩。

从那以后，在马德里前线凡是战斗最激烈的地方，常常可以看到白求恩和他的助手开着的那辆雷诺牌汽车。在战斗最激烈的时候，他们每天输血高达一百多人次。白求恩的流动输血站，轰动了整个前线，成为战争中实施救护的一种重要手段，为西班牙共和国挽救了一大批战士的生命。

到中国去

1937 年 7 月 7 日，日本军队对中国全面入侵，开始了新的屠杀。一个空前的历史事件发生了！听到这来自亚洲的巨变，他在讲演中无比愤慨地指出："章鱼状的垄断资本主义已四处伸出触手，日本侵略中国即是一例。"他觉得现在的中国更需要他，他在西班牙取得的经验拿到中国会有更大的用处，他决定到中国去。在向加拿大援助西班牙委员会作出解释后，白求恩将自己的想法通知了加拿大共产党与美国共产党，加共和美共同意联合派遣他率医疗队到中国去。1937 年年底，由诺尔曼・白求恩与美籍外科大夫帕尔森斯・吉安・欧文和一位能讲汉语的加拿大女护士琼・尤恩组成的加美援华医疗队正式成立，他们将从纽约采购到的药品器材等物资送往加拿大温哥华港。经过一段时间的奔波，终于完成了来华前的一切准备工作。

1938 年 1 月 8 日，白求恩率加美援华医疗队自温哥华乘"亚洲女皇号"邮船启程。1 月 27 日抵达香港。在宋庆龄先生的帮助下，白求恩医疗队飞抵武汉八路军办事处。当时在武汉八路军办事处工作的中共中央军委副主席周恩来同志与博古亲切接见了白求恩一行，并向他们详细介绍了抗日战争的形势和我党的政策。考虑到从延安去晋察冀更安全些，周恩来建议他们先去延安再到晋察冀前线。

1938 年 2 月 22 日，白求恩一行乘火车离武汉去延安。到郑州后，改乘陇海路火车，由潼关、风陵渡过黄河，经运城、侯马到临汾八路军总部后，再设法去延安。2 月 26 日到了临汾，恰逢敌人发动晋南战役，日军调集三万多兵力分三路进攻临汾，天上不时飞来进行轰炸的敌机，地上到处是逃难的群众和溃退的国民党士兵。八路军总部也已转移，一时联系不上，情况十分危急。几经周折，终于与八路军总部转移时特意留下来等候白求恩援华医疗队的临汾兵站民运科科长李真碰面。2 月 28 日在临汾兵站的安排下换乘马车，渡汾河西行，经新绛到山西省河津县，再经禹门口过黄河进入陕西。3 月 7 日，医疗队总算先于敌人一天抢先渡过黄河。几乎是医疗队刚刚离开某地，日军就进占某地，白求恩在日记中写道：我们和紧跟后面的日军之间没有一点遮拦，这实在使人毛骨悚然。

3 月底，白求恩乘卡车来到延安。刚安顿下来，便向八路军卫生部领导提出想见毛泽东的请求。第二天晚上 10 点多钟，白求恩一行踏着月色，来到凤凰山毛泽东的住所。刚一落座，白求恩便郑重地将自己的党证交给毛泽东。毛泽东向白求恩询问起西班牙战场的情况，白求恩认真地做了回答。接着，毛泽东详尽地阐述了世界革命和中国革命的形势，红军长征及中国的抗日战争前途，以及这一时期中国共产党的政策、纲领和计划，并且强调了斗争的持久性。谈话转到晋察冀前线医疗方面。毛泽东向白求恩征询以什么样的方式才能最有效地救治前线伤员。他肯定地说："我觉得最能发挥作用的方式是组织战地医疗队，到前线去抢救伤员。"当毛泽东问到医疗器械如何解决时，白求恩说，自己带来了一批医疗器械，足够供给一个战地医疗队。而且，他认为重伤员是能够救活的。根据他在西班牙的经验，如果手术及时，这类伤员 75% 一定可以复原。

战斗在晋察冀

1938 年 6 月 16 日，白求恩由郭天明同志陪同，从岚县出发，过同蒲铁路封锁线，渡过滹沱河，到达山西省五台县豆村晋察冀第二军分区司令部。6 月 17 日，天刚蒙蒙亮，医疗队就出发了。上午 10 点抵达晋察冀军区司令部驻地金刚库村。6 月 18 日清晨，在军区卫生部部长叶青山陪同下，白求恩大夫骑马奔驰 60 多里山路，来到军区后方医院驻地——五台县松岩口村。白求恩不顾鞍马疲劳，连一口水都没喝，就跑到后方医院看伤员。白求恩来到后方医院的第一个星期，为 521 名伤员做了检查。从第二个星期开始，一个月内，为 147 名伤员施行了手术。因为后方医院分布在 60 平方千米的山沟里，伤员分散住在群众家里，每天至少要行走十几里路，每一个病房都留下了白求恩的足迹。

为改善边区医疗条件，加强对医务人员的培养，白求恩建议因陋就简利用庙宇办一所示范性医院——模范医院，以便边收治伤病员边组织教学。在得到毛泽东的批准后，经过五个星期的共同努力，终于在五台山下的一座龙王庙里建立了根据地第一所模范医院。白求恩从国外带来的药品器械大部分放在这所医院，建立了比较正规的手术室、换药室、药房、化验室，还有一台高倍显微镜。医院有工作人员 67

人，病区设在几个大院里，全院有 200 多名伤员。

1938 年 9 月下旬，日寇以三个师团、一个混成旅团的兵力，对五台山地区发动了秋季大“扫荡”。在这次扫荡中，刚刚建立起来的模范医院，被战火摧毁。战火使白求恩意识到，在艰苦的战争环境里，创办正规的医院是不现实的，应根据游击战争特点，迅速组织医疗队到前线去，进行巡回战地救护。1938 年 9 月 28 日，白求恩率医疗队参加了河北平山县洪子店战斗的战救工作，为 60 多名伤员进行了手术或检查治疗。11 月 28 日凌晨，白求恩接到三五九旅旅长王震请他率医疗队支援在广灵公路组织伏击战的急信，便很快率医疗队出发，在崎岖山路上，冒着飞雪，经过 120 多里的急行军，于当晚 11 时来到了三五九旅司令部。第二天战斗打响，白求恩率医疗队把急救站设在离前线不远的一座小庙里。在激烈的枪炮声中，白求恩连续工作 40 多个小时，做了 71 例手术。

经白求恩倡议，晋察冀军区成立了第一支“群众志愿输血队”，每天都有十几名群众在医院俱乐部等候献血，随抽随输，保证手术用血。白求恩称此种献血为“人民血液银行”。白求恩倡导的义务献血队较好地解决了环境异常困难，无法实施间接输血的输血问题，在救死扶伤中发挥了巨大作用。白求恩是我军战伤输血的先驱。白求恩在晋察冀边区的 513 天里，先后为八路军伤员献血三次。

东征冀中

我党建立的冀中抗日根据地严重威胁着敌方平、津、保三大据点，是日寇“以华制华”的最大障碍。为此，日寇于 1938 年冬天，以 3 万兵力对冀中抗日根据地发起历史上规模最大的“扫荡”。

就在冀中军民的抗日斗争处于异常艰苦的时刻，奉党中央命令，贺龙师长和关向应政委率 120 师一部赶来参加反扫荡。为配合 120 师作战，加强冀中部队的医疗救治工作，奉聂荣臻司令员命令，1939 年 2 月 15 日组成由白求恩、游胜华、朴亮、王云生、董越千、刘文芳、何自新、赵冲、冯志华参加的“东征医疗队”。1939 年春节一过，医疗队即从唐县花塔村出发，穿过日寇严密封锁的平汉铁路，直奔冀中。

为适应平原作战特点，白求恩将医疗队分成两个小队，一队随冀中部队行动，另一队由他率领随 120 师行动。根据“各自为战”的需求，在白求恩指导下，还举办了两期卫生骨干流动训练班，并在各部队建立了 13 个包扎所。著名的齐会战斗在贺龙师长的指挥下打响后，白求恩将战地手术室设在了离火线仅约 7 里的一座小庙里，炮弹不时在附近爆炸，白求恩却一直异常镇定地工作着。齐会战斗连续打了三天三夜，共歼灭敌人 700 余人；白求恩连续工作了 69 个小时，为 115 名伤员做了手术。据统计，由于救治及时有效，腹部伤实现了 80% 以上的存活率。

白求恩率东征医疗队在冀中随部队转战 4 个月，先后参加了吕汉、大团丁、齐会、宋家庄等战斗的战地救治，并经常冒着生命危险出没于敌后农村家庭病房进行诊治，行程 1 500 余里，施行大手术 315 次。

参与创建晋察冀军区卫生学校

白求恩非常关心八路军的卫生人员培训工作。1938 年抵达晋察冀军区后，他了解到边区医务人员不但数量严重不足，而且技术水平很低，远远不能适应抗日战争的需要，为此十分忧虑。因此，在忙于医疗工作的同时，很重视整顿医院的工作，并致力于筹建模范医院，作为对在职医务人员进行示范教育的重要基地。白求恩还积极编写教材，制订培训计划。

1939 年 9 月 18 日，晋察冀军区卫生学校在河北省唐县牛眼沟村正式成立。晋察冀军区卫生学校从筹建到正式成立及后来顺利开展教学，其中浸透了白求恩大量心血和汗水。

为抗战争取外援而疾呼

来到中国后，白求恩一直向国际社会呼吁，为中国人民的抗战事业争取各种形式的外援。1938 年 5 月 23 日，他给加拿大方面的信中指出："加拿大必须援助这些人。他们曾为拯救中国和解放亚洲而战……加拿大除为中国军队中的第一个流动手术队提供人员外，必能再予其他援助，难道加拿大不能独自筹款来维持这支医疗队，为经济拮据的八路军减少些负担吗？从我的报告中，你可以看到，我预算医疗队每月经费需 1 250 元（人民币），按最近的汇率折算，还不到 400 加元……"他在后来写给一位美国朋友的信中发出了同样的声音，他说："我们必须帮助这个优秀民族比我们现在做得更多一些，我们必须为他们提供更多的钱和人。这里急切需要各种技术人才和医生、公共卫生人员、工程师、技师等，总之，一切掌握技术能力的人都需要。”“我计划明年初回加拿大……为了帮助这个地区的工作，我计划每月能募集到 1 000 美元保证金。这里的人需要我。这里将是‘我的’生活领域，我一定回来。”为了获得捐助，他给国际援华委员会写过许多报告，给美国、加拿大的朋友写过许多信，不间断地向他们介绍中国抗战信息，以及存在的困难。

由于有宋庆龄领导的保卫中国同盟努力，再加上白求恩的特殊影响，1938 年 9 月，英国援华委员会和保卫中国同盟分别捐助 2 450 英镑和 970 英镑，作为五台山国际和平医院的建院经费。

白求恩以自己特殊的身份，为宣传中国抗战，为争取国际同情和支援，做了许多我们自己想做而又不容易做到的事情。

魂驻太行

1939 年 10 月 20 日是白求恩预定启程回加拿大的日子。

晋察冀军区为白求恩回国举行了欢送大会，偏在这时，日寇突然集中近 3 万兵力，向我晋察冀边区发动了大规模“冬季扫荡”。军区命令卫生部即刻组织战地医疗队，赶赴涞源北部摩天岭一带抢救伤员。听到这个消息，白求恩立刻决定暂缓回国，参加战斗！

军区领导批准了白求恩的请求。当天夜里，白求恩率领军区卫生部组成的战地医疗队，冒着风雪赶了 70 里山路，来到了摩天岭前线，按白求恩的习惯，手术站就设在离火线约 7 里的涞源县孙家庄村边的小庙里。

战斗在激烈地进行，我军的伤员也在不断增加。正在此时，从北线进攻的敌人，转头开始以孙家庄为中心集结。考虑到医疗队的安全，司令部命令立即转移。医疗队决定将轻伤员先行转走，抓紧时间继续为十几名重伤员就地手术。时间紧迫，哨兵跑来报告：“对面山上发现敌人！”白求恩依然不动声色进行手术。哨兵第二次跑来报告：“敌人正向这里逼近！”白求恩于是果断决定：再增加两张手术台。3 张手术台同时手术，大大加快了速度。当最后一名叫朱德士的伤员抬上手术台时，我警卫部队已经同敌人的先头部队接上了火。这时，只听得枪声、炮声响成一片。

同志们劝白求恩赶快转移，连在场的叶青山部长都着急了。躺在手术台上的朱德士也不愿意让白求恩冒险，他恳求白求恩，说：“您快走吧！给我一颗手榴弹，等鬼子来了，我就和他们拼了。”白求恩却说：“孩子，谁也没有权力把你留下。现在如果不实施手术，你这条腿就保不住了。”说完，立即开始为朱德士进行手术。手术中，白求恩的左手中指被碎骨刺破，但他没有顾及，一直坚持把手术做完。白求恩带着伤员刚刚转移，鬼子的先头部队就冲进了孙家庄。这天是10月28日。

第二天，白求恩手指的伤口发炎了，但他没有言语，在转移到易县甘河净一分区医院之后，又一连两天检查了两个医疗所的工作，做了几十例手术，还为医务人员讲了两次课。

11月1日早饭，医疗队准备离开一分区医院，白求恩在最后巡视病房时发现一名颈部患丹毒合并蜂窝组织炎的伤员，头部肿得很厉害。白求恩立即做了详细检查，并命令赶快把已装上驮子的手术器械卸下来，马上进行手术。手术中，因为匆忙，他没有戴手套，不幸使受伤的手指受到了致命的感染。

11月2日，他带着伤痛为200多名伤员做了检查。

11月3日，受伤的手指变得越来越肿了，他用手套将伤口裹好，又为13名伤员做了手术。

军区领导得悉白求恩患病的消息后，非常担心，立即命令马上送白求恩回后方医院，想尽一切办法为白求恩治疗。

11月4日，白求恩勉强靠在床上，修改了卫生巡视团的工作报告，并写了一份关于防治疟疾的讲课提纲。

11月5日，白求恩病情已经越来越严重，被感染的手指，肿得比平时约大两倍。但他仍让身边人不要担心。晚上，他将手指浸泡在一盆浓食盐水中。

11月6日，白求恩居然没有用麻药，亲自给自己感染的手指开刀放脓。晚上，他还参加了驻地举行的欢迎会，并发表了慷慨激昂的演讲。

11月7日，白求恩一定要到前线去。下午两点钟左右，他与医疗队同志，冒着雨，踏着泥泞的山路，到天黑后，爬过一座大山，才来到宿营地。

11月8日，白求恩拖着高热39.6摄氏度的病体，与医疗队同志继续冒着严寒，赶了70里崎岖泥泞的山路，来到王家台我军某团卫生队。这里离前线约10来里，电话打不通，白求恩要求大家设法通知前线部队把伤员送来，并特别指出，遇有头部或腹部受伤的伤员，必须抬给他亲自看看。晚上，白求恩与在场的医疗队人员交谈了 2 个小时的卫生工作问题，11 点才入睡。

11 月 9 日上午，他的精神忽然很好，准备到前线去。下午，他的头剧烈地疼痛起来，高热 40 摄氏度，开始颤抖、呕吐。

11 月 10 日，前线同志赶来看望白求恩，并传达军区领导命令，立即把他送到后方医院去抢救。这时，他似乎已经感觉到自己可能再也站不起来了，躺在担架上，没有言语，途中几次呕吐。下午 3 时，护送白求恩的担架来到唐县黄石口村后，白求恩硬是不许再走，决定宿营在黄石口。夜深了，他一度晕厥过去。此时，他的身体已经到了最坏的程度。

11 月 11 日早上，白求恩写信给翻译朗林，告诉他自己的情况，并要求转告军区领导，赶快组织手术队到前方做战地救护。

白求恩病危的消息，牵动着根据地军民的心。军区首长指派军区最好的医生林金亮同志组织抢救；战士们从前线送来刚刚缴获的急需药品；黄石口的老乡们赶来要求献血……各种各样的办法都用上了，白求恩的病情仍在继续恶化，脾脏肿大，体温下降，脉搏细弱，但神志则极清醒。下午 4 时 20 分，白求恩挣扎着坐起来，神情安详地给聂荣臻同志写信。

“亲爱的聂司令员：

今天我感觉非常不好——也许我会和你永别了！……告诉加拿大和美国，我十分快乐，我唯一的希望是能够多有贡献……最近两年是我生平最愉快、最有意义的时日，感觉遗憾的就是稍显孤闷一点儿，同时，这里的同志，对我的谈话还不够……让我把千百倍的谢忱送给你，和其余千百万亲爱的同志！”

在这封遗书里，白求恩把自己身边所剩的物品一一标明，送给相关同志。同时，还嘱咐，“千万不要再往保定、天津一带去购买药品，因为那边的价钱要比沪港贵两倍”。

1939 年 11 月 12 日凌晨 5 时 20 分，伟大的国际主义战士、中国人民的伟大朋友诺尔曼·白求恩走完了他生命的最后历程。

供稿：白求恩精神研究会

“第二个白求恩”——柯棣华

人物简介

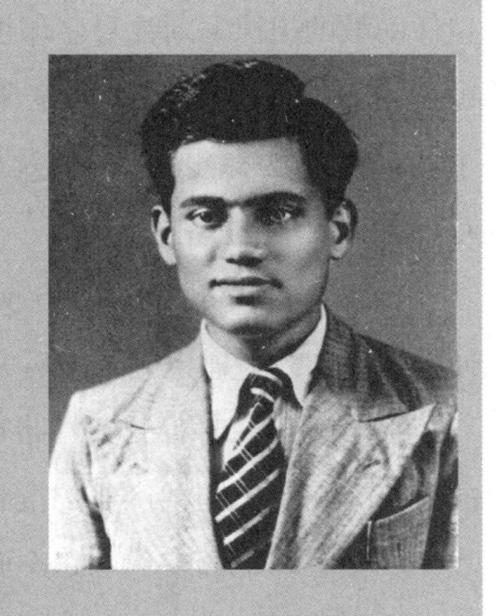

柯棣华（1910—1942 年），本名德瓦卡纳特·桑塔拉姆·柯棣尼斯（Kwarkanath S. Kotnis），出生在印度孟买绍拉普尔镇一个高级职员家庭，1936 年毕业于孟买格兰特医学院，留校担任助教和住院医师。1938 年 8 月，他毅然放弃稳定的职业和考取英国皇家医学院进一步深造的机会，参加了由著名外科医生爱德任队长的印度五人援华医疗队，到中国后更名为柯棣华。1939 年 2 月前往延安，参加了八路军医疗队，后转战晋察冀边区，开始做白求恩卫生学校外科教员，又于 1941 年年初经聂荣臻司令员提议，担任白求恩国际和平医院首任院长。1942 年 7 月 7 日加入中国共产党。柯棣华以其精湛的医疗技术、伟大的献身精神和全心全意为边区抗日军民服务的高尚品德，不畏艰险，忘我工作，救死扶伤，但终因积劳成疾，于 1942 年，不幸病逝于河北省唐县葛公村，年仅 32 岁。

1949 年，柯棣华和白求恩一同被安葬在石家庄华北军区烈士陵园。2014 年 9 月 1 日，被列入民政部公布的第一批 300 名著名抗日英烈和英雄群体名录。

被誉为“第二个白求恩”的伟大国际主义战士、印度友人柯棣华，在中国人民最困难的时候，毅然来到中国，投身于中国人民的抗日救亡事业，献出了宝贵青春和生命，谱写了一曲中印友谊的赞歌。

到中国前线去

1937 年 7 月，日本军国主义悍然发动全面侵华战争，引起在孟买格兰特医学院担任助教的柯棣尼斯注目。印度国大党向印度各界呼吁派遣医疗队，支援中国人民的抗日救亡斗争。在印度举国上下的一片“援华热”中，柯棣尼斯毅然放弃了已经拥有的稳定职业和考取英国皇家医学院进一步深造的机会，于 1938 年 8 月参加了印度援华医疗队。

1938 年 9 月 17 日，医疗队五名成员到达我国广州，9 月 30 日到达武汉，不久便随国民党政府撤退到了大后方重庆。

由于在武汉时曾受到八路军驻武汉办事处的热烈欢迎，周恩来、叶剑英等分别向他们介绍了中国共产党的抗日主张和战略方针，他们决定参加共产党领导的抗日战争。接着，他们来到八路军驻重庆办事处会见了董必武，提出到延安的要求，并得到肯定答复。

为了表示支援中国人民抗日救亡事业的决心，医疗队五名成员特意请中印文化协会创办人谭云山博士给他们取了中国名字，即在每个人名字的字尾加缀了一个“华”字，柯棣尼斯为“柯棣华”。

正值医疗队拟去延安的前夕，传来柯棣华父亲去世的噩耗。队长爱德华和同伴们劝他回国处理丧事，但他拒绝说：“在我还没有实现我向印度国大党所做的保证，至少在中国工作满一年之前，我决不能回国。”1939 年 1 月 22 日，柯棣华毅然决然同医疗队全体成员离开重庆踏上了前往延安的征程。

“假如我不能和你们同生死，就不配在八路军里工作”

1939 年 2 月 12 日，柯棣华他们到达延安，受到了中共中央领导同志及延安各界的热烈欢迎，并被安排在八路军医院工作。

根据医疗队成员强烈要求上前线服务的愿望，1939年11月初，柯棣华与医疗队成员爱德华、巴苏华被批准来到晋东南武乡八路军总部。1940年3月，柯棣华、巴苏华又被派往晋察冀军区。1940年8月17日来到河北省唐县葛公村，受到晋察冀军区白求恩卫生学校及其附属白求恩国际和平医院和边区军民的热烈欢迎。随后，柯棣华被分配到白求恩卫生学校任外科教员。

“百团大战”第二阶段战斗打响后，柯棣华和巴苏华坚决要求到前线去。时任白求恩卫生学校校长江一真考虑到柯棣华患了绦虫病，不同意他去前线。但柯棣华缠着江一真说：“我还没有参加过大的战斗呢，不到前线去，我还能算是八路军军医吗？”江一真实在拗不过他，只好有条件地答应了。条件就是不直接参加火线救护、不能连续工作10小时以上。同时，交代随同去的同志一定要照顾好他。柯棣华和巴苏华随即被分别安排到南、北前线参加战地救治。奔赴南线参加战地救治的柯棣华，与同志们在靠近战斗前沿搭起了手术台。战斗在激烈地进行着，手术台上方的屋顶被震得直颤动，情况十分危险。同志们一再要求他撤下去，他却坚决不肯，甚至发火说：“为什么叫我下去？假如我不能和你们同生死，就不配在八路军里工作！”就这样，柯棣华在前线一直战斗了13天。在战斗最紧张的时候，他曾三天三夜没有合眼，救治伤员800多名，为其中558名伤员施行手术。当战斗结束回来后，江一真发现柯棣华黝黑的脸膛透出了黄色，眼窝更深了，心痛得直埋怨随同去的同志没照顾好他。那位同志委屈地说：“你试试看，他那犟劲，你能说服得了吗？”

“我对你们的学业负责任，也就是对抗战胜利负责任”

柯棣华与巴苏华在前线时，江一真接到晋察冀军区转来的一封中央让他俩立即取道延安回印度的电报。看到电报后，柯棣华坚定地说：“这里需要医生，我不能走。”经聂荣臻司令员批准留下。

随后，柯棣华开始了白求恩卫生学校的教学工作。为了尽快提高自己的汉语水平，以适应教学工作的需要，柯棣华坚持刻苦进行语言训练，经常在菜油灯下看一本自己装订的毛边纸本，上面写满了注音的中国字。这就是他自编的“汉印字典”。他曾对人说，这样刻苦地学习中文，动力是多方面的，其中还包括一些笑话。一次他在给学员讲课，在黑板上写“一般战伤急救”时写成了“一股战伤急球”，逗得学员们哄堂大笑。一位学员笑着问："柯教员，球类是属于普通外科呢，还是属于脑外科？"这件事对柯棣华触动很大，从而促使他更加刻苦学习。他的汉语水平提高很快，直到后来不仅能完成教学工作，甚至学会了不少中国的成语和歇后语，讲课或与大家交谈时，经常蹦出一句两句来，显得很是幽默、风趣。

随着汉语水平的逐步提高，授课能力自然得到了显著改善。他讲课深入浅出、联系实际，同时，在十分繁忙的教学工作之余，挤时间编撰了《外科总论》。这部著作化繁为简，提纲挈领，是针对战争条件下抢救伤员实际写的，非常实用有效。

最初，学员们觉得柯棣华能够不远万里来到中国参加抗日战争就已经不容易了，教学上有点什么问题也就不说了。柯棣华得知后，激动地说："自从我参加了八路军，便自以为是其中一员了。没想到你们把我当客人，这真使我难过！"又说："我对你们的学业负责任，也就是对抗战胜利负责任，我希望你们能与我真诚相见，这样才有助于教与学。"他诚恳的态度使学员们很受感动。就这样，大家在学习上再遇到什么疑难问题，都会主动去找他请教。不管什么时候，他都会不厌其烦地给予耐心解答。

"我决不辜负你们的期望，决不玷污白求恩的名字"

1941 年 1 月反"扫荡"之后，聂荣臻借到学校参加学员毕业典礼之机，亲自找柯棣华谈话，请他出任白求恩卫生学校附属白求恩国际和平医院院长，并希望他成为第二个白求恩。

在就职欢迎会上，柯棣华激动地用汉语说："这是白求恩工作过的地方，我决不辜负你们的期望，决不玷污白求恩的名字。我要像他那样，献身于你们和我们的，也属于全人类的反法西斯事业……"

为了搞好医院工作，柯棣华收集白求恩的全部遗文和书信，拜访与白求恩共过事的同志，请求大家介绍与白求恩一起工作的感受。他非常钦佩白求恩，像白求恩一样联系实际创造性地开展工作，领导制定了许多切实可行的管理制度。

柯棣华和白求恩一样，对工作极端地负责任，对同志对人民极端地热忱。他经常告诫身边同志，作为一名医务工作者，对待工作、对待伤病员，一定要高度负责，一丝不苟。有一次，他到外科病房检查工作，发现一位大腿骨折伤员的夹板固定得有些松，便立即边为伤员进行重新固定，边让人马上把值班医生和其他外科医生叫来，十分严肃地指出了这种现象的严重危害，并细致讲明处理此类病例的注意事项。

医院的行政领导工作本来就非常繁忙，但柯棣华还要亲自担负大量外科手术工作。一天夜里，他本来已经为10名负伤的民兵连续手术到天亮，刚准备休息，却又来了两个急腹症患者。柯棣华得知后，又亲自为两个患者做了手术。事后他严肃地对大家说：“作为一个医生，抢救患者是第一位的事，休息是第二位的事。”

在唐县葛公村老百姓中传颂着一副对联：“华佗转世白医生，葛公重现黑大夫”。有的老百姓亲切地称呼他为“黑妈妈”。总之，人们已经从心底把柯棣华认同为献身于中国抗战事业的第二个白求恩。

在他的领导下，医院工作迅速改善，医疗及其他方方面面的工作开展得有声有色，为巩固部队和提高群众抗战热情起到了重要作用。来医院参观的一位英国教授感慨地说：“在如此之艰难环境中能创造出第一流的成就，这才是真正的科学家！”

“我要和你们一起同甘共苦，并肩战斗到底！”

1941年敌人秋季大“扫荡”，加上1942年大旱，给边区军民造成了严重饥荒。针对这种情况，晋察冀军区作出一项专门规定：部队不得在驻地附近捋树叶、剥树皮，那是留给群众救急的。生活如此艰苦，健康人尚且吃不消，何况柯棣华是个绦虫病患者。

聂荣臻很关心柯棣华的身体健康，嘱咐白求恩卫生学校领导要尽量照顾好他的生活，要给他单独做饭，要吃大米等细粮。而柯棣华总是去教员食堂吃饭，甚至与大家一块吃黑豆。一次，因为伙房给他单独做了大米饭，他发了好大脾气。有时给他送来一些补养品，他也全部分给了伤病员。

柯棣华患病后，江一真校长向柯棣华转达让他易地治疗的意见。这意味着让他离开边区。柯棣华则借大力士安泰的故事，说明自己不离开前线的决心。他曾经坚定地表达过留在边区的决心：“我要和你们一起同甘共苦，并肩战斗到底！”

直到1942年夏天，柯棣华的病情越来越严重，癫痫频繁发作，每次晕厥时间也逐渐延长。尽管如此，他的工作热情却一点儿不减，而且不听校领导劝说，与妻子郭庆兰一直严格遵守着星期六夫妻团聚的规定（1941年11月25日，柯棣华大夫与当时在白求恩卫生学校担任护士教员的郭庆兰同志结婚）。不久，他郑重提出希望加入中国共产党的申请，并庄严地表示："我将永远和解放区的军民一起战斗，直到流尽最后一滴血。"1942 年 7 月 7 日，经江一真介绍，柯棣华加入了中国共产党。入党后，柯棣华的学习和工作更加勤奋，在很短时间内编完《外科总论》讲义，接着又编写《外科各论》，常常在油灯下工作到凌晨。

使人无比难过的是，正当他废寝忘食加紧进行《外科各论》讲义编写工作的时候，1942 年 12 月 8 日晚，他的癫痫病又犯了，而且这一次竟然成了对他那宝贵生命最致命的一击。消息突然传来，江一真校长带着傅莱等同志立即向柯棣华住处奔去。跨进那间低矮的农舍木门，江一真一眼看到躺在炕上的柯棣华那原本黝黑的脸膛，变得十分焦黄，嘴角上挂着白沫和血丝。郭庆兰正在用一块湿毛巾为他擦拭。见江一真他们进门，柯棣华吃力地支撑着要坐起来，并表歉意地说："我不要紧，同志们回去休息吧！"话音刚落，癫痫病再次发作，颈项骤然僵直，全身剧烈抽搐。之后，每隔十五六分钟就抽搐一次，一次抽搐十来分钟。经全力抢救，但都未奏效。12 月 9 日凌晨 6 时 15 分，献身于中国抗战事业的第二个白求恩、伟大的国际主义战士柯棣华不幸逝世于河北省唐县葛公村，享年 32 岁，而《外科各论》成了他未完的遗作。

12 月 18 日，天阴沉沉的让人透不过气来，西北风吹打着人们挂满忧伤的脸。江一真校长和同志们扶着柯棣华的灵柩，向唐县军城南关走去。柯棣华的遗体安葬在了白求恩墓旁。从几十里外赶来的边区军民，无不像送别自己的亲人一样，哭泣着站立在柯棣华的墓前，祈祷柯棣华在天之灵永远平安！

供稿：白求恩精神研究会　栗龙池

新中国卫生事业的先驱——马海德

人物简介

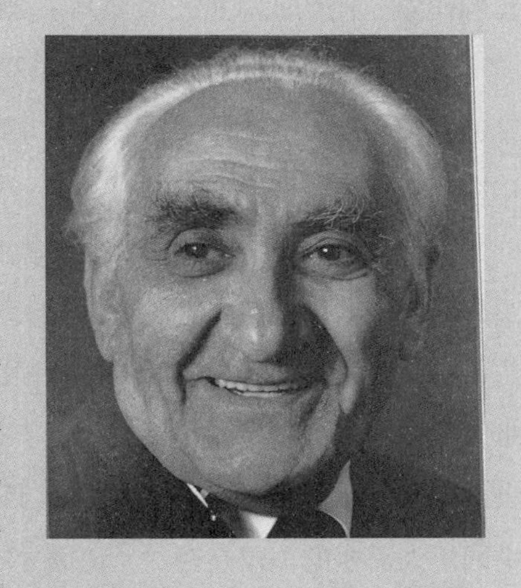

马海德（1910—1988年），原名乔治·海德姆，祖籍黎巴嫩，生于美国纽约州布法罗市。1933年取得日内瓦医科大学医学博士学位。毕业后，为了考察中国正在流行的东方热带病，于1933年来到上海。1950年马海德正式加入中国国籍，协助组建中央皮肤性病研究所，致力于性病和麻风病的防治和研究。马海德曾任卫生部顾问，全国第五届政协委员，第六届和第七届全国政协常务委员，2009年被评为新中国成立以来感动中国人物。2019年9月，被授予“最美奋斗者”荣誉称号。马海德是杰出的国际主义白衣战士，中国共产党的优秀党员，著名医学专家，新中国卫生事业的先驱，为中国的卫生事业忘我奋斗了五十五个春秋，把自己的一切都无私奉献给了中国革命和中国人民，为中国卫生事业的发展和中国人民的健康奋斗终生。

马海德，在中外许多人士心目中，不仅是美国人民的优秀儿子，而且是中国革命队伍中一位和蔼可亲、令人尊敬的老同志。他在中国整整度过了五十五个春秋，将自己的全部智慧和精力奉献给中国人民的解放事业和建设事业，赢得了人们深深的钦佩。他生前的许多感人事迹，使人永远难以忘怀。

来到中国

马海德的父亲是黎巴嫩移民，在美国布法罗市一家钢铁厂当工人。马海德在该市念完小学，后随家迁居北卡罗来纳州格林维尔，在当地上中学。马海德家庭生活贫困。他童年在布法罗时，有一次全家六口人患流行性感冒都病倒了，无钱看病。幸亏一位社区老医生为他们免费治疗，并捎给他们急需的食物。这给马海德留下难忘的印象。他从此立志长大要当一名医生，给穷人治病。

1927 年，他靠勤工俭学进北卡罗来纳大学读医学预科。1929 年，获奖学金去黎巴嫩的贝鲁特美国大学继续学医。1931 年转到瑞士日内瓦大学攻读临床诊断，1933 年毕业，获医学博士学位。

毕业后，为了考察当时在东方流行的热带病，他来到了上海。他先在广慈医院和莱斯特医院工作。后来，和日内瓦大学两位同学合开了一个诊所。他原计划只在中国待一年，但看到帝国主义的侵略和国民党反动派政府的腐败给中国人民带来的深重灾难，他作为一位医生的良心被触动了。他考察热带病的兴趣逐渐移到对社会的考察上去。他到几十家工厂调查职业病和工人营养不良的状况。通过调查，深切地认识到，中国工人需要的不仅是药片，更需要吃的、穿的，他们更需要生存，这是他作为一个医生无法解决的。而只有根本改造中国的社会结构，才能彻底改变中国劳动人民的悲惨命运。他结识了宋庆龄和在上海的外国在华的进步人士史沫特莱、路易・艾黎、格兰尼奇、汉斯・希伯等人。在他们的影响下，他开始阅读马克思主义著作和研究中国革命问题。从他们那里，他知道了中国还有另外一个世界，那就是中国共产党、中国工农红军和他们领导的革命根据地。他开始投身革命活动。他在美国《工人日报》和当时在上海出版的进步刊物《中国呼声》上发表介绍中国工农红军、揭露旧中国的黑暗和宣传抗日的文章。

参加革命

1936 年年底，中共中央领导的中央红军结束长征，到达陕北。

1936 年 7 月，马海德和斯诺进入陕北苏区，来到苏区的中国工农红军的临时驻地保安。马海德为中央领导、红军将领和当地军民治病查体。之后他们到保安地区的红军连队、地方政府、军校、后勤工厂和医疗单位参观采访。马海德以满腔的热情一边紧张地投入诊疗工作，一边做调查研究。在一个多月中，他掌握了大量材料，写了一份详细的调查报告，提出了改进苏区医疗事业的建议。这本小册子至今还保存在今天的中央档案馆。在宁夏，他把自己原来的美国名字乔治·海德姆改成了中国名字马海德，既保留了原来美国姓海德的字音，又增加了边区回族同胞姓氏中常见的“马”字。这不是简单地更名改姓，而是他决心为中国革命奋斗终生的一个重要标志。在斯诺离开宁夏时马海德要求留下参加了红军，党中央任命他为中革军委卫生顾问。

9 月，马海德受命南下甘肃会宁迎接长征北上的四方面军，为他们治病、治伤，并按命令又赶往将台堡为长征而来的红二方面军提供医疗服务。红军三个方面军 11 月在同心县县城河边胜利会师。11 月 20 日，马海德参加了山城堡战役的救护工作。1937 年 1 月他随部队到了陕北延安。

经过 8 个月长征和战斗的亲身经历，马海德清楚地看到中国的光明前途——只有在中国共产党的领导下，经过艰苦斗争努力才可成功。从此，他坚定了献身中国革命事业的决心。1937 年 2 月，马海德经陈昌浩、吴亮平介绍加入中国共产党。马海德是西方人中第一个加入中国工农红军，第一个加入中国共产党的。正如他说：“从此我能以主人翁的身份，而不是作为一个客人置身于这场伟大的解放事业之中，我感到极大的愉快。”1937 年 8 月，他随部队去山西五台山八路军（抗日战争中由工农红军改编）总部工作，1937 年年底回延安筹建陕甘宁边区医院。为了更好地接近边区人民，他不仅很快学会了中国普通话和陕北的方言，还在 1940 年 3 月与从上海左联地下党来的电影工作者、后到延安鲁迅艺术学院学习的周苏菲结婚，组成了美满家庭。1942 年，他调到延安国际和平医院工作。

1938 年，宋庆龄在香港成立保卫中国同盟以后，马海德受宋庆龄的委托成为“保盟”驻延安的代表。他向“保盟”报告陕甘宁边区军民英勇抗日的情况，同时，也反映了边区缺医少药的困难现状。通过宋庆龄的保卫中国同盟向海外呼吁，争取国际援助，边区获得了许多急需的医疗器材和药品，使延安国际和平医院和边区其他医院得到迅速发展。在抗日战争时期，他曾先后接待白求恩、印度援华医疗队、汉斯·米勒等，并协助他们去各抗日根据地开展医疗救护工作。马海德在延安从 1937 年 1 月至 1947 年 4 月的 10 年为四万延安边区军民治伤、看病。由于出色的忘我工作，马海德受到边区政府的多次嘉奖。他的名字也传遍了整个边区。

马海德在延安期间还曾担任中央军委外事组和新华通讯社的顾问，积极参加外事和对外宣传工作。他还经常为中央出版的对外宣传刊物《中国通讯》撰写稿件。

在抗日战争和解放战争期间，他曾接待过许多到延安访问的外国记者、外交官、军人，包括1944年驻华美军司令史迪威将军派驻延安的“美军观察组”，结合亲身的经历热情地向来访者介绍解放区的情况，取得很好效果。

1946年1月，北京成立了由共产党、国民党和美国三方代表组成的军事调处执行部。马海德作为中共代表团的医疗顾问，参加了军事调处执行部的活动。他和代表团的同事们一起揭露了国民党发动内战的阴谋。不久，他又作为中国解放区救济总会医疗顾问，与联合国善后救济总署和美国红十字会的人员进行接触，积极争取对解放区的援助。

献身医疗事业

1949年中华人民共和国成立，他立即申请加入中国籍，成为新中国第一个为外国血统的中国公民。1950年，马海德被任命为卫生部顾问，从此便一直为发展新中国医药卫生事业勤奋工作，特别是以极大的热情从事性病和麻风病防治工作。

1953年，他协助组建卫生部直属中央皮肤性病研究所，主要从事对性病和麻风病的防治和研究工作。他会同有关专家首先制订了消灭性病的计划。他得知在中国边远地区的50多个少数民族中有不少人患此病时，决心率领医疗队前往这些地区。他长途跋涉，翻山越岭，走访少数民族的山寨和草原，向牧民们传授防治性病知识，为他们做抽血检查，为成千上万的患者治病。在他和广大医务人员的努力下，中国终于在20世纪60年代初取得了中国境内基本上消灭性病这一震惊世界的成就。

接着，他确定了新的奋斗目标——消灭麻风病。他又率领医疗队深入广东、福建、江西、江苏的山村、海岛，开展麻风病的调查研究和防治工作。

1978年年底中共十一届三中全会召开，使中国发生了历史性的转折，也为医疗事业开辟了新的广阔前景。马海德精神振奋，加紧进行消灭麻风病的工作。他虽然年迈体弱，但仍然壮志不已，不辞劳苦四处奔走。他对麻风病患者寄予深切的同情，不仅对他们进行药物治疗，而且给予精神上的安慰。经过大量的调查研究，他于 1981 年充满信心地提出了“中国 2000 年年底基本消灭麻风病”的奋斗目标，得到卫生部的认可。

为了实现这一目标，他积极开展中外医学界的合作与交流，争取国际上的援助。1985 年，经过他的不懈努力，在广州成立了中国麻风防治协会、中国麻风福利基金会和中国麻风防治研究中心，并且召开了中国第一届国际麻风学术交流会，来自 26 个国家和地区的 100 多位著名麻风专家出席了会议。会上，各国麻风基金会的代表纷纷找他商谈，愿为中国防治消灭麻风贡献一份力量。

1986 年，为了进一步落实各国麻风基金会给中国的援助，他出访了十几个国家。经过紧张的工作，终于使日本、美国、意大利、比利时、加拿大、荷兰、英国等国家的麻风基金会，分别同中国有麻风防治任务的省区建立了对口联系，提供价值上千万美元的药品、医疗器械和交通工具等援助。

马海德根据中国国情，将麻风病传统的住院隔离治疗办法改变为社会防治，并于 1980 年把国外治疗麻风的新技术——“联合药疗”引进了中国，大大提高了疗效。新的药疗方法于 1987 年在全国各地得到推广，大大加快了消灭麻风病的进程。中国麻风病患者已从 1949 年约 50 万人，减少到约 7 万人。他代表中国政府向世界宣布中国基本上消灭了麻风病。他还想到中国 17 万因麻风病致残者的康复问题，以及麻风防治人员的培训、提高问题。为此，他在晚年还为成立中国的麻风康复中心和麻防医务人员的培训基地，并委托国外代培康复技术人员而奔波劳碌。他在医学界担任了许多重要职务：全国政协常委、中国麻风病防治研究中心主任、中国麻风防治协会理事长和中国麻风基金会理事长、中国肿瘤基金会名誉主席等。

马海德对医学事业的突出贡献受到世界广泛赞扬。他先后荣获 1979 年北卡罗来纳大学“突出服务奖”、1982 年度美国达米恩杜顿麻风协会奖、1985 年美国加州参议院颁发的国际公共卫生及麻风病防治成就证书、1986 年黎巴嫩科芒德尔国家勋章、美国艾伯特－腊斯克医学奖、印度 1987 年甘地国际麻风奖和美国纽约州立大学 1987 年授予的名誉理学博士学位。

马海德是一位十分活跃的社会活动家和人民外交家。新中国成立后，他多次应邀到美国和其他国家访问，出席过许多国际会议。他在广泛的国际交往中总是以亲身经历和所见所闻，生动地宣传新中国，为促进中国与世界各国人民之间的了解和友谊，做了大量工作。

马海德半个多世纪与中国人民同甘苦，共患难，为中国人民的解放事业和社会主义建设事业，呕心沥血，忘我献身。1983年，在庆祝他来华工作50周年之际，邓小平、邓颖超等党和国家领导人亲切会见了他，对他为中国革命和建设作出的突出贡献给予高度评价。1988年9月，卫生部授予他“新中国卫生事业的先驱”荣誉称号，并号召全国卫生战线职工学习他崇高的无产阶级国际主义精神和全心全意为人民服务的高尚品德。

马海德晚年身患癌症，曾经多次动过手术，但他却一直把个人的安危置之度外，而顽强地坚持工作。在1988年9月持续多日的昏迷中，突然有一天清醒过来，留下最后一句遗言：“参加第十三届国际麻风会的代表回来了没有？他们好吗？”很快，他又陷入了昏迷中。他就是这样为中国消灭麻风病竭尽全力，直至生命的最后一息。1988年10月3日，马海德在北京病逝，终年78岁。根据他本人遗愿，他的骨灰一部分安置在北京的革命公墓，一部分撒在中国的延河里，还有一部分由他的国外亲属带回美国家乡。

供稿：马海德基金会

后 记

本书为献礼中国共产党建党100周年而作。编纂原则是围绕建党百年这一历史阶段，采用卫生健康系统各领域、各学科等条线叙事的方法，通过典型代表人物的感人事迹全面展现我国卫生健康事业的发展历程；力求稿件真实可信。在入选人员的选择方面主要基于以下考虑：一是为中国卫生健康事业发展作出重大贡献，中医、西医、中西医结合等医学学科的开拓者和奠基人；二是为新中国农村地区医疗卫生事业作出特殊贡献的“赤脚医生”及新时代获得国家表彰的优秀基层医生；三是在援藏援疆援外战线上作出突出贡献、获得国家表彰的医生；四是为中国卫生健康事业发展作出突出贡献、有突破性研究成果且获得国家科技进步奖、吴阶平医学奖、“白求恩奖章”、全国科技大会成果奖、国家勋章、国家荣誉称号等国家级表彰，具有国内外影响力的中医、西医、中西医结合等领域的医学巨擘；五是获得过“感动中国十大人物”“100位新中国成立以来感动中国人物”“改革开放40年100位先进人物”“最美奋斗者”“最美医生”以及全国五一劳动奖章、全国劳动模范等荣誉的医务人员；六是在不同历史时期，为我国人民提供国际援助、推动我国卫生健康事业发展作出重大贡献的国际友人。

为保证入选人员的权威性、代表性和先进性，编委会严格按照编纂原则和收录人员标准，反复研究和讨论，最终确定116人入选。这些我国卫生领域的不世之才基本能够达到事迹突出、尊重历史、客观描述，条线平衡，致敬先贤、鼓励后人的目标要求。尽管我们已经尽己所能并全力以赴，但作为卫生健康领域的历史资料汇编，白璧微瑕之处在所难免：一是部分卫生健康管理专家、现役军人，虽然在卫生健康事业改革和学术方面贡献卓著，但本人主动请辞不愿被收录；二是部分专业技术领域中的业界翘楚，因其导师已经被收录而其本人未能收录；三是部分中青年秀出班行者，因其学术前景不可估量，暂未收录；四是容易引发争议的人物暂未收录；五是由于采用征集稿件的方式组稿，难免存在介绍重点、叙事深度、文字风格等方面的偏颇。

本书在编纂过程中，作者摘录和参考了大量文献。因出版时间问题，尚有部分篇章未能及时联系到相关作者，在此深表歉意。如涉及著作权问题，请相关作者及时与中国人口出版社联系。

综上所述，对本书中的各种不妥，敬请各位读者海涵，并恳请有识之士不吝赐教。编委会将根据社会各界对本书的反馈意见，尽快启动第二轮的编纂和修订工作，以期拾遗补漏、续编收录，深入考证、更正偏差。

本书编委会

2021 年 3 月

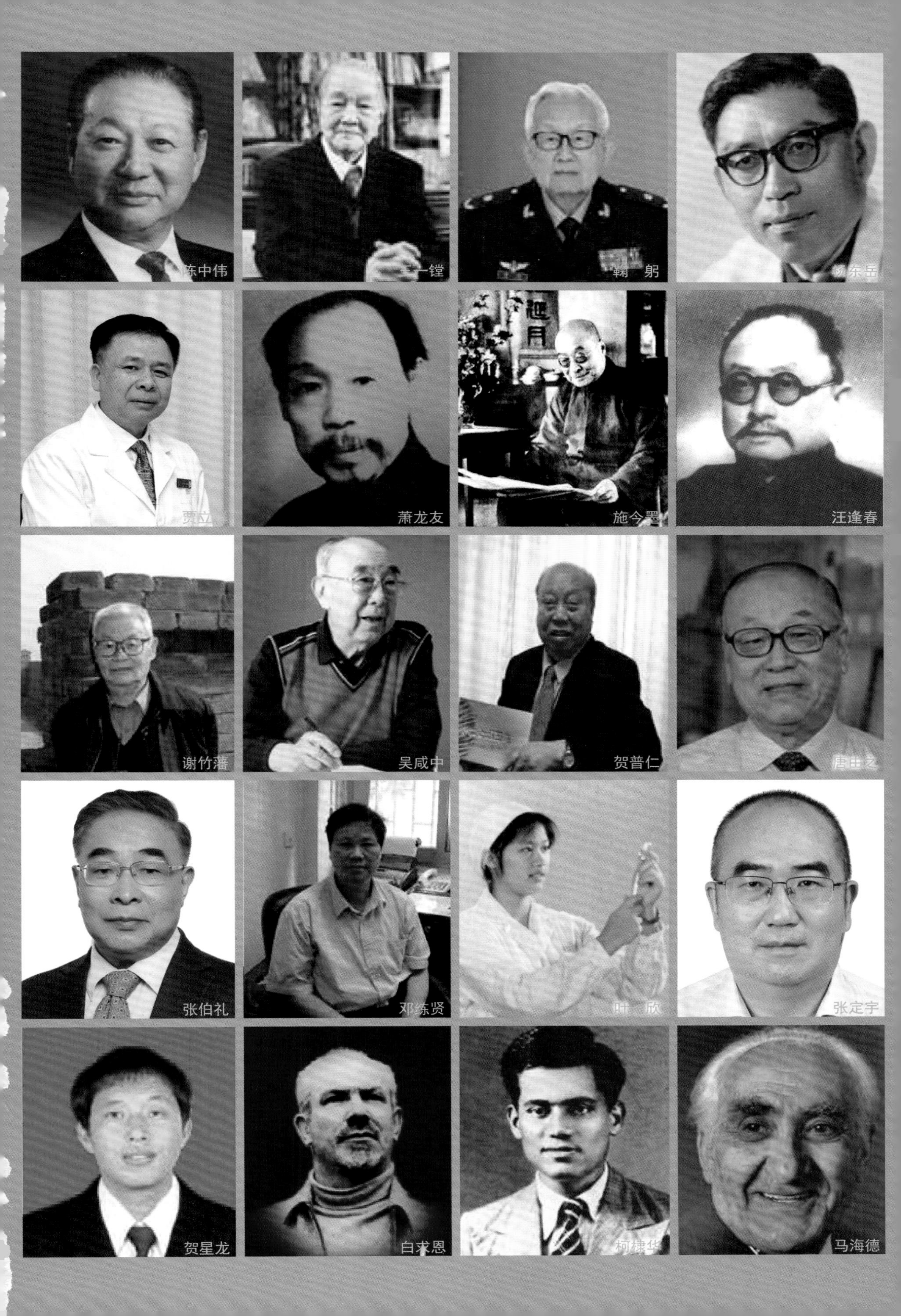
陈中伟
一镗
鞠 躬
东岳
贾立
萧龙友
施今墨
汪逢春
谢竹藩
吴咸中
贺普仁
唐由之
张伯礼
邓练贤
叶 欣
张定宇
贺星龙
白求恩
柯棣华
马海德

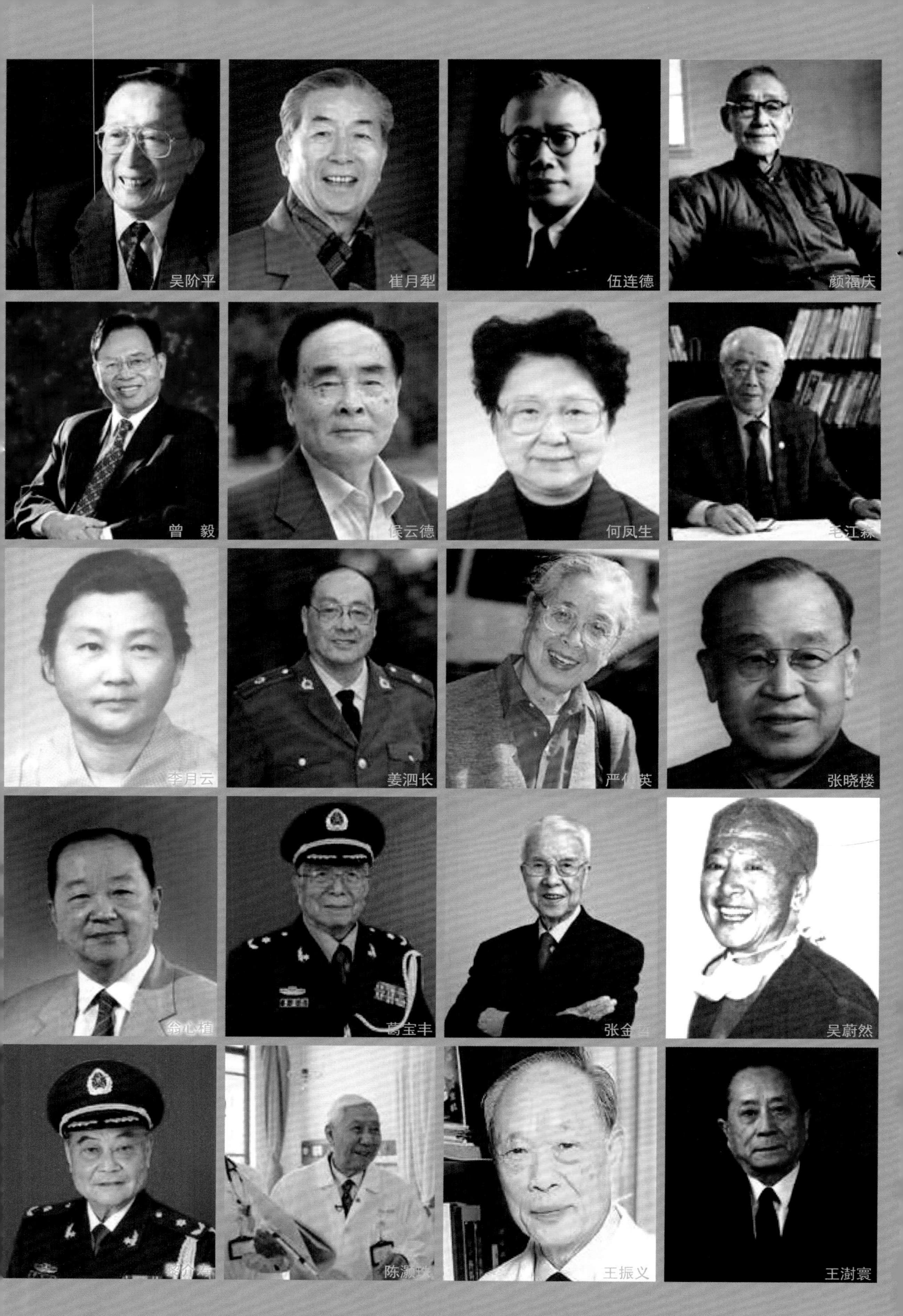

吴阶平
崔月犁
伍连德
颜福庆
曾 毅
侯云德
何凤生
毛江森
李月云
姜泗长
张晓楼
葛宝丰
吴蔚然
王振义
王澍寰

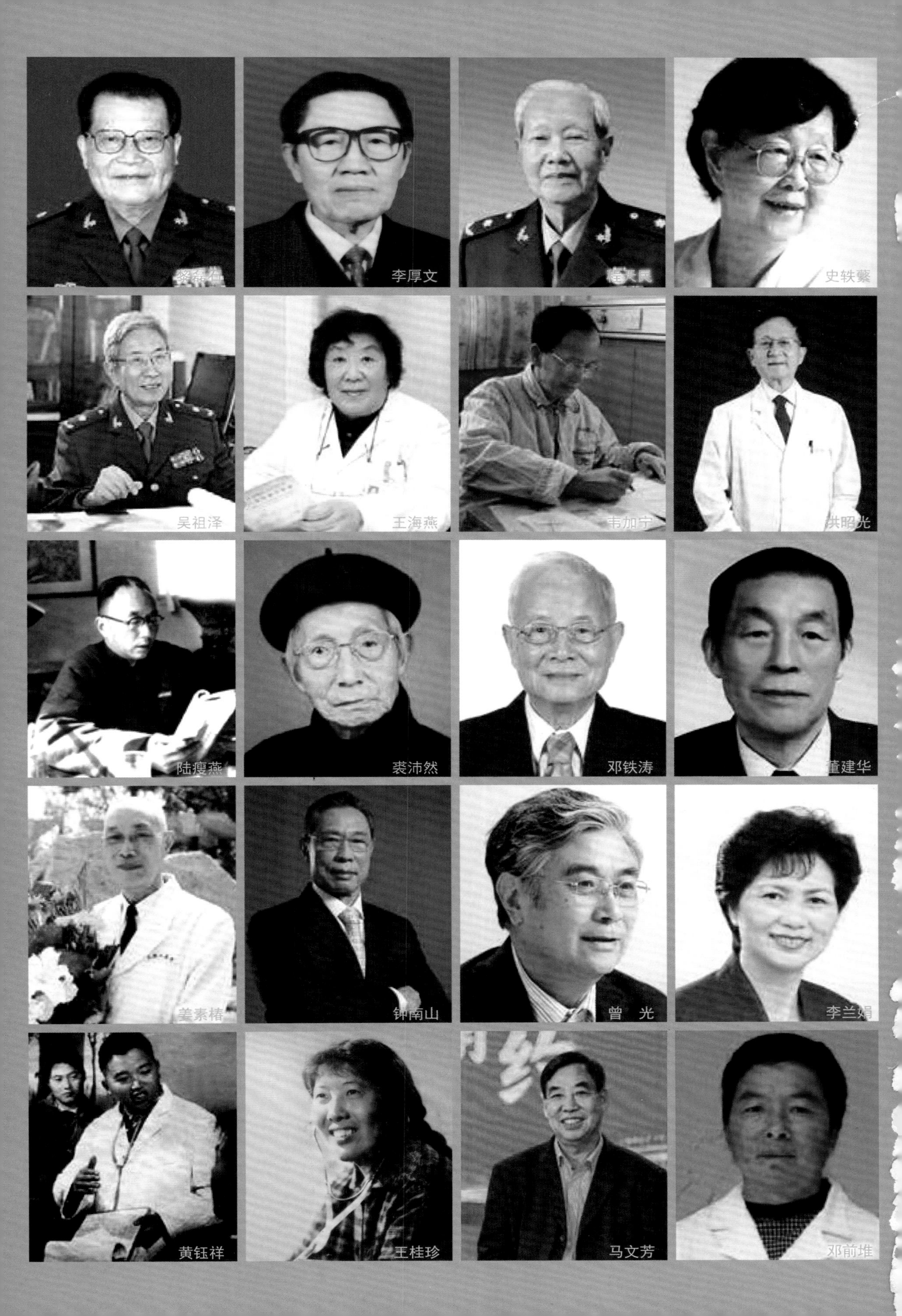
李厚文
史轶蘩
吴祖泽
王海燕
韦加宁
洪昭光
陆瘦燕
裘沛然
邓铁涛
董建华
姜素椿
钟南山
曾 光
李兰娟
黄钰祥
王桂珍
马文芳
邓前堆

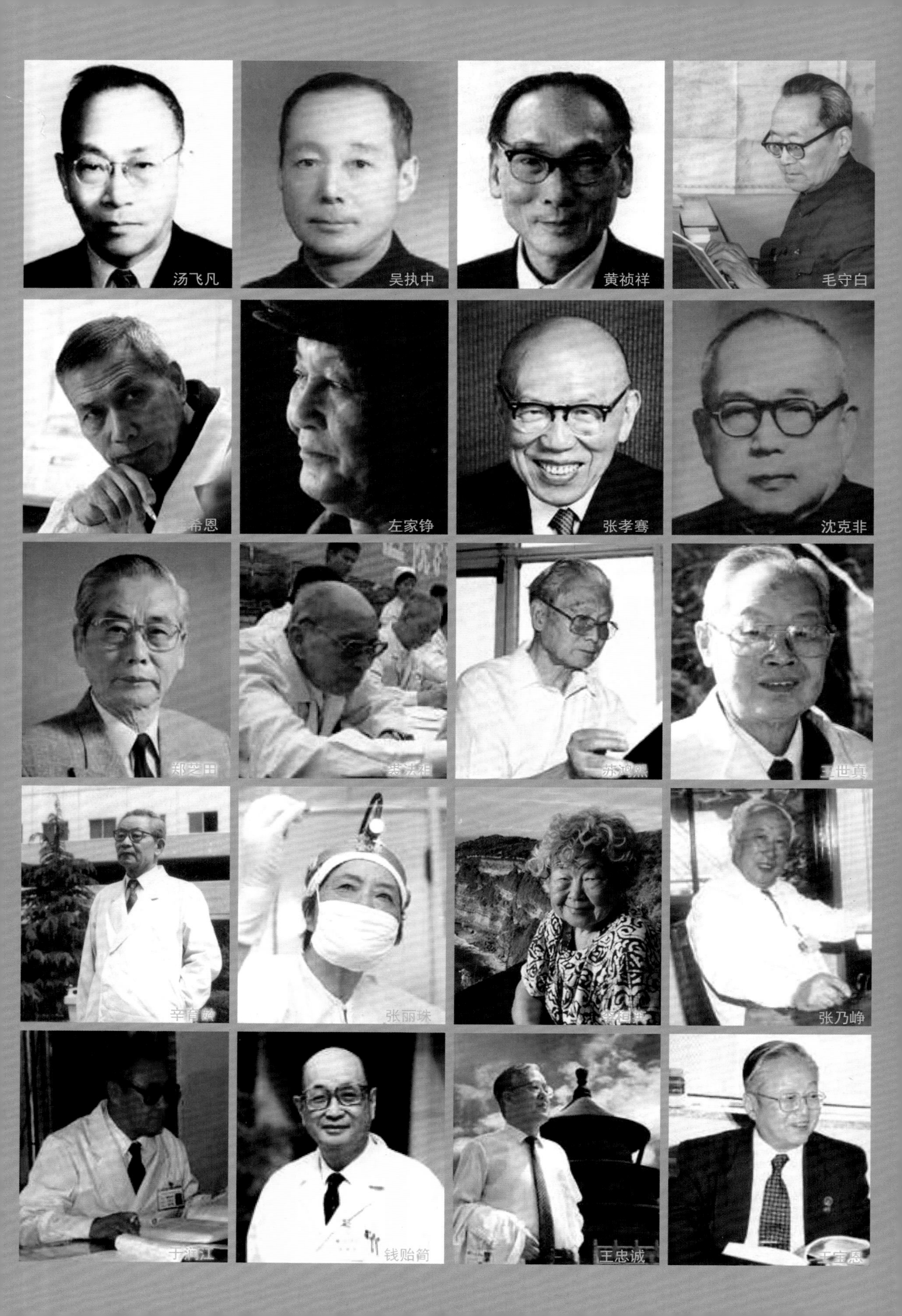
汤飞凡
吴执中
黄祯祥
毛守白
左家铮
张孝骞
沈克非
郑芝田
张丽珠
张乃峥
钱贻简
王忠诚

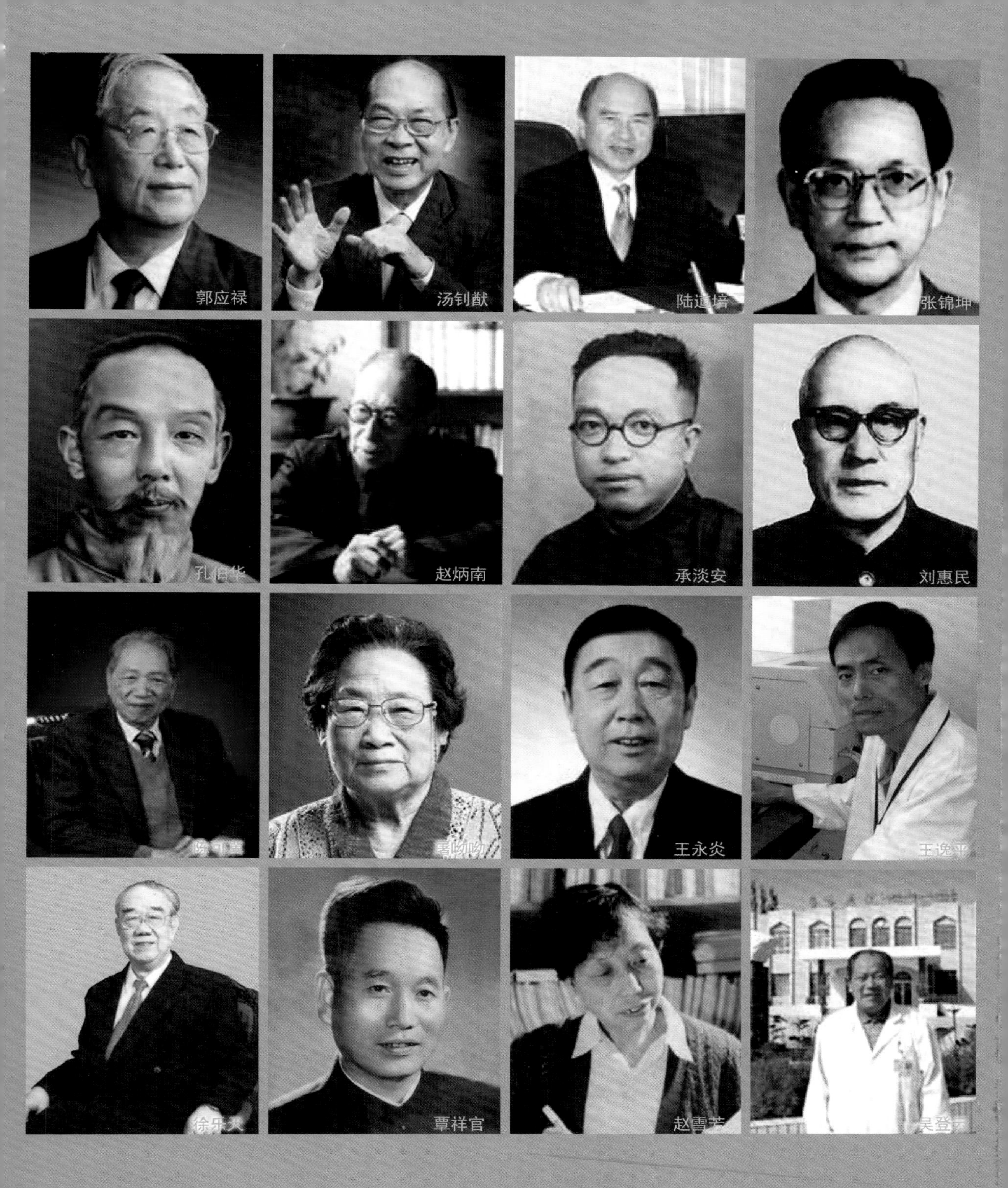

百年卫生　红色传承

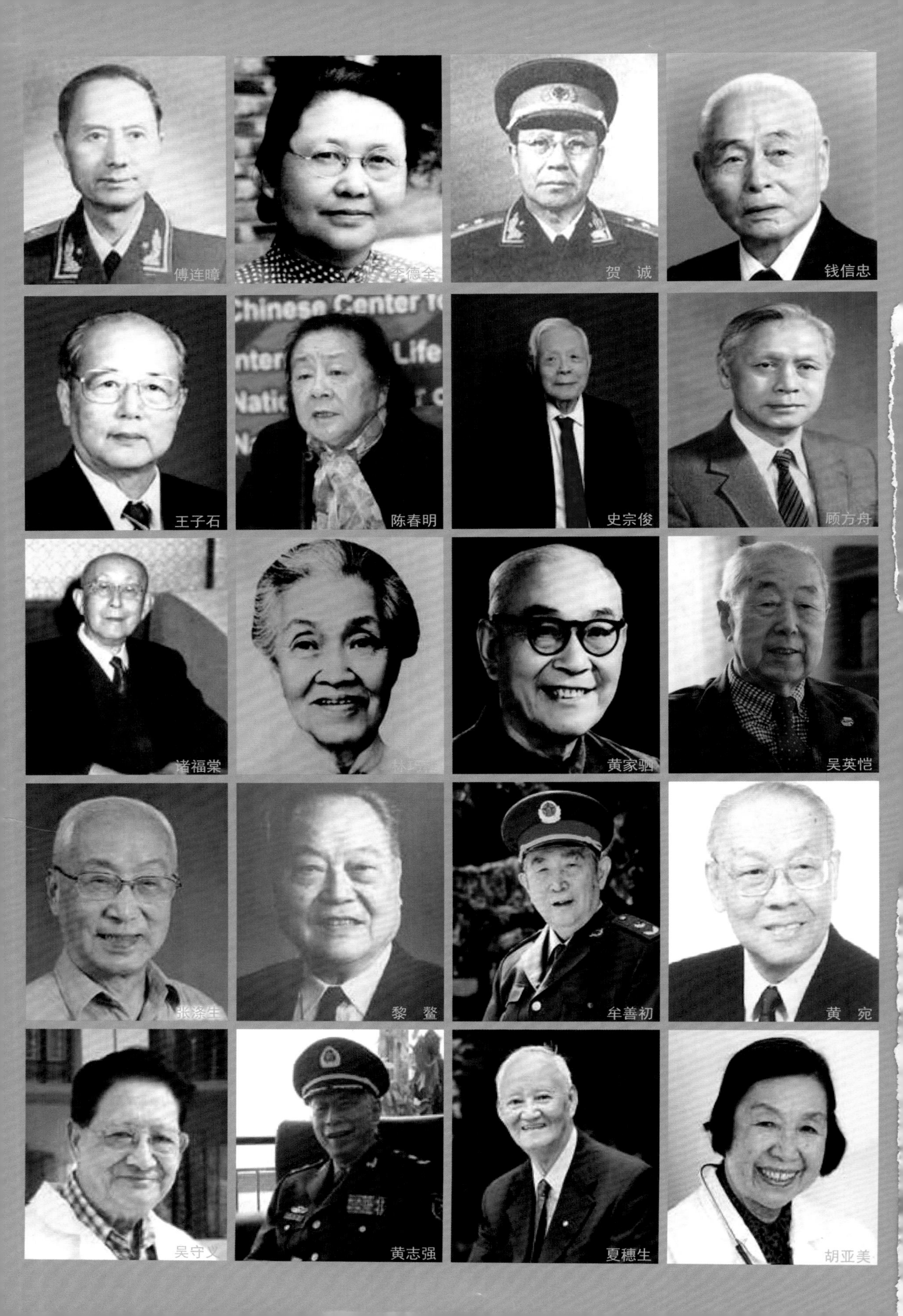
傅连暲
李德全
贺　诚
钱信忠
王子石
陈春明
史宗俊
顾方舟
诸福棠
黄家驷
吴英恺
张涤生
黎　鳌
牟善初
黄　宛
吴守义
黄志强
夏穗生
胡亚美